Inhalt

Wegweiser Diagnosestrategien

Birgid Neumeister · Ingo Besenthal · Bernhard Otto Böhm

Klinikleitfaden Labordiagnostik

In memoriam
Prof. Dr. med. Dr. h. c. Heinrich Schmidt-Gayk
09.06.1944 – 18.09.2007

Klinikleitfaden
Labordiagnostik

Herausgeber:
Prof. Dr. med. Birgid Neumeister, Ravensburg
Dr. med. Dr. rer. nat. Ingo Besenthal, Tübingen
Prof. Dr. med. Bernhard Otto Böhm, Ulm

Weitere Autoren:
Dr. med. Simone Claudi-Böhm, Ulm
Prof. Dr. med. Peter Kern, Ulm
Prof. Dr. Gerd Lutze, Magdeburg
PD Dr. med. Martin Mohren, Magdeburg
PD Dr. med. Dietmar Plonné, Ravensburg

Co-Herausgeber der 1.–3. Auflage:
Prof. Dr. rer. nat. Hartmut Liebich, Tübingen

4. Auflage

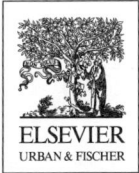

URBAN & FISCHER
München • Jena

Zuschriften und Kritik an:
Elsevier GmbH, Urban & Fischer Verlag, Karlstraße 45, 80333 München
E-Mail: medizin@elsevier.de

Wichtiger Hinweis für den Benutzer
Die Erkenntnisse in der Medizin unterliegen laufendem Wandel durch Forschung und klinische Erfahrungen. Herausgeber und Autoren dieses Werkes haben große Sorgfalt darauf verwendet, dass die
in diesem Werk gemachten therapeutischen Angaben (insbesondere hinsichtlich Indikation, Dosierung und unerwünschten Wirkungen) dem derzeitigen Wissensstand entsprechen. Das entbindet
den Nutzer dieses Werkes aber nicht von der Verpflichtung, anhand weiterer schriftlicher Informati-
onsquellen zu überprüfen, ob die dort gemachten Angaben von denen in diesem Buch abweichen
und seine Verordnung in eigener Verantwortung zu treffen.
Geschützte Warennamen (Warenzeichen) werden in der Regel besonders kenntlich gemacht ($^{®}$).
Aus dem Fehlen eines solchen Hinweises kann jedoch nicht automatisch geschlossen werden, dass es
sich um einen freien Warennamen handelt.

Bibliografische Information der Deutschen Nationalbibliothek
Die Deutsche Nationalbibliothek verzeichnet diese Publikation in der Deutschen Nationalbibliografie;
detaillierte bibliografische Daten sind im Internet über http://dnb.d-nb.de abrufbar.

Begründer der Reihe: Dr. Arne Schäffler, Ulrich Renz
Projektmanagement: Petra Schwarz, München
Redaktion: Thomas Koch-Albrecht, Münchwald
Herstellung: Johannes Kressirer, München; Sibylle Hartl, Valley
Satz: abavo GmbH, Buchloe; TNQ, Chennai/Indien
Druck und Bindung: CPI, Leck
Fotos/Zeichnungen: s. Abbildungsnachweis (▶ S. VIII)
Umschlaggestaltung: Spiesz-Design, Neu-Ulm
Titelfotografie: Mit freundlicher Genehmigung von Dr. Diethard Müller, Labor Dr. Gärtner,
Ravensburg

ISBN 978-3-437-22232-0

Aktuelle Informationen finden Sie im Internet unter www.elsevier.de und www.elsevier.com

Vorwort

Die Laboratoriumsmedizin mit ihren Teilgebieten Klinische Chemie, Mikrobiologie, Immunologie und Transfusionsmedizin gehört zu den medizinischen Fachgebieten, deren Erkenntnisse sich ständig erweitern und die – besonders im Zeitalter der Biotechnologie – einer stürmischen Entwicklung unterliegen. Quantität und Qualität labormedizinischer Analysen haben in den letzten Jahrzehnten einen enormen Zuwachs erfahren. Obwohl die Laboratoriumsdiagnostik 70% aller Diagnosen wesentlich bis ausschließlich erstellt, beträgt ihr Kostenrahmen an den Gesamtausgaben der GKV in Deutschland lediglich 2,1%. Sie stellt somit bereits jetzt eines der wirtschaftlichsten Fachgebiete in der Humanmedizin dar. Eine schnelle und zielführende Laboratoriumsdiagnostik wurde unter dem Gesichtspunkt einer Abrechnung nach Fallpauschalen (DRG) noch wichtiger. Dabei kommt der Etablierung und Einhaltung von Diagnostik-Leitlinien im Sinn evidenzbasierter Medizin eine große Bedeutung zu. Die Leitlinien der AWMF, die für die Laboratoriumsdiagnostik bereits erstellt wurden, sowie Leit- und Richtlinien der einzelnen Fachgesellschaften wurden daher in dieser Ausgabe des Buches berücksichtigt. Weiterführende Internetadressen wurden aufgenommen.

In Zeiten des Kostendrucks im Gesundheitswesen besteht trotz guter Kosten-Nutzen-Relation immer die Notwendigkeit, Indikationen zur Anforderung von Leistungen in der Laboratoriumsmedizin gezielt zu stellen und die Ergebnisse der Analysen sachgerecht zu interpretieren. Das vorliegende Kitteltaschenbuch leistet dabei Hilfestellung. Es stellt ein Kompendium der gesamten Laboratoriumsdiagnostik für den klinisch tätigen Arzt dar, das in den einzelnen Kapiteln nach einem kurzen pathophysiologischen Überblick klinikrelevante Laborparameter hinsichtlich Untersuchungsindikation, Probenmaterial, Bestimmungsmethode, Bewertung und Interpretation sowie Störungsmöglichkeiten der Analyse vorstellt. Der Kostenrahmen für die einzelne labormedizinische Untersuchung wurde in Anlehnung an die als qualitative Orientierungshilfe benutzte GOÄ hinzugefügt, um einen Überblick über die durch die Labordiagnostik verursachte Budgetbelastung zu gewährleisten.

Den Kapiteln vorangestellt wurden jeweils kurze Hinweise für eine labormedizinische Diagnosestrategie, die jedoch nur im Konzert der klinischen und apparativen Gesamtdiagnostik gesehen und interpretiert werden darf. Die Prinzipien der Bestimmungsmethoden werden auf den hinteren Umschlaginnenseiten tabellarisch beschrieben. Ganz besonders betont sei die Notwendigkeit einer korrekten Probenentnahme und des Transports bzw. des Versands, da Fehler auf diesem Gebiet in der Regel die korrekte Labordiagnostik und Interpretation erschweren oder unmöglich machen. Hinweise dazu finden sich im Kapitel 1 (Präanalytik).

Herausgeber und Autoren hoffen, mit diesem Buch viele Kolleginnen und Kollegen für labormedizinische Fragestellungen interessieren zu können und darüber hinaus einen Leitfaden durch den Dschungel der modernen Laboratoriumsdiagnostik vorgelegt zu haben.

Ravensburg/Tübingen/Ulm,   *Prof. Dr. med. Birgid Neumeister*
im September 2008   *Dr. med. Dr. rer. nat. Ingo Besenthal*
                                   Prof. Dr. med. Bernhard Otto Böhm

Autorenverzeichnis

Herausgeber

Prof. Dr. med. Birgid Neumeister, Labor Dr. Gärtner & Partner, Elisabethenstr. 11, 88212 Ravensburg

Dr. med. Dr. rer. nat. Ingo Besenthal, Medizinische Universitätsklinik, Abt. Innere Medizin IV, Zentrallabor, Otfried-Müller-Str. 10, 72076 Tübingen

Prof. Dr. med. Bernhard Otto Böhm, Universitätsklinikum Ulm, Zentrum für Innere Medizin, Klinik für Innere Medizin I, Albert-Einstein-Allee 23, 89081 Ulm

Weitere Autoren

Dr. med. Simone Claudi-Böhm, Medizinisches Zentrum Ulm, Frauenstr. 65, 89073 Ulm

Prof. Dr. med. Peter Kern, Universitätsklinikum Ulm, Zentrum für Innere Medizin, Klinik für Innere Medizin III, Sektion Infektiologie und Klinische Immunologie, Albert-Einstein-Allee 23, 89081 Ulm

Prof. Dr. Gerd Lutze, Magdeburg

PD Dr. med. Martin Mohren, Universitätsklinikum Magdeburg, Zentrum für Innere Medizin, Klinik für Hämatologie/Onkologie, Leipziger Str. 44, 39120 Magdeburg

PD Dr. med. Dietmar Plonné, Labor Dr. Gärtner & Partner, Elisabethenstr. 11, 88212 Ravensburg

Nach der 3. Auflage ausgeschiedene Autoren

Dr. med. Joachim Brückel, Wangen (Kapitel: Knochenstoffwechsel; RAAS und ADH; Sexualhormone; Prolaktin, Wachstumshormone; Mediatoren)

Prof. Dr. med. Ulrich Loos, Ulm (Kapitel: Schilddrüsenhormone)

Prof. Dr. Winfried Rossmanith, Karlsruhe (Kapitel: Sexualhormone)

Bedienungsanleitung

Der Klinikleitfaden ist ein Kitteltaschenbuch. Das Motto lautet: kurz, präzise und praxisnah. Medizinisches Wissen wird komprimiert dargestellt. Im Zentrum stehen die Probleme des klinischen Alltags.

Der Leitfaden soll sowohl Klinikern als auch Niedergelassenen eine rationelle Diagnostik ermöglichen. Am Anfang jedes Themas stehen die wichtigsten Grundlagen und Diagnosestrategien. Die **Diagnosestrategien** vermitteln eine in „**Basisdiagnostik**" und „**Weiterführende Diagnostik**" gegliederte rationale Stufendiagnostik. Erst dann werden die einzelnen Parameter abgehandelt.

Die Dollarzeichen in der Überschrift geben einen Anhalt für die Preise auf der Basis der GOÄ:

$: < 10,– €
$$: 10–30,– €
$$$: > 30,– €

Unter **Untersuchungsmaterial/Testdurchführung** wird auf Besonderheiten bezüglich der Patientenvorbereitung, Abnahme sowie Lagerung und Transport eingegangen. Werden keine Angaben gemacht, erfolgt die Abnahme unter Standardbedingungen (▶ 1.2.3). Die Besonderheiten bei der mikrobiologischen Probengewinnung sind in der Tabelle auf den hinteren Umschlaginnenseiten und den mikrobiologischen Kapiteln erklärt.

Bei **Bestimmungsmethode** wird die für den Parameter übliche Bestimmungsmethode angegeben. Weitere Informationen zu den Methoden finden sich in der Tabelle auf den hinteren Umschlaginnenseiten.

Unter **Bewertung** werden die Ergebnisse interpretiert und mögliche Diagnosen erörtert.

Unter **Störungen und Besonderheiten** wird auf typische Störmöglichkeiten hingewiesen, die zu falsch hohen oder niedrigen Werten führen können.

● KLF-Punkt: Wichtige Zusatzinformationen sowie Tipps

⚡ Blitz: Notfälle und Notfallmaßnahmen

❗ Ausrufezeichen: Warnhinweise

☎ Telefonhörer: Meldepflicht

Wie in einem medizinischen Lexikon werden gebräuchliche Abkürzungen verwendet, die im Abkürzungsverzeichnis erklärt werden.

Um Wiederholungen zu vermeiden, wurden viele Querverweise eingefügt. Sie sind mit einem Pfeil ▶ gekennzeichnet.

Internetadressen: Alle Websites wurden vor Redaktionsschluss im August 2008 geprüft. Das Internet unterliegt einem stetigen Wandel – sollte eine Adresse nicht mehr aktuell sein, empfiehlt sich der Versuch über eine übergeordnete Adresse

(Anhänge nach dem „/" weglassen) oder eine Suchmaschine. Der Verlag übernimmt für Aktualität und Inhalt der angegebenen Websites keine Gewähr.

Die angegebenen Arbeitsanweisungen ersetzen weder Anleitung noch Supervision durch erfahrene Kollegen. Insbesondere sollten Arzneimitteldosierungen und andere Therapierichtlinien überprüft werden – klinische Erfahrung kann durch keine noch so sorgfältig verfasste Publikation ersetzt werden.

Abbildungsnachweis

[**A300–157**]   Susanne Adler, Lübeck, in Verbindung mit der Reihe Klinik- und Praxisleitfaden, Elsevier GmbH, Urban & Fischer Verlag

[**A300–190**]   Gerda Raichle, Ulm, in Verbindung mit der Reihe Klinik- und Praxisleitfaden, Elsevier GmbH, Urban & Fischer Verlag

Abkürzungsverzeichnis

Symbole

®	Handelsname
↑	hoch, erhöht
↓	tief, erniedrigt
▶	siehe (Verweis)
→	vgl. mit, daraus folgt

A

AAS	Atom-Absorptions-Spektrometrie
Abb.	Abbildung
ACE	Angiotensin-converting-Enzym
ACTH	adrenocorticotropes Hormon
ADH	antidiuretisches Hormon
AFP	Alpha-Fetoprotein
AG	Antigen
AHG	Anti-Humanglobulin
AIDS	acquired immunodeficiency syndrome
AIHA	autoimmunhämolytische Anämie
AIP	akute intermittierende Porphyrie
AK	Antikörper
ALA	δ-Aminolävulinsäure
ALL	akute lymphatische Anämie
ALT	Alanin-Aminotransferase (= GPT)
AMF	antimitochondriale Faktoren
AML	akute myeloische Leukämie
ANA	antinukleäre Antikörper
ANF	antinukleäre Faktoren
ANP	atriales natriuretisches Peptid
AP	alkalische Phosphatase
APC	aktiviertes Protein C
AST	Anti-Streptolysin-Titer, Aspart-Ataminotransferase (= GOT)
AT III	Antithrombin III
ATP	Adenosintriphosphat

B

BAL	Bronchoalveoläre Lavage
BB	Blutbild
Bc	konjugiertes Bilirubin
BCG	Bacille Calmette-Guérin (Impfstoff gegen Tuberkulose)
BGA	Blutgasanalyse
Bili	Bilirubin
BNP	B-Typ natriuretisches Peptid
BSG	Blutkörperchensenkungsgeschwindigkeit
Bu	unkonjugiertes Bilirubin

C

Ca	Karzinom
Ca²⁺	Kalzium
cANCA	Antikörper gegen neutrophile Granulozyten
CCP	zyklisches citrulliertes Peptid
CDT	carbohydrate deficient transferrin
CEA	carcinoembryonales Antigen
CgA	Chromogranin A
CHE	Cholinesterase
Chol	Cholesterin
chron.	chronisch
CK	Kreatinkinase
Cl⁻	Chlorid
CLL	chronisch lymphatische Leukämie
CML	chronisch myeloische Leukämie
CMV	Zytomegalie-Virus
CO	Kohlenmonoxid
CPE	zytopathischer Effekt
CRH	Corticotropin Releasing Hormon
CRP	C-reaktives Protein
CT	Computertomogramm
cTn	kardiales Troponin

D

d	Tag(e)
DAP	2,6-Diaminopimelinsäure
DD	Differenzialdiagnose
DGKC	Deutsche Gesellschaft für Klinische Chemie
DHEAS	Dehydroepiandrosteronsulfat
DHT	Dihydrotestosteron
Diab.mell.	Diabetes mellitus
DIC	disseminierte transversale Gerinnung
DiffBB	Differenzialblutbild
dir.	direkt
dl	Deziliter
DOPA	3,4-Dihydroxyphenylalanin

E

E_1	Östron/Estron
E_2	Östradiol/Estradiol
EBV	Epstein-Barr-Virus
EDTA	ethylene diamine tetraacetic acid
EIA, ELISA	Enzym-Immunoassay
EKG	Elektrokardiogramm
ELISA	enzym-linked immuno sorbent assay
ENA	extrahierbare nukleäre Antigene
EPO	Erythropoetin
ERCP	endoskopische retrograde Cholangiopankreatikografie
Ery	Erythrozyten(konzentration)

F

FDP	Fibrindegradationsprodukt
Fe	Eisen
FFP	fresh frozen plasma
FITC	Fluoreszenzisothiocyanat
FSME	Frühsommer-Meningoenzephalitis
FSP	Fibrinogenspaltprodukte
FTA-Abs.-Test	Fluoreszenz-Treponema-Antikörper-Absorptionstest

G

g	Gramm
GA	Gesundheitsamt
GC	Gaschromatografie
GC-MS	Gaschromatografie-Massenspektrometrie
ges.	gesamt
GFR	Glomeruläre Filtrationsrate
GH	growth Hormon
GHRH/ GRH	growth hormone releasing hormone
GLDH	Glutamatdehydrogenase
GN	Glomerulonephritis
GnRH	Gonadotropin Releasing Hormone
GOT	Glutamat-Oxalacetat-Transaminase (= AST)
GPBB	Glykogenphosphorylase BB
GPT	Glutamat-Pyruvat-Transaminase (= ALT)
γ-GT	γ-Glutamyltransferase
GvH	Graft versus Host
Gy	Gray

H

h	Stunde(n)
HAHT	Hämagglutinationshemmtest
HAMA	humaner Anti-Maus-Antikörper
HAV	Hepatitis-A-Virus
Hb	Hämoglobin
HBDH	Hydroxybutyrat-Dehydrogenase
HBF	fetales Hb
HBV	Hepatitis-B-Virus
HCG	humanes Choriongonadotropin
HCV	Hepatitis-C-Virus
HDL	high-density lipoprotein
Hep.	Hepatitis
HER-2/ neu	humaner EGF-Rezeptor
HGH/ hGH	human growth hormone
5-HIES	5-Hydroxyindolessigsäure
HIT	Heparininduzierte Thrombozytopenie

HIV	human immunodeficiency virus
HKT	Hypophysen-Kombinationstest
HLA	humane Leukozyten-Antigene
Hp	Haptoglobin
HPLC	high-performance liquid chromatography
HSV	Herpes-simplex-Virus
5-HTP	5-Hydroxytryptamin
HUS	hämolytisch urämisches Syndrom
HVA	Homovanillinmandelsäure
HvG	Host versus graft
HVL	Hypophysenvorderlappen
HWZ	Halbwertszeit

I

i.d.R.	in der Regel
IFCC	International Federation of Clinical Chemistry and Laboratory Medicine
IFT	Immunfluoreszenztest
IgA	Immunglobulin A
IgM	Immunglobulin M
IHA	indirekter Hämagglutinationstest
IL-2,-3..	Interleukin-2,-3..
i.m.	intramuskulär
indir.	indirekt
INH	Isoniazid
INR	international normalized ratio
insbes.	insbesondere
i.Pl.	im Plasma
i.S.	im Serum
ISAGA	Immuno-Sorbent-Agglutinations-Assay
ISE	ionenselektive Elektroden
ISI	international sensitivity index
i.U.	im Urin
i.v.	intravenös

J

J	Jahr(e)

K

K⁺	Kalium
KBR	Komplementbindungsreaktion
kD	Kilo-Dalton
kg	Kilogramm
KG	Körpergewicht
KHK	Koronare Herzkrankheit
KI	Kontraindikationen
Ko	Komplikation
KOF	Körperoberfläche
Kopro-P.	Koproporphyrin

L

LDH	Laktatdehydrogenase
LISS	low ionic strenght solution
Lj.	Lebensjahr

M

m	männlich, beim Mann, bei Männern
M	Morbus
MAK	mikrosomaler Antikörper
MALDI	matrix assisted laser desorption ionisation
MAO	Monoaminooxidase
max.	maximal
MCH	mean corpuscular haemoglobin
MCHC	mean corpuscular haemoglobin concentration
MCV	mean corpuscular volume
MEN	multiple endokrine Neoplasie
μg	Mikrogramm
mg	Milligramm
MG	Molekulargewicht
MG²⁺	Magnesium
MHK	minimale Hemmkonzentration
MIF	Merthiolat-Jod-Formaldehyd-Fixativ
min.	minimal
Min.	Minute(n)
ml	Milliliter
Mon.	Monat(e)

MS	Multiple Sklerose, Massenspektrometrie
MSU	Mittelstrahlurin

N

n	normal (im Normbereich)
Na^+	Natrium
NAD	Nicotinamidadenindinucleotid
NADH, NADP	reduziertes NAD
NaF	Natriumfluorid
neg.	negativ
NET	neuroendokriner Tumor
NMH	niedermolekulares Heparin
NMR	Kernspintomographie
NNN	Novy, McNeal, Nicolle
NT	Neutralisationstest
NTM	nicht-tuberkulöse Mykobakterien
NW	Nebenwirkungen

O

OGTT	oraler Glukose-Toleranztest

P

PAF	plättchenaktivierender Faktor
PAI	Plasminogen-Aktivator-Inhibitor
pANCA	Antikörper gegen neutrophile Granulozyten
PAS	Perjodsäure-Schiff-Reagenz
Pat.	Patient(en)/in(nen)
path.	pathologisch
PBC	primäre biliäre Zirrhose
PBG	Porphobilinogen
PCO-S	Syndrom der polyzystischen Ovarien
PCR	polymerase chain reaktion
PCT	Porphyria cutanea tarda Procalcitonin
PO_4^{3-}	Phosphat
pos.	positiv
Proto-P.	Protoporphyrin
prox.	proximal
PSA	prostataspezifisches Antigen
PTT	partielle Thromboplastinzeit

PZA	Pyrazinamid

Q

QF	Querfinger
quant.	quantitativ

R

RDW	red cell distribution width
RF	Rheumafaktor
RFLP	Restriktions-Fragment-Längen-Polymorphismus
Rh	Rhesus
RI	Relativer Index
RIA	Radioimmunoassay
Rö	Röntgen
RSV	respiratory syncytial virus
RT	Raumtemperatur

S

SBS	Säure-Basen-Haushalt
SD	Standardabweichung
SDS	Natriumdodecylsulfat
Sek.	Sekunde(n)
Sens.	Sensitivität
SHBG	sex hormone binding globulin
SI	internationale Einheit
SP	saure Phosphatase
sp.	Spezies
Spez.	Spezifität
ssp.	Subspezies
SSPE	subakute sklerosierende Panenzephalitis
SSW	Schwangerschaftswoche
STH	somatotropes Hormon
Syn.	Syndrom

T

T_3	Triiodthyronin
T_4	Tetrajodthyronin (Thyroxin)
TAK	Thyreoglobin-Antikörper
TAT	Thrombin-Antithrombin-III-Komplex
Tbc	Tuberkulose
TBG	Thyroxinbindendes Globin
TCBS	Thiosulfat-Zitrat-Galle-Sucrose (Agar)

TdT	Terminale Desoxynukleoti- dyltransferase	**V.a.**	Verdacht auf
TEG	Thrombelastogramm	**VDRL**	Veneral Diseases Research Laboratories
TOF	Time-of-flight	**VK**	Variationskoeffizient
t-PA	tissue-plasminogen-activator	**VMS**	Vanillinmandelsäure
TPZ	Thromboplastinzeit, Prothrombinzeit	**vWF/JS**	von-Willebrand-Jürgens- Faktor/-Syndrom
Tr.	Tropfen	**vWS/F**	von-Willebrand-Syndrom/- Fieber
TRH	thyreotropin releasing hormone	**VZV**	Varicella-Zoster-Virus
TSH	thyreoidea stimulating hormone	**W**	
TZ	Thrombinzeit	**w**	weiblich, bei der Frau, bei Frauen
U		**Wo.**	Woche(n)
U	Unit (Einheit)	**Z**	
UDP	Uridindiphosphat		
UFH	unfraktioniertes hochmole- kulares Heparin	**Z.n.**	Zustand nach
Uro-P.	Uroporphyrin	**ZNS**	Zentrales Nervensystem
V			
V	Virus, Viren		
v.a.	vor allem		

Inhalt

1 Tipps für die tägliche Arbeit

Ingo Besenthal und Birgid Neumeister

1

1.1 Rationelle Labordiagnostik

Ingo Besenthal

Rationelle Diagnostik bedeutet, mit optimiertem Aufwand, d.h. auch unter Berücksichtigung der entstehenden Kosten (▶ 1.5) zu der richtigen Diagnose zu kommen. Voraussetzungen hierfür sind:

- Diagnostische Methoden gezielt einsetzen: Keine „Schrotschusstaktik"! Untersuchungen sollen sich mosaikartig ergänzen, das gilt auch für unterschiedliche Untersuchungsarten (Labor, Röntgen, EKG usw.). Die Bestätigung **gesicherter** Diagnosen durch redundante Untersuchungen ist überflüssig und verursacht unnötige Kosten.
- Alle Befunde synoptisch interpretieren (Befundkonstellationen!).
- Keine „technische Diagnostik" vor Anamnese und körperlicher Untersuchung: Nur wenn eine „Arbeitshypothese" (= Verdachtsdiagnose, Differenzialdiagnosen) besteht, kann eine sinnvolle Auswahl der diagnostischen Instrumente erfolgen.

Stufendiagnostik

Prinzip: Ausgehend von Anamnese und klinischem Befund die differenzialdiagnostisch infrage kommenden Krankheiten (DD) schrittweise abklären.

- Basisuntersuchungen: Zunächst die DD durch einfache Basisuntersuchungen eingrenzen. Auswahl der Untersuchungen nach den Gesichtspunkten Wahrscheinlichkeit der DD, geringe Kosten.
- Weiterführende Untersuchungen werden zur Bestätigung einer Diagnose aus den Befunden der vorhergehenden Basisuntersuchungen abgeleitet. Höherer Aufwand, Belastung des Pat., Kosten.

Stufendiagnostik ist allerdings zweischneidig.

- Vorteil: Kosteneinsparung durch gezielten Einsatz aufwändiger Untersuchungen.
- Nachteil: Verzögerung der Diagnosestellung.

Stufendiagnostik daher flexibel anwenden und dem Einzelfall anpassen. Auf eine Stufendiagnostik verzichten:

- Bei akut gefährlichen, behandelbaren Krankheiten (z. B. DD akutes Abdomen).
- Bei hoher Wahrscheinlichkeit einer Diagnose.
! Das besonders von Unerfahrenen gern geübte Verfahren, möglichst viele Untersuchungen durchzuführen, um nichts zu versäumen, allerdings immer vermeiden („Schrotschusstaktik").

1.2 Präanalytische Phase

Ingo Besenthal

Die Erstellung von Laborbefunden wird in eine präanalytische und eine analytische Phase eingeteilt. Die präanalytische Phase umfasst alle Einflüsse, die **vor** dem Messvorgang einwirken. Die analytische Phase beinhaltet rein methodisch/messtechnische Gegebenheiten. In der präanalytischen Phase besonders achten auf:

- Richtige Indikationsstellung und damit richtige Auswahl der zu untersuchenden Analyten.

- Vorbereitung des Pat.: Standardbedingungen (s.u.), Abweichungen bei speziellen Fragestellungen (z. B. Tagesrhythmik, Belastungstests). Wo nötig, wird bei den entsprechenden Untersuchungen auf besondere Patientenvorbereitung hingewiesen.
- Geeignete Probenart.

1.2.1 Probenarten

Blut
- **Vollblut:** Venös, arteriell oder kapillär.
  - Gerinnungs**fördernde** Zusätze: Röhrchen zur **Serum**gewinnung enthalten meist Kügelchen, die die Gerinnung aktivieren; Spezialröhrchen für FSP s.u.
  - Gerinnungs**hemmende** Zusätze: Röhrchen zur **Plasma**gewinnung enthalten Zusätze, die die Gerinnung hemmen (z. B. EDTA, Zitrat, Na-/NH_4/Li-Heparin, NaF).
- **Kapillarblut:** Frisch, heparinisiert, enteiweißt, hämolysiert.

Bei kommerziellen Probenentnahmesystemen sind die verschiedenen Röhrchenarten farblich unterschiedlich gekennzeichnet.

Tab. 1.1 Blutabnahme – Übersicht

Zusatz	Blutbestandteil	Einsatzbeispiel
Plastikkügelchen	Serum	Serologie, Kreuzprobe, konventionelle Proteinelektrophorese (obligatorisch), klinische Chemie
Na-Zitrat	Plasma	Gerinnungstests (obligatorisch)
Li-Heparin	Plasma	Klinische Chemie: Besonders vorteilhaft bei heparinisierten Pat. (Vermeidung von „Nachgerinnung")
Na-Fluorid	Plasma	Laktat, Glukose
EDTA	Vollblut	Hämatologie (für Zellzählung, z. B. Blutbild, obligatorisch)

Praktische Hinweise

! Probenröhrchen zur Gerinnungsuntersuchung und Blutsenkung müssen immer **bis zur Füllmarkierung** mit Blut gefüllt werden. Für eine richtige Messung ist ein definiertes Mischungsverhältnis erforderlich. Dies wird nur erreicht, wenn die Röhrchen exakt gefüllt sind, da das Na-Zitrat als Lösung mit einem bestimmten Volumen in den Röhrchen vorgelegt ist und falsche Füllung zu einem falschen Mischungsverhältnis führt.

- Fibrin-/Fibrinogenspaltprodukt-(FSP-)Bestimmung erfordert besonders rasche und vollständige Gerinnung, da sonst In-vitro-Spaltprodukte entstehen; Spezialröhrchen enthalten z. B. Batroxobin.
- Für längeren Transport (> 1 h) oder Lagerung ist die Trennung von Serum/Plasma und Blutkuchen erforderlich (zentrifugieren und mit Serumfilter abseren oder Gelfiltrationsröhrchen verwenden).
! Ausnahme: Für Blutgruppenbestimmungen ist Venenvollblut ohne Antikoagulanzien obligatorisch (Ery und Serum notwendig; Antikoagulanzien können Ag-Ak-Reaktion stören).
- Für die konventionelle Proteinelektrophorese ist Serum obligatorisch. Das im Plasma enthaltene Fibrinogen täuscht ein monoklonales Paraprotein vor.
- Pat. unter Heparintherapie haben eine verzögerte Gerinnung, die auch im „Serumröhrchen" wirksam ist. Bei Probeneingang im Labor ist die Gerinnung häufig noch nicht abgeschlossen, es kommt zur „Nachgerinnung". Dabei besteht die Gefahr, dass bei den Messungen falsche Probenvolumina pipettiert werden mit der Folge falscher Ergebnisse. Vermeidung durch Verwendung von Lithium-Heparin-Röhrchen und Messung eiliger klinisch chemischer Routineuntersuchungen im Plasma.

Urin

- **Spontan-, Mittelstrahl-, Katheterurin** immer frisch ins Labor. Für mikrobiologische Untersuchungen gekühlter Eil-Transport.
- **Sammelurin:** Während der Sammelphase kühl und dunkel aufbewahren. Für einige Untersuchungen sind Zusätze erforderlich (Hinweise bei den entsprechenden Analyten). Meist ist es ausreichend, ein Aliquot (10–50 ml) ins Labor zu schicken.
! Sammelvolumen angeben!

Weitere Probenarten

- **Liquor** (▶ 27.2.8): Rascher Transport. Für bakteriologische Untersuchungen evtl. in speziellem Kulturmedium.
- **Punktate:** Aszites (▶ 15.4), Pleurapunktat (▶ 16.3), Gelenkpunktat, Drainageflüssigkeit. Je nach Untersuchung unterschiedliche Probenröhrchen verwenden (wie bei Blutuntersuchungen, s.o.): Zellzahl im EDTA-Röhrchen, Laktat im NaF-Röhrchen, Enzyme und Substrate im Serum-Röhrchen.
- **Sputum** (▶ 26.3.6, kein Speichel), Trachealsekret (▶ 26.3.7), bronchoalveoläre Lavage (BAL, ▶ 26.3.7).
- **Speichel:** Z. B. für sekretorisches IgA.
- **Stuhl** (▶ 26.3.16): Immer makroskopisch inspizieren (z. B. Konsistenz, Blut, Schleim). **Analabklatsch** (▶ 26.3.17) zum Nachweis von Enterobius-Wurmeiern (Tesafilm).
- **Abstriche** (immer mehrere), **Katheterspitzen, Abszessinhalt** (reichlich Material ins Labor) usw.
- **Haare:** Z. B. Drogennachweis.

1.2.2 Hautdesinfektion

Kategorie I
Geringes Infektionsrisiko, z. B. bei venösen Blutentnahmen.
Durchführung: Hautdesinfektionsmittel (z. B. Dibromol® farblos) auftragen (Spray oder getränkter Tupfer). Einwirken lassen. Einwirkzeit ist beendet, wenn die Haut nicht mehr feucht glänzt. Dauer ca. 30 Sek. **Cave:** Hände- und Hautdesinfektionsmittel sind nicht das Gleiche. Händedesinfektionsmittel enthalten rückfettende Zusätze, die bei der Hautdesinfektion stören, da Pflaster dadurch schlecht haften.

Kategorie II
Mittleres Infektionsrisiko, z. B. bei intravenösen Verweilkanülen, intravenösen Kathetern, Blutkulturen.
Durchführung: Wie bei Kategorie I. Nach 30 Sek. nochmals Desinfektionsmittel auftragen und mit sterilem Tupfer abwischen.

Kategorie III
Hohes Infektionsrisiko, z. B. Punktion von Körperhöhlen, insbes. Gelenkpunktionen.
Durchführung: Haut reinigen, falls erforderlich enthaaren und entfetten. Desinfektionsmittel auftragen, 2½ Min. einwirken lassen, Vorgang wiederholen (Gesamteinwirkzeit 5 Min.). Dabei sterile Handschuhe und Mundschutz tragen.

1.2.3 Probenentnahme

Katheterurin, Blasenpunktionsurin ▶ 26.3.11, ▶ 26.3.12.

Probenidentifikation
Probengefäße (**vor** der Probenentnahme) vollständig beschriften mit:
- Name, Vorname des Pat.
- Geburtsdatum des Pat.
- Entnahmedatum (ggf. Uhrzeit).

Die Kennzeichnung muss auf den **Probengefäßen** angebracht werden, nicht auf Deckeln, Schutzhüllen, Versandgefäßen. Unmittelbar vor der Blutentnahme durch einen Blick auf den Namen sicherstellen, dass es sich um den richtigen Pat. handelt.
! Bei Unsicherheit, ob man dem richtigen Pat. gegenübersteht, den Pat. nach seinem Namen fragen.

Nach der Rechtsprechung gilt die Bearbeitung von Proben, die nicht oder nicht ausreichend identifiziert sind, als Organisationsverschulden des Labors. Rechtliche Besonderheiten vor Transfusionen ▶ 25.2.4.

> **❗ Häufige Fehler**
> - Alleinige Beschriftung von Schutzhüllen, Übergefäßen oder Verpackungen: Nach dem Auspacken nicht mehr eindeutig zuzuordnen.
> - Beschriftung von Deckeln (z. B. Uringefäße): Nach dem Abnehmen nicht mehr eindeutig zuzuordnen.

Standard-Blutentnahme

Patientenvorbereitung

Der Pat. sollte nüchtern sein. Bei längerer Anreise zum Arzt oder längerer Wartezeit ist ein leichtes (!) Frühstück akzeptabel, da es die meisten einfachen „Routine"-Untersuchungen nicht wesentlich beeinflusst. Ausnahmen: Blutglukose, Insulin, C-Peptid, Triglyzeride. Keine vorangehende starke körperliche Belastung. Bei einigen klinischen Fragestellungen müssen besondere Untersuchungsbedingungen erfüllt sein. Am häufigsten betrifft dies Tageszeit, Nahrungsaufnahme, Medikamenteneinnahme und den körperlichen Aktivitätszustand (Details bei den einzelnen Untersuchungen).

Zeitpunkt

Blutentnahme i.d.R. morgens (7–9 Uhr). Proben für Medikamentenspiegel werden meist kurz **vor** der morgendlichen Einnahme entnommen. Bei manchen Medikamenten müssen aber auch die Maximalspiegel kontrolliert werden. Der richtige Zeitpunkt der Probenentnahme hängt dabei von der Pharmakokinetik ab.

Lagerung

Der Pat. sollte liegen oder bequem und stabil sitzen (also nicht auf einem Drehstuhl o.Ä.), um bei einem evtl. Kollaps nicht zu stürzen.

Durchführung

- **Probenröhrchen** ▶ 1.2.1. Für **Säuglinge und Kinder** gibt es alle Röhrchenarten in verschiedenen Größen. Bei Unklarheit **vor** der Blutentnahme im Labor informieren.
- **Hautdesinfektion** (▶ 1.2.2) **vor** Stauung.
- **Stauung:** Max. 1 Min., am besten nur zur Punktion, danach Stauung öffnen.
- **Blutmenge:** Die erforderliche Blutmenge hängt von Art und Anzahl der gewünschten Untersuchungen ab. Um dem Pat. unnötigen Blutverlust zu ersparen, sollte man den Bedarf grob abschätzen. Für die häufigsten klinisch chemischen Untersuchungen (Enzyme, Substrate, Elektrolyte) reichen etwa 2 ml Vollblut (entspr. 0,5–1 ml Serum) aus. Für die meisten Hormone, Tumormarker usw. sind pro Bestimmung 1–2 ml Blut nötig. Größere Röhrchen müssen nicht vollständig gefüllt werden, sie dürfen aber auch nicht zu wenig Blut enthalten (für 10-ml-Röhrchen mind. 2 ml Blut). Die Füllmenge ist nur kritisch bei Probenröhrchen für Gerinnungsuntersuchungen und zur Blutsenkung (Mischungsverhältnis, ▶ 1.2.1). Bei anderen Röhrchen ist der Effekt einer höheren Antikoagulanzien-Konzentration nur ausnahmsweise von Bedeutung (z. B. erhöhte EDTA-Konz. vermindert MCV).
- **Durchmischung:** Probengefäße (besonders mit antikoagulatorischen Zusätzen) **sofort** nach der Abnahme vorsichtig, aber effektiv mischen (4- bis 5-mal um 180° kippen).

Bei Entnahme einer Blutmenge mit einer Spritze und nachfolgender Verteilung in Probenröhrchen besteht die Gefahr der Entmischung mit der Folge unreproduzierbarer Ergebnisse (z. B. Blutbild).

Mittelstrahlurin (MSU)

Geeignet ist Morgenurin (hohe Keimzahl). Letzte Miktion sollte mind. 3 h zurückliegen.

- **Indikationen:** Orientierende bakteriologische Untersuchungen (▶ 26.3.10), qualitative Untersuchungen (z. B. Urinsticks).
- **Durchführung:**
  - Hände mit Seife waschen, mit Einweghandtuch abtrocknen.
  - Genitale mit in Wasser getauchten sterilen Tupfern reinigen, dann mit zweitem Tupfer in gleicher Weise nachreinigen.
  - Erste Urinportion (etwa 50 ml) in die Toilette entleeren. Dann – ohne den Harnstrahl zu unterbrechen – etwa 50 ml in ein vorher griffbereit abgestelltes Transportgefäß auffangen. Verschluss aufsetzen.
  - Bakteriologische Untersuchung ▶ 26.3.

24-h-Sammelurin

- **Indikationen:** Quantitative Untersuchungen, z. B. Elektrolytausscheidung.
- **Durchführung:** Urin in sauberem, ausreichend großem Gefäß sammeln. Gelegentlich sind Spezialgefäße erforderlich oder ein Stabilisator muss vorgelegt werden → Laborarzt fragen.
  - Intervall: Meist 8:00 Uhr d 1 = Beginn; 8:00 Uhr d 2 = Ende.
  - Vor Sammelbeginn Blase entleeren lassen, Urin verwerfen.
  - Am Ende Blase nochmals in das Gefäß entleeren.
  - Nach Sammelende Gesamtmenge notieren und dem Labor mitteilen.
  - Von dem gut durchmischten Urin erforderliche Menge zur Untersuchung abgeben.

1.2.4 Probentransport

Proben mit menschlichen Körperflüssigkeiten oder Ausscheidungen müssen als potenziell infektiös angesehen werden. Proben daher in stabilen, fest verschlossenen Probengefäßen transportieren. Für den Transport über größere Strecken, z. B. bei Postversand, sollen die Probenröhrchen durch bruchsichere (lichtundurchlässige) **Schutzhülsen** oder **Übergefäße** geschützt und in reiß- und wasserfesten **Versandbeuteln, die saugfähiges Material** enthalten, verpackt werden. Die für den **Postversand** von medizinischem Untersuchungsgut geltenden speziellen Richtlinien können über die Post oder den Beuth-Verlag, 10787 Berlin, Burggrafenstr. 6, angefordert werden.

Pat. über Gebrauch von Probengefäßen und Schutzhülsen unterrichten, wenn sie mit nach Hause gegeben werden.

Merke
- Postversand möglichst vermeiden, da schlechteste Transportart. Wenn Postversand unvermeidlich, nur Serum oder Plasma und kein Vollblut versenden (Ausnahmen beachten, wie Blutgruppenbestimmung!).
- Besonders instabile Analyte (z. B. Gerinnungsfaktoren, bestimmte Hormone) nur in tiefgefrorenem Plasma mit ausreichend Trockeneis versenden (s.u.).

1

Transporthilfen

Sie können ggf. im jeweiligen Labor angefordert werden.

- **Wärme:** Thermosflasche mit 40 °C warmem Wasser.
- **Kühlung:** Eis mit etwas Wasser zur Kälteübertragung und Gefriervermeidung in geschlossenen Gefäßen oder Kunststoffbeuteln; Gelkissen, Kühlcontainer nicht kälter als 4 °C. Vorkühlen im Kühlschrank, nicht im Gefrierfach.
- **Tiefkühlung:** Nur zellfreies Material einfrieren, z. B. Serum, Plasma, Urin; **kein Vollblut.** Bei Fernversand etwa 5 kg Trockeneis in Styroporbox. Nur am Wochenanfang absenden, damit die Sendung vor dem Wochenende ankommt und die Proben sofort versorgt werden können. **Cave:** Vollblut hämolysiert in tiefgekühlten Behältern!
- Mikrobiologische Proben ▶ 26.4.

1.2.5 Fehlermöglichkeiten

Von Proben, die zur Untersuchung ins Labor gesandt werden, werden selbstverständlich „richtige" Ergebnisse erwartet. Das Ergebnis hängt jedoch von vielen Bedingungen ab, die nicht nur im Labor, sondern auch von den Einsendern beachtet werden müssen. Typische „Laborfehler" können durch eine moderne Laborganisation und Qualitätskontrolle weitgehend vermieden werden (▶ 1.3.3).

Einflussgrößen

Auch messtechnisch richtige Ergebnisse können in Bezug auf den Pat. oder die klinische Fragestellung „falsch" sein. Die Ursachen solcher „falschen" Ergebnisse können sowohl in vivo (z. B. erhöhter Prolaktinspiegel durch Mammapalpation), als auch in vitro (z. B. artifizielle Hämolyse) begründet sein. Faktoren, die **in vivo** auftreten und zu analytisch falschen oder bezüglich der klinischen Fragestellung zu irreführenden Ergebnissen führen, werden **Einflussgrößen** genannt. Sofern sie langfristig bestehen oder unveränderlich sind, sind sie nicht zu umgehen (z. B. Alter, Geschlecht, Schwangerschaft). Sie sind vermeidbar, wenn sie kurzfristig bestehen oder veränderlich sind (z. B. Tagesrhythmik, körperliche Belastung).

Kurzfristige, veränderliche Einflussgrößen

Fehler bei der Patientenvorbereitung, bei Probenentnahme, -transport, -lagerung (▶ 1.2.3).

- **Zeitpunkt der Entnahme:**
  - Krankheitsverlauf: Z. B. steigt nach Herzinfarkt die CK-Aktivität im Serum erst mit einer Verzögerung von 4–6 h an, erreicht nach etwa 24 h ihren Höhepunkt und fällt danach wieder ab.
  - Tagesrhythmik: Z. B. bei Kortisol erhöhte Ausschüttung in den Morgenstunden.
- **Körperlage bzw. Aktivität des Pat.:**
  - Lagewechsel verursacht Wasserverschiebungen im Körper, wodurch auch die Konzentrationen von Blutbestandteilen abhängig von der Körperlage sind. Vor der Blutentnahme sollte (z. B. nach längerem Stehen) die Äquilibrierung der neuen Körperlage abgewartet werden (wenige Minuten).
  - Verschiedene Hormone (v.a. Renin, Aldosteron, Katecholamine) haben eine enge Beziehung zu Blutdruck und Herzfrequenz und damit zur Körperlagerung und Aktivität. Zur Bestimmung von Basal-(Ruhe-)Spiegeln

ist es besonders wichtig, den Pat. vor der Blutentnahme ausreichend lange an die Ruhelage adaptieren zu lassen (Einzelheiten bei den Analyten).
- Körperliche Belastung, Stress: Beeinflussen z. B. CK, Proteinurie, Stress-Hormone.
- **Nahrungsaufnahme:** Beeinflusst z. B. die Serumkonzentrationen von Glukose und Triglyzeriden.
- **Ikterus, Lipämie:** Stören viele Methoden.
- **Genussgifte:** Zigarettenrauch erhöht z. B. den CEA- und ACE-Spiegel, Koffein erhöht z. B. Lipoproteine, freie Fettsäuren und Glukose, Alkohol erhöht z. B. Osmolalität, Triglyzeride und Ammoniak.
- **Diagnostik und Therapie:** Mammapalpation erhöht Prolaktin, Prostata-Massage erhöht PSA, i.m. Injektion erhöht CK und Myoglobin.
- **Krankheit:** Z. B. erhöhte Tumormarker bei benignen Krankheiten (ohne Tumor).
- **Medikamente:**
  - Biologische Interferenz: Z. B. erhöht eine Phenothiazintherapie den Katecholaminspiegel. Durch vermehrte Ausschüttung und verminderte Aufnahme in die Zellen sind die Katecholamine tatsächlich vermehrt, das Ergebnis ist analytisch richtig. Bezüglich der Fragestellung Phäochromozytom (Indikation für Katecholaminbestimmung) ist das Ergebnis aber falsch, denn trotz erhöhter Katecholaminkonzentration liegt kein Phäochromozytom vor.
  - Analytische Interferenz: Z. B. führt Prednisolon durch Kreuzreaktion mit dem Antikörper zu falsch hohen Kortisolwerten in Immunoassays. Die Kortisolkonzentration ist nicht wirklich erhöht, sondern analytisch wird eine falsche Konzentration vorgetäuscht.
- **Hetero-, Auto-Antikörper:**
  - Rheumafaktoren (RF) sind Auto-AK gegen körpereigene (also humane) IgG-Moleküle, die verschiedene Immunoassays stören können. Typischerweise können RF der IgM-Klasse beim Nachweis erregerspezifischer humaner IgM-AK in der Infektionsserologie durch Interferenz falsche Ergebnisse verursachen.
  - Auto-AK: Z. B. gegen Insulin, T_3, T_4 oder Thyreoglobulin können falsche Konzentrationen der jeweiligen Analyten vortäuschen.
  - HAMA (Humane Anti-Maus-AK): Menschliche AK gegen Maus-Immunglobuline. Sie werden als Immunantwort gebildet, wenn der Körper therapeutisch oder diagnostisch mit monoklonalen AK in Kontakt kommt. HAMA können mit monoklonalen AK in Immunoassay-Testsystemen interferieren und falsch hohe oder falsch niedrige Ergebnisse verursachen.
- **Antigen-Überschuss** (Prozonen-Phänomen, High-Dose-Hook-Effekt): Bei Immunoassays kann das Messsignal trotz zunehmender Konzentration abnehmen, wenn sie den Messbereich sehr stark überschreitet (Heidelberger-Kendall-Kurve ▶ Abb. 1.1). Bei Analyten, die in sehr niedrigen (Messbereich!), aber auch in sehr hohen Konzentrationen vorkommen können (z. B. Urin-Albumin, HCG, HBsAg, Thyreoglobulin), sind falsch niedrige oder falsch negative Ergebnisse möglich. Das Problem muss im Labor gelöst werden, sollte dem Kliniker aber bekannt sein (unplausible Ergebnisse).
- **Substraterschöpfung:** Bei sehr hohen Enzymaktivitäten in einer Probe kann das Substrat im Testansatz so schnell verbraucht sein, dass ein falsch niedri-

ges oder falsch negatives Ergebnis resultiert. Von modernen Analysengeräten wird das Problem meist erkannt.

- **Kreuzreaktion (AK) oder Unspezifität (Enzyme):** In diagnostischen Testsystemen eingesetzte AK (Antigenmessung) oder Enzyme (Substratmessung) reagieren häufig nicht nur mit dem zu messenden Analyten, sondern auch mit ähnlichen, strukturverwandten Molekülen. Dadurch wird eine falsch hohe Konzentration des zu messenden Analyten vorgetäuscht. Bei chemischen Reaktionen ohne Enzym-Katalyse ist diese Unspezifität noch stärker ausgeprägt.
- **Radioaktivität:** In Blut oder Urin nach Szintigrafie kann RIA stören.

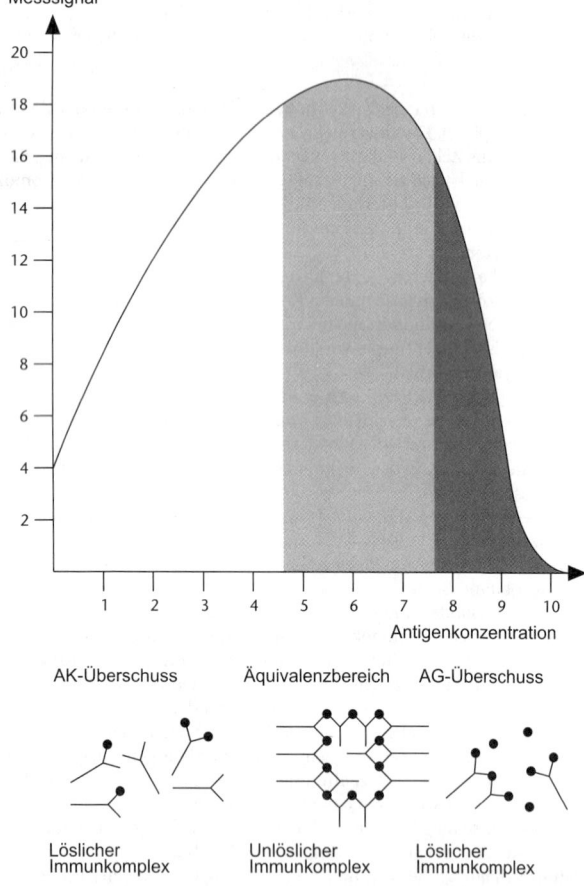

Abb. 1.1 Heidelberger-Kendall-Kurve (modifiziert nach L. Thomas, 5. Auflage)

Unveränderliche oder langfristige Einflussgrößen
Sie sind nicht vermeidbar, müssen aber bekannt sein und bei der Befundinterpretation berücksichtigt werden. Typische Beispiele: **Ethnische Herkunft, Lebensalter** (altersabhängige Referenzbereiche beachten), **Geschlecht** (geschlechtsabhängige Referenzbereiche beachten). **Zyklusphase** oder **Schwangerschaft** beeinflussen z. B. den Hormonspiegel, **Körpermasse** beeinflusst z. B. Kreatinin.

Störfaktoren
Veränderungen der Probenzusammensetzung, die erst **in vitro** entstehen, also nicht die Verhältnisse im Pat. widerspiegeln, werden Störfaktoren genannt. Die Störung kann auf einer tatsächlichen Konzentrationsänderung beruhen oder durch methodische Interferenz eine analytisch falsche Analytkonzentration vortäuschen.
- **Artifizielle Hämolyse:** Durch zu dünne Kanüle, zu starken Unterdruck (Kolbenzug) im Röhrchen, Schaumbildung, zu heftiges Mischen, gefrieren lassen.
- **Zu spätes Abseren:** Austritt von zytosolischen Ery-Bestandteilen in Serum oder Plasma führt zur Erhöhung von LDH, GOT, K^+, Mg^{2+}, Phosphat, NH_3, Fe. Bei Abseren 30–60 Min. nach Blutentnahme ist die Gerinnung sicher abgeschlossen und die Erys sind noch intakt. Transport von Vollblut nur, wenn Transportdauer unter 1–2 h oder wenn unverzichtbar (z. B. Blutgruppenbestimmung, ▶ 1.2.4).
- **Stoffwechsel in vitro** (Hemmung durch geeignete Maßnahmen): Im Blut z. B. Glukose ↓, Alkohol ↓, Laktat ↑.
- **Ungenügendes Mischen:**
  – Gerinnselbildung in Zitrat-, EDTA- oder Heparinblut.
  – Häufig wird nicht der gesamte Sammelurin ins Labor geschickt, sondern nur ein Aliquot. Sedimentierte kristalline Bestandteile entgehen der Analyse (z. B. Ca, Harnsäure, Oxalat), wenn der Urin ohne vorherige Durchmischung abgegossen wird.
  – Verlust von Paraprotein in gekühltem/eingefrorenem Serum/Urin. Vermeidung: Wiedererwärmen auf 37 °C und mischen.
  – Verlust von aufgerahmten Lipoproteinen beim Aliquotieren. Vermeidung: Mischen vor Aliquotieren.
- **Einschleppung:**
  – Bei Abnahme aus zentralen Zugängen Kontamination mit Infusionslösung möglich (besonders häufig z. B. K^+, Glukose, Heparingabe).
  – Verschleppung von Probe zu Probe. Liegt in einer Probe ein Analyt in sehr hoher Konzentration vor (z. B. HCG bei Schwangerschaft, HBsAg bei B-Hepatitis), so kann die Verschleppung geringster Serummengen in eine andere Probe dort eine erhöhte Konzentration verursachen (z. B. wenn Pipettenspitze nicht gewechselt wurde).
  – Falsch hoher Alkoholspiegel durch Hautdesinfektion mit Alkohol.
  – Serum/Plasma-Separator-Röhrchen (Gel-Zentrifugations-Röhrchen) können Immunoassays verfälschen, insbes. wenn sie nach dem Zentrifugieren nicht aufrecht gelagert werden.
  – Kontamination mit Spurenelementen bei Benutzung ungeeigneter Probengefäße oder Kanülen (z. B. Aluminium, Blei, Cadmium, Thallium). Einzelheiten siehe jeweilige Analyte.
  – Mikrobielle Kontamination (z. B. unzureichende Desinfektion).

- **Verdünnung:**
  - Bei Abnahme aus zentralen Zugängen Verdünnung durch laufende Infusion.
  - Bei kapillärer Blutentnahme Verdünnung mit Gewebswasser durch Quetschen der Einstichstelle.
- **Verlust:** Durch Protein-Adsorption (besonders bei niedrigen Konzentrationen) an Glas bzw. Kunststoff. Bei Verwendung kommerzieller Blutentnahmesysteme ist das Risiko im Allgemeinen gering. Keine Glasröhrchen oder Kunststoffröhrchen unklarer Herkunft verwenden.
- **Ungeeignete Probenart:** Z. B. Serum statt Plasma, falsche **Transport- oder Lagerungstemperatur** (▶ 1.2.4), **Lichtempfindlichkeit** z. B. von Bilirubin, manchen Vitaminen (Lichtschutz z. B. durch Alufolie).

Merke
Die Kenntnis von Einfluss- und Störfaktoren kann für eine richtige Interpretation der Ergebnisse entscheidend sein.
- Angaben auf dem Anforderungsbogen: Alter, Geschlecht, evtl. Schwangerschaft, Verdachtsdiagnosen, Therapie (Medikamente, Zeitpunkt der letzten Dosis, Szintigrafie, Radiatio usw.).
- Tagesrhythmik beachten, Entnahme-Uhrzeit angeben.
- Bei unerwarteten oder widersprüchlichen Laborergebnissen Rücksprache mit dem Laborarzt, um zu klären, ob Einfluss- oder Störgrößen das Laborergebnis verändert haben können oder ob ein „Laborfehler" vorliegen kann.

1.3 Analytische Phase

Ingo Besenthal

1.3.1 Richtigkeit

Richtigkeit und Präzision beschränken sich nicht auf die Abwesenheit grober Messfehler. Richtigkeit bedeutet statistisch die methodisch bestmögliche Übereinstimmung zwischen dem Messergebnis und der tatsächlich vorliegenden Analytkonzentration **(wahrer Wert).** Die Richtigkeit wird eingeschränkt durch den **systematischen Fehler** einer Methode, d.h. man erhält oft unterschiedliche Ergebnisse, wenn man einen Analyten mit verschiedenen Methoden untersucht (obwohl die wahre Konzentration gleich ist). Die praktisch erreichbare Richtigkeit ist daher methodenabhängig. Richtigkeit kann in drei Grade eingeteilt werden:
- **Absolute Richtigkeit:** Nur bei „definitiven Methoden" (z. B. GC-MS). Routinemethoden werden an den „definitiven Methoden" geeicht.
- **Vergleichbare Richtigkeit:** Für viele Analyte stehen keine „definitiven Methoden" zur Verfügung. Deshalb ist häufig der wahre Wert nicht objektiv feststellbar. Methodenbedingte Unterschiede sind durch (nationale oder internationale) Standardisierung der Testbedingungen und der Kalibratoren zu beseitigen (z. B. viele Enzym- und Substratbestimmungsmethoden). Die dadurch entstehende **vergleichbare Richtigkeit** beruht auf einer Konvention, sie muss daher nicht gleichbedeutend sein mit objektiver Richtigkeit.

- **Methodenbeschränkte Richtigkeit:** Oft ist eine Standardisierung nicht realisiert (z. B. viele Immunoassays, Gerinnungstests). Das Messergebnis ist abhängig vom verwendeten Messsystem. Im Rahmen des jeweiligen Messsystems erfüllen aber auch diese Methoden gewisse „Richtigkeits"-Kriterien (**methodenbeschränkte Richtigkeit**).

Die **erreichbare** Richtigkeit aller Methoden wird sichergestellt, indem jede Methode mit Kalibratorstandards geeicht und mit Richtigkeits-Kontrollproben überprüft wird, deren Analytgehalt deklariert ist (▶ 1.3.3).

Beurteilungsprobleme können auftreten, wenn Untersuchungen zur Verlaufskontrolle in wechselnden Labors durchgeführt werden oder bei Methodenwechsel in einem Labor (z. B. Quicktest, Tumormarker).

> Bei Verlaufsuntersuchungen darauf achten, dass bei nicht standardisierten Methoden die Messungen immer mit dem gleichen Messsystem durchgeführt werden (d.h. im gleichen Labor).

1.3.2 Präzision

Die Präzision (Reproduzierbarkeit) kennzeichnet die Streuung der Messwerte, die eine Methode bei Mehrfachmessung der gleichen Probe aufweist. Die Präzision wird eingeschränkt durch den **zufälligen Fehler** einer Methode.

Standardabweichung (S oder SD): Maß für Präzision.

Die Standardabweichung beschreibt die mittlere (statistische) Abweichung der Messwerte x_i vom Mittelwert $\times$ einer Messreihe innerhalb einer Serie oder zwischen verschiedenen Messserien.

$$s = \pm \sqrt{\frac{\sum (\bar{x} - x_i)^2}{n-1}}$$

Variationskoeffizient (VK): Prozentuale Angabe der Standardabweichung bezogen auf den Mittelwert.

$$VK[\%] = \pm \frac{s}{\bar{x}} \times 100$$

Präzision und Richtigkeit können gut am Beispiel der Zielscheibe veranschaulicht werden (▶ Abb. 1.2):

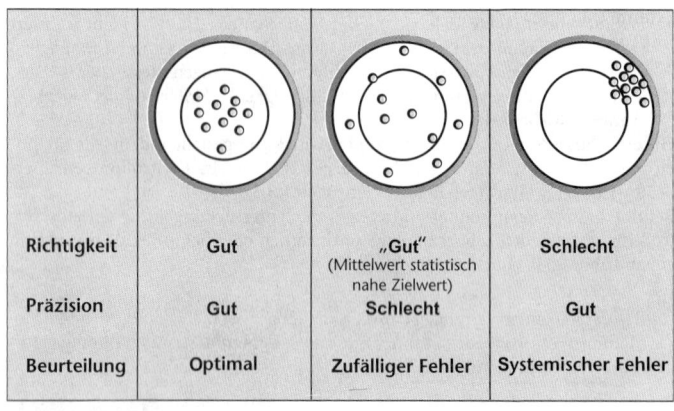

Richtigkeit	Gut	„Gut" (Mittelwert statistisch nahe Zielwert)	Schlecht
Präzision	Gut	Schlecht	Gut
Beurteilung	Optimal	Zufälliger Fehler	Systemischer Fehler

Abb. 1.2 Zielscheibe als Beispiel für Präzision und Richtigkeit

Am besten ist die Präzision bei mittlerer Konzentration des Analysats, während sie bei niedrigen und bei hohen Messwerten schlechter ist.

1.3.3 Qualitätssicherung

Laororganisation
„Typische Laborfehler" sind Probenverwechslung durch Aufteilung der Originalproben oder bei serieller Messung, Pipettierfehler sowie Auswertungs- und Übertragungsfehler von Messdaten. Sie können durch eine moderne Labororganisation weitgehend vermieden werden. Hierzu gehört u.a. die **primäre Probenidentifikation** mittels Strichkode-(= Barcode-)Klebern, **mechanisierte Messgeräte** und eine **EDV-unterstützte Datenübertragung**.
Außerdem gehört zu einer modernen Labororganisation eine **Probeneingangskontrolle**, um fehlerhaftes Probenmaterial oder eine mangelhafte Probenidentifikation bereits im Vorfeld zu erkennen.

Qualitätskontrolle
Für viele Analyte sind zulässige Unrichtigkeit (Abweichung vom „richtigen" Wert) und Präzision durch eine Richtlinie der BÄK vorgeschrieben (www.bundesaerztekammer.de). Zur Überwachung müssen interne und externe Qualitätskontrollen durchgeführt werden. Dies gilt seit 2002 auch für die patientennahe Schnelldiagnostik POCT (▶ 1.5.2).

Interne Qualitätskontrolle
Laborintern wird die Richtigkeit und Präzision der Testsysteme nach festgelegten Regeln überprüft. Dabei werden Kontroll-Proben mit bekanntem Analytgehalt zusammen mit den Patientenproben gemessen. Die Messergebnisse der Kontrollproben werden mit den Sollwerten verglichen und protokolliert. Systematische Messfehler lassen sich so schnell und zuverlässig erkennen.

Externe Qualitätskontrolle
Über die interne Qualitätskontrolle hinaus analysiert das Labor regelmäßig Kontrollproben, die von entsprechenden Instituten versandt werden und deren Messergebnisse zentral ausgewertet werden („Ringversuche"). Hierdurch wird die Vergleichbarkeit von Messergebnissen zwischen den Labors sichergestellt. Zahlreiche Analyseverfahren (z. B. viele Immunoassays, Gerinnungstests usw.) sind allerdings bisher nicht standardisiert (▶ 1.3.1).

1.4 Befundinterpretation (postanalytische Phase)

Ingo Besenthal

1.4.1 Referenzbereiche

Referenzbereiche geben an, welche Analytkonzentrationen bei einem Vergleichskollektiv „gesunder Normalpersonen" zu erwarten sind. Da nie **alle** gesunden Vergleichspersonen untersucht werden können, sondern nur Teilkollektive, differieren die angegebenen Referenzbereiche meist in Abhängigkeit von der Zusammensetzung der untersuchten Kollektive (Regionen, Rassen, Alter, Geschlecht, Sozialstatus usw.). Weitere Differenzen können durch die Anwendung unterschiedlicher Messmethoden für den gleichen Analyten bedingt sein (▶ 1.3.1).
Zwischen Kranken und Gesunden besteht keine scharfe Grenze, sondern ein fließender Übergang. Ein Referenzbereich umfasst daher definitionsgemäß nur 95 % des gemessenen Konzentrationsbereichs, d.h. 5 % der gesunden Personen des untersuchten Kollektivs liegen außerhalb des Referenzbereichs, ohne krank zu sein.
! Ein innerhalb des Referenzbereichs liegendes Laborergebnis schließt daher eine Krankheit nicht sicher aus, ein außerhalb liegendes ist (für sich allein) nicht immer ein Beweis für eine Krankheit.
Referenzbereiche sind also eine statistische Größe und können nur eingeschränkt auf einen individuellen Pat. angewandt werden. Sie stellen eine Orientierungshilfe dar, die nicht überbewertet werden darf. Wichtig ist es, die Methodenabhängigkeit vieler Referenzbereiche zu beachten und bekannte Einflussfaktoren, wie Alter und Geschlecht, bei der Befundinterpretation zu berücksichtigen. Weichen die Referenzbereiche in bestimmten Gruppen systematisch von anderen Gruppen ab, ist es sinnvoll, für solche Gruppen eigene Referenzbereiche anzugeben. **Altersabhängigkeit** (Kinder!) und **Geschlechtsabhängigkeit** sind die in der täglichen Praxis relevantesten Beispiele.

1.4.2 Dimension

Die allgemein verbreitete Verwendung unterschiedlicher Bezugsgrößen bei Konzentrationsangaben von Analyten („konventionelle Einheiten") kann durch die damit verbundene Unterschiedlichkeit der Zahlenwerte zu Verwirrung bei der Befundinterpretation führen. Um der willkürlichen Verwendung von Dimensionen ein Ende zu setzen, einigte man sich schon 1971 offiziell auf ein international gültiges System, die SI-Einheiten mit den Basis-Einheiten m, kg, s und mol. Statt der im konventionellen System häufig verwendeten Volumen-Einheiten ml und

dl soll danach l verwendet werden; sämtliche Konzentrationen sollen auf l bezogen werden: Stoff**mengen**-Konzentrationen sollen daher in fmol/l bis mol/l und Stoff**massen**-Konzentrationen in pg/l bis g/l angegeben werden.
Leider wird das SI-System in Deutschland bislang überwiegend in wissenschaftlichen Publikationen verwendet, während es sich im klinischen Alltag (noch) nicht durchgesetzt hat.

1.4.3 Messtemperatur

Enzymaktivitäts-Messungen sind von der Messtemperatur abhängig. Lange Zeit waren die deutschen Standardmethoden auf 25 °C optimiert. Da die meisten klinisch chemischen Analysengeräte bei 37 °C betrieben werden, wurden die Messergebnisse üblicherweise auf 25 °C umgerechnet. Diese Situation war analytisch äußerst unbefriedigend. Nach jahrelanger Diskussion sind seit April 2003 auch in Deutschland auf 37 °C optimierte Enzymmethoden verbindlich sowie die daraus resultierenden Befundberichte. Die damit verbundene Änderung der Messergebnisse hatte auch Änderungen der Referenzbereiche zur Folge.

1.4.4 Sensitivität und Spezifität

Sensitivität
Die Sensitivität eines Tests gibt an, wie viel Prozent der Kranken ein pathologisches Testergebnis haben („richtig positiv"). Die Anzahl **aller Erkrankten** entspricht der Summe aus „richtig positiv" und „falsch negativ".

$$\text{Diagnostische Sensitivität (\%)} = \frac{(\text{richtig pos})}{(\text{richtig pos} + \text{falsch neg})} \times 100$$

Spezifität
Die Spezifität eines Tests gibt an, wie viel Prozent der Gesunden ein „normales" Testergebnis haben („richtig negativ"). Die Anzahl **aller Gesunden** entspricht der Summe aus „richtig negativ" und „falsch positiv".

$$\text{Diagnostische Spezifität (\%)} = \frac{(\text{richtig neg})}{(\text{richtig neg} + \text{falsch pos})} \times 100$$

Optimierung der Untersuchungsstrategie
Sensitivität und Spezifität verhalten sich immer gegenläufig, d.h. die Steigerung der Sensitivität wird mit einer Verringerung der Spezifität erkauft und umgekehrt die Steigerung der Spezifität mit einer Verringerung der Sensitivität. Nur wenige Tests haben gleichzeitig eine hohe Sensitivität und eine hohe Spezifität.
- **Suchtests:** Tests mit hoher Sensitivität eignen sich besonders als Suchmethoden (Screeninguntersuchungen), da möglichst viele Kranke erkannt werden; wegen geringer Spezifität haben aber auch viele Gesunde ein pathologisches Testergebnis („falsch positiv").

- **Bestätigungstests:** Wenn nun für die gleiche Indikation ein anderer Test zur Verfügung steht, der eine höhere Spezifität aufweist, werden alle Personen, die im Suchtest ein positives Ergebnis hatten, anschließend mit dem spezifischen Test untersucht, um die „falsch positiven" (Gesunden) auszusondern und die „richtig positiven" (Kranken) zu erkennen.
- **Tendenz:** Durch Verlaufsuntersuchungen kann die Sensitivität ohne Spezifitätsverlust gesteigert werden, wenn der Analyt mit hoher Präzision gemessen werden kann. Steigende Konzentrationen (▶ 1.4.7) können evtl. schon innerhalb des Referenzbereiches auf eine Krankheit hinweisen (z. B. PSA).

1.4.5 Prädiktiver Wert

Während Sensitivität und Spezifität auf alle Kranken bzw. alle Gesunden bezogen sind, bezieht sich der prädiktive Wert auf alle **Testergebnisse.**

Prädiktiver Wert des positiven Resultats

Da Testergebnisse meist keine scharfe Unterscheidung zwischen Gesunden und Kranken erlauben, ist nicht jeder Pat. mit einem positiven Testergebnis krank (▶ 1.4.4). Ein positives Testergebnis spricht also nur mit einer gewissen **Wahrscheinlichkeit** dafür, dass eine bestimmte Krankheit vorliegt. Diese Wahrscheinlichkeit wird durch den **„positiven prädiktiven Wert"** ausgedrückt, der den **Anteil der richtig positiven** Testergebnisse (mit Krankheit verbunden) an **allen positiven** Testergebnissen (Summe von richtig positiven und falsch positiven) angibt.

Die Vorhersagewahrscheinlichkeit hängt außer von der Sensitivität (Sens) und Spezifität (Spez) des Testsystems auch von der Prävalenz (= Ausgangswahrscheinlichkeit) der Krankheit ab. Daraus ergibt sich:

$$\text{Positiver prädiktiver Wert (\%)} = \frac{\text{Prävalenz} \times \text{Sensitivität} \times 100}{\text{Prävalenz} \times \text{Sensitivität} + (100 - \text{Prävalenz}) \times (100 - \text{Spezifität})}$$

In die Gleichung müssen Prävalenz, diagnostische Sensitivität und diagnostische Spezifität in % eingesetzt werden.

Prädiktiver Wert des negativen Resultats

Analog zum positiven prädiktiven Wert, gibt der **„negative prädiktive Wert"** die **Wahrscheinlichkeit** an, mit der ein negatives Testergebnis das Vorliegen einer bestimmten Krankheit ausschließt: **Anteil** der **richtig negativen** Testergebnisse (ohne Krankheit) an **allen negativen** Testergebnissen (Summe aus richtig negativen und falsch negativen Testergebnissen).

$$\text{Negativer prädiktiver Wert (\%)} = \frac{(100 - \text{Prävalenz}) \times \text{Spezifität} \times 100}{(100 - \text{Prävalenz}) \times \text{Spezifität} + \text{Prävalenz} \times (100 - \text{Sensitivität})}$$

In die Gleichung müssen Prävalenz, diagnostische Sensitivität und diagnostische Spezifität in % eingesetzt werden.

Einflüsse auf die prädiktiven Werte
Die prädiktiven Werte sind keine Eigenschaft eines Analyten, sondern eines Testsystems. Sie können daher für den gleichen Analyten in Abhängigkeit von der **Art des Testsystems** (Hersteller) differieren. Darüber hinaus hängen sie von folgenden Umständen ab:
- **Prävalenz,** d.h. Häufigkeit einer Krankheit in dem Kollektiv, dem ein Pat. angehört (Allgemeinbevölkerung, Risikogruppe usw.).
- **Fragestellung:** Z. B. unterschiedliche Aussagekraft von β-HCG bei Chorion-Ca, Seminomen, malignen Teratomen, Blasenmole, Pankreas-Ca, Magen-Ca, Schwangerschaft.
- **Höhe des Messergebnisses:** Entscheidungsgrenze, z. B. bei Tumormarkern; Referenzbereich, z. B. CEA bei Rauchern/Nichtrauchern.

1.4.6 Krankheitsprävalenz und Untersuchungsindikation
Die Prävalenz einer Erkrankung spielt für die Aussagekraft einer Untersuchung eine entscheidende Rolle. Bei niedriger Prävalenz (ungezielte „Schrotschusstaktik" bei Untersuchungen, seltene Krankheiten) ist der positive prädiktive Wert immer gering, auch wenn der Test eine hohe Sensitivität und Spezifität besitzt. Je schlechter die Indikation, desto geringer die Prävalenz, desto höher der Anteil an falsch positiven Ergebnissen, die den Aufwand der Diagnosefindung erhöhen (▶ Tab. 1.2). Auch Screeningtests dürfen nur in geeigneten Kollektiven durchgeführt werden (AFP z. B. bei chronischer Hepatitis B; PSA bei Männern > 45 J), da die Betätigungsuntersuchungen für positive Suchtestergebnisse meist kostenintensiv sind (z. B. Tumorsuche bei erhöhtem Tumormarker).

Tab. 1.2 Beispiele

Pat.-Zahl	Prävalenz	Sens.	Spez.	Falsch pos.	Richtig pos.	fp/rp
Kollektiv mit geringer Krankheitsprävalenz (undiskriminierte Testanwendung)						
10 000	0,01%	90%	99%	100	0,9	100/1
Kollektivauswahl mit höherer Krankheitsprävalenz durch Indikationsstellung						
10 000	30%	90%	99%	70	2700	1/40

1.4.7 Kritische Differenz
Meist wird eine Untersuchung bei einem Pat. nicht nur einmal durchgeführt, sondern im Verlauf der Krankheit mehrfach, z. B. um einen Therapieerfolg zu erkennen. Es stellt sich also die Frage, wie groß die Differenz zwischen zwei Testergebnissen sein muss, damit ein statistisch signifikanter Unterschied, d.h. eine wirkliche Änderung angenommen werden kann. Diese kritische Differenz ist für eine Verlaufsbeurteilung von großer Bedeutung. Sie ist abhängig von der Präzision der Me-

thode (Standardabweichung s), d.h. erst, wenn sich zwei Messergebnisse im Verlauf um mind. ± 3 s unterscheiden, ist der Unterschied statistisch signifikant.

1.4.8 Plausibilität

Befunde sollten stets von Laborarzt und Kliniker auf Plausibilität geprüft werden. Die Plausibilitätskontrolle ist insbes. geeignet, zufällige Fehler zu erkennen.

- **Extremwerte:** Ungewöhnlich niedrige oder hohe Konzentrationen sind primär verdächtig auf einen (zufälligen) Messfehler. Ist ein Messfehler ausgeschlossen, muss nach Einfluss- oder Störfaktoren (▶ 1.2.5) als Ursache des Extremwerts gefragt werden (z. B. „lebensgefährliche" K^+-Konzentrationen in der Probe durch Kontamination mit Infusionslösung bei Blutentnahme aus einem Infusionssystem).
- **Befundkonstellationen:** Zur Diagnostik oder Therapiekontrolle werden meist verschiedene Laboruntersuchungen veranlasst. Die Resultate solcher Konstellationen sind aber nicht isoliert voneinander zu betrachten, sondern haben Bezug zueinander. So wird die Plausibilität einer erhöhten K^+-Konzentration durch eine gleichzeitig erhöhte Kreatininkonzentration gestützt, da bei chronischer Niereninsuffizienz typischerweise beide Analyten erhöht sind.
- **Verlaufskontrolle, Vorwertvergleich, Trendkontrolle:** Die analytische Richtigkeit unplausibel erscheinender Laborergebnisse wird durch Wiederholungsmessung der gleichen Probe überprüft. Ist die Richtigkeit bestätigt oder ist dies nicht möglich, z. B. weil die Probenmenge nicht ausreicht, werden solche Ergebnisse, wenn sie klinisch unplausibel sind, zusätzlich mit einer neuen Probe überprüft. Auch eine erkennbare Tendenz im Verlauf ist ein Plausibilitätskriterium.
- **Erwartete Ergebnisse in Bezug auf eine Fragestellung/Krankheit:** Grundlage einer richtigen Indikationsstellung ist eine „Arbeitshypothese" (Verdachts-/Differenzialdiagnose). Das beinhaltet eine Vorstellung über die zu erwartenden Laborergebnisse. So wird ein Blutglukosewert von über 400 mg/dl bei einem Diabetiker im Allgemeinen plausibel sein (Stoffwechselentgleisung), bei einem Nichtdiabetiker ist er aber nicht plausibel.

1.4.9 Testauswahl und Interpretation

Die richtige Testauswahl (Indikationsstellung) ist ein äußerst komplexer Vorgang. Persönliche Wissensbasis und Erfahrung spielen eine große Rolle. Allgemeine Empfehlungen sind nur beschränkt möglich. Für einige Untersuchungsstrategien bestehen offizielle diagnostische Empfehlungen: Z. B. für Schilddrüsenerkrankungen (Sektion Schilddrüse der Deutschen Gesellschaft für Endokrinologie), für die Prävention der KHK (Konsensus der europäischen Fachgesellschaften für Atherosklerose EAS, für Kardiologie ESC, für Hypertonie ESH und der Intern-TaskForceCHD), Neugeborenenscreening und Schwangerschaftsrichtlinien.

Auf offizielle Empfehlungen in der Fachliteratur achten. Einige Internetadressen sind:
- www.bundesaerztekammer.de/30/Richtlinien/index.html
- www.uni-duesseldorf.de/WWW/AWMF/
- www.leitlinien.de

1

Folgende **wichtige Gesichtspunkte** bei Labordiagnostik berücksichtigen:
* Testeigenschaften: Sensitivität (▶ 1.4.4), Spezifität (▶ 1.4.4), Vorhersagewert (▶ 1.4.5).
* Prävalenz der gesuchten Krankheit – Fragestellung: Bestätigung einer Verdachtsdiagnose, Grad des Krankheitsverdachts, Abgrenzung zweier Differenzialdiagnosen, Ausschluss einer Krankheit.
* Dringlichkeit einer Untersuchung: Notfalldiagnostik, Simultandiagnostik mit Testkombination, Stufendiagnostik.
* Zeitpunkt der Untersuchung im Krankheitsverlauf: Z. B. Verlauf der CK-Aktivität nach Herzinfarkt.
* Folgen eines falsch positiven Befundes: Risiken des Tests, Risiken unnötiger Therapie; Kosten für Testwiederholung, für Folgeuntersuchungen und für unnötige Therapie.
* Folgen eines falsch negativen Befundes: Prognose bei Nichterkennung einer Krankheit, unterlassene Therapie – besonders bei Frühstadien! Kosten für Testwiederholung und weitere diagnostische Maßnahmen.

Testauswahl (Indikationsstellung)
* **Verdachtsdiagnose** (Arbeitshypothese) erstellen: Durch Familien-/Eigenanamnese, klinische Untersuchung etc. versuchen, zu einer tragfähigen Verdachtsdiagnose zu kommen (= Prävalenz ↑, ▶ 1.4.6).
* **Screeninguntersuchungen:** Voraussetzungen prüfen. Für einige Vorsorgeuntersuchungen bestehen offizielle Empfehlungen z. B. Arterioskleroserisiko (Cholesterin), Schwangerschaft, Neugeborene.
* **Differenzialdiagnosen** berücksichtigen.
* **Klare Fragen formulieren:** Verdachtsdiagnose soll bestätigt werden, Differenzialdiagnosen sollen ausgeschlossen werden; es soll ein Suchtest bei V.a. genetische Erkrankung durchgeführt werden usw. Die Sektion Schilddrüse der Deutschen Gesellschaft für Endokrinologie empfiehlt z. B. für die Abgrenzung Euthyreose/Hyperthyreose unterschiedliche diagnostische Strategien, je nach Fragestellung: Bestätigung einer Euthyreose, Ausschluss einer Hyperthyreose oder Bestätigung einer Hyperthyreose.
* **Test auswählen:** Je nach Fragestellung Bestätigungstest oder Suchtest (▶ 1.4.4) auswählen. Neben der Aussagekraft auch Kosten (▶ 1.5) und Belastung für den Pat. berücksichtigen.
* **Testkombinationen:** Prüfen, ob es günstiger ist, eine Testkombination einzusetzen. Entscheiden, ob die Tests simultan oder nacheinander (seriell) eingesetzt werden können:
  - Simultanuntersuchung (parallele Untersuchung): 1. Bei hoher Dringlichkeit der Diagnosestellung, z. B. Klärung der Operationsindikation bei Abdominalschmerz. 2. Bei Tests, die sich ergänzen und preisgünstig sind: Z. B. GPT, CHE, AP, γ-GT, Bilirubin bei V.a. Leber-/Gallenwegserkrankung.
  - Stufendiagnostik (serielle Untersuchung): Wenn eine Einteilung in Basisdiagnostik und weiterführende Diagnostik zweckmäßig ist (z. B. Anämie, Glukosestoffwechsel, Lipoproteine) oder wenn der weiterführende Test sehr aufwändig/teuer ist, z. B. bei V.a. megaloblastäre Anämie zuerst Vit. B_{12}/Folsäure im Serum bestimmen, danach evtl. Schillingtest.

Befundinterpretation

- **Plausibilitätskontrolle** (▶ 1.4.8): Sehr wichtig!
- **Referenzbereiche** (▶ 1.4.1): Spezielle Bedingungen berücksichtigen, die den Referenzbereich beeinflussen können. Vom jeweiligen Labor angegebene Referenzbereiche benutzen, da häufig methodenabhängig.
- **Höhe des Resultats:** Geringfügige Abweichungen vom Referenzbereich müssen besonders kritisch bewertet werden, da sowohl die Grenzen des Referenzbereichs als auch der Messwert eine statistische Unschärfe aufweisen (▶ 1.3.2). Bei Extremwerten Plausibilität prüfen!
- **Verlaufskontrolle:** Hat sich die Konzentration wirklich geändert (z. B. Therapieerfolg), sind die Ergebnisse statistisch verschieden (kritische Differenz, ▶ 1.4.7)? Ist bei mehreren Werten eine Tendenz erkennbar?
- **Alle Fragen beantwortet?** Wenn nicht, prüfen, ob zusätzliche Tests weitere neue Informationen liefern können (s.o.).

1.5 Kosten-Nutzen-Relation

Ingo Besenthal

1.5.1 Kostenbewusstsein

In den letzten Jahren sind die Kosten der medizinischen Versorgung und insbes. auch die Kosten der Labormedizin zunehmend zum Diskussionsgegenstand geworden. Es ist daher heute mehr denn je notwendig, sich auch der Kosten von Laboruntersuchungen bewusst zu sein und sie zu berücksichtigen, auch wenn sie nur wenige Prozent der Gesamtkosten ausmachen.

Allerdings dürfen die Kosten nicht isoliert betrachtet werden (am billigsten wären **keine** Untersuchungen, dann entstünden auch keine unmittelbaren Kosten). Die Kosten müssen dem Nutzen für Diagnostik und Therapie gegenübergestellt werden. Es muss also darum gehen, **unnötige** Untersuchungen zu vermeiden, da daraus kein Nachteil für die Pat. entsteht. Einige einfache Überlegungen können helfen, unnötige Kosten zu vermeiden. Kostenbewusstsein ist dabei eine notwendige Voraussetzung.

Bedeutung für Diagnosefindung und Therapiekontrolle: Gerechtfertigt, und damit ihren „Preis wert", sind Untersuchungen, die einen wesentlichen Beitrag zur Diagnosefindung oder Therapiekontrolle leisten. Der diagnostische Nutzen eines Tests hängt von seinem Vorhersagewert (prädiktiver Wert, ▶ 1.4.5) ab. Bei geringer Prävalenz einer Erkrankung ist die Aussagekraft eines Ergebnisses immer schlecht, da weit mehr Ergebnisse falsch positiv sind als richtig positiv. Durch gezielte Fragestellung (richtige Indikation) wird die Prävalenz erhöht und die Untersuchung kann einen optimalen Beitrag zur Diagnosefindung liefern. Nutzlose Ergebnisse und damit unnötig Kosten werden vermieden.

Stufendiagnostik ▶ 1.1.

„Preise" beschränken sich nicht auf Reagenzienkosten. Sie beinhalten viele Gesichtspunkte und schwanken in so weiten Grenzen, dass allgemeine Angaben nicht möglich sind. In jedem Fall ist es nützlich, sich über die konkreten Preise des jeweiligen Labors zu informieren. Die Kosten für Routine-(Basis-)Untersuchungen der Klinischen Chemie, Hämatologie und Gerinnung sind im Allgemeinen

1

geringer als die Kosten für spezielle Untersuchungen wie Immunoassays, Chromatografie usw.

! In diesem Klinikleitfaden sind die relativen Kosten der Untersuchungen in drei qualitativen Kategorien symbolisiert: $–$$$.

1.5.2 Patientennahe Schnelldiagnostik (POCT)

Die Miniaturisierung von Analysengeräten in Verbindung mit modernen Messtechniken (Reagenzienträger, Sensoren) hat in den letzten Jahren einen Trend ausgelöst, der mit den Begriffen „Patientennahe Schnelldiagnostik" oder „Point of Care Testing (POCT)" belegt wurde. Darunter versteht man Labordiagnostik aus Vollblutproben mit leicht zu bedienenden geschlossenen Analysengeräten, die außerhalb eines Zentrallabors oder dezentralen Bereichslabors patientennah („bedside") durchgeführt wird. Einige Aspekte des POCT in Krankenhäusern sollen hier dargestellt werden.

Wesentliche Vorteile
- Schnellere Verfügbarkeit der Ergebnisse aus folgenden Gründen:
  - Einsparung von Transportzeiten und Probenvorbereitung (z. B. Zentrifugation).
  - Die Messung von Einzelproben ist naturgemäß schneller als die Messung von Probenserien im zentralen Labor (dort gehen auch Notfall-/Eilproben meist in größerer Anzahl zeitgleich ein).
  - Keine Befund-Übermittlungszeiten, Ergebnis liegt ohne Verzögerung vor.
- Evtl. geringeres Probenvolumen durch Verwendung von Kapillarblut. **Cave:** Abnahmefehler durch Quetschen bei unzureichendem Blutfluss.
- Evtl. Vermeidung transportbedingter präanalytischer Fehler (z. B. bei Instabilität des Analyten).

Nachteile/Einschränkungen
- Größere zeitliche Belastung des pflegerischen/ärztlichen Personals, das die Tests durchführt.
- Meist höhere Kosten durch Beschaffung (zahlreicher) spezieller Analysengeräte und höhere Preise für trägergebundene Reagenzien.
- Evtl. schlechte Übereinstimmung mit Ergebnissen des zentralen Labors wegen differierender Methoden.
- Unzureichende Übung des Personals kann zu folgenden Problemen führen:
  - Unsachgemäße Wartung, unzureichende Kalibration und/oder Qualitätskontrolle und/oder Dokumentation.
  - Schlechtere Reproduzierbarkeit (Variationskoeffizient).
  - Größere Fehlerhäufigkeit (bei Messung, Ablesung, manueller Datenübertragung ohne EDV-Anbindung).
  - Größere Fehlerbreite (Abweichungen bis zu 100 % vom richtigen Wert sind beschrieben!).
- Evtl. höhere Proben-Verwechslungs-Rate, wenn ohne primäre Probenidentifizierung gearbeitet wird.
- Evtl. Unkenntnis systematischer Messabweichungen zwischen Vollblut- und Plasmaproben (z. B. Blutglukosekonz. im Plasma 10–15 % höher als im Vollblut).
- Testergebnisse z.T. nur qualitativ oder halbquantitativ.

Studien haben gezeigt, dass die raschere Verfügbarkeit von Labor-Ergebnissen durch POCT nur zu etwa 20 % eine schnellere therapeutische Entscheidung bewirkt. Ferner konnte bei stationären Pat. bislang weder eine Verkürzung der Aufenthaltsdauer noch eine Senkung der Sterblichkeitsrate ermittelt werden.

 In der Richtlinie der Bundesärztekammer zur Qualitätskontrolle (RiliBÄK) von 2001 (aktuelle Fassung vom 01.04.2008) werden die bisher nur für zentrale Laboratorien vorgeschriebenen Anforderungen an die Qualitätsüberwachung auch auf die patientennahe Schnelldiagnostik in Krankenhäusern ausgedehnt (interne und externe Qualitätskontrolle, Dokumentation). www.bundesaerztekammer.de → Richtlinien

Hinweise für sinnvolles POCT

Angesichts der vielen Nachteile und Einschränkungen des POCT ist seine Anwendung in erster Linie sinnvoll für **zeitkritische Analyte mit vitaler Bedeutung,** bei denen folgende Bedingungen vorliegen: Rasche Änderung in vivo, Notwendigkeit und Möglichkeit einer sofortigen therapeutischen Intervention, Instabilität in der Probe. Typische Beispiele sind Blutglukose, Blutgasanalyse, Laktat, Na, K, Hämoglobin/Hämatokrit.

Abgesehen von der Blutglukosemessung ist der Bedarf an dezentraler Schnelldiagnostik weitgehend auf Intensivstationen, Notaufnahmebereiche, intraoperative Anästhesiologie, Kreißsäle und invasive Untersuchungen (z. B. Herzkatheter) beschränkt.

In Abhängigkeit von der Infrastruktur des Krankenhauses/Klinikums – wenn z. B. kein zentrales 24-h-Labor zur Verfügung steht oder bei besonders langen Transportwegen – kann POCT auch in anderen Bereichen (z. B. Ambulanzen) und/oder ein erweitertes Test-Spektrum sinnvoll sein.

Organisatorische und rechtliche Aspekte

Die Frage nach der Verantwortlichkeit für das POCT in Krankenhäusern ist komplex und kann nicht allgemeingültig beantwortet werden. Allerdings können einige grundlegende Aspekte aufgezeigt werden.

Verantwortlichkeit ist grundsätzlich an Befugnisse gebunden. Daher setzt sie Weisungsbefugnis gegenüber dem Personal und Entscheidungsbefugnis, z. B. bei der Wahl der Analysengeräte, voraus.

Generell ist es Aufgabe der Krankenhausleitung, die Organisation der Verantwortlichkeiten mit den Beteiligten zu regeln. Die Verantwortung für die ordnungsgemäße Durchführung des POCT liegt dann im Allgemeinen bei den Abteilungsleitern.

Ärzte und – auf Anweisung – Pflegepersonal sind berechtigt, POCT durchzuführen. Allgemeine Voraussetzung für eine Delegation an das Pflegepersonal ist individuelle Qualifikation (Schulung, Unterweisung) und Zuverlässigkeit.

Die Durchführung von Kalibrationen und Qualitätskontrollen obliegt sinnvollerweise den Personen, die auch die Patientenproben messen. Hilfreich und entlastend können Geräte sein, die Kalibrationen und Qualitätskontrollen automatisch in gewissen Abständen durchführen. An der Überwachung und Dokumentation können die Organisationseinheit (z. B. Station), die Medizintechnik (im Rahmen des Medizinprodukte-Gesetzes MPG) und das Labor in unterschiedlicher Weise beteiligt sein.

1

Steht ein zentrales oder dezentrales Labor zur Verfügung, ist eine Kooperation sinnvoll, um die Fachkompetenz des Laborpersonals für Beratung, technische Unterstützung bei Funktionsstörungen und evtl. zur Organisation der Schulung zu nutzen. Je nach Größe und Infrastruktur des Krankenhauses kann das Labor u.U. auch die Überwachung und/oder Dokumentation übernehmen.

1.6 Exkurs: Bioterrorismus

Birgid Neumeister

Unter Bioterrorismus versteht man den Einsatz von todbringenden oder krank machenden biologischen Agenzien durch politisch, religiös, ökonomisch oder ideologisch motivierte Personen oder Gruppen. Dabei kann es sich um vermehrungsfähige Mikroorganismen oder um Gifte handeln. Stabile Erreger mit geringer Infektionsdosis, hoher Manifestationsrate, schwerem Krankheitsverlauf und hoher Letalität sind potenzielle Kandidaten für bioterroristische Anschläge. Als Anschlagsumfeld sind große Räume mit Belüftungsanlagen (Flughäfen, Messehallen, U-Bahnsysteme), aber auch Attentate auf Einzelpersonen oder kleine Personengruppen denkbar.

Biologische Kriegführung hat eine Geschichte von mehr als 500 J, und diese Bedrohung nimmt in den letzten 2 Jahrzehnten zu. Gegenwärtig unterhalten wenigstens 10 Länder offensive Biowaffenprogramme, wie viele ideologisch oder religiös motivierte Terrorkommandos über Zugang zu biologischen oder chemischen Waffen verfügen, ist unbekannt. Viele Krankheiten, die durch biologische Waffen ausgelöst werden können, präsentieren sich zunächst mit unspezifischen klinischen Zeichen, die schwer zu diagnostizieren und als biologischer Anschlag zu erkennen sind.

Biologische Waffen verfügen typischerweise über das Potenzial, eine große Anzahl von Verletzten und lang anhaltende Krankheiten mit intensiver Pflegebedürftigkeit zu verursachen. Die Ausbreitung der Infektion wird begünstigt durch z.T. lange Inkubationszeiten, eine anfänglich unspezifische Symptomatik, die eine Diagnosestellung erschwert, Erscheinungsbilder wie bei endemisch vorkommenden Infektionen oder den Mangel an adäquaten Erkennungsmethoden bei „seltenen" Infektionen, für die keine Routinediagnostik im Labor vorgehalten wird. Dabei sind die meisten der potenziellen Bioterrorismus-Agenzien in bestimmten Gebieten der Erde durchaus endemisch mit einigen Krankheits- und Todesfällen (z. B. jährlich geringe Fallzahlen von natürlich erworbenen Fällen von Q-Fieber, Brucellose und Tularämie in Deutschland, Cholera und Brucellose im Mittelmeergebiet, Pest im Südwesten der USA), z.T. sogar kleinen Ausbrüchen (Pest in Indien, Filoviren in Afrika).

Tab. 1.3 Potenziell bioterroristisch verwendbare Erreger bzw. deren Toxine

Bakterien	Viren	Pilze	Bakterielle Toxine	Andere Toxine
• Bacillus anthracis (Milzbrand) (▶ 26.8) • Yersinia pestis (Pest) (▶ 26.11.5) • Salmonella ssp. (Typhus, Paratyphus, Salmonellen-Enteritis) (▶ 26.11.1) • Francisella tularensis (Tularämie) (▶ 26.19) • Brucella ssp. (Brucellose) (▶ 26.14) • Coxiella burnetii (Q-Fieber) (▶ 26.27.1) • Burkholderia mallei (Rotz) (▶ 26.21) • Burkholderia pseudomallei (Melioidose) (▶ 26.21) • Vibrio cholerae (Cholera) (▶ 26.12)	• Variola-Virus (Pocken). Kein natürliches Vorkommen mehr, bei Auftreten immer Hinweis auf Bioterrorismus (▶ 27.3) • Enzephalitisviren (z. B. venezolanisches Pferde-Enzephalitis-Virus) (▶ 27.10.2) • Hämorrhagische Fieberviren (Filo-, Bunya-, Flavi-, Arenaviren) (▶ 27.11, 27.12.2, 27.16, 27.17) • Hantavirus (▶ 27.12.1) • Gelbfiebervirus (▶ 27.11)	• Coccidioides immitis (▶ 28.5)	• Botulinustoxin (▶ 26.24.2) • S.-aureus-Enterotoxin B (▶ 26.5.1) • C.-perfringens-Toxin (▶ 26.24.2) • Shigatoxin (▶ 26.11.2) • Mykotoxine (▶ 28.4)	• Ricin • Sarin

Epidemiologische Hinweise auf einen bioterroristischen Anschlag können folgende Umstände geben:

• Plötzlich auftretende ähnliche Erkrankung in einer abgrenzbaren Bevölkerungsgruppe.
• Häufung unerklärlicher Krankheits- oder Todesfälle.
• Schwerer verlaufende Krankheitsbilder oder andere antibiotische Resistenzmuster, als man dies für einen bestimmten Erreger erwartet.
• Ungewöhnliche Expositionswege für einen Erreger.
• Krankheiten, die für eine bestimmte Region oder Jahreszeit ungewöhnlich sind oder von einem Vektor übertragen werden, der in einer Region nicht heimisch ist (z. B. virale hämolytische Fieber in Mitteleuropa).
• Erkrankungsfälle durch ungewöhnliche Erreger (Pocken, virale hämorrhagische Fieber).
• Krankheiten, die für eine bestimmte Altersgruppe ungewöhnlich sind.
• Krankheiten, die eigentlich eine Zoonose darstellen.

1

- Einschlägige nachrichtendienstliche Erkenntnisse.
- Auffinden von Gerätschaften, die zum Ausbringen von Mikroorganismen geeignet sind.

! Hinweise zur biologischen Sicherheit www.rki.de

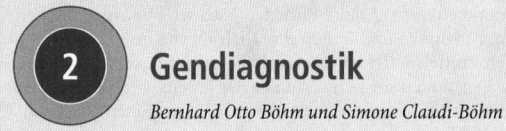

2 Gendiagnostik

Bernhard Otto Böhm und Simone Claudi-Böhm

2.1 Grundlagen

Molekularbiologische Techniken ermöglichen in zunehmendem Maße die Charakterisierung von Krankheiten über einen direkten Nachweis von spezifischen Genomveränderungen. Es können inzwischen eine Vielzahl von insbes. monogen bedingten Krankheiten mittels direkter Genanalytik erkannt werden. Neben Punktmutationen und Deletionen sowie Insertionen der jeweils verantwortlichen (Krankheits-)Gene finden sich z. B. auch Triplet Repeat Expansionen als genetische Grundlage für die gestörten Genfunktionen.

Molekularbiologische Techniken erweitern die herkömmliche Labordiagnostik um den direkten Nachweis erblicher Faktoren im Zusammenhang mit der Aufklärung von Krankheitsursachen, zusätzlich führen diese Verfahren den Aspekt Prävention in die Labordiagnostik mit ein. Besonders in der Krebsfrüherkennung hat sich das Konzept einer prädiktiven Diagnostik für einzelne Krankheitsbilder inzwischen weitestgehend durchgesetzt. In der Gendiagnostik sind dabei besondere Grundsätze, die sich zum Teil erheblich von einer üblichen Laboranalytik unterscheiden, zu beachten.

2.1.1 Durchführung

Die Richtlinien der Bundesärztekammer (Deutsches Ärzteblatt 1998; 95: A1396) fordern dabei ein **interdisziplinäres Vorgehen** bei Durchführung einer prädiktiven genetischen Diagnostik:

- Initial kritische Prüfung, ob eine genetische Disposition besteht.
- Weitergehende fachärztliche Klärung der vermuteten Disposition verbunden mit einer humangenetischen Beratung.
- Freiwilligkeit, Beachtung des individuellen Rechts auf Nichtwissen.
- Nichtdirektivität der Beratungen.
- Der genetische Test kann anschließend nur durchgeführt werden, wenn der Pat. nach Aufklärung sein schriftliches Einverständnis gegeben hat.
- Prädiktive Diagnostik sollte i.d.R. nur bei Volljährigen erfolgen.
- Das Beratungskonzept besteht aus initialer Beratung – „informed consent" –, Gendiagnostik, der wieder eine Beratung folgen muss.
- Auf diesem strukturierten Weg können auch Familienangehörige in eine prädiktive genetische Beratung eingebunden werden.
- Wichtig sind Bedenkzeiten und die Widerrufsmöglichkeiten.

2.1.2 Indikationen

Tab. 2.1 Auswahl von Erkrankungen mit genetischer Disposition

Erkrankung		Erbgang	Gen	Defekt
Adrenogenitales Syndrom (AGS)	21-Hydroxylase	Autosomal	CYP21	Deletion
	3β Hydroxysteroid-Defizienz	Autosomal	HSD3B2	Mutation
Diabetes mellitus (Maturity-onset diabetes of the young)	MODY Typ 1	Autosomal	HNF-4α	Mutation
	MODY Typ 2	Autosomal	Glukokinase	Mutation
	MODY Typ 3	Autosomal	HNF-1α	Mutation
	MODY Typ 4	Autosomal	IPF-1	Mutation
	MODY Typ 5	Autosomal	HNF-1β	Mutation
Multiple endokrine Neoplasie	Typ 1	Autosomal	MENIN	Mutation
	Typ 2	Autosomal	RET	Mutation
Familiärer Brustkrebs/Ovarialkrebs		Autosomal	BRCA1	Mutation
		Autosomal	BRCA2	Mutation
Zystische Fibrose		Autosomal	Chloridkanal (CFTR)	Mutation
Familiäre adenomatöse Polyposis (FAP)		Autosomal	APC	Mutation Deletion Insertion
Hereditäre Hämochromatose	Typ 1	Autosomal	HFE	Mutation
	Typ 3	Autosomal	TFR2	Mutation
	Typ 4	Autosomal	Ferroportin1	Mutation
	Typ 5	Autosomal	H-Ferritin	Mutation
Hereditäre Form kolorektaler Karzinome ohne Polyposis (HNPCC, Lynch-Syndrom)		Autosomal	MLH1	Mutation/ Deletion
		Autosomal	MSH2	Mutation/ Deletion
Hereditäre Pankreatitis, primär chronische Pankreatitis		Autosomal	kationisches Trypsinogen	Mutation
		Autosomal	Serinprotease-Inhibitor	Mutation
Neurofibromatose	Typ 1	Autosomal	Neurofibromin (NF1)	Mutation
	Typ 2	Autosomal	Schwannomin (NF2)	Mutation

2

Tab. 2.1 Auswahl von Erkrankungen mit genetischer Disposition *(Forts.)*

Erkrankung	Erbgang	Gen	Defekt
Phenylketonurie	Autosomal	Phenylalanin-hydroxylase	Mutation
Retinoblastom	Autosomal	RB1	Mutation
			Deletion
Hippel-Lindau-Syndrom	Autosomal	VHL	Mutation Deletion
Faktor-V-Leiden	Autosomal	Faktor V	Mutation
Hämophilie A	X-chromosomal	Faktor VIII	Deletion Insertion Mutation
Hämophilie B	X-chromosomal	Faktor IX	Deletion Insertion Mutation
Chorea Huntington	Autosomal	Huntingtin	Triplet Repeat Expansion
Zerebelläre Ataxien	Autosomal	Ataxin-1	CAG-Repeat Expansion
	Autosomal	Ataxin-2	CAG-Repeat Expansion
	Autosomal	Ataxin-3	CAG-Repeat Expansion
Familiärer Wilms-Tumor	Autosomal	WT1	Mutation Deletion

APC= adenomatous polyposis coli; BRCA = breast carcinoma; HNF = hepatocyte nuclear factor; IPF = insulin promotor factor; TFR = Transferrin-Rezeptor

2.2 Genetische Beratung

Die genetische Beratung ist eine Leistung aller gesetzlichen Krankenkassen und privaten Krankenversicherungen. Jeder Versicherte hat Anspruch auf diese Leistung. Für die genetische Beratung ist der Facharzt für Humangenetik oder der Arzt mit der Zusatzbezeichnung „Medizinische Genetik" qualifiziert (Regeln der BÄK 1998).

Im Beratungsgespräch wird i.d.R. versucht, den erblichen Anteil einer Erkrankung zu definieren und eine Aussage zur Prognose und Therapie zu geben. Ziel der Beratung ist es, bei den Entscheidungen hinsichtlich Familienplanung, Inanspruchnahme weiterführender Diagnostik sowie anderer wichtiger Prozesse mitzuhelfen.

Beispielhaft ist das **Vorgehen in der genetischen Beratung und der Gendiagnostik** dargestellt:

- Diskussion der Vorstellungen zu Ursachen der Erkrankung.
- Diskussion, wie das Risiko durch Betroffene empfunden wird.
- Stammbaumerhebung.
- Risikoermittlung.
- Beratungsangebot für Familienangehörige.
- Molekulargenetische Untersuchung, Bestätigungsteste.
- Beratung nach Vorliegen des Testergebnisses, ggf. Veranlassung psychologischer Unterstützung.

Indikationen

Es sind 3 Möglichkeiten zu unterscheiden:

- Allgemein Ratsuchende – liegt z. B. eine Erkrankung bzw. eine genetische Prädisposition vor.
- Risikoprobanden, -patienten bei betroffenen Angehörigen.
- Erkrankte nach Diagnose (Indexpatienten).

Untersuchungsmaterial

Je nach eingesetztem Gentest wird DNA oder RNA aus Zellen gewonnen, dafür wird z. B. EDTA-Blut benötigt oder auch ein Abstrich aus Wangenschleimhaut.

Bestimmungsmethoden

Es kommt ein Vielzahl von Verfahren zum Einsatz, häufig zwei alternative Testverfahren, um Testergebnisse zu bestätigen.

Bewertung

Die Bewertung der Genteste soll in einem interdisziplinären Ansatz erfolgen, wie von der Bundesärztekammer seit 1998 gefordert.

Besonderheiten

Aufgrund der besonderen Bedeutung von Gentests sind Bestätigungstests an einer zweiten, unabhängigen Probe immer geboten; Fehler in der Diagnostik, wie falsch positive Ergebnisse wie auch falsch negative Testresultate sind verständlicherweise bei der Suche von genetischen Prädispositionen als besonders gravierend zu bezeichnen.

3 Medikamente, Drogen, häufige Intoxikationen

Ingo Besenthal und Birgid Neumeister

3.1 Diagnosestrategie

Ingo Besenthal

Bei einigen Arzneimitteln korreliert die Serumkonzentration besser mit der Wirkung des Medikaments als die applizierte Dosis, da die Konzentrations-Wirkungs-Beziehung durch weniger Faktoren beeinflusst wird als die Dosis-Wirkungs-Beziehung.

Neben der Bestimmung der Gesamtkonzentration des Medikamentes kann die des freien, nicht proteingebundenen, pharmakologisch aktiven Anteils notwendig werden (z. B. Phenytoin). Insbes. bei chronischer Niereninsuffizienz ergibt sich häufig eine verminderte Plasmaproteinbindung von Arzneistoffen durch den vermehrten Anfall endogener Substanzen, die mit dem Arzneistoff um die Plasmaproteinbindung konkurrieren. Zusammen mit der Akkumulation wegen verminderter renaler Ausscheidung können dadurch bei Niereninsuffizienz beträchtlich erhöhte Spiegel des freien, nicht proteingebundenen Anteils resultieren. Bei Kombinationstherapie ist zu beachten, dass zahlreiche Medikamente ihre Proteinbindung und damit ihre Wirkspiegel gegenseitig beeinflussen.

Bei im Gewebe akkumulierenden Arzneimitteln (Aminoglykoside, Chloramphenicol, Vancomycin) ist die Bestimmung der maximalen Serumkonzentration (toxisch relevante Grenze) und der minimalen Serumkonzentration (Gewährleistung des Behandlungserfolgs) erforderlich.

Dies gilt insbes. für Medikamente mit geringer therapeutischer Breite, d.h. geringer Differenz zwischen zu niedriger (wirkungslos) und toxischer Konzentration.

Allgemeine Indikationen für die Konzentrationsbestimmung von Medikamenten

- V.a. auf **Medikamentenüberdosierung**: Z. B. Muskelzuckungen, Ataxie bei Lithiumintoxikation.
- **Ausbleibender Therapieeffekt**: V.a. mangelnde Compliance.
- Erkrankungen mit Einfluss auf **Absorption, Proteinbindung, Elimination**:
  - Nierenerkrankungen: Clearance ↓ von Aminoglykosiden und Digoxin.
  - Lebererkrankungen: Clearance ↓ von Chloramphenicol und Carbamazepin.
  - Hypokaliämie, Hyperkalzämie, Kardiomyopathie: Übliche therapeutische Serumkonzentrationen von Digoxin möglicherweise toxisch.
  - Fieberhafte Infekte: Z. B. veränderte Biotransformation.
  - Malabsorption: Z. B. eingeschränkte enterale Absorption von Digoxin.
  - Genetisch bedingte Veränderungen im Metabolismus von Arzneimitteln: Z. B. verlangsamte Azetylierung.
- **Dosiskontrolle** bei Arzneimitteln mit:
  - Erheblichen Nebenwirkungen: Z. B. Lithium (▶ 3.3.6).
  - Geringer therapeutischer Breite: Z. B. Aminoglykoside (▶ 3.2.1).
- **Dosisfestlegung** der Ausgangssubstanz bei pharmakologisch wirksamen, akkumulierenden Metaboliten: Z. B. Primidon und Phenobarbital (▶ 3.3.3).
- V.a. **Arzneimittelinteraktionen**: Digoxin und Chinidin, Digoxin und Diuretika, Ciclosporin und Aminoglykoside, Theophyllin und Allopurinol.

3.2 Antibiotika

Ingo Besenthal

3.2.1 Aminoglykoside $$$

Aminoglykoside werden unverändert renal ausgeschieden. Metaboliten sind nicht bekannt. HWZ 2–4 h, Plasmaproteinbindung < 10 %.
Bei Akkumulation im Gewebe sind Aminoglykoside oto- und nephrotoxisch. Deshalb Dosierung so wählen, dass eine zur Gewährleistung des Behandlungserfolgs ausreichende Serumkonzentration erzielt und die toxisch relevante Grenze nicht überschritten wird → Maximal- und Minimalkonzentration bestimmen.

Indikationen
Therapieoptimierung und -kontrolle.

Untersuchungsmaterial
Serum. Blutentnahme für Maximalkonzentration 1 h nach letzter i.m. Applikation oder 0,5 h nach Beendigung einer 30-minütigen i.v. Gabe; für Minimalkonzentration unmittelbar vor der nächsten Dosis.

Bestimmungsmethode
Immunoassay, HPLC.

Tab. 3.1 Therapeutische Bereiche Aminoglykoside		
Aminoglykosid	**Maximum**	**Minimum**
Gentamicin	5–10 mg/l	< 2 mg/l
Tobramycin	5–10 mg/l	< 2 mg/l
Amikacin	20–30 mg/l	< 5 mg/l
Netilmicin	5–12 mg/l	< 3 mg/l
Dosisanpassung bei eingeschränkter Nierenfunktion (▶ 9.1.3)		

Bewertung

Erhöhte Serumspiegel
Von Gentamicin, Tobramycin, Amikacin, Netilmicin:
- Ursachen: Überdosierung, eingeschränkte Nierenfunktion (Clearance ↓), Dehydratation (Verteilungsvolumen ↓).
- Nebenwirkungen: Granulozytopenie, Thrombozytopenie, Anämie, Nierenschäden, Augenmuskellähmung, Hörschäden, Atemstillstand, Superinfektion durch Bakterien und Sprosspilze.
! Erhöhung der Toxizität durch Cephalosporine, Ciclosporin, Cisplatin, Schleifendiuretika.

Erniedrigte Serumspiegel
Von Gentamicin, Tobramycin, Amikacin, Netilmicin:

Einige Penicilline (z. B. Carbenicillin) in hohen Konzentrationen inaktivieren Aminoglykoside in vivo.

3.2.2 Chloramphenicol $$$

In der Leber werden 70–90 % metabolisiert, 10–30 % renal in unveränderter Form eliminiert. Plasmaproteinbindung 70 %. Die Clearance von Chloramphenicol weist erhebliche interindividuelle Unterschiede auf, HWZ 2–7 h.
Wegen gefährlicher toxischer Nebenwirkungen (Knochenmarksdepression) ist die Anwendung von Chloramphenicol begrenzt. Dosierung so wählen, dass einerseits eine zur Gewährleistung des Behandlungserfolgs ausreichende Serumkonzentration erzielt wird, andererseits die toxisch relevante Grenze nicht überschritten wird (Bestimmung der Maximal- und Minimalkonzentration).

Indikationen
Therapieoptimierung und -kontrolle.

Untersuchungsmaterial
Serum. Blutentnahme für Maximalkonzentration 2–3 h nach letzter Gabe; für Minimalkonzentration unmittelbar vor der nächsten Dosis.

Bestimmungsmethode
HPLC.

Tab. 3.2 Therapeutischer Bereich Chloramphenicol

	Maximum	Minimum
Chloramphenicol	10–25 mg/l	< 5 mg/l

Bewertung

Erhöhte Serumspiegel
- Ursachen: Überdosierung, chronische Lebererkrankungen (Clearance ↓), Wechselwirkung mit Paracetamol (HWZ ↑).
- Nebenwirkungen: Knochenmarksdepression, Panzytopenie, aplastische Anämie, Augenmuskellähmungen, Kopfschmerzen, Depressionen, Atemstörungen.

Erniedrigte Serumspiegel
Ursachen: Unterdosierung, Wechselwirkung mit Barbituraten (Metabolisierungsrate ↑).

3.2.3 Vancomycin $$$

Vancomycin ist gegen grampositive Bakterien wirksam. Es wird zu etwa 90 % in unveränderter Form renal ausgeschieden. Die Plasmaproteinbindung liegt bei 55 %. Die HWZ beträgt bei Erwachsenen 4–10 h, bei Kindern 2–3 h.
Da Vancomycin oto- und nephrotoxisch wirkt, Dosierungsschema so wählen, dass einerseits eine zur Gewährleistung des Behandlungserfolgs ausreichende Se-

rumkonzentration erzielt wird, andererseits die toxisch relevante Grenze nicht überschritten wird (Bestimmung der Maximal- und Minimalkonzentration).

Indikationen
Therapieoptimierung und -kontrolle.

Untersuchungsmaterial
Serum. Blutentnahme für Maximalkonzentration 1 h nach Ende einer i.v. Infusion; für Minimalkonzentration unmittelbar vor nächster Dosis.

Bestimmungsmethode
Immunoassay, HPLC.

Tab. 3.3 Therapeutischer Bereich Vancomycin

	Maximum	Minimum
Vancomycin	20–40 mg/l	5–10 mg/l

Dosisanpassung bei eingeschränkter Nierenfunktion (▶ 9.1.3)

Bewertung

Erhöhte Serumspiegel
• Ursachen: Überdosierung, Einschränkung der Nierenfunktion (Clearance ↓).
• Nebenwirkungen: Anaphylaktoide Reaktion, Nierenschäden, Hörschäden, Thrombozytopenie, Atemnot, Übelkeit, Erbrechen.

Erniedrigte Serumspiegel
Unterdosierung.

3.3 Antiepileptika, Psychopharmaka
Ingo Besenthal

3.3.1 Carbamazepin $$

Antiepileptikum mit zahlreichen Metaboliten. Nur für 10,11-Carbamazepinepoxid (Serumkonzentration etwa 30 % der von Carbamazepin) wurde tierexperimentell antikonvulsive Wirkung nachgewiesen.
Carbamazepin wird in der Leber metabolisiert, nur etwa 1 % wird unverändert renal ausgeschieden. Die Plasmaproteinbindung liegt bei 70–80 %. Die HWZ beträgt 10–25 h (erhebliche interindividuelle Unterschiede). Toxische Dosen von Carbamazepin können anfallsfördernd wirken.

Indikationen
• V.a. Intoxikation: Unklare neurologische und psychische Symptome.
• Ausbleibender Therapieeffekt: V.a. schlechte Compliance.
• Chronische Lebererkrankungen.
• Schwangerschaft.

! Wegen der großen interindividuellen Unterschiede der HWZ ist die Bestimmung generell zu empfehlen.

Untersuchungsmaterial
Serum. Blutentnahme für Maximalspiegel 6–18 h nach letzter Einnahme.

Bestimmungsmethode
Immunoassay.

Tab. 3.4 Therapeutischer Bereich Carbamazepin	
Carbamazepin	4–10 mg/l

Bewertung

Erhöhte Serumspiegel
- Ursachen: Überdosierung, chronische Lebererkrankungen (Clearance ↓).
- Nebenwirkungen: Herzrhythmusstörungen (Bradykardie), Thrombophlebitis, Thromboembolie, Thrombozytopenie, Leukozytose, Leukopenie, Proteinurie, Hämaturie, allergische Hautreaktionen, Veränderungen der Leberfunktionswerte, Diarrhö, Appetitlosigkeit, Kopfschmerzen, Depressionen.

Erniedrigte Serumspiegel
Ursachen: Unterdosierung, Schwangerschaft, zusätzliche Therapie mit Phenytoin und Phenobarbital → Steigerung der Carbamazepin-Clearance.

3.3.2 Ethosuximid $$$

Ethosuximid wird überwiegend in der Leber metabolisiert, nur etwa 20 % werden unverändert renal ausgeschieden. Der Metabolit 2-Hydroxyethyl-2-methylsuccinimid hat keine nennenswerte antikonvulsive Wirkung. Ethosuximid ist nicht wesentlich an Plasmaproteine gebunden. HWZ bei Erwachsenen etwa 60 h, bei Kindern etwa 30 h.
Toxische Dosen (> 150 mg/l) von Ethosuximid können zu einer Zunahme der Häufigkeit von Absencen führen.

Indikationen
- V.a. Intoxikation: Unklare neurologische und psychische Symptome.
- Ausbleibender Therapieeffekt: V.a. schlechte Compliance.
- Chronische Lebererkrankungen.

Untersuchungsmaterial
Serum.

Bestimmungsmethode
Immunoassay, HPLC, GC.

Tab. 3.5 Therapeutischer Bereich Ethosuximid	
Ethosuximid	40–100 mg/l

Bewertung

Erhöhte Serumspiegel
- Ursachen: Überdosierung, chronische Lebererkrankungen (Metabolisierungsrate ↓).
- Nebenwirkungen: Exantheme, Eosinophilie, Kopfschmerzen, Schlaflosigkeit, Übelkeit.

Erniedrigte Serumspiegel
Unterdosierung.

3.3.3 Phenobarbital, Primidon $$

Phenobarbital und Primidon werden in der Leber metabolisiert (Phenobarbital zu etwa 80 %, Primidon zu etwa 70 %). Der Rest wird unverändert renal ausgeschieden. Die Plasmaproteinbindung von Phenobarbital beträgt etwa 50 %, die von Primidon weniger als 30 %. HWZ von Phenobarbital 50–120 h (bei Kindern 40–70 h), HWZ von Primidon 6–8 h.
Von Phenobarbital sind keine Metaboliten mit antikonvulsiver Wirkung bekannt. Bei der Metabolisierung von Primidon entstehen die wirksamen Metaboliten Phenobarbital, Phenylethylmalonamid und p-Hydroxyphenobarbital. Etwa 25 % der verabreichten Primidondosis werden zu Phenobarbital umgewandelt, das wegen seiner langen HWZ akkumuliert und etwa die doppelte Serumkonzentration von Primidon erreicht.
Bei der Therapiekontrolle von Primidon werden häufig Primidon und Phenobarbital bestimmt. Die Bestimmung von Phenobarbital ist jedoch nur von begrenztem Wert, da die obere Grenze des therapeutischen Bereiches von Pat. zu Pat. schwankt. Toxische Phenobarbitalkonzentrationen (> 50 mg/l) können anfallsfördernd wirken.

Indikationen
- V.a. Intoxikation: Unklare neurologische und psychische Symptome.
- Ausbleibender Therapieeffekt: V.a. schlechte Compliance.
- Chronische Leber- oder Nierenerkrankungen (Clearance ↓).

Untersuchungsmaterial
Serum.
- Primidon: Blutentnahme für Maximalspiegel 2–4 h nach letzter Einnahme.
- Phenobarbital: Blutentnahme während des Dosierungsintervalls.

Bestimmungsmethode
Immunoassay, HPLC, GC.

Tab. 3.6 Therapeutische Bereiche Phenobarbital, Primidon	
Phenobarbital	15–40 mg/l
Primidon	5–12 mg/l

Bewertung

Erhöhte Serumspiegel

- Phenobarbital:
  - Ursachen: Überdosierung, chronische Leber- und Nierenerkrankungen (Clearance ↓).
  - Nebenwirkungen: Herzrhythmusstörungen (Bradykardie), Panzytopenie, Erhöhungen der Leberenzyme, Leberfunktionsstörungen, Ataxie, Kopfschmerzen, Übelkeit, Erbrechen, Sehstörungen, Exanthem.
- Primidon:
  - Ursachen: Überdosierung, Isoniazid (hemmt Umwandlung von Primidon zu Phenobarbital).
  - Nebenwirkungen: Wie bei Phenobarbital.

Erniedrigte Serumspiegel
Unterdosierung.

3.3.4 Phenytoin $$

Phenytoin wird in der Leber metabolisiert, nur 1–5 % werden unverändert renal ausgeschieden. Die Metaboliten haben keine nennenswerte antikonvulsive Wirkung. Die Plasmaproteinbindung liegt bei etwa 92 %. Bei Pat. mit veränderter Proteinbindung (Hypalbuminämie, Niereninsuffizienz, Hyperbilirubinämie, Valproinsäure) freies Phenytoin bestimmen. Phenytoin besitzt eine dosisabhängige Kinetik → Angabe der HWZ nicht sinnvoll.
Toxische Dosen von Phenytoin können anfallsfördernd wirken.

Indikationen

- V.a. Intoxikation: Unklare neurologische und psychische Symptome.
- Ausbleibender Therapieeffekt → V.a. schlechte Compliance.
- Niereninsuffizienz (freies Phenytoin), Hyperbilirubinämie (freies Phenytoin), chronische Lebererkrankungen.
- Schwangerschaft.

Untersuchungsmaterial
Serum. Blutentnahme während des Dosierungsintervalls.

Bestimmungsmethode

- Phenytoin: Immunoassay, HPLC, GC.
- Freies Phenytoin: Immunoassay nach Ultrafiltration.

Tab. 3.7 Therapeutische Bereiche Phenytoin	
Phenytoin	10–20 mg/l
Freies Phenytoin	1–2 mg/l

Bewertung

Erhöhte Serumspiegel

- Ursachen: Überdosierung, chronische Lebererkrankungen, Pharmaka wie Isoniazid (Metabolisierungsrate ↓), Hypalbuminämie, Hyperbilirubinämie, Niereninsuffizienz, Valproinsäure (Proteinbindung ↓ → freies Phenytoin ↑).
- Nebenwirkungen: Asystolien, allergische Reaktionen, Leukopenie, Ataxie, Schwindel, Polyneuropathie (bei Langzeittherapie), Kopfschmerzen, Appetitlosigkeit, Erbrechen.

Erniedrigte Serumspiegel

Ursachen: Unterdosierung, Schwangerschaft, Medikamente wie Carbamazepin (Metabolisierungsrate ↑).

3.3.5 Valproinsäure $$

Valproinsäure wird in der Leber metabolisiert, nur 1–3 % werden unverändert renal ausgeschieden. Die Plasmaproteinbindung liegt bei etwa 90 %. Die HWZ beträgt 10–16 h.
Zwischen Konzentration und Wirkung besteht vermutlich keine Korrelation. Daher ist die Bestimmung zur Dosisoptimierung nur von begrenztem Wert (Anwendung zur Überprüfung der Compliance).

Indikationen

Ausbleibender Therapieeffekt (V.a. schlechte Compliance).

Untersuchungsmaterial

Serum. Blutentnahme für Maximalspiegel 1–4 h nach letzter Einnahme.

Bestimmungsmethode

Immunoassay, GC.

Tab. 3.8 Therapeutischer Bereich Valproinsäure	
Valproinsäure	50–100 mg/l

Bewertung

Erhöhte Serumspiegel

- Ursachen: Chronische Lebererkrankungen (Metabolisierungsrate ↓), Hypalbuminämie, Urämie, Salizylate (Proteinbindung ↓ → freie Valproinsäure ↑).
- Nebenwirkungen: Parästhesien, Tremor, Leberfunktionsstörungen, Leukopenie, Appetitzunahme.

Erniedrigte Serumspiegel

Zusätzliche Therapie mit Phenytoin, Cabamazepin, Phenobarbital (Valproinsäure-Clearance ↑).

3.3.6 Lithium $

Lithium wird zur Dauertherapie von depressiven und manisch depressiven Pat. eingesetzt. Es wird renal eliminiert, wobei die Ausscheidung durch hohe Aufnahme von Natrium und Wasser verstärkt wird. Im Plasma ist Lithium nicht an Proteine gebunden. Die HWZ liegt bei 24 h.

Lithium wirkt toxisch. Symptome sind Muskelzuckungen, Ataxie und Schläfrigkeit, bis hin zu Krämpfen, Dehydratation und komatösen Zuständen. In der Schwangerschaft kontraindiziert (embryotoxisch).

Indikationen
Therapieoptimierung und -kontrolle.

Untersuchungsmaterial
Serum. Blutentnahme 12 h nach letzter Einnahme.

Bestimmungsmethode
Ionenselektive Elektrode, Atomabsorptionsspektrometrie.

Tab. 3.9 Therapeutischer Bereich Lithium	
Lithium	0,6–0,8 mmol/l

Therapeutischer Bereich ist präparateabhängig.
Intoxikationen sind auch im therapeutischen Bereich möglich.

Bewertung

Erhöhte Serumspiegel
- Ursachen: Überdosierung; Niereninsuffizienz (Clearance ↓); Wechselwirkungen mit Medikamenten wie Saluretika, nicht-steroidalen Antiphlogistika, Methyldopa.
- Nebenwirkungen: Bei Konzentrationen > 1,5 mmol/l Muskelzuckungen, Ataxie, Schläfrigkeit; bei Konzentrationen > 3,0 mmol/l zusätzlich Krämpfe, Dehydratation, Koma; > 4 mmol/l potenziell tödlich.

Erniedrigte Serumspiegel
Unterdosierung.

3.4 Immunsuppressiva, Zytostatika

Ingo Besenthal

3.4.1 Ciclosporin A $$

Ciclosporin ist eine hochwirksame immunsuppressive Substanz und wird in erster Linie zur Prophylaxe der Transplantatabstoßung eingesetzt, aber auch bei Autoimmunkrankheiten.

Ciclosporin wird größtenteils in der Leber metabolisiert. Nur etwa 1 % wird unverändert renal oder biliär ausgeschieden. Im Blut befindet sich der Hauptteil (60–70 %) in den Erythrozyten. Im Plasma ist Ciclosporin zu etwa 80 % an Lipoproteine gebunden. Die HWZ beträgt bei Normalpersonen 6–20 h.

Zur Therapiesteuerung ist aufgrund der großen intra- und interindividuellen pharmakokinetischen Unterschiede die Kenntnis der Ciclosporinkonzentrationen erforderlich. Durch Ciclosporin können schwerwiegende nephro-, hepato- und neurotoxische Effekte hervorgerufen werden (hohe Wahrscheinlichkeit für Toxizität > 400 µg/l). Außerdem besteht durch die Immunsuppression Infektgefährdung, die konzentrationsabhängig ist.

Indikationen
Therapieoptimierung und -kontrolle.
! Zur Kontrolle der CSA-Spiegel stehen 2 alternative Strategien zur Verfügung:
• Messung der Talspiegel vor Verabreichung der nächsten Dosis.
• Die Messung des Spiegels 2 h nach Verabreichung des Mikroemulsionspräparates Sandimmun® Optoral (sog. C_2-Monitoring) ermöglicht eine bessere Abschätzung des Abstoßungsrisikos.
Je nach Fragestellung wird **spezifisch** die Muttersubstanz Ciclosporin A bestimmt (monoklonale AK; HPLC) oder Ciclosporin zusammen mit seinen (wirksamen) **Metaboliten** (polyklonale AK).

Untersuchungsmaterial
Hämolysiertes EDTA-Blut. Blutentnahme vor nächster Gabe oder 2 h nach Gabe (stabilere Werte und bessere Korrelation als bei Blutentnahme vor nächster Gabe).

Bestimmungsmethode
Immunoassay, HPLC.

Tab. 3.10 Therapeutischer Bereiche für CSA-Talspiegel (Muttersubstanz)

Transplantat	Initialtherapie (µg/l)	Erhaltungstherapie (µg/l)
Niere	150–225	100–150
Pankreas	150–250	150–200
Leber	150–250	100–150
Herz	250–350	150–250
Lunge	200–300	150–250
Die Angaben haben orientierenden Charakter und gelten nicht bei Kombinationstherapie		
Bei **Autoimmunkrankheiten**		100–200 µg/l

Bewertung
Zu beachten ist die Abhängigkeit von der Anwendungsindikation, bei Transplantationen auch von Organ (Herz, Leber, Nieren) und Therapie-Stadium (Induktion, Erhaltung) sowie von der Kombination mit anderen Immunsuppressiva.
Medikamente können den Metabolismus von Ciclosporin A durch Enzyminduktion des Cytochrom-P450-Systems beschleunigen (z. B. Phenytoin, Carbamazepin, Barbiturate, Rifampicin, Isoniazid, Griseofulvin) oder durch Hemmung des

Cytochrom-P450-Systems verlangsamen (z. B. Verapamil, Diltiazem, Tetrazyklin, Erythromycin, orale Kontrazeptiva).

Erhöhte Spiegel
- Ursachen: Überdosierung; chronische Lebererkrankungen; Wechselwirkungen mit Medikamenten.
- Nebenwirkungen: Infektneigung, Nephrotoxizität, Hepatotoxizität, Neurotoxizität, Magenulzera, Muskelschwäche, Anämie, Seh- und Hörstörungen.

! Aminoglykoside und Cephalosporine erhöhen die Nephrotoxizität.

Erniedrigte Spiegel
Unterdosierung.

3.4.2 Tacrolimus, Sirolimus, Everolimus, Mycophenolat $$

Tacrolimus ist ein hochwirksames Immunsuppressivum. Es handelt sich um ein Makrolid, welches wie Ciclosporin A ein Calcineurininhibitor ist, der die frühe Aktivierung von T-Lymphozyten durch Inhibition der Interleukin-2-Expression unterdrückt.

Weitere neue Immunsuppressiva sind die Makrolid-Lactone **Sirolimus** u. **Everolimus,** deren immunsuppressive Wirkung auf der Hemmung der durch Wachstumsfaktoren induzierten T-Zellproliferation beruht. Wegen seiner kürzeren HWZ ist die Therapie mit Everolimus (HWZ ca. 17 h) leichter steuerbar als mit dem langlebigen Sirolimus (HWZ ca. 60 h).

Der Nutzen dieser Substanzen besteht in der synergistischen Wirkung bei Kombination mit CSA mit Reduktion der CSA-Dosis und damit Verminderung seiner Nephrotoxizität.

Mycophenolat als weiteres Immunsuppressivum hemmt die Lymphozytenproliferation durch Inhibition der Inosinmonophosphat-Dehydrogenase-2 und wird sowohl als Monotherapie eingesetzt, als auch in Kombination z. B. mit CSA oder Tacrolimus.

Indikationen
Optimierung und Kontrolle der Immunsuppressionstherapie nach Organtransplantation.

Untersuchungsmaterial
Hämolysiertes EDTA-Blut.

Bestimmungsmethode
Immunoassays, chromatografische Verfahren.

Tab. 3.11 Therapeutischer Bereich für Tacrolimus	
Tacrolimus-Monotherapie	5–20 µg/l

Angaben haben orientierenden Charakter. Der therapeutische Bereich ist abhängig von der Messmethode, vom Zeitpunkt der Blutentnahme, von der Art der Transplantation und vom Therapiestadium.

Bewertung erhöhter Spiegel
- Ursachen: Überdosierung, chronische Lebererkrankungen, Wechselwirkung mit Medikamenten.
- Nebenwirkungen: Infektneigung, Nephrotoxizität (bei Sirolimus gering), Hepatotoxizität, Neurotoxizität, Muskelschwäche, Anämie, Seh- und Hörstörungen.

3.4.3 Methotrexat $$$

Methotrexat wird zur Chemotherapie maligner Erkrankungen (osteogenes Sarkom) eingesetzt. Es wirkt als Inhibitor der Dihydrofolat-Reduktase.
Methotrexat wird zu etwa 80 % unverändert renal ausgeschieden. Die Plasmaproteinbindung liegt bei 50 %. Der Abfall der Methotrexatkonzentration erfolgt biexponenziell mit einer HWZ von 2–4 h und einer HWZ von 10–20 h.
Ein geringer Teil durchläuft einen enterohepatischen Kreislauf. Durch Darmbakterien entstehen zwei wenig wirksame Metaboliten, wovon 7-Hydroxymethotrexat als nephrotoxisch gilt. Methotrexat kann schwerwiegende toxische Nebenwirkungen verursachen (Knochenmarksdepression, Ulzeration des Magen-Darm-Trakts, Nierenversagen, neurologische Störungen). Die Schwere der Toxizität hängt mehr von der Zeitdauer als vom Ausmaß der Schwellenwertüberschreitung ab. Durch Bestimmung der Methotrexatkonzentration lässt sich die Gefährdung des Pat. reduzieren. Antidot ist Leukovorin. Methotrexat ist in der Schwangerschaft kontraindiziert (teratogen, embryo- und fetotoxisch).

Indikationen
Therapieoptimierung und -kontrolle.

Untersuchungsmaterial
Serum. Entnahmezeitpunkte 24 h, 48 h, 72 h nach Infusionsbeginn.

Bestimmungsmethode
Immunoassay, HPLC.

Tab. 3.12 Therapeutische Bereiche Methotrexat	
24 h nach Infusionsbeginn*	< 10 µmol/l
48 h nach Infusionsbeginn	< 0,5–1,0 µmol/l
72 h nach Infusionsbeginn	< 0,05–0,1 µmol/l

* Infusionsdauer 4–6 h
Therapeutischer Bereich abhängig vom Therapieprotokoll.

Bewertung

Erhöhte Serumspiegel
- Ursachen: Überdosierung, chronische Nieren- und Lebererkrankungen (Clearance ↓), Aszites, Pleuraerguss (HWZ ↑).
- Nebenwirkungen: Knochenmarksdepression, Ulzerationen im Magen-Darm-Trakt, Nierenversagen, Neurotoxizität, Lungeninfiltrate.

! Toxizität wird verstärkt durch Phenytoin, Barbiturate, Tetrazykline, Sulfonamide, nicht-steroidale Antiphlogistika.

Erniedrigte Serumspiegel
Unterdosierung.

3.5 Herzglykoside $$

Ingo Besenthal

Digoxin wird überwiegend unverändert renal ausgeschieden. Ein kleiner Teil der verabreichten Dosis wird in der Leber zu Digoxigenin-mono- und Digoxigenin-bis-digitoxosid (herzwirksam) und Dihydrodigoxin (wenig herzwirksam) metabolisiert. Die Plasmaproteinbindung von Digoxin liegt bei 24 %. Die HWZ beträgt etwa 1–2 d.

Digitoxin wird vorwiegend in der Leber metabolisiert. Etwa 10 % werden dabei zu Digoxin umgewandelt. 30 % der Dosis werden renal eliminiert. Die Plasmaproteinbindung von Digitoxin beträgt 90–97 %. Die HWZ von Digitoxin liegt bei 6–8 d.

Indikationen
- V.a. Intoxikation (Arrhythmien).
- Ausbleibender Therapieeffekt (V.a. schlechte Compliance).
- Niereninsuffizienz, Schilddrüsenfunktionsstörungen.
- V.a. unbekannte Prämedikation mit Digitalisglykosiden.

Untersuchungsmaterial
Serum. Blutentnahme 8–24 h nach letzter Einnahme.

Bestimmungsmethode
Immunoassay. **Cave:** Bei Digoxin auf mögliche Kreuzreaktionen achten, z. B. Digitoxin, Digoxinmetaboliten.

Tab. 3.13 Therapeutische Bereiche Herzglykoside	
Digoxin	70–200 ng/dl
Digitoxin	1,2–2,5 µg/dl

Bewertung

Erhöhte Serumspiegel
- **Digoxin:** Konzentrationen > 300 ng/dl → Intoxikationserscheinungen (Arrhythmien).
  - **Ursachen:** Überdosierung; Niereninsuffizienz; eingeschränkte glomeruläre Filtration bei alten Pat. (Digoxin-Clearance ↓, Kreatinin und endogene Kreatinin-Clearance bestimmen, Dosis anpassen), Hypothyreose; Pharmaka wie Kalziumantagonisten, Chinidin, Amiodaron, Spironolacton, Benzodiazepine.
  - **Nebenwirkungen:** Herzrhythmusstörungen, Appetitlosigkeit, Übelkeit, Erbrechen, Schlafstörungen, Depressionen, Thrombozytopenie.

- – **Cave:** Zunahme der Toxizität bei: Hypokaliämie, Hyperkalzämie, Hypomagnesiämie, Azidose, Hypoxie, hypertropher obstruktiver Kardio-myo-
pathie.
- • **Digitoxin:**
  - – **Ursachen:** Wie bei Digoxin, aber keine Abhängigkeit von der Nierenfunktion.
  - – **Nebenwirkungen:** Wie bei Digoxin.

Erniedrigte Serumspiegel
Malabsorption; Hyperthyreose; Medikamente wie Colestyramin, Neomycin, Antazida (Resorption ↓).

3.6 Theophyllin $$

Ingo Besenthal

Es wird größtenteils in der Leber zu weitgehend inaktiven Metaboliten umgewandelt. Nur etwa 10 % werden unverändert renal ausgeschieden. Plasmaproteinbindung liegt bei etwa 50 %. HWZ bei Erwachsenen 3–12 h (Raucher 4 h), bei Kindern etwa 4 h, bei Frühgeborenen 30 h. Aufgrund der großen interindividuellen
Unterschiede in der Pharmakokinetik ist die Kenntnis der Theophyllinkonzentra-
tion zur Steuerung der Therapie notwendig. Intoxikationen führen zu Arrhythmi-
en und Krampfanfällen.

Indikationen
- • V.a. Intoxikation (Arrhythmien).
- • Ausbleibender Therapieeffekt (V.a. schlechte Compliance).
- • Während kontinuierlicher Theophyllininfusion.
- • Herzinsuffizienz, chronische Lebererkrankungen, akute virale Atemwegsin-
fekte (Clearance ↓).
- • Änderungen der Rauchgewohnheiten.
- • V.a. unbekannte Prämedikation mit Theophyllin.

Untersuchungsmaterial
Serum. Blutentnahme: **Nicht-retardierte Form** 1 h nach oraler Gabe; **retardierte
Form** 4–6 h nach oraler Gabe; **i.v. Infusion** während Gabe.

Bestimmungsmethode
Immunoassay, HPLC, GC.

Tab. 3.14 Therapeutischer Bereich Theophyllin

Erwachsene, Kinder	8–20 mg/l
Frühgeborene	6–11 mg/l

Bewertung

Erhöhte Serumspiegel

- Ursachen: Überdosierung; Herzinsuffizienz; chronische Lebererkrankungen; akute virale Atemwegsinfektionen (Clearance ↓); Wechselwirkungen mit Medikamenten wie Cimetidin, Erythromycin, Allopurinol (Clearance ↓).
- Nebenwirkungen: Ventrikuläre Arrhythmien, plötzlicher Blutdruckabfall, Krampfanfälle, gastrointestinale Blutungen, Übelkeit, Erbrechen, Kopfschmerzen.

Erniedrigte Serumspiegel

Ursachen: Unterdosierung; Wechselwirkungen mit Medikamenten wie Barbituraten, Carbamazepin, Phenytoin, Primidon, Rifampicin.

3.7 Suchtmittel

Ingo Besenthal

Suchtmittel sind Pharmaka, durch deren Wechselwirkung mit dem Organismus ein Zustand der Suchtabhängigkeit entsteht, der durch besondere Verhaltensweisen und Reaktionen charakterisiert ist. Drang, das Suchtmittel periodisch oder dauernd einzunehmen, um seine psychischen Effekte zu erleben oder um die unangenehmen Effekte seines Fehlens zu vermeiden. Klinisch von großer Bedeutung ist die Identifizierung und Quantifizierung des Suchtmittels beim Nachweis der Sucht und bei akuten Intoxikationen mit dem Suchtmittel. Bei akuten Vergiftungen können von der Suchtmitteldiagnostik die Überlebenschancen des Pat. abhängen.

3.7.1 Diagnosestrategie

Basisdiagnostik

In Abhängigkeit vom klinischen Befund.
- Ethanol im Blut.
- Screening (Schnelltests, vorzugsweise Multikomponenten-Schnelltests) auf häufig verwendete Pharmaka (Barbiturate, Benzodiazepine, Opiate, Cannabinoide, Amphetamine, Cocain, Methadon) im Urin.
- Bei akuten Intoxikationen organ- und funktionsbezogene Laborparameter: Blutbild, Quickwert, PTT, Säure-Basen-Status mit Anionenlücke, Blutgase, Laktat, Natrium, Kalium, Kreatinin, GPT, GOT, γ-GT, Gesamt-CK, Blutglukose, Urinstatus.

Weiterführende Diagnostik

In Zweifelsfällen u. zur juristischen Absicherung Bestätigung des Screeningergebnisses durch spezifischere Methode. Bei negativem Ausfall des Screenings Untersuchung auf weitere Parameter oder Metaboliten. Verlaufskontrolle. Einzelkomponentennachweis, z. B. bei der Klasse der Barbiturate. Bei chronischem Alkoholabusus CDT, fakultativ γ-GT und MCV bestimmen.

3.7.2 Bestimmung von Suchtmitteln

Grundsätzliche Bemerkungen

Bei den Nachweismethoden für Drogen muss grundsätzlich unterschieden werden zwischen den häufig als Suchtest eingesetzten Gruppentests einerseits und andererseits Verfahren, mit denen chemische Einzelsubstanzen selektiv quantifiziert werden können.

Gruppentests

Bei den immunchemischen Gruppentests (z. B. für Barbiturate) werden Antikörper eingesetzt, die an einer typischen Substanz (z. B. Phenobarbital) einer Medikamenten-Gruppe kalibriert sind, die aber prinzipiell auch mit den übrigen Substanzen der Gruppe (im Beisp. andere Barbiturate) kreuzreagieren, sodass ein solcher Test als Suchtest für die Gruppe „Barbiturate" eingesetzt werden kann. Dies ist besonders dann hilfreich, wenn z. B. bei unklarer Bewusstlosigkeit eine Intoxikation möglich ist, aber das Agens der Intoxikation unbekannt ist.

! Zu beachten ist, dass bei den Gruppentests die Kreuzreaktionen der verschiedenen Substanzen einer Gruppe unterschiedlich stark sind u. damit das gleiche Messsignal unterschiedlichen Konzentration entspricht, weshalb die Tests nicht in quantitativen Ergebnissen ausgewertet werden können. Einzelne Substanzen einer Gruppe reagieren evtl. auch gar nicht mit dem Antikörper und können dann mit dem Suchtest nicht nachgewiesen werden.

Selektive Tests zur quantitativen Messung von Einzelsubstanzen

- Immunoassays, wenn der Test mit der Substanz kalibriert ist, die gemessen werden soll.
- Chromatografische Verfahren wie z. B. HPLC.

Indikationen

- Erkennung einer Sucht.
- Überwachung bei Entzugsbehandlung.
- V.a. akute Intoxikation, insbes. bei Koma, Bewusstseinsstörungen, Schock, Rausch, Sedation, Blutdruckabfall, Herzrhythmusstörungen, Lungenödemen, Bradykardie, Atemlähmung, Azidose, Erbrechen, Gerinnungsstörungen, Leberzellnekrosen.

Tab. 3.15 Suchtmittel – empfohlene Parameter*	
Amphetamine/Methamphetamin	Lysergsäurediethylamid (LSD)
Barbiturate	Methaqualon
Benzodiazepine	Methadon
Cocain	Organische Lösungsmittel (Schnüffelstoffe)
Opiate	Ethanol
Cannabinoide	
Phencyclidin	
Trizyklische Antidepressiva	
* Minimalprogramm, häufig verwendete Suchtmittel	

Untersuchungsmaterial
Serum, Urin.

Bestimmungsmethode
- Enzym-, Fluoreszenz-, Fluoreszenzpolarisations-Immunoassay.
- HPLC, Dünnschichtchromatografie, Gaschromatografie, Gaschromatografie-Massenspektrometrie, Tandem-Massenspektrometrie.
- Für Ethanol: Enzymatische Bestimmung, Headspace-Gaschromatografie.

Bewertung
Identifizierung und Quantifizierung des Suchtmittels sind die Basis für Therapie-entscheidung und Prognoseeinschätzung bei akuten Intoxikationen. Mit berücksichtigt werden muss der Zeitpunkt der Suchtmittelaufnahme, der Metabolisierungsweg des Suchtmittels und insbes. die klinische Situation des Pat.

Tab. 3.16 Gebrauchsnamen für Suchtmittel und Designer-Drogen

Amphetamine	Crank, Speed, Meth, Ice
3,4-Methylendioxy-N-methylamphet-amin (MDMA)	Ecstasy, E, Adam, XTC
Lysergsäurediethylamid (LSD)	Acid, Cid, Tabs
Phencyclidin	Angeldust, Crystal, Supergras, Killer Joints

Störungen und Besonderheiten
- **Immunoassays** haben für den definitiven Nachweis von Suchtmitteln, vor allem von Einzelkomponenten, beschränkte Spezifität. Besser: HPLC, massenspektrometrische Verfahren.
- Bei **Morphinderivaten** muss bei der Festlegung des ursprünglichen Suchtmittels die Metabolisierung beachtet werden.
- Ein **negativer Suchtmittelnachweis** schließt einen Suchtmittelabusus oder eine Suchtmittelintoxikation nicht aus (Nachweisgrenzen und Metabolisierung beachten! Suchtmittel nicht im Screeningprogramm!).
- **Kreuzreaktionen** bei Bestimmung mittels Immunoassays:
  - Amphetamine, MDMA: Propranolol.
  - Opiate: Hustensaft (Codein), Bäckermohn.
  - LSD: Flurazepam, Metoclopramid, Fentanyl, Verapamil, verschiedene Psychopharmaka.
- **Enantioselektive Amphetaminanalyse** mittels GC-MS erlaubt die Unterscheidung zwischen missbräuchlicher und therapeutischer Einnahme.
- **Acetylcodein,** eine Verunreinigung bei der Herstellung von Heroin, kann als Marker für Heroinmissbrauch dienen (Ausscheidung im Urin).

3.8 Ethanol und CDT

Ingo Besenthal

3.8.1 Ethanol $ („Alkohol")

Ethanol, im Sprachgebrauch vereinfachend als Alkohol bezeichnet, gehört zu den am häufigsten gebrauchten Genussgiften. Obwohl der Alkoholgenuss mit einem hohen Suchtpotenzial belastet ist und schwere soziale und ökonomische Folgeschäden verursacht, ist er gesellschaftlich weitgehend akzeptiert. Ethanol wird in der Leber zu Azetaldehyd und weiter zu Essigsäure abgebaut. Die Abbaurate weist beträchtliche individuelle Unterschiede auf und liegt durchschnittlich bei 0,1–0,2 g/l/h. Eventuell im endogenen Stoffwechsel gebildeter Alkohol überschreitet nicht 0,014 g/l und kann daher vernachlässigt werden.

Ethylglucuronid

Ein weiteres Ethanol-spezifisches Stoffwechselprodukt ist **Ethylglucuronid,** das durch Konjugation von Ethanol mit Glucuronsäure entsteht und im Urin ausgeschieden wird. Da es dosisabhängig – nach Konsum von mind. 10 g Ethanol – im Serum bis zu 2 d und im Urin bis zu 4 d nachweisbar ist, wird es als mittelfristiger Marker für zurückliegenden Alkoholkonsum eingesetzt, wenn der direkte Ethanolnachweis im Plasma nicht mehr möglich ist.

Indikationen

- Alkoholintoxikation, Alkoholabusus.
- Abklärung einer osmotischen Lücke (▶ 12.1.5).

Untersuchungsmaterial

! Hautdesinfektion mit **alkoholfreiem** Desinfektionsmittel.
! Wegen der Flüchtigkeit des Alkohols muss das Probengefäß bis zur Messung gut verschlossen sein.
- Plasma (EDTA, Heparin), Serum.
- Vollblut (EDTA, Heparin).
- Urin.
- Für Atemluft und Speichel werden spezielle Testsysteme verwendet.

Bestimmungsmethode

- Enzymatisch: Diese häufigste Methode beruht auf der ADH/NAD-katalysierten Oxidation von Ethanol zu Azetaldehyd mit Messung des gebildeten NADH.
- Gaschromatografie (Headspace), Referenzmethode für forensische Zwecke (auch geeignet zur Methanolbestimmung).

Bewertung und Hinweise

! Der Alkohol ist zwischen den Kompartimenten Plasma/Serum und Blutzellen entsprechend dem Wassergehalt unterschiedlich verteilt. Daher werden im Plasma/Serum etwa 20 % höhere Alkoholkonzentrationen gemessen als im Vollblut.
- Umrechnung von g/l in ‰ (g/kg) entsprechend dem spezifischen Gewicht:
  - Vollblut: g/l × 0,95 = ‰ (g/kg)
  - Serum/Plasma: g/l × 0,97 = ‰ (g/kg)

Tab. 3.17 Klinische Stadien der akuten Alkoholwirkung

Ethanolkonzentration		Symptome
Plasma/Serum (g/l)	Vollblut (g/l)	
0,6–1,8	0,5–1,5	Euphorie, Konzentrationsschwäche, verlangsamte Pupillenreaktion (Hell-Dunkel-Adaptation)
1,8–3,0	1,5–2,5	Enthemmung, verlängerte Reaktionszeit, führt am häufigsten zu Verkehrsunfällen
3,0–4,2	2,5–3,5	Schwerer Rausch, starke Störung von Gleichgewicht, Koordination, Sprache und Orientierung, Bewusstseinstrübung
> 4,2	> 3,5	Koma, evtl. tödliche Intoxikation

3.8.2 CDT (Carbohydrat deficient transferrin) $$

Transferrin (Trf), das wichtigste Eisen-Transportprotein, wird hauptsächlich in Hepatozyten synthetisiert. Die Grundstruktur bildet eine Polypeptidkette mit zwei Eisenbindungs-Domänen, von der zwei antennenartig verzweigte Kohlenhydrat-Seitenketten (N-Glycan) mit negativ geladenen Sialinsäure-Enden ausgehen. Schon physiologischerweise besteht eine ausgeprägte Mikroheterogenität durch Variationen der Peptidkette, der N-Glycan-Seitenketten und der Eisenbeladung, die in einer Vielzahl von möglichen Isoformen resultiert.

Durch Verlust von Kohlenhydrat-Ketten mit den Sialinsäuren entstehen die defekten Trf-Varianten Asialo-, Monosialo- und Disialo-Trf, zusammen als CDT bezeichnet. Manche CDT-Tests erfassen auch noch einen Teil des Trisialo-Trf.

Indikationen
- Fortbestehender V.a. chron. Alkoholabusus trotz negativer Auskunft des Pat.
- V.a. Rückfall unter Entzugstherapie.

Untersuchungsmaterial
Serum.

Bestimmungsmethode
Die CDT-Methoden sind nicht standardisiert.
- Anionen-Austausch-Chromatografie: Durch den Verlust negativ geladener Sialinsäuren weist CDT eine veränderte Ladung auf. Nach Sättigung mit Eisen wird CDT von den anderen Transferrin-Isoformen auf Anionen-Austauscher-Säulen abgetrennt und anschließend mittels Immunoassay gemessen. Teilweise wird zusätzlich das Gesamt-Trf gemessen und der CDT-Anteil relativ in % des Gesamt-Trf angegeben.
- Direkter Immunoassay (Nephelometrie).
- HPLC.
- IEF (isoelektrische Fokussierung).
- Kapillar-Zonen-Elektrophorese.
- Lektin-Affinitätschromatografie.

Referenzbereich

Abhängig von folgenden Bedingungen: Messmethode, Dimension der **absoluten** (mg/l, Units/l, DU) oder **relativen** (%) Konzentrationsangabe.

Bewertung

Hoher Alkoholkonsum wird von alkoholabhängigen Pat. häufig geleugnet, daher besteht ein Bedarf an labordiagnostischen Indikatoren, mit denen ein Alkohol-abusus objektiviert werden kann. Als klassische, allerdings nicht spezifische, Marker gelten γ-GT und MCV. Seit mehr als 10 J steht mit CDT ein weiterer biologischer Indikator zur Verfügung, dessen Beurteilung aber sehr komplex ist.

Aufnahme von mehr als 50–60 g Ethanol/d über mind. 7–14 d führt gewöhnlich zu einem CDT-Anstieg über den Grenzwert, wobei aber das Trinkmuster (Häufigkeit und Intensität) eine Rolle spielt. Die angegebene kritische tägliche Grenzmenge des Alkoholkonsums entspricht der kritischen Grenze hinsichtlich der Entwicklung einer Leberzirrhose. Bei Abstinenz fällt die CDT-Konzentration mit einer Halbwertszeit von etwa 14 d ab.

Die stark unterschiedliche Bewertung der **diagnostischen Spezifität und Sensitivität** in den bisher mehr als 400 Publikationen hängt u.a. wesentlich von folgenden Faktoren ab:

- Trinkmenge und Trinkmuster.
- Kurzzeitige Karenz vor der CDT-Messung (bei > 4 d Karenz nimmt die Sensitivität von CDT und γ-GT drastisch ab).
- Zusammensetzung der Vergleichskollektive (Abstinenzler, „social drinkers", Leberkranke).
- Geschlecht.
- CDT-Methode.

Tab. 3.18 Durchschnittliche Sensitivitäten und Spezifitäten zur Erkennung von Alkoholikern oder Hochrisiko-Trinkern (aus Studien)

	Sensitivität		Spezifität	
	CDT	γ-GT	CDT	γ-GT
In selektierten Kollektiven von Alkoholikern/Hochrisiko-Trinkern (hohe Prävalenz)				
Männer	69%	57%	85%	88%
	(29–83%)	(11–85%)	(65–95%)	(82–95%)
Frauen	49%	52%	95%	83%
	(35–79%)	(40–59%)	(90–100%)	(72–90%)
In unselektierten Kollektiven („screening", geringe Prävalenz)				
Männer	55%	61%	90%	74%
	(19–91%)	(12–91%)	(81–100%)	(18–100%)
Frauen	44%	53%	90%	82%
	(0–70%)	(10–87%)	(81–100%)	(63–100%)

Wie die Sensitivitäten zeigen, werden in Kollektiven mit geringer Prävalenz u.U. 50 % der Alkoholiker und mehr **nicht erkannt,** d.h. zum **Screening des Alkoholkonsums** ist CDT genauso wenig geeignet wie γ-GT. Selbst bei hoher Prävalenz werden mit CDT durchschnittlich 30 % der Alkoholiker übersehen.

Die Spezifität von CDT für **Alkoholiker oder Hochrisiko-Trinker** liegt in Kollektiven mit hoher Prävalenz im Mittel zwar über 85 %, das bedeutet aber, das u.U. 15 % der Nichtalkoholiker oder mehr mit einem falsch positiven Ergebnis belastet werden.

Wegen dieser Unsicherheiten werden zur Diagnose des chronischen Alkoholismus folgende Kriterien empfohlen:

- Klinische Beurteilung.
- Einschlägige Befragung – auch von Angehörigen – unter besonderer Berücksichtigung des Alkoholkonsums der letzten 2 Wo.
- γ-GT (Kombination mit CDT kann Sensitivität erhöhen).
- CDT-Messung und Bestätigung durch mindestens eine weitere Untersuchung insbes. für forensische Zwecke oder wenn anderweitig ernste Konsequenzen drohen, wird die Bestätigung positiver Ergebnisse mit einer alternativen analytischen Methode empfohlen.

Falsch hohe Werte (nicht alkoholbedingt)
- Chronisch aktive Hepatitis.
- Primär biliäre Zirrhose.
- **CDG-Syndrom** (congenital disorder of glycosylation).
- Seltene genetische Trf-Varianten.

Störungen
EDTA und Heparin können die Bestimmung stören.

3.9 Acetaminophen/Paracetamol

Ingo Besenthal

Acetaminophen/Paracetamol ist ein Analgetikum und Antipyretikum, das nach Einnahme von mehr als etwa 10 g mit einer symptomarmen Latenzzeit von 12–48 h (–5 d) ein irreversibles akutes Leberversagen verursachen kann. Auch die Laborindikatoren, die einen Leberschaden anzeigen (Transaminasen, CHE, Bili, Gerinnung), werden erst nach diesem Intervall auffällig.

Da der Zeitpunkt der Ingestion häufig nicht sicher bekannt ist, wird die wirksame und nebenwirkungsarme Antidottherapie mit N-Acetylcystein großzügig angewandt – sie ist allerdings nur in den ersten 15–20 h der Latenzzeit Erfolg versprechend.

Nierenversagen ist bei Paracetamol-Vergiftung ebenfalls beschrieben worden.

Indikationen
V.a. Acetaminophen-/Paracetamol-Intoxikation.

Untersuchungsmaterial
Serum, Plasma.

Bestimmungsmethode
- Fotometrische Messung nach enzymatischer Hydrolyse von Paracetamol zu p-Aminophenol und Folgereaktion.
- Immunoassays (EMIT, FPIA).
- HPLC.

Bewertung
Messungen des Serumspiegels sollten nicht innerhalb der ersten 4 h nach Ingestion durchgeführt werden, da die Resorption noch nicht abgeschlossen ist.

Bei Kenntnis des Ingestionszeitpunktes (± 2 h) einer **akuten** Vergiftung kann aus einer einzelnen Paracetamol-Serumkonzentration mithilfe eines Nomogramms (Rumack-Matthew) das Risiko der Hepatotoxizität abgeschätzt werden.

Die Hepatotoxizität kann auch aus der Paracetamol-Halbwertszeit (HWZ) im Serum abgeschätzt werden (insbes. bei unbekanntem Ingestionszeitpunkt). Die HWZ wird aus seriellen Spiegelbestimmungen im Abstand von 2–3 h ermittelt.
- HWZ > 4 h Hepatotoxizität wahrscheinlich.
- HWZ > 12 h Entwicklung eines hepatischen Komas wahrscheinlich.

Unter folgenden Umständen gelten besondere Beziehungen zwischen Serum-Konzentration und Toxizität:
- Bei **chronischer** Paracetamol-Einnahme können schon niedrigere Spiegel toxisch sein.
- Alkoholiker und Pat. unter Antikonvulsiva-Therapie (Cytochrom-P450-Induktion) können eine erhöhte hepatische Empfindlichkeit aufweisen.
- Bei Einnahme eines Retard-Präparates oder bei Mischintoxikation kann der Blutspiegel einen verzögerten Verlauf nehmen.

Störungen und Besonderheiten
Mit dem fotometrischen Test können Verbindungen, aus denen p-Aminophenol als Metabolit entsteht (z. B. Nitrobenzol, Anilin), nicht von Acetaminophen/Paracetamol unterschieden werden.

3.10 Salizylate

Ingo Besenthal

Derivate der Salizylsäure werden als Analgetika, Antipyretika, Antiphlogistika und als Thrombozytenaggregationshemmer therapeutisch eingesetzt. Acetylsalicylsäure (Aspirin®) ist das am weitesten verbreitete Salizylat. Die Symptome der Salizylatintoxikation sind abhängig von der eingenommenen Dosis und vom Lebensalter (Kinder, Erwachsene). Schwere Intoxikationen gehen insbes. einher mit Störung des Säure-Basen-Gleichgewichts, Leber- und Nierenversagen, Gerinnungsstörung und ZNS-Depression.

Indikationen
V.a. Salizylatintoxikation.

Untersuchungsmaterial
Serum.

Bestimmungsmethode

- Fotometrische Messung eines Farb-Komplexes, den Salizylate mit Eisenionen bilden (Trinder-Reaktion).
- Fotometrische Messung nach enzymatischer Reaktion (Monooxygenase).
- Immunoassay (FPIA).
- HPLC.

Bewertung

Bei akuter Vergiftung ist die Messung der Salizylatkonzentration im Serum klinisch bedeutsam um die Schwere der Intoxikation abzuschätzen. Diese Abschätzung aus einer Einzelkonzentration ist aber eingeschränkt:

- Die normalerweise rasche Resorption von Salizylaten kann aus folgenden Gründen auf 6–12 h (Spitzenspiegel) verzögert sein:
  - Toxische Aspirin-Dosen bewirken Pylorospasmus.
  - Einnahme eines Retardpräparates.
  - Mischintoxikation.
- Die Halbwertszeit der Salizylate im Blut wird mit zunehmender Dosis verlängert und damit steigt die Serumkonzentration überproportional an.

Daher sind häufig serielle Spiegelbestimmungen im Abstand von 2–3 h von Vorteil.

Störungen und Besonderheiten

Mit der Trinder-Reaktion können strukturverwandte endogene und exogene Verbindungen interferieren (z. B. Medikamente Salicylamid, p-Aminosalicylsäure, 4-Aminoantipyrin).

3.11 Methämoglobin (Hämiglobin) $

Birgid Neumeister

Methämoglobin enthält oxydiertes, dreiwertiges Eisen und ist nicht zum Sauerstofftransport geeignet.

Indikationen

- V.a. angeborene Methämoglobinämie.
- Nachweis einer Methämoglobinämie durch Intoxikation.

Untersuchungsmaterial

1 ml venöses EDTA- oder Heparinblut. **Cave Stabilität der Probe:** EDTA- oder Heparinblut 5 h, als Hämolysat 2 d (1 : 6 mit Aqua bidest. verdünnt).

Bestimmungsmethode

- Messung bei 630 nm mit und ohne Zugabe von Kaliumzyanid: Methämoglobin hat sein Absorptionsmaximum bei einer Wellenlänge von 630 nm. Durch Zugabe von Kaliumzyanid wird Methämoglobin in Hämiglobinzyanid umgewandelt und ändert sein Absorptionsmaximum von 630 nm auf 546 nm. Die Extinktionsdifferenz des Hämolysats der Blutprobe vor und nach Zugabe von Kaliumzyanid bei einer Wellenlänge von 630 nm ist proportional der Methämoglobinkonzentration.

- Messung des Hämolysats bei verschiedenen Wellenlängen und Berechnung der Methämoglobinkonzentration an Hand verschiedener Extinktionskoeffizienten (automatisiert).

Tab. 3.19 Referenzbereich Methämoglobin	
Methämoglobin	0,2–1,0%

Bewertung

Erhöhte Werte
- **Angeborene Methämoglobinämie:** Homozygoter Mangel an NADH-abhängiger Methämoglobinreduktase oder Mangel an Cytochrom-b_5-Reduktase. Das in vivo laufend oxydierte Hämoglobineisen wird nicht wieder reduziert und fällt so für den Sauerstofftransport aus.
- **Säuglingsalter:** Durch reduzierte NADH-Reduktase-Aktivität bei stärkerer Oxidierbarkeit von HbF kann nitrathaltiges Wasser oder entsprechender Inhalt in Gemüsemahlzeiten Säuglinge gefährden.
- **Intoxikationen:** Direkte Umwandlung von Hb zu Methämoglobin durch Anilinfarbstoffe, Chlorate, Nitrobenzol, Phenazitin, Sulfamethoxazol, Nitroglyzerin, Sulfonamide, Amylnitrit.

Störungen und Besonderheiten
- **Falsch hohe Werte:** Hyperlipoproteinämie, Bilirubinämie, Leukozytose.
- **Falsch niedrige Werte:** Verzögerte Materialbearbeitung (Rückbildung von Methämoglobin zu Hb).

3.12 Carboxyhämoglobin $

Birgid Neumeister

Kohlenmonoxid bindet sich etwa 200-mal stärker an Hb als Sauerstoff und hemmt in der Folge dessen Bindung und den Gasaustausch im Gewebe.

Indikation
V.a. Kohlenmonoxidvergiftung.

Untersuchungsmaterial
5 ml venöses EDTA- oder Heparinblut.

Bestimmungsmethode
Spektralfotometrische Messung des Hämolysats bei zwei verschiedenen Wellenlängen und Ermittlung des Quotienten.

Tab. 3.20 Referenzbereiche Carboxyhämoglobin	
Nichtraucher	0,4–1,6%
Raucher	Bis 9%

Bewertung erhöhter Werte
Akzidentelle oder suizidale Kohlenmonoxidvergiftung.

Störungen und Besonderheiten
Luftbeimischung bei der Blutabnahme, Hyperlipoproteinämie, Hyperbilirubinämie, Leukozytose stören die Bestimmung.

3

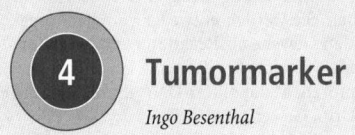

4 Tumormarker
Ingo Besenthal

4.1 Diagnosestrategie

Tumormarker sind Substanzen, die mit der Entstehung und dem Wachstum von malignen Tumoren in Verbindung stehen. Sie werden entweder vom Tumorgewebe selbst produziert oder vom gesunden Gewebe als Reaktion auf das Tumorwachstum gebildet. Hauptsächlich handelt es sich um Proteine und Antigene, aber auch um Enzyme, Hormone, Rezeptoren, Metaboliten, DNA und RNA. Ihre Bestimmung erfolgt in Serum, Plasma, Urin, Gewebe und Zellen.

„Ideale Tumormarker" mit höchster Sensitivität und gleichzeitig höchster Tumor- und Organspezifität gibt es nicht.

4.1.1 Aussagekraft von Tumormarkern

Die heutigen sog. Tumormarker sind weder tumor- noch organspezifisch, d.h. auch benigne Erkrankungen können erhöhte Tumormarker-Konzentrationen im Serum verursachen. **Andererseits** ist die Sensitivität häufig unbefriedigend, d.h. trotz Tumor – insbes. im Frühstadium – ist die Tumormarker-Konzentration im Serum „normal". Tumormarker sind in erster Linie zur Verlaufskontrolle bei bekanntem Tumor geeignet, einige auch zur Früherkennung bei **definierten Risikogruppen** (AFP, PSA).

Leitlinien mit Empfehlungen zum sinnvollen Einsatz von Tumormarkern sind von der European Group on Tumor Markers (EGTM) erarbeitet worden (http://egtm.eu/1024.html).

Das Isoenzym der Pyruvatkinase **„Tumor M2-PK"** hat die anfänglich gesetzten Erwartungen als Marker für Nierenzell-Ca, kolorektales Ca (als Stuhltest) und andere Malignome nicht erfüllt. Auch seine Tumorspezifität wurde nicht bestätigt, da es z. B. auch bei chronisch-entzündl. od. infektiösen Darmerkrankungen erhöht ist.

Therapie- und Verlaufskontrolle

Wichtigste Bedeutung für weitgehend alle Tumormarker. Ein Abfall der Tumormarkerkonzentration bis unterhalb des Cut-off-Werts gilt als Hinweis auf vollständige Tumorentfernung. Ein Absinken des Tumormarkers oberhalb des Cut-off-Wertes spricht für unvollständige Tumorresektion. In der Verlaufskontrolle spricht ein Wiederanstieg des Tumormarkerspiegels nach erfolgter Normalisierung für ein Rezidiv. Der Wiederanstieg der Tumormarkerkonzentration tritt häufig mehrere Mon. früher auf als die klin. Symptomatik und die Erkennbarkeit durch andere diagnostische Verfahren. Auch ein Konzentrationsanstieg unterhalb des Grenzwertes kann von Bedeutung sein (hohe Sensitivität der Tumormarker-Kinetik für die Erkennung von Tumorrezidiven). Ein steiler Anstieg kann auf das Auftreten von Metastasen hindeuten. Der Zeitpunkt für die erste Kontrolluntersuchung nach erfolgter Therapie wird durch die HWZ des betreffenden Tumormarkers (1–8 d) und die prätherapeutische Ausgangskonzentration bestimmt.

Prognoseeinschätzung

Stark erhöhte oder ansteigende Werte sprechen für eine ungünstige Prognose. Dies gilt für unterschiedliche Tumormarker (CEA, AFP, CA 19–9, CA 125, CA 15–3, CA 72–4, HCG).

Differenzialdiagnose von Tumorerkrankungen
Prinzipiell von untergeordneter Bedeutung. Ausnahmen:
- **Leberzellkarzinom/Lebermetastasen:** Beim primären Leberzellkarzinom treten hohe Werte von AFP auf.
- **Bronchialkarzinom** (kleinzellig/nicht kleinzellig): Beim kleinzelligen ist vor allem NSE, beim nicht kleinzelligen Bronchialkarzinom CYFRA 21–1 erhöht.
- **Unterscheidung benigner und maligner Erkrankungen:** Einmalige Tumormarkerbestimmung prinzipiell ungeeignet. Bezüglich der Kinetik weisen maligne Erkrankungen einen steilen Anstieg auf, während benigne Erkrankungen passager erhöhte oder konstant leicht erhöhte Werte aufweisen.

Screening auf Tumorerkrankungen
Tumormarker sind zur Erfassung eines symptomlosen oder prämorbiden Krankheitszustands nicht geeignet. Ausnahmen: PSA und Quotient freies PSA/Gesamt-PSA (zusammen mit digitaler rektaler Untersuchung), insbes. individuelle Kinetik bei Prostata-Ca sowie AFP bei chronischer Hepatitis.

Primärdiagnose und Früherkennung von Tumorkrankheiten
Einsatz von Tumormarkern i.d.R. nicht geeignet. Ausnahmen: Familiäre Häufung einer Tumorerkrankung (z. B. HCT nach Pentagastrinstimulation bei Familienmitgliedern von Pat. mit MEN II, insbes. bei molekularbiologischem Nachweis von Mutationen im RET-Protoonkogen) und Erkrankungen mit erhöhter Tumorhäufigkeit (z. B. AFP bei Leberzirrhose). Generell Bestimmung im Rahmen der Primärdiagnostik allerdings erforderlich, um präoperative Werte zu erstellen, die für eine spätere Abschätzung des Therapieerfolgs und der Prognose benötigt werden.

Tumorlokalisationsdiagnostik
Einsatz von Tumormarkern im Allgemeinen nicht geeignet. Ausnahme: PSA für Erkrankung der Prostata.

Orientierung für Therapiewahl
Östrogen- und Progesteronrezeptorstatus zur Abschätzung des Ansprechens auf Hormontherapie beim Mammakarzinom, HER-2/neu bei der Auswahl von Pat. mit metastasierendem Mammakarzinom für eine Immuntherapie mit Trastuzumab (Herceptin®).

Risikoindikatoren für Tumorerkrankung
Mutationen in Genen, z. B. BRCA1- oder BRCA2-Tumorsuppressorgenen.

4.1.2 Konzentration
Die Konzentration eines Tumormarkers im Serum unterliegt einer hohen Streubreite. Dies ergibt sich aus der Abhängigkeit der Konzentration eines Tumormarkers von folgenden Faktoren:
- **Produktion:** Abhängig von Tumormasse, -ausbreitung, -stadium, Syntheserate.
- **Freisetzung:** Abhängig von Zelloberfläche, Tumorgewebsnekrosen, Abgaberate.

- **Übertritt in die Zirkulation:** Abhängig von Tumordurchblutung.
- **Clearance des Markers:** Abhängig von Metabolisierung, Ausscheidung. Niereninsuffizienz, Leberfunktionsstörungen und Cholestase haben einen steigernden Einfluss auf die Tumormarkerkonzentrationen.

Tab. 4.1 Diagnostischer Einsatz von humoralen Tumormarkern

Tumor	Tumormarker 1. Wahl	Tumormarker 2. Wahl
Leberzellkarzinom	AFP	CA 19–9, CA 125
Lebermetastasen	CEA	–
Gallenwegskarzinom	CA 19–9	CEA, AFP, CA 125
Pankreaskarzinom	CA 19–9	CEA, AFP, CA 125
Kolon-, Rektumkarzinom	CEA	CA 19–9, AFP
Magenkarzinom	CA 72–4	CA 19–9, CEA, AFP
Ösophaguskarzinom	–	CEA, SCC
Mammakarzinom	CA 15–3, CA 549, MCA	CEA
Ovarialkarzinom	CA 125	CEA, CA 15–3, CA 549, CA 72–4, MCA
Zervixkarzinom	SCC	CEA, MCA
Endometriumkarzinom	–	CA 125, MCA, CA 549
Bronchial-Ca, kleinzellig	NSE	CYFRA 21–1, CA 125, CEA, HCT
Nicht kleinzellig	CYFRA 21–1	CA 125, CEA, SCC
Harnblasenkarzinom	TPA, Telomerase	CYFRA 21–1
Prostatakarzinom	PSA	CA 549
Keimzelltumor	HCG	AFP, NSE
SD-CA, medullär	HCT	CEA, NSE
Follikulär, papillär	TG	

4.2 Tumorassoziierte Antigene

4.2.1 CEA (Carcinoembryonales Antigen) $$$

CEA wird postnatal insbes. von Zellen der Darmmukosa, des exokrinen Pankreas und der Leber exprimiert. Erhöhte CEA-Konzentrationen im Blut finden sich bei einer Reihe von Tumorerkrankungen (geringe Organspezifität). Klinisch am bedeutendsten ist CEA beim kolorektalen Karzinom.

Indikationen
* Kolon- und Rektumkarzinom zur Therapie- und Verlaufskontrolle und zur Prognoseeinschätzung.
* Differenzierung von Lebertumoren: DD Lebermetastasen, Primärtumor.
* Zweitmarker beim Mammakarzinom.
* Siehe auch ▶ 16.7.3, Abklärung Struma nodosa, Schilddrüsentumor.

Untersuchungsmaterial
Serum, Plasma.

Bestimmungsmethode
Immunoassay.

Tab. 4.2 Cut-off-Werte CEA

Nichtraucher	5 µg/l
Raucher	10 µg/l

Cut-off-Werte sind methodenabhängig

Bewertung erhöhter Werte
* **Benigne Erkrankungen:** Hepatitis, alkoholinduzierte Leberzirrhose, Pankreatitis, Enteritis Crohn, Colitis ulcerosa, Divertikulitis, Pneumonie, Lungenemphysem.
* **Maligne Erkrankungen:**
  - **Kolorektales Karzinom:** Häufigkeit erhöhter Werte bei Dukes A 0–20 %, Dukes B 40–60 %, Dukes C 60–80 % und Dukes D 80–85 %. Bestimmung insbes. zur Verlaufskontrolle geeignet. Anstieg deutet auf Rezidiv oder Lebermetastasierung hin.
  - **Herdbefunde der Leber:** Beim primären Leberzellkarzinom i.d.R. AFP erhöht (▶ 4.2.2). Erhöhte CEA-Werte sprechen für Metastasen.
  - **Andere maligne Erkrankungen:** Ösophagus-, Magen-, Pankreas-, Gallenwegs-, Mamma-, Ovarial-, Zervix-, medulläres Schilddrüsen-, „nicht kleinzelliges" Bronchialkarzinom. Erhöhung meist erst bei fortgeschrittenen Tumorstadien.

4.2.2 AFP (α-Fetoprotein) $$$

AFP wird hauptsächlich im Gastrointestinaltrakt, in der Leber und im Dottersack des Fetus synthetisiert. Im Gewebe des gesunden Erwachsenen ist AFP nur in Spuren nachweisbar. Bei Schwangeren ist AFP aufgrund des diaplazentaren Übergangs von fetalem AFP in das mütterliche Blut erhöht. Seine größte klinische Bedeutung hat AFP beim primären Leberzellkarzinom und zusammen mit HCG (▶ 4.3.1) bei Keimzelltumoren.

Indikationen
* Primäres Leberzellkarzinom.
* Kontrolle von Pat. mit Leberzirrhose, chronischer Hepatitis.
* Keimzelltumoren (Hoden, Ovar, extragonadal).

Untersuchungsmaterial
Serum.

Bestimmungsmethode
Immunoassay.

Tab. 4.3 Cut-off-Werte AFP	
Erwachsene	9 kU/l
Schwangere	30–420 kU/l (Maximum 32.–36. SSW)
Umrechnung kU/l × 1,2 = µg/l	

Bewertung erhöhter Werte
- **Benigne Erkrankungen:** Leberzirrhose, akute und chronische Hepatitis, Hämochromatose. Leberkranke Pat. mit erhöhtem AFP haben ein höheres Risiko der Ausbildung eines Leberzellkarzinoms.
- **Maligne Erkrankungen:**
  - **Primäres Leberzellkarzinom:** Keine Korrelation zwischen AFP-Konzentration und Tumorgröße, -wachstum und -stadium. Bei 5–10 % ist AFP normal. Kontrolle bei Pat. mit Leberzirrhose.
  - **Keimzelltumoren:** Hoden, Ovar, extragonadal. Bei reinen Seminomen, Chorionkarzinomen und reifen Teratomen ist AFP normal, bei Dottersacktumoren ist AFP immer erhöht. Wichtigster Parameter bei Keimzelltumoren ist HCG.
  - **Andere maligne Erkrankungen:** Selten erhöht bei Magen-, Kolon-, Rektum-, Gallenwegs-, Pankreaskarzinom, meist im Zusammenhang mit Lebermetastasierung.

4.2.3 CA 19–9 (Carbohydrate-Antigen 19–9) $$$

CA 19–9 ist Bestandteil vieler Schleimhautzellen und von deren Sekretionsprodukten und kommt in Spuren in mehreren Geweben, wie Pankreas, Leber, Gallenblase, Magen, Kolon und Lunge vor. Es ist ein Hapten des Lewis-a-Blutgruppenantigens. Klinische Bedeutung vor allem als Marker für das Pankreaskarzinom und Gallenwegskarzinom.

Indikationen
Pankreaskarzinom, Gallenwegskarzinom, Magenkarzinom, Leberzellkarzinom.

Untersuchungsmaterial
Serum, Plasma.

Bestimmungsmethode
Immunoassay.

Tab. 4.4 Cut-off-Wert CA 19–9	
Erwachsene	37 kU/l

Während der Menstruation und in der Schwangerschaft leicht erhöhte Werte.
Cut-off-Werte sind stark methodenabhängig.

Bewertung erhöhter Werte

- **Benigne Erkrankungen:** Pankreatitis, Cholezystitis, Cholelithiasis, Choledo-cholithiasis, Cholangitis, chronisch-aktive Hepatitis, Leberzirrhose, insbes. bei massiver Leberzellnekrose, Mukoviszidose.
- **Maligne Erkrankungen:**
  - **Pankreaskarzinom:** Hohe diagnostische Sensitivität (70–95 %) und Spezifität (72–90 %). Korrelation zwischen Höhe und Tumorstadium. Geeigneter Verlaufsparameter. Bei Lewis-a/b-negativen Personen wird CA 19–9 nicht exprimiert.
  - **Andere maligne Erkrankungen:** Gallenwegskarzinom, Magenkarzinom (kombinierte Anwendung mit CEA (▶ 4.2.1) sinnvoll), kolorektales Karzinom, Lebermetastasen. Sensitivität und Spezifität geringer als beim Pankreaskarzinom.

4.2.4 CA 72–4 (Cancer-Antigen 72–4) $$$

CA 72–4 findet sich im fetalen Gewebe von Ösophagus, Magen und Kolon. Im Blut und Gewebe des gesunden Erwachsenen kommt es nur in Spuren vor. Als Tumormarker für das Magenkarzinom und als Zweitmarker für das Ovarialkarzinom besitzt CA 72–4 klinische Bedeutung.

Indikationen
Magenkarzinom, Ovarialkarzinom.

Untersuchungsmaterial
Serum, Plasma.

Bestimmungsmethode
Immunoassay.

Tab. 4.5 Cut-off-Wert CA 72–4	
Erwachsene	6 kU/l

Cut-off-Werte sind methodenabhängig.

Bewertung erhöhter Werte

- **Benigne Erkrankungen:** Leberzirrhose, Pankreatitis, Pneumonie, Bronchialerkrankungen, rheumatische Erkrankungen, gastrointestinale Erkrankungen und vor allem Ovarialzysten.
- **Maligne Erkrankungen:**
  - **Magenkarzinom:** Diagnostische Sensitivität stark vom Stadium abhängig, meist deutlich unter 80 % (bei einer Spezifität von 95 %). Als Zweitmarker sind CA 19–9 (▶ 4.2.3) und CEA (▶ 4.2.1) geeignet.

- **Ovarialkarzinom:** Sensitivität ähnlich wie beim Magenkarzinom. CA 125 (▶ 4.2.8) als Marker besser geeignet.
- **Andere maligne Erkrankungen:** Gallenwegs-, Ösophagus-, Pankreas-, Kolon-, Mamma-, Endometriumkarzinom.

4.2.5 CA 15–3 (Cancer-Antigen 15–3) $$$

CA 15–3 wird in Schleimhautzellen gebildet und findet sich in den Exkretionsprodukten. Im Serum Gesunder tritt es nur in Spuren auf. Neben CA 549 (▶ 4.2.6) und MCA (▶ 4.2.7) ist CA 15–3 klinisch von Bedeutung beim Mammakarzinom. Zweitmarker beim Ovarialkarzinom.

Indikationen
Mammakarzinom. Weder CA 15–3 noch die übrigen beim Mammakarzinom eingesetzten humoralen Tumormarker haben eine befriedigende diagnostische Sensitivität. Geeignet für Therapie- und Verlaufskontrolle.

Untersuchungsmaterial
Serum, Plasma.

Bestimmungsmethode
Immunoassay.

Tab. 4.6 Cut-off-Wert CA 15–3	
Erwachsene	33 kU/l
Cut-off-Werte sind methodenabhängig.	

Bewertung erhöhter Werte
- **Benigne Erkrankungen:** Hepatitis, Leberzirrhose, Niereninsuffizienz, Bronchialerkrankungen, Fibroadenom, Mastopathie.
- **Maligne Erkrankungen:**
  - **Mammakarzinom:** Bei präoperativen Pat. beträgt die diagnostische Sensitivität nur etwa 18 %, bei einer Spezifität von 95 %. Korrelation mit Tumormasse, Stadium und Metastasenlokalisation. Sensitivität bei Stadium I: 4–16 %, Stadium II: 13–54 %, Stadium III: 65 %, Stadium IV: 54–91 %. Parameter ungeeignet für Erstdiagnose, geeignet für Therapiekontrolle und Rezidiverkennung. Günstig ist die Kombination von CA 15–3 und CEA (▶ 4.2.1).
  - **Andere maligne Erkrankungen:** Ovarial-, Bronchial-, Pankreas-, Leber-, Magenkarzinom.

4.2.6 CA 549 (Cancer-Antigen 549) $$$

CA 549 kommt im normalen Mammagewebe sowie in Kolon, Niere, Blase, Leber, Gallengang, Lunge, Pankreas, Ovar, Endometrium, Prostata und Speicheldrüsen vor. Klinisch von Bedeutung als Marker für das Mammakarzinom, alternativ zu CA 15–3 (▶ 4.2.5). Sehr niedrige Sensitivität (etwa 11 %) beim nicht metastasierenden Karzinom.

Indikationen
Mammakarzinom, Therapie- und Verlaufskontrolle.

Untersuchungsmaterial
Serum, Plasma.

Bestimmungsmethode
Immunoassay.

Tab. 4.7 Cut-off-Wert CA 549	
Erwachsene	12 kU/l
Cut-off-Werte sind methodenabhängig.	

Bewertung erhöhter Werte
- **Benigne Erkrankungen:** Lebererkrankungen, Lungen-, Prostata-, Ovarialerkrankungen.
- **Maligne Erkrankungen:**
  - **Mammakarzinom:** Diagnostische Sensitivitäten ähnlich wie bei CA 15–3 (▶ 4.2.5). Kombinierbar mit CEA (▶ 4.2.1).
  - **Andere maligne Erkrankungen:** Ovarial-, Endometrium-, Bronchial-, Prostatakarzinom.

4.2.7 MCA (Mucin-like-cancer-associated-antigen) $$$

MCA lässt sich in unterschiedlicher Konzentration in einer Reihe von Epithelien nachweisen, z. B. Mamma, Niere, Gallenwege, Pankreasgang, Magen, Uterus, Prostata, Bronchien, Speicheldrüsen, Schilddrüse. Klinische Bedeutung als Marker für das Mammakarzinom, alternativ zu CA 15–3 (▶ 4.2.5).

Indikationen
Mammakarzinom, Therapie- und Verlaufskontrolle.

Tab. 4.8 Cut-off-Wert MCA	
Erwachsene	15 kU/l
Cut-off-Werte sind methodenabhängig.	

Untersuchungsmaterial
Serum.

Bestimmungsmethode
Immunoassay.

Bewertung erhöhter Werte
- **Benigne Erkrankungen:** Akute Hepatitis, Leberzirrhose, Brusterkrankungen (Dysplasie, Fibroadenom).

- **Maligne Erkrankungen:**
  - **Mammakarzinom:** Im Vergleich zu CA 15–3 (▶ 4.2.5) bei gleicher Spezifität etwas höhere Sensitivität.
  - **Andere maligne Erkrankungen:** Ovarial-, Zervix-, Endometrium-, Kolon-, Rektum-, Pankreas-, Nieren-, Prostatakarzinom.

4.2.8 CA 125 (Cancer-Antigen 125) $$$

CA 125 kommt postnatal hauptsächlich auf epithelialen Zellen von Ovar, Tube und Endometrium vor, wird aber in geringen Mengen von anderen Epithelien (z. B. Bronchien, Kolon) gebildet. Klinisch von entscheidender Bedeutung bei Diagnostik, Therapie- und Verlaufskontrolle des Ovarialkarzinoms. Hohe Sensitivität beim primären Ovarialkarzinom. Sinnvoll beim Screening als Test vor der vaginalen Sonografie.

Indikationen
Ovarialkarzinom.

Untersuchungsmaterial
Serum, Plasma.

Bestimmungsmethode
Immunoassay.

Tab. 4.9 Cut-off-Wert CA 125	
Erwachsene	35 kU/l
Cut-off-Werte sind methodenabhängig.	

Bewertung erhöhter Werte
- **Benigne Erkrankungen:** Akute Adnexitis, Endometriose, Peritonitis, Pankreatitis, Cholelithiasis, chronisch aktive Hepatitis, Leberzirrhose, Schwangerschaft. Bei chronischen Lebererkrankungen sind CA-125-Erhöhungen sehr häufig.
  Durch die Kombination von CA 125 mit CASA (Cancer Associated Serum Protein) kann die Spezifität erhöht werden, aber die Sensitivität der Kombination ist unbefriedigend.
- **Maligne Erkrankungen:**
  - **Ovarialkarzinom:** Hohe Sensitivität (Stadium I–II 44–60 %, Stadium II etwa 70 %, Stadium III–IV 78–100 %). Höchste Sensitivität beim epithelialen, serösen und entdifferenzierten Typ, etwas niedriger beim endometrioiden und muzinösen Typ. Gute Korrelation zur Tumormasse. Außer für Therapie- und Verlaufskontrolle auch für Diagnostik geeignet.
  - **Andere maligne Erkrankungen:** Endometrium-, Pankreas-, Leberzell-, Gallenwegs-, Magen-, Bronchialkarzinom.

4.2.9 SCC (Squamous-cell-carcinoma-antigen) $$$

SCC umfasst eine Reihe verschiedener Isoantigene, die von Plattenepithelzellen gebildet werden und im Zytosol lokalisiert sind. Klinische Bedeutung hat SCC insbes. beim Plattenepithelkarzinom der Zervix und der Lunge und bei Kopf-Nacken-Karzinomen.

Indikationen
Plattenepithelkarzinome der Zervix, und anderer Lokalisationen, Kopf-Nacken-

Tab. 4.10 Cut-off-Wert SCC	
Erwachsene	3 µg/l
Cut-off-Werte sind methodenabhängig.	

Karzinom.

Untersuchungsmaterial
Serum, Plasma.

Bestimmungsmethode
Immunoassay.

Bewertung erhöhter Werte
- **Benigne Erkrankungen:** Psoriasis, Ekzem, Niereninsuffizienz, Leberzirrhose, Pankreatitis, chronische Bronchitis, Tuberkulose.
- **Maligne Erkrankungen:**
  - **Zervixkarzinom:** Beim Plattenepithelkarzinom hohe Sensitivität von 70–80 %.
  - **Plattenepithelkarzinome:** Lunge und Analkanal Sensitivität um 70 %, Ösophagus < 50 %.
  - **Kopf-Nacken-Karzinom:** Sensitivität 30–80 %.

4.2.10 NSE (Neuronenspezifische Enolase) $$$

Die Enolase ist ein Enzym der Glykolyse. Sie besteht aus 2 von 3 möglichen Untereinheiten (α, β, γ). Als γ-Enolase enthält die NSE mindestens eine γ-Untereinheit und tritt als γ-γ-Enolase und α-γ-Enolase in zentralen und peripheren Neuronen und in den Zellen des APUD-Systems auf. Klinisch von Bedeutung ist die NSE vor allem beim kleinzelligen Bronchialkarzinom, beim Neuroblastom und beim Seminom.

Indikationen
- Kleinzelliges Bronchialkarzinom.
- Neuroblastom, Seminom.

Untersuchungsmaterial
Serum.

Bestimmungsmethode
Immunoassay.

Tab. 4.11 Cut-off-Werte NSE

Erwachsene	12,5 µg/l
Kinder < 1 Lj.	25 µg/l

Cut-off-Werte sind methodenabhängig.

Bewertung erhöhter Werte
- **Benigne Erkrankungen:** Bronchopneumonie, Lungenfibrose, Lebererkrankungen, zerebrale Erkrankungen, Schwangere mit fetalen Neuralrohrdefekten.
- **Maligne Erkrankungen:**
  - **Kleinzelliges Bronchialkarzinom:** Sensitivität häufig > 80 %. Aussagekräftigster Tumormarker für das kleinzellige Bronchialkarzinom. Differenzialdiagnose zum nicht kleinzelligen (hierfür vor allem CYFRA 21–1 geeignet, ▶ 4.2.11).
  - **Neuroblastom, Seminom:** Sensitivität bei 60 %.
  - **Andere maligne Erkrankungen:** Nicht kleinzelliges und großzelliges Bronchialkarzinom, APUDom, Schilddrüsenkarzinom, Nierenkarzinom, Mammakarzinom.

Störungen und Besonderheiten
Falsch hohe Werte: Hämolyse → Freisetzung größerer NSE-Mengen aus Erythrozyten.

4.2.11 CYFRA 21–1 (Cytokeratin-19-Fragment) $$$

Cytokeratine sind Proteine der Intermediärfilamentfamilie und stellen Hauptkomponenten des Zytoskeletts dar. Von den 20 bekannten Cytokeratinen kommt vor allem das Cytokeratin 19 in den Epithelzellen der Bronchien vor. Im Blut tauchen Cytokeratinfragmente auf. Cytokeratin-19-Fragment (CYFRA 21–1) ist klinisch von wesentlicher Bedeutung bei der Differenzialdiagnose, der Therapie- und Verlaufskontrolle und der Prognoseeinschätzung des Bronchialkarzinoms, von gewisser Bedeutung bei der Verlaufskontrolle des Harnblasenkarzinoms.

Indikationen
Nicht kleinzelliges Bronchialkarzinom, Plattenepithelkarzinom und Adenokarzinom der Lunge, Harnblasenkarzinom.

Untersuchungsmaterial
Serum.

Bestimmungsmethode
Immunoassay.

Tab. 4.12 Cut-off-Wert CYFRA 21–1	
Erwachsene	3,3 µg/l
Cut-off-Werte sind methodenabhängig.	

Bewertung erhöhter Werte
- **Benigne Erkrankungen:** Sehr selten bei benignen Lungenerkrankungen, gynäkologischen Erkrankungen und Erkrankungen des Gastrointestinaltrakts.
- **Maligne Erkrankungen:**
  - **Nicht kleinzelliges Bronchialkarzinom:** Sensitivität etwa 60 %. Aussagekräftigster Tumormarker für das nicht kleinzellige Bronchialkarzinom. DD zum kleinzelligen (hierfür vor allem NSE geeignet, ▶ 4.2.10).
  - **Plattenepithelkarzinom und Adenokarzinom der Lunge:** Ähnliche Sensitivitäten wie beim nicht kleinzelligen Karzinom.
  - **Harnblasenkarzinom:** Schlechte Sensitivität, beim muskelinvasiven besser als beim oberflächlichen.
  - **Andere maligne Erkrankungen:** Kleinzelliges Bronchialkarzinom (NSE, ▶ 4.2.10, weist höhere Sensitivität auf), Mamma-, Ovarial-, Pankreas-, Magenkarzinom. Beim Mammakarzinom keine bessere Sensitivität als CA 15–3 und CEA.

4.2.12 PSA (Prostataspezifisches Antigen) $$

PSA ist ein sekretorisches Glykoprotein, welches aus den Epithelzellen der Prostata stammt. PSA ist eine Serinproteinase und liegt im Serum teils in freier Form (fPSA), zum Teil gebunden (cPSA) an den Serinproteinaseinhibitor α_1-Antichymotrypsin, in geringerem Maße auch an α_2-Makroglobulin, Protein-C-Inhibitor und α_1-Protease-Inhibitor, vor. Geringe Konzentrationen von PSA finden sich außer in der Prostata auch in anderen gesunden Geweben und zahlreichen Karzinomgeweben beiderlei Geschlechts. PSA hat große klinische Bedeutung beim Screening von asymptomatischen Männern auf Prostatakarzinom (zusammen mit digitaler rektaler Untersuchung), beim Staging und bei Therapie- und Verlaufskontrolle des Prostatakarzinoms.
Neuere Studien begründen die Hoffnung, dass in Zukunft weitere Marker wie das Antigen EPCA-2 (early prostate cancer antigen-2) oder der molekulargenetische Nachweis von PCA3-mRNA (prostate cancer gene 3) die Diagnostik des Prostata-Ca verbessern können.

Indikationen
Prostatakarzinom (Staging, Therapie- und Verlaufskontrolle). Vorsorgeuntersuchung > 45 J.

Untersuchungsmaterial
Serum, Plasma.

Bestimmungsmethode
Immunoassays für freie PSA (fPSA), komplexiertes PSA (cPSA) und Gesamt-PSA (tPSA).

Tab. 4.13 Cut-off-Werte PSA (WHO 96/670)

tPSA (µg/l)	cPSA (µg/l)	Quotient fPSA/tPSA	Risiko für PCa
< 1,8	< 1,5		Gering
1,8–4,0	1,5–3,3	> 0,25	Gering
1,8–4,0	1,5–3,3	< 0,25	Erhöht
> 4,0	> 3,3		Erhöht

Diese Entscheidungsgrenzen gelten für Tests, die gegen den WHO-Standard 96/670 standardisiert sind.

Bewertung

PSA ist weitgehend organspezifisch. Derzeit bester Tumormarker für das Prostatakarzinom.

Gesamt-PSA (tPSA) besteht aus den Fraktionen komplexiertes PSA (cPSA) und freies PSA (fPSA). Bei der **benignen Prostata-Hypertrophie** (BPH) liegt das fPSA in höheren Anteilen vor, während beim **Prostata-Ca (PCa)** die komplexierte Fraktion cPSA erhöht ist, sodass cPSA unmittelbarer mit der Malignität korreliert als tPSA. Differenzierung zwischen Prostata-Ca und benigner Prostata-Hypertrophie ist nach wie vor schwierig, insb. bei einer Kombination von BPH und PCa. Durch verschiedene Strategien wird versucht, die Diskriminierung zu verbessern. Dazu gehört der Quotient fPSA/tPSA, wobei fPSA entweder direkt gemessen oder als Differenz tPSA – cPSA berechnet werden kann; Voraussetzung ist ein Test, mit dem fPSA u. cPSA äquimolar (gleichgewichtig) gemessen wird. Auch die individuelle Anstiegsgeschwindigkeit von tPSA oder cPSA wird als Kriterium herangezogen. Durch den Einsatz von cPSA anstelle von tPSA als Erst- oder Suchtest kann die Sensitivität und Spezifität verbessert werden.

Differenzierte Beurteilung der PSA-Fraktionen

- Bei erhöhtem tPSA (bzw. cPSA) begründet ein Quotient fPSA/tPSA < 0,25 den Verdacht auf ein Prostata-Ca (je höher cPSA, umso kleiner ist der Quotient fPSA/tPSA u. umso härter ist der Verdacht auf Prostata-Ca).
- Bei erhöhtem tPSA (bzw. cPSA) spricht ein Quotient fPSA/tPSA > 0,25 eher für benigne Prostata-Hypertrophie, da bei BPH überwiegend die freie Fraktion fPSA vorliegt.

Erhöhte Werte

Prostata-Ca, benigne Prostata-Hyperplasie, Prostatitis, Prostata-Infarkt.

Störungen und Besonderheiten

Falsch hohe Werte durch Palpation der Prostata → Blutentnahme für PSA vor körperlicher Untersuchung.

4.3 Hormone und Proteine

4.3.1 HCG (Humanes Choriongonadotropin) $$

HCG ist ein Glykoproteinhormon. Es besteht aus einer α-Kette und einer β-Kette als Untereinheiten. Physiologischerweise wird HCG bei der Frau von den Synzytiotrophoblastenzellen der Plazenta synthetisiert. Die biologische Bedeutung des HCG liegt in der Erhaltung der Funktion des Corpus luteum, das die Progesteron- und Östrogensynthese weiter gewährleistet und das Eintreten der Menstruationsblutung verhindert.

Keimzelltumoren testikulärer, plazentarer oder extragonadaler Genese produzieren HCG, gelegentlich auch freie β-Ketten (β-HCG). Für die HCG-Bestimmung existieren daher 3 Varianten: Messung des intakten HCG, Messung von β-HCG und Messung beider Parameter. Die klinische Bedeutung von HCG liegt zum einen in der Frühdiagnose und Verlaufsbeurteilung einer Schwangerschaft, zum anderen in der Diagnostik, Therapie- und Verlaufskontrolle von Keimzelltumoren bei Frau und Mann.

Indikationen

- Schwangerschaftsnachweis, Überwachung der Schwangerschaft (Frühabort, Extrauteringravidität, Blasenmole).
- Keimzelltumoren (testikuläres und plazentares Chorionkarzinom, Blasenmole, Hodentumor).
- Kontrolle bei Pat. mit erhöhtem Risiko eines Hodentumors.

Untersuchungsmaterial
Serum, Plasma, bei Schwangerschaftsnachweis auch Urin.

Bestimmungsmethode
Immunoassay.

Tab. 4.14 Cut-off-Werte HCG	
Männer	5 U/l
Frauen (prämenopausal, nicht schwanger)	5 U/l
Frauen (postmenopausal)	10 U/l

Bewertung erhöhter Werte

! Außerhalb der Schwangerschaft ist eine HCG-Erhöhung im Serum und Urin tumorspezifisch (keine HCG-Anstiege bei benignen Erkrankungen).

- **Schwangerschaft:** Schwangerschaftsnachweis, Frühabort: Zu geringer oder zu langsamer Anstieg, Extrauteringravidität: Zu langsamer Anstieg, Blasenmole: Extrem hohe HCG-Werte.
- **Maligne Erkrankungen:**
  - **Plazentare oder ovarielle Keimzelltumoren:** Chorionkarzinom, Blasenmole, Sensitivität etwa 100 %.

4

- **Keimzelltumoren des Hodens:** Chorionkarzinom, Sensitivität etwa 100 %; nicht seminomatöse Tumoren, Sensitivität 50–80 %; Seminome, Sensitivität etwa 15 %. Zusätzliche Bestimmung von AFP (▶ 4.2.2) oder NSE (▶ 4.2.10).
- **Extragonadale Keimzelltumoren:** Bewertung wie bei gonadalen Tumoren.
- **Andere maligne Erkrankungen:** Kolon-, Bronchial-, Ovarial-, Mammakarzinom.

4.3.2 HCT (Humanes Calcitonin) $$

HCT wird in den parafollikulären Zellen (C-Zellen) der Schilddrüse gebildet und ist der Antagonist des Parathormons. Als kurzzeitige Stimuli wirken hohes Kalzium, aber auch gastrointestinale Hormone, wie Gastrin. HCT hemmt die Aktivität der Osteoklasten und bewirkt eine Senkung der Kalziumkonzentration im Plasma.
Die wesentliche klinische Bedeutung der HCT-Bestimmung liegt in der Rolle des HCT als Tumormarker für das medulläre Schilddrüsenkarzinom (C-Zell-Karzinom).

Indikationen
- Medulläres Schilddrüsenkarzinom (C-Zell-Karzinom).
- Abklärung einer Strumanodosa.
- Familienscreening bei Pat. mit medullärem Schilddrüsenkarzinom.
- Pat. mit multipler endokriner Neoplasie Typ II (MEN II) und Familienscreening bei Pat. mit MEN II. Beim Familienscreening steht die molekularbiologische Diagnostik von Mutationen im RET-Protoonkogen im Vordergrund.
- Pat. mit Phäochromozytom, das möglicherweise im Zusammenhang mit MEN II steht (kann zeitlich dem medullären Schilddrüsenkarzinom vorausgehen).
- Siehe auch ▶ 16.7.2

Untersuchungsmaterial
Serum, Plasma.

Bestimmungsmethode
Immunoassay.

Tab. 4.15 Cut-off-Werte HCT	
Männer	11,5 ng/l
Frauen	4,6 ng/l

Cut-off-Werte sind methodenabhängig. Umrechnung ng/l × 0,28 = pmol/l.

Bewertung erhöhter Werte
- **Benigne Erkrankungen:** Nierenversagen, Hashimoto-Thyreoiditis, Hypergastrinämie, Schwangerschaft (auch Ovulationshemmer).
- **Maligne Erkrankungen:**
  - **Medulläres Schilddrüsenkarzinom** (C-Zell-Karzinom): HCT ist ein spezifischer und sensitiver Tumormarker. Werte bei Diagnosestellung meist > 200 ng/l.
  - **Andere maligne Erkrankungen:** Kleinzelliges Bronchialkarzinom, Phäochromozytom, Karzinoid, Pankreaskarzinom.

Störungen und Besonderheiten
- **Falsch hohe Werte:** Niereninsuffizienz (Akkumulation), Therapie mit Lachs-calcitonin (Karil®) oder humanem Calcitonin.
- **Falsch niedrige Werte:** Antikörper unter Therapie mit Lachscalcitonin.

Merke
- Normale Werte von HCT schließen ein frühes Stadium eines medullä-ren Schilddrüsenkarzinoms nicht aus. Bei Verdacht Pentagastrin-Test durchführen (▶ 4.3.3).
- Dies gilt auch für normale HCT-Werte nach operativer Entfernung ei-nes Schilddrüsenkarzinoms. Erst bei ausbleibender Stimulation durch Pentagastrin gilt der Pat. als geheilt.
- Bei Indexfällen molekularbiologische Diagnostik zur Identifizierung ei-ner Mutation im RET-Protoonkogen.
- Familienscreening bei V.a. familiäres C-Zell-Karzinom, MEN II.
- Präoperativ immer zunächst Phäochromozytom ausschließen (▶ 21.1).

4.3.3 Pentagastrin-Test $$$

4

Testprinzip
Pentagastrin stimuliert die HCT-Sekretion. Bei Pat. mit medullärem Schilddrü-senkarzinom und bei C-Zell-Hyperplasie steigt HCT stärker an als bei Normal-personen.

Indikationen
- Postoperative Verlaufskontrolle bei Z.n. Thyreoidektomie wegen eines me-dullären Schilddrüsenkarzinoms und bei normalen basalen HCT-Spiegeln (unmittelbar postoperativ, dann jährliche Kontrolle).
- Familienscreening: Wiederholte Durchführung bei Verwandten von Pat. mit medullärem Schilddrüsenkarzinom oder MEN II zur Frühdiagnose eines C-Zell-Karzinoms (große Bedeutung der molekularbiologischen Diagnostik zur Identifizierung einer Mutation im RET-Protoonkogen).

Testdurchführung
! Pentagastrin ist in Deutschland nicht als Arzneimittel zugelassen u. kann da-her nur über eine internationale Apotheke bezogen werden.
- Über Verweilkanüle Blutentnahme zur Bestimmung von HCT vor Stimula-tion.
- 0,5 µg/kg KG Pentagastrin i.v.
- Weitere Blutabnahmen zur HCT-Bestimmung nach 2 und 5 Min.

Tab. 4.16 Physiologische Stimulation – Pentagastrin-Test

HCT	Anstieg < 3-faches der oberen Basalwertgrenze*

* Obere Basalwertgrenze abhängig von der Bestimmungsmethode.

Bewertung

Medulläres Schilddrüsenkarzinom: Überschießender Anstieg auf ein Mehrfaches des Ausgangswertes. Als sicher pathologisch gilt:

- Männer: Normaler Basalwert, Anstieg > 10-fach.
- Frauen: Normaler Basalwert, Anstieg > 5-fach.

Z.n. Thyreoidektomie bei medullärem Schilddrüsenkarzinom: Werte im Bereich der Nachweisgrenze, maximal obere Basalwertgrenze.

> **Merke**
> - Zur Lokalisationsdiagnostik von Tumorgewebe/Metastasen wird neben bildgebenden Verfahren auch die Etagenkatheterisierung zur selektiven Blutentnahme für die HCT-Bestimmung durchgeführt.
> - Stimulation mit Protonenpumpenhemmern (z. B. Omeprazol, Pantozol) statt Pentagastrin zur Vermeidung unangenehmer NW für den Pat. ist weniger aussagekräftig.

4.3.4 Thyreoglobulin (TG) $$

TG wird im endoplasmatischen Retikulum der Thyreozyten gebildet und im Follikellumen als Kolloid gelagert. Es stellt die Speicherform der Schilddrüsenhormone dar. Für die Hormonsekretion wird TG wieder von den Thyreozyten aufgenommen und in den Lysosomen hydrolysiert. In geringen Mengen ist TG unter physiologischen Bedingungen in der Zirkulation nachweisbar (▶ 16.4). Von klinischer Bedeutung ist es bei der Verlaufskontrolle des follikulären und papillären Schilddrüsenkarzinoms.

Indikationen

Schilddrüsenkarzinom (follikulär, papillär).
(Vgl. ▶ 16.7.1).

Untersuchungsmaterial

Serum, Plasma.

Bestimmungsmethode

Immunoassay.

Tab. 4.17 Cut-off-Wert TG	
Erwachsene	35 µg/l
Nach totaler Thyreoidektomie nicht messbar.	

Bewertung erhöhter Werte

- **Benigne Erkrankungen:** Euthyreote Struma, Struma nodosa, Basedow-Krankheit, autonomes Adenom.
- **Follikuläres und papilläres Schilddrüsenkarzinom:** Nur zur Verlaufskontrolle nach totaler Thyreoidektomie geeignet. Bei 10 % der Schilddrüsenkarzinome Auto-AK gegen TG. Bestimmung führt dann zu falsch niedrigen Werten! Zur Beurteilung immer TG-AK und Wiederfindung mitbestimmen.

4.3.5 CgA (Chromogranin A) $$

CgA ist ein saures, sekretorisches Protein, welches in den Sekretgranula neuroendokriner, vor allem chromaffiner Zellen vorkommt. Partiell wird es schon in den Granula gespalten und zusammen mit den Fragmenten freigesetzt. Klinisch hat CgA die Funktion als Marker für neuroendokrine Tumoren und Tumoren mit teilweiser endokriner Differenzierung, insbes. für endokrin aktive Tumoren, die nicht mehr ihr charakteristisches Hormon sondern CgA sezernieren.

Indikationen
Primärdiagnostik und Verlaufskontrolle von:
* Phäochromozytom und Neuroblastom.
* C-Zellkarzinom, endokrin inaktivem Hypophysenadenom, Inselzellkarzinom, Nebennierenrindentumor, Karzinoid.
* Kleinzelligem Bronchialkarzinom.

Untersuchungsmaterial
Serum (nüchtern).

Bestimmungsmethode
Radioimmunoassay, Lumineszenzimmunoassay.

Tab. 4.18 Referenzbereich CgA	
Erwachsene	10–53 µg/l
Der Referenzbereich ist methodenabhängig.	

Bewertung erhöhter Werte
* Phäochromozytom (sehr hohe Sensitivität und Spezifität).
* Neuroblastom, Insulinom, Gastrinom, Karzinoide, medulläres Schilddrüsenkarzinom, kleinzelliges Bronchialkarzinom, Hypophysenadenom.

4.3.6 Protein S-100 $$

Die Gruppe der S-100-Proteine umfasst zahlreiche saure Proteine, die in den unterschiedlichsten Zellen exprimiert werden u. eine Funktion bei der intrazellulären Signalwirkung von Calcium erfüllen. Die Isoform Protein S-100β im Serum hat Bedeutung für Diagnostik und Verlauf des malignen Melanoms erlangt.

Indikationen
* Ausbreitungsdiagnose u. Verlaufskontrolle bei Malignem Melanom.
! Wie alle Tumormarker nicht als Suchtest geeignet.
* Schädel-Hirn-Trauma, zerebrale Ischämie oder Hämorrhagie.

Untersuchungsmaterial
Serum.

Bestimmungsmethoden
Immunoassays.

Referenzbereiche
Methodenabhängig.

Bewertung
Erhöhte Werte (im Serum):
- Malignes Melanom.
- Schädel-Hirn-Trauma.
- Schlaganfall.
- Meningitis.
- Epileptischer Anfall.

Störungen
Zum Einfluss durch Leber- und Nieren-Erkrankungen bestehen widersprüchliche Informationen.

4.3.7 Telomerase $$$

Telomerase ist ein Ribonukleoprotein, welches in embryonalen Zellen, Stammzellen und Keimzellen vorkommt. Das Enzym hat die Aufgabe, die Telomere an den Enden der Chromosomen, die sich im Zuge von wiederholten Zellreplikationen verkürzen, wieder zu restituieren. Die Telomere bestehen aus Hunderten bis Tausenden von Sechs-Nukleotid-Sequenzen der Zusammensetzung 5'-TTAGGG-3'. Die sich verkürzenden Telomere werden durch die Telomerase wieder verlängert.

Während nicht maligne somatische Zellen keine Telomerase besitzen, ist dieses Enzym in malignen Tumorzellen wieder exprimiert. Die Telomerase-Aktivität lässt sich in Tumorgewebe bestimmen, aber auch in Körperflüssigkeiten, die in Kontakt mit Tumorgewebe stehen und Tumorzellen enthalten. Klinisch von Bedeutung ist die Telomerase als sensitiver Tumormarker, der sich in Aszites, Urin, Harnblasenspülflüssigkeit und anderen Körperflüssigkeiten bestimmen lässt.

Indikationen
Primärdiagnostik, Verlaufs- und Therapiekontrolle bei Harnblasenkarzinom, hepatozellulärem Karzinom, Peritonealkarzinose, Ovarialkarzinom, Bronchialkarzinom, Zervixkarzinom.

Untersuchungsmaterial
Aszites, Urin, Harnblasenspülflüssigkeit, Sputum, Bronchiallavageflüssigkeit, Gewebeproben.

Bestimmungsmethode
Telomerase-Aktivitätsmessung mittels TRAP-Assay (Telomere Repeat Amplification Protocol). Bei dieser Methode handelt es sich um einen Zweistufen-, PCR-basierten Assay, bei dem in der ersten Stufe die Telomerase 5'-TTAGGG-3'-Oligonukleotide (Repeats) an die Enden eines synthetischen Primers addiert, der eine telomerartige Sequenz aufweist. In der zweiten Stufe werden die verlängerten Oligonukleotidprodukte amplifiziert unter Verwendung eines reversen Primers, der komplementär zu den Repeat-Sequenzen ist.

Tab. 4.19 Referenzbereich für Telomerase	
Aszites, Urin, Harnblasenspülflüssigkeit, Sputum, Bronchiallavageflüssigkeit, Serum, Gewebe von Gesunden	Keine Aktivität

Bewertung
Telomerase im Urin und in Harnblasenspülflüssigkeit ist ein Leittumormarker beim Harnblasenkarzinom.

Nachweisbare Aktivität
Harnblasenkarzinom, Ovarialkarzinom, Peritonealkarzinose, primäres Leberzellkarzinom (Aszites), Bronchialkarzinom (Sputum, Bronchiallavageflüssigkeit), Prostatakarzinom (Urin).

Diagnostische Sensitivität
Beim Harnblasenkarzinom Sensitivität etwa 89 % bei einer Spezifität von 100 %. Sehr gute Sensitivitäten werden auch bei den anderen Karzinomen erzielt (die Sensitivität alleiniger zytologischer Untersuchungen wird übertroffen).

Störungen und Besonderheiten
- Die gegenwärtigen TRAP-Assays sind sehr sensitiv, aber sehr zeitaufwändig und erfordern geschultes Personal.
- Die Untersuchungen müssen in frischem Untersuchungsmaterial durchgeführt werden (HWZ 5–11 h).
- Falsch positive Werte werden bei Verunreinigung des Untersuchungsmaterials mit Lymphozyten beobachtet.

 Die Telomeraseaktivität sollte in Kombination mit zytologischen Untersuchungen bewertet werden.

4.4 Rezeptoren

4.4.1 Steroidhormonrezeptoren $$

Steroidhormonrezeptoren sind zelluläre Tumormarker. Es handelt sich um Steroidhormon-bindende Proteine, die in Zellen der Erfolgsorgane lokalisiert sind. Klinisch bedeutsam sind Östrogenrezeptoren und Progesteronrezeptoren in Tumorgewebe der Mamma. Die Bestimmung des Steroidhormonrezeptorstatus hat Bedeutung für die Prognoseeinschätzung und die Therapieplanung (Steroidempfindlichkeit des Tumors).

Indikationen
Mammakarzinom (Prognoseeinschätzung, Planung der adjuvanten Therapie).

Untersuchungsmaterial
Gewebe aus Operationspräparaten. Versand tiefgefroren in Trockeneis oder flüssigem Stickstoff.

Bestimmungsmethode

Immunhisto- oder immunzytochemische Verfahren. Immunoassay mit Zytosol-
fraktion aus Tumorgewebe (etwa 250 mg Gewebsmaterial).

Tab. 4.20 Steroidhormonrezeptorstatus

	Positiv	Negativ
Östrogenrezeptor	> 10 fmol/mg Protein	< 10 fmol/mg Protein
Progesteronrezeptor	> 10 fmol/mg Protein	< 10 fmol/mg Protein
Protein = zytosolisches Gesamtprotein		

Bewertung bei positivem Rezeptorstatus

Mammakarzinom: Gute Korrelation zwischen Ansprechen auf Hormontherapie
und Steroidhormonrezeptorstatus. In Mammakarzinomen sind die Steroidhormonrezeptoren heterogen verteilt. Remissionsrate, Remissionsdauer und Über-
lebenszeit korrelieren mit dem Steroidhormonrezeptorstatus. Bei positivem Progesteronrezeptorstatus und gleichzeitig positivem Östrogenrezeptorstatus ist die
Prognose am günstigsten bei gutem Ansprechen auf die Hormontherapie. Ein
positiver Progesteronrezeptor allein bedeutet bessere Ansprechrate als positiver
Östrogenrezeptor allein.

4.4.2 HER-2/neu (Humaner EGF-Rezeptor) $$$

HER-2/neu gehört zur EGF-Rezeptor-Familie und ist ein Transmembranglyko-
protein mit Thyrosinkinaseaktivität. HER-2/neu ist in vielen Zellsystemen exprimiert (Mammakarzinomzellen, aber auch in vielen anderen Geweben wie Lunge,
Ovar, Endometrium, Gastrointestinaltrakt, Leber, Pankreas, Niere und Zentralnervensystem) und ist vielfältig bei der Signaltransduktion beteiligt.
In etwa 30 % der Mammakarzinome kommt es zu einer Überexpression von HER-
2/neu. Seine Messung ist von klinischer Bedeutung. Zum einen ist eine HER-2/
neu-Überexpression mit einem aggressiveren und rascher metastasierenden Tumor und damit einer schlechteren Prognose verknüpft, zum anderen sprechen
Karzinome mit HER-2/neu-Überexpression gut an auf eine Immuntherapie mit
Trastuzumab (Herceptin®), einem rekombinanten, monoklonalen Antikörper, der
gegen die extrazelluläre Komponente des HER-2/neu-Proteins gerichtet ist.

Indikationen

Prognoseabschätzung und Therapieentscheidung beim metastasierenden
Mammakarzinom.

Untersuchungsmaterial

Gewebeproben, Serum.

Bestimmungsmethode

Gewebe: Immunhistochemische Färbung (IHC) zur Erfassung des HER-2/neu-
Proteins. Fluoreszenz-in-situ-Hybridisierung (FISH) zur Erfassung der HER-2/
neu-DNA. PCR zur Erfassung der HER-2/neu-DNA.

Serum: Enzymimmunoassay zur Erfassung der extrazellulären Domäne von HER-2/neu.

Tab. 4.21 Cut-off-Wert für HER-2/neu (extrazelluläre Komponente im Serum)	
Gesunde Frauen	15 µg/l

Bewertung

- Etwa 30 % der Pat. mit metastasierendem Mammakarzinom haben erhöhte HER-2/neu-Werte.
- Erhöhte Werte weisen auf schlechte Prognose hin.
- Pat. mit erhöhten HER-2/neu-Werten profitieren von einer Therapie mit Trastuzumab.
- Unklar ist bis jetzt, inwieweit Pat. mit erhöhtem HER-2/neu von einer Therapie mit Cyclophosphamid, Methotrexat und 5-Fluorouracil profitieren.

Störungen und Besonderheiten

Es liegen relativ wenige Daten über die Zuverlässigkeit der Methode für Serum vor. Wenig gesichert ist die Bedeutung von HER-2/neu beim nicht metastasierenden Mammakarzinom.

4

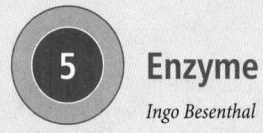

5 Enzyme

Ingo Besenthal

5.1 Diagnosestrategie

5.1.1 Herzdiagnostik

Akuter Myokardinfarkt
Bei typischen klinischen Befund und eindeutigem, infarktspezifischen EKG Therapiebeginn auch ohne Laborbefunde möglich. Blutentnahmen bei Aufnahme, nach 2–4 h und nach 6–9 h, für cTnT oder cTnI zusätzlich nach 12 h. Die Diagnose sollte auf einem frühen und einem definitiven Marker beruhen.

Akutdiagnostik
Myoglobin (▶ 6.5.8): Früher Anstieg 2–6 h nach Infarkteintritt, sensitiv, nicht kardiospezifisch, sehr geeignet zum frühen Ausschluss.
CK-MB-Masse: Alternativ zu Myoglobin, ebenfalls früher Anstieg 3–6 h nach Infarkteintritt, geeignet zum frühen Ausschluss. Wegen hoher Kardiospezifität auch zum Nachweis geeignet.
Kardiales Troponin T oder Troponin I (cTnT, cTnI ▶ 6.5.9): Anstieg 3–8 h nach Infarkteintritt, hohe Kardiospezifität bei guter Sensitivität, gegenwärtig die besten biochemischen Marker zur definitiven Diagnose des akuten Myokardinfarkts.
Gesamt-CK und CK-MB (Aktivität oder Masse): Für spätere Verlaufskontrolle und grobe Abschätzung der Infarktgröße.

Verlaufskontrolle
Gesamt-CK und CK-MB decken Reinfarkt zuverlässiger auf als cTnT und cTnI, da sie sich schneller normalisieren (nach etwa 3 d) als Letztere (nach 7–10 d).
Kontrolle einer Thrombolysetherapie: Neben der Koronarangiografie zur Kontrolle der Reperfusion, Blutentnahme vor und 90 Min. nach Therapiebeginn. Kardiale Enzyme und Proteine steigen bei erfolgreicher Therapie wegen „Auswaschphänomen" steil und hoch an → etwa 4-facher Anstieg in 90 Min. bei CK-MB-Masse und Myoglobin, etwa 7-facher Anstieg bei cTnT (bester Kontrollparameter).
Spätdiagnostik: cTnT oder cTnI als Marker, die im Blut 7–10 d erhöht bleiben. LDH und LDH_1 sind von geringer Bedeutung.

> Bei Operationen, die nicht das Herz betreffen, weist ein Ansteigen von cTnT oder cTnI auf einen perioperativen Infarkt hin (Myoglobin und Enzyme als Parameter nicht geeignet). Bei Herzoperationen sind nur starke Anstiege diagnostisch verwertbar.

Risikostratifizierung und Antikoagulationsindikation bei instabiler Angina pectoris
- cTnT und cTnI sind Marker für die Instabilität von Koronargefäßläsionen und erlauben eine labordiagnostische Risikostratifizierung bei Pat. mit instabiler Angina pectoris.
- **Risikopatienten:** Pat. mit instabiler Angina pectoris und mäßig erhöhtem cTnT oder cTnI haben ein größeres kardiales Risiko als Pat. mit normalen Werten und müssen überwacht und therapiert werden. Das Risiko steigt mit der Höhe von cTnT und cTnI.

- **Ind. zur Antikoagulation:** Pat. mit erhöhtem cTnT, nicht dagegen mit normalem cTnT, profitieren von einer antithrombotischen Ther. (z. B. mit nieder-
molekularen Heparinen oder GPIIb/IIIa-Rezeptorantagonisten).

Chronische Herzinsuffizienz
Erhöhte Parameter: B-Typ natriuretisches Peptid (BNP, NT-proBNP) und atriales
natriuretisches Peptid (NT-proANP), ▶ 6.5.10.

Risikofaktoren für kardiovaskuläre Erkrankungen
Erfassbare Laborkenngrößen: Erhöhtes LDL-Cholesterin, erhöhter Quotient LDL-
Cholesterin/HDL-Cholesterin, erhöhtes Lp(a) (▶ 8.8), erhöhtes Homocystein
(▶ 6.7), erhöhtes CRP (▶ 6.4.2), Infektionen mit Chlamydia pneumoniae
(▶ 26.27.2).

5.1.2 Leberdiagnostik

Ikterus
Häufiges Leitsymptom bei Erkrankungen der Leber und der Gallenwege. Die
Gelbfärbung von Skleren, Haut und Schleimhäuten ist am frühesten an den Skleren zu erkennen (Gesamt-Bilirubin > 2,0 mg/dl).
- **Prähepatischer Ikterus:** Erhöhtes unkonjugiertes (indirektes) Bilirubin, z. B.
bei vermehrtem Anfall von Bilirubin (▶ 9.2.1) bei hämolytischer Anämie, in-
effektiver Erythropoese, großen Hämatomen, Icterus neonatorum, Morbus
haemolyticus neonatorum, Myolyse.
- **Intrahepatischer Ikterus:** Konjugiertes (direktes) und unkonjugiertes Bilirubin
als Marker der gestörten hepatischen Aufnahme, verminderten Konjugation
und eingeschränkten Sekretion von Bilirubin (▶ 9.2.1). GPT, GOT und γ-GT
als Marker von Leberzellnekrosen, γ-GT und AP als Cholestasemarker. Ursächlich meist akute Hepatitis (v.a. Virushepatitis), chron. Hepatitis, Leberzirrhose, Leberzellkarzinom, Lebermetastasen, toxische Leberschädigung, Leberstauung bei Rechtsherzinsuff., intrahepatische Cholestase, angeborene Hyperbilirubinämien.
- **Posthepatischer Ikterus:** Konjugiertes und unkonjugiertes Bilirubin als Marker für die Cholestase, δ-Bilirubin (kovalent an Albumin gebundenes, konjugiertes Bilirubin, HWZ etwa 18 d) bei überwundener akuter und bei chron.
Cholestase (▶ 9.2), γ-GT und AP als Cholestasemarker. Ursächlich meist Gal-
lensteine, Gallengangskarzinom, Papillenkarzinom, Gallengangsatresie, Cholangitis, Pankreaskarzinom.

Akute Hepatitis
- **Ätiologie:** Primär hepatotrope Hepatitisviren A–E. Abzugrenzen sind andere
Formen der infektiösen Hepatitis (EBV, ZMV, VZV, HSV, Coxsackie-Viren,
Leptospiren, Brucellen, Rickettsien, Salmonellen, selten Parasiten), akute Al-
koholhepatitis sowie toxische und medikamenteninduzierte Hepatitiden.
- **Basisdiagnostik:** GPT, GOT und γ-GT als Parameter der Leberzellnekrose,
Abschätzung des Schweregrads der Leberparenchymschädigung aus relativer
Erhöhung membranständiger (γ-GT), zytoplasmatischer (GPT, GOT) und
mitochondrialer (GOT) Enzyme.

- **Weiterführende Diagnostik:** Identifizierung des Hepatitis-Virus durch Nachweis von Virusantigenen, AK und Virus-DNA bzw. -RNA (▸ 27.5).

Chronische Hepatitis
- **Ätiologie:** Neben der chron. Virushepatitis (B, C und D) differenzialdiagnostisch v.a. chron. Autoimmunhepatitis, alkoholtoxische und medikamentenassoziierte chron. Hepatitis.
- **Basisdiagnostik:** GPT, GOT und γ-GT als Leberzellnekrose-Parameter, in schweren Fällen CHE, Albumin (▸ 7.3.2), AT III (▸ 24.10.1) oder Quick (▸ 24.7.1) als Marker für Leberzellinsuff. γ-Globuline oder IgG bei chron. Autoimmunhepatitis.
- **Weiterführende Diagnostik:**
  - **Chron. Virushepatitis:** Nachweis von Virusantigenen, AK und Virus-DNA bzw. -RNA (▸ 27.5), HBeAG oder HBV-DNA als Marker für Virusreplikation und Infektiosität bei chron. Hepatitis B, HBC-RNA bei chronischer Hepatitis C.
  - **Chron. Autoimmunhepatitis:** Nachweis von Autoantikörpern (▸ 22.4), z. B. antinukleären AK (ANA), AK gegen glatte Muskulatur (SMA) und lösliches Leberantigen (SLA).

Leberzirrhose
- **Ätiologie:** Meist Alkoholabusus und chron. Virushepatitis B, C und D, seltener Autoimmunreaktionen (chron. Autoimmunhepatitis, primär biliäre Zirrhose), chron. Galleabflussbehinderungen durch Steine oder Strikturen und Infektionen der Gallengänge (sekundär biliäre Zirrhose), Stoffwechselerkrankungen wie Wilson-Krankheit (▸ 6.3.3, ▸ 13.2.3), Hämochromatose (▸ 23.5), $α_1$-Antitrypsin-Mangel (▸ 6.4.3) und vaskuläre Veränderungen (chronische Rechtsherzinsuffizienz, Lebervenenverschluss).
- **Basisdiagnostik:** GPT, GOT und γ-GT als Parameter der Leberzellnekrose, Bilirubin (▸ 9.2.1), γ-GT und AP als Cholestasemarker, CHE, Albumin, AT III oder Quick zur Erfassung der Leberzellinsuff., Ammoniak bei V.a. hepatische Enzephalopathie.
- **Weiterführende Diagnostik:** Serologische Untersuchungen auf chron. Hepatitis B, C und D, Autoantikörper, z. B. antimitochondriale Antikörper (AMA) bei primär biliärer Zirrhose, Coeruloplasmin, Ferritin, $α_1$-Antitrypsin bei V.a. Stoffwechselerkr.

Extrahepatische Cholestase
- **Ätiologie:** Häufig bei Choledocholithiasis, Cholangitis, Gallengangskarzinom, Papillenkarzinom.
- **Basisdiagnostik:** γ-GT, AP, Gesamtbilirubin und konjugiertes Bilirubin als Cholestasemarker (▸ 9.2.1), bei Verschlussikterus zusätzlich GPT und GOT (Nekrosen durch Gallestau).
- **Weiterführende Diagnostik:** α-Amylase und Lipase bei V.a. biliäre Pankreatitis.

5.1.3 Pankreasdiagnostik

Akute Pankreatitis

- **Ätiologie:** Meist Gallenwegserkr. und Alkoholabusus, seltener Hypertriglyze-ridämie, posttraumatisch, postoperativ, infektiös, bei Urämie, Medikamenten oder penetrierten Ulzera.
- **Basisdiagnostik:** α-Amylase und Lipase als Marker für Pankreatitis.
- **Weiterführende Diagnostik und Überwachung:** γ-GT und AP bei biliärer Pankreatitis, γ-GT, GPT und GOT bei alkoholbedingten Leberveränderungen. Leukozyten (▶ 23.6), E'lyte (▶ 11.1), Säure-Basen-Status (▶ 11.2), Krea (▶ 10.1.2), Glukose (▶ 7.3), Quick, PTT (▶ 24.7.2) und CRP (▶ 6.4.2) zur Kontrolle von Komplikationen und Verlauf.

Chronische Pankreatitis

- **Ätiologie:** In 70–80 % der Fälle Alkoholabusus, Rest meist idiopathisch.
- **Basisdiagnostik:** Bei akuten Schüben der chron. Pankreatitis α-Amylase und Lipase. γ-GT, GPT und GOT bei alkoholischen Leberschäden.

Exokrine Pankreasinsuffizienz

- **Ätiologie:** Meist bei chron. Pankreatitis, Pankreaskarzinom, Pankreasteilresektion oder Mukoviszidose.
- **Indirekte Pankreasfunktionsprüfung** (Basisdiagnostik):
  - Fettausscheidung im Stuhl (▶ 15.2.2): Geringe Sensitivität, da Maldigestion erst bei 75- bis 90%igem Ausfall der exokrinen Pankreasfunktion auftritt.
  - Elastase-1-Ausscheidung im Stuhl (▶ 15.2.3): Höhere Sensitivität und Spezifität, Aufdeckung mittelschwerer exokriner Pankreasinsuffizienz möglich.
- **Direkte Pankreasfunktionsprüfung** (Abschätzung des Schweregrads): Sekretin-Pankreozymin-Test (▶ 10.3.3) mit hoher Sensitivität und Spezifität zur Aufdeckung leichter Insuffizienz.

5.2 Creatinkinase (CK) $

Die lösliche Form der Creatinkinase (CK) wird aus den genetisch determinierten Untereinheiten CK-M und CK-B gebildet. Daraus entstehen die drei dimeren Isoenzyme CK-MB (Myokardtyp), CK-MM (Muskeltyp) und CK-BB (Gehirntyp). Die CK kommt physiologisch nahezu ubiquitär vor, in hoher Aktivität v.a. in der Skelettmuskulatur, im Herzmuskel und im Gehirn, in geringerer Aktivität in Plazenta, Uterus, Gastrointestinaltrakt und Urogenitalsystem. Die relative Verteilung der Isoenzyme gibt Hinweise auf das Herkunftsorgan. Die HWZ beträgt für die CK-MB 12 h, für die CK-MM 18 h und für die CK-BB 3 h.

Die CK-MB erreicht im Myokard ihre höchste Aktivität. Obwohl sie nicht vollständig kardiospezifisch ist, wird sie in Verbindung mit der Gesamt-CK neben den kardialen Troponinen (▶ 6.5.9) weiterhin als biochemischer Marker für den akuten Herzinfarkt eingesetzt. Ebenfalls von großer klinischer Bedeutung ist die CK-MB-Masse (Proteinkonzentration), die eine höhere Kardiospezifität besitzt als die CK-MB-Aktivität.

5

Nach ihrer Freisetzung ins Blut entstehen aus CK verschiedene CK-Varianten mit normaler und höherer Molekülmasse. CK-Varianten mit höherer Molekülmasse werden gebildet, wenn CK, insbes. CK-BB, durch spezifische Immunglobuline gebunden wird (Makro-CK Typ 1, kein Hinweis auf eine Erkrankung) oder wenn die mitochondriale CK in oligomerer Form vorliegt (Makro-CK Typ 2, kann bei schweren Erkrankungen, z. B. Tumoren, auftreten); siehe unten „Störungen und Besonderheiten", „Falsch hohe Werte".

Indikationen
- Herzmuskelerkrankungen: Akuter Myokardinfarkt, Verlaufskontrolle des Myokardinfarkts, Kontrolle einer Thrombolysetherapie, Myokarditis.
- Skelettmuskelerkrankungen: Progressive Muskeldystrophie, Myositis, Polymyositis, Dermatomyositis, Rhabdomyolyse (Crush-Syndrom), Polytrauma, Alkoholintoxikation.

Untersuchungsmaterial
Serum, Heparinplasma.

Bestimmungsmethoden
Gesamt-CK: Bestimmung der katalytischen Konzentration (Enzymaktivität), kinetisch im gekoppelten optischen Test. Dabei katalysiert die CK die Spaltung von Creatinphosphat, worauf es über zwei nachfolgende Reaktionen zur Bildung von $NADPH_2$ kommt.
CK-MB-Aktivität:
- Immuninhibitionstest: Hemmung der CK-M-Aktivität (in CK-MM und CK-MB) durch Zugabe von inhibierenden Anti-CK-M-Antikörpern im Testansatz und Bestimmung der CK-B-Aktivität. Durch Multiplikation mit Faktor 2 oder im Test mit doppeltem Signal wird die CK-MB-Aktivität ermittelt.
- Isoenzymelektrophorese: Zelluloseacetatfolie oder Agarosegel. Auftrennung von CK-Isoenzymen, Isoformen und makromolekularen Varianten. Hauptsächlich zum Nachweis einer Makro-CK.

CK-MB-Masse: Lumineszenz-, Fluoreszenz- oder Enzymimmunoassays. Unter Einsatz CK-MB-spezifischer oder beim Doppelantikörperprinzip CK-M- und CK-B-spezifischer Antikörper. Berechnung der CK-MB-Masse/Gesamt-CK-Ratio (bei Skelettmuskelschädigungen < 0,025).

Tab. 5.1 Referenzbereiche Creatinkinase (Gesamt-CK)	
	37 °C
Männer	< 170 U/l
Frauen	< 145 U/l
Kinder < 6 Mon.	< 300 U/l
Kinder < 6 d	< 700 U/l

Messtemperatur 37 °C: Internationale Standardisierung. Primäre IFCC-Referenzmethode. Vorläufige Referenzbereiche

Tab. 5.1 Referenzbereiche Creatinkinase (Gesamt-CK) *(Forts.)*		
	37 °C	
Referenzbereiche Creatinkinase-Isoenzym MB (CK-MB)		
	CK-MB-Aktivität	CK-MB-Masse
	37 °C	
Erwachsene	< 24 U/l	< 6,0 µg/l

Messtemperatur 37 °C: IFCC-Referenzmethode. Vorläufige Referenzbereiche.

Bewertung erhöhter Werte

- **Myokardinfarkt:**
  - **Gesamt-CK:** Aktivitätsanstieg frühestens nach 4 h, regelmäßig 4–12 h nach Infarkteintritt. Maximale Erhöhung nach etwa 20 h.
  - **CK-MB-Aktivität:** Üblich 6–25 % der Gesamt-CK-Aktivität. CK-MB < 6 % und erhöhte Gesamt-CK → V.a. Skelettmuskelschaden. CK-MB > 25 % → V.a. Makro-CK oder CK-BB (siehe unten „Störungen und Besonderheiten", „Falsch hohe Werte"). Wiederanstieg von Gesamt-CK und CK-MB weisen auf Reinfarkt hin.
  - **CK-MB-Masse:** Höhere Spezifität und Sensitivität für Infarkt als CK MB-Aktivität. Erhöhung spricht für Herzinfarkt.
- **Weitere Herzmuskelerkrankungen:** Anstieg von Gesamt-CK und CK-MB bei Myokarditis, zum Teil bei Endokarditis und Perikarditis. Bei instabiler Angina pectoris teilweise geringe Anstiege von CK-MB-Masse, die im Referenzbereich liegen. Anstieg von Gesamt-CK und CK-MB nach operativen Eingriffen am Myokard.
- **Skelettmuskelerkrankungen:** Progressive Muskeldystrophie (Typ Duchenne), Myositis, Polymyositis, Dermatomyositis, operative Eingriffe, Traumen, i.m. Injektionen, Intoxikationen mit Ethanol, organischen Lösungsmitteln, Amphetamin, Barbituraten, Theophyllin, Heroin, organischen Lösemitteln.
- **Sonstige Erkrankungen:** Subarachnoidalblutung, Schädel-Hirn-Trauma, neurochirurgische Eingriffe, myeloproliferatives Syndrom (CK-BB), verschiedene Karzinome (Makro-CK Typ 2, teilweise CK-BB), Hypothyreose.

Störungen und Besonderheiten

- **Falsch hohe Werte:**
  - **Gesamt-CK:** Hämolytische Seren (Adenylatkinase aus Erythrozyten), bei Leberstauung nach Rechtsherzinsuffizienz (Adenylatkinase aus der Leber), körperliche Aktivität.
  - **CK-MB (Immuninhibitionstest):** Hohe Konzentrationen von CK-BB (z.T. bei zerebralen Erkrankungen und fortgeschrittenen Tumorleiden, insb. Prostata- u. Lungen-Ca), Makro-CK Typ 1 und Typ 2. CK-MB-Anteile von mehr als ca. 30 % der Gesamt-CK sprechen für das Vorliegen von anderen CK-Isoformen wie CK-BB oder sog. Makro-CK (siehe oben). Da in diesen Fällen nicht – wie bei der CK-MB – der „M"-Anteil gehemmt wird, die „Rest"-Aktivität nach Zugabe des M-Ketten-Inhibitors aber dennoch mit Faktor 2 multipliziert wird (siehe oben), kann der scheinbare „CK-MB"-Anteil bis zu 200 % der Gesamt-CK betragen: Wenn weder CK-MM

noch CK-MB vorliegt (wie im Normalfall), dann wird durch den M-Ketten-Inhibitor auch keine Aktivität gehemmt und die volle Aktivität wird (fälschlich) mit Faktor 2 multipliziert. Bei Vorliegen gemischter CK-Isoenzym-Formen können dementsprechend beliebige scheinbare „CK-MB"-Anteile erscheinen.

> Da in solchen Isoenzym-Mischungen ein echter CK-MB-Anteil nicht erkannt werden kann, ist ein Myokardschaden nur mithilfe eines kardialen Troponins erkennbar (▶ 6.5.9).

- **Falsch niedrige Werte:** Gesamt-CK und CK-MB: Aktivitätsabfall um etwa 15 % in 24 h bei 20 °C.

> **Merke**
> - Ergänzende Parameter beachten:
>   - Herzmuskelerkrankungen: Kardiales Troponin T, kardiales Troponin I (Myokardinfarkt, instabile Angina pectoris, kardiospezifisch, sensitiv) ▶ 6.5.9, Myoglobin (Myokardinfarkt, frühester Parameter, sensitiv, nicht spezifisch).
>   - Skelettmuskelerkrankungen: CK-Gesamt (kann ↑ ↑ ↑ sein), Myoglobin, LDH.
> - Makro-CK: Bestimmung der Makro-CK Typ 1 und Typ 2 bei hohen CK-MB-Anteilen an der Gesamt-CK.
> - Gesamt-CK und CK-MB geeignet für Verlaufskontrolle eines Myokardinfarktes und für die Erkennung eines Rezidivs.
> - Gesamt-CK und CK-MB erlauben eine grobe Abschätzung der Infarktgröße.

5.3 Laktatdehydrogenase (LDH) $

Die Laktatdehydrogenase (LDH) wird aus den genetisch determinierten Untereinheiten H (Herz-Typ) und M (Muskel-Typ) gebildet. Es lassen sich die fünf zytoplasmatisch vorkommenden Isoenzyme LDH_1 (H_4), LDH_2 (H_3M), LDH_3 (H_2M_2), LDH_4 (HM_3) und LDH_5 (M_4) unterscheiden. LDH kommt in allen Geweben vor, wobei sich die höchste Aktivität in Skelettmuskulatur, Herzmuskel, Niere, Gehirn und Leber findet. Erhebliche Aktivitäten treten ebenfalls in Milz, Lunge, Nebennieren, Erythro-, Thrombo- und Leukozyten auf.

Aufgrund des ubiquitären Vorkommens der LDH im Organismus und der daraus resultierenden fehlenden Organspezifität eignet sich die Gesamt-LDH allein nur wenig als diagnostischer Parameter. Da die Isoenzyme LDH_1 und LDH_2 in Herzmuskel, Niere und Erythrozyten, LDH_3 in Milz, Lunge und Thrombozyten, LDH_4 und LDH_5 in Leber und Skelettmuskulatur überwiegen, sind aus der relativen Verteilung der Isoenzyme in gewissem Umfang Schlüsse bezüglich des Herkunftsorgans zu ziehen. Die HWZ der LDH-Isoenzyme variieren stark. Sie betragen für die LDH_5 8–12 h und für die LDH_1 3–7 d.

Indikationen

Als ergänzender Parameter bei:
- Hämolytischen und megaloblastären Anämien.
- Myokardinfarkt (auch mehrere Tage zurückliegend).
- Skelettmuskelerkrankungen.
- Lebererkrankungen, Intoxikationen.
- Lungenembolie.
- Malignomen.

Untersuchungsmaterial

Serum, Plasma.

Bestimmungsmethoden

- **LDH:** Bestimmung der katalytischen Konzentration (Enzymaktivität), kinetisch, im einfachen optischen Test. Dabei katalysiert die LDH die Oxidation von L-Laktat zu Pyruvat unter Bildung von $NADH_2$.
- **LDH-Isoenzyme:** Elektrophoretische Trennung auf Zelluloseacetatfolie oder Agarosegel. Das Isoenzym LDH_1 wird darüber hinaus selektiv nach chemischer Hemmung oder immunchemischer Präzipitation von LDH_{2-5} bestimmt.

Tab. 5.2 Referenzbereiche Laktatdehydrogenase (LDH)

	37 °C
Erwachsene	< 250 U/l
Kinder 1–15 J	< 400 U/l
Kinder < 1 J	< 450 U/l
Neugeborene	< 780 U/l

Messtemperatur 37 °C: Internationale Standardisierung. Primäre IFCC-Referenzmethode. Vorläufige Referenzbereiche.

Bewertung erhöhter Werte

- **Herzmuskelerkrankungen** (LDH_1): Myokardinfarkt (auch mehrere Tage zurückliegend, lange HWZ), Myokarditis, Perikarditis, Endokarditis, nach diagnostischen und therapeutischen Maßnahmen am Herzen, Herzrhythmusstörungen.
- **Hämatologische Erkrankungen:** Hämolytische Anämie, megaloblastäre Anämie, perniziöse Anämie, intravasale Hämolyse, infektiöse Mononukleose (Lymphozyten).
- Skelettmuskelerkrankungen: Muskeldystrophie, Speicherkrankheiten, Muskelentzündungen, Trauma, toxische Muskelschädigungen.
- **Leber- und Gallenwegserkrankungen** (LDH_5): Akute Hepatitis, akute Parenchymzellschädigung durch Intoxikationen (z. B. Pilzvergiftungen, typisches Muster LDH > GOT > GPT).
- **Lungenembolie** (LDH_3).
- **Maligne Tumoren** (hoher Zellumsatz).

Störungen und Besonderheiten

Im Serum höhere Werte als im Plasma (Hämolyse durch Gerinnungsvorgang).
- **Falsch hohe Werte:** Hämolyse, körperliche Belastung.
- **Falsch niedrige Werte:** Oxalat und Fluorid als Antikoagulanzien (DGKC-Methode bei 25 °C).

Befundkonstellationen und zeitlichen Verlauf beachten:
- **Herzmuskelerkrankungen:** Diagnostische Parameter sind vor allem Gesamt-CK, CK-MB, kardiales Troponin T oder Troponin I. LDH, insbes. LDH$_1$, ist bei einige Tage zurückliegendem Herzinfarkt aufgrund mehrtägiger HWZ erhöht. LDH$_1$-Aktivität > 45 % der Gesamt-LDH-Aktivität.
- **Hämatologische Erkrankungen:** BB, Diff-BB. Hämolyseparameter: Haptoglobin ↓, Bilirubin ↑.

Wegen der sehr geringen Organspezifität der LDH ist die diagnostische Spezifität gering. Die Verhältnisse von LDH$_1$ (Herzmuskel, Erythrozyten) bzw. LDH$_5$ (Leber) zu Gesamt-LDH erhöhen den Aussagewert der LDH.

5.4 Glutamat-Oxalacetat-Transaminase/ Aspartat-Aminotransferase (GOT/AST) $

Die Glutamat-Oxalacetat-Transaminase (GOT) oder Aspartat-Aminotransferase (AST) kommt überwiegend in der Leber sowie in Herz- und Skelettmuskulatur vor. In den Hepatozyten liegt die GOT zu etwa 30 % gelöst im Zytoplasma, zu etwa 70 % an mitochondriale Strukturen gebunden vor. Die HWZ der GOT liegt bei 17 h. Wichtiger Leberzellnekroseparameter. In Verbindung mit der GPT Hinweis auf die Schwere der Leberzellschädigung.

Indikationen

Diagnostik, Differenzierung und Verlaufskontrolle bei Leber- und Gallenwegserkrankungen und bei Skelettmuskelerkrankungen.

Untersuchungsmaterial

Serum, (Heparin-, EDTA-)Plasma.

Bestimmungsmethode

Bestimmung der katalytischen Konzentration (Enzymaktivität), kinetisch im gekoppelten optischen Test. Dabei katalysiert die GOT die Transaminierung von L-Aspartat und 2-Oxyglutarat. Das entstehende Oxalacetat wird unter Verbrauch von NADH$_2$ reduziert.

Tab. 5.3 Referenzbereiche Glutamat-Oxalacetat-Transaminase-Aspartat-Aminotransferase (GOT, AST)

	37 °C
Männer	< 35 U/l
Frauen	< 31 U/l
Kinder 1–15 J	< 50 U/l

Messtemperatur 37 °C: Internationale Standardisierung. Primäre IFCC-Referenzmethode. Vorläufige Referenzbereiche.

Bewertung erhöhter Werte
- ↑ ↑ ↑: Akute Virushepatitis, toxische Leberschädigungen (Pilzgifte, Tetrachlorkohlenstoff, Halothan), progressive Muskeldystrophie.
- ↑ ↑: Chronische Virushepatitis, chronische Autoimmunhepatitis, chronische Alkoholhepatitis, medikamentenassoziierte chronische Hepatitis, Leberzirrhose, extrahepatische Cholestase (Erhöhung insbes. in den ersten 1–2 d), Traumata, Herzinfarkt.
- ↑: Lebertumoren, Lebermetastasen, Leberschädigung durch Medikamente, infektbedingte Erkrankungen mit Leberbeteiligung, Cholangitis, Myokarditis, akute Stauungsleber (z. B. Herzinsuffizienz, Lungenembolie).

Störungen und Besonderheiten
Falsch hohe Werte: Hämolyse, starke Muskelarbeit, Makro-GOT, Medikamente (Einflussgrößen), z. B. Allopurinol, α-Methyldopa, Amiodaron, Azathioprin, Carbamazepin, Chlorpromazin, Diclofenac, Disulfiram, Isoniazid, Methotrexat, Rifampicin, Sulfasalazin, Tamoxifen, Verapamil.
Das früher als Nekrosemarker eingesetzte zytoplasmatische Leber-Enzym **GLDH** (Glutamatdehydrogenase) wird heute in dem meisten Labors nicht mehr gemessen:
- Es steht keine standardisierte IFCC-Methode zur Verfügung.
- Leicht erhöhte Aktivitäten sind häufig unspezifisch und können Ursache von Fehlinterpretationen sein.
- Auch die GOT liegt zu 80 % zytoplasmatisch vor und ist damit als zellulärer Nekrosemarker geeignet (siehe unten, „De-Ritis-Quotient").

5

Merke
- De-Ritis-Quotient = GOT/GPT (AST/ALT): Erlaubt bei Lebererkrankungen Rückschlüsse auf den Schweregrad der Hepatozytenschädigung:
  - Akute Virushepatitis: Bis 0,7 unkomplizierter Verlauf, > 0,7 nekrotisierender Verlauf.
  - Chronische Hepatitis, alkoholische Hepatitis, Leberzirrhose: ≥ 1.
  - Nicht hepatisch (Trauma/Myokardinfarkt): > 1.
- Gallenwegserkrankungen: ↑ Leberzellnekroseparameter und ↑ Cholestaseparameter (Bilirubin, AP, γ-GT). Beim Verschlussikterus Anstieg der Cholestaseparameter nach etwa 24 h, Abfall von GOT und GPT.
- Die diagnostische Sensitivität der GOT bei Lebererkrankungen ist mit etwa 70 % schlechter als die der GPT.

5.5 Glutamat-Pyruvat-Transaminase/Alanin-Aminotransferase (GPT/ALT) $

Die Glutamat-Pyruvat-Transaminase (GPT) oder Alanin-Aminotransferase (ALT) kommt vorwiegend in der Leber vor, daneben in Herz- und Skelettmuskulatur. Sie ist hauptsächlich im Zytoplasma der Leberparenchymzellen lokalisiert. Aktivitätserhöhungen im Serum sind weitgehend spezifisch für Lebererkrankungen. Die HWZ der GPT liegt bei 47 h. Wichtigster Leberzellnekroseparameter. In Verbindung mit der GOT Hinweis auf die Schwere der Leberzellschädigung.

Indikationen
Diagnostik, Differenzierung und Verlaufskontrolle bei Leber- und Gallenwegserkrankungen.

Untersuchungsmaterial
Serum, (Heparin-, EDTA-)Plasma.

Bestimmungsmethode
Bestimmung der katalytischen Konzentration (Enzymaktivität), kinetisch im gekoppelten optischen Test. Dabei katalysiert die GPT die Transaminierung von L-Alanin und 2-Oxyglutarat. Das entstehende Pyruvat wird unter Verbrauch von $NADH_2$ reduziert.

Tab. 5.4 Referenzbereiche Glutamat-Pyruvat-Transaminase (GPT)/Alanin-Aminotransferase (ALT)

	37 °C
Männer	< 45 U/l
Frauen	< 35 U/l
Kinder 1–15 J	< 25 U/l

Messtemperatur 37 °C: Internationale Standardisierung. Primäre IFCC-Referenzmethode. Vorläufige Referenzbereiche.

Bewertung erhöhter Werte
- ↑ ↑ ↑: Akute Virushepatitis, toxische Leberschädigungen (Pilzgifte, Tetrachlorkohlenstoff, Halothan).
- ↑ ↑: Chronische Virushepatitis, chronische Autoimmunhepatitis, Alkoholhepatitis, medikamentenassoziierte chronische Hepatitis, infektbedingte Erkrankungen mit Leberbeteiligung, extrahepatische Cholestase (Erhöhung insbes. in den ersten 1–2 d), Leberzirrhose, Stauungsleber.
- ↑: Fettleber, Lebertumoren, Lebermetastasen, Leberschädigung durch Medikamente, Cholangitis.

Störungen und Besonderheiten
Falsch hohe Werte: Starke Muskelarbeit (gering ↑), Hämolyse (gering ↑), Medikamente (Einflussgrößen), Beispiele siehe GOT.

Merke
- De-Ritis-Quotient (▶ 5.4).
- Bei Gallenwegserkrankungen neben erhöhten Leberzellnekroseparametern auch Cholestaseparameter erhöht (Bilirubin, AP, γ-GT). Beim Verschlussikterus Anstieg der Cholestaseparameter nach etwa 24 h, Abfall von GPT und GOT.
- Bei Leber- und Gallenwegserkrankungen ist die diagnostische Aussagekraft der GPT hoch. Die diagnostische Sensitivität beträgt 83 %, die diagnostische Spezifität gegenüber Gesunden 98 %, gegenüber Nichtleberkranken 84 %.

5.6 Alkalische Phosphatase (AP) $

Die verschiedenen Formen der Alkalischen Phosphatase (AP) werden von vier Genen kodiert. Drei Gene kodieren die gewebespezifischen Isoenzyme Dünndarm-AP, Plazenta-AP und Keimzell-AP, das vierte Gen das gewebeunspezifische Isoenzym, welches hauptsächlich in Leber, Knochen und Niere vorkommt. Durch posttranslationale Modifikationen entstehen hieraus die Leber-AP, Knochen-AP und Nieren-AP. Die verschiedenen Formen der AP sind membrangebunden. Die Aktivität im Normalserum ist hauptsächlich auf das Leber- und Knochenisoenzym zurückzuführen. HWZ 3–7 d. Klinisch bedeutsam ist die AP vor allem als Cholestaseparameter und als Marker für verstärkte Osteoblastenaktivität.

Indikationen
- Leber- und Gallenwegserkrankungen.
- Knochenerkrankungen mit erhöhter Osteoblastenaktivität, z. B. Osteomalazie, Paget-Krankheit, primärer Hyperparathyreoidismus, sekundärer Hyperparathyreoidismus (Niereninsuffizienz), Knochentumoren, -metastasen, Knochentuberkulose, Frakturheilung.
- Isoenzymdifferenzierung bei klinisch nicht eindeutigen Zuständen und V.a. mehrere Ursachen für AP-Erhöhung (Knochen-AP und Leber-AP).

Untersuchungsmaterial
Serum, Heparinplasma.

Bestimmungsmethode
- **Gesamt-AP:** Bestimmung der katalytischen Konzentration (Enzymaktivität), kinetisch im kolorimetrischen Test. Dabei katalysiert die AP die Hydrolyse von 4-Nitrophenylphosphat unter Bildung von 4-Nitrophenolat.
- **AP-Isoenzyme** (▶ 5.6.1): Verschiedene Testverfahren wie differenzielle Hitzeinaktivierung, Anwendung chemischer Inhibitoren, Fällung mit Lektinen, HPLC-Trennung, elektrophoretische Trennung auf Zelluloseacetatfolie oder Polyacrylamidgel, isoelektrische Fokussierung, Immuninhibitionstest oder Immunoassay. Die ermittelten AP-Isoenzymaktivitäten sind methodenabhängig.

5

Tab. 5.5 Referenzbereiche Alkalische Phosphatase und Isoenzymtypisierung

	Gesamt-AP
	37 °C
Männer	40–130 U/l
Frauen	35–105 U/l
Kinder < 15 J	40–390 U/l

Messtemperatur 37 °C: IFCC-Referenzmethode. Vorläufige Referenzbereiche.

Bewertung
Die Gesamt-AP-Aktivität ist vom Knochenwachstum abhängig. Referenzbereiche von Kindern und Jugendlichen sind damit stark wachstumsabhängig.
- **Leber- und Gallenwegserkrankungen (Leber-AP):**
  - ↑↑↑: Intra- und extrahepatische Cholestase, Cholangitis, cholestatische Verlaufsform akuter Virushepatitiden, alkoholtoxische Hepatitis, primäres Leberzellkarzinom, Lebermetastasen.
  - ↑–↑↑: Akute Virushepatitis, chronische Hepatitis, Leberzirrhose, Leberschädigung durch Pharmaka.
- **Knochenerkrankungen (Knochen-AP):** ↑–↑↑↑: Paget-Krankheit, Osteosarkom, multiple Knochenmetastasen, primärer und sekundärer Hyperparathyreoidismus, Osteomalazie, Knochenfrakturen.
- **Sonstige:** Maligne Tumoren (Gesamt-AP und Knochen-AP teilweise erhöht), Schwangerschaft im letzten Trimenon (Plazenta-AP).

Störungen und Besonderheiten
- **Falsch hohe Werte:** Medikamente (Einflussgrößen), z. B. Allopurinol, Carbamazepin, Cotrimoxazol, Cyclophosphamid, Erythromycin, Goldpräparate, Isoniazid, Ketoconazol, Methotrexat, α-Methyldopa, Naproxen, Nitrofurantoin, Oxacillin, Papaverin, Penicillamin, Phenobarbital, Phenytoin, Primidon, Propylthiouracil, Ranitidin, Rifampicin, Trimethoprim/Sulfamethoxazol, Sulfasalazin.
- **Falsch niedrige Werte:** Zitrat, EDTA und Oxalat als Antikoagulanzien (präanalytischer Fehler). Medikamente (Einflussgrößen), z. B. Clofibrat, orale Kontrazeptiva.

Merke
- Typische Enzymmuster und ergänzende Parameter beachten. Die Isoenzymtypisierung ist selten erforderlich (nur bei labordiagnostisch und klinisch nicht eindeutigen Fällen).
- **Leber- und Gallenwegserkrankungen:** Cholestaseparameter (Bilirubin, γ-GT, AP), Leberzellnekroseparameter (GOT, GPT, GLDH).
- **Knochenerkrankungen:** Kalzium, Phosphat (▶ 12.2, ▶ 12.3), Parathormon (▶ 12.4).

Knochen-AP-Isoenzym (Ostase, BAP)

Bestimmungsmethoden

ELISA mit Aktivitätsmessung, IRMA, Fällung oder elektrophoretische Trennung mit Weizenkeim-Lektin, elektrophoretische Trennung nach Neuraminidase-Behandlung.

Das Knochen-AP-Isoenzym ist auf den Osteoblasten lokalisiert und sein Aktivitätsanstieg im Serum wird daher durch eine vermehrte Osteoblasten-Aktivität verursacht.

Die Kreuzreaktivität mit dem Leber-AP-Isoenzym beträgt für die Immunoassays ca. 5–7 %. Kreuzreaktionen und die Referenzbereiche sind methodenabhängig.

Folgende Zustände mit erhöhtem Knochen-Umsatz sind häufig mit einer **erhöhten Serum-Aktivität der Knochen-AP** assoziiert (in Abhängigkeit vom Verhältnis der Osteoblasten- zur Osteoklasten-Aktivität):

- Wachstumsphase.
- Skelett-Metastasen bei Tumoren.
- Renale Osteodystrophie, Dialysepatienten, Nierentransplantation (passager).
- Osteoporose.
- Hyperparathyreoidismus.
- M. Paget.

Tab. 5.6 Referenzbereiche (IRMA)

Alter	Geschlecht	Referenzbereich
< 10 J	m + w	15–130 µl/l
11–14 J	m	5–120 µl/l
15–17 J	m	30–70 µl/l
18–19 J	m	15–50 µl/l
> 19 J	m	5–20 µl/l
11–12 J	w	25–125 µl/l
13–16 J	w	5–55 µl/l
17–20 J	w	2–30 µl/l
> 20 J	w	1–15 µl/l
Postmenopausal		< 20 µl/l

5.7 γ-Glutamyltransferase (γ-GT) $

Die γ-Glutamyltransferase (γ-GT) kommt in Leber, Niere, Pankreas, Dünndarm, Lunge, Milz und anderen Geweben vor. Die im Serum erfassbare γ-GT stammt aus der Leber, sodass sie diagnostisch ein für die Leber und Gallenwege spezifisches Enzym ist. Die γ-GT ist membranständig und findet sich überwiegend in den kanalikulären und sinusoidalen Segmenten der Hepatozytenmembran und in den Epithelien der Gallenwege. Auf der Membranständigkeit beruht die hohe Sensitivität für Leber- und Gallenwegserkrankungen. Im Serum ist die γ-GT größtenteils an HDL und andere Lipoproteine gebunden. HWZ 3–4 d. Die γ-GT ist klinisch ein Leberzellnekrose- und Cholestaseparameter.

Indikationen
Leber- und Gallenwegserkrankungen. Kontrolle von chronischem Alkoholkonsum.

Untersuchungsmaterial
Serum, (Heparin-, EDTA-)Plasma.

Bestimmungsmethode
Bestimmung der katalytischen Konzentration (Enzymaktivität), kinetisch im kolorimetrischen Test. Dabei katalysiert die γ-GT eine γ-Glutamyl-Übertragung unter Bildung von 5-Amino-2-nitrobenzoat.

Tab. 5.7 Referenzbereiche γ-Glutamyltransferase (γ-GT)

	37 °C
Männer	< 55 U/l
Frauen	< 38 U/l
Kinder 1–12 J	< 22 U/l
Kinder 1. d – 1. Mon.	< 132 U/l
Kinder 6–12 Mon.	< 39 U/l

Messtemperatur 37 °C: Internationale Standardisierung. Primäre IFCC-Referenzmethode. Vorläufige Referenzbereiche.

Bewertung
Sensitivster Parameter zur Diagnostik von Leber- und Gallenwegserkrankungen. Neben Zellschädigung können γ-GT-Erhöhungen auf Enzyminduktion durch Alkohol oder Medikamente beruhen.

Erhöhte Werte:
- ↑↑↑: Intra- und extrahepatische Cholestase (bei extrahepatischer Cholestase höher), Cholangitis, cholestatische Verlaufsform einer akuten Virushepatitis, alkoholtoxische Hepatitis (Leitenzym), toxische Leberschädigung (z. B. Tetrachlorkohlenstoff).
- ↑↑: Chronische Hepatitis, Leberzirrhose, Lebertumoren, Lebermetastasen, Leberschädigung durch Pharmaka (Antikonvulsiva, Sedativa), akute und chronische Pankreatitis (Hinweis auf alkoholtoxische Genese oder Gallenwegserkrankungen).
- ↑: Unkomplizierte Virushepatitis, chronischer Alkoholabusus (Enzyminduktion oder Lebererkrankung), Fettleber, Diabetes mellitus.

Störungen und Besonderheiten

- **Falsch hohe Werte:** Medikamente (Einflussgrößen), z. B. Thyreostatika, Azathioprin, Thiaziddiuretika, Phenytoin, Phenobarbital.
- **Falsch niedrige Werte:** Zitrat und Fluorid als Antikoagulanzien.

 Merke

- Als Cholestaseparameter im Zusammenhang mit AP und Bilirubin bewerten.
- Bei parenchymatösen Lebererkrankungen auf Leberzellnekroseparameter (GOT, GPT, GLDH) sowie Lebersyntheseparameter (Quick, CHE, Albumin) achten.
- Bei chronischem Alkoholabusus häufig erhöhtes MCV und CDT.
- Mit einer diagnostischen Sensitivität von 95 % ist die γ-GT der sensitivste Parameter für die Erkennung von Leber- und Gallenwegserkrankungen. Die Spezifität gegenüber Gesunden beträgt 96 %, gegenüber Nichtleberkranken jedoch nur 74 %.
- Eine vermehrte γ-GT ist mit erhöhtem kardiovaskulären Risiko assoziiert.

5.8 Cholinesterase (CHE) $

Acetylcholinesterase (Acetylcholin-Acetylhydrolase) spaltet spezifisch Acetylcholin. Vorkommen in der grauen Substanz des zentralen Nervensystems, an motorischen Endplatten der Muskelzelle und in Erythrozyten, nicht aber im Plasma. Acetylcholin-Acetylhydrolase, in der Medizin üblicherweise Cholinesterase (CHE) genannt, stellt eine Gruppe mehrerer genetisch bedingter Varianten dar. Sie spalten neben Acetylcholin auch Butyrylcholin und andere Acylcholine sowie die entsprechenden Thiocholine. CHE kommt in Plasma, Leber, Darmschleimhaut, Pankreas und Milz vor. Funktion im Plasma unbekannt. HWZ der CHE 10 d.

Im Vergleich zur häufigsten CHE-Variante (95 %) weisen verschiedene atypische Varianten eine verminderte Enzymaktivität auf. Sie führen zu einer verzögerten Spaltung des bei chirurgischen Eingriffen verwendeten neurovaskulären Blockers Succinylcholin und somit verlängerten Apnoe-Phasen nach Operationen. Klinisch von Bedeutung ist CHE als Marker der Leberzellinsuffizienz.

Indikationen

- Lebererkrankungen mit eingeschränkter Synthesefunktionsleistung.
- Intoxikationen mit Pestiziden(z. B. organischen Phosphorsäureestern).
- V.a. atypische CHE-Varianten (Bestimmung der Dibucainzahl). Verdacht besteht, wenn bei ausgeschlossener Leberzellinsuffizienz oder Intoxikation die CHE erniedrigt ist.

Untersuchungsmaterial

Serum, Plasma.

5

Bestimmungsmethode

- **CHE-Aktivität:** Bestimmung der katalytischen Konzentration (Enzymaktivität), kinetisch im kolorimetrischen Test. Dieser beruht auf der durch die CHE katalysierten Spaltung von Butyrylthiocholinjodid und nachfolgender Bildung von 5-Mercapto-2-nitrobenzoat.
- **Dibucainzahl** (Labordiagnostik auf atypische CHE-Varianten): Dibucain hemmt die CHE-Aktivität. Sie wird ohne und mit Zusatz von Dibucain gemessen, und die Dibucainzahl als prozentuale Aktivitätshemmung angegeben.

Tab. 5.8 Referenzbereiche Cholinesterase (CHE) und Dibucainzahl

	37 °C
Erwachsene	4,9–12,0 kU/l
Frauen bei Schwangerschaft/oraler Kontrazeption	3,7–9,1 kU/l
Dibucainzahl	> 70%

Messtemperatur 37 °C: Referenzmethode der DGKC. Vorläufige Referenzbereiche.

Bewertung

- **Erniedrigte Werte:**
  - Verminderte Syntheseleistung der Leber (Syntheseparameter): Leberzirrhose, chronische Hepatitis, chronische Leberstauung, Lebertumoren, septischer Schock. Die CHE eignet sich besser als Albumin zur Erkennung von Proteinsyntheseleistungsstörungen (HWZ CHE < HWZ Albumin).
  - Intoxikationen mit organischen Phosphorsäureestern und Carbamatestern ($\downarrow\downarrow\downarrow$): Z. B. Parathion, das Abbauprodukt Paraoxon hemmt die CHE.
  - Medikamente: Neostigmin, Physostigmin, Pyridostigmin, Cyclophosphamid (CHE-Inhibitoren).
- **Erhöhte Werte:**
  - Erkrankungen mit Proteinverlust: Nephrotisches Syndrom, exsudative Enteropathie (kompensatorisch gesteigerte Proteinsynthese).
  - Sonstiges: Diabetes mellitus, KHK, Hypertriglyzeridämie, Fettleber.
- **Erniedrigte Dibucainzahl:** Vorliegen atypischer CHE-Varianten.

Störungen und Besonderheiten

Falsch niedrige Werte: Ethinylöstradiol enthaltende Kontrazeptiva, Schwangerschaft ab 2. Trimenon.

Merke
- Zur Beurteilung der Lebersyntheseleistung weitere Parameter beachten: Quick, INR, Albumin, Cholesterin.
- Bei akut auftretender Leberzellinsuffizienz kann die CHE wegen ihrer HWZ von etwa 10 d noch normal sein.

5.9 α-Amylase $

Synthese in den Azinuszellen des Pankreas und im sekretorischen Epithel der Speicheldrüsen. Pankreasamylase und Speichelamylase sind Isoenzyme. α-Amylase spaltet die glykosidischen Bindungen von Poly- und Oligosacchariden unter Bildung von Maltose. Die Enzyme werden zum größten Teil in den Gastrointestinaltrakt abgegeben. Ein kleiner Teil gelangt in die Blutbahn.

Aufgrund der niedrigen Molekülmasse wird Amylase glomerulär filtriert und mit dem Urin ausgeschieden. Ein kleiner Anteil wird tubulär reabsorbiert. HWZ 9–18 h. Die klinische Bedeutung der α-Amylase (zusammen mit der Lipase) liegt vor allem bei der Differenzialdiagnose des akuten Oberbauchschmerzes und der Diagnostik der akuten Pankreatitis (pankreatische Amylase).

Indikationen
- Akute und chronische Pankreatitis, Pankreastumoren.
- Pankreasbeteiligung bei abdominellen Erkrankungen.
- Parotitis.

Untersuchungsmaterial
Serum, Heparinplasma, Spontan- oder Sammelurin.

Bestimmungsmethode
- **Gesamt-α-Amylase:** Bestimmung der katalytischen Konzentration (Enzymaktivität), kinetisch im kolorimetrischen Test mit einem 4-nitrophenylierten Oligosaccharid als Substrat.
- **Pankreas-α-Amylase:** Bestimmung der α-Amylase nach Zusatz monoklonaler Antikörper gegen Speichelamylase im Reaktionsansatz.

Tab. 5.9 Referenzbereiche Gesamt-α-Amylase und Pankreas-α-Amylase

	Gesamt-α-Amylase	Pankreas-α-Amylase
	37 °C	37 °C
Serum	< 100 U/l	< 53 U/l
Urin	< 550 U/l	

Messtemperatur 37 °C: IFCC-Referenzmethode. Vorläufige Referenzbereiche. Mehr als bei anderen Laborparametern hängen die Referenzbereiche von der angewandten Methode (Substrat) ab.

Bewertung erhöhter Werte
- **Pankreaserkrankungen:**
  - ↑↑↑: Akute Pankreatitis, akuter Schub einer chronischen Pankreatitis.
  - ↑–↑↑: Pankreastumoren (häufig erst im späten Stadium), Pankreasaffektionen bei abdominellen Erkrankungen und chirurgischen Eingriffen, nach ERCP.
- **Parotitis:** Keine Pankreas-α-Amylase, keine Lipaseerhöhung.
- **Chronische Niereninsuffizienz:** Renale Retention.

Störungen und Besonderheiten
- **Falsch niedrige Werte:** EDTA, Zitrat, Oxalat und Fluorid als Antikoagulanzien (Bindung von Kalzium-Ionen, Inaktivierung der α-Amylase).
- **Falsch hohe Werte:** Hydroxyethylstärke als Plasmaexpander (bindet die α-Amylase zu hochmolekularem Komplex, verminderte Ausscheidung), Makroamylasen (glomerulär nicht filtrierbare Immunkomplexe, in denen Amylase an IgA, IgG, Albumin oder $α_1$-Antitrypsin gebunden ist. Häufigkeit etwa 0,1 % in der Bevölkerung, 2 % bei stationären Pat. Amylaseausscheidung im Urin ↔/↓).

Merke
- Zusätzlich erhöhte Cholestaseparameter → V.a. biliäre Pankreatitis.
- Eine ausgebrannte chronische Pankreatitis kann auch im akuten Schub mit normalen Amylasewerten einhergehen.
- Zur Erkennung einer exokrinen Pankreasinsuffizienz ist die α-Amylase nicht geeignet. Hierfür Pankreas-Elastase-1 im Stuhl (▶ 15.2.3) und Sekretin-Pankreozymin-Test (▶ 10.3.3).
- Für die Bestätigung einer akuten Pankreatitis weist die α-Amylase eine diagnostische Sensitivität von 81 %, die Pankreas-α-Amylase eine Sensitivität von 97 % auf.
- Die Bestimmung der α-Amylase im Urin hat gewisse Bedeutung für die Spätdiagnostik der Pankreatitis.

5.10 Lipase $

Lipase wird in den Azinuszellen des Pankreas gebildet. Sie katalysiert im Darmlumen unter Mitwirkung von Gallensäuren und Colipase die Spaltung von Triglyzeriden zu Diglyzeriden und Fettsäuren. Die Lipase gelangt zu einem geringen Teil in die Blutbahn. Sie ist ein Pankreas-spezifisches Enzym. In der Niere wird Lipase glomerulär filtriert, vollständig tubulär resorbiert und metabolisiert, sodass sie nicht im Urin vorkommt. HWZ 7–14 h.

Indikationen
- Akute und chronische Pankreatitis, Pankreastumoren.
- Pankreasbeteiligung bei abdominellen Erkrankungen (akutes Abdomen).

Untersuchungsmaterial
Serum, (Heparin-, EDTA-)Plasma.

Bestimmungsmethode
- **Farbtest:** Bestimmung der katalytischen Konzentration (Enzymaktivität), kinetisch im kolorimetrischen Test. Spaltung eines synthetischen Triacylglycerins durch Lipase mit nachfolgender Entstehung eines Farbstoffs.
- **Turbidimetrische Bestimmung:** Lipase katalysiert unter Zusatz von Natriumdesoxycholat und Colipase die Hydrolyse von Triolein zu Diolein und Fettsäuren. Messung der Trübungsabnahme.
- **Titrimetrische Bestimmung:** Hydrolyse einer Emulsion von Triolein durch Lipase und Kopplung mit einer kontinuierlichen Titration.

Tab. 5.10 Referenzbereich Lipase	
	37 °C
Erwachsene	< 60 U/l

Messtemperatur 37 °C: Farbtest. Vorläufige Referenzbereiche.

Bewertung erhöhter Werte

- ↑ ↑ ↑: Akute Pankreatitis, akuter Schub einer chronischen Pankreatitis.
- ↑ – ↑ ↑: Pankreastumoren (häufig Spätstadium), Pankreasaffektionen im Rahmen abdomineller Erkrankungen, Niereninsuffizienz (renale Retention), nach ERCP.

Störungen und Besonderheiten

- Bei geringer Enzymaktivität ist die turbidimetrische Bestimmung wenig präzise.
- **Falsch hohe Werte:** Makrolipase (Immunkomplex von Lipase mit IgG, sehr selten).

Merke

- Befundkonstellationen beachten. Bewertung im Zusammenhang mit α-Amylase.
- Zusätzlich erhöhte Cholestaseparameter → V.a. biliäre Pankreatitis.
- Bei akuter Pankreatitis ist die diagnostische Sensitivität der Lipase i.d.R. höher als die der α-Amylase.
- Pankreas-α-Amylase hat die höchste diagnostische Spezifität.

5

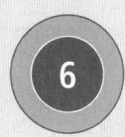

6 Proteine und Aminosäuren

Ingo Besenthal und Birgid Neumeister

6.1 Plasmaproteine

Ingo Besenthal

Plasmaproteine weisen hinsichtlich Anzahl und Funktion eine außerordentliche Vielfalt auf. Entsprechend ihrer physiologischen Aufgabe sind sie zu unterteilen in Proteine, die der Aufrechterhaltung des kolloidosmotischen Drucks dienen (▶ 6.3), in Bindungs- und Transportproteine (▶ 6.3), Akute-Phase-Proteine (▶ 6.4), Immunglobuline (▶ 22.1), Proteine des Komplementsystems (▶ 22.2) und zelluläre Proteine mit Markerfunktion im Plasma (▶ 6.5). Viele Proteine üben mehrere Funktionen aus. Proteine aller Gruppen sind von großer diagnostischer Bedeutung.

Durch die spezifische Messung zahlreicher diagnostisch relevanter Einzelproteine hat die Serumeiweiß-Elektrophorese ihre Bedeutung heute verloren.

6.2 Globale Plasmaproteine

Ingo Besenthal

Mit dem Gesamtprotein lassen sich globale Verschiebungen bei den Plasmaproteinen erfassen.

6.2.1 Diagnosestrategie

Malabsorptionssyndrome, renale und enterale Proteinverluste, schwere Lebererkrankungen, hämorrhagische Anämien, Hyperhydratation, Aszites, Pleuraerguss, schwere Verbrennungen, Proteinmangelernährung können zu Hypoproteinämien führen, Dehydratation, chronisch entzündliche Erkrankungen, Plasmozytom, Waldenström-Krankheit zu Hyperproteinämien.

Basisdiagnostik
Gesamtprotein, Hämatokrit, Natrium, Serumprotein-Elektrophorese, in Abhängigkeit vom klinischen Befund zusätzliche organ- und funktionsbezogene Parameter.

Weiterführende Diagnostik
Einzelne Plasmaproteine: Z. B. Albumin, CRP, α_1-Antitrypsin, Immunglobuline, Lipoproteine.

6.2.2 Gesamtprotein $

Hypoproteinämien beruhen meist auf Hypoalbuminämien und sind häufiger als Hyperproteinämien. Ursachen für Letztere sind neben der Dehydratation vor allem polyklonale und monoklonale Antikörper, mitunter auch chronisch entzündliche Erkrankungen.

Indikationen
- Chronische Leber- und Nierenerkrankungen.
- Chronische Durchfälle und Malabsorptionssyndrome.

- Ödeme, starke Blutungen.
- Verbrennungen, Infektanfälligkeit, Proteinmangelernährung.
- Monoklonale Gammopathien.

Untersuchungsmaterial
Serum, Plasma, Urin (▶ 15.1), Liquor (▶ 15.5), Aszites (▶ 15.4), Pleuraerguss (▶ 15.3).

Bestimmungsmethode
Biuret-Methode, Rinderserumalbumin als Standard.

Tab. 6.1 Referenzbereiche Gesamtprotein im Serum	
Erwachsene	6,5–8,5 g/dl
Kinder ab dem 1. Lj.	5,7–8,0 g/dl
Kinder bis zum 1. Lj.	4,4–7,9 g/dl
Neugeborene	4,2–6,3 g/dl

Tab. 6.2 Referenzbereiche Gesamtprotein in anderen Körperflüssigkeiten	
Urin	< 150 mg/d
Liquor	< 40 mg/dl (lumbal)
	< 25 mg/dl (zisternal)
Pleuraerguss	< 2,5 g/dl (Transsudat) > 3 g/dl (entzündlich/tumorös)

Bewertung
- **Erhöhte Werte:**
  - **Tumoren:** Plasmozytom, Waldenström-Krankheit.
  - **Pseudohyperproteinämie:** Bei schwerer Dehydratation.
  - ! Auch Hämatokrit ↑.
  - **Sonstiges:** Leberzirrhose (wenn γ-Globulinvermehrung Albuminverminderung übertrifft), chronisch entzündliche Erkrankungen.
- **Erniedrigte Werte:**
  - **Synthesestörung:** Leberzellinsuffizienz, Proteinmangelernährung, Hungerzustände, Anorexie, Antikörpermangelsyndrom, seltene familiäre Analbuminämie.
  - **Proteinverlust, Malabsorption:** Renal bei Glomerulonephritis mit Proteinurie, nephrotischem Syndrom. Gastrointestinal bei Darmerkrankungen mit chronischen Durchfällen.
  - **Sonstiges:** Aszitesbildung, massive Blutungen, Infusionstherapie, Polydipsie, Verbrennungen, zweite Hälfte der Schwangerschaft.

6

Störungen und Besonderheiten

- **Falsch hohe Werte:** Lipidämie, starke Hämolyse, proteinhaltige Infusionslösungen (Humanalbumin 5 %, 20 %, Gelatine-Derivate), kohlenhydrathaltige Infusionslösungen (vor allem Sorbit und Mannit), Röntgenkontrastmittel, lange Stauung oder aufrechte Körperlage bei der Blutentnahme (Fehler ca. 10 %), körperliche Aktivität.
- **Falsch niedrige Werte:** Ammoniumsalze.

> **Merke**
> - Werte im Plasma höher als im Serum (Fibrinogen).
> - Hypoproteinämien resultieren vorwiegend aus Albuminverminderung (klinische Symptome: Ödeme und Höhlenergüsse).

6.3 Bindungs- und Transportproteine

Ingo Besenthal

Zahlreiche Plasmaproteine haben Bindungs- und Transportfunktion, z. B. Albumin (▶ 6.3.2), Coeruloplasmin (▶ 6.3.3), Haptoglobin (▶ 6.3.4), Transferrin (▶ 23.5.2), TBG (▶ 16.4), Transkortin (▶ 17.2.1), Apolipoproteine (▶ 8.9, ▶ 8.10, ▶ 8.11.2).

6.3.1 Diagnosestrategie

In Abhängigkeit von der Erkrankung und dem klinischen Befund spielen Transportproteine eine Rolle im Rahmen der Diagnostik.

Basisdiagnostik

- Kupferstoffwechselstörungen: Coeruloplasmin, Kupfer, Kupferausscheidung im Urin.
- Intravasale Hämolyse: Haptoglobin, LDH, unkonjugiertes Bilirubin, Retikulozyten.
- Chronischer Alkoholismus: CDT oder getrennte Bestimmung der Asialo- und Disialo-Formen von Transferrin. Zusätzliche Bestimmung von γ-GT und MCV erhöht die diagnostische Aussagekraft.

Weiterführende Diagnostik

- Kupferstoffwechselstörungen: Kupfer im Leberbiopsiematerial.
- Intravasale Hämolyse: Hämopexin, freies Hb, Eisen, Blutbild, Differenzialblutbild, Transferrin, Ferritin, Vitamin B_{12}, Hb-Elektrophorese, osmotische Resistenz, direkter Coombs-Test.

6.3.2 Albumin

Wichtigstes Bindungs- und Transportprotein. Bindet Bilirubin, freie Fettsäuren, Aminosäuren, Hormone, Ionen, Metaboliten, Medikamente. Neben seiner Transportfunktion ist Albumin das wichtigste Protein bei der Aufrechterhaltung des kolloidosmotischen Drucks. Von klinischer Bedeutung ist Albumin im Serum für die Erkennung von Hypoalbuminämien, im Urin für die Differenzierung von Proteinurien und die Früherkennung einer Nephropathie bei Diabetes mellitus oder Hypertonie (▶ 15.1.5).

Indikationen
- Chronische Lebererkrankungen.
- Enteraler und renaler Proteinverlust.
- Abklärung von Ödemen.
- Proteinmangelernährung.
- Erkennung einer Analbuminämie (sehr selten).

Untersuchungsmaterial
Serum, 24-h-Urin.

Bestimmungsmethode
Fotometrisch (Bromkresolgrün-Methode), Immunoassay, Immunnephelometrie.

Tab. 6.3 Referenzbereiche Albumin in Serum und Urin	
Erwachsene	3,4–4,8 g/dl
Kinder ab dem 1. Lj.	3,7–5,1 g/dl
Kinder bis zum 1. Lj.	3,6–5,0 g/dl
Neugeborene	3,5–4,9 g/dl
Erwachsene Urin	< 20 mg/l

Bewertung
- **Erniedrigte Werte:**
  - Chronische Lebererkrankungen (verminderte Synthese, Aszites).
  - Akute Entzündungen (Anti-Akute-Phase-Protein).
  - Hyperhydratation.
  - Exsudative Enteropathien, nephrotisches Syndrom, Verbrennungen.
  - Proteinmangelernährung.
  - Kongenitale Analbuminämie.
  - Schwangerschaft.
- **Erhöhte Werte im Urin:**
  - Frühstadium einer Nephropathie bei Diabetes mellitus oder Hypertonie (Mikroalbuminurie).
  - Glomeruläre Proteinurie bei Diabetes mellitus, Hypertonie, Glomerulonephritis, Kollagenose, Amyloidose.

6.3.3 Coeruloplasmin $$

Coeruloplasmin wird in der Leber synthetisiert und enthält pro Molekül 6–8 zweiwertige Kupferionen. In der Serumprotein-Elektrophorese wandert es in der α_2-Globulin-Fraktion. Es ist das Transportprotein für Kupfer. Daneben wirkt es enzymatisch als Ferrooxidase sowie als Akute-Phase-Protein.

Indikationen

- **Wilson-Krankheit:** Hereditäre Kupferstoffwechselstörung, bei der es aufgrund einer gestörten Synthese des Coeruloplasmins zu Kupferablagerungen in Leber, Gehirn, Niere und Kornea kommt. Bestimmung zur:
  - Diagnostik und Therapiekontrolle.
  - DD chronisch aktive Hepatitis, akutes Leberversagen bei jungen Pat.
  - DD neurologische, psychiatrische Symptomatik.
- **Menkes-Syndrom:** Angeborene Mutation in einem Gen, welches für ein intrazelluläres, Kupfer bindendes Protein kodiert. Bestimmung zur Diagnostik und Therapiekontrolle.

Untersuchungsmaterial
Serum, Plasma.

Bestimmungsmethode
Radiale Immundiffusion, Immunnephelometrie, Immunturbidimetrie.

Tab. 6.4 Referenzbereiche Coeruloplasmin	
Erwachsene, Kinder > 3 J	20–60 mg/dl
Kinder 5 Mon. – 3 J	26–90 mg/dl
Neugeborene	15–56 mg/dl

Bewertung
Kupfer im Serum und Urin (▶ 13.2.3).

- **Erniedrigte Werte:**
  - **Wilson-Krankheit:** Coeruloplasmin i.S. ↓, Kupfer i.S. ↓, Kupferausscheidung i.U. ↑. Kupfer in der Leber ↑ (> 250 μg/g Trockengewicht). Normale oder erhöhte Coeruloplasmin- und Kupfer-Konzentrationen im Serum können vorkommen (z. B. bei gleichzeitigen Entzündungsprozessen, Coeruloplasmin als Akute-Phase-Protein). Heterozygote Merkmalsträger haben oft eine normale Kupfer-Ausscheidung. **Cave:** Die sicherste Methode für die Diagnosestellung ist die Bestimmung des Kupfers im Leberbiopsiegewebe.
  - **Menkes-Syndrom:** Im Vordergrund steht eine neurologische Symptomatik. Coeruloplasmin i.S. ↓, Kupfer i.S. ↓, Kupfergehalt in der Leber ↓.
  - **Sonstiges:** Schwere Leberzellinsuffizienz, nephrotisches Syndrom, Malabsorptionssyndrom, Mangelernährung (bei V.a. Wilson-Krankheit oder Menkes-Syndrom ausschließen).
- **Erhöhte Werte:**
  - **Lebererkrankungen:** Akute Hepatitis, Cholestase.
  - **Akute und chronisch aktive Entzündungen:** Rheumatoide Arthritis (Akute-Phase-Protein).
  - **Sonstiges:** Maligne Tumoren, Hodgkin-Lymphom, Herzinfarkt.

Störungen und Besonderheiten
Falsch hohe Werte: Hormonelle Kontrazeptiva, Schwangerschaft.

Laborwerte bei Wilson-Krankheit sind abhängig von der Manifestations-
form (hepatisch, neurologisch, renal, hämatologisch) und vom Stadium der
Erkrankung (I–III). Früheste Veränderung ist die Kupferakkumulation in
den Hepatozyten.

6.3.4 Haptoglobin $$

Haptoglobin wird in der Leber synthetisiert und besteht aus zwei leichten und
zwei schweren Ketten. Haptoglobin wandert in der Serumprotein-Elektrophorese
in der α_2-Globulin-Fraktion. Es weist einen genetischen Polymorphismus der
leichten Ketten auf, der zu den 3 Phänotypen Hp 1–1, Hp 2–1 und Hp 2–2 mit
jeweils verschiedenen Subtypen führt. Haptoglobin bindet freies Hämoglobin zu
einem Haptoglobin-Hämoglobin-Komplex (im Gegensatz zu freiem Hämoglobin
nicht glomerulär filtrierbar) und transportiert es in dieser Form zur Leber, wodurch das Hämoglobin mit einer Halbwertszeit von nur 8 Min. aus der Zirkulation eliminiert wird (rasches Ansprechen auf Hämolyse). Freies Haptoglobin hat
hingegen eine Halbwertszeit von 3–4 d. Neben seiner Aufgabe als Transportprotein ist Haptoglobin auch ein Akute-Phase-Protein. Hämopexin, welches freies
Häm bindet, hat letztere Funktion nicht.

Indikationen
Hämolytische Erkrankungen (Diagnostik, Verlaufskontrolle).

Untersuchungsmaterial
Serum.

Bestimmungsmethode
- Haptoglobinbestimmung: Radiale Immundiffusion, Immunnephelometrie,
  Immunturbidimetrie.
- Phänotypisierung: Polyacrylamidgel-Elektrophorese, isoelektrische Fokussie-
  rung.

Tab. 6.5 Referenzbereich Haptoglobin	
Erwachsene, Kinder	20–200 mg/dl

Bewertung
- **Erniedrigte Werte:**
  - **Intravasale Hämolyse:** Kongenitale, erworbene hämolytische Anämien,
    perniziöse Anämie, infektiös toxische Hämolyse (Malaria, Infektionen
    durch Salmonellen, Streptokokken, Staphylokokken, E. coli), chemisch to-
    xische Hämolyse (Urämie, Verbrennungen, organische Lösungsmittel,
    Gifte), künstliche Herzklappen.
  - **Synthesestörung:** Ahaptoglobinämie, Leberschädigung mit Leberzellinsuf-
    fizienz.
- **Erhöhte Werte:** Akute Entzündungen, Tumoren, Zellnekrosen, Cholestase,
  nephrotisches Syndrom.

6

Störungen und Besonderheiten

Falsch normale Werte: Gleichzeitiges Vorliegen von Hämolyse und Entzündung. In diesem Fall Hämopexin bestimmen, das allerdings nur stärkere Hämolysen anzeigt.

> **Merke**
> - Weitere Hämolyseparameter beachten: LDH ↑, Bilirubin (vorwiegend unkonjugiertes) ↑, Retikulozyten ↑, Eisen ↑, freies Hämoglobin ↑.
> - Haptoglobin ist der sensitivste Parameter für intravasale Hämolysen.
> - Bei extravasalen Hämolysen Haptoglobin-Verminderung nur bei hämolytischen Krisen.
> - Hämopexin als Hämolyseparameter weniger sensitiv als Haptoglobin. Für die Beurteilung des Ausmaßes von Hämolysen ist Hämopexin besser geeignet.
> - Erhöhtes freies Hämoglobin (Referenzbereich < 10 mg/dl) tritt im Plasma ab einer Hämoglobinkonzentration von 100 mg/dl auf (Plasma gelbrot) und es kann zu einer Hämoglobinurie kommen. Bei starker intravasaler Hämolyse Methämalbumin (kaffeebraunes Plasma).
> - Hämosiderin im Urin bei chronisch hämolytischer Anämie.

6.4 Akute-Phase-Proteine

Ingo Besenthal

Akute-Phase-Proteine sind Plasmaproteine, deren Konzentrationen im Rahmen entzündlicher Reaktionen ansteigen. Akute-Phase-Proteine werden in der Leber nach Stimulation durch das aus Monozyten, Granulozyten und Gefäßendothelzellen stammende IL-6 gebildet und haben physiologisch sehr unterschiedliche Funktionen. Die Synthese der Akute-Phase-Proteine ist begleitet durch einen Abfall der ebenfalls in den Hepatozyten gebildeten Anti-Akute-Phase-Proteine, wie Präalbumin, Albumin und Transferrin. Neben Temperaturmessung, Leukozytenzahl und Differenzialblutbild spielen Akute-Phase-Proteine eine wesentliche Rolle in der Diagnostik akuter Entzündungen.

6.4.1 Diagnosestrategie

Basisdiagnostik

CRP (hohe Sensitivität, insbes. bei bakteriellen Infektionen, rasche Reaktion auf Veränderungen), Leukozytenzahl, Differenzialblutbild, Fibrinogen (▶ 24.7.5), Thrombozytenzahl (▶ 24.14.1).

Spezielle Diagnostik

PCT (▶ 6.5.2), Zytokine (▶ 22.8), insbes. IL-6, IL-8, TNF-α.

6.4.2 C-reaktives Protein (CRP) $

Akute-Phase-Protein, das an der Elimination nekrotischer Zellen und körpereigener, toxischer Substanzen aus geschädigtem Gewebe beteiligt ist und körperfremde Strukturen von Bakterien, Pilzen oder Parasiten bindet. Es aktiviert Makrophagen und das Komplement-System. CRP steigt bei akuten Entzündungen regelmäßig an (10- bis 1000-fach).

Aufgrund seiner hohen Spezifität und Sensitivität für akute Entzündungen ist CRP ein diagnostisch sehr nützlicher Parameter. Die Halbwertszeit im Plasma beträgt etwa 19 h. Veränderungen im entzündlichen Geschehen machen sich daher rasch an einer Konzentrationsverschiebung bemerkbar. Klinisch wichtigstes Akute-Phase-Protein. CRP ist ferner, insbes. wenn es mit hoher analytischer Sensitivität gemessen wird (hs-CRP), ein Risikoindikator für kardiovaskuläre Erkrankungen und Myokardinfarkt.

Indikationen
- Diagnostik und Verlaufskontrolle akuter Entzündungen.
- Postoperativ zur Erfassung infektiöser Komplikationen.
- Neugeborenensepsis.
- Kontrolle infektgefährdeter Pat.
- Orientierend bei der Unterscheidung zwischen bakterieller und viraler Infektion (Meningitis, Pneumonie).
- Therapiekontrolle unter antibiotischer oder antiinflammatorischer Medikation.
- Orientierend bei der DD Enteritis Crohn/Colitis ulcerosa.
- Abschätzung des kardiovaskulären Risikos bei Gesunden, Pat. mit instabiler Angina pectoris und Pat. nach durchgemachtem Myokardinfarkt (hs-CRP).

Untersuchungsmaterial
Serum, Plasma.

Bestimmungsmethode
Immunnephelometrie, Immunturbidimetrie.

Tab. 6.6 Referenzbereich C-reaktives Protein (CRP und hs-CRP)

Erwachsene, Kinder	< 0,5 mg/dl
Neugeborene	< 0,1 mg/dl
Geringes Myokardinfarktrisiko bei Gesunden	< 0,06 mg/dl
Erhöhtes Myokardinfarktrisiko bei Gesunden	> 0,4 mg/dl

Bewertung erhöhter Werte
- **Infektionskrankheiten:**
  - Unterscheidung zwischen bakteriellen und viralen Infektionen nicht sicher möglich. Prinzipiell gehen bakterielle Infektionen mit einem deutlich stärkeren Anstieg der CRP-Konzentration einher als virale Infektionen.
  - Bei bakteriellen Meningitiden häufig Werte > 10 mg/dl, bei viralen Meningitiden kann CRP im Referenzbereich liegen.
  - Neugeborenen-Sepsis (CRP ist nicht plazentagängig).
- **Postoperative Komplikationen:** (Infektionen, Gewebenekrosen) bei Anstieg über das übliche Maß hinaus (5–15 mg/dl) oder ausbleibendem Abfall im postoperativen Verlauf (3.–4. Tag).

- **Akute Pankreatitis:** Anstieg unterschiedlichen Ausmaßes. Bei leichterem Krankheitsverlauf Abfall innerhalb 1 Wo., bei schwererem Verlauf längere Erhöhung.
- **Rheumatische Erkrankungen:** Häufig besteht eine Korrelation zwischen klinischen Beschwerden und CRP-Konzentration. CRP-Anstieg sensitiver als BSG und Leukozytenzahl. Bei rheumatoider Arthritis sprechen Werte bis 5 mg/dl für leichtere, Werte um 10 mg/dl für stärkere Entzündungsreaktion.
- **Chronisch entzündliche Darmerkrankungen:** Korrelation mit Entzündungsaktivität bei Enteritis Crohn besser als bei Colitis ulcerosa.
- **Andere:** Maligne Tumoren, akuter Herzinfarkt.
- **Instabile Angina pectoris:** Ungünstige Prognose bei hs-CRP > 0,5 mg/dl.
- **Pat. nach Myokardinfarkt:** Ungünstige Prognose bei hs-CRP > 1,0 mg/dl.

Störungen und Besonderheiten
- **Falsch hohe Werte:** Hohe Rheumafaktorenkonzentration (bei Immunnephelometrie, Immunturbidimetrie), Lipämie.
- **Pat. > 50 J:** CRP-Werte bis 0,85 mg/dl.

Merke
- Normale CRP-Werte schließen lokale Entzündungen und leichte Virusinfektionen nicht aus.
- Bei chronischen Entzündungen kann das CRP normal oder nur leicht erhöht sein.
- Bei normalem CRP ist eine wesentliche bakterielle Infektion unwahrscheinlich.
- Bei Immunsuppression (z. B. Kortikoide) kann der CRP-Anstieg verringert sein.
- Bei akuten Entzündungen sind hs-CRP-Werte als Risikoindikatoren nicht aussagekräftig.

6.4.3 α_1-Antitrypsin $$

Akute-Phase-Protein. Als Proteinaseinhibitor (Pi) hemmt α_1-Antitrypsin die Aktivität der Serinproteinasen Trypsin, Chymotrypsin, PMN-Elastase und pankreatische Elastase. Als Akute-Phase-Protein geringe klinische Bedeutung (wesentlich weniger sensitiv als CRP).
Charakteristisch für α_1-Antitrypsin ist ein genetischer Polymorphismus. Im Vergleich zum häufigsten Phänotyp PiMM treten bei Personen mit anderen Phänotypen niedrigere α_1-Antitrypsin-Konzentrationen im Plasma auf. Pat. des Phänotyps PiZZ weisen Enzymaktivitäten von lediglich 10–20 % des mittleren Referenzbereiches auf. Aus derartigen Aktivitätsverminderungen können Leber- und Lungenerkrankungen resultieren. Die labordiagnostische Bedeutung liegt deshalb vielmehr in der Erkennung eines hereditären α_1-Antitrypsin-Mangels.

Indikationen
- V.a. α_1-Antitrypsin-Mangel: Lebererkrankung im frühkindlichen Alter, Lungenemphysem, unklare Leberzirrhose im Erwachsenenalter.
- α_1-AT im Stuhl und α_1-AT-Clearance bei enteralen Proteinverlusten (▶ 15.2.4).

Untersuchungsmaterial
Serum.

Bestimmungsmethode
- Screening: Serumprotein-Elektrophorese, insbes. in Form der Kapillarelektrophorese (verminderte α_1-Globulin-Fraktion).
- Proteinbestimmung: Radiale Immundiffusion, Immunnephelometrie, Immunturbidimetrie.
- Phänotypisierung: Stärkegel-, Agarosegel-Elektrophorese, isoelektrische Fokussierung auf Polyacrylamidgel, zweidimensionale Polyacrylamidgel-Elektrophorese mit nachfolgender Proteindifferenzierung mittels MALDI-TOF-Massenspektrometrie (Proteomics), molekularbiologische Untersuchung (EDTA-Blut).

Tab. 6.7 Referenzbereich α_1-Antitrypsin	
α_1-Antitrypsin	90–200 mg/dl
Phänotypisierung	PiMM

Bewertung
Die klinische Symptomatik eines α_1-Antitrypsin-Mangels ist außerordentlich variabel. Die Interpretation der Laborparameter ist hierdurch erschwert. Bei Pat. mit α_1-Antitrypsin-Mangel vom Typ PiZZ und Lebererkrankung lassen sich histologisch Ablagerungen PAS-positiver Granula im Lebergewebe nachweisen.
Erhöhte Werte: Akute Entzündungen (Akute-Phase-Protein), maligne Tumoren (Plattenepithel- und Adenokarzinom).
Erniedrigte Werte:
- α_1-Antitrypsin-Mangel Typ PiZZ (homozygote Merkmalsträger): α_1-Antitrypsin-Konzentration auf < 10–20 % des Referenzbereiches erniedrigt. Klinik:
  - Leberbeteiligung: Icterus prolongatus des Neugeborenen, Leberzirrhose im Kindesalter möglich, chronisch aktive Hepatitis mit Übergang zur Leberzirrhose im Erwachsenenalter, auch asymptomatische Verläufe bekannt.
  - Lungenbeteiligung: Nicht vor dem 7. Lj., Lungenemphysem bei 80 % der Merkmalsträger im Erwachsenenalter (bei Rauchern früher durch vermehrten Anfall von Proteinasen).
- α_1-Antitrypsin-Mangel Typ PiSZ und Typ PiMZ: α_1-Antitrypsin-Konzentration auf < 40 % bzw. 60 % des Referenzbereiches erniedrigt. Klinik:
  - Leberbeteiligung: Gehäuft chronische Lebererkrankung im Erwachsenenalter (Fehldiagnose: Idiopathisch).
  - Lungenbeteiligung: Disposition zur chronischen Lungenerkrankung. Manifestation insbes. bei Rauchern.

Störungen und Besonderheiten
- **Falsch niedrige Werte:** EDTA, Citrat, Fluorid als Antikoagulanzien (bei radialer Immundiffusion).
- **Falsch hohe Werte:** Akute Entzündung überlagert α_1-Antitrypsin-Mangel. → CRP parallel bestimmen.

6

> **Merke**
> - Normale α_1-Globuline in der Serumprotein-Elektrophorese schließen einen α_1-Antitrypsin-Mangel nicht aus.
> - Der Trypsin-2/α_1-Antitrypsin-Komplex kann zur Diskriminierung zwischen alkoholinduzierter und biliärer akuter Pankreatitis herangezogen werden (alkoholinduziert: Höhere Werte).

6.5 Zelluläre Proteine und Peptide mit Markerfunktion im Plasma

Ingo Besenthal

Weisen hin auf Entzündungen (PCT, Granulozyten-Esterase, Lysozym), Nierenfunktionsstörungen (Lysozym, α_1-Mikroglobulin, β_2-Mikroglobulin, Cystatin C), Muskelschädigung (Myoglobin, kardiales Troponin T und I) sowie sonstige Schädigungen. Ihre diagnostische Aussage und klinische Bedeutung liegt in ihrer Markerfunktion.

6.5.1 Diagnosestrategie

- Infektionen: Granulozyten-Elastase und Lysozym ergänzend zu CRP, Blutbild, Fibrinogen (▶ 6.4.1).
- Beurteilung der glomerulären Filtrationsrate: Cystatin C, β_2-Mikroglobulin ergänzend zu Kreatinin und Kreatinin-Clearance (▶ 9.1.2 u. ▶ 9.1.3).
- Proteinurie: α_1-Mikroglobulin, β_2-Mikroglobulin (▶ 15.1.5).
- Akute Koronarsyndrome, akuter Myokardinfarkt: Myoglobin, cTnT oder cTnI als Basisdiagnostik (▶ 6.1.1).
- Chronische Herzinsuffizienz: NT-proANP, BNP.

6.5.2 Procalcitonin (PCT)

PCT ist eine Vorstufe des Peptidhormons Calcitonin u. wird bei Entzündungsreaktionen unabhängig vom Hormon aktiviert.

PCT hat sich als Marker für die Erkennung schwerer systemischer bakterieller Infektionen (auch Sepsis und SIRS) etabliert u. steigt üblicherweise innerhalb von 6 h an. Geeignet zur Abgrenzung viraler u. anderer nicht-bakterieller sowie lokalisierter bakterieller Entzündungsreaktionen. Vorteil gegenüber CRP: Früherer Anstieg u. bei Therapieerfolg schnellerer Abfall → Krankheitsverlauf kann besser verfolgt werden.

Indikationen

- DD schwerer systemischer bakt. Infektionen u. Sepsis von anderen Entzündungsreaktionen.
- Verlaufs- u. Therapie-Kontrolle bei erhöhten Werten.
- Überwachung von Risikopat. (postoperativ, Transplantation, Immunsuppression, Polytrauma, andere kritische Krankheitszustände).

Untersuchungsmaterial
Serum, Heparin-EDTA-Plasma.

Bestimmungsmethode
Immunoassays.

Referenzbereiche
Unter Berücksichtigung des zeitlichen Verlaufs und des klinischen Bildes gilt folgende (▸ Tab. 6.8) orientierende **Beurteilung** (**ggf. Verlaufs-Kontrollen** nach einigen Stunden entsprechend klin. Verdacht).

Tab. 6.8 Referenzbereich und Entscheidungsgrenzen Procalcitonin (PCT)

< 0,1 ng/ml	(Gesund)
< 0,25 ng/ml	Bakterielle Infektion unwahrscheinlich
0,25–0,5 ng/ml	Bakterielle Infektion möglich, systemische Infektion (Sepsis) unwahrscheinlich
0,5–2 ng/ml	Systemische Infektion (Sepsis) möglich
2–10 ng/ml	Systemische Infektion (Sepsis) wahrscheinlich
> 10 ng/ml	Bakterielle Sepsis sehr wahrscheinlich

- **Erhöhte PCT-Werte (> 0,5 ng/ml) auch bei:**
  - Systemischen Pilzinfektionen.
  - Größeren Traumata, Verbrennungen.
  - Postoperativ.
  - Therapie mit Medikamenten, die proinflammat. Zytokine freisetzen (z. B. OKT3-Ak).
  - Malaria-Anfällen.
  - Kleinzellig. Lungen-Ca (paraneoplast.).
  - Medull. C-Zell-Ca.
  - Kardiogen. Schock.
  - Neugeborene < 48 h.
- **Keine oder nur schwache Induktion des PCT bei:**
  - Virus-Infektionen.
  - Autoimmunerkrankungen.
  - Neoplasien.
  - Chron. degenerativen Erkrankungen.
  - Allergien.

6.5.3 Granulozyten-Elastase $$

Neutrale lysosomale Serinproteinase, die vor allem in polymorphkernigen neutrophilen Granulozyten (PMN), Makrophagen und Endothelzellen vorkommt. Als proteolytisches Enzym wird sie in entzündlichen und nekrotischen Geweben freigesetzt und dient dem Abbau phagozytierten Materials. Zur Verhinderung einer systemischen Wirkung wird Elastase durch Proteinaseinhibitoren wie α_1-Antitrypsin und α_2-Makroglobulin gebunden. In Form dieser enzymatisch unwirksamen Komplexe liegt Elastase im Plasma und anderen Körperflüssigkeiten vor. Die Bestimmung des Elastase-/Proteinaseinhibitor-Komplexes dient labordiagnostisch als Entzündungsparameter (Früherkennung und Beurteilung des Schweregrads).

Indikationen
Ergänzender Entzündungsparameter mit kurzer Halbwertszeit von 1 h (CRP 19 h) → ermöglicht Erkennung kurzzeitiger Verschiebungen im Entzündungsprozess.
- Postoperativ zur Erfassung von Komplikationen.
- Polytrauma, Schock und Sepsis.
- Infektionen bei Neugeborenen.
- Entzündliche Darmerkrankungen.
- Chronische Gelenkerkrankungen (Plasma oder Gelenkflüssigkeit).
- Meningitis (Liquor).
- Akute Pankreatitis (Prognoseparameter).

Untersuchungsmaterial
(EDTA- oder Zitrat-)Plasma, Liquor, Gelenkflüssigkeit.

Bestimmungsmethode
Enzymimmunoassay.

Tab. 6.9 Referenzbereiche Elastase/Proteinaseinhibitor-Komplex im Plasma

Erwachsene	12–32 µg/l
Neugeborene	< 75 µg/l

Die Referenzbereiche sind methodenabhängig. Die angegebenen Werte beziehen sich auf einen homogenen Enzymimmunoassay.

Bewertung erhöhter Werte
- **Infektionskrankheiten:**
  - Postoperative Komplikationen (z. B. Infektionen) mit Anstieg über übliches Maß (2- bis 3-faches des oberen Referenzwertes) hinaus oder ausbleibender Abfall im postoperativen Verlauf.
  - Neugeborenen-Sepsis: Unterscheidung zwischen bakteriellen und nichtbakteriellen Infektionen.
  - Bakterielle Meningitis (Liquor).
- **Akute Pankreatitis:** Starke Erhöhung. Initialwerte > 400 µg/l sprechen für ungünstige Prognose.
- **Rheumatische Erkrankungen:** Chronische Gelenkerkrankungen, insbes. akute Schübe einer chronisch rheumatoiden Arthritis (Ausmaß der Erhöhung abhängig vom Aktivitätsstadium). Korrelation mit Leukozytenzahl und CRP, nicht mit BSG.
- **Sonstiges:** Polytrauma, Schock, Enteritis Crohn, Colitis ulcerosa.

Störungen und Besonderheiten

Falsch hohe Werte: Späte Trennung von Plasma und zellulären Bestandteilen (Austritt von Elastase aus Leukozyten). Probenverarbeitung innerhalb von 2 h erforderlich.

 Merke

- Erhöhungen der Elastase- und CRP-Konzentrationen gehen der klinischen Symptomatik häufig voraus → auch ohne klinische Symptomatik erhöhte Werte abklären.
- Bei postoperativen Infektionen ist der Anstieg des Elastase-/Proteinaseinhibitor-Komplexes oft mit dem Verbrauch von Gerinnungsfaktoren (Antithrombin III, Faktor XIII) verbunden.
- Anstieg der Konzentration des Elastase-/Proteinaseinhibitor-Komplexes nach Kontakt des Blutes mit Membranen in extrakorporalen Kreisläufen (Dialyse, Bypass-Operation). Mögliche Ursache für Gewebsschädigungen (Lungenfibrose, sekundäre Amyloidose).

6.5.4 Lysozym $$

Lysozym (Muramidase) ist ein niedermolekulares Protein. Es wirkt bakteriolytisch und kommt in den Lysosomen von Zellen vor. Besonders hohe Konzentrationen finden sich im proximalen Tubulus der Niere, in Granulozyten und Makrophagen. Das im Serum vorkommende Lysozym stammt hauptsächlich aus dem Abbau neutrophiler Granulozyten. Bei tubulärer Nierenschädigung wird das glomerulär filtrierte Lysozym nur ungenügend rückresorbiert, sodass eine erhöhte Ausscheidung im Urin auftritt.

Indikationen

- Serum: Neben ACE Aktivitätsmarker für Sarkoidose, Leukosen (Differenzierung, Verlaufsbeurteilung), Neugeborenensepsis.
- Urin: Tubuläre Nierenschädigungen, Nierentransplantatabstoßungen, Harnwegsinfekte bei Kindern.
- Liquor: Meningitis (bakteriell, viral).

Untersuchungsmaterial

Serum, 24-h-Sammelurin (Stabilisierung mit Vorgabe von 1 g Natriumazid empfohlen), Liquor.

Bestimmungsmethode

Turbidimetrie (Trübungsminderung einer Bakteriensuspension), radiale Immundiffusion.

Tab. 6.10 Referenzbereiche Lysozym	
Serum	3,0–9,0 mg/l
Urin	< 1,5 mg/l

6

Bewertung erhöhter Werte

- **Serum:** Myeloische und monozytäre Leukämien, bei Remission Abfall, bei Rezidiv Wiederanstieg der Konzentration. **Cave:** Bei lymphatischen Leukämien liegt Lysozym meist im Referenzbereich.
- **Urin:** Tubuläre Nierenschädigung, Nierentransplantatabstoßung, Harnwegsinfekte (insbes. bei Kindern), myeloische und monozytäre Leukämien (bei Remission Abfall, bei Rezidiv Wiederanstieg der Ausscheidung).
- **Liquor:** Bakterielle Meningitis (> 1,5 mg/l). Wesentlich geringere Konzentrationen bei viralen und tuberkulösen Meningitiden.

6.5.5 α_1-Mikroglobulin $$

Niedermolekulares Protein mit immunsuppressiven Eigenschaften. Die Synthese erfolgt in der Leber und in Lymphozyten. α_1-Mikroglobulin wird glomerulär filtriert und tubulär reabsorbiert. Bei Niereninsuffizienz akkumuliert α_1-Mikroglobulin im Serum. Seine wichtigste diagnostische Bedeutung hat α_1-Mikroglobulin im Urin bei der Differenzierung von Proteinurien (erhöhte Ausscheidung bei tubulärer Proteinurie).

Indikationen

- Ergänzend zur Bestimmung der glomerulären Filtrationsrate (Serum).
- Proteinurie, Identifikation tubulärer Störungen (▶ 15.1.5).

Untersuchungsmaterial

Serum, Urin.

Bestimmungsmethode

Immunnephelometrie, Immunturbidimetrie.

Tab. 6.11 Referenzbereiche α_1-Mikroglobulin

Serum	< 5 mg/dl
Urin	< 13 mg/d
Urin	< 13 mg/l

Bewertung erhöhter Werte

- **Serum:** Eingeschränkte glomeruläre Filtration.
- **Urin:** Tubuläre Proteinurie (▶ 15.1.5). α_1-Mikroglobulin sehr geeignet als Marker für tubuläre Proteinurie. Praktische Vorteile: Stabil auch in saurem Urin (im Gegensatz zu β_2-Mikroglobulin), Urin lagerungsfähig.

6.5.6 β_2-Mikroglobulin $$

Leichtkettenprotein der HLA-I-Antigene. Der hauptsächliche Syntheseort ist das lymphatische System. Daher kommt es bei Erkrankungen mit erhöhter Proliferationsrate lymphozytärer Zellen zu erhöhter β_2-Mikroglobulin-Konzentration im Serum.

β_2-Mikroglobulin wird glomerulär filtriert und tubulär größtenteils rückresorbiert. Eine Einschränkung der glomerulären Filtrationsrate führt zu erhöhten Konzentrationen im Serum. Bei eingeschränkter tubulärer Rückresorption erscheint β_2-Mikroglobulin vermehrt im Urin und stellt bei Messung im Urin auch einen geeigneten Parameter zur Erkennung tubulärer Nierenschädigungen dar.
Bei Pat. mit Niereninsuffizienz, insbes. bei dialysepflichtigen Pat., gehört β_2-Mikroglobulin zu den Urämiegiften, da es als Vorläuferprotein für die Bildung von Amyloidproteinen fungiert und damit zur Entstehung einer Amyloidose beiträgt.
Bei allen Erkrankungen mit Aktivierung des Immunsystems ist β_2-Mikroglobulin erhöht.

Indikationen
- Maligne Lymphome (Therapie- und Verlaufskontrolle).
- Prognoseparameter bei HIV-Infektion, AIDS.
- V.a. Abstoßungsreaktion nach allogener Knochenmarkstransplantation.
- Beurteilung der glomerulären Filtrationsrate der Niere, insbes. bei Kindern.
- Beurteilung der Nierenfunktion nach Nierentransplantation.
- Kontrolle bei Dialysepatienten. Risikoparameter für die Entwicklung einer dialysebezogenen Amyloidose.
- V.a. tubuläre Proteinurien (Urin).

Untersuchungsmaterial
Serum, Plasma, Urin.

Bestimmungsmethode
Enzym-, Lumineszenz-, Radioimmunoassay, Immunnephelometrie.

Tab. 6.12 Referenzbereiche β_2-Mikroglobulin	
Serum (< 60 J)	0,8–2,4 mg/l
Serum (> 60 J)	< 3,0 mg/l
Urin	< 0,36 mg/d

Bewertung erhöhter Werte
- **Serum:**
  - Malignome: Chronisch lymphatische Leukämie, Hodgkin-Lymphom, Non-Hodgkin-Lymphom, multiples Myelom (Plasmozytom).
  - Nierenerkrankungen: Eingeschränkte glomeruläre Filtrationsrate (Wert ist unabhängig von Alter und Muskelmasse), Niereninsuffizienz (10- bis 50-fache Erhöhung). Normalisierung bei Einsetzen der Funktionsfähigkeit einer transplantierten Niere.
  - HIV, AIDS: Prognoseparameter. Bei HIV-Positiven mit β_2-Mikroglobulin-Konzentrationen über 5,0 mg/l besteht ein hohes Risiko, innerhalb von 3 J AIDS zu entwickeln.
- **Urin:** Tubuläre Proteinurie (▶ 15.1.5).

Störungen und Besonderheiten

- Beurteilung einer β_2-Mikroglobulin-Erhöhung bei malignen Lymphomen ist nur bei normaler Nierenfunktion möglich.
- In saurem Urin (pH < 6) ist β_2-Mikroglobulin instabil, auch in der Harnblase.

Merke
- Bei langjähriger beruflicher Kadmiumexposition erhöhte β_2-Mikroglobulin-Ausscheidung.
- Bei tubulärer Proteinurie ist α_1-Mikroglobulin im Urin der geeignetere Marker.

6.5.7 Cystatin C

Cystatin C ist ein niedermolekulares Protein mit Cystein-Proteinaseinhibitor-Funktion, welches in allen Zellen mit konstanter Bildungsrate entsteht. Es wird glomerulär filtriert, tubulär vollständig rückresorbiert und metabolisiert. Klinisch von Bedeutung ist Cystatin C als geeigneter Parameter für die Abschätzung der glomerulären Filtrationsleistung der Niere.

Indikationen
Beurteilung der glomerulären Filtrationsrate (GFR), z. B. bei Diabetes mellitus, Hypertonie, Kollagenose, Therapie mit nephrotoxischen Medikamenten, V.a. Niereninsuffizienz.

Untersuchungsmaterial
Serum.

Bestimmungsmethode
Immunnephelometrie, Immunturbidimetrie.

Tab. 6.13 Referenzbereiche Cystatin C	
Erwachsene	0,6–1,2 mg/l
Referenzbereich methodenabhängig. Obige Werte: Immunnephelometrie.	

Bewertung
Cystatin C eignet sich als Marker für die GFR. Bessere Korrelation zwischen GFR und Cystatin C als zwischen GFR und Serum-Kreatinin. Höhere Sensitivität als Kreatinin. Kein Urinsammeln wie bei der Clearance-Bestimmung erforderlich. Ersetzt die endogene Kreatinin-Clearance (▶ 9.1.3) derzeit noch nicht.
Erhöhte Werte: Eingeschränkte Nierenfunktion.

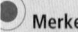

Merke
- Cystatin C ist unabhängig von Muskelmasse und Geschlecht sowie weitgehend unabhängig vom Alter (höhere Werte ab etwa 70 J).
- Bei Pat. mit dekompensierter Leberzirrhose ist Cystatin C als Marker für die GFR entscheidend besser als Kreatinin und Kreatinin-Clearance.
- Geeignete Marker bei eingeschränkter GFR bei Älteren.

6.5.8 Myoglobin $

Sauerstoff bindendes Hämoprotein mit niedriger Molekülmasse. Es kommt in der Skelettmuskulatur und im Herzmuskel vor. Das bei Gesunden im Plasma zirkulierende Myoglobin stammt ausschließlich aus quer gestreifter Muskulatur. Bei Schädigungen der Skelettmuskulatur korreliert die Höhe der Myoglobinkonzentration mit der Schwere der Erkrankung. Daneben bewirken Myokardnekrosen einen Anstieg von Myoglobin. Als kleinmolekulares Protein wird Myoglobin glomerulär filtriert und im proximalen Tubulus reabsorbiert. Bei hohem Myoglobinanfall wird die tubuläre Kapazität überschritten → Myoglobinurie (prärenale Proteinurie) und vermehrte Speicherung des reabsorbierten Proteins (Myoglobinniere). Sehr kurze HWZ von 10–20 Min.

Klinische Bedeutung: Frühester Marker beim Leitsymptom Brustschmerz zum Ausschluss eines akuten Myokardinfarkts (hohe Sensitivität, aber geringe Kardiospezifität).

Indikationen
- V.a. Herzinfarkt bei akutem Brustschmerz (Ausschluss eines Myokardinfarkts).
- Myokardinfarkt: Therapiekontrolle unter Lyse.
- Skelettmuskelerkrankungen: Diagnostik, Verlaufskontrolle.
- Sportmedizin: Beurteilung von Leistungs- und Trainingszustand.
- V.a. prärenale Proteinurie (Urin).

Untersuchungsmaterial
Serum, Plasma, Urin (▶ 15.1.5).

Bestimmungsmethode
Enzymimmunoassay, Immunnephelometrie, Immunturbidimetrie. Immunturbidimetrische Ausführungen als Schnelltest auch auf Intensivstation verwendbar.

Tab. 6.14 Referenzbereiche Myoglobin	
Serum	< 70 µg/l
Urin	< 7,0 µg/l

Bewertung
! Eine organbezogene Differenzierung bezüglich Skelett- oder Herzmuskulatur ist ohne zusätzliche Informationen nicht möglich.

Erhöhte Werte:
- **Myokardinfarkt:**
  - Anstieg 2–4 h nach Schmerzbeginn (rasche Myoglobinfreisetzung wegen niedriger Molekülmasse, schneller als CK-Aktivität und kardiale Troponine). Rascher Abfall bei kurzer Halbwertszeit. Geeignet für Frühdiagnostik, insbes. zum Ausschluss eines Myokardinfarkts.
  - Erfolgskontrolle einer Thrombolysetherapie: Rascher, steiler Anstieg (4-fach in 90 Min.) mit rascher Normalisierung.
- **Skelettmuskelerkrankungen:** Übermäßige Muskelbeanspruchung, Muskeltrauma, metabolische Muskelschädigungen, toxische (medikamentöse)

6

Muskelschädigungen, genetisch bedingte Myopathien (Muskeldystrophie, Myotonie, maligne Hyperthermie), Rhabdomyolysen, fieberhafte Infekte, schwere chronische Niereninsuffizienz.

- **Sportmedizin:** Indikator für die Muskelbelastung. Bei trainierten Personen erfolgt die Myoglobinfreisetzung später und geringer ausgeprägt als bei untrainierten.
- **Prärenale Proteinurie** (▶ 15.1.5): Myoglobin im Urin ↑.

> **Merke**
> - Bei V.a. akuten Myokardinfarkt übrige Infarktparameter beachten: Kardiales Troponin T und I, Gesamt-CK, CK-MB-Aktivität, CK-MB-Masse (▶ 5.1.1).
> - Beim akuten Myokardinfarkt keine Myoglobinurie.

6.5.9 Kardiales Troponin (cTn) $$

Myofibrillärer regulatorischer Proteinkomplex, der aus den Einheiten Troponin T (TnT), Troponin I (TnI) und Troponin C (TnC) besteht. Er kommt in der quer gestreiften Muskulatur vor. TnT bewirkt physiologisch die Bindung des Troponin-Komplexes an Tropomyosin, TnI hemmt die Aktomyosin ATPase, und TnC bindet Kalziumionen. Der größte Anteil des Troponins ist an die kontraktilen Strukturelemente gebunden, ein kleiner Teil ist frei gelöst im Zytoplasma. Die kardialen Troponine unterscheiden sich in ihrer Aminosäuresequenz von den Troponinen der Skelettmuskulatur. Durch die Entwicklung monoklonaler Antikörper gegen die kardiospezifischen Untereinheiten von TnT und TnI ist es möglich, kardiales TnT (cTnT) und TnI (cTnI) selektiv zu bestimmen.

Klinische Bedeutung: Beste Parameter bei der Erstdiagnostik des akuten Myokardinfarkts (hohe Herzspezifität und Sensitivität) und für die Kontrolle einer Thrombolysetherapie. Insbes. ist cTnT geeignet für Risikostratifizierung und Abschätzung eines Therapiebenefits bei Pat. mit instabiler Angina pectoris (▶ 5.1.1).

Indikationen
- Myokardinfarkt: Diagnostik.
- Therapiekontrolle bei Thrombolyse.
- Nachweis von Mikroinfarkten bei instabiler Angina pectoris (Risikostratifizierung).
- Erfassen von perioperativen Myokardinfarkten.
- Myokarditis.
- Thoraxtrauma.

Untersuchungsmaterial
Serum, Heparinplasma.

Bestimmungsmethode
Enzymimmunoassay unter Verwendung von spezifischen monoklonalen Antikörpern gegen cTnT und cTnI. Schnelltest-Version für cTnT auch auf Intensivstation verwendbar.

Entscheidungsgrenzen bei kardialen Troponinen (cTn)

Nachweisgrenze: Cirka 0,05 µg/l. Abhängig von der Messmethode u. dem Stand der Weiterentwicklung der Tests.

Da die kardialen Troponine zwar **herzspezifisch,** aber nicht **infarktspezifisch** sind – d.h. sie sind nicht nur bei akutem MI erhöht, sondern bei allen Herzmuskelschäden – müssen **verschiedene Entscheidungsgrenzen** berücksichtigt werden:

- Bei Herzgesunden (Nachweisgrenze).
- Risikoabschätzung bei Angina pectoris (mittelfristiges Infarktrisiko).
- Troponin-Werte, die für einen akuten MI sprechen.

> Ferner ist die **Dynamik der Troponin-Konzentrationen** im Krankheitsverlauf zu beachten:
> - Je nach Zeitpunkt der Untersuchung schließen neg. od. niedrige cTn-Werte einen MI nicht aus u. bei konkret. Verdacht müssen sie wiederholt werden, da sie bis ca. 8 h nach Symptombeginn noch ansteigen können.
> - Andererseits können erhöhte cTn-Werte auch Zeichen eines abgelaufenen MI sein, da sie bis zur Normalisierung mehrere Tage erhöht bleiben können.

Bewertung erhöhter Werte

cTnT und cTnI sind weitgehend herzmuskelspezifisch und zeigen Myokardschäden sehr sensitiv an.

- **Myokardinfarkt:** Hohe diagnostische Sensitivität und Spezifität bei Herzinfarkt (Sensitivität zwischen 90 und 100 % bei Bestimmung 12 h nach Schmerzeintritt). Anstieg 3–8 h nach Schmerzeintritt. Bei **erfolgreicher** Thrombolysetherapie steiler Anstieg in 90 Min. Kontrollparameter für perioperative Herzinfarkte (bei Operationen am Herzen nur Anstiege > 3,5 µg/l am 1. postoperativen Tag aussagekräftig).
- **Instabile Angina pectoris, Mikroinfarkte:**
  - Anstieg von cTnT und cTnI bei Mikroinfarkten (wesentlich sensitiver als Gesamt-CK und CK-MB).
  - Anstieg von cTnT und cTnI bei infarktgefährdeten Pat. mit instabiler Angina pectoris (Risikoabschätzung, Entscheidung bezüglich Überwachung und Therapie, Korrelation zwischen kardialem Risiko und Höhe von cTnT und cTnI).

Störungen und Besonderheiten

- **Hohe Werte:** Erhöhte Werte von cTn bei chronischer Niereninsuffizienz (Dialysepatienten), z.T. auf hohe Prävalenz von Myokardschäden bei Dialysepatienten zurückzuführen, aber auch zu beobachten, wenn klinische Symptome für eine koronare Herzkrankheit fehlen (ausgeprägter bei Pat. > 60 J). Indikator für kardiales Risiko.
- **Falsch niedrige Werte:** Bei Auftreten von AK gegen TnT und TnI.

6

> **Merke**
> - Bei eindeutigem Infarkt (EKG, Schmerzsymptomatik) kann auf die Bestimmung von cTnT und cTnI verzichtet werden. Kontrolle von Infarktverlauf und Erkennung von Reinfarkten dann mithilfe von CK und CK-MB.
> - Mithilfe des cTn lässt sich die Infarktgröße abschätzen.
> - An steigenden cTn-Werten können frühzeitig myokardiale Schäden im Zusammenhang mit einer hoch dosierten Chemotherapie erkannt werden.
> - Bei Pat. mit Lungenembolie werden cTnT-Anstiege als Ausdruck einer sekundären Myokardläsion beobachtet.
> - Ein noch sensitiverer Parameter für das Auftreten von Mikroinfarkten bei instabiler Angina pectoris scheint die Glykogen-Phosphorylase BB (GPBB) zu sein (Schlüsselenzym der Glykogenolyse).

6.5.10 Natriuretische Peptide (BNP, NT-proBNP)

Atriales natriuretisches Peptid (ANP) und B-Typ natriuretisches Peptid (BNP) gehören zur Familie der natriuretischen Peptidhormone. Zu ihren physiologischen Wirkungen gehören Natriurese, Vasodilatation, Hemmung der Renin-Aldosteronsekretion, Beeinflussung der Homöostase des Wasserhaushalts und des Blutdrucks. Die biologisch aktiven Moleküle BNP und ANP werden aus Prohormonen gebildet, deren inaktive N-terminale Bruchstücke NT-proANP und NT-proBNP wegen ihrer längeren HWZ in höheren Konz. im Blut nachweisbar sind als die aktiven Hormone.

Da BNP in den Ventrikeln exprimiert wird und ANP in den Vorhöfen, korrelieren BNP und NT-proBNP besser mit dem Schweregrad einer Herzinsuffizienz als NT-proANP.

Die Aktivierung wird durch Druck- und Volumenbelastung getriggert → diese Marker sind nicht völlig spezifisch für Herzinsuffizienz, sondern können auch bei Volumenbelastung aus anderer Ursache erhöht sein (z. B. bei terminaler Niereninsuffizienz). Allerdings ist die Abhängigkeit von der Nierenfunktion für BNP geringer als für NT-proBNP, da NT-proBNP im Gegensatz zu BNP renal abgebaut wird.

Indikationen
- Diagnostik, Verlaufs- und Therapiekontrolle, Prognoseabschätzung bei Herzinsuffizienz.
- Dilatative Kardiomyopathie.
- Ventrikuläre Hypertrophie (BNP).
- Prognose bei akutem Koronarsyndrom.
- Prognose nach Myokardinfarkt.

Untersuchungsmaterial
EDTA-Plasma.

Bestimmungsmethode
Radioimmunoassay, Enzymimmunoassay, teils nach vorheriger Extraktion.

Beurteilung

- **Vorteile von BNP gegenüber NT-proBNP:**
  - Kürzere HWZ → bessere Erfassung kurzfristiger Änderungen (z. B. unter Therapie).
  - Geringere Abhängigkeit von Nierenfunktion (z. B. bei Dialysepat.).
- **Herzinsuffizienz:** Entscheidungsgrenze (Cut-off): 100 ng/l. Der BNP-Test ist in erster Linie zum **Ausschluss** einer Herzinsuffizienz bei symptomatischen Pat. geeignet → d.h. BNP-Konz. < 100 ng/l schließt eine Herzinsuffizienz mit hoher Wahrscheinlichkeit aus (hoher negativer prädiktiver Wert).
- **BNP-Erhöhung anderer Ursache:**
  - Terminale Niereninsuffizienz, Dialysepatienten.
  - Pulmonale Hypertension, Lungenembolie.
  - Akutes Koronarsyndrom.
  - Leberzirrhose mit Aszites.
- **Prognose bei akutem Koronarsyndrom:** Bei Pat. mit akutem Koronarsyndrom ist ein BNP-Wert von > 80 ng/l ein Indikator für ein erhöhtes Mortalitätsrisiko.

Beeinflussung durch Medikamente:

- **Erhöhung der BNP-Konz.** durch:
  - Rekombinantes BNP (Nesiritide).
  - β-Blocker.
  - Glukokortikoide.
  - Schilddrüsen-Hormone.
- **Senkung der BNP-Konz.** durch:
  - Phosphodiesterase III-Inhibitor (Milrinon).
  - ACE-Inhibitoren.
  - Diuretika (Furosemid).
  - Vasodilatatoren.

Tab. 6.15 Referenzbereiche BNP (direkter Chemilumineszenz-Sandwich-Assay)

Gesunde (alters- und geschlechtsabhängig)										
Altersgruppe	< 45 J		45–54 J		55–64 J		65–74 J		> 75 J	
Geschlecht	m	w	m	w	m	w	m	w	m	w
95. Perzentile (ng/l)	30	36	33	57	40	76	68	73	120	170

Tab. 6.16 Referenzbereiche BNP (direkter Chemilumineszenz-Sandwich-Assay)

Patienten mit Herzinsuffizienz (stadienabhängig)				
NYHA-Klasse	NYHA I	NYHA II	NYHA III	NYHA IV
Median (ng/l)	65	130	350	850
BNP ≥ 100 ng/l	43 %	60 %	82 %	96 %

6

Bewertung

Bei älteren Menschen werden höhere Werte der natriuretischen Peptide beobachtet als bei jüngeren. ANP-Erhöhungen reflektieren vorwiegend die atriale, BNP-Erhöhungen die ventrikuläre Überbelastung.

Erhöhte Werte:

- Herzinsuffizienz, abhängig vom Stadium (NYHA-Stadieneinteilung). Bei den Werten gibt es Überlappungen zwischen den Stadien.
- Dilatative Kardiomyopathie.
- Linksventrikuläre Hypertrophie (vor allem BNP und NT-proBNP).
- Pulmonale Hypertonie.
- Leberzirrhose mit Aszites, Niereninsuffizienz, Hyperaldosteronismus.

Prognostische Aussagen

- Höhe der Werte korreliert mit der Mortalität bei chronischer Herzinsuffizienz.
- Indikatoren für Mortalität bei akutem Myokardinfarkt.
- Geeignet als Marker für Therapieerfolgskontrolle.
- Risikoindikatoren in der subakuten Phase eines Myokardinfarkts.

Vorhersagewert

Normale Werte schließen Herzinsuffizienz mit hoher Wahrscheinlichkeit aus. Der prädiktive Wert eines negativen Befundes ist für BNP etwa 96 %.

Störungen und Besonderheiten

Falsch hohe Werte: Starke körperliche Belastung.

> **Merke**
> - Die natriuretischen Peptide ersetzen nicht bildgebende Verfahren.
> - Renale und hepatische Erkrankungen erschweren die Beurteilung der kardialen Situation (die natriuretischen Peptide werden zum Teil über Niere und Leber eliminiert).

6.6 Aminosäurestoffwechselstörungen

Ingo Besenthal

Hereditäre Störungen des Aminosäurestoffwechsels treten in Form von Aminosäureabbaustörungen infolge von Enzymdefekten und als Aminosäuretransportstörungen durch Defekte in den Transportsystemen im Dünndarm und in der Niere auf. Insgesamt sind mehr als 70 solcher angeborener Störungen bekannt. Ihre Folgen können harmlos sein, sind jedoch in der Mehrzahl der Defekte mit ausgeprägten neurologischen Auffälligkeiten, geistiger Retardierung und vielfältigen Organschäden verbunden, die lebensbedrohend sein können. Da die Auswirkungen mancher hereditärer Störungen durch Therapiemaßnahmen, wie eine defektbezogene Diät, teilweise mit Vitaminsupplementierung, verhindert werden können, ist eine frühzeitige Diagnose von großer klinischer Bedeutung.

Labordiagnostisch werden die Aminosäuren oder deren Metaboliten, die infolge des Enzymdefekts vermehrt anfallen, erfasst. Teilweise ist außerdem die Aktivität des defekten Enzyms bestimmbar sowie molekularbiologisch die zugrunde liegende Genmutation. In verschiedenen Fällen auch intrauterine Diagnostik. Neugeborenen-Screening für Phenylketonurie, Ahornsirupkrankheit, Homocystinurie.

6.6.1 Diagnosestrategie

- **Basisdiagnostik:** Mikrobiologischer Hemmtest auf betroffene Aminosäuren (▶ 6.6.2, ▶ 6.6.3, ▶ 6.6.4). Probe: Blutstropfen auf Filterpapier. Screening, bei gestellter Diagnose Kontrolle des Diätfehlers.
- **Weiterführende Diagnostik** (nach mikrobiologischem Hemmtest): Untersuchung der Aminosäuremetaboliten mittels HPLC, GC oder GC-MS.
- **Basisdiagnostik/weiterführende Diagnostik** (diagnostische Zentren): Tandem-Massenspektrometrie (MS/MS) mit Elektrospray-Ionisation. Getrockneter Blutstropfen auf Filterpapier. Screening, bei gestellter Diagnose Diätfehlerkontrolle. Vorteile gegenüber bisherigen Verfahren: Schnell (wenige Minuten), zuverlässig, spezifisch, empfindlich, Diagnostik früher durchführbar (1–3 d nach Geburt), auf zahlreiche Stoffwechselstörungen kann gleichzeitig geprüft werden (unterschiedliche Aminosäurestoffwechselstörungen, unterschiedliche organische Azidämien und Azidurien, Galaktosämie). Inzidenz einer angeborenen Stoffwechselstörung etwa 1 : 4 000.
- **Spezielle Diagnostik:** Molekularbiologische Untersuchung auf Genmutation.

6.6.2 Phenylketonurie

Die Phenylketonurie ist die häufigste Aminosäureabbaustörung mit einer Inzidenz von 1 : 6000 bis 1 : 25 000. Der Defekt beruht auf vielfältigen Mutationen und dem Fehlen des Enzyms Phenylalanin-Hydroxylase in der Leber, welches die Umwandlung von Phenylalanin in Tyrosin katalysiert. Aufgrund des Enzymdefekts kommt es zu einem Anstieg der Konzentration des Phenylalanins im Plasma und zu einem Anstieg seiner Metaboliten Phenylpyruvat (daher die Bezeichnung Phenylketonurie), Phenyllaktat, Phenylazetat, Phenylazetylglutamin und 2-Hydroxyphenylazetat in Plasma und Urin. Durch die hohen Konzentrationen von Phenylalanin wird der Tryptophanstoffwechsel beeinflusst.
Phenylalanin hemmt, konkurrierend um gemeinsame Transportsysteme, die Absorption von Tryptophan im Darm und den Transport vom Blut ins Gehirn. Durch Einwirkung von Darmbakterien auf Tryptophan kommt es zu einem Anstieg seiner Metaboliten Indolacetat, Indollaktat, Kynurenin und Xanthurensäure. Die verringerte Tryptophanabsorption führt auch zu einer verminderten Bildung von Serotonin. Klinische Manifestationen bei unbehandelten Kindern: Mikrozephalie, zerebrale Störungen, geistige Retardierung, Krampfanfälle.

Indikationen
Neugeborenen-Screening auf Phenylketonurie. Bestimmung von Phenylalanin oder Phenylalanin und Tyrosin zur Ermittlung des Verhältnisses. Durchführung am 5. Lebenstag (beim mikrobiologischen Hemmtest) oder am 1.–3. Lebenstag (bei der Tandem-Massenspektrometrie).

Untersuchungsmaterial
Vollblut: Kapillär aus Ferse entnehmen, auf Filterpapierkarte auftropfen.

Bestimmungsmethode

- Mikrobiologischer Hemmtest nach Guthrie ($): Bakteriologischer Nährboden, Keime bilden bei hohen Konzentrationen von Phenylalanin Wachstumshöfe.
- Tandem-Massenspektrometrie (meist zusammen mit anderen Parametern des Neugeborenen-Screenings). Extraktion des getrockneten Blutstropfens mit Methanol, MS-Analyse direkt oder nach Umsetzung mit Butanol ($$).
- Phenylalanin, Metaboliten im Urin ($$$): Aminosäureanalysator, GC-MS.

Tab. 6.17 Referenzbereiche Phenylalanin und Phenylalanin/Tyrosin-Ratio

Phenylalanin	< 140 µmol/l
Phenylalanin/Tyrosin-Ratio	< 1,5

Bewertung

Durch die Ermittlung der Phenylalanin/Tyrosin-Ratio wird der prädiktive Wert eines positiven Befundes erhöht.

Erhöhte Werte: Phenylketonurie. Therapie ab spätestens 3. Lebenswo. mit phenylalaninarmer Diät, supplementiert mit Tyrosin, erforderlich.

Störungen und Besonderheiten

- **Falsch hohe Werte (beim Guthrie-Test):** Mehrere Blutstropfen auf einer Stelle der Filterpapierkarte, hohe Proteinzufuhr, Aminosäure-Infusion.
- **Falsch niedrige Werte (beim Guthrie-Test):** Durchführung früher als am 5. Lebenstag, innerhalb von 4 d nach einer Bluttransfusion, Erbrechen, reine Glukose-Elektrolyt-Infusion.

> **Merke**
> - Diagnostische Sensitivität etwa 99 %.
> - Bei positivem Ausfall des Guthrie-Tests Bestimmung von Phenylalanin und der Metaboliten.
> - Bei der Untersuchung mit der Tandem-MS kann zwischen der klassischen Phenylketonurie und einer milden, transienten Hyperphenylalaninämie unterschieden werden (bei Letzterer Phenylalanin/Tyrosin-Ratio < 1,5).

6.6.3 Ahornsirupkrankheit

Synonym: Verzweigtkettenketoazidurie. Seltene Aminosäurestoffwechselstörung, Inzidenz 1 : 200 000. Der Defekt liegt im Multienzymkomplex für die oxidative Decarboxylierung von 2-Oxocarbonsäuren, die durch Transaminierung aus den verzweigtkettigen Aminosäuren Valin, Leucin und Isoleucin entstehen. Als Folge davon steigt die Konzentration der verzweigtkettigen Aminosäuren im Plasma und der Transaminierungsmetaboliten in Plasma und Urin. Der typische Geruch des Urins nach Ahornsirup wird vermutlich durch Umsetzungsprodukte der 2-Oxocarbonsäuren hervorgerufen. Bei unbehandelten Pat. sind insbes. die Plasmakonzentrationen von Leucin und 2-Oxoisovaleriat stark erhöht. Ab 5. Lebenstag Apathie, Trinkschwäche, Erbrechen, Krampfanfälle, Atemstörungen.

Indikationen
Neugeborenen-Screening auf Ahornsirupkrankheit. Bestimmung von Leucin oder Leucin u. Phenylalanin zur Ermittlung des Verhältnisses. Durchführung am 5. Lebenstag (beim mikrobiologischen Hemmtest) oder am 1.–3. d (bei der Tandem-Massenspektrometrie).

Untersuchungsmaterial
Vollblut: Kapillär aus Ferse entnehmen, auf Filterpapierkarte auftropfen.

Bestimmungsmethode
- Mikrobiologischer Hemmtest ($): Bakteriologischer Nährboden, Keime bilden bei hohen Konzentrationen von Leucin Wachstumshöfe.
- Tandem-Massenspektrometrie, meist zusammen mit anderen Parametern des Neugeborenen-Screenings, wie Phenylalanin (▶ 6.6.2) ($$).
- Leucin, Metaboliten im Urin ($$$): Aminosäureanalysator, GC-MS.

Tab. 6.18 Referenzbereiche Leucin und Leucin/Phenylalanin-Ratio

Leucin	< 370 µmol/l
Leucin/Phenylalanin-Ratio	< 5,0

Bewertung
Durch die Ermittlung der Leucin/Phenylalanin-Ratio wird der prädiktive Wert eines positiven Befundes erhöht.

Erhöhte Werte: Ahornsirupkrankheit. Therapie: Eingeschränkte Zufuhr der verzweigtkettigen Aminosäuren Valin, Leucin und Isoleucin.

Störungen und Besonderheiten
- **Falsch hohe Werte (beim mikrobiologischen Hemmtest):** Mehrere Blutstropfen auf einer Stelle der Filterpapierkarte, hohe Proteinzufuhr, Aminosäure-Infusion.
- **Falsch niedrige Werte (beim mikrobiologischen Hemmtest):** Durchführung früher als am 5. Lebenstag, innerhalb von 4 d nach einer Bluttransfusion, Erbrechen, reine Glukose-Elektrolyt-Infusion.

Merke
- Diagnostische Sensitivität etwa 99 %.
- Bei positivem Ausfall des Tests Bestimmung der Metaboliten.

6.6.4 Homocystinurie

Defekt in der Metabolisierung von Methionin und Homocystein. Ursache der Störung am häufigsten ein Mangel an der Vitamin-B_6-abhängigen Cystathionin-β-Synthase, seltener ein Mangel an der Vitamin-B_{12}-abhängigen Methionin-Synthase oder einer Reduktase. Folge: Anhäufung von Methionin und Homocystein, sowie seiner **oxidierten Form Homocystin.**

Die Homocystinurie hat eine Inzidenz von etwa 1 : 200 000. Klinische Manifestationen: Geistige Retardierung, Skelettdeformitäten, Osteoporose, Linsenektopie und frühzeitige arteriosklerotische Gefäßveränderungen.

Indikationen
Neugeborenen-Screening auf Homocystinurie. Bestimmung von Methionin oder Methionin und Phenylalanin zur Ermittlung des Verhältnisses. Durchführung am 5. Lebenstag (beim mikrobiologischen Hemmtest) oder am 1.–3. Lebenstag (bei der Tandem-Massenspektrometrie).

Untersuchungsmaterial
Vollblut: Kapillär aus Ferse entnehmen, auf Filterpapierkarte auftropfen.

Bestimmungsmethode
- Mikrobiologischer Hemmtest ($): Bakteriologischer Nährboden, Keime bilden bei hohen Konzentrationen von Methionin Wachstumshöfe.
- Tandem-Massenspektrometrie, meist zusammen mit anderen Parametern des Neugeborenen-Screenings, wie Phenylalanin (▶ 6.6.2) ($$).

Tab. 6.19 Referenzbereiche Methionin und Methionin/Phenylalanin-Ratio

Methionin	< 67 µmol/l
Methionin/Phenylalanin-Ratio	< 1,0

Bewertung erhöhter Werte
Homocystinurie. Therapie: Eingeschränkte Zufuhr von Methionin, in Abhängigkeit vom genetischen Defekt Vitamin B$_6$, Vitamin B$_{12}$, Folsäure.

Störungen und Besonderheiten
- **Falsch hohe Werte (bei mikrobiologischem Hemmtest):** Mehrere Blutstropfen auf einer Stelle der Filterpapierkarte, hohe Proteinzufuhr, Aminosäure-Infusion.
- **Falsch niedrige Werte (bei mikrobiologischem Hemmtest):** Durchführung früher als am 5. Lebenstag, innerhalb von 4 d nach einer Bluttransfusion, Erbrechen, reine Glukose-Elektrolyt-Infusion.
- Bei Methionin-Synthase-Mangel ist Methionin im Blut häufig nicht erhöht (→ Bestimmung von Homocystein im Plasma).

Diagnostische Sensitivität beim mikrobiologischen Hemmtest etwa 60 %, bei der Tandem-Massenspektrometrie etwa 99 %.

6.7 Hyperhomocysteinämie
Ingo Besenthal

Die Hyperhomocysteinämie ist Folge eines gestörten Methionin-Metabolismus, an dem mehrere, z.T. Vitamin-B-abhängige Enzyme beteiligt sind (z. B. Methionin-Synthase, Cystathionin-β-Synthase, Methylentetrahydroxyfolat-Reduktase). Sie ist ein unabhängiger Risikofaktor für Atherosklerose und thromboembolische

Erkrankungen. Diese Assoziation gilt nicht nur bei der klassischen Homocystinurie (▶ 6.6.4), bei der Homocysteinkonzentrationen von 50–500 µmol/l auftreten,
sondern auch bei mäßigen Erhöhungen.

Neben genetischen Faktoren (Enzymdefekte) können erworbene Faktoren (Vita-
min-B_6-, -B_{12}-, Folsäuremangel) und Lebensstilfaktoren (Rauchen, exzessiver Alkoholgenuss, Bewegungsmangel) zu erhöhten Homocysteinspiegeln führen. Die
atherogene Wirkung wird unter anderem auf den direkten Einfluss von Homocystein auf die Epithelzellen der Gefäßwand mit verstärkter Bildung reaktiver Sauerstoffspezies (oxidativer Stress), ferner eine Störung von Koagulation und Fibrinolyse zurückgeführt. Klinische Bedeutung: Als Risikofaktor beeinflussbar durch
Therapie mit Vitaminen des B-Komplexes.

6.7.1 Diagnosestrategie

Beurteilung des Risikos kardiovaskulärer Erkrankungen. Unabhängiger, zusätzli-
cher Parameter neben erhöhtem LDL-Cholesterin, erhöhtem Quotienten LDL-/
HDL-Cholesterin, Lp(a) (▶ 8) und erhöhtem CRP (▶ 6.4.2).

6.7.2 Homocystein

Bestimmung von Gesamt-Homocystein, bestehend aus reduzierter Form und oxidierten Formen (Homocystin, proteingebundenes Homocystein [Hauptanteil]
und Cystein-Homocystein-Komplex).

Indikationen
* Risikobeurteilung für kardiovaskuläre Erkrankungen.
* Vitamin-B_{12}-Mangel bei Malabsorptionssyndromen, Vegetariern, älteren
  Menschen.
* Chronischer Alkoholismus.
* Homocystinurie.

Untersuchungsmaterial
(EDTA-)Plasma. Blut nach Entnahme sofort in Eiswasser kühlen und innerhalb
von 30 Min. gekühlt zentrifugieren (Homocystein aus Erythrozyten). Falls Lagerung erforderlich, bei –70 °C. Bei Natriumfluorid/saures Zitrat als Antikoagulans
Blutproben etwa 4 h haltbar.

Bestimmungsmethode
Nach Reduktion der oxidierten Formen Bestimmung mit HPLC, GC-MS, CE, Enzymimmunoassay, Fluoreszenzpolarisationsimmunoassay.

Tab. 6.20 Referenzbereiche Gesamt-Homocystein	
Kinder < 10 J	3–8 µmol/l
Kinder 11–15 J	4–10 µmol/l
Jugendliche 16–18 J	5–11 µmol/l
Erwachsene	5–15 µmol/l

Bewertung erhöhter Werte
- Genetisch bedingte Hyperhomocysteinämie.
- Erworbene Hyperhomocysteinämie (Lebensstil).
- Vitamin-B_6-, -B_{12}- und Folsäuremangel (Resorptionsstörung, ältere Menschen, Vegetarier, Alkoholiker).
- Hypothyreose.
- Homocystinurie (sehr hohe Werte).

Risikofaktor für vaskuläre Erkrankung: Koronare Herzkrankheit, akutes Koronarsyndrom, Myokardinfarkt, arterielle Verschlusskrankheit, venöse Thrombose.

Störungen und Besonderheiten
- **Falsch hohe Werte:** Hämolyse, ungenügende Kühlung der Probe, zu späte Zentrifugation.
- **Falsch niedrige Werte:** Unvollständige Reduktion der oxidierten Formen.

6.8 Entzündung und Sepsis

Birgid Neumeister

Systemische Entzündungsreaktion und Sepsis werden durch vielfältige Ursachen und ein kompliziertes pathophysiologisches Netzwerk der Entzündungskaskaden ausgelöst (▶ Abb. 6.1). Hauptursachen sind Infektionen, Polytraumen mit Gewebezertrümmerung, Verbrennungen, Pankreatitis, massiver Blutverlust, Lebernekrose und Autoaggressionserkrankungen.

! Nicht jedes septische Krankheitsbild hat eine bakterielle Ursache!

6.8.1 Klinik

Consensus Conference, American College of Chest Physicians/Society of Critical Care Medicine 1992:

Systemische Entzündungsreaktion (Systemic Inflammatory Response Syndrome, SIRS)
Zwei oder mehr der folgenden Symptome:
- Temperatur > 38 °C oder < 36 °C.
- Herzfrequenz > 90/Min.
- Atemfrequenz > 20/Min. oder $PaCO_2$ < 32 mmHg.
- Leukozytenzahl > 12 000/µl oder < 4000/µl oder > 10 % stabkernige Granulozyten.

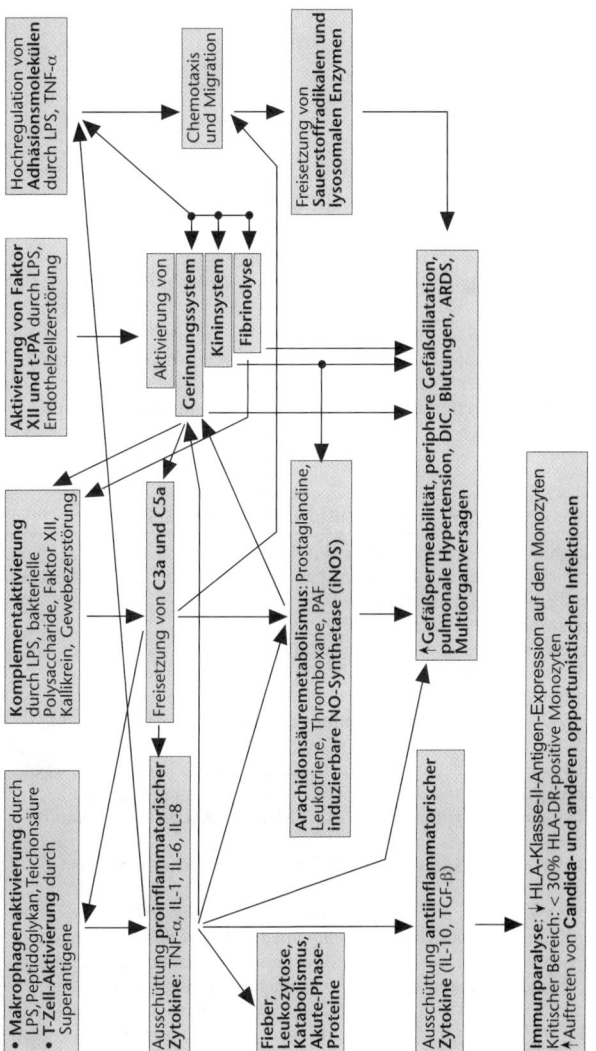

Abb. 6.1 Pathophysiologie bei systemischen Entzündungsreaktionen bzw. bei Sepsis

Sepsis
SIRS infolge von Infektion.

Schwere Sepsis
Sepsis mit mind. einem Organversagen:
- Kardiovaskulär.
- Renal.
- Respiratorisch.
- Hepatisch.
- Koagulopathie.
- ZNS.
- Metabolische Azidose.

Septischer Schock
- Sepsis mit Blutdruckabfall (systolischer RR < 90 mmHg) oder Katecholamin-bedarf trotz adäquater Hydratation.
- Hinweise auf Hypoperfusion (Laktatazidose, Oligurie, Bewusstseinseintrübung).
- Multiorganversagen.

6.8.2 Messparameter bei Entzündung und Sepsis

Die Labordiagnostik bei systemischer Entzündung oder Sepsis muss immer streng zur Klinik korreliert werden. Bisher wurden im Rahmen der Entzündungsdiagnostik vor allem verwendet:
- Leukozytenzahl und Differenzialblutbild (▶ 23.6).
- Blutkörperchensenkungsgeschwindigkeit (▶ 23.7).
- Akute-Phase- Proteine (▶ 6.4) – CRP (▶ 6.4.2), Procalcitonin (▶ 6.5.2).
- Blutkulturen (▶ 26.3.2).
- Parameter der Aktivierung von Gerinnung und Fibrinolyse (▶ 24.2.2, ▶ 24.2.3).

In den letzten Jahren werden in Ergänzung zunehmend durchgeführt:
- Bestimmung der proinflammatorischen Zytokinkonzentration (▶ 22.8).
- Quantifizierung der Expression von HLA-Klasse-II-Antigenen auf Monozyten (▶ 22.6).
- Quantifizierung der Expression von leukozytären Adhäsionsmolekülen (▶ 22.6).
- Monitoring des Arachidonsäuremetabolismus.

In der Erprobung befindet sich ein Genchip mit 353 genspezifischen Sonden, die den Immunstatus von Pat. bei akuten und chronischen Entzündungen abbilden. Zurzeit werden große wissenschaftliche Anstrengungen unternommen, um eine Labordiagnostik der Sepsis zu etablieren, die eine Stadieneinteilung des Krankheitsablaufes (▶ Abb. 6.1) und damit Anhaltspunkte für ein gezieltes therapeutisches Eingreifen (Immuntherapie, Beherrschung der DIC, Hemmung des Arachidonsäuremetabolismus etc.) erlaubt.

6.8.3 Störungen und Besonderheiten

Die Erwartungen, die in die Bestimmung von Neopterin gesetzt wurden, haben sich wegen Spezifitätsproblemen nicht erfüllt.

Der Wert der Bestimmung proinflammatorischer Zytokine ist aufgrund der kurzen HWZ nicht immer verlässlich und kann nur als früher Parameter bzw. während der akuten Erkrankung eingesetzt werden.

6

7 Glukosestoffwechsel

Ingo Besenthal

7.1 Wichtige Krankheitsbilder

Der Glukosestoffwechsel wird durch eine Vielzahl von Hormonen beeinflusst.
Das einzige blutzuckersenkende Hormon ist Insulin. Blutzuckersteigernd wirken
vor allem Glukagon, Kortisol (ACTH), STH, Thyroxin sowie die Katecholamine.
Störungen des Glukosestoffwechsels können sich entweder als Hyperglykämie
(evtl. mit Glukosurie) oder als Hypoglykämie manifestieren.
! Differenzialdiagnostisch wichtig: Glukosurien **ohne** Hyperglykämie (▶ 7.3).

7.1.1 Diabetes mellitus

Heterogenes Syndrom mit Störung des Kohlenhydrat- und Fettstoffwechsels.
Zentraler Befund ist eine chronische Hyperglykämie. Der **primäre Diab.mell.** ist
die häufigste Störung des Glukosestoffwechsels. Zwei Hauptformen: Typ 1 (absoluter Insulinmangel) und Typ 2 (Insulinresistenz/relativer Insulinmangel).

Kategorien der Hyperglykämie
Keine Laboruntersuchung erlaubt die zuverlässige Unterscheidung von Typ-1-
und Typ-2-Diabetes. Diese Zuordnung beruht hauptsächlich auf Anamnese und
klinischem Befund und kann durch Laboruntersuchungen nur unterstützt werden.
- **Typ-1-Diabetes:** Manifestation meist < 30. Lj., akuter Beginn, klassische Diabetessymptome, Ketoazidoseneigung (häufig als Erstmanifestation), organspezifische Autoantikörper (▶ 22.4.14, ▶ 22.4.15, ▶ 22.4.16).
- **Typ-2-Diabetes:** Meist Übergewicht und keine klassischen Diabetes-Sympto-
  me, keine Ketoazidoseneigung.
- Genetisch bedingte Diabetesformen (z. B. **MODY, m**aturity **o**nset **d**iabetes of
  the young – Typ-2-diabetesartige Erkrankung) Manifestation < 25. Lj.
- **Schwangerschaftsdiabetes** (▶ 7.5): Diabetes mellitus, der sich in der Schwan-
  gerschaft manifestiert. Abgrenzung gegen Schwangerschaftsglukosurie (ohne
  Hyperglykämie! Erniedrigte Nierenschwelle für Glukoseausscheidung).
- **Sekundärer Diab.mell.:** Gestörter Glukosestoffwechsel bei verschiedenen
  Grundkrankheiten oder Therapieformen.
- **Abnorme Nüchternglukose (IFG** Impaired Fasting Glucose) und **pathologische
  Glukosetoleranz (IGT** Impaired Glucose Tolerance): Störung des Glukose-
  stoffwechsels mit erhöhtem Risiko, einen manifesten Diab.mell. zu entwi-
  ckeln (▶ Abb. 7.1; ▶ 7.2).

Komplikationen
- **Coma diabeticum:** Das Coma diabeticum ist eine gefährliche **akute** Komplikation des Diab.mell.
- **Ketoazidotisches Koma:** Meist bei Diab.mell. Typ 1, häufig als „Manifestati-
  onskoma". Bei Insulinmangel wird der Energiebedarf durch vermehrten
  Fettabbau gedeckt. Aus dem dabei anfallenden Acetyl-CoA entstehen ver-
  mehrt „Ketonkörper", die akkumulieren können. Die Ketone können, zusam-
  men mit der Glukose, im Urin mittels Teststreifen festgestellt werden (▶ 7.3).
  Cave: Auch bei Gesunden sind nach mehrstündiger Nahrungskarenz Ketone
  (aber ohne Glukose!) im Urin nachweisbar!
- **Hyperosmolares (nicht ketoazidotisches) Koma:** Meist bei Diab.mell. Typ 2.
  Hyperglykämische Entgleisung, wobei aber die Insulinsekretion ausreicht,

um eine Ketoazidose zu verhindern. Die osmotische Wirkung hoher Gluko-sespiegel bewirkt Dehydratation der Gewebe durch Wasserverlust.

* **Therapiekomplikationen:** Selten Laktazidose unter Biguanidtherapie (evtl. Koma); Hypoglykämie (evtl. Koma).
* **Folgeschäden:**
  - Chronische **Komplikationen,** die nach langjähriger Diabetesdauer an verschiedenen Organen und Geweben auftreten können. Wesentlicher Entstehungsfaktor ist wahrscheinlich die nicht enzymatische Glykierung von Proteinen bei Hyperglykämie, die auch diagnostische Bedeutung hat.
  - **Diabetische Nephropathie:** Kann im reversiblen Frühstadium an einer isolierten Vermehrung der Urin-Albuminausscheidung („Mikroalbuminurie", ▶ 15.1.5) erkannt werden, die mit den herkömmlichen Streifentests für Gesamteiweiß oder Albumin nicht erfasst wird. Die Nierenfunktion kann durch Messung der Retentionsparameter im Serum und der endogenen Kreatinin-Clearance abgeschätzt werden.
  - **Dyslipoproteinämie:** Der Mangel an Insulin hat auch Auswirkungen auf den Fettstoffwechsel mit Hypertriglyzeridämie und erniedrigtem HDL-Cholesterin (metabolisches Syndrom).

7.1.2 Hypoglykämie

Bei Diabetikern ist die häufigste Ursache einer Hypoglykämie eine (relative) Überdosierung der Therapie, meist in Verbindung mit körperlicher Belastung, Alkohol oder Nahrungskarenz. Extremform der Hypoglykämie ist das hypoglykämische Koma. Eine optimale Diabeteseinstellung mit Insulin kann mit gehäuften Hypoglykämie-Episoden verbunden sein. Bei Nichtdiabetikern ist als Ursache einer Hypoglykämie auch an eine Hypoglycaemia factitia (missbräuchliche Anwendung von Insulin oder Sulfonylharnstoffen) oder ein Insulinom (autonome endogene Insulinüberproduktion) zu denken.

7.2 Diagnosestrategie

7.2.1 Hyperglykämie

Laborchemisch beruht die Diagnose des Diab.mell. auf dem gesicherten Nachweis einer chronischen Hyperglykämie (mit oder ohne typische diabetische Symptome).

Basisdiagnostik
Nüchternblutglukose (▶ 7.3).

Weiterführende Diagnostik

Diagnosesicherung
* **Oraler Glukose-Toleranz-Test** (oGTT, ▶ 7.4): Wenn die Blutglukose-Bestimmung grenzwertige oder diskrepante Befunde ergibt.
* **HbA$_{1c}$** (▶ 7.6): Ausgangsbefund für Therapiekontrollen, evtl. zur Unterstützung der Erstdiagnose.
! Nicht zum Ausschluss eines Diab.mell. geeignet. Diagnose ▶ 7.3.

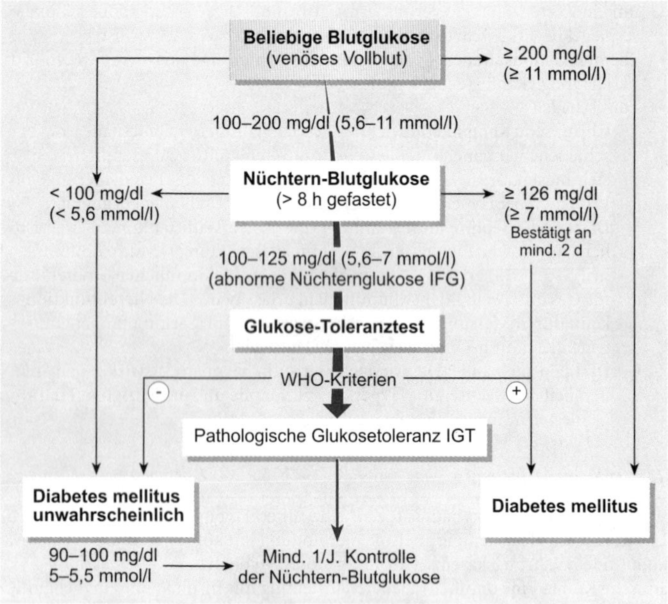

Abb. 7.1 Entscheidungsbaum zur Diagnose/Ausschluss Diabetes mellitus (European Diabetes Policy Group)

Therapie-Überwachung
- **Blutglukose** (▶ 7.3): Nach individuellen Umständen bis zu mehrmals täglich (Pat. Selbstkontrolle mittels Teststreifen).
- **Uringlukose-Teststreifen** (▶ 15.1.2): Nur bei Typ-2-Diabetikern, die allein mit Diät stabil eingestellt sind. Kontrollen wöchentlich und nach „Diätfehlern" (Pat. Selbstkontrolle mittels Teststreifen).
- **HbA$_{1c}$** (▶ 7.6): Kontrolle der durchschnittlichen Stoffwechseleinstellung über einen längeren Zeitraum.
- **Triglyzeride** (▶ 8.2), LDL- und HDL-Cholesterin (▶ 8.4, 8.5), da Fettstoffwechselstörungen bei schlechter Diabeteseinstellung bestehen können.

(Früh-)Erkennung einer diabetischen Nephropathie
Abhängig von individuellen Umständen und klinischen Befunden. Bisher keine allgemein akzeptierten Regeln. Bei stabiler Stoffwechseleinstellung Kontrollen etwa vierteljährlich bis jährlich.
- Urin-Albumin, immunchemisch (▶ 15.1.5).
- Serum-Kreatinin; ggf. Kreatinin-Clearance (▶ 9.1.3).
- Urin-Gesamteiweiß (▶ 15.1.4).

Nierenschäden im Stadium der Mikroalbuminurie sind reversibel, daher rasche und konsequente Therapie notwendig! Stoffwechseleinstellung und Blutdruck optimieren.

Akute Stoffwechselentgleisungen
DD Ketoazidose, Hyperosmolarität, Laktazidose, Hypoglykämie; bei Koma auch an nicht diabetische Koma-Ursachen denken.
* Blutglukose (▶ 7.3).
* Serumosmolalität (▶ 11.1.5).
* Elektrolyte (▶ 11.1).
* Blutgasanalyse (▶ 11.2.2).
* Laktat (▶ 11.2.3).
* Kreatinin und Harnsäure im Serum (▶ 9.1.2, ▶ 9.1.5).
* Urin-Teststreifen auf Glukose und Aceton (▶ 15.1.2).
* Infektionserreger-Diagnostik, insbes. Blutkulturen.

7.2.2 Hypoglykämie

Anamnese (z. B. Diabetiker unter Insulin- oder Sulfonylharnstofftherapie, postprandiale Hypoglykämie nach Magen-Operation, Alkoholabusus) und klinischer Befund (z. B. Leberzirrhose, Niereninsuffizienz) können die Ursache meist klären.

Basisdiagnostik
Blutglukose (▶ 7.3).

Weiterführende Diagnostik
* **Nüchternhypoglykämie:** DD Hypoglycaemia factitia, Insulinom. Insulin, Proinsulin, C-Peptid (▶ 7.8). Wenn Befunde grenzwertig Hungerversuch (▶ 7.9). Zusätzliche Urinprobe einfrieren für evtl. spätere Untersuchungen auf z. B. Sulfonylharnstoffe.
* **V.a. postprandiale reaktive Hypoglykämie:** Verlängerter oGTT (▶ 7.4).
* Bei entsprechendem klinischem Verdacht: Weitere Untersuchungen, z. B. Ausfall kontrainsulinärer Hormone (▶ 7.3).

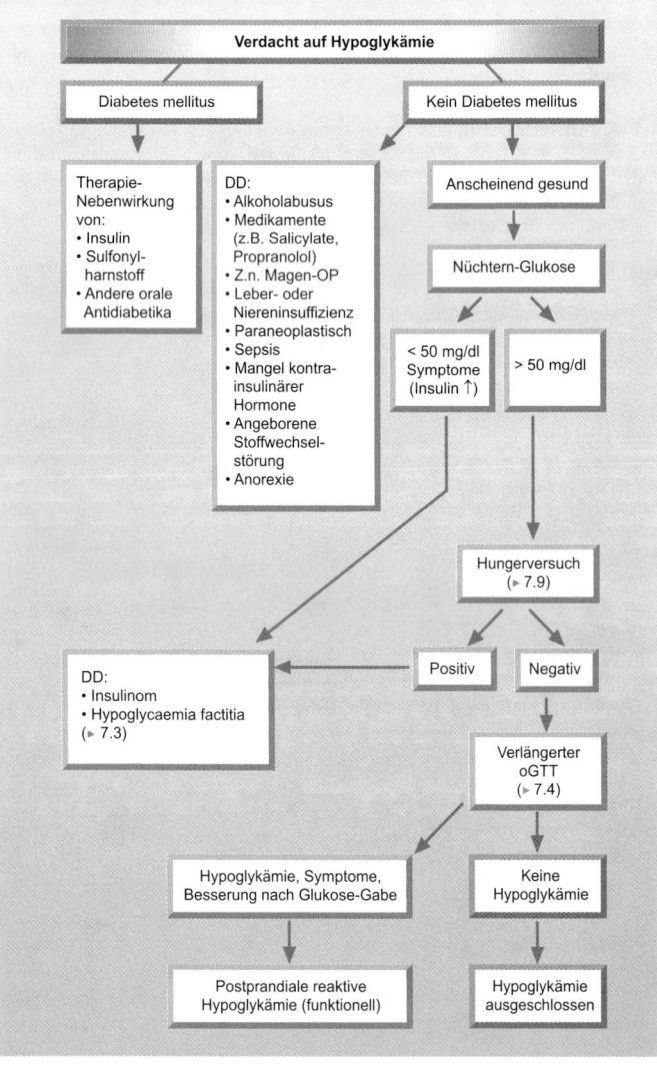

Abb. 7.2 Entscheidungsdiagramm Hypoglykämiediagnostik

7.3 Glukose $

Glukose ist ein wichtiges Substrat zur Energiegewinnung. Quellen der Glukose im Organismus sind exogene Nahrungszufuhr, körpereigene Glykogenspeicher und endogene Glukoneogenese.

In den Nieren wird Glukose glomerulär filtriert und tubulär rückresorbiert. Bei einer Blutglukosekonzentration von mehr als etwa 180 mg/dl (10 mmol/l) ist die tubuläre Rückresorptionskapazität erschöpft und es kommt zur Glukosurie. Diese sogenannte Nierenschwelle für die Glukoseausscheidung steigt mit dem Alter an und kann in der Schwangerschaft erniedrigt sein (Schwangerschaftsglukosurie).

Indikationen

Blutglukose

- Gesundheitsvorsorge.
- Diagnose und Therapiekontrolle des Diab.mell.
- Risikopatienten (jährliche Kontrolle): Ältere Pat., Familienanamnese für Diab.mell., Übergewicht, Hyperlipidämie, Hypertonie.
- Diabetessymptome: Gewichtverlust, Durst, Polyurie, Polydipsie, Lethargie, Pruritus vulvae, Balanitis.
- Schwangerschaft.
- Grundkrankheiten oder Therapieformen (siehe unten, „Bewertung").
- V.a. Hypoglykämie.
- Koma unklarer Ursache.
- Abgrenzung einer renalen Glukosurie.

Uringlukose, Teststreifen

(▶ 15.1.2).
- Selbstkontrolle bei Typ-2-Diabetikern, die allein mit Diät stabil eingestellt sind. Kontrollen wöchentlich und nach „Diätfehlern".
- V.a. ketoazidotische Stoffwechselentgleisung.
- ! Im Rahmen einer rationellen Diagnostik besteht keine Indikation für quantitative Uringlukosebestimmung.

Untersuchungsmaterial

Pat. 10–12 h nüchtern.

Blutglukose:
- Venöses Vollblut, z. B. NaF-Röhrchen (**Na**triumfluorid).
- Serum: Sofort nach Gerinnung absern.
- Kapillarblut: Sofort hämolysieren/enteiweißen oder sofort messen (Teststreifen).

Urin: Spontanurin (Teststreifen), 24-h-Sammelurin.

7

Tab. 7.1 Probenarten zur quantitativen Blutglukosebestimmung

Blutabnahme	Vorbehandlung	Probe zur Messung
Arterialisiertes Kapillarblut	Hämolyse	Kapilläres Vollblut (Hämolysat)
	Enteiweißung	Kapilläres Plasmawasser
Venenblut	Hämolyse	Venöses Vollblut (Hämolysat)
NaF-Röhrchen	Zentrifugation	Venöses Plasma
	Enteiweißung	Venöses Plasmawasser

Alle Probenarten ergeben unterschiedliche Messwerte (s.u.).

Bestimmungsmethode
Glukose kann im Blut und im Urin (qualitativ oder quantitativ) bestimmt werden.
- Enzymatische Methoden unter Verwendung von verschiedenen Enzymen, wie Hexokinase, Glukose-Dehydrogenase oder Glukose-Oxidase, und unterschiedlichen Nachweisverfahren für die entstandenen Reaktionsprodukte.
- Trägergebundene Nachweisverfahren: Blut- und Urinteststreifen, Membran-Durchfluss-Technik, Multilayer-Film-Technik, Einweg-Mikroküvetten beruhen ebenfalls auf enzymatischen Messmethoden.

Tab. 7.2 Referenzbereiche Nüchternglukose

Probenart	konventionelle Einheit	SI-Einheit
Vollblut (kapillär oder venös)	55–90 mg/dl	3,1–5,0 mmol/l
Plasma	70–100 mg/dl	3,8–5,6 mmol/l
Urin (Teststreifen)	Negativ	

Umrechnung: mg/dl × 0,055 = mmol/dl
Neugeborene haben in den ersten Tagen etwa die Hälfte der Nüchtern-Blutglukosekonzentration Erwachsener; aus Sicherheitsgründen wird aber meist 40 mg/dl (2,2 mmol/l) als Interventionsgrenze festgesetzt.

Bewertung
Zur Erstdiagnose eines Diab.mell. wird die Nüchtern-Blutglukose empfohlen. Sie kann zwar länger durch die restliche endogene Insulinwirkung kompensiert sein als die „postprandiale" Glukose, ist aber von der Zusammensetzung der Mahlzeit unabhängig und daher besser definiert. Außerdem weist die Nüchtern-Blutglukose, im Gegensatz zum „postprandialen" Status, keine klinisch relevante arteriovenöse Differenz zwischen arterialisiertem Kapillarblut (wirksame Glukosekonzentration für die Insulinstimulation) und peripherem Venenblut (nach Glukoseabstrom ins Gewebe) auf, sodass im Nüchternzustand die Probenart eine untergeordnete Rolle spielt.

Tab. 7.3 Diagnosekriterien bezogen auf Nüchtern-Blutglukose (▶ Abb. 7.1)		
	Plasma	Vollblut
Diabetes mellitus	≥ 126 mg/dl	≥ 110 mg/dl
	≥ 7 mmol/l	≥ 6 mmol/l
Abnorme Nüchternglukose (IFG)	100–125 mg/dl	90–110 mg/dl
	5,6–6,9 mmol/l	5,0–6,0 mmol/l

Da auch passagere Hyperglykämien vorkommen, kann die Diagnose eines Diab. mell. nur gestellt werden, wenn entweder typische Symptome vorliegen oder ein diabetesverdächtiger Blutglukosewert durch Messung an 2–3 d bestätigt wird.

 Mit Teststreifen zur quantitativen Blutglukosebestimmung kann prinzipiell „richtig" gemessen werden, die Ergebnisse sind aber stark von der Übung abhängig (kapilläre Blutentnahme; Ablesung ohne Gerät) → zur Diagnosestellung eines Diab.mell. (wie auch beim oGTT) keine Blutglukose-Teststreifen verwenden.

Hyperglykämie
- **Primärer (genuiner) Diab.mell.** (▶ 7.1): Typ-1-Diabetes, Typ-2-Diabetes.
- **Sekundärer Diab.mell.:**
  - Pankreaserkrankungen: Chronische Pankreatitis, Z.n. Pankreatektomie, Pankreaskarzinom.
  - Hämochromatose, Mukoviszidose, schwere Fehl- oder Mangelernährung.
  - Endokrine Erkrankungen: Hyperkortisolismus (endogen, exogen), Phäochromozytom, Akromegalie, Conn-Syndrom.
  - β-Zell-toxische Medikamente: Pentamidin (i.v.), L-Asparaginase.
  - Verschiedene (seltene) genetische Syndrome.
- **Schwangerschaft.**

Hypoglykämie
- Therapie-Nebenwirkung: Überdosierung von Insulin oder oralen Antidiabetika (▶ 7.1).
- Hypoglycaemia factitia: Missbräuchliche Anwendung von Insulin oder Sulfonylharnstoffen.
- Schwerer Leberschaden, Alkoholismus, Niereninsuffizienz.
- Anorexie.
- Ausfall kontrainsulinärer Hormone: NNR-/HVL-Insuffizienz, Katecholaminmangel (Zetterström-Syndrom), schweres Myxödem.
- Paraneoplastisch: Insulinom, sehr selten extrapankreatische Tumoren mit IGF (insulin like growth factor)-Produktion (z. B. Mesotheliom, Hämangioperizytom, Fibrosarkom).
- Postprandiale reaktive Hypoglykämie: Nach Magenoperationen, Vagotomie oder funktionell bei Gesunden.

7

- Selten:
  - Nesidioblastose/Inselzellhyperplasie, vor allem bei Kindern.
  - Enzymdefekte: Leucinempfindliche Hypoglykämie, Ahornsirupkrankheit, Fruktose-/Galaktose-Intoleranz, Glykogenosen.
  - Gestörte Verwertung freier Fettsäuren: Systemischer Carnitinmangel, Enzymdefekte der β-Oxidation.

Glukosurie ohne Hyperglykämie

Fanconi-Syndrom (bei idiopathischer Tubulopathie, Wilson-Krankheit, Vitamin-D-resistenter Rachitis, Plasmozytom, Amyloidose, Intoxikationen), Niereninsuffizienz, Diabetes renalis, Schwangerschafts-**Glukosurie** (erniedrigte Nierenschwelle DD Schwangerschafts**diabetes**!).

Störungen und Besonderheiten

Referenzwerte sind abhängig vom Probenmaterial.

- **Kapillarblut (arterialisiert):** Postprandial bis zu 20 % höhere Glukosekonzentration als im venösen Blut (arteriovenöse Differenz). Im oGTT kann die Differenz noch höher ausfallen.
- **Serum/Plasma:** 10–15 % höhere Glukosekonzentration als Vollblut.
- **Vollblut:** Glykolyse führt zur Abnahme der Glukosekonzentration. Maßnahmen: Glykolysehemmer (z. B. Natriumfluorid), sofortige Enteiweißung/Hämolyse (Kapillarblut) oder rasches Abseren.
- ! Zur Vergleichbarkeit der Messergebnisse immer die gleiche Probenart verwenden!

7.4 Oraler Glukose-Toleranz-Test

Der orale Glukose-Toleranz-Test (oGTT) dient der Beurteilung der Glukosetoleranz unter standardisierten Stimulationsbedingungen.

Indikationen

- Grenzwertige Nüchternblutzuckerwerte (▶ Abb. 7.1).
- Glukosurie ohne Hyperglykämie.
- V.a. postprandiale reaktive Hypoglykämie: Testverlängerung auf 5 h, da Hypoglykämie erst 2–5 h nach Glukose-Belastung auftreten kann!
- Chronische dermatologische Infektionen.
- Schwangerschaftskomplikationen unklarer Ursache (Abort, Hydramnion, Fehlbildungen), Geburtsgewicht > 4,5 kg.
- Unklare Neuropathie, Retinopathie.
- Relative Indikationen: Familiäre Diabetesbelastung, Adipositas, arterielle Gefäßerkrankungen, Hypertonie, Hypertriglyzeridämie, Hyperurikämie.

Kontraindikationen

- Nüchtern-Blutglukose > 125 mg/dl, Ketonurie ohne Glukosurie als Zeichen einer niedrigen Blutglukose.
- Der oGTT ist nicht verwertbar bei:
  - Intestinalen Störfaktoren: Malabsorptionssyndrome, Diarrhö, Magenentleerungsstörung, Duodenalulkus, Leberzirrhose.

– Extraintestinalen Störfaktoren: Hypokaliämie, Hypomagnesiämie, Hyperthyreose, Urämie, Fieber, akuten Lebererkrankungen.

Testdurchführung

Patientenvorbereitung
- Ernährung mit mindestens 150–200 g Kohlenhydraten/d für mind. 3 d. Das entspricht etwa einer normalen Mischkost.
- Normale körperliche Aktivität.
- Mindestens 12 h vorher nicht rauchen, kein Kaffee, Tee, Alkohol.
- Mindestens 3-tägiger Abstand zur Menstruation.
- Mindestens 14-tägiger Abstand zu einer akuten Krankheit.
- Störende Medikamente mind. 3 d vorher absetzen: Amiodaron, β-Blocker, Glukokortikoide, orale Kontrazeptiva, nicht steroidale Antirheumatika, Saluretika (Thiazide), Laxanzien, Benzodiazepine, Salizylate, Psychopharmaka, Pentamidin, Monoaminooxidasehemmer, Nikotinsäure, Isoniacid, Reserpin.

Durchführung (nach WHO-Empfehlung)
- Pat. innerhalb von 5 Min. eine Lösung von 75 g Glukose oder Oligosacchariden in 300 ml Wasser trinken lassen, z. B. Dextro-O.G-T®.
- Blutglukosebestimmung nach 2 h. Fakultativ vor Probetrunk.
- ! Nicht mit Teststreifen messen!
- Bei V.a. renale Glukosurie: Nach Blutglukoseabnahme zusätzlich frisch gelassenen Urin auf Glukose testen.

Modifikationen
- **V.a. reaktive Hypoglykämie:** Testverlängerung mit Blutglukosebestimmung nach 2, 3 sowie 5 h oder bei Auftreten einer hypoglykämischen Symptomatik.
- **Kinder:** Dosierung der Glukosebelastung nach Körpergewicht: 1,75 g Oligosaccharide (entspr. 7 ml Dextro-O.G-T®) pro kg KG, max. 75 g.

Bewertung
Beurteilungskriterium ist der Anstieg und Abfall der Blutglukosekonzentration nach oraler Glukosebelastung. Der Test wird von der Magenentleerung, der intestinalen Glukoseresorption und der Leberfunktion beeinflusst.

Tab. 7.4 Bewertungskriterien oGTT (Leitlinien DDG*)			
	Plasmaglukose	Vollblut-Glukose	
	Venös	Venös	Kapillär
Diabetes mellitus			
Nüchtern	> 125 mg/dl	≥ 110 mg/dl	≥ 110 mg/dl
	> 7 mmol/l	≥ 6 mmol/l	≥ 6 mmol/l
2-h-Wert oGTT	≥ 200 mg/dl	≥ 180 mg/dl	≥ 200 mg/dl
	≥ 11 mmol/l	≥ 10 mmol/l	≥ 11 mmol/l
Pathologische Glukosetoleranz (IGT, ▶ Abb. 7.1)			

Tab. 7.4 Bewertungskriterien oGTT (Leitlinien DDG*) *(Forts.)*

	Plasmaglukose	Vollblut-Glukose	
	Venös	Venös	Kapillär
Nüchtern	100–125 mg/dl	90–109 mg/dl	90–109 mg/dl
	5,6–7 mmol/l	5,0–6 mmol/l	5,0–6 mmol/l
2-h-Wert oGTT	140–199 mg/dl	120–179 mg/dl	140–199 mg/dl
	7,8–11 mmol/l	6,7–10 mmol/l	7,8–11 mmol/l

* http://www.deutsche-diabetes-gesellschaft.de

7.5 Schwangerschaftsdiabetes (Gestationsdiabetes)

Als Schwangerschaftsdiabetes wird eine erstmals in der Schwangerschaft diagnostizierte Glukose-Toleranzstörung bezeichnet. Der Gestationsdiabetes ist eine weltweit zunehmende Erkrankung und eine der häufigsten Schwangerschaftskomplikationen.

Indikationen zur Diagnostik (AWMF-Leitlinien)
- In der 24.–28. SSW soll bei **allen** Schwangeren ein Screening-Test mit 50 g Glukose durchgeführt werden – bei positivem Ausfall (Kriterien ▶ Tab. 7.5) gefolgt von einem diagnostischen 75-g-oGTT (▶ 7.4, Bewertung ▶ Tab. 7.6). Dieser Zeitrahmen ist optimal, da vor dieser Zeit die Diagnostik negativ ausfallen kann, weil eine evtl. Insulinresistenz mit der Schwangerschaftsdauer zunimmt und weil andererseits bis zur Geburt ggf. ausreichend Zeit für eine Intervention bleibt.
- Bei Vorliegen von mind. einem der folgenden **Risikofaktoren** wird ein diagnostischer oGTT schon im 1. Trimenon empfohlen:
  - Übergewicht.
  - Diabetes bei Eltern od. Geschwistern.
  - Gestationsdiabetes in einer vorangegangenen Schwangerschaft.
  - Z.n. Geburt eines Kindes > 4500 g.
  - Z.n. Totgeburt.
  - Habituelle Abortneigung.
  - Schwere kongenitale Fehlbildung in einer früheren Schwangerschaft.
- ! Bei unauffälligem Ergebnis soll bei diesen Risikogruppen der diagnostische oGTT in der 24.–28. SSW und bei erneut unauffälligem Ergebnis letztmalig in 32.–34. SSW wiederholt werden.
- Außerhalb dieser Zeiten soll ein diagnostischer oGTT durchgeführt werden bei:
  - Glukosurie und/oder:
  - Diabetes-typischen Symptomen (Durst, Polyurie, unklare Gewichtsabnahme).
  - Erstmalig festgestellter Makrosomie des Fetus.

Screeningtest

Belastungstest mit 50 g Glukose (unabhängig von der letzten Mahlzeit). Bei positivem Ausfall (Kriterien ▶ Tab. 7.5) gefolgt von einem diagnostischen 75-g-oGTT.

Bewertung

Tab. 7.5 Kriterien im Screening-oGTT für die Durchführung eines diagnostischen 75-g-oGTT

	Plasmaglukose	Vollblut-Glukose
	Venös	Kapillär
1-h-Wert		
	> 140 mg/dl	> 140 mg/dl
	> 7,8 mmol/l	> 7,8 mmol/l

! Bei einem 1-h-Screeningwert ≥ 200 mg/dl (11,1 mmol/l) soll vor dem diagnostischen oGTT ein Nüchtern-Blutglukose-Wert gemessen werden – liegt dieser ≥ 95 mg/dl (5,3 mmol/l) im **Kapillarblut** oder ≥ 90 mg/dl (5,0 mmol/l) im **venösen Plasma,** kann die Diagnose Schwangerschaftsdiabetes gestellt und auf den diagnostischen 75-g oGTT verzichtet werden.

! Bei einem Nüchtern-Blutglukose-Wert ≥ 110 mg/dl (6,0 mmol/l) im **Kapillarblut** oder ≥ 126 mg/dl (7,0 mmol/l) im **venösen Plasma,** soll ebenfalls auf den diagnostischen 75-g-oGTT verzichtet werden u. die Schwangere zur weiteren Diagnostik in eine Diabetes-Schwerpunkteinrichtung überwiesen werden.

Tab. 7.6 Bewertungskriterien des diagnostischen 75-g-oGTT in der Schwangerschaft

	Plasmaglukose	Vollblut-Glukose
	Venös	Kapillär
Schwangerschaftsdiabetes		
Nüchtern	> 95 mg/dl	> 90 mg/dl
	> 5,3 mmol/l	> 5,0 mmol/l
1-h-Wert	> 180 mg/dl	>180 mg/dl
	> 10 mmol/l	> 10 mmol/l
2-h-Wert	> 155 mg/dl	> 155 mg/dl
	> 8,6 mmol/l	> 8,6 mmol/l

Blutglukosemessungen beim Screening u. beim diagnostischen Test müssen mit einer **qualitätsgesicherten Labor-Methode** durchgeführt werden – Handmessgeräte für Glukose-Schnelltests sind ungeeignet.

7.6 HbA$_{1c}$ $$

HbA$_{1c}$ ist ein Hämoglobinderivat, das durch nicht enzymatische Reaktion von Glukose mit dem N-terminalen Valin der β-Kette des Hämoglobins entsteht. HbA$_{1c}$ umfasst demgegenüber auch Glykierungsprodukte mit anderen Hexosen. Als Glykohämoglobin wird eine Mischung von Hämoglobinderivaten bezeichnet, die an unterschiedlichen Aminosäuren glykiert sind.

Die Bestimmung von HbA$_{1c}$ hat sich gegenüber den anderen Fraktionen durchgesetzt, die zahlenmäßig nicht miteinander vergleichbare Ergebnisse liefern. Die Messung anderer Glykierungsprodukte (z. B. Fruktosamin) hat keine allgemeine Anwendung gefunden.

Der Anteil des glykierten Hämoglobins korreliert mit Höhe und Dauer hyperglykämischer Stoffwechsellagen. Da die Glykierung irreversibel ist, wird glykiertes Hämoglobin erst mit dem Abbau der Erythrozyten (HWZ etwa 120 d) aus dem Blut eliminiert → „Blutglukosegedächtnis".

Indikationen
Mittelfristige Beurteilung der Stoffwechsellage bei Diab.mell. Der Glykierungsgrad des Hämoglobins erlaubt die retrospektive Beurteilung der durchschnittlichen Stoffwechseleinstellung:
• Verlaufskontrollen sind etwa alle 3 Mon. sinnvoll.
• Nach Therapie-Umstellung oder nach Stoffwechselentgleisung ist eine Änderung nach 4–6 Wo. (frühestens nach 2 Wo.) zu erwarten.
• Evtl. zur Unterstützung der Primärdiagnose des Diab.mell.

Untersuchungsmaterial
EDTA-Blut, Heparinblut.

Bestimmungsmethode
Ionenaustauschchromatografie: HPLC (gilt als Referenzmethode), Minisäulentest, Immunoassays.

Tab. 7.7 Referenzbereich HbA$_{1c}$ (HPLC)	
Nichtdiabetiker	4–6 %

Bewertung
! Da eine Standardisierung der Messverfahren noch nicht erreicht wurde, Verlaufskontrollen immer mit der gleichen Methode (gleiches Labor) durchführen.
! HbA$_{1c}$ ist nicht als alleiniges Kriterium zur Diagnose/Ausschluss eines Diab. mell. geeignet.

Tab. 7.8 Therapieziele (DDG-Leitlinien) für HbA$_{1c}$ (HPLC)		
	Zielwert	Interventionsbedürftig
Typ-2-Diabetes mellitus	≤ 6,5 %	≥ 7,0 %
Typ-1-Diabetes mellitus	≤ 6,5 % (nur ohne häufige Hypoglykämien)	≥ 7,5 % oder 1,2 % über dem Referenzbereich der Messmethode

Merke
- Bei schwangeren Diabetikerinnen sollte das HbA$_{1c}$ (möglichst schon präkonzeptionell) unter 6,1 % liegen.
- Bei älteren Pat. sollte das Therapieziel unter Berücksichtigung der Lebenserwartung gelockert werden.

Störungen und Besonderheiten
- **Falsch hohe Ergebnisse** sind möglich bei Niereninsuffizienz (Carbamyl-Hb), Alkoholismus, Leberzirrhose, Eisenmangelanämie, Polyzythämie, Z.n. Splenektomie, Azetylsalizylsäure-Therapie, Bleivergiftung.
- **Zweifelhafte Ergebnisse** bei verkürzter Erythrozytenüberlebenszeit oder Ery-Verlust (z. B. hämolytische Anämie, Blutverlust), nach Erythrozytentransfusion und bei Hämoglobinopathien, ferner bei erhöhter Vit.-C- und Vit.-E-Einnahme.

7.7 Fructosamin $

Fructosamine sind nicht enzymatisch glykierte Serumproteine (Albumin, IgG). Die Glykierung ist abhängig vom Blutglukosespiegel.

Indikationen
! Im Rahmen einer rationellen Labordiagnostik besteht keine klinische Indikation zur routinemäßigen Fructosaminbestimmung.

Untersuchungsmaterial
Serum.

Bestimmungsmethode
Messung der reduzierenden Wirkung von Fructosamin auf einen Farbstoff.

Tab. 7.9 Referenzbereich Fructosamine bei guter Diabeteseinstellung	
Fructosamin	200–285 µmol/l

Bewertung
Die Fructosaminbestimmung kann HbA$_{1c}$ nicht ersetzen, seine Relevanz ist fraglich. Nachteilig ist auch seine Störanfälligkeit gegenüber Proteinzusammensetzung (Akute-Phase-Proteine, Hypoproteinämie, Paraproteine), Proteinumsatz

(Hyperthyreose), Hydratationszustand (Körperlage, Dauer der Stauung, Ödeme, Schwangerschaft, Exsikkose), Bilirubinämie > 2 mg/dl sowie Hämolyse.
Die Verweildauer wird durch die HWZ von Albumin und IgG (1–2 Wo.) bestimmt.

Korrigiertes Fructosamin: Bei Gesamteiweißkonzentration < 6,5 g/dl oder > 8,0 g/dl Korrekturberechnung durchführen:

$$\text{Korrigiertes Fructosamin} = \frac{\text{Fructosamin}(\mu\text{mol/l}) \times 7{,}2\,(\text{g/dl})}{\text{Gesamteiweiß}\,(\text{g/dl})}$$

Ob die Korrektur auch bei Dysproteinämie (z. B. Entzündungen, Myokardinfarkt, Leberzirrhose, nephrotischem Syndrom, Paraprotein, erhöhtem Proteinumsatz) zu verlässlichen Werten führt, ist nicht geklärt.

Störungen und Besonderheiten
Falsch hohe Werte: Bilirubin > 2 mg/dl, längere Orthostase vor der Blutentnahme oder Dauer der Stauung > 1 Min.

7.8 Insulin, C-Peptid, Proinsulin $$$

In den β-Zellen der Langerhans-Inseln des Pankreas wird Proinsulin gebildet, das überwiegend in Insulin und C-Peptid (äquimolar) gespalten wird. Insulin wird rasch von der Leber aufgenommen und hat eine biologische Halbwertzeit von etwa 5 Min. Die Halbwertszeiten von Proinsulin und C-Peptid sind wesentlich länger. Die Insulinsekretion wird durch Glukose stimuliert, durch Fasten supprimiert.
Bei Insulinomen besteht eine autonome, auch unter Nahrungskarenz fortbestehende, endogene Insulinsekretion, die meist zu symptomatischen Hypoglykämien führt. Gegenüber den oft nicht eindeutig interpretierbaren Nüchternblutspiegeln von Insulin und C-Peptid können Funktionsteste (z. B. Hungerversuch) eine verbesserte Aussage ergeben. Entdifferenzierte (maligne) Insulinome sezernieren häufig zusätzlich ein weiteres Hormon: Z. B. Gastrin, ACTH, Glukagon, Somatostatin, 5-Hydroxytryptamin, pankreatisches Polypeptid, HCG. Andererseits können Insulinome auch zusammen mit anderen, Hormon produzierenden Tumoren im Rahmen eines MEN-1-Syndroms (**M**ultiple **E**ndokrine **N**eoplasie 1, Wermer-Syndrom) auftreten.

Indikationen
V.a. Insulinom, V.a. Hypoglycaemia factitia.

Untersuchungsmaterial
Serum. Pat. 10–12 h nüchtern. Fernversand in Trockeneis.
! Gleichzeitig Probe für Blutglukose abnehmen!

Bestimmungsmethode
Immunoassays.

Tab. 7.10 Referenzbereiche Insulin und C-Peptid

	pmol/l	ng/ml	mU/l	Umrechnung
Insulin (IRP 66/304)	20–120	0,13–0,7	3–17	ng/ml × 172 = pmol/l mU/l × 7,24 = pmol/l
C-Peptid (WHO 84/510)	230–1 000	0,7–3	–	ng/ml × 330 = pmol/l
Proinsulin	< 8			

Bewertung

- Insulin, C-Peptid und Proinsulin sind nur in Verbindung mit der korrespondierenden Blutglukosekonzentration beurteilbar. Biologisch verhalten sie sich gleichsinnig. Insulin wird aber in der Leber rasch eliminiert, daher haben C-Peptid und Proinsulin eine längere Halbwertszeit im Blut und sind besser zur Beurteilung der Zellfunktion geeignet. Auch die Differenzierung zwischen exogen zugeführtem Insulin bei missbräuchlicher Anwendung und endogener Synthese bei Insulinom ist mit C-Peptid oder Proinsulin möglich.
- Die missbräuchliche Anwendung von Insulin oder Sulfonylharnstoffen (Hypoglycaemia factitia) ist die häufigste DD eines Insulinoms. Sie betrifft meist medizinisches Personal oder Angehörige von Diabetikern (Anamnese!).
- Typ-2-Diabetiker haben meist eine (kompensatorische) Hyperinsulinämie (Insulinresistenz) mit **Hyper**glykämie.

Tab. 7.11 Differenzialdiagnose Insulinom – Hypoglycaemia factitia

Diagnose	Insulin	C-Peptid Proinsulin	Sulfonylharnstoff-Nachweis
Insulinom	n–↑	n–↑	Negativ
Hypoglycaemia factitia durch exogenes Insulin	↑↑	↓	Negativ
Hypoglycaemia factitia durch Sulfonylharnstoffe	↑	↑	Positiv

 Proinsulinmessungen sind bisher nicht allgemein zur Insulinomdiagnostik verbreitet.

Störungen und Besonderheiten

- Keine hämolytischen, lipämischen oder ikterischen Proben verwenden.
- Niereninsuffizienz führt durch Akkumulation im Serum zu erhöhten Werten.
- Falsche Insulinmesswerte durch endogene Insulin-AK.

7.9 Hungerversuch

Bei intakter Regulation führt der sinkende Blutglukosespiegel bei Nahrungskarenz zur Suppression der Insulinsekretion. Bei autonomer Insulinsekretion bleibt der Insulinspiegel trotz niedriger Blutglukose inadäquat hoch.

Indikationen
- Spontanhypoglykämie: Wenn Nüchternwerte von Blutglukose, Insulin und C-Peptid grenzwertig sind.
- V.a. Insulinom.
- V.a. Hypoglycaemia factitia.

Testdurchführung

Vorbereitung
- **Patientenaufklärung:** Nahrungskarenz während des Hungerversuches, nur energiefreie Getränke wie ungesüßter Tee oder Mineralwasser (etwa 3 l/d), normale körperliche Aktivität. Beim Auftreten hypoglykämieverdächtiger Symptome (s.u.) sofort melden.
- **Bereitstellen:** 20 % Glukoselösung; 10-mg-Ampulle Diazepam (bei Krampfanfällen). Peripheren i.v. Zugang legen (Verweilkanüle).

Durchführung
Blutglukose generell im Labor bestimmen. Die Grenzwertangaben beziehen sich auf Messungen im kapillären oder venösen Vollblut, bei Messung im Serum/Plasma etwa 20 % höhere Grenzwerte zugrunde legen.
- Testbeginn nach letzter Mahlzeit am Abend.
- Alle 2–4 h Blutglukosekonzentration bestimmen. Während der Schlafperiode Pat. am besten zur Blutglukosemessung wecken und nach Symptomen befragen.
- Wenn Blutglukose < 60 mg/dl (3,3 mmol/l) kürzere Abstände wählen.
- Fakultativ: 4-stündliche RR- und Pulskontrolle.
- Bei neuroglukopenischen Symptomen zum Zeitgewinn **zusätzlich** orientierende Untersuchung mit Blutglukose-Teststreifen!
- ! **Testabbruch,** wenn Blutglukose < 40 mg/dl (2,2 mmol/l) und Hypoglykämiesymptomatik **oder** nach 72 h, wenn keine Hypoglykämie eintritt.
- Bei **Testende** unbedingt **erst** Blutabnahme (nicht aus i.v. Zugang) für Insulin-, C-Peptid- und Proinsulinmessung. Bei Hypoglykämie **anschließend** kohlenhydratreiches Getränk (Apfelsaft, Cola) oder 4 Stücke Traubenzucker und eine (kleine) Mahlzeit geben. Bei Bewusstseinsstörung 20%ige Glukoselösung i.v. applizieren.
- Blutprobe nach Gerinnung abzentrifugieren und Serum bis zur Messung oder Versand bei –20 °C einfrieren. Fernversand im Trockeneis.
- Tritt weder eine symptomatische Hypoglykämie noch ein Blutglukoseabfall auf Werte < 40 mg/dl auf, Pat. körperlich belasten, z. B. Treppensteigen, Fahrradergometer (z. B. 100 W, bis zu 30 Min.). Anschließend Blutglukose, Insulin, C-Peptid- und Proinsulin bestimmen.

Hypoglykämiesymptomatik
- **Adrenerge Symptome:** Tachykardie, Unruhe, Zittern, Parästhesien, Übelkeit, vermehrter Speichelfluss, Heißhunger.
- **Neuroglukopenische Symptome:** Sehstörungen, Somnolenz, Sprachstörungen, unkontrolliertes Verhalten, Krämpfe, Lähmungen, Bewusstlosigkeit.

Modifikationen
- Zusätzliche Blutentnahmen während des Hungerversuchs zur Insulin-, C-Peptid und Proinsulinbestimmung (z. B. alle 4–6 h): Verbesserte Beurteilbarkeit (Verlauf) und erhöhte Sicherheit (falls keine letzte Probennahme vor Testabbruch), aber auch höhere Kosten.
- Bei Ausbleiben einer Hypoglykämie (aber positivem Ketonnachweis, s.u.) kann zur Kosteneinsparung auf die Messung von Insulin/C-Peptid/Proinsulin in den asservierten Proben verzichtet werden, da dann kein Anhalt für eine Hyperinsulinämie besteht.

Merke
- Hungerversuch nie am Wochenende durchführen (weniger Personal, evtl. schlechtere Überwachungsmöglichkeit).
- Bei V.a. Hypoglycaemia factitia: Parallele Messung von Sulfonylharnstoffen im 24-h-Sammelurin.
- Einhaltung der Nahrungskarenz überprüfen: Ketone im Urin (Teststreifen). Effektives Fasten ist gewährleistet, wenn eine Hypoglykämie auftritt oder bei positivem Ketonnachweis.

Bewertung
Der Hungerversuch gilt bisher als der sicherste Funktionstest zum Nachweis einer autonomen endogenen Insulinüberproduktion. Etwa 90 % der Insulinompatienten sind nach 24 h hypoglykämisch, nahezu 100 % nach 72 h.
Differenzialdiagnostisch ist an eine Hypoglycaemia factitia (▶ 7.2.2) zu denken.

Tab. 7.12 Beurteilung Hungertest

Hypoglykämiesymptome	Blutglukose		Insulin	C-Peptid	Proinsulin	U-Keton
	mg/d	mmol/l	pmol/l	pmol/l	pmol/l	pmol/l
Negativ –	> 60	> 3,3	< 36	< 200	< 5	+
Positiv +	< 40	< 2,2	≥ 36	≥ 200	≥ 5	–/+

- **Negativer Hungertest:** Kein Anhalt für Insulinom. Keine Hypoglykämiesymptomatik, Blutglukose > 60 mg/dl (3,3 mmol/l), Insulin, C-Peptid u. Proinsulin supprimiert, Keton im Urin (Teststreifen) positiv.
- **Positiver Hungertest:** Autonome endogene Insulinüberproduktion. Hypoglykämiesymptomatik und Blutglukose < 40 mg/dl (2,2 mmol/l), Insulin, C-Peptid und Proinsulin nicht supprimiert.

Störungen und Besonderheiten

- Asymptomatische Hypoglykämien (30–40 mg/dl) treten gelegentlich auch bei Gesunden (meist Frauen) auf. Insulin-, C-Peptid- und Proinsulinspiegel sind physiologisch supprimiert.
- Da die Insulinausschüttung gelegentlich intermittierend ist, bei negativem Hungerversuch und fortbestehendem klinischen Verdacht Test wiederholen (ggf. mehrfach).

 Stimulationstests (Tolbutamid, Calcium, Glukagon u.a.) und Suppressionstests (Insulin) fallen häufig falsch negativ oder falsch positiv aus und sollten nicht mehr durchgeführt werden.

8 Lipoproteinstoffwechsel

Dietmar Plonné

8.1 Diagnosestrategie

Hyperlipoproteinämien können genetisch bedingt sein (primär ▶ Tab. 8.3) oder als Folge von Grunderkrankungen (sekundär ▶ Tab. 8.4) auftreten. Eine Differenzierung der Hyperlipoproteinämien in Hypercholesterinämien, Hypertriglyzeridämien und kombinierte Hyperlipoproteinämien ist für die klin. Praxis im Allgemeinen völlig ausreichend u. über die **Basisdiagnostik** realisierbar. Die häufig begleitend auftretenden Dyslipoproteinämien, die sich in Form von Missverhältnissen zwischen den Lipoproteinsubklassen (niedriges HDL, erhöhte small dense LDL = sdLDL) oder dem Auftreten atypisch zusammengesetzter Lipoproteine (β-VLDL) äußern, können mit Analysen der **erweiterten Diagnostik** erfasst werden. Die **Spezialdiagnostik** dient der differenzialdiagnostischen Abklärung der primären Hyperlipoproteinämien.

Basisdiagnostik
Triglyzeride (▶ 8.2), Gesamtcholesterin (▶ 8.3), LDL-Cholesterin (▶ 8.4), HDL-Cholesterin (▶ 8.5).

Indikationen
- Gesundheitsvorsorge: Jeder gesunde Erw. im Abstand von 5 J.
- Abschätzung des kardiovaskulären Risikos im Kontext mit nicht-lipidassoziierten Risikofaktoren.
- Bei jedem mit anamnestisch feststellbaren Risikofaktoren (koronare Herzkrankheit, Diab.mell., arterielle Verschlusskrankheit, zerebrovaskuläre Insuffizienz, Hypo- und Hyperthyreose).
- Abklärung von Lipidstoffwechselstörungen bei klin. Verdacht (Xanthelasmen, Arcus lipoides, Lipaemia retinalis, Xanthome, Gelenkbeschwerden, abdominelle Beschwerden).
- DD der Hyperlipoproteinämien (Hypercholesterinämie, Hypertriglyzeridämie, kombinierter Hyperlipoproteinämie).

Patientenvorbereitung für korrekte Erstdiagnose
- Gewohnte isokalorische Ernährung u. stabiles Körpergewicht über mind. 3 Wo.
- Absetzen lipidwirksamer Pharmaka für 3–6 Wo.
- Absolute Alkoholkarenz für mind. 3 d.
- 12- bis 14-stündige Nahrungskarenz vor Blutabnahme (kein Kaffee, Milch, Zucker).
- 3 Wo. nach leichten Erkrankungen (Infektionen, Verletzungen).
- Wiederholungsbestimmung nach ca. 4 Wo. mit konsistentem Befund.
- ! Bei deutlich erhöhten Triglyzeridwerten erneute Messung der Triglyzeridkonzentration nach einer wenigstens **einwöchigen** Alkoholkarenz.
- Blutabnahme innerhalb von 6–8 h nach Myokardinfarkt (nachts und am Wochenende Blut asservieren!).
- ! Nächste diagnostisch aussagekräftige Lipiddiagnostik theoretisch ab ca. 3 Mon. nach Infarkt, was sich aber wegen oft schon begonnener lipidsenkender Therapie als wenig praktikabel erweist.
- Nicht unter Heparin-Therapie.
- 2–3 h vor Blutabnahme keine körperlichen Anstrengungen.

- Venenstauung möglichst weniger als 3 Min. (nach 5 Min. bereits 10–15 % höhere Werte!).
- Blutentnahme bevorzugt am sitzenden Pat.

Bewertung
Anhand der Ergebnisse der Basisdiagnostik lassen sich 4 praxisrelevante Grundstörungen des Lipoproteinstoffwechsels differenzieren (▶ Tab. 8.1).

Tab. 8.1 Vereinfachte Differenzialdiagnostik der Lipoproteinstoffwechselstörungen

	TG	Chol	LDL-Chol	HDL-Chol
Hypercholesterinämie	-	↑	↑	-
Hypertriglyzeridämie	↑	↑	-	↓
Kombinierte HLP	↑	↑	↑	↓
HDL-Mangel	-	-	-	↓

Für die Abschätzung des individuellen kardiovaskulären Risikos sind neben der Basisdiagnostik noch **weitere Risikofaktoren** zu berücksichtigen:
- Alter (Männer ≥ 45 J; Frauen ≥ 55 J od. vorzeitige Menopause).
- HDL-Cholesterin < 40 mg/dl (< 1,0 mmol/l).
- Zigarettenrauchen.
- Diab.mell. (KHK-Äquivalent).
- Hypertonie (≥ 140/90 mmHg od. antihypertensive Behandlung).
- Positive Familienanamnese für frühzeitige KHK (Verwandte 1. Grades: männliche < 55 J; weibliche < 65 J).
- Ergänzende Parameter, die zu einer verbesserten Risikostratifizierung beitragen können: Homocystein, hsCRP, Fibrinogen, Adiponectin.

Zur Ermittlung des Risikos, innerhalb der nächsten 10 J einen Herzinfarkt zu erleiden, eignet sich in Deutschland der PROCAM-Algorithmus (http://www.chd-taskforce.de) od. die Verwendung einer entsprechenden SCORECARD. Die Bewertung der Lipidwerte u. die Definition der Risikoklassen-abhängigen Zielwerte anhand der NCEP ATP III (National Cholesterol Education Program Adult Treatment Panel III) Richtlinien: ▶ Tab. 8.2.

Tab. 8.2 Bewertung der Ergebnisse der Basisdiagnostik nach den NCEP-Empfehlungen

	Wert (mg/dl)	Bewertung	Bemerkung
Triglyzeride	< 150	Normal	Zielwert für alle Risikogruppen
	150–200	Grenzwertig hoch	
	200–500	Hoch	
	500–1000	Sehr hoch	
	> 1000	Extrem hoch	Pankreatitisgefahr!

8

Tab. 8.2 Bewertung der Ergebnisse der Basisdiagnostik nach den NCEP-Empfehlungen *(Forts.)*

	Wert (mg/dl)	Bewertung	Bemerkung
Cholesterin	< 200	Wünschenswert	
	200–240	Grenzwertig hoch	
	> 240	Hoch	
LDL-Chol	< 70	Sehr niedrig	Zielwert für Tertiärprävention
	70–100	Niedrig	Generell optimal
			Zielwert für Sekundärprävention
	100–130	Normal	Zielwert für Primärprävention bei Risikogruppen
	130–160	Grenzwertig hoch	Zielwert für Primärprävention bei Nicht-Risikogruppen
	160–190	Hoch	Pharmakotherapie indiziert für Risikogruppen
	> 190	Sehr hoch	Pharmakotherapie immer indiziert
HDL-Chol	< 40	Niedrig	Zählt als zusätzlicher Risikofaktor
	40–60	Akzeptabel	
	> 60	Hoch	Neutralisiert einen Risikofaktor

Intervention

- Bei sekundären Hyperlipoproteinämien steht immer Behandlung der Grunderkrankung im Vordergrund.
- Am Anfang jeder lipidsenkenden Therapie immer **diätetische Maßnahmen** u. **Lebensstiländerung** (Nichtrauchen, Intensivierung der körperliche Aktivität, Gewichtsabnahme). Ziel: Maximale Minimierung zusätzl. Risikofaktoren.
- Bei Nichterreichen der Zielwerte (▶ Tab. 8.2 u. ▶ Tab. 8.8) nach 3 Mon. ist medikamentöse Therapie mit Lipidsenkern indiziert:
  - **Hypercholesterinämie:** Statine evtl. in Kombination mit einem Cholesterin-Absorptionshemmer (Ezetimib).
  - **Hypertriglyzeridämie:** Fibrate, Nicotinsäure.
  - **Kombinierte Hyperlipoproteinämie:** Statine + Nicotinsäure (Niaspan).

Erweiterte Diagnostik

- Lipoproteinelektrophorese (▶ 8.6).
- Ultrazentrifugation (▶ 8.7).
- Lipoprotein (a) (▶ 8.8).
- Apo B, Apo AI (▶ 8.9, ▶ 8.10).

8

Spezielle Diagnostik

- Apo B-Mutationen (Defektliganden) (▶ 8.11.1).
- Apo E-Genotypisierung (▶ 8.11.1).
- CETP-Genanalyse (▶ 8.11.1).
- Apo CII (▶ 8.11.2).
- Lipoproteinlipase (▶ 8.11.2).

Tab. 8.3 Primäre Hyperlipoproteinämien	
Familiäre Hypercholesterinämien	
Familiäre Hyper-cholesterinämie (FH)	**Häufigkeit Heterozygot:** 1: 500 **Labor:** LDL-C > 190 mg/dl (> 4,9 mmol/l) **Defekt:** Mutation im LDL-Rezeptor-Gen **Klinik:** • Betroffen ca. 50 % der Verwandten 1. Grades • Tendinöse Xanthome • Frühzeitige KHK (4.–5. Lebensdekade)
	Häufigkeit Homozygot: 1: 1 000 000 **Labor:** LDL-C > 400 mg/dl (> 10,4 mmol/l) **Defekt:** Mutation im LDL-Rezeptor-Gen **Klinik:** • Betroffen ca. 50 % der Verwandten 1. Grades • Tendinöse Xanthome • Schwere, frühzeitige u. generalis. Atherosklerose
Familiär defektes Apo B100 (FDB)	**Häufigkeit:** 1: 300 **Labor:** • LDL-C > 160 mg/dl (> 4,1 mmol/l) • ↑ sdLDL-Anteil **Defekt:** Mutation im Apo B-Gen (3500: Arginin → Glutamin) **Klinik:** • Betroffen ca. 50 % der Verwandten 1. Grades • Tendinöse Xanthome (fakultativ) • Frühzeitige KHK besonders bei Männern
Polygene Hyper-cholesterinämie	**Häufigkeit:** 1: 100 **Labor:** LDL-C > 185 mg/dl (> 4,8 mmol/l) **Defekt:** Multiple Defekte **Klinik:** KHK
Familiäre Hypertriglyzeridämien	
Familiärer Lipo-proteinlipase-Mangel	**Häufigkeit:** Homozygot 1: 1 000 000 **Labor:** • Triglyzeride > 500 mg/dl (> 5,7 mmol/l) • Chylomikronen im Nüchternserum (Kühlschranktest) • LDL-C < 140 mg/dl (< 3,6 mmol/l) • ↓ LPL-Aktivität im Post-Heparinplasma **Defekt:** Mutationen im Lipoproteinlipase-Gen **Klinik:** • Rezidivier. Pankreatitiden im Kindesalter • Hepatosplenomegalie • Eruptive Xanthome • Lipaemia retinalis

8

Tab. 8.3 Primäre Hyperlipoproteinämien *(Forts.)*

Familiäre Hypertriglyzeridämien

Familiärer Apo CII-Mangel	**Häufigkeit:** Homozygot sehr selten **Labor:** • Triglyzeride > 500 mg/dl (> 5,7 mmol/l) • Chylomikronen im Nüchternserum (Kühlschranktest) • LDL-C < 140 mg/dl (< 3,6 mmol/l) • Apo CII im Serum ↓↓ **Defekt:** Mutationen im Apo CII-Gen **Klinik:** • Rezidivier. Pankreatitiden • Xanthome (seltener) • Hepatosplenomegalie (seltener)
Familiäre Hypertriglyzeridämie	**Häufigkeit:** 1: 500 **Labor:** • Triglyzeride > 500 mg/dl (> 5,7 mmol/l) • LDL-C < 185 mg/dl (< 4,8 mmol/l) • HDL-C < 40 mg/dl (< 1,0 mmol/l) **Defekt:** Multiple Defekte **Klinik:** • Ausschlussdiagnose nach Ausschluss einer sekundären Hypertriglyzeridämie (DM) u. einer FKHL • Hepatosplenomegalie • Eruptive Xanthome • Lipaemia retinalis

Familiäre kombinierte Hyperlipoproteinämien

Familiäre kombinierte Hyperlipoproteinämie (FKHL)	**Häufigkeit:** 1: 10 **Labor:** • Triglyzeride > 200 mg/dl (> 2,3 mmol/l) • LDL-C < 190 mg/dl (< 4,9 mmol/l) • Apo B > 1,2 g/l • ↑ sdLDL-Anteil **Defekt:** Multiple Defekte **Klinik:** • Betroffen ca. 50 % der Verwandten 1. Grades • Keine Xanthome, häufigste Ursache der KHK • Metabol. Syndrom

8

Tab. 8.3 Primäre Hyperlipoproteinämien *(Forts.)*

Familiäre kombinierte Hyperlipoproteinämien

Familiäre Dys-betalipoprotein-ämie	**Häufigkeit:** 1 : 2000 **Labor:** • Triglyzeride 250–600 mg/dl (2,9–6,8 mmol/l) • Cholesterin 250–600 mg/dl (6,5–15,5 mmol/l) • LDL-C < 130 mg/dl (< 3,4 mmol/l) • HDL-C < 40 mg/dl (< 1,0 mmol/l) • VLDL-Cholesterin/Serum-Triglyzeride > 0,30 • β-VLDL (Lipidelektrophorese, Ultrazentrifugation) **Defekt:** Multiple Defekte + Apo E2/E2-Homozygotie **Klinik:** • Männer 2- bis 3-mal häufiger betroffen als Frauen • Manifestation: Männer > 20 J; Frauen nach Menopause • Schwere, frühzeitige KHK • Zerebrovaskuläre Insuffizienz (Karotisstenose) • Periphere arterielle Verschlusskrankheit • Palmare Xanthome • Handlinienxanthome (pathognomonisch)

Tab. 8.4 Typische Lipoproteinmuster bei sekundären Hyperlipoproteinämien

Ursache	Triglyzeride	LDL	HDL
Endokrinologie, Stoffwechsel			
Diab.mell.	↑↑	n	↓
Adipositas	↑	n	↓
Hypothyreose	n/↑	↑↑	n
Cushing-Syndrom	↑	↑	n
Anorexia nervosa	n	↑	n
Akute intermittierende Porphyrie	n	↑	n
Akromegalie	↑	n	↑
Nierenerkrankungen			
Niereninsuffizienz	↑↑	n/↑	n
Nephrotisches Syndrom	↑	↑↑	n/↓
Lebererkrankungen			
Cholestase	↑	↑	↓
Hepatitis			n
Leberzirrhose	↓	↓	↓
Immunsystem			
Lupus erythematodes	n/↑	n/↑	n
Monoklonale Gammopathie	n/↑	n/↑	↓

8

Tab. 8.4 Typische Lipoproteinmuster bei sekundären Hyperlipoproteinämien *(Forts.)*

Ursache	Triglyzeride	LDL	HDL
Medikamente			
Betablocker	↑	↑?	↓
Thiazide	n/↑	n/↑	n/↓
Glukokortikoide	↑	n/↑	n/↓
Östrogene	↑		n
Gestagene	↑	↑	↓
Sonstige			
Alkoholabusus	↑	n	↑

8.2 Triglyzeride $

Triglyzeride (Neutralfette) sind Ester des Glyzerins mit 3 Fettsäuren, die v.a. im Fettgewebe gespeichert werden u. die wichtigste Energiereserve des Körpers darstellen. Haupttransportpartikel der Triglyzeride im Blut sind (im Darm aus Nahrungslipiden gebildete) Chylomikronen u. (in der Leber aus endogen synthetisierten Triglyzeriden produzierte) VLDL. Hohe Triglyzeridspiegel sind häufig mit erhöhtem Anteil an kleinen, dichten LDL u. niedrigen HDL-Spiegeln assoziiert (ALP = Atherogener Lipoprotein-Phänotyp) → potenzielle Atherogenität. Sehr hohe Triglyzeridspiegel (> 1000 mg/dl) können eine akute Pankreatitis auslösen.

Indikationen
- ▶ 8.1, Indikationen der Basisdiagnostik.
- Therapiemonitoring (Lebensstil-Veränderungen, Diäten, lipidsenkende Medikamente, Behandlung der Grunderkrankung bei sekundären Hypertriglyzeridämien).
- Ätiologische Abklärung der akuten Pankreatitis.

Untersuchungsmaterial
- Serum, Plasma. Stabilität: 1 d bei RT, 3 d bei 4 °C, 6 Mon. bei –20 °C.
- ▶ 8.1, Patientenvorbereitung Basisdiagnostik.

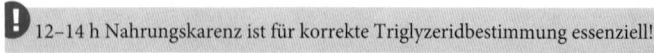

12–14 h Nahrungskarenz ist für korrekte Triglyzeridbestimmung essenziell!

Bestimmungsmethode
Enzymatische Bestimmung des Glyzerins nach hydrolytischer Spaltung der Triglyzeride durch Lipasen in Glyzerin u. freie Fettsäuren (verschiedene Testvarianten verfügbar).

Umrechnung:
- 1 mg/dl = 0,0114 mmol/l.
- 1 mmol/l = 87,5 mg/dl.

Bewertung

Tab. 8.5 Bewertung Triglyzeridspiegel

Normal	< 150 mg/dl	< 1,7 mmol/l
Grenzwertig hoch	150–200 mg/dl	1,7–2,3 mmol/l
Hoch	200–500 mg/dl	2,3–5,7 mmol/l
Sehr hoch	500–1 000 mg/dl	5,7–11,4 mmol/l
Extrem hoch	> 1 000 mg/dl	> 11,4 mmol/l

 Triglyzeridspiegel immer im Zusammenhang mit allen Parametern der Basisdiagnostik (Gesamtcholesterin, LDL-Cholesterin, HDL-Cholesterin) interpretieren (▶ 8.1).

Die intraindividuelle Variabilität (biologische + analytische Variabilität) der Triglyzeride kann bis zu 50 % betragen → erhöhte Werte durch eine Wiederholungsanalyse nach ca. 4 Wo. unter strenger Einhaltung der präanalytischen Bedingungen (12–14 h Nahrungskarenz, absolute Alkoholkarenz für mind. 3 d) bestätigen.

Unauffällige Nüchtern-Triglyzeride (12–14 h Nahrungskarenz) schließen eine postprandiale Lipämie (eigenständiger Risikofaktor) insb. bei niedrigem HDL-Cholesterin u. erhöhten kleinen, dichten LDL (sdLDL) nicht aus.

Erhöhte Werte:
- **Primäre Hypertriglyzeridämien** (▶ Tab. 8.3).
- **Sekundäre Hypertriglyzeridämien** (▶ Tab. 8.4):
  - Physiologisch am Ende der Schwangerschaft.
  - Lebensstil/Ernährung: Bewegungsmangel, Überernährung, einseitig kohlenhydratreiche Ernährung, Alkoholabusus.
  - **Grundkrankheiten:** Diab.mell., Insulinresistenz, Metabol. Syndrom, Gicht, chronische Niereninsuffizienz, nephrotisches Syndrom, Hepatopathien, Alkoholismus, Hypothyreose, Cushing-Syndrom, monoklonale Gammopathien, AIDS, Glykogenspeicherkrankheiten.
  - **Medikamente:** Betablocker, Thiazide, Glukokortikoide, Östrogene (orale Kontrazeptiva).

Störungen und Besonderheiten

Die Hypertriglyzeridämie ist selbst einer der wichtigsten Störfaktoren für zahlreiche Laboranalysen.
- **Falsch hohe Werte** durch:
  - Längere Venenstauung (> 3 Min.).
  - Erhöhtes freies Glyzerin (Heparintherapie, Diabetes, Hepatopathien, Nierenerkrankungen, prolongiertes Fasten).
- **Falsch niedrige Werte** (bei H_2O_2-basierten Methoden) durch:
  - Ascorbinsäure > 3 mg/dl.
  - Bilirubin > 20 mg/dl.

8

> **Merke**
> - Gefahr der akuten Pankreatitis bei Triglyzeriden > 1000 mg/dl.
> - Schwangerschaft kann bei vorbestehender Hypertriglyzeridämie zu krisenhafter Stoffwechselentgleisung führen → Gefahr der akuten Pankreatitis!

8.3 Cholesterin $

Cholesterin wird sowohl exogen mit der Nahrung zugeführt als auch endogen hauptsächlich in Leber u. Darm synthetisiert. Es ist essenzieller Bestandteil von Zellmembranen u. Lipoproteinen sowie Präkursor für die Synthese von Steroidhormonen, Vitamin-D (D-Hormon) u. Gallensäuren. Da der Sterolring des Cholesterins nicht weiter abgebaut werden kann, wird Cholesterin ausschließlich über die Galle ausgeschieden. Haupttransportpartikel des Cholesterins im Blut sind die LDL, gefolgt von HDL, VLDL u. IDL. Die Hypercholesterinämie (↑ LDL-Cholesterin) gilt als wichtigster Risikofaktor der Atherosklerose.

Indikationen
▶ 8.1, Indikationen der Basisdiagnostik.

Untersuchungsmaterial
- Serum, Plasma. Stabilität: 5 d bei RT, 7 d bei 4 °C, 6 Mon. bei −20 °C.
- ▶ 8.1, Patientenvorbereitung Basisdiagnostik.
- Der Cholesterinspiegel ist relativ unbeeinflusst von der Nahrungsaufnahme, sodass in Ausnahmefällen auch postprandiale Proben gemessen u. interpretiert werden können.

Bestimmungsmethode
Vollenzymatische, kolorimetrische Methode mit Hydrolyse von Cholesterinestern durch Cholinesterase u. anschließ. Oxidation des freien Cholesterins durch Cholesterinoxidase zu Cholestenon u. H_2O_2. Das H_2O_2 kann mittels verschiedener Indikatorreaktionen quantifiziert werden (Peroxidase, Katalase).
Umrechnung:
- 1 mg/dl = 0,0259 mmol/l.
- 1 mmol/l = 38,67 mg/dl.

Bewertung

8

Tab. 8.6 Bewertung Cholesterinspiegel		
Wünschenswert	< 200 mg/dl	< 5,2 mmol/l
Grenzwertig hoch	200–240 mg/dl	5,2–6,2 mmol/l
Hoch	> 240 mg/dl	> 6,2 mmol/l

Der Cholesterinspiegel ist allein wenig aussagekräftig → immer im Zusammenhang mit allen Parametern der Basisdiagnostik interpretieren (▶ 8.1).

Lediglich bei Cholesterinwerten < 200 mg/dl (5,2 mmol/l) und Triglyzeridwerten < 150 mg/dl (1,7 mmol/l) kann eine Hyperlipoproteinämie mit hoher Wahrscheinlichkeit ausgeschlossen werden.

! Bei Werten > 200 mg/dl (5,2 mmol/l) muss immer eine Differenzierung in LDL- u. HDL-Cholesterin erfolgen.

Erhöhte Werte:
- Physiologisch am Ende der Schwangerschaft (2.–3. Trimenon).
- Primäre Hypercholesterinämien (▶ Tab. 8.3).
- Sekundäre Hypercholesterinämien (▶ Tab. 8.4):
  - **Grundkrankheiten:** Chronische Niereninsuffizienz, nephrotisches Syndrom, chronische Leber- und Gallenwegserkrankungen (besonders PBC), Hypothyreose, Diab.mell. (schlecht eingestellt).
  - Lebensstil/Ernährung: Bewegungsmangel, Überernährung, einseitig fettreiche Ernährung.
  - **Medikamente:** Gestagene (orale Kontrazeptiva), Glukokortikoide, Diuretika, Betablocker.

Erniedrigte Werte:
- Hypo- bzw. Abetalipoproteinämie (▶ 8.4, LDL-Bestimmung; ▶ 8.9, Apo-B-Bestimmung).
- Schwere konsumierende Erkrankungen (Malignome, chronische Infektionen, Operationen, Polytrauma).
- Hyperthyreose.
- Leberinsuffizienz.

Störungen und Besonderheiten
- **Falsch hohe Werte** durch:
  - Längere Venenstauung (> 3 Min.).
  - Phytosterole werden miterfasst und können bei der seltenen Phytosterolämie als mäßige Hypercholesterinämie fehlinterpretiert werden.
- **Falsch niedrige Werte** (bei H_2O_2-basierten Methoden) durch:
  - Ascorbinsäure > 3 mg/dl.
  - Bilirubin > 20 mg/dl.

8.4 LDL-Cholesterin $

Die LDL (Low Density Lipoprotein) sind die Hauptträger des Cholesterins (75 %) u. die wichtigsten Transportvesikel für Vitamin E im Plasma. Sie entstehen aus hepatisch gebildeten VLDL (Very Low Density Lipoprotein) durch deren lipolytischen Abbau (Lipoproteinlipase) in der Zirkulation. Nach relativ langer Verweildauer im Plasma (2–5 d) werden die LDL von den Zellen der Leber u. der peripheren Gewebe über LDL-Rezeptoren aufgenommen. Die LDL sind einer der Hauptrisikofaktoren für Entstehung der Atherosklerose, wobei insbes. die durch oxidative Prozesse modifizierten LDL (oxLDL) die Plaquebildung und -progression verursachen. Das LDL-Cholesterin ist die Basis für die wichtigsten Präventions- und Therapieempfehlungen u. Primärziel für alle lipidsenkenden Maßnahmen.

8

Indikationen
- ▶ 8.1, Indikationen der Basisdiagnostik.
- Zielwerteinstellung im Rahmen der Primär-, Sekundär- und Tertiärprävention (▶ Tab. 8.8).
- Therapiemonitoring (Lebensstil-Veränderungen, Diäten, lipidsenkende Medikamente, Behandlung der Grunderkrankung bei sekundären Hypercholesterinämien).

Untersuchungsmaterial
- Serum, Plasma. Stabilität: 2 d bei RT, 14 d bei 4 °C.
- ▶ 8.1, Patientenvorbereitung Basisdiagnostik.
- LDL-Cholesterin ist relativ unbeeinflusst von der Nahrungsaufnahme, sodass in Ausnahmefällen auch postprandiale Proben mittels LDL-Direktmethoden (nicht mittels Friedewald-Formel!) gemessen und interpretiert werden können.

Bestimmungsmethode

Berechnung des LDL-Cholesterins mittels Friedewald-Formel
- In mg/dl: LDL-Chol = Gesamt-Chol – HDL-Chol – TG/5.
- In mmol/l: LDL-Chol = Gesamt-Chol – HDL-Chol – TG/2,2.

Vorteile:
- Kostengünstig, keine zusätzliche Messung nötig.
- Ausgiebige Erfahrungen liegen vor.

Nachteile:
- Mangelhafte Präzision (VK > 12 %).
- Nur anwendbar für Nüchternserum ohne Chylomikronen.
- Nur anwendbar wenn Triglyzeride < 400 mg/dl.
- ↑ Unpräzision bei Triglyzeriden > 200 mg/dl.
- Nicht anwendbar bei Anwesenheit atypischer VLDL (β-VLDL bei Dysbetalipoproteinämie).
- Problematisch bei Diab.mell.

Direkte homogene Assays der 3. Generation
Verschiedene Varianten:
1. Blockade der Nicht-LDL-Lipoproteine und enzymatische Bestimmung des LDL-Cholesterins.
2. **1. Schritt:** Solubilisierung der Nicht-LDL-Lipoproteine mit Surfactant-Kombinationen u. anschließender enzymatischer Abbau dieses Cholesterins ohne Farbreaktion. **2. Schritt:** Solubilisierung der LDL mit einer 2. Surfactant-Kombination u. enzymatische Bestimmung dieses Cholesterins mit Farbreaktion.
3. **1. Schritt:** Maskierung der LDL mit Schutzreagenz u. enzymat. Abbau des nicht maskierten Cholesterins ohne Farbreaktion. **2. Schritt:** Demaskierung der LDL u. enzymat. Bestimmung des verbleibenden Cholesterins mit Farbreaktion.

Vorteile:
- Hervorragende Präzision (VK < 4 %).
- Akzeptable Richtigkeit auch bei erhöhten Triglyzeriden bis 1000 mg/dl.
- Messung auch in postprandialen Proben möglich.

Nachteil: Fehlerhafte Werte bei Anwesenheit atypischer VLDL (β-VLDL).
Umrechnung:
• 1 mg/dl = 0,0259 mmol/l.
• 1 mmol/l = 38,67 mg/dl.

Bewertung

Tab. 8.7 Bewertung LDL-Cholesterinspiegel		
Sehr niedrig	< 70 mg/dl	< 1,8 mmol/l
Niedrig	70–100 mg/dl	1,8–2,6 mmol/l
Normal	100–130 mg/dl	2,6–3,4 mmol/l
Grenzwertig hoch	130–160 mg/dl	3,4–4,1 mmol/l
Hoch	160–190 mg/dl	4,1–4,9 mmol/l
Sehr hoch	> 190 mg/dl	> 4,9 mmol/l

Die Bewertung des LDL-Cholesterinspiegels muss im Zusammenhang mit den
Parametern der Basisdiagnostik und allen zusätzlichen Risikofaktoren erfolgen
(▶ 8.1, Bewertung Basisdiagnostik). Das aus allen Risikofaktoren ermittelte Gesamtrisiko (PROCAM-Algorithmus, http://www.chd-taskforce.de) ist dann die
Grundlage für die Festlegung des erforderlichen **LDL-Zielwertes** (▶ Tab. 8.8).

Tab. 8.8 Zielwerte für LDL-Cholesterin nach den NCEP-Richtlinien			
Risiko	Zielwert LDL-Chol	Therapeutische Lebensstiländerung ab LDL-Chol	Pharmakotherapie ab LDL-Chol
Extrem hohes Risiko mit akutem Koronarsyndrom **oder** Diab. mell. + KHK	< 70 mg/dl		≥ 100 mg/dl
Manifeste KHK **oder** Diab.mell. **oder** 10-J-Risiko > 20 %	< 100 mg/dl	≥ 100 mg/dl	100–129 mg/dl → optional
			≥ 130 mg/dl → immer
10-J-Risiko 10–20 % **und** ≥ 2 Risikofaktoren	< 100 mg/dl	≥ 100 mg/dl	≥ 130 mg/dl
10-J-Risiko ≤ 10 % **und** ≥ 2 Risikofaktoren	< 130 mg/dl	≥ 130 mg/dl	≥ 160 mg/dl
≤ 1 Risikofaktor	< 160 mg/dl	≥ 160 mg/dl	160–189 mg/dl → optional
			≥ 190 mg/dl → immer

8

Erhöhte Werte:
- Physiologisch am Ende der Schwangerschaft (2.–3. Trimenon).
- Primäre Hypercholesterinämien (▶ Tab. 8.3).
- Sekundäre Hypercholesterinämien (▶ Tab. 8.4).
  - **Grundkrankheiten:** Chronische Niereninsuffizienz, nephrotisches Syndrom, chronische Leber- u. Gallenwegserkrankungen (besonders PBC), Hypothyreose, Diab.mell. (schlecht eingestellt).
  - Lebensstil/Ernährung: Bewegungsmangel, Überernährung, einseitig fettreiche Ernährung.
  - **Medikamente:** Gestagene (orale Kontrazeptiva), Glukokortikoide, Diuretika, Betablocker.

Erniedrigte Werte:
- Hypo- bzw. Abetalipoproteinämie (▶ 8.9, Apo B-Bestimmung)
- Schwere konsumierende Erkrankungen (Malignome, chronische Infektionen, Operationen, Polytrauma).
- Hyperthyreose.
- Leberinsuffizienz.

Störungen und Besonderheiten
Falsch hohe Werte durch:
- Längere Venenstauung (> 3 Min.).
- Atypische VLDL (β-VLDL) bei Dysbetalipoproteinämie.
- Erhöhtes Lp(a) wird als LDL-Cholesterin miterfasst.

8.5 HDL-Cholesterin $

Die HDL (High Density Lipoprotein) sind die kleinsten Lipoproteine mit der größten Dichte; sie enthalten ca. 25 % des Serum-Gesamtcholesterins. Sie entstehen als diskoidale Vorläufer in Leber u. Darm sowie beim Abbau der triglyzeridreichen Lipoproteine. Durch Aufnahme überschüssigen Cholesterins aus den Membranen peripherer Zellen werden daraus die sphärischen HDL gebildet, deren Hauptfunktion im Rücktransport des Cholesterins zur Leber besteht (reverser Cholesterintransport). Die HDL sind einer der wichtigsten Schutzfaktoren vor Atherosklerose. Hohe HDL-Spiegel wirken protektiv u. können ab einer bestimmten Konzentration (> 60 mg/dl) sogar einen Risikofaktor neutralisieren. Eine niedrige HDL-Konzentration gilt als wichtiger, eigenständiger Risikofaktor.

Indikationen
- ▶ 8.1, Indikationen der Basisdiagnostik.
- Risikostratifizierung.
- Therapiemonitoring (Lebensstil-Veränderungen, Diäten, lipidsenkende Medikamente).

Untersuchungsmaterial
- Serum, Plasma. Stabilität: 5 d bei RT, 7 d bei 4 °C, 4 Mon. bei −20 °C.
- ▶ 8.1, Patientenvorbereitung Basisdiagnostik.
- HDL-Cholesterin nur im Nüchternzustand messen.

8

Bestimmungsmethode
Direkte homogene Assays der 2. und 3. Generation:
Nicht-HDL-Lipoproteine (VLDL, IDL, LDL) werden durch verschiedene Verfahren maskiert (α-Cyclodextrin in Kombination mit Polyethylenglykol-modifizierten Enzymen; Polyanion-polymer/Detergens-Gemische), um anschließend das noch zugängliche HDL-Cholesterin enzymatisch (Cholesterinesterase und -oxidase) zu messen.
Umrechnung:
- 1 mg/dl = 0,0259 mmol/l.
- 1 mmol/l = 38,67 mg/dl.

Bewertung

Tab. 8.9 Bewertung HDL-Cholesterinspiegel

Niedrig	< 40 mg/dl	< 1,0 mmol/l
Akzeptabel	40–60 mg/dl	1,0–1,6 mmol/l
Hoch	> 60 mg/dl	> 1,6 mmol/l

Obwohl ein niedriger HDL-Cholesterin-Wert immer als eigenständiger Risikofaktor anzusehen ist, gibt es wegen mangelnder interventioneller Möglichkeiten keinen therapeutischen Zielwert. Bei HDL-Konzentrationen > 60 mg/dl wird unter der Voraussetzung einer normalen Leberfunktion ein Risikofaktor neutralisiert. Bei akzeptablen und hohen HDL-Konzentrationen kann der LDL-/HDL-Quotient zur Abschätzung des Risikos nützlich sein:
- LDL/HDL < 3 → niedriges KHK-Risiko.
- LDL/HDL 3–4 → mittleres KHK Risiko.
- LDL/HDL > 4 → hohes KHK-Risiko.

Das aus allen Risikofaktoren ermittelte Gesamtrisiko (PROCAM-Algorithmus http://www.chd-taskforce.de) ist dann die Grundlage für die Festlegung des erforderlichen **LDL-Zielwertes** (▶ Tab. 8.8).
Erhöhte Werte:
- Körperliches Training (regelmäßiger Ausdauersport).
- Moderater Alkoholkonsum (nicht bei Hypertriglyzeridämie!).
- Östrogene, Nicotinsäure, Fibrate.
- CETP-Defizienz (Cholesterinester-Transferprotein).

Erniedrigte Werte:
(HDL-Mangel, Hypoalphalipoproteinämie)
- **Primäre Hypoalphalipoproteinämien** (HDL < 20 mg/dl + n/(↑) Triglyzeride).
  - Null-Mutationen des Apo AI-Gens.
  - Fischaugenkrankheit (LCAT-Mangel).
  - Tangier-Krankheit (homozygote ABCA-1-Defekte).
  - Familiärer HDL-Mangel (heterozygot ABCA-1-Defekte).
- **Sekundäre Hypoalphalipoproteinämien** (HDL-Chol 20–40 mg/dl + ↑ Triglyzeride).
  - Adipositas.
  - Insulinresistenz.
  - Diab.mell., Metabol. Syndrom.
  - ALP (atherogener Lipoprotein-Phänotyp).

Störungen und Besonderheiten
Falsch hohe Werte durch:
- Längere Venenstauung (> 3 Min.).
- Möglicherweise atypische VLDL (β-VLDL) bei Dysbetalipoproteinämie.
- Mit den meisten Methoden bei Triglyzeriden > 1000 mg/dl.

8.6 Lipoproteinelektrophorese $$

Mit Einführung u. Etablierung der direkten Assays für LDL- und HDL-Cholesterin ist die Bedeutung der Lipoproteinelektrophorese für die Diagnostik von Lipoproteinstoffwechselstörungen stark zurückgegangen. Die auf Elektrophorese beruhende phänotypische Klassifikation der Hyperlipoproteinämien nach Fredrickson ist überholt u. wurde durch klin.-praktische Einteilung bzw. genetisch/metabolische Klassifikation abgelöst. Einzige Indikationen für die Lipoproteinelektrophorese: Nachweis von Chylomikronen u. von atypischen VLDL (β-VLDL) bei Dysbetalipoproteinämie, die mit den Direktmethoden nicht korrekt erfasst werden können. Chylomikronämie kann allerdings einfacher mit dem Kühlschranktest diagnostiziert werden, während für die Charakterisierung atypischer Lipoproteine die Ultrazentrifugation (▶ 8.7) deutlich überlegen ist.

Indikationen
- Nachweis von Chylomikronen bei Hypertriglyzeridämie.
- Nachweis atypischer VLDL (β-VLDL) bei Verdacht auf Dysbetalipoproteinämie (LDL-Chol + HDL-Chol << Gesamtcholesterin).

Untersuchungsmaterial
- Serum. Stabilität: 1 d bei 4 °C.
- ▶ 8.1, Patientenvorbereitung Basisdiagnostik.

Bestimmungsmethode
Elektrophoretische Auftrennung der Lipoproteine in α(HDL)-, prä-β(VLDL)- und β-Lipoproteine (LDL) in Agarosegel, Polyacrylamidgel od. auf Zelluloseazetatfolien mit anschließender Detektion der Lipoproteine durch Präzipitation mit Polyanionen, Lipidfarbstoffen od. durch enzymatischen Cholesterin-Nachweis.

Bewertung
- Chylomikronen bleiben an der Auftragsstelle liegen.
- Atypische VLDL (β-VLDL) erscheinen als breite β-Bande.

Störungen und Besonderheiten
- Nur Serum verwenden, Plasma ist ungeeignet (störende Fibrinogen-Bande).
- Serum darf nicht tiefgefroren werden.

8.7 Ultrazentrifugation $$

Ultrazentrifugation gilt nach wie vor als Referenzmethode in der Lipoproteinana-
lytik. Mit modernen Ultrazentrifugationstechniken (kontinuierliche, selbst auf-
bauende Dichtegradienten in Near Vertical Rotoren) ist es heute möglich, innerhalb kurzer Zeit (< 3 h) sämtliche Lipoproteinsubfraktionen (z. B. kleine, dichte
LDL) hoch reproduzierbar aufzutrennen u. quantitativ zu analysieren. Kleine,
dichte LDL (small dense LDL = sdLDL) gelten heute als eigenständiger Risikofaktor für die Atherosklerose, da ihre Dominanz das Herzinfarktrisiko unabhängig
vom totalen LDL-Cholesterin um das 3- bis 7-fache erhöht.

Indikationen

- Basisdiagnostik in Proben, bei denen Friedewald-Formel und Direkt-Assays
  nicht anwendbar sind.
- Differenzialdiagn. Abklärung sämtlicher Lipoproteinstoffwechselstörungen.
- Untersuchung der Zusammensetzung der Lipoproteinklassen.
- Definitiver Nachweis atypischer VLDL (β-VLDL) bei Dysbetalipoproteinämi-
  en.
- Bestimmung des LDL-Subklassentyps bei Verdacht auf vermehrte kleine,
  dichte LDL.
  - Diab.mell. Typ 2.
  - Metabol. Syndrom, Insulinresistenz, Adipositas.
  - PCO-Syndrom (polyzystisches Ovarsyndrom).
  - Verdacht auf postprandiale Hypertriglyzeridämie.
  - Dialysepatienten (Hämodialyse, Peritonealdialyse).
  - Chronische Niereninsuffizienz.
  - Familiäre kombinierte Hyperlipoproteinämie (FKHL).
- Erhöhte Triglyzeride bei unauffälligem LDL- und vermindertem HDL-Cho-
  lesterin (ALP = atherogener Lipoprotein-Phänotyp).
- Normolipidämiker mit erhöhtem Herzinfarktrisiko aufgrund einer familiären
  Belastung.
- Therapiemonitoring (Lebensstil-Veränderungen, Diäten, Intensivierung der
  körperlichen Aktivität, lipidsenkende Medikamente).

Untersuchungsmaterial

- Serum. Stabilität: 3 d bei 4 °C.
- ▶ 8.1, Patientenvorbereitung Basisdiagnostik.

Bestimmungsmethode

Auftrennung der Lipoproteinsubfraktionen in kontinuierlichem, selbst aufbauen-
den Dichtegradienten mittels Ultrazentrifugation (▶ Abb. 8.1). Nach Gewinnung
der Fraktionen erfolgt in jeder Fraktion die Messung von Triglyzeriden, Cholesterin, LDL-Cholesterin und HDL-Cholesterin mit anschließender Analyse der
Messergebnisse mittels spezieller Software (▶ Abb. 8.2).

8

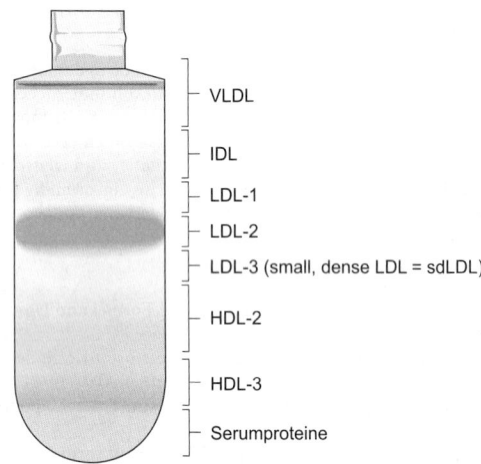

Abb. 8.1 Typisches Trennmuster der Lipoproteinsubklassen im Dichtegradienten nach Ultrazentrifugation

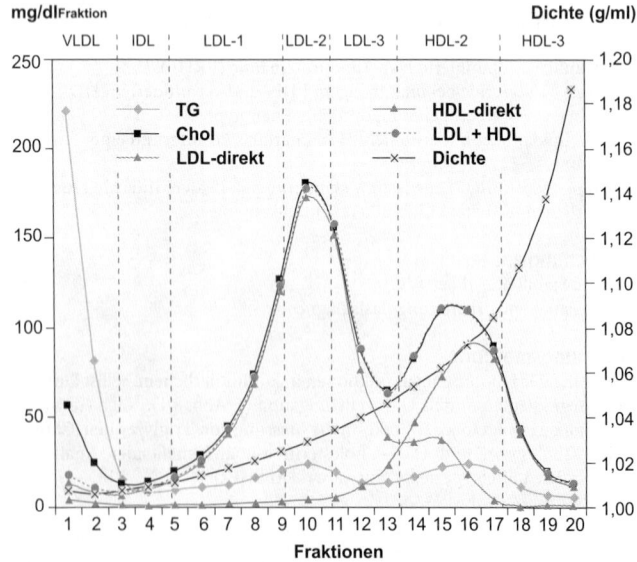

Abb. 8.2 Beispielgradient mit den Konzentrationen der in den Fraktionen gemessenen Parameter

- **Vorteile** der Dichtegradient-Ultrazentrifugation:
  - Selbst aufbauender Gradient → Trennung der Lipoproteine in hohem Maße reproduzierbar.
  - Der Cholesteringehalt jeder Lipoproteinklasse wird tatsächlich quantitativ gemessen (im Unterschied zu anderen Methoden für die Analyse von Lipoproteinsubfraktionen, wie Elektrophorese, NMR-Spektroskopie).
  - Prinzipiell keine Einschränkungen für korrekte quantitative Analytik → auch stark lipämische Seren können analysiert werden.
  - Auch Lp(a) wird als separater Peak im Dichteprofil sicher erkannt (mit den anderen Methoden nicht möglich).
  - Das verwendete Dichtemedium ist inert → neben Standardparametern können auch andere Parameter (z. B. Apo B, Apo AI, Lp(a), Phospholipide, Vitamin E, Vitamin A, usw.) in den Fraktionen quantitativ bestimmt werden.
  - Zusätzliche Größen können berechnet werden (z. B. das non-HDL-Cholesterin).
- **Nachteil** der Dichtegradient-Ultrazentrifugation: Nur zum Teil automatisierbar, sodass der Probendurchsatz beschränkt ist.

Bewertung
- **LDL-Subklassentyp:**
  - Typ A = normal. Typ: sdLDL < 35 %.
  - Typ I = intermediär. Typ: sdLDL = 35–40 %.
  - Typ B = überwiegend sdLDL: sdLDL > 50 %.
  - ! Hinweis: Kleine, dichte LDL bilden keinen separaten Peak im Dichtegradienten. Ihre Vermehrung drückt sich vielmehr als Verschiebung des gesamten LDL-Peaks in Richtung höherer Dichten aus.
- Lipoprotein (a) ist als LDL-Extrapeak im HDL-2-Dichtebereich erkennbar.
- **Atypische VLDL:**
  - Quotient VLDL-Chol/Serum-TG > 0,30.
  - Quotient VDLD-Chol/VLDL-TG > 0,45.
- Der Triglyzeridgehalt der LDL könnte Bedeutung als koronarer Risikofaktor erlangen.

Störungen und Besonderheiten
- Nur Serum verwenden, Plasma ist ungeeignet.
- Serum sollte nicht tiefgefroren werden.

8.8 Lipoprotein (a) $$

8

Lipoprotein (a) = Lp(a) ist ein cholesterinreiches Lipoprotein, das ähnlich wie die LDL aufgebaut ist, aber höhere Dichte aufweist. Im Unterschied zu LDL enthält es zusätzlich Apolipoprotein Apo(a), welches über eine Disulfidbrücke mit Apo B100 verknüpft ist. Apo(a) ist dem Plasminogen in seiner Struktur sehr ähnlich u. besteht aus einer genet. festgelegten unterschiedlichen Anzahl von Kringel-Domänen → Größenpolymorphismus, der die Serumkonzentration des Lp(a) beeinflusst. Je kleiner das Apo(a), desto höher ist die Lp(a)-Serumkonzentration. Obwohl die Lp(a)-Konzentration im Wesentlichen genetisch determiniert ist, können auch Grunderkrankungen, diätetische Faktoren, körperliche Aktivität u. Medikamente den LP(a)-Spiegel beeinflussen. Aufgrund seiner Eigenschaften als cholesterinreiches Lipoprotein mit potenzieller prothrombotischer Aktivität (Apo(a) als kompetitiver Plasminogeninhibitor) besitzt Lp(a) eine sehr hohe Atherogenität und wird als eigenständiger Atherosklerose-Risikofaktor betrachtet.

Indikationen
- Früherkennung eines erhöhten Atheroskleroserisikos.
- Bei Personen mit ≥ 2 Risikofaktoren.
- KHK od. positive Familienanamnese ohne klass. Risikofaktoren.
- Chronische Nierenerkrankungen (nephrotisches Syndrom, Hämodialyse, Urämie).

Untersuchungsmaterial
Serum. Stabilität: 1 d bei RT, 7 d bei 4 °C.

Bestimmungsmethode
Immunologischer Apo(a)-Nachweis mittels ELISA, latexverstärkter Nephelometrie oder Turbidimetrie.

Tab. 8.10 Referenzbereich Lp(a)	
Lp(a)	< 0,3 g/l

Bewertung
- Bei Lp(a)-Werten < 0,3 g/l besteht kein erhöhtes Risiko und eine einmalige Bestimmung reicht aus.
- Eine Lp(a)-Serumkonzentration > 0,3 g/l gilt als eigenständiger kardiovaskulärer Risikofaktor. Da sich die Lp(a)-Konzentration nur schwer gezielt beeinflussen lässt, sollte bei erhöhtem Lp(a) der dem Gesamtrisiko entsprechende LDL-Zielwert (mind. < 130 mg/dl) konsequent angestrebt werden. Ein niedriges LDL-Cholesterin bewirkt auch bei erhöhtem Lp(a) eine signifikante Risikominimierung.

Störungen und Besonderheiten
Umstände, die den Serumspiegel modifizieren, sind nur unzureichend charakterisiert. Erhöhte Werte bei Niereninsuffizienz u. Akute-Phase-Zuständen (z. B. Infektionen, Herzinfarkt). Die Standardisierung der Lp(a)-Analytik ist wegen der starken Größenheterogenität schwierig, sodass unterschiedliche Assays verschiedene Ergebnisse liefern können.

8.9 Apolipoprotein B (Apo B100) $$

Apo B100 ist das wichtigste Strukturprotein der Nicht-HDL-Lipoproteine [VLDL, IDL, LDL, Lp(a)] und einziges Apolipoprotein der LDL. Es ist essenziell für die hepatische Sekretion der VLDL u. vermittelt die Bindung der Apo B-haltigen Lipoproteine an den LDL-Rezeptor. Neben dem vollständigen Genprodukt Apo B100 existiert mit dem Apo B48 noch eine verkürzte Variante, die den N-terminalen 48 % des Apo B100 entspricht. Apo B48 entsteht durch Bildung eines Translationsstoppcodons in der Apo B-mRNA (Apo B-mRNA-Editieren) ausschließlich im Darm und ist das Strukturprotein der Chylomikronen.

Indikationen
- Differenzialdiagnose von Hyper- und Dyslipoproteinämien.
- Ergänzender Parameter im Rahmen der Risikostratifizierung (Apo B-/Apo AI-Quotienten).
- Familiäre kombinierte Hyperlipoproteinämie.
- Hypo- bzw. Abetalipoproteinämie.

Untersuchungsmaterial
Serum. Stabilität: 2 d bei RT, 6 d bei 4 °C.

Bestimmungsmethode
Immunologischer Apo B-Nachweis mittels ELISA, latexverstärkter Nephelometrie oder Turbidimetrie.

Tab. 8.11 Referenzbereich Apo B	
Apo B	50–130 mg/dl (Nephelometrie, IFCC-Standard)

Bewertung
Die Korrelation zw. Apo B u. LDL-Cholesterin ist gewöhnlich sehr gut (r > 0,8), sodass ein Apo B-Wert von 120 mg/dl in etwa einem LDL-Cholesterin von 160 mg/dl entspricht. Für Risikostratifizierung u. Therapieentscheidung bringt Bestimmung des Apo B wenig zusätzliche Informationen, da es noch keine epidemiologisch abgesicherten Bewertungsbereiche und therapeutischen Zielwerte gibt. Da jedes LDL-Partikel genau ein Molekül Apo B enthält, entspricht die Apo B-Konzentration der Anzahl der LDL-Partikel. Es gibt zunehmend Hinweise, dass der Apo B-/Apo AI-Quotient dem LDL-Chol-/HDL-Chol-Quotienten für die Risikovorhersage überlegen sein könnte.
- **Erhöhte Werte:**
  - Primäre u. sekundäre Hypercholesterinämien (▶ Tab. 8.3, ▶ Tab. 8.4).
  - Familiäre kombinierte Hyperlipoproteinämie (FKHL).
- **Erniedrigte Werte:**
  - Hypo- bzw. Abetalipoproteinämie.
  - Bei Hypobetalipoproteinämien liegen i.d.R. verkürzte Apo B-Moleküle vor, die im Serum ab einer Größe von 30 % des Apo B100 elektrophoretisch nachgewiesen werden können.

Störungen und Besonderheiten
Die meisten Assays für Apo B erfassen das Apo B48 mit, was aber im Nüchternserum unproblematisch u. nur bei Hyperchylomikronämie relevant ist. Das Apo B100 im Lp(a), das ebenfalls miterfasst wird, ist quantitativ nur bei sehr hohen Lp(a)-Spiegeln von Bedeutung.

8.10 Apolipoprotein AI (Apo AI) $$

Apo AI ist das wichtigste Apolipoprotein der antiatherogenen HDL. Es fungiert als Strukturprotein, vermittelt den Cholesterin-Transfer von den Zellmembranen auf die HDL sowie von den HDL in die Hepatozyten und aktiviert das Schlüsselenzym für die Cholesterinveresterung in den HDL, die LCAT (Lecithin-Cholesterin-Acyltransferase). Der Apo AI-Serumspiegel korreliert mit dem HDL-Cholesterin (r > 0,82) u. bietet für die Risikostratifizierung keine wesentlichen Vorteile gegenüber dem HDL-Cholesterin. Es gibt jedoch zunehmend Hinweise, dass der Apo B-/Apo AI-Quotient dem LDL-Chol-/HDL-Chol-Quotienten für die Risikovorhersage überlegen sein könnte.

Indikationen
- Differenzialdiagnose von Hyper- und Dyslipoproteinämien.
- Ergänzender Parameter im Rahmen der Risikostratifizierung (Apo B-/Apo AI-Quotienten).
- HDL-Mangelsyndrom.
- Hypoalphalipoproteinämien.
- Apo AI-Defizienz.

Untersuchungsmaterial
Serum. Stabilität: 2 d bei RT, 6 d bei 4 °C.

Bestimmungsmethode
Immunologischer Apo AI-Nachweis mittels ELISA, latexverstärkter Nephelometrie od. Turbidimetrie.

Tab. 8.12 Referenzbereich Apo AI	
Apo AI	110–205 mg/dl (Nephelometrie, IFCC-Standard)

Umrechnung:
- 1 mg/dl = 0,357 µmol/l.
- 1 µmol/l = 2,8 mg/dl.

Bewertung
- **Erhöhte Werte:** Hyperalphalipoproteinämie (vermehrte Apo AI-Synthese, CETP-Mangel, hepatischer Lipase-Mangel).
- **Erniedrigte Werte:**
  - HDL-Mangelsyndrom.
  - Apo AI-Defizienz.
  - Enzymdefekte (LCAT-Mangel, LPL-Mangel).

Störungen und Besonderheiten
Bei familiären HDL-Mangelzuständen kann die elektrophoretische od. molekularbiolog. Analyse von Apo AI-Varianten zur pathobiochemischen Charakterisierung beitragen.

8

8.11 Spezielle Lipoproteindiagnostik

Die spezielle Lipoproteindiagnostik dient hauptsächlich der kausalen Abklärung primärer Dys- u. Hyperlipoproteinämien. Hierfür stehen molekularbiologische Methoden sowie Methoden zur Bestimmung bestimmter Apolipoproteine u. Enzyme des Lipoproteinstoffwechsels zur Verfügung.

8.11.1 Molekularbiologische Methoden

Familiär defektes Apolipoprotein B (FDB) $$$

Unter dem Begriff familiär defektes Apolipoprotein B100 werden Mutationen im Apo B-Gen zusammengefasst, die zu Strukturdefekten im Bereich der LDL-Rezeptorbindungstelle des Apo B100 führen. Die häufigste Mutation ist ein Austausch Arginin → Glutamin an der Stelle 3500 (FDB_{R3500Q} – Prävalenz für Heterozygote: 1: 450), sodass die LDL nur noch 10 % der Bindungsaffinität zum LDL-Rezeptor aufweisen. Diese Punktmutation ist häufiger als alle LDL-Rezeptormutationen zusammen. Weit weniger oft wird ein Arginin → Cystein-Austausch an der Position 3531 gefunden (FDB_{R3531C} – Prävalenz für Heterozygote = 1: 3000).

Indikationen

- Verdacht auf familiäre Hypercholesterinämie.
- Hypercholesterinämien unklarer Genese.
- Familiäre Häufung von arteriellen Gefäßerkrankungen (Herzinfarkt, Schlaganfall).
- Untersuchung der Familienmitglieder von Pat. mit nachgewiesenem FDB.

Untersuchungsmaterial

EDTA-Blut.

Bestimmungsmethode

Nachweis der FDB-Mutationen erfolgt aus genomischer DNA einer Blutprobe (EDTA-Blut) nach Amplifikation der entsprechenden Genfragmente mittels PCR und anschließender Restriktionsfragmentlängen-Analyse durch Gelelektrophorese. Die Methode ist routinefähig.

Bewertung

Klinisch u. anhand der Lipoproteinanalyse kann ein LDL-Rezeptordefekt nicht von einem familiär defekten Apo B100 unterschieden werden, obwohl die FDB-bedingte Hypercholesterinämie i.d.R. moderater ausfällt. Die Diagnosestellung ist nur mithilfe molekularbiologischer Methoden möglich. Die Therapie beider Hypercholesterinämie-Formen ist identisch u. erfordert im Allgemeinen den Einsatz von Statinen (HMG-CoA-Reduktasehemmer).

Apolipoprotein E (Apo E) Genotypisierung $$$

Apolipoprotein E ist integraler Bestandteil sämtlicher Lipoproteine u. spielt eine zentrale Rolle für Regulation der Triglyzerid- und Cholesterinhomöostase. Als Ligand für verschiedene Rezeptoren ermöglicht es Abbau der Chylomikronen-Remnants u. IDL in der Leber. Darüber hinaus trägt es zum HDL-vermittelten Rücktransport des Cholesterins zur Leber bei u. schützt somit periphere Zellen vor Überladung mit Cholesterin. Im Gehirn ist es das wichtigste Apolipoprotein, das neben dem Cholesterinhaushalt auch Wachstum u. Differenzierung von Neuronen reguliert.

Aus den 3 wichtigsten Isoformen E2, E3 und E4 ergeben sich 6 Phänotypen, die unterschiedlich häufig vorkommen. Der dominierende Phänotyp ist Apo E3/E3 (60 %), gefolgt von den Phänotypen Apo E3/E4 (23 %), Apo E2/E3 (12 %), Apo E2/E4 (2 %), Apo E4/E4 (2 %) und Apo E2/E2 (1 %). Apo E3 ist die normal funktionierende Isoform, während die Isoformen E2 und E4 Defekte mit unterschiedlichen Konsequenzen aufweisen.

Apo E2 hat verglichen mit dem Apo E3 eine deutlich geringere Affinität zum LDL-Rezeptor. Bei 2–5 % aller Apo E2/E2-Homozygoten kommt es aufgrund des Vorhandenseins weiterer Risikofaktoren (Gene für andere Hyperlipoproteinämien, Diab.mell., Schilddrüsenunterfunktion, Fehlernährung) zur Ausprägung einer Dysbetalipoproteinämie (familiäre Dysbetalipoproteinämie = Typ III nach Fredrickson), die durch massive Erhöhung des VLDL- und IDL-Cholesterins charakterisiert ist (elektrophoretisch als β-VLDL erkennbar = breite β-Bande = „broad-beta-disease"). Die cholesterinreichen β-VLDL sind extrem atherogen, was frühzeitig zu Koronarinfarkten u. zur peripheren arteriellen Verschlusskrankheit führt. Als pathognomonisch für diese Erkrankung gelten gelbliche Handlinien-xanthome und Xanthome über den Strecksehnen der oberen u. unteren Extremitäten.

Apo E4 hat im Vergleich zum Apo E3 eine ähnliche Affinität zum LDL-Rezeptor. Im Unterschied zu Apo E3 ist Apo E4 vorzugsweise mit den triglyzeridreichen VLDL und weniger mit den HDL assoziiert. Diese Konstellation führt bei Apo E4/E4-Homozygoten zu teilweise massiven Hypertriglyzeridämien mit Verminderung des HDL-Cholesterins und Erhöhung des LDL-Cholesterins. Darüber hinaus gibt es einen signifikanten Zusammenhang zwischen der Apo E4-Isoform u. dem Auftreten der nicht-familiären „late-onset" **Alzheimer-Erkrankung.**

Indikationen

- Diagnostische Absicherung der familiären Dysbetalipoproteinämie („broad beta disease", Typ III nach Fredrickson).
- Kombinierte Hyperlipoproteinämien.
- Erhöhte LDL-Cholesterinspiegel unklarer Genese.
- Hypercholesterinämien mit familiärer Häufung.
- Morbus Alzheimer.
- Demenzen unklarer Ätiologie.

Untersuchungsmaterial
EDTA-Blut.

Bestimmungsmethode
Identifizierung des Apo E-Genotyps erfolgt aus genomischer DNA einer Blutprobe (EDTA-Blut) nach Amplifikation der entsprechenden Genfragmente mittels PCR u. anschließender Restriktionsfragmentlängen-Analyse durch Gelelektrophorese. Alternativ ist auch Genotypisierung mittels PCR u. nachfolgend reverser Hybridisierung möglich.

Bewertung

- Für Diagnostik einer familiären Dysbetalipoproteinämie (Typ III) ist die Apo E-Typisierung absolut indiziert. Ein Apo E2/E2-Genotyp im Zusammenhang

mit dem klin. Bild und entsprechenden Lipoproteinwerten gilt als beweisend für diese Erkrankung. Da die Typ-III-Hyperlipoproteinämie diätetisch u. medikamentös gut zu beherrschen ist, kommt ihrer rechtzeitigen und richtigen Diagnostik eine besondere Bedeutung zu.
* Gegenüber dem Durchschnitt der Bevölkerung haben Apo E4-Heterozygote ein 4-fach und Apo E4/E4-Homozygote sogar ein 12-fach höheres Risiko, an Morbus Alzheimer zu erkranken. Auch für den Zeitpunkt der Manifestation des Morbus Alzheimer scheint der Apo E-Phänotyp eine Bedeutung zu haben. Während bei Apo E4/E4-Homozygoten der Ausbruch bereits um das 60. Lj. beobachtet wird, tritt er beim heterozygoten Apo E4/E3-Phänotyp erst zwischen dem 70. u. 80. Lj. auf. Obwohl gegenwärtig die Apo E-Typisierung als Screening-Methode nicht zu empfehlen ist, wird sie erfolgreich für die Differenzialdiagnostik der Alzheimer-Erkrankung und der Altersdemenz eingesetzt.

CETP-TaqIB-Polymorphismus $$$

Das Cholesterinester-Transferprotein (CETP) ist ein Schlüsselenzym des reversen Cholesterintransports. Es vermittelt den Cholesterinester-Transfer von HDL auf Apo B-haltige Lipoproteine im Austausch gegen Triglyzeride. Hohe CETP-Aktivität ist mit Verminderung und CETP-Defizienz mit Erhöhung des HDL-Cholesterins assoziiert.

Beim CETP-TaqIB-Polymorphismus handelt es sich um Basenaustausch im Intron 1 des CETP-Gens, der die Anwesenheit (Allel **B1**) bzw. Abwesenheit (Allel **B2**) einer TaqIB-Schnittstelle zur Folge hat. Die Häufigkeit des B1-Allels beträgt in der europäischen Bevölkerung etwa 56 %. Träger des B2-Allels zeigen dosisabhängig **geringere Plasma-CETP-Aktivität** und **höhere HDL-Cholesterinspiegel** als Träger des B1-Allels.

Indikationen
* Familiäre Belastung für koronare Herzerkrankung.
* Niedrige HDL-Cholesterinkonzentration bei stoffwechselgesunden Pat.

Untersuchungsmaterial
EDTA-Blut.

Bestimmungsmethode
Identifizierung des CETP-Polymorphismus erfolgt aus genomischer DNA einer Blutprobe (EDTA-Blut) nach Amplifikation der entsprechenden Genfragmente mittels PCR u. anschließender Restriktionsfragmentlängen-Analyse durch Gelelektrophorese. Alternativ ist auch Genotypisierung mittels PCR u. nachfolgend reverser Hybridisierung möglich.

Bewertung
Die Bedeutung des CETP für die Entstehung der Atherosklerose ist noch nicht vollständig geklärt. Homozygote Träger des B2-Allels wiesen in einigen Studien ein geringeres Risiko und geringere Progression der koronaren Herzerkrankung auf als Träger des B1-Allels. Die Bewertung der Ergebnisse dieser CETP-Genotypisierung zur Einschätzung des kardiovaskulären Risikos muss immer unter Berücksichtigung aller koronaren Risikofaktoren erfolgen.

8

8.11.2 Apolipoproteine und Enzyme

Apolipoproteine sind nicht nur Stukturproteine, sondern sie regulieren als Liganden für Rezeptoren od. Aktivatoren bzw. Inhibitoren bestimmter Enzyme entscheidend den Lipoproteinstoffwechsel. Klinisch-praktische Relevanz hat neben Apo B, Apo AI und Apo E auch das Apo CII. Von den Schlüsselenzymen des Lipoproteinstoffwechsel Lipoproteinlipase, hepatische Lipase und LCAT hat nur die Lipoproteinlipase eine gewisse praktische Bedeutung.

Apolipoprotein CII (Apo CII) $$$
Apo CII ist ein obligater Kofaktor der Lipoproteinlipase. Apo CII-Mangel od. Apo CII-Defekte können zu Hyperchylomikronämie führen, die phänotypisch nicht von Lipoproteinlipase-Mangel unterschieden werden kann.

Indikationen
- DD Hypertriglyzeridämien.
- Chylomikronämie-Syndrom.

Untersuchungsmaterial
Serum, Plasma.

Bestimmungsmethode
Immunologischer Apo CII-Nachweis mittels Nephelometrie od. Turbidimetrie.

Bewertung
Die Apo CII-Defizienz ist neben der Lipoproteinlipase-Defizienz eine Ursache des Chylomikronämie-Syndroms. Normale Aktivität der Lipoproteinlipase schließt klinisch relevanten Apo CII-Mangel oder -Defekt aus. Deshalb ist Apo CII-Diagnostik grundsätzlich nur gemeinsam mit Analyse der Lipoproteinlipase sinnvoll.

Lipoproteinlipase $$$
Endothelständige Lipoproteinlipase (LPL), die durch Apo CII aktiviert wird, ist Schlüsselenzym für den hydrolytischen Abbau triglyzeridreicher Lipoproteine (Chylomikronen, VLDL) im Blut. Darüber hinaus vermittelt sie als integraler Bestandteil der Remnant-Partikel deren rezeptorvermittelten Abbau in der Leber. Verringerte Aktivität der Lipoproteinlipase kann Ursache eines Hyperchylomikronämie-Syndroms sein.

Indikationen
- DD Hypertriglyzeridämien.
- Chylomikronämie-Syndrom.

Untersuchungsmaterial
Post-Heparinplasma. Möglichst rasch kühlen und tiefgefrieren! (Blutabnahme 15–20 Min. nach Bolusinjektion von 100 U Heparin/kg KG).

Bestimmungsmethode
Als Maß für LPL-Aktivität wird die Fähigkeit des Serums gemessen, aus Triolein die radioaktiv markierten Fettsäuren freizusetzen. Zur Hemmung der hepatischen Lipase können spezifische Antikörper od. SDS verwendet werden. Bei fehlender

LPL-Aktivität kann durch Zusatz von Apo CII (z. B. hitzeinaktiviertes Serum) zwischen LPL-Defekt u. Apo CII-Defekt differenziert werden.

Bewertung
Ein Lipoproteinlipase-Mangel kann neben einer Apo CII-Defizienz Ursache für ein Chylomikronämie-Syndrom sein.

8

9 Stoffwechselendprodukte bei gestörter Nieren- und Leberfunktion

Ingo Besenthal

9.1 Niere

9.1.1 Diagnosestrategie

Grundlage jeder Diagnostik ist eine genaue Anamnese und eine gründliche körperliche Untersuchung. Aus dem daraus folgenden Spektrum an möglichen Differenzialdiagnosen ergeben sich die Indikationen für die durchzuführenden Untersuchungen. Die folgenden diagnostischen Vorschläge betreffen nur Laboruntersuchungen; bildgebende, histopathologische (Nierenpunktion) oder andere Untersuchungen sind nicht berücksichtigt.

Basisdiagnostik
- **Blut:** BB (▶ 23), Kreatinin, ggf. Kreatinin-Clearance, Harnsäure, Elektrolyte (Na^+, K^+, Cl^-, Ca^{2+}, ▶ 11.1, 12.2), Phosphat (▶ 12.3), Blutgase (BGA/SBS, ▶ 11.2.2), Protein (▶ 6.2.2), fakultativ Proteinelektrophorese.
- **Urin:** Protein (24-h-Urin, ▶ 15.1.4), bei Proteinurie Proteindifferenzierung (Leitproteine oder SDS-Gel-E'phorese), Teststreifen, ggf. Urinsediment (▶ 15.1.3). Bei Diabetikern Urin-Albumin (Mikroalbuminurie, ▶ 15.1.5).

Weiterführende Diagnostik

Oligurie/Anurie
- Infektionen, parainfektiöse Glomerulonephritis (GN): **Blut:** Blutkultur, CRP, AST/Anti-DNAse, Hantavirus-AK, Leptospiren-AK, ASTA, TPHA, Brucella-AK, ggf. AK gegen: Hep. B, Hep. C, Rickettsien, Mykoplasmen, Toxoplasmen, Malaria, Trichinen. **Urin:** Urinkultur (▶ 26.3.10).
- Diabetes mellitus: **Blut:** Glukose(-Tagesprofil), HbA.
- Intoxikationen: **Blut:** Aminoglykoside, Ciclosporin A, Tacrolimus. **Urin:** Blei, Quecksilber, Cadmium.
- Plasmozytom: **Blut:** Proteinelektrophorese; Immunfixationselektrophorese; Immunglobuline, quant. **Urin:** Immunfixationselektrophorese.
- Hämolyse/Myolyse: **Blut:** CK, freies Hb im Plasma, Haptoglobin. **Urin:** Fakultativ Myoglobin.
- Autoimmune/allergische Nephritis: **Blut:** IgE, IgA, ANF/DNS-AK, ENA-Profil, RF/Waaler-Rose-T., AMF, cANCA(PR3)/pANCA(MPO), Basalmembran-AK, Kryoglobuline, ggf. C3/C4, Nephritis-Faktor. **Urin:** Eosinophile im Sediment (gefärbt).
- Nephrolithiasis: **Blut:** Ca^{2+}, Mg^{2+}, Parathormon (▶ 12.4). **Urin:** Ca^{2+}, Phosphat, Oxalsäure, Zitrat (▶ 15.1.6), ggf. Steinanalyse.

Polyurie, Polydipsie
- Diabetes mellitus: **Blut:** Glukose(-Tagesprofil), HbA. **Urin:** Glukose, Aceton (Teststreifen).
- Hyperkalzämie (▶ 12.2).
- Natriurese: **Blut:** Aldosteron und Renin (▶ 18.1, RAAS) und Kortisol (▶ 17.2.1).
- Alkohol: **Blut:** Alkohol, ggf. CDT, γ-GT, BB (MCV).
- Diabetes insipidus (DD psychogene Polydipsie): **Blut:** Osmolalität, ADH. **Urin:** Osmolalität.

9

9.1.2 Kreatinin $

Kreatinin entsteht aus muskulärem Kreatin. Seine Serumkonzentration ist abhängig von der Muskelmasse und vom Lebensalter. Bei normaler Nierenfunktion wird Kreatinin fast vollständig glomerulär filtriert.

Indikationen
- V.a. akute oder chronische Nierenerkrankungen.
- Stoffwechselstörungen, Systemerkrankungen: Diabetes mellitus, Hyperurikämie, Kollagenosen usw.
- Hypertonie.
- Kreislaufversagen, Volumenmangel: Schockzustände, akuter Wasser- oder Blutverlust.
- Therapie mit nephrotoxischen oder nierengängigen Medikamenten mit geringer therapeutischer Breite (Dosisanpassung).
- Nierenschädigung durch exogene Gifte, Hämolyse, Myolyse, Ig-Leichtketten-Proteinurie.

Untersuchungsmaterial
Serum, Plasma. **Cave:** Auf hämolysefreie Probenentnahme achten.

Bestimmungsmethode
- **Jaffé-Methode:** Kreatinin bildet mit Pikrinsäure in alkalischer Lösung orangefarbene Komplexe, die fotometrisch gemessen werden. Nicht-Kreatinin-Chromogene (Pseudokreatinine) können falsch hohe Kreatininwerte verursachen. Zur Unterdrückung dieser Fehlermöglichkeit werden zahlreiche Testmodifikationen angewandt:
  - Kinetische Messung: Ausnutzung unterschiedlicher Reaktionsgeschwindigkeiten von Kreatinin und Pseudokreatininen.
  - Endpunktmethoden: Entfernung der Pseudokreatinine mittels HPLC, Dialyse, Ionenaustauscher oder Fullererde.
- **Enzymatische Methoden:** Enzymatische Umwandlung des Kreatinins und quantitativer Nachweis von Folgeprodukten (Kreatininase-Farbtest, Kreatinin-Iminohydrolase-UV-Test).

Tab. 9.1 Referenzbereiche Kreatinin (Serum) – enzymatische Bestimmung

	Konventionelle Einheit	SI-Einheit
Männer	< 1,1 mg/dl	< 97 µmol/l
Frauen	< 0,8 mg/dl	< 71 µmol/l

Methodenabhängig; Umrechnung: mg/dl × 88,4 = µmol/l.

Bewertung
Kreatinin eignet sich als Marker der glomerulären Filtrationsleistung der Niere. Jedoch schließt normale Kreatininkonzentration im Serum eine eingeschränkte Nierenfunktion nicht aus (kreatininblinder Bereich). Erst Einschränkung der glomerulären Filtrationsleistung auf < 50 % bewirkt Anstieg der Serumkreatininkonzentration. Geringgradige Nierenfunktionsstörungen können nur durch Clearan-

ce-Untersuchungen erkannt werden. Als einfachste Clearance-Untersuchung ist endogene Kreatinin-Clearance zur Abschätzung der Nierenfunktion gebräuchlich (▶ 9.1.3).

Die kürzlich eingeführte Cystatin-C-Bestimmung scheint im kreatininblinden Bereich besser mit der Nierenfunktion zu korrelieren und kann die Kreatinin-Clearance möglicherweise ersetzen.

Erhöhte Werte:

- **Ohne Nierenschaden:** Exsikkose (häufig ältere Pat.), Akromegalie (vermehrte Muskelmasse).
- **Akutes Nierenversagen:**
  - Prärenal: Bei hypovolämischem Schock (akuter Blut- oder Flüssigkeitsverlust), bei kardiogenem, septischem oder anaphylaktischem Schock.
  - Renal: Toxische oder allergische Medikamentenreaktion, Röntgenkontrastmittel, Myolyse, Hämolyse, Plasmozytom, Schwermetalle, Sepsis, EPH-Gestose, Glomerulonephritis, Systemerkrankungen.
  - Postrenal: Harnstauung (Steine, Prostata-Hypertrophie, Tumoren).
- **Chronische Niereninsuffizienz:** Glomerulonephritiden, interstitielle Nephritiden, diabetische Nephropathie (Kimmelstiel-Wilson), Hypertonie, Kollagenosen, Ig-Leichtketten-Proteinurie (Plasmozytomniere), renovaskuläre Nierenerkrankungen, Zystennieren.

Störungen und Besonderheiten

Störungen betreffen die verschiedenen Varianten in unterschiedlichem Ausmaß.

- **Falsch hohe Werte:**
  - **Alle Methoden:** Azetylsalizylsäure, Cimetidin, Cotrimoxazol, Ciclosporin, Fenoprofen, Indometacin, Methoxyfluran, Naproxen.
  - **Jaffé-Methode:** Glukose, Ketonkörper, Fruktose, Ascorbinsäure, Cefoxitin, Cephalotin, Cefatril, Cefazolin, Fluocytosin.
- **Falsch niedrige Werte:**
  - **Jaffe-Methode** (einige Varianten): Bili > 20 mg/dl.
  - **Enzymatische Methoden** (einige Varianten): Bili > 7 mg/dl; Kalziumdobesilat, Ascorbinsäure, α-Methyldopa, Metamizol.

9.1.3 Kreatinin-Clearance $

Indikationen

Bei normalem oder grenzwertigem Serumkreatinin (< 2 mg/dl) und

- Therapie mit nephrotoxischen Medikamenten oder Medikamenten mit geringer therapeutischer Breite (zur Dosisanpassung).
- Diabetes mellitus, Hypertonie, Kollagenosen, Hyperurikämie, vermehrte Muskelmasse (z. B. Akromegalie).

Untersuchungsmaterial

Serum und 24-h-Sammelurin.

Bestimmungmethoden

Kreatinin (▶ 9.1.2).

Durchführung der Clearance-Bestimmung

- **Voraussetzungen:** Bestimmung des Serumkreatinins am Tag der Urinsammlung. Durchführung im „steady state", Serumkreatinin muss während Sammelperiode konstant sein → kein Fleischgenuss, keine schwere körperliche Belastung während der Sammelperiode.
- **Urinsammlung:** Pat. genau informieren. Optimale Sammelperiode 24 h. Möglichst morgens beginnen. Vor der Sammelperiode Blase vollständig entleeren lassen und diesen Urin verwerfen. Zeit notieren. Urin während der Sammelperiode **vollständig** sammeln. Am Ende Blase in das Sammelgefäß entleeren. Ausreichende Trinkmenge gewährleisten (1,5–2 l/d). Vollständige Proben-Identifikation nicht vergessen.
- **Messgrößen:** Sammelperiode (t) und Urinvolumen (V) notieren (dem Labor mitteilen oder Clearance selbst berechnen), Serumkreatininkonzentration, Urinkreatininkonzentration. Berechnung auf Körperoberfläche beziehen.

Berechnung der endogenen Kreatinin-Clearance

$$C_{Krea}\left(ml/Min.\right) = \frac{U_{Krea}\left(mg/dl\right) \times V\left(ml\right)}{S_{Krea}\left(mg/dl\right) \times t\left(Min.\right)}$$

Die Kreatininkonzentration und damit Clearance ist abhängig von der Körpermasse. Die Körperoberfläche (KOF) aus Körperlänge und -gewicht mithilfe eines Nomogramms ermitteln.
Korrekturformel auf KOF:

$$C\left(ml/Min./1,73m^2\right) = \frac{C_{Krea} \times 1,73}{KOF}$$

Die Kreatinin-Clearance nimmt mit dem Alter ab.

Tab. 9.2 Referenzbereiche der endogenen Kreatinin-Clearance	
Patient	**In ml/Min./1,73 m²KOF**
Männer, ~25 J	95–140
Männer, ~50 J	70–115
Männer, ~75 J	50–80
Frauen, ~25 J	70–110
Frauen, ~50 J	50–100
Frauen, ~75 J	35–60
Methoden-, alters-, geschlechtsabhängig	

9

Abschätzung der Kreatinin-Clearance mittels sog. MDRD-Formeln

Die glomeruläre Filtrationsrate GFR ist das beste Kriterium zur Beurteilung der Nierenfunktion. Da die Inulin-Clearance als Referenzmethode für die Praxis zu aufwändig ist, sind als einfache u. kostengünstige diagnostische Alternativen zur näherungsweisen Abschätzung der GFR das Serum-Kreatinin u. die endogene Kreatinin-Clearance in Gebrauch. Die Beurteilung beider Kriterien weist erhebliche Einschränkungen auf:

- Das Serum-Kreatinin ist von der Muskelmasse abhängig u. steigt erst bei stark eingeschränkter Nierenfunktion an („kreatininblinder Bereich").
- Die Kreatinin-Clearance wird durch inkorrekte Urinsammlung sowie durch den Umstand verfälscht, dass Kreatinin nicht nur filtriert, sondern tubulär sezerniert wird.
- Die Kreatinin-Clearance ist altersabhängig.

Auf der Basis der „Modification of Diet in Renal Disease"-Studie wurden daher zur Abschätzung der GFR sog. MDRD-Formeln in verschiedenen Varianten vorgeschlagen. In ihrer vereinfachten Form wird außer dem Serum-Kreatinin noch das Alter und das Geschlecht des Pat. berücksichtigt.

Bei eingeschränkter Nierenfunktion liefert die Formel die rechnerische Größe MDRD-GFR, mit der die GFR mit einer Korrelation von etwa 0,9 abgeschätzt werden kann. Die statistische Abweichung von der GFR kann bis zu ca. 30 % betragen. Die MDRD-Formel ist einfacher anzuwenden als die Cockcroft-Gault-Formel.

Vereinfachte MDRD-Formel:

$$\text{MDRD-GFR} \left(\text{ml / Min./1,73 m}^2 \right) =$$
$$186 \times \left(\text{S-Krea mg / dl} \right)^{-1,154} \times \left(\text{Alter Lj.} \right)^{-0,203}$$

- Frauen: × 0,742.
- Menschen mit schwarzer Hautfarbe: × 1,210.

Interpretation

- MDRD-GFR < 60 ml/Min. spricht für eingeschränkte Nierenfunktion.
- MDRD-GFR > 60 ml/Min. schließt eine eingeschränkte Nierenfunktion nicht aus, da auch die MDRD-Formel den „kreatininblinden" Bereich nicht erhellen kann (noch normales Serum-Krea bei schon bis zu 50 % eingeschränkter Nierenfunktion – das entspricht etwa einer GFR von 60 ml/Min.).

Bewertung

Eine normale Serumkreatininkonzentration schließt eine eingeschränkte Nierenfunktion nicht aus (kreatininblinder Bereich). Erst die Einschränkung der glomerulären Filtrationsleistung auf < 50 % bewirkt einen Anstieg der Serumkreatininkonzentration. Geringe Nierenfunktionsstörungen können nur durch Clearance-Untersuchungen erkannt werden.

Als einfachste Clearance-Untersuchung ist die endogene Kreatinin-Clearance zur Abschätzung der Nierenfunktion gebräuchlich. Bei eindeutig erhöhtem Serumkreatinin (> 2 mg/dl) ist die endogene Krea-Clearance nutzlos, da dann die Kreatininkonzentration besser mit der GFR korreliert als die Kreatinin-Clearance. Eine erhöhte Serumkreatininkonzentration führt zu gesteigerter tubulärer Sekretion. Dadurch wird z. B. bei einer Kreatinin-Clearance von etwa 60 ml/Min. die wahre Clearanceleistung um etwa 50 %, bei einer Kreatinin-Clearance von < 20 ml/Min. um etwa 100 % überschätzt.

! Keine endogene Krea-Clearance bei eindeutig erhöhtem Serum-Krea.
- **Erniedrigte Werte:** Eingeschränkte Nierenfunktion (▶ 9.1.2).
- **Erhöhte Werte:** Glomeruläre Hyperperfusion, z. B. Frühphase eines Diabetes mellitus; Schwangerschaft.

Die Cystatin-C-Bestimmung scheint geeignet zu sein, die Kreatinin-Clearance zu ersetzen.

Störungen und Besonderheiten
Urinsammelfehler sind die häufigste Fehlerquelle.
- **Falsch niedrige Clearance:** Größere Restharnmenge.
- **Falsch hohe Clearance:** Proteinurie > 3 g/d (tubuläre Kreatininsekretion ↑).

> **Merke**
> - Zur Sicherstellung einer konstanten Serumkreatininkonzentration (steady state) evtl. Proben für Serumkreatinin zu Beginn und am Ende der Sammelperiode abnehmen und gleichzeitig messen. Clearance nur dann berechnen, wenn Werte um < 10 % differieren.
> - Abschätzung der Dosisanpassung nierengängiger Medikamente bei eingeschränkter Nierenfunktion (▶ 3, Drugmonitoring):
>
> $$\text{Angepasste Tagesdosis} = \frac{C_{Krea}}{100} \times \text{normale Tagesdosis}$$
>
> $$\text{bis} \frac{C_{Krea}}{70} \times \text{normale Tagesdosis}$$

9.1.4 Harnstoff $

Harnstoff wird in der Leber als Endprodukt des Aminosäureabbaus aus NH und CO gebildet und überwiegend renal in Abhängigkeit von der Diurese ausgeschieden.

Indikationen
- Berechnung der osmotischen Lücke.
- Abschätzung des Metabolisierungszustandes (katabol, anabol).

Untersuchungsmaterial
Serum, Plasma (außer NH_3-Heparin).

Bestimmungsmethode
Enzymatische Spaltung von Harnstoff in CO_2 und NH_3 durch Urease. Quantitativer Nachweis des entstandenen NH durch:
- GLDH-Reaktion.
- Berthelot-Reaktion.

9

Tab. 9.3 Referenzbereich Harnstoff	
Serum, Plasma	10–50 mg/dl
Ernährungsabhängig. Umrechnung: mg/dl × 0,1665 = mmol/l	

Bewertung

Routinemäßige Parallelbestimmung von Kreatinin und Harnstoff zur Beurteilung der Nierenfunktion ist nicht gerechtfertigt. Die Harnstoffkonzentration ist stark von Proteinzufuhr, Katabolismus (Proteinabbau) und Diurese abhängig. Sensitivität und Spezifität zur Beurteilung der Nierenfunktion sind geringer als bei Kreatinin. Erhöhte Serumkonzentration erst bei Einschränkung der Nierenfunktion auf < 25 %.

Erhöhte Werte: Katabole Stoffwechsellage, hohe Proteinzufuhr, Dehydratation, schwere Niereninsuffizienz.

Störungen und Besonderheiten

Kein NH_3-Heparin-Plasma verwenden (falsch hohe Werte).

9.1.5 Harnsäure $

Harnsäure ist das Endprodukt des Purinabbaus und wird zu etwa 80 % renal ausgeschieden. Die klinischen Folgen einer Hyperurikämie mit Überschreitung des Löslichkeitsproduktes für Na-Urat im Blut sind Präzipitationen in Gelenken (Gicht = Arthritis urica) und/oder Nieren (Nephrolithiasis, Uratnephropathie). Primäre Hyperurikämien, die auf Defekten im Harnsäurestoffwechsel beruhen, sind ganz überwiegend durch eine renale Ausscheidungsstörung bedingt, nur 1–2 % werden durch endogene Überproduktion verursacht. Sekundäre Hyperurikämien sind Begleiterscheinung bei verschiedenen Grundkrankheiten und Therapieformen. Sekundäre Hyperurikämie unter Diuretikatherapie ist nicht behandlungsbedürftig! Purinreiche Nahrung verstärkt Hyperurikämien.

Indikationen

- **Serum:**
  - Primäre und sekundäre Gicht: Diagnose, Verlaufskontrolle.
  - DD Nephrolithiasis.
  - Hämoblastosen, Zytostatika- und Strahlentherapie, Fastenkuren.
  - Krankheiten, die häufig mit Hyperurikämie assoziiert sind: Übergewicht, Diabetes mellitus, Fettstoffwechselstörungen, Hypertonie, Alkoholabusus, Nierenerkrankungen.
- **Urin:** Zusätzlich zum Serum bestimmen.
  - Differenzierung der primären Hyperurikämie (Ausscheidungsstörung oder Überproduktion).
  - Abschätzung des Nierensteinrisikos, Abklärung einer Nephrolithiasis.
  - Ungeklärte Hypourikämie.

Untersuchungsmaterial

- Serum, Heparinplasma.
- 24-h-Urin.

9

Bestimmungsmethode

Urikase-katalysierte Harnsäurespaltung zu Allantoin und H_2O_2. Quantifizierung durch:

- Direkte Messung der Abnahme der harnsäurebedingten Extinktion.
- Messung des entstandenen H_2O_2 in Folgereaktionen (Kageyama, Trinder, Haeckel).
- Reduktion von Phosphowolframsäure durch Harnsäure.

Tab. 9.4 Referenzbereiche Harnsäure

	Serum
Frauen	2,5–6 mg/dl
Männer	3,5–7 mg/dl
	Urin
Normale Kost	0,9 g/d
Purinarme Diät	< 0,45 g/d (< 5,5 mg/kg KG)

Umrechnung mg/dl × 59,485 = µmol/l

Bewertung

- **Erhöhte Serumkonzentration:**
  - **Primäre Hyperurikämien:** Primäre Gicht, Lesch-Nyhan-Syndrom.
  - **Sekundäre Hyperurikämien:** Sekundäre Gicht, myeloproliferative Erkrankungen, Zytostatika-, Strahlentherapie, maligne Tumoren, Niereninsuffizienz, EPH-Gestose, Glykogenspeicherkrankheit Typ I, Hyperthyreose, Hyperparathyreoidismus, Akromegalie, verschiedene Medikamente (z. B. Propranolol, Alprenolol, Furosemid, Hydrochlorothiazid, Acetazolamid, Chlorthalidon, Diazoxid, Chlorthiazid, Nikotinsäure, Ciclosporin, Levodopa, Ethambutol, Methoxyfluran, Bendroflumethiazid, Bumetamid, Pyrazinamid), parenterale Zuckeraustauschstoffe (z. B. Fruktose, Sorbit, Xylit), Alkohol, Fastenkuren.
- **Erniedrigte Serumkonzentration (< 2 mg/dl):** Allopurinolüberdosierung, Medikamente (Urikosurika, Salizylate, Östrogene, Phenylbutazon, glyzerin-/guajakhaltige Expektoranzien), Leberinsuffizienz, idiopathische/erworbene Tubulusdefekte (vermehrte renale Ausscheidung), Xanthinurie (Xanthinoxidasedefekt).
- **Erhöhte Urinausscheidung:** Primäre Gicht durch vermehrte Harnsäuresynthese, vermehrter Zelluntergang (Zytostatika-, Strahlentherapie, Fastenkuren), Uratnephrolithiasis, Tubulusdefekte.
- **Niedrige Urinausscheidung bei Hyperurikämie:** Primäre Gicht durch gestörte renale Ausscheidung, Niereninsuffizienz, Exsikkose, Medikamente (Diuretika, Salizylate, Probenecid), Keto-, Laktatazidose, EPH-Gestose, Hyperthyreose, Hyperparathyreoidismus, Akromegalie, Glykogenspeicherkrankheit Typ I, Intoxikationen (z. B. Blei, Beryllium).
- **Niedrige Urinausscheidung bei Hypourikämie:** Allopurinoltherapie, Leberinsuffizienz, Xanthinurie.

9

Störungen und Besonderheiten

- **Falsch hohe Werte:**
  - Haeckel-Reaktion: Homogentisinsäure (Alkaptonurie).
  - Phosphowolframsäure-Methode: Ascorbinsäure (hohe Konz. im Urin möglich), Azetylsalizylsäure, Koffein, Theophyllin, Gentisinsäure, Levodopa, Methyldopa.
- **Falsch niedrige Werte:**
  - Alle Verfahren: EDTA, Zitrat, NaF, Oxalat (Antikoagulanzien).
  - Trinder-Reaktion: α-Methyldopa, Calciumdobesilat.
- Kageyama-Reaktion: Metamizol, Oxyphenbutazon.

> Auslösung eines Gichtanfalls individuell bei unterschiedlichen Harnsäurekonzentrationen, auch bei normaler Serum-Harnsäure möglich.

9.2 Leber

Diagnostische Strategie bei Lebererkrankungen ▶ 5.1.2.

9.2.1 Bilirubin $

Bilirubin entsteht als wasserunlösliches Abbauprodukt des Häm (unkonjugiertes Bilirubin, Bu) und wird an Albumin adsorbiert zur Leber transportiert. Dort erfolgt die Veresterung zu wasserlöslichem konjugiertem Bilirubin, Bc. Nach Sekretion des konjugierten Bilirubins über die Gallenwege in den Darm findet dort der weitere Abbau über Urobilinogene zu Sterkobilin statt, das dem Stuhl seine charakteristische Farbe verleiht. Bei komplettem Gallengangsverschluss ist die Stuhlfarbe hell (acholisch). Urobilinogene werden teilweise von der Darmmukosa resorbiert und durchlaufen einen enterohepatischen Kreislauf. Ein kleiner Teil der Urobilinogene gelangt in den großen Kreislauf und wird renal ausgeschieden.

Bei Behinderung des Galleabflusses oder Leberschäden gelangt konjugiertes Bilirubin in das Blut und wird renal ausgeschieden. Im Blut liegt konjugiertes Bilirubin teils in freier Form vor, teils kovalent an Albumin gebunden (Delta-Bilirubin). Die HWZ von Delta-Bilirubin (18 d) ist um ein Vielfaches länger als die der freien Form des konjugierten Bilirubins. Nach Beseitigung einer Galleabflussstörung bleibt deshalb Delta-Bilirubin noch für längere Zeit erhöht, während der freie Anteil rasch abfällt. Die Differenzierung des konjugierten Bilirubins in seine zwei Formen kann daher zur Beurteilung der Aktualität eines Verschlussikterus eingesetzt werden. Mit der verbreiteten Messung des „direkten Bilirubins" ist diese Differenzierung nicht möglich, sondern nur mit der Multi-Layer-Filmmesstechnik (Vitros®).

Bei der Geburt ist die Leberfunktion noch nicht voll ausgereift, sodass das mit der Zellmauserung der Erythrozyten anfallende Bilirubin nicht ausreichend konjugiert und ausgeschieden werden kann (Neugeborenenikterus). Neugeborene mit Blutgruppeninkompatibilität können, wegen des vermehrten Anfalls von Bilirubin, von einer Bilirubinenzephalopathie bedroht sein, da das fettlösliche unkonjugierte Bilirubin im ZNS angereichert wird, wo es toxisch wirkt. Die Gefahr eines Kernikterus und damit die Entscheidungsgrenze für eine Fototherapie hängt vom Reifegrad des Neugeborenen, sowie vom Säure-Basen-Status und der Atemfunktion ab.

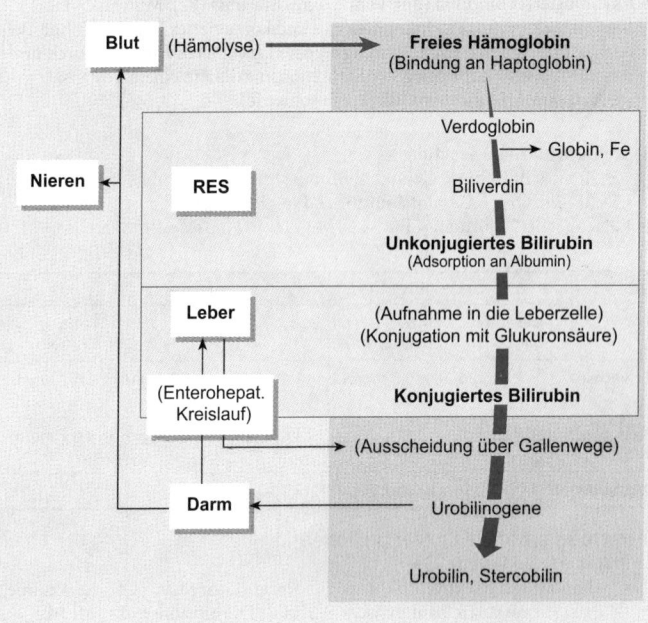

Abb. 9.1 Bilirubinstoffwechsel

Indikationen
Diagnose, Verlaufskontrolle des Ikterus.

Untersuchungsmaterial
Serum, Heparin-, EDTA-Plasma.

Bestimmungsmethode
- **Gesamt-Bilirubin:**
  - Diazo-Reaktion (Jendrassik-Grof, Doumas, DPD-Methode u.a.): Bilirubin reagiert mit sogenanntem Diazo-Reagens zum Azofarbstoff. In Gegenwart eines geeigneten Akzelerators wird das an Albumin adsorbierte unkonjugierte Bilirubin freigesetzt und zusammen mit evtl. vorhandenem konjugiertem Bilirubin als Gesamt-Bilirubin gemessen.
  - Enzymatisch: Oxidation von Bilirubin zu einem Farbstoff durch Bilirubin-Oxidase.
- **Direktes Bilirubin:** Diazo-Reaktion ohne Zusatz eines Akzelerators. → Direktes Bilirubin ist konjugiertes Bilirubin, das teils frei, teils als Delta-Bilirubin im kovalenten Komplex mit Albumin vorliegt.

9

- **Unkonjugiertes Bilirubin (Bu), konjugiertes Bilirubin (Bc):** Multilayer-Film-Messtechnik (Vitros®). Unkonjugiertes und konjugiertes Bilirubin (ohne Delta-Bilirubin) können nach Bindung an einen geeigneten Farbstoff durch unterschiedliche Verschiebung der Extinktionsmaxima in einem Testansatz getrennt quantifiziert werden (direkte Fotometrie).

Berechnete Bilirubin-Fraktionen
- Indirektes Bilirubin = Gesamt-Bilirubin – direktes Bilirubin.
- Delta-Bilirubin = Gesamt-Bilirubin – Bu – Bc.
- „Neonatales" Bilirubin = Bu + Bc (Multilayer-Film-Messtechnik).

Tab. 9.5 Referenzbereiche Bilirubin

	Gesamt-Bilirubin	Direktes Bilirubin	Bu	Bc	Delta-Bilirubin
Erwachsene	< 1,1 mg/dl	< 0,3 mg/dl	< 1,1 mg/dl	< 0,3 mg/dl	< 0,2 mg/dl
Neugeborene	< 13 mg/dl		< 11 mg/dl	< 0,3 mg/dl	< 0,2 mg/dl

Methodenabhängig; Umrechnung: mg/dl × 17,1 = µmol/l

Bewertung erhöhter Konzentrationen
- **Prähepatischer Ikterus:**
  - Hämolyse, ineffektive Erythropoese: Korpuskuläre hämolytische Anämie, extrakorpuskuläre hämolytische Anämie (Transfusionsreakt., Medikamente), Icterus neonatorum, Morbus haemolyticus neonatorum (Mhn), große Hämatome, primäre Shunthyperbilirubinämie (selten).
  - Myolyse, Verbrennungen.
- **Intrahepatischer Ikterus:** Durch Störungen von Aufnahme, Konjugation, Sekretion.
  - **Primäre Störungen** des Bilirubinstoffwechsels (funktionelle Hyperbilirubinämien): Gilbert-Krankheit = Meulengracht-Krankheit (häufig), Crigler-Najjar-Syndrom, Dubin-Johnson-Syndrom, Rotor-Syndrom.
  - **Sekundäre Störungen** des Bilirubinstoffwechsels (Leberparenchymschäden): Hepatitis, Leberzirrhose, Fettleber, Leberzellkarzinom, Lebermetastasen, Intoxikationen (z. B. Alkohol, Drogen, organische Lösungsmittel, Pilzvergiftung), medikamentöse Leberzellschädigung (allergisch, toxisch), Sepsis (Endotoxine), Cholangitis, Salmonellose, Leptospirose.
- **Posthepatischer Ikterus:** Choledocholithiasis, Gallengangskarzinom, Pankreaskopfkarzinom, Gallengangsatresie, Abstoßungsreaktion nach Lebertransplantation, Askariden.

Differenzialdiagnose des Ikterus

Vorwiegend unkonjugierte Hyperbilirubinämie
- **Ursache:** Prähepatischer Ikterus, funktionelle Hyperbilirubinämie (s.u.).
- **Weiterführende Laboruntersuchungen:**

- Hämolyse: Freies Hb im Plasma (▶ 23.3.1), Haptoglobin (▶ 6.3.4), Retikulozyten (▶ 23.2.7), LDH-/GOT-Quotient > 12.
- Rhabdomyolyse: CK (▶ 5.2).

Konjugierte und unkonjugierte Hyperbilirubinämie (Anteile variabel)
- **Ursache:** Intra- oder posthepatischer Ikterus (Leberschaden, Cholestase),
  funktionelle Hyperbilirubinämie (s.u.).
- **Weiterführende Laboruntersuchungen:**
  - Leberschaden: GPT, GOT, CHE (▶ 5.5, ▶ 5.4, ▶ 5.8).
  - Gallenwege: γ-GT, AP (▶ 5.7, ▶ 5.6).

Vorwiegend Delta-Bilirubin
> 50 % des konjugierten Bilirubins.
- **Ursache:** Postakute Phase oder chronische Cholestase (Anreicherung durch
  Albuminbindung; HWZ etwa 18 d), Rotor-Syndrom, Dubin-Johnson-Syndrom (s.u.).
- ! Bei Neugeborenen wird etwa bis zum 15. Lebenstag nur selten Delta-Bilirubin
  gefunden. Bei Messung mittels Multilayer-Film-Messtechnik entspricht daher
  die als „neonatales Bilirubin" bezeichnete Summe aus unkonjugiertem (Bu)
  und evtl. vorhandenem konjugiertem Bili (Bc) weitgehend dem Gesamtbilirubin.

DD funktioneller hereditärer Hyperbilirubinämien
GPT, CHE, γ-GT nicht erhöht.
- **Gilbert-Syndrom** (Icterus intermittens juvenilis Meulengracht): Konjugations-
  störung (heterogene Ursachen). Vorwiegend unkonjugiertes Bili (meist
  < 6 mg/dl); normale Leberfunktion. Bili-Anstieg (etwa 2-fach) nach Fasten
  (Test: 48 h, 400 kcal/d) und unter anderen Stressbedingungen (z. B. Infektionen, EPH-Gestose). Häufigste funktionelle Hyperbilirubinämie, gute Progno-
  se.
- **Crigler-Najjar-Syndrom** (konnataler nicht hämolytischer Ikterus): Konjuga-
  tionsstörung (UDP-Glukuronyltransferase-Mangel).Vorwiegend unkonjugiertes Bili (meist > 6 mg/dl).
  - Typ I: Absoluter Enzymmangel, Bili meist > 20 mg/dl. Meist letal im Kin-
    desalter, sehr selten.
  - Typ II: Enzymrestaktivität, Bili meist 6–20 mg/dl. Bessere Prognose, Ma-
    nifestation manchmal erst nach Pubertät, Phenobarbital senkt Bilirubin.
- **Dubin-Johnson-Syndrom:** Exkretionsstörung. Konjugiertes und unkonjugiertes Bilirubin ↑, Gesamt-Bilirubin meist bis 5 mg/dl, gelegentlich bis 20 mg/dl.
  Delta-Bilirubin ↑. Anstieg durch Stress, Alkohol, orale Kontrazeptiva, Menst-
  ruation. Urinausscheidung von Koproporphyrinogen-Isomer I > -Isomer III.
- **Rotor-Syndrom:** Exkretionsstörung. Vorwiegend konjugiertes Bilirubin
  (meist bis 5 mg/dl), Delta-Bilirubin ↑. Urinausscheidung von Koproporphy-
  rinogen ↑ (Koproporphyrinogen-Isomer III > -Isomer I). Selten.

Störungen und Besonderheiten
- ! Wegen schlechter Präzision im niedrigen Messbereich, „direktes" Bilirubin
  nur bei Gesamt-Bilirubin > 2 mg/dl bestimmen.
- ! Auf hämolysefreie Probennahme achten.
- **Falsch hohe Werte:**

- Jendrassik-Grof-Methoden: Tetrazykline, Propranolol (bei Niereninsuffizienz), α-Methyldopa, Chloramphenicol, Aminosalizylsäure.
- DPD-Methode: Urämie, Darmverschluss (Indikanbildung).
- Direkte Fotometrie (Bu, Bc): Lipämie, gelbe Substanzen (z. B. Nitrofurantoin, Levodopa, Methotrexat, Piroxicam, Amphotericin B, Phenazopyridin, Sulfasalazin).
- **Falsch niedrige Werte:** Starke Lichteinwirkung.

9.2.2 Ammoniak/Ammonium $$

Ammoniak (NH) entsteht bei Desaminierung von Aminosäuren. Ammoniak ist ein Zellgift und wird durch Koppelung mit CO als Harnstoff entgiftet, das Stoffwechselendprodukt des Eiweißabbaus. Neben der Bildung im Gewebe spielt bakterielle Ammoniakproduktion im Darm eine wesentliche Rolle (etwa 25 %). Eine erhöhte Ammoniakkonzentration kann zur Enzephalopathie führen. Bei physiologischen pH-Werten von 7,4 liegt Ammoniak überwiegend in ionisierter Form vor und kann Blut-Hirn-Schranke kaum passieren. Bei Alkalose steigt Konzentration der nicht-ionisierten, hirngängigen Form an und damit das Risiko einer Enzephalopathie. In Nieren dient Ammoniak der Ausscheidung von Säureäquivalenten sowie der Einsparung von K^+ und Na^+ und beeinflusst damit den Säure-Basen-Status (▶ 11.2) sowie den Elektrolythaushalt (▶ 11.1).

Indikationen
- Hepatische Enzephalopathie: Diagnose, Verlauf.
- DD Krampfanfall.
- DD Koma im frühen Kindesalter (Enzymdefekte des Harnstoffzyklus?).

Untersuchungsmaterial
Heparin-, EDTA-Plasma, arteriell besser als venös. Transport in Eiswasser, Messung innerhalb 15–20 Min. nach Blutentnahme.

Bestimmungsmethode
- Enzymatisch: GlDH-katalysierte Übertragung von NH auf 2-Oxoglutarat unter NADPH-Verbrauch.
- NH_4^+-sensitive Elektrode.

Tab. 9.6 Referenzbereiche Ammoniak	
	Referenzbereich
Erwachsene	< 70 µg/dl
Neugeborene	< 150 µg/dl
Umrechnung: µg/dl × 0,5872 µmol/l	

Bewertung erhöhter Werte
Zeichen mangelnder Entgiftung durch die Leber und/oder gestörter renaler Ausscheidung.

- **Hepatische Ursachen:** Leberzirrhose, portokavaler Shunt, akutes Leberversagen, Hepatitis, Intoxikation (z. B. organische Lösungsmittel, Pilze), Reye-Syndrom (Fettleber mit Enzephalopathie bei Kindern), Enzymdefekte des Harnstoffzyklus (bei Kindern), Enzymmängel mit Anhäufung organischer Säuren.
- **Extrahepatische Faktoren bei Leberschaden:** Hohe Proteinzufuhr (z. B. gastrointestinale Blutungen), Infektionen, Alkoholkonsum, Hypokaliämie, Diuretikatherapie, metabolische Alkalose (Zunahme der hirngängigen nicht ionisierten Form), gestörte renale Ausscheidung.

Störungen und Besonderheiten

Falsch hohe Werte: Hämolyse, verzögerter oder ungekühlter Probentransport (Anstieg in Abhängigkeit der Thrombozytenzahl und der γ-GT-Aktivität) → vermeiden durch Transport auf Eiswasser und Messung innerhalb von 15–20 Min. Rauchen führt auch in vivo zu erhöhten Werten. Pat. soll mindestens 12 h vor Blutentnahme nicht rauchen.

9

10 Gastrointestinale Funktionstests

Ingo Besenthal

10

10.1 Leberfunktionstests

Die Leber als Stoffwechselzentrum des Organismus weist eine große Anzahl von Partialfunktionen auf. Neben der Bestimmung von direkten Leberfunktionsparametern erlauben Funktionstests jeweils die Beurteilung einer oder mehrerer dieser Funktionsleistungen (Synthese, Biotransformation, Entgiftung). Eine Leberzellinsuffizienz, z. B. bei chronischer Hepatitis, Leberzirrhose, toxischen Leberschäden, äußert sich in pathologischen Werten der Basisparameter und der Funktionstests.

10.1.1 Diagnosestrategie

Basisdiagnostik
CHE (▶ 5.8), Albumin, Quick-Test (▶ 24.7.1), AT III (▶ 24.10.1), Gerinnungsfaktoren (▶ 24.9).

Weiterführende Diagnostik
Ammoniak bei hepatischer Enzephalopathie (▶ 9.2.2), Galaktose-Belastungstest (▶ 10.1.2).

10.1.2 Galaktose-Belastungstest $$

Testprinzip
Galaktose wird bei intakter Leberfunktion zu Glukose metabolisiert. Unter definierter Galaktosebelastung werden lediglich 5 % unverändert im Urin ausgeschieden. Bewertungskriterien sind die erhöhte renale Ausscheidung bzw. erhöhte Serumwerte von Galaktose. Sie deuten auf eine Metabolisierungsstörung der Leber hin.

Indikationen
Leberzellinsuffizienz.

Testdurchführung
* Voraussetzungen: Zum Testbeginn Pat. nüchtern lassen, körperliche Ruhe, Blasenentleerung bei Messung der Galaktoseausscheidung im Urin.
* Pat. 40 g Galaktose in 250 ml Tee oder Wasser gelöst innerhalb von 2 Min. trinken lassen.
* Nach 90 Min. venöse Blutentnahme zur Bestimmung der Galaktosekonzentration im Serum.
* Alternativ oder ergänzend Messung der ausgeschiedenen Galaktosemenge im 2-h-Sammelurin. Am Ende der Sammelperiode Pat. Blase nochmals vollständig entleeren lassen. Sammelmenge dokumentieren.
* Modifikation: I.v. Bolusinjektion von 0,33 g Galaktose/kg KG innerhalb von 2 Min. Mehrmalige Blutentnahme zur Galaktosebestimmung im Serum und Berechnung des Eliminationskoeffizienten.
! Die orale Applikation der Galaktose ist das übliche Verfahren und ist einfacher in der Durchführung.

Bestimmungsmethode
Bestimmung der Galaktose im Serum und/oder Urin erfolgt enzymatisch mithilfe von Galaktosedehydrogenase oder Galaktoseoxidase.

Tab. 10.1 Referenzbereiche Galaktose-Belastungstest

Galaktosekonzentration (Serum)	< 0,3 g/l
Galaktoseausscheidung (2-h-Sammelurin)	< 2,5 g

Bewertung erhöhter Werte
Hinweis auf Leberzellinsuffizienz. Die Wertigkeit des Tests ist beschränkt: Bei etwa 30 % der Pat. mit Leberzirrhose normale Werte (geringe Sensitivität), bei etwa 30 % Lebergesunder path. Werte (geringe Spezifität) → insbes. für Verlaufsbeurteilung geeignet.

Störungen und Besonderheiten
Bei der kurzen Sammelzeit von 2 h kann der Fehler beim Sammeln des Urins groß sein.

Merke
- Die Galaktoseelimination korreliert nicht mit anderen Parametern für die Synthesefunktion.
- Die Basisdiagnostik ist für die Bewertung der Syntheseleistung üblicherweise ausreichend.

10.2 Dünndarmfunktionstests

Dünndarmfunktionsstörungen (Maldigestion, spezifische und globale Malabsorption) lassen sich am besten durch Funktionstests differenzieren. Wesentliche klinische Bedeutung bei chronisch entzündlichen Darmerkrankungen, nach Dünndarmresektion, bei Sprue/Zöliakie, Whipple-Krankheit, Dermatitis herpetiformis, Zollinger-Ellison-Syndrom, Laktasemangel, Mukosaschädigung durch Pharmaka.

10.2.1 Diagnosestrategie

Basisdiagnostik
Fettausscheidung im Stuhl (▶ 15.2.2), Eisen, Ferritin (▶ 23.5.1), Vitamin B, Folsäure (▶ 13.1.5), Blutbild (▶ 23.1), Quick-Test (▶ 24.7.1).

Weiterführende Diagnostik
Laktose-Toleranztest (▶ 10.2.2) und seine Varianten (H_2-Atemtest, $^{13}CO_2$-Atemtest), Xylose-Resorptionstest (▶ 10.2.3), Vitamin-B_{12}-Resorptionstest (Schilling-Test, ▶ 13.1.4) bei V.a. Zöliakie und einheimische Sprue beim Erwachsenen (▶ 22.4.19).

10.2.2 Laktose-Toleranztest $$

10

Testprinzip
Laktase ist ein Enzym der Bürstensaummembran der Dünndarmmukosa. Sie katalysiert die hydrolytische Spaltung des Disaccharids Laktose in die Monosaccharide Glukose und Galaktose. Die Monosaccharide werden aktiv resorbiert und führen zu einem Blutzuckeranstieg. Bei einem Laktasemangel bleibt sowohl die Spaltung in Monosaccharide als auch der Blutzuckeranstieg (Bewertungskriterium) aus. Laktose führt dann zu einer osmotischen Diarrhö (Bewertungskriterium). Der Test weist auf eine Maldigestion von Laktose oder eine Malabsorption hin (Laktoseintoleranz).

Indikationen
- V.a. primären oder sekundären Laktasemangel (Maldigestion).
- Blähungen, Durchfall und Flatulenz nach Verzehr von Milch und Milchprodukten.
- V.a. Laktose-Malabsorption.

Testdurchführung
- Kapillarblutentnahme zur Messung der Blutglukosekonzentration (Ausgangswert).
- Den nüchternen Pat. innerhalb von 5 Min. 50 g Laktose gelöst in 200 ml Wasser trinken lassen.
- Kapillarblutentnahme zur Glukosebestimmung 15, 30, 45, 60, 90 und 120 Min. nach Laktosebelastung.
! Während Testdurchführung auf Intoleranzerscheinungen achten: Blähungen, Diarrhö, abdominelle Schmerzen etc.

Bestimmungsmethode
Glukosebestimmung erfolgt enzymatisch nach der Glukosedehydrogenase-, Glukoseoxidase- oder Hexokinase-Methode.

Tab. 10.2 Referenzbereich Laktose-Toleranztest	
Beurteilungskriterien	**Referenzbereich**
Glukoseanstieg	> 25 mg/dl
Abdominelle Beschwerden	Fehlen

Bewertung erniedrigter Werte
Bewertungskriterien sind der fehlende Anstieg der Blutglukosekonzentration und/oder Auftreten von Blähungen oder Durchfall.
- **Primärer Laktasemangel:** Kongenital (selten) oder erworben, genetisch determiniert (häufig).
- **Sekundärer Laktasemangel:** Folge intestinaler Mukosaschädigung bei Zöliakie/Sprue, Whipple-Krankheit, intestinalen Lymphomen, Zytostatika-Therapie.
- **Laktose-Malabsorption:** Bei Ulcus duodeni, Colitis ulcerosa, Enteritis Crohn, Zollinger-Ellison-Syndrom. Mukoviszidose.

- **Monosaccharid-Malabsorption:** Für Glukose und Galaktose. Meist Glukose-
  transportstörung, Abklärung durch Glukosetoleranztest.

Störungen und Besonderheiten
- Methodische Störungen wie bei Glukosebestimmung (▶ 7.3).
- Falsch niedriger Blutglukoseanstieg bei verzögerter Magenentleerung.
- Falsch negative Ergebnisse bei Pat. mit pathologischer Glukosetoleranz und
  manifestem Diabetes mellitus.

> **Merke**
> - Der Laktose-Toleranztest hat eine diagnostische Sensitivität von 75 %
>   (bei einer Spezifität von 83 %).
> - Alternativer Test: ^{13}C-Atemgastest (▶ 10.4).

10.2.3 Xylose-Resorptionstest $$

Testprinzip
Aufgrund der stereochemischen Ähnlichkeit von Xylose mit Glukose und Galaktose wird Xylose im oberen Jejunum absorbiert. Die Ausscheidung von Xylose
erfolgt unverändert, größtenteils über die Niere. Verminderte Serumspiegel sowie
verminderte renale Ausscheidung nach oraler Belastung (Bewertungskriterien)
weisen damit auf eine verminderte Kohlenhydratresorption im oberen Jejunum
hin.

Indikationen
V.a. Malabsorptionssyndrom (Lokalisation oberer Dünndarm).

Testdurchführung
- Vorbereitung: Entleerung der Harnblase, Urin verwerfen.
- Nüchternen Pat. 25 g Xylose gelöst in 300 ml Wasser oder Tee trinken lassen
  (Kinder 15 g/qm Körperoberfläche).
- Nach 1 h und 2 h Pat. nochmals jeweils 250 ml Wasser trinken lassen (Kinder
  5 g Xylose in 100–200 ml Wasser).
- Blutentnahme (Serum) 15 Min., 1 h und 2 h nach Applikation der Xylose (bei
  Kindern 1 h nach Applikation).
- 5-h-Sammelurin asservieren. Urin stabilisieren mit 5 ml 10 % Thymol in Iso-
  propanol. Am Ende der Sammelperiode Blase nochmals vollständig entleeren
  lassen.

Bestimmungsmethode
Bestimmung von Xylose erfolgt enzymatisch mithilfe von Xylose-NADP-1-oxido-
reductase, fotometrisch mit der 4-Bromanilin-Methode oder mittels HPLC.

10

Tab. 10.3 Referenzbereiche Xylose-Resorptionstest	
Erwachsene, 5-h-Sammelurin	> 16 % der verabreichten Dosis
Erwachsene, Serum (nach 15 Min.)	> 10 mg/dl
Erwachsene, Serum (nach 1 h)	> 30 mg/dl
Erwachsene, Serum (nach 2 h)	> 30 mg/dl
Kinder < 30 kg, Serum (nach 1 h)	> 20 mg/dl

Bewertung

Bewertungskriterien sind die verminderte Ausscheidung von Xylose im Urin und erniedrigte Xylosekonzentrationen im Serum.

Erniedrigte Werte: Malabsorption (Zöliakie/Sprue, Amyloidose, Dünndarmresektion, intestinales Lymphom, Whipple-Krankheit, Zollinger-Ellison-Syndrom, Dermatitis herpetiformis, Mukosaschädigung durch Pharmaka, z. B. Neomycin).

Störungen und Besonderheiten

- **Falsch niedrige Serumkonzentrationen:** Bei Erbrechen, verlangsamter Magenentleerung, bakterieller Überbesiedlung des Dünndarms, Cholestase.
- **Falsch niedrige Urinkonzentration:** Bei einer Reihe von Medikamenten, wie Azetylsalizylsäure, Digoxin, Digitoxin, Indometacin, Neomycin, Opium-Alkaloiden, MAO-Inhibitoren. Sammelfehler, Niereninsuffizienz, Cholestase.

> **Merke**
> - Zur weiteren Abklärung der Malabsorption bei positivem Xylose-Resorptionstest Dünndarmbiopsie.
> - Normales Testergebnis schließt Resorptionsstörung im distalen Dünndarm nicht aus (→ Vitamin-B_{12}-Resorptionstest, ▶ 13.1.4).

10.3 Pankreasfunktionstests

Pankreasfunktionstests dienen der Abklärung einer exokrinen Pankreasinsuffizienz bei chronischer Pankreatitis, Pankreaskarzinom, Pankreasteilresektion, Mukoviszidose.

10.3.1 Diagnosestrategie

Basisdiagnostik

Fettausscheidung im Stuhl, geringe Sensitivität, da Maldigestion erst bei 75–90 % Ausfall der exokrinen Pankreasfunktion auftritt, Pankreas-Elastase-1 im Stuhl (korreliert mit der Elastase-1-Sekretion in das Duodenum; ▶ 15.2.2).

Weiterführende Diagnostik

Pankreolauryltest (▶ 10.3.2), Sekretin-Pankreozymin-Test (▶ 10.3.3, hohe Sensitivität und Spezifität).

10.3.2 Pankreolauryltest $$

Indirekter Test. Aus einer verminderten Verdauungsleistung wird auf eine verminderte Pankreassekretion geschlossen.

Testprinzip

Pankreasspezifische Hydrolasen des Pankreassekrets hydrolysieren die Testsubstanz Fluorescein-Dilaurinsäureester. Der dabei entstehende wasserlösliche Farbstoff wird resorbiert, zum Teil in der Leber verstoffwechselt und renal ausgeschieden. Die im Sammelurin gemessene Fluoresceinmenge dient zur Beurteilung der Pankreasfunktion.

Indikationen

V.a. exokrine Pankreasinsuffizienz bei chronischer Pankreatitis, chronisch kalzifizierender Pankreatitis, Pankreaskarzinom, Z.n. Pankreasteilresektion, Mukoviszidose.

Testdurchführung

- Nüchternen Pat. morgens um 6.30 Uhr 0,5 l Tee ohne Zucker trinken und um 7.00 Uhr zum Frühstück 20 g Butter auf einem Brötchen essen lassen. Während des Frühstücks schluckt er unzerkaut 2 Kps. mit insgesamt 0,5 mmol Fluorescein-Dilaurinsäureester und trinkt 1 Tasse Tee.
- Um 7.00 Uhr Beginn der Urinsammelperiode (vorher Blase entleeren und Urin verwerfen).
- Bis 10.00 Uhr keine Nahrungsaufnahme.
- Um 10.00 Uhr erhält der Pat. 1 l Tee, den er ≤ 2 h trinken soll. Danach normale Nahrungsaufnahme.
- Um 17.00 Uhr Ende der Urinsammelperiode (Blase nochmals vollständig entleeren lassen).
- Nach mindestens 1 d Pause wird der Test unter gleichen Bedingungen, aber 2 Kps. mit 0,5 mmol Fluorescein-Natriumsalz anstelle von Fluorescein-Dilaurinsäureester durchgeführt.

Bestimmungsmethode

Fotometrische Messung von Fluorescein in beiden 10-h-Sammelurinen und Berechnung des prozentualen Ausscheidungsverhältnisses T/K für Fluorescein am Testtag (T) und am Kontrolltag (K).

Tab. 10.4 Referenzbereich Pankreolauryltest	
Bewertungskriterium	Referenzbereich
Prozentuales Ausscheidungsverhältnis Testtag/Kontrolltag (T/K)	> 30 %

Bewertung erniedrigter Werte

Exokrine Pankreasinsuffizienz: Bei chronischer Pankreatitis, chronisch kalzifizierender Pankreatitis, Pankreaskarzinom, Zustand nach Pankreasteilresektion, Mukoviszidose. Graubereich: 20–30 % → Test wiederholen. Falls erneut < 30 %, liegt auch dann Pankreasinsuffizienz vor.

Störungen und Besonderheiten

- **Falsch positiver Test (niedrige Werte):** Unvollständiges Urinsammeln, unvollständige Einnahme des Frühstücks und der Kapseln.
- **Falsch negativer Test (hohe Werte):** Während des Tests Pankreasenzym-Substitution als Therapie (3 d vor Testbeginn absetzen).

> **Merke**
> - Die diagnostische Sensitivität des Tests für die exokrine Pankreasinsuffizienz ist mit 75 % gering.
> - Bewertung im Zusammenhang mit Elastase-1 im Stuhl, sowie Sonografie, Computertomografie und ERCP (insbes. bei Abklärung der Ursache für die Pankreasinsuffizienz).

10.3.3 Sekretin-Pankreozymin-Test $$$

Direkter Test. Parameter der Pankreassekretion werden unmittelbar erfasst.

Testprinzip

Der Sekretin-Pankreozymin-Test prüft die Sekretionsleistung des exokrinen Pankreas unter Stimulationsbedingungen. Sekretin stimuliert physiologisch die Sekretion von Flüssigkeit und Bikarbonat. Cholezystokinin-Pankreozymin stimuliert die Sekretion von Enzymen bzw. Zymogenen (Lipase, Amylase, Trypsin, Chymotrypsin). Beide Substanzen werden im Test entweder in einer zweizeitigen oder einer kontinuierlichen, einzeitigen Stimulation eingesetzt. Bewertungskriterium ist die Stimulierbarkeit der Sekretionsleistung durch Messung der Sekretionsprodukte.

Indikationen

V.a. exokrine Pankreasinsuffizienz bei chronischer Pankreatitis, chron. kalzifizierender Pankreatitis, Pankreaskarzinom, Z.n. Pankreasteilresektion.

Testdurchführung

- **Voraussetzungen:** Pat. nüchtern lassen. Anlage einer doppelläufigen Duodenalsonde (Pat. in Rechtsseitenlage). Dabei Magen- und Duodenalsekret absaugen und verwerfen. Lage der Sonde mit Rö kontrollieren. Pankreasenzym-Substitution 3 d vor der Testdurchführung absetzen.
- **KI:** Cholelithiasis und Choledocholithiasis → nach Gabe von Cholezystokinin-Pankreozymin Gefahr der Mobilisierung von Gallensteinen.
- **Durchführung (zweizeitige Stimulierung):**
  - **Ohne Stimulation:** Duodenalsekret über 15 Min. absaugen und sammeln (Eiskühlung).
  - **Stimulation mit Sekretin:** 1 klin. E. Sekretin/kg KG i.v. Duodenalsekret in 2 Perioden zu je 15 Min. absaugen und Sekret unter Eiskühlung asservieren.
    Anschließend **Stimulation mit Cholezystokinin-Pankreozymin:** 1 IE Cholezystokinin-Pankreozymin/kg KG i.v. Erneut Duodenalsekret in 2 Perioden zu je 15 Min. unter Eiskühlung sammeln.

Modifikation: Bei der einzeitigen Stimulation werden im Vergleich zur zweizeitigen nahezu gleiche untere, aber höhere obere Referenzbereichsgrenzen gefunden. Eine endgültige Standardisierung sowohl der zweizeitigen als auch der einzeitigen Stimulation steht noch aus.

Bestimmungsmethode
- Versand erfolgt eisgekühlt zur Messung von Sekretvolumen, Bikarbonatkonzentration, Bikarbonatsekretion, Amylasesekretion und Lipasesekretion.
! Als weitere Enzyme des exokrinen Pankreas können ergänzend Trypsin und Chymotrypsin bestimmt werden.

Tab. 10.5 Referenzbereiche Sekretin-Pankreozymin-Test

Bewertungskriterien	30 Min. nach Sekretin
Flüssigkeitssekretion	> 67 ml/30 Min.
Bikarbonatkonzentration	> 70 mmol/l
Bikarbonatsekretion	> 65 mmol/30 Min.
	30 Min. nach Cholezystokinin-Pankreozymin
Amylasesekretion	> 24 000 U/30 Min.
Lipasesekretion	> 30 000 U/Min.

Die Referenzbereiche haben orientierenden Charakter. Da die Referenzbereiche methodenabhängig sind und auch die Durchführung der Tests nicht standardisiert ist, sollte jedes Labor eigene Referenzbereiche ermitteln.

Bewertung
Der Sekretin-Pankreozymin-Test ist das empfindlichste Verfahren zur Prüfung der exokrinen Pankreasfunktion. Der erhebliche Aufwand steht einer breiten Anwendung im Wege.

Erniedrigte Werte: Exokrine Pankreasinsuffizienz. Die Enzymsekretion fällt bei exokriner Pankreasinsuffizienz früher ab als die Bikarbonatsekretion. Das Ausmaß der Erniedrigung erlaubt Abschätzung des Schweregrades. Dabei alle Parameter bewerten:
- Leicht: Volumen und Bikarbonat normal, Enzyme teilweise erniedrigt.
- Mittel: Volumen und Bikarbonat niedrig normal, alle Enzyme erniedrigt.
- Schwer: Alle Parameter erniedrigt.
! Eine Aussage über die Ursache der Pankreasinsuffizienz ist nicht möglich.

Störungen und Besonderheiten
- **Falsch niedrige Werte:** Unvollständiges Sammeln des Sekrets, Rückfluss von Duodenalsaft in den Magen, Zufluss von Magensäure (Verdünnungseffekt bei Konzentrationsmessungen, Verminderung von Bikarbonat).
- **Falsch hohe Werte:** Zufluss von Magensäure (Flüssigkeitssekretion). Während des Tests Pankreasenzym-Substitution als Therapie (3 d vor Testbeginn absetzen).

10

> **Merke**
> - Sammeln von 15-Min.-Portionen und Notieren der Volumina → Überblick über die Dauer der Stimulation und die Vollständigkeit der Sekretgewinnung. Bei möglichen Störungen während des Tests (Rückfluss von Duodenalsaft in den Magen, Zufluss von Magensäure, Zufluss von bikarbonathaltiger Galle) bleibt somit der Test z.T. auswertbar. Die Messung der Basissekretion erlaubt einen Überblick über die Stimulation.
> - Bewertung im Zusammenhang mit Stuhlfett, Elastase-1 im Stuhl sowie Sonografie, CT und ERCP (insbes. bei Abklärung der Ursache).

10.4 Helicobacter pylori ^{13}C-Atemgastest $$

Helicobacter pylori ist einer der wenigen Keime, die sich an das Leben in der Magenschleimhaut angepasst haben. Durch das Enzym Urease an seiner Oberfläche produziert es Ammoniak, das das stark saure Milieu des Magensafts neutralisiert. Der Befall der Magenschleimhaut mit Helicobacter pylori gilt weltweit als häufigste bakterielle Infektion. Wegen der Folgewirkungen – der Keim wird für ca. 80 % der Magengeschwüre verantwortlich gemacht – hat die Diagnostik u. Therapie große klinische Bedeutung.

Indikationen
- Magendrücken, Blähungen, Sodbrennen.
- Chronisch-atrophische Gastritis.
- Peptisches Ulcus ventriculi.
- Ulcus duodeni.
- Gastroduodenale Refluxkrankheit.
- Neoplastische Erkrankungen des Magens.

Untersuchungsmaterial
Atemluft in gerätespezifischen Gefäßen.

Nachweismethode
Testprinzip: Der Pat. trinkt eine Lösung von Harnstoff, der mit dem stabilen Isotop ^{13}C markiert ist. Durch die Spaltung des Harnstoffs mittels der Urease-Aktivität entsteht $^{13}CO_2$, dessen Anstieg in der Atemluft gemessen werden kann.
^{13}C-Messung mittels isotopenselektiver IR-Spektroskopie od. Massenspektrometrie.

Bewertung
Der Atemgastest ist sensitiv und weitgehend spezifisch, da andere Urease-bildende Bakterien im Magen selten vorkommen.

11 Wasser-, Elektrolyt- und Säure-Basen-Haushalt

Ingo Besenthal

Kalzium und Phosphat ▶ 12.2, ▶ 12.3, Spurenelemente ▶ 13.2, Eisen ▶ 23.5.3.

11.1 Wasser- und Elektrolythaushalt

11.1.1 Diagnosestrategie

Natrium- und Wasserhaushalt
Regulation der Plasmaosmolalität durch das Durst-ADH-System und des Flüssig-
keitsvolumens im Extrazellularraum durch das Renin-Angiotensin-Aldosteron-
Natrium-System. Beide Regulationsgrößen hängen eng miteinander zusammen.
Erfassung von Störungen der Volumenhomöostase (Dehydratation, Hyperhydra-
tation) und der osmotischen Homöostase.
* **Basisdiagnostik:** Natrium, Plasmaosmolalität, Urinosmolalität, Gesamtprotein
  (▶ 6.2.2), **fakultativ** Chlorid.
* **Weiterführende Diagnostik:** ADH (▶ 18.2), Durstversuch (▶ 18.2.3), Aldosteron (▶ 18.1.3), Renin (▶ 18.1.2).

Kaliumhaushalt
Regulation über den Natrium-Kalium-Austausch (Na-K-ATPase) und Wasser-
stoff-Kalium-Austausch (Insulin, Aldosteron) zwischen Intra- und Extrazellular-
raum. Sowohl Abfall als auch Anstieg der Kaliumkonzentration führen zu herab-
gesetzter neuromuskulärer Erregbarkeit. Bedrohliche Symptomatik, insbes. bei
rascher Entgleisung.
* **Basisdiagnostik:** Kalium, Urin-Kalium, Kreatinin (▶ 9.1.2, Nierenfunktion),
  Säure-Basen-Status (Azidose, Alkalose), Haptoglobin (▶ 6.3.4, Hämolyse).
* **Weiterführende Diagnostik:** Aldosteron, Insulin, Katecholamine (hormonelle
  Einflüsse).

11.1.2 Natrium $

Natrium kommt zu 98 % extrazellulär und zu 2 % intrazellulär vor. Die Konzentration ist extrazellulär etwa 15-fach höher als intrazellulär. Natrium ist der wichtigste Osmolyt in der Extrazellularflüssigkeit.

Indikationen
* Störungen der Flüssigkeits- und Elektrolytbilanz.
* Polyurisch polydiptische Syndrome, z. B. bei Diabetes insipidus, dekompen-
  siertem Diabetes mellitus, verstärkter ADH-Sekretion.
* Störungen des Säure-Basen-Haushalts.
* Niereninsuffizienz.
* Hypertonie.
* Ödeme.
* Exzessive Natriumzufuhr.
* Endokrine Erkrankungen: Hyper-, Hypoaldosteronismus.

Untersuchungsmaterial
Serum, Plasma; bei Kindern auch Kapillarblut.

Bestimmungsmethode

Flammenemissionsfotometrie, ionensensitive (ionenselektive) Elektrode (ISE).

Tab. 11.1 Referenzbereiche Natrium

Erwachsene	136–148 mmol/l
Kinder	133–145 mmol/l

Bewertung

Erhöhte Werte:

- **Dehydratation:** Hypernatriämie bei Hyperosmolalität und Hypovolämie.
  - Verminderte Flüssigkeitszufuhr, vermehrte extrarenale Flüssigkeitsverluste: Durchfälle und Fieber bei Kindern, exzessives Schwitzen, Erbrechen, Fisteln, Hyperventilation, Aszites, gestörtes Durstempfinden.
  - Renale Flüssigkeitsverluste: Zentraler Diabetes insipidus (ADH-Mangel), renaler Diabetes insipidus (ADH-Resistenz), Diabetes mellitus (osmotische Diurese), Hypokaliämie, Hyperkalzämie.
- **Hyperhydratation:** Hypernatriämie bei Hyperosmolalität und Hypervolämie. Übermäßige Natriumzufuhr (iatrogen, Natriumchloridlösungen, Natriumbikarbonat bei Azidosebehandlung, Meerwasserintoxikation), primärer Hyperaldosteronismus.

Erniedrigte Werte:

- **Hypoosmolalität und Hypervolämie:** Akute und chronische Niereninsuffizienz, Herzinsuffizienz, akuter Myokardinfarkt, nephrotisches Syndrom, Leberzirrhose.
- **Hypoosmolalität und Isovolämie:** SIADH (Syndrom der inadäquaten ADH-Sekretion): Verstärkte ADH-Sekretion bei Hirntumor, Hirnblutungen, Meningitis, Enzephalitis, Karzinomen, Tuberkulose, Pneumonie, Hypothyreose, Medikamente (z. B. Nikotin, Morphin, Vincristin, Cyclophosphamid).
- **Hyperosmolalität und Hypovolämie:** Erbrechen, Diarrhö, Ileus, Verbrennungen, interstitielle Nephritis, Mineralokortikoidmangel (Addison-Krankheit), Diuretikatherapie.

Störungen und Besonderheiten

Pseudohyponatriämie: Gekennzeichnet durch Isoosmolalität und Isovolämie, verursacht durch Verdrängung von Plasmawasser durch hohe Konzentrationen von Plasmaproteinen und Lipoproteinen (erfassbar nur bei flammenemissionsfotometrischer und indirekter ionenselektiver Messung). Ursachen: Hyperlipoproteinämie, Hyperproteinämie (Plasmozytom, Makroglobulinämie Waldenström).

11.1.3 Kalium $

Kalium kommt zu 98 % im Intrazellularraum und zu 2 % im Extrazellularraum vor. Der Konzentrationsgradient wird durch Na-K-ATPase der Zellmembran aufrechterhalten. Die Kaliumverschiebung in die Zellen wird beeinflusst durch Insulin, Adrenalin und Aldosteron. Interne Bilanzstörungen (hormonelle Einflüsse, Säure-Basen-Haushalt, vermehrte Zellproliferation, Zellschäden) und externe Bilanzstörungen (renale und extrarenale Verluste, verminderte renale Ausscheidung, exzessive Kaliumzufuhr) führen zu Veränderungen des Plasmakaliums.

Indikationen
- Akute und chronische Niereninsuffizienz.
- Störungen des Säure-Basen-Haushaltes.
- Einnahme von Laxanzien und Diuretika.
- Diabetes mellitus, Hyperglykämie, Insulintherapie.
- Herzrhythmusstörungen.
- Hypertonie.
- Durchfälle, Erbrechen.
- Hämolyse, Verbrennungen.
- Kalium sparende Diuretika.
- Digitalisüberempfindlichkeit trotz therapeutischer Serumspiegel.

Untersuchungsmaterial
Serum, Plasma.

Bestimmungsmethode
Flammenemissionsfotometrie, ionensensitive (ionenselektive) Elektrode (ISE).

Tab. 11.2 Referenzbereiche Kalium

	Serum	Plasma
Erwachsene	3,6–5,0 mmol/l	3,5–4,8 mmol/l
Kinder im 1. Lj.	3,6–6,3 mmol/l	3,5–6,1 mmol/l
Neugeborene	3,3–5,7 mmol/l	3,2–5,5 mmol/l

Bewertung
Hyperkaliämie:
- **Verteilungsstörung:** Azidose, Diabetes mellitus, hämolytische Krisen, Myelose, Verbrennungen, Zytostatikabehandlung, Digitalisintoxikation, hyperkaliämische periodische Paralyse (selten).
- **Externe Bilanzstörung:** Akute und chronische Niereninsuffizienz, Hypoaldosteronismus (isoliert, Addison-Krankheit), Kalium sparende Diuretika, Aldosteronantagonisten (Spironolacton).

Hypokaliämie:
- **Verteilungsstörung:** Alkalose, Insulin, Katecholamine, Aldosteron, Vitamin-B-Therapie einer perniziösen Anämie, hypokaliämische periodische Paralyse (selten).
- **Externe Bilanzstörung:**
  - Renale Verluste: Hyperaldosteronismus, Cushing-Syndrom, Bartter-Syndrom, Diuretika, renale tubuläre Azidose.
  - Gastrointestinale Verluste: Akute und chronische Durchfälle, Erbrechen, Magensaftdrainage, Laxanzienabusus.

Störungen und Besonderheiten
- **Falsch hohe Werte:** Lange Stauung, Hämolyse im Probengefäß, verzögerte Abtrennung von Serum oder Plasma von den Erythrozyten (intraerythrozytäre Kaliumkonzentration 25-fach höher als Konzentration im Plasma). Bei hoher

Thrombozyten- und Leukozytenzahl wird beim Gerinnungsvorgang (Serumgewinnung) vermehrt Kalium freigesetzt (Pseudohyperkaliämie).
- **Falsch niedrige Werte:** Bei sehr hoher Leukozytenzahl Aufnahme von Kalium aus dem Plasma durch die Leukozyten (Pseudohypokaliämie).

11.1.4 Chlorid $

Chlorid liegt zu 12 % intrazellulär, 32 % in der Knochensubstanz und 56 % extrazellulär vor. Einen hohen Chloridgehalt weisen die Belegzellen der Magenschleimhaut und die Schweißdrüsenepithelien auf. Die Messung des Chlorids bildet die Grundlage für die Ermittlung der Anionenlücke (▶ 11.2.2). Die Berücksichtigung einer vergrößerten Anionenlücke ist sinnvoll bei der Bewertung von metabolischen Azidosen. Sie ist erhöht bei Ketoazidose (Acetacetat, Hydroxybutyrat), Laktatazidose (Laktat), Salizylat-, Methanol- und Ethylenglykolvergiftung.

Indikationen
Störungen des Säure-Basen-Haushalts, Klassifizierung metabolischer Azidosen, Berechnung der Anionenlücke. Störungen des Natrium-Wasserhaushalts.

Untersuchungsmaterial
Serum, Plasma.

Bestimmungsmethode
Chlorid kann mittels coulometrischer oder mercurimetrischer Titration bestimmt werden. Die verbreitetste Methode ist die Messung mithilfe einer ionensensitiven (ionenselektiven) Elektrode (ISE).

Tab. 11.3 Referenzbereiche Chlorid	
Erwachsene	96–110 mmol/l
Kinder	96–112 mmol/l

Bewertung
- Veränderungen der Natrium- und Chloridkonzentration verhalten sich häufig gleichsinnig (▶ 11.1.2).
- Chlorid- und Standardbikarbonatkonzentration (▶ 11.2.2) verhalten sich häufig entgegengesetzt; z. B. Hyperchlorämie bei Durchfällen, Dünndarm- und Pankreasfisteln, Hypochlorämie bei Erbrechen, Magensaftdrainage, metabolischer Alkalose.
- Differenzierung metabolischer Azidosen:
  - Hyperchlorämische Azidose (normale Anionenlücke): Renale proximal-tubuläre und distal-tubuläre Azidosen (z. B. Fanconi-Syndrom, sekundärer Hyperparathyreoidismus, Amyloidose, nephrotisches Syndrom), Hypoaldosteronismus, Ureterosigmoidostomie.
  - Normochlorämische Azidose (vergrößerte Anionenlücke): Ketoazidose, Laktatazidose, akutes Nierenversagen.

Störungen und Besonderheiten

Falsch hohe Werte: Durch Bromid bei Einnahme bromhaltiger Pharmaka (Pseudohyperchlorämie bei der Chloridbestimmung mit der chloridselektiven Elektrode, da Bromid stärker in den Messwert eingeht als Chlorid).

11.1.5 Osmolalität $

Die Osmolalität ist die molare Konzentration aller osmotisch wirksamen, gelösten Substanzen bezogen auf 1 kg H_2O. Sie wird im Plasma hauptsächlich durch die Konzentrationen von Natrium, Chlorid, Bikarbonat, Glukose und Harnstoff geprägt (empirische Formel zur Abschätzung der Osmolalität):

$$\frac{\text{mosmol}}{\text{kg}} = 1{,}86 \times Na^+ \, (mmol/l) + Glukose \, (mmol/l) + Harnstoff \, (mmol/l) + 9$$

Veränderungen der Osmolalität werden vor allem durch Konzentrationsänderungen dieser Substanzen und durch Akkumulation niedermolekularer Stoffwechselprodukte hervorgerufen. Die osmotische Lücke ist die Differenz zwischen gemessener und berechneter Osmolalität.

Indikationen

- Differenzierung metabolischer Azidosen (osmotische Lücke).
- V.a. niedermolekulare Fremdstoffe (Intoxikationen).
- V.a. Diabetes mellitus.
- V.a. Diabetes insipidus, primäre Polydipsie, Wasserintoxikation.
- Beurteilung der internen Wasserbilanz.
- Abklärung einer Polyurie (Urin).

Untersuchungsmaterial

Serum, Plasma, Urin.

Bestimmungsmethode

Bestimmung erfolgt auf der Basis der Gefrierpunkterniedrigung mithilfe eines Osmometers.

Tab. 11.4 Referenzbereiche Osmolalität	
Plasma, Serum	275–300 mosmol/kg
Urin	50–1 400 mosmol/kg
Osmotische Lücke	< 5 mosmol/kg

Bewertung

! Osmolalität im Zusammenhang mit der Natriumkonzentration bewerten.

Erhöhte Werte im Plasma:

- **Bei erhöhtem Natrium:** Osmotische Lücke normal. Durchfälle und Fieber bei Kindern, Hyperglykämie (osmotische Diurese), Diabetes insipidus.

- **Bei normalem oder erniedrigtem Natrium:** Osmotische Lücke normal. Nieren-insuffizienz, hyperglykämisches Koma.
- **Bei erniedrigtem Natrium:** Osmotische Lücke vergrößert. Ketoazidose, Laktat-azidose, renale Azidose, Ethanol- und Methanolvergiftung.

Die Beurteilung der Urinosmolalität ist nur zusammen mit der Plasmaosmolalität sinnvoll.

Störungen und Besonderheiten
- Die im Serum gemessene Osmolalität entspricht der im Plasma.
- Diagnostisch sicher verwerten lassen sich nur erhöhte Osmolalitäten, da mit dem Osmometer die Ionenaktivitäten, nicht die Ionenkonzentrationen gemessen werden (niedrigere Werte).

11.1.6 Elektrolytausscheidung im Urin $

Die Bewertung der Ausscheidung von Natrium, Chlorid und Kalium im Urin ist nur im Zusammenhang mit den entsprechenden Werten im Serum und dem Säure-Basen-Status möglich. Darüber hinaus ist die Kenntnis über die Zufuhr der Elektrolyte mit der Nahrung und über Infusionen erforderlich.

Indikationen
- Natrium- und Chloridausscheidung: Zur NaCl-Bilanzierung, zur Abklärung von Hyper- und Hyponatriämien.
- Kaliumausscheidung: Differenzierung renaler und extrarenaler Ursachen für Hypo- und Hyperkaliämie; DD renale und extrarenale Ursachen für eine hyperchlorämische metabolische Azidose.

Untersuchungsmaterial
24-h-Sammelurin.

Bestimmungsmethode
Ionensensitive (ionenselektive) Elektroden (ISE), Natrium und Kalium auch flammenemissionsfotometrisch.

Tab. 11.5 Referenzbereiche Elektrolyte im Urin	
Natrium	80–240 mmol/d
Kalium	25–80 mmol/d
Chlorid	110–260 mmol/d

Die Ausscheidung der Elektrolyte ist stark abhängig von der Zufuhr der Ionen und der Ausfuhr in anderen Körperflüssigkeiten.

Bewertung
- **Normale Nierenfunktion:** Natrium und Chlorid im Urin zur Erkennung einer anormalen NaCl-Bilanz.

- **Hyponatriämie:** Bei renalem Verlust (Diuretikatherapie, Mineralokortikoid-mangel, Salzverlust), Urin-Natrium-Werte > 20 mmol/l, bei extrarenalem Verlust (Erbrechen, Durchfall, Verbrennung) < 10 mmol/l.
- **Differenzialdiagnosen der Hypokaliämie:**
  - Kaliumausscheidung > 20 mmol/l: Renale tubuläre Azidose (z. B. bei Fanconi-Syndrom), Diuretikatherapie, metabolische Alkalose bei gehäuftem Erbrechen oder Magensaftdrainage, primärer Hyperaldosteronismus.
  - Kaliumausscheidung < 20 mmol/l: Verminderte Kaliumaufnahme, metabolische Azidose bei anhaltenden Diarrhöen, Kaliumverlust durch Laxanzien.
- **Differenzialdiagnosen der Hyperkaliämie:**
  - Kaliumausscheidung > 40 mmol/l: Vermehrte Kaliumzufuhr, Hämolyse, Insulinmangel, Digitalistherapie.
  - Kaliumausscheidung < 40 mmol/l: Hypoaldosteronismus.

11.2 Säure-Basen-Haushalt

Der Säure-Basen-Haushalt wird durch Kohlendioxid und Wasserstoffionen nicht-flüchtiger Säuren geprägt. Die Metaboliten entstehen im Intermediärstoffwechsel. Täglicher Säureüberschuss aus Nahrung und Stoffwechsel etwa 80 mmol Wasserstoffionen. Regulation über Pufferung (wichtigster Puffer: Bikarbonat, etwa 80 % der gesamten Pufferkapazität des Blutes) und Ausscheidung. Die Ausscheidung von Kohlendioxid erfolgt über die Lunge, Wasserstoffionen werden als solche oder in Form von Ammoniumionen renal ausgeschieden.

11.2.1 Diagnosestrategie

Bei V.a. Störungen des Säure-Basen-Haushalts steht die Ermittlung des Schweregrades (kompensiert oder dekompensiert) und die Differenzierung metabolische oder respiratorische Genese im Vordergrund.

Basisdiagnostik
- Blutgasanalyse: pO_2, pCO_2, pH, Standardbikarbonat und Base Excess.
- E'lyte: Na^+, K^+, Cl^- zur Bestimmung der Anionenlücke (▶ 11.2.2).

Weiterführende Diagnostik
Klärung der Grunderkrankung. Anamnese und Klinik beachten!
- Respiratorische Störungen: Laktat, arteriovenöse Sauerstoffdifferenz.
- Metabolische Störungen: Laktat (▶ 11.2.3), Ketonkörper im Urin (▶ 15.1.2), Kreatinin, Harnstoff, BZ.

11.2.2 Blutgasanalyse $$

Zu den **Kenngrößen des Säure-Basen-Haushalts** gehören:
- pH-Wert (Säure-Basen-Haushalt).
- Kohlendioxidpartialdruck, pCO_2 (respiratorische Komponente).
- Standardbikarbonat, HCO_3^- (metabolische Komponente).
- Base Excess, BE (metabolische Komponente).

Daneben Bestimmung des Sauerstoffpartialdruckes pO_2, der Sauerstoffsättigung sO_2 sowie der **Anionenlücke:** $Na^+ - (Cl^- + HCO_3^-)$.

Indikationen
- Obstruktive und restriktive Ventilationsstörungen, Erkrankungen des Lungenparenchyms und der Bronchien.
- Kreislaufinsuffizienz.
- Niereninsuffizienz, tubuläre Nierenerkrankungen.
- Diabetische Entgleisungen.
- Komatöse Zustände unklarer Genese.
- Intoxikationen: Methanol, Ethylenglykol, Salizylate.
- Gastrointestinale Erkrankungen: Erbrechen, Magendrainage, Durchfall.
- Hypo- und Hyperkaliämie.
- Störungen der Nebennierenrindenfunktion.
- Überwachung therapeutischer Maßnahmen wie Beatmung, Hämodialyse, Hämofiltration.
- Hohes Fieber, Sepsis.

Untersuchungsmaterial
- Arterielles Blut: Anaerob und heparinisiert abgenommen.
- Kapillarblut: Nach Hyperämisierung abnehmen.
- Probenlagerung: Spritze mit arteriellem Blut mit Stopfen verschließen und in Eiswasser lagern, Kapillaren in Kühlelementen lagern. Analyse innerhalb einer Stunde.
! Kapillare und Spritze müssen luftblasenfrei gefüllt sein.

Bestimmungsmethode
pH, pCO_2 und pO_2 werden mit spezifischen Elektroden gemessen. Standardbikarbonat, Base Excess und sO2 werden aus den gemessenen Parametern berechnet.

Tab. 11.6 Referenzbereiche Blutgasanalyse

Parameter	Arterielles Blut und Kapillarblut
pH	7,35–7,45
pCO_2	35–45 mmHg, Männer 32–43 mmHg, Frauen
pO_2	65–100 mmHg
sO_2	90–96 %
Standardbikarbonat	22–26 mmol/l
Base Excess	–3,0 – +3,0 mmol/l
Anionenlücke	8–16 mmol/l

Die Referenzwerte beziehen sich auf 37 °C Körpertemperatur und Hb = 15 g/dl.

Anionenlücke-Berechnung: Na^+ i.S. – (HCO_3^- i.S. + Cl^- i.S.)

Bewertung

Tab. 11.7 Blutgasanalyse

	pH*	pCO$_2$ (mmHg)	Standardbikar-bonat (mmol/l)	BE (mmol/l)
Referenzbe-reiche	7,35–7,45	m 35–45 w 32–43	22–26	–3 bis +3
Metabolische Azidose	↓ oder ↔	↔ oder ↓	↓	Negativ
Metabolische Alkalose	↑ oder ↔	↔ oder ↑	↑	Positiv
Respiratori-sche Azidose	↓ oder ↔	↑	↔ oder ↑	Positiv
Respiratori-sche Alkalose	↑ oder ↔	↓	↔ oder ↓	Negativ

Faustregel: Metabolisch miteinander: Bei metabolischen Störungen verändern sich pH, Bikarbonat und pCO$_2$ stets gleichsinnig!

* Bei kompensierten Veränderungen ist der pH-Wert durch erhöhte oder erniedrigte Bikarbonatausscheidung bzw. CO$_2$-Abatmung noch im Normbereich; pCO$_2$, BE bzw. Standardbikarbonat jedoch pathologisch.

Metabolische Azidosen

- **Additionsazidosen** (vermehrter Anfall endogener oder exogener Säureäquivalente, Anionenlücke vergrößert):
  - Ketoazidose: Diabetes mellitus, Hunger, Thyreotoxikose, Alkoholismus, angeborene Aminosäurestoffwechselstörungen (z. B. Ahornsirupkrankheit).
  - Laktatazidose: Allgemeine oder lokale Hypoxie, kardiogene und hämorrhagische Schockformen, Kohlenmonoxid- und Zyanidvergiftungen, Verbrennung, schwere körperliche Belastung, Biguanidbehandlung bei Diabetes mellitus, extrakorporale Zirkulation, toxische Hepatopathie, Leukämie, angeborene Stoffwechselstörungen (Fruktoseintoleranz, Glykogenose Typ I, chronisch kongenitale Laktatazidose, Fruktose-1,6-diphosphatase-Mangel), bakterielle Toxine (Sepsis), Massentransfusion.
  - Ammoniumchloridazidose: Ammoniumchloridmedikation, Ureteroenterostomie.
  - Sonstige Additionsazidosen: Vergiftungen mit Methanol, Ethylenglykol, Salizylaten.
- **Subtraktionsazidosen** (Anionenlücke normal, hyperchlorämische Azidose): Enterale Bikarbonatverluste (Diarrhö, Pankreasfistel, Gallefistel).
- **Verteilungsazidosen:** Hyperkaliämie, Kaliumchloridzufuhr.
- **Retentionsazidosen** (verminderte renale Ausscheidung von Säureäquivalenten):
  - Tubulär renale Azidose: Hyperchlorämische Azidose, Anionenlücke normal. Fanconi-Syndrom, Wilson-Krankheit, Galaktosämie, Myelom, Amy-

loidose, nephrotisches Syndrom, Z.n. Nierentransplantation, sekundärer Hyperparathyreoidismus, Intoxikationen mit Schwermetallen, Hyperthyreose, medikamentös und toxisch bedingt (Analgetika, Lithium, Toluol).
– Retentionsazidose durch fehlende Aldosteronwirkung: Anionenlücke normal. Addison-Krankheit, sekundärer Aldosteronmangel, medikamentös (Spironolacton, Amilorid).
– Glomerulär-renale Azidose: Anionenlücke vergrößert. Akutes und chronisches Nierenversagen.

11

Metabolische Alkalosen

* **Additionsalkalosen:** Zufuhr von Bikarbonat, Antazida, Zitrat, Laktat, Milch-Alkali-Syndrom, posthyperkapnische Alkalose.
* **Subtraktionsalkalosen:** Magensaftverlustalkalose (Erbrechen, Drainage), Diuretika (Thiazide, Ethacrinsäure, Furosemid), Mineralokortikoidwirkung (primärer und sekundärer Hyperaldosteronismus, Cushing-Syndrom, Kortikoidmedikation).
* **Verteilungsalkalosen:** Hypokaliämie.

Respiratorische Azidosen
Alveoläre Hypoventilation mit CO_2-Retention (Hyperkapnie).
* ZNS: Hirntumor, Enzephalitis, Meningitis, Narkotika, Pickwick-Syndrom, Schädel-Hirn-Trauma, medikamentös (Opiate, Sedativa, Narkotika).
* Periphere Nerven: Polyneuropathie, Poliomyelitis, Phrenikusparese.
* Muskeln: Myasthenia gravis, Muskelrelaxanzien, Operationstrauma, Myositis.
* Thorax: Kyphoskoliose, Rippenserienfrakturen, Pneumothorax.
* Bronchopulmonale Erkrankungen: Fremdkörper, Aspiration, Verschleimung, Asthma bronchiale, bronchostenotisches Emphysem, ausgedehnte Pneumonie, Lungenödem, Zystenlunge.

Respiratorische Alkalosen
Alveoläre Hyperventilation mit CO_2-Abfall (Hypokapnie).
* Psychogene Hyperventilation (häufig).
* Zentrale Reizung des Atemzentrums: Enzephalitis, Meningitis, Schädel-Hirn-Trauma, medikamentöse Ursachen (Salizylate, Theophyllin, Katecholamine), hormonelle Ursachen (Progesteron, Schwangerschaft), Leberzirrhose, septischer Schock.
* Reflektorische Reizung des Atemzentrums bei Hypoxämie: Lungenfibrose, Lungenstauung bei Linksherzversagen, Lungenembolie, Lobärpneumonie, Atelektase, kongenitales Vitium, Hypoxie bei Höhenaufenthalt, Kältereize.
* Iatrogen: Mechanische Überbeatmung.

Störungen und Besonderheiten
* **Falsch hohe Werte:** Bei Luftkontakt der Probe falsch hohe pO_2-Werte.
* **Falsch niedrige Werte:** Bei Luftkontakt der Probe falsch niedrige pCO_2-Werte. Bei fehlender Kühlung nach etwa 15 Min. falsch niedrige pO_2- und pH-Werte.
! Auf kurze Transportzeiten achten. Messung bei Kühlung der Probe innerhalb einer, spätestens nach zwei Stunden.

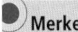

11

> **Merke**
> - Bei venöser Blutentnahme und sofortigem Verschließen des Probengefäßes werden im Plasma und im Serum für das aktuelle Bikarbonat und das Gesamt-CO_2 weitgehend gleiche Werte gefunden wie im arteriellen Blut und im Kapillarblut.
> - Bei der Blutentnahme mit der Spritze weist eine fehlende Pulsation auf eine irrtümliche Venenpunktion hin.
> - Bei der Abnahme von arterialisiertem Kapillarblut Quetschen unbedingt vermeiden und auf eine luftblasenfreie, vollständige Füllung der Kapillare achten.

11.2.3 Laktat $

Laktat ist Stoffwechselendprodukt der anaeroben Glykolyse. Es entsteht hauptsächlich in der Muskulatur, daneben in Erythrozyten, Gehirn und Nebennierenmark. Der Herzmuskel kann bis zu 60 % seines Energiebedarfs aus Laktat decken. Die Leber und in geringerem Ausmaß die Niere verwerten Laktat für die Glukoneogenese. Bei Sauerstoffmangel deckt auch die Leber ihren Energiebedarf durch die anaerobe Glykolyse. Sowohl die vermehrte Bildung von Laktat als auch die fehlende hepatische Verstoffwechslung bewirken einen starken Laktatanstieg im Blut.

Indikationen
- Erkennen von Gewebshypoxien, z. B. bei septischem Schock.
- Prognose und Verlaufskontrolle bei Kreislaufschock und Vergiftungen.
- Ursachenabklärung bei metabolischen Azidosen, insbes. bei erhöhter Anionenlücke und bei komatösen Pat.
- Erkennung kindlicher Notsituationen bei der Geburt.
- V.a. McArdle-Krankheit.
- Im Liquor: Diagnostik zerebraler und meningealer Erkrankungen.

Untersuchungsmaterial
- Kapillarblut: Enteiweißung mit Perchlorsäure, 1 Teil Blut in 2 Teile 0,6 M Perchlorsäure geben.
- Venöses oder arterielles Vollblut: Blutabnahmegefäß (5 ml) enthält 12,5 mg Natriumfluorid und 10 mg Kaliumoxalat.
- Venöses oder arterielles Plasma: Vollblut zentrifugieren.
- Liquor.

Bestimmungsmethode
Die Bestimmung erfolgt enzymatisch.

Tab. 11.8 Referenzbereiche Laktat	
Venöses Vollblut oder **Plasma** (Ruhewert)	0,5–2,2 mmol/l
Liquor	< 2,2 mmol/l

Bewertung erhöhter Werte

- **Hyperlaktatämie ohne Azidose:** Körperliche Aktivität, Kohlenhydratinfusionen, hohe Insulingaben, kompensatorisch bei Hyperventilation, postoperativ.
- **Hyperlaktatämie mit Azidose:** Herz-Kreislauf-Versagen, Schock, Sepsis, Herzinsuffizienz, Biguanidbehandlung bei Diabetes mellitus, Kohlenmonoxidvergiftung, akute Alkoholintoxikation, Intoxikation mit Methanol, Ethylenglykol, Salizylaten, diabetische Ketoazidose, maligne Tumoren, angeborene Stoffwechselstörungen (Fruktoseintoleranz, Pyruvat-Decarboxylase-Mangel, Fruktose-1,6-diphosphatase-Mangel, Glykogenspeicherkrankheiten).
- **McArdle-Krankheit:** Glykogenspeicherkrankheit (Glykogenose Typ V), kein oder nur geringer Laktatanstieg im Funktionstest: Muskel-Ischämie-Test.
- **Erhöhungen im Liquor:** Bakterielle Meningitis (starker Anstieg), virale Meningitis (teilweise Anstieg, aber geringer), ischämischer Insult, epileptischer Anfall.

Störungen und Besonderheiten

Die venöse Blutentnahme sollte aus ungestauter Vene erfolgen, da Stauung zu falsch hohen Werten führt.

11

12 Knochenstoffwechsel

Ingo Besenthal und Bernhard Otto Böhm

12.1 Diagnosestrategie

12.1.1 Kalzium und Phosphat

Ingo Besenthal

Basisdiagnostik

Kalzium, Phosphat, Kreatinin, alkalische Phosphatase (AP), Gesamtprotein, Albumin, Na^+, K^+, Cl^-, Magnesium, Proteinelektrophorese, Blutgasanalyse.

Tab. 12.1 Befundkonstellationen bei Hyperkalzämie

	Serum		Urin	
Ursache	Phosphat	Ca^{2+}	Phosphat	PTH
PTHrP-bedingte Tumorhyperkalziämie (▶ 12.5)	n – ↓	↑	n–↑	↓
Primärer Hyperparathyreoidismus	n – ↓	n – ↑	n – ↑	(n) – ↑
Familiäre hypokalziurische Hperkalzämie	n	↓	n	n – ↑
Thiazidtherapie	n	↓	n	n – ↓
Hyperthyreose	n	n – ↑	n	n – ↓
Sarkoidose	n – ↑	n – ↑	n – ↑	n – ↓
Glukokortikoidmangel	n – ↑	↓	n	n – ↑
Vitamin-A-Überdosierung	n – ↑	↑	n	n – ↓
Milch-Alkali-Syndrom	n – ↑	n – ↑	n – ↑	n – ↓

Weiterführende Diagnostik

- Kalzium- und Phosphatausscheidung im 24-h-Urin bei: Pathologischem Serum-Kalzium oder -Phosphat, Harnsteinen, Niereninsuffizienz, chron. Diarrhö, Glukokortikoidtherapie, Knochenschmerzen.
- Je nach Befundkonstellation und Verdacht.
- **Hyperkalzämie:**
  - V.a. primären oder sekundären HPT: Parathormon (▶ 12.4).
  - V.a. Hyperthyreose: TSH, T_3, T_4 (▶ 16.3).
  - V.a. Glukokortikoidmangel: Kortisol, ACTH (▶ 17.2, ▶ 17.3).
  - V.a. Sarkoidose: ACE, ggf. 1,25-OH-Vit.-D.
  - Malignom: Tumorassoziierte Faktoren, z. B. PTH-related Protein (PTHrP, ▶ 12.5), ggf. Ig quantitativ, Immunfixationselektrophorese.
- **Hypokalzämie:**
  - Hypoparathyreoidismus, Pseudohypoparathyreoidismus (▶ 12.4).
  - Störungen des Vitamin-D-Stoffwechsels (▶ 12.6).
  - Hypoparathyreoidismus mit PTH-Mangel (postoperativ).

12.1.2 Knochenstoffwechsel

Bernhard Otto Böhm

Knochen ist ein stoffwechselaktives Gewebe, das ständig Auf- und Abbauprozessen unterliegt. Die Dynamik dieses Geschehens kann durch spezifische biochemische Marker der einzelnen Knochenkompartimente in Serum und Urin erfasst werden.

Tab. 12.2 Marker des Knochenstoffwechsels

Knochenkompartiment	Marker
Kalziumreiche Mineralsubstanz	Kalzium (▶ 12.2), Phosphat (▶ 12.3)
Organische Matrix aus Kollagen und anderen Proteinen	Produkte, die bei Knochenauf- und -abbau freigesetzt werden, z. B. PICP, Hydroxyprolin, Crosslinks, Telopeptide
Zelluläres Kompartiment mit Osteozyten, Osteoblasten sowie Osteoklasten	Substanzen der Stoffwechselaktivität der Knochenzellen, z. B. Knochen-AP, Osteocalcin, TRAP

Basisdiagnostik
Kalzium, Phosphat und AP.

Weiterführende Diagnostik
Die Interpretation weiterer Parameter ist schwierig und sollte nur von Kollegen, die in der Behandlung von Osteopathien und den Tücken der Bestimmungsmethoden vertraut sind, durchgeführt werden. Neben Röntgenuntersuchungen, Knochendichtemessung sowie Knochenhistologie liefern diese Parameter jedoch ergänzende Informationen bei Diagnostik und Verlaufskontrolle verschiedener Osteopathien. Die Unterteilung in Marker des Knochenauf- und abbaus (▶ Abb. 12.1) ist klinisch sinnvoll, in vivo bildet beides jedoch eine funktionelle Einheit. So sind unter antiresorptiver Therapie eines erhöhten Knochenumsatzes mit Bisphosphonaten Auf- und Abbauparameter rückläufig. Veränderungen von Knochenturnover und biochemischen Markern sind i.d.R. nicht krankheitsspezifisch, d.h. sie reflektieren den Knochenstoffwechsel unabhängig von der zugrunde liegenden Erkrankung.

Spezielle Diagnostik
Beurteilung des Knochenstoffwechsels: Osteocalcin (▶ 12.7.2), Prokollagen I (▶ 12.7.3), Typ-I-Kollagen-Telopeptid (▶ 12.8.3), Hydroxypyridinium (▶ 12.8.2).

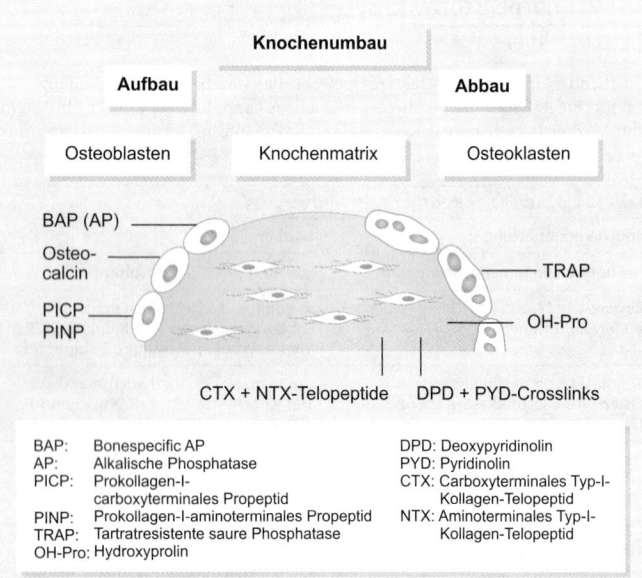

Abb. 12.1 **Marker des Knochenstoffwechsels:** Links Marker des Knochenaufbaus, rechts des Knochenabbaus.

12.1.3 Osteoporose

Bernhard Otto Böhm

Die Diagnose einer Osteoporose sowie die Einschätzung des Frakturrisikos ist nicht allein laborchemisch zu stellen. Entscheidend sind die Anamnese mit Erfassung spezifischer Risikofaktoren, die körperliche Untersuchung sowie Röntgenbefunde, die Osteodensitometrie und ggf. eine Knochenhistologie.

Basisdiagnostik

Nur wenige Laborbestimmungen sind sinnvoll. Sie dienen dem Ausschluss einer sekundären Knochenerkrankung (primärer Hyperparathyreoidismus, Cushing-Syndrom, Osteomalazie bei Vitamin-D-Mangel) und fallen bei primärer Osteoporose i.d.R. normal aus:

- Blut: Kalzium, Phosphat, AP, Kreatinin, BSG, Blutbild mit Differenzierung, Serumeiweißelektrophorese, Immunelektrophorese.
- Urin: Proteinnachweis (▶ 15.1.4).

Weiterführende Diagnostik

Bei V.a. auf sekundäre Osteoporose bzw. wenn Klinik, Anamnese oder Basisdiagnostik auffällig. Entsprechend der vermuteten Ursache:

- **Endokrinologische Ursachen:**
  - Sexualhormonmangel: Zum Beispiel Östradiol, Testosteron, LH, FSH, PRL.
  - Hyperkortizismus: Ausschluss Cushing-Syndrom durch Dexamethason-Hemmtest (▶ 17.4.1).
  - Hyperthyreose: TSH, ggf. periphere SD-Werte.
  - Hyperparathyreoidismus: Kalzium, Phosphat, intaktes PTH, Kalzium- und Phosphataussscheidung.
- **Gastrointestinale Ursachen:** Malnutrition, Malassimilation, Malabsorption (z. B. Zöliakie ▶ 23.4.18, AK-Diagnostik Gliadin/tTG). Evtl. Vit. D (25-OH), sonst je nach Klinik, z. B. Duodenalbiopsie, Atemtests, Untersuchung der exokrinen Pankreasfunktion.
- **Renale Ursachen:** Renale Osteopathien. Kreatinin, Harnstoff, Kalzium, Phosphat, intaktes PTH, evtl. Vitamin D_3 (1,25), Knochenhistologie.
- **Andere:** Chronisch entzündliche Erkrankungen, maligne Erkrankungen, hereditäre Erkrankungen.

Spezielle Diagnostik

Indikationen für die Bestimmung von Knochenstoffwechselmarkern können sein:

- **Therapiewahl:** Wenn trotz Anamnese (wann war die Menopause?) und Klinik noch unklar ist, ob ein „high-turnover" oder „low-turnover" vorliegt. Der Goldstandard ist jedoch die direkte Knochenhistologie, idealerweise nach Tetrazyklinmarkierung zur osteologischen Beurteilung der Dynamik des Knochenstoffwechsels.
- **Therapiekontrolle:** Bei Osteoporoseformen mit starker Veränderung des Knochenumsatzes. Dabei ist je ein Parameter für Aufbau (▶ 12.7) und Abbau (▶ 12.8), z. B. OC/BAP und DPD ausreichend.

12.2 Kalzium $

Ingo Besenthal

Im Skelett sind 99 % des Kalziumkörperbestandes (etwa 1 kg) gebunden. Das im Extrazellularraum (EZR) befindliche Ca^{2+} wird täglich vollständig mit dem dynamischen Ca^{2+}-Pool des Skeletts ausgetauscht. Kalzium liegt im Blutplasma zu etwa 50 % als freies ionisiertes Ca^{2+}, zu etwa 35 % proteingebunden (hauptsächlich Albumin) und zu etwa 15 % komplexgebunden (Bikarbonat, Laktat u.a) vor.
Der tägliche Kalziumbedarf von etwa 6 mmol entspricht dem Verlust über Nieren und Haut. Die eigentliche Stellgröße der Kalziumhomöostase ist der biologisch aktive Anteil des freien ionisierten Ca^{2+}. Die Proteinbindung des Ca^{2+} ist abhängig von der Eiweißkonzentration und dem pH-Wert. Protonen verdrängen Ca^{2+} aus der Proteinbindung, sodass Azidose einen Anstieg, Alkalose einen Abfall des freien ionisierten Ca^{2+} zur Folge hat.
Die Regulation erfolgt durch die gemeinsame Wirkung von PTH und Vitamin D (▶ 12.4, ▶ 12.6).

12

Neben der spezifischen Mineralisation der Knochen sind auch extraossäre Kalkablagerungen von klinischer Bedeutung, wobei die vaskuläre Kalzifizierung die größte Rolle spielt. Das Plasmaprotein Fetuin A, das eine Vielzahl von Stoffwechselvorgängen moduliert, wirkt als systemischer Inhibitor der unspezifischen Gewebekalzifizierung, indem es das Wachstum von Kalziumphosphat-Kristallen durch Umhüllung der Kristallisationskeime hemmt.

Indikationen
- **Gesamt-Kalzium:** Serum, 24-h-Urin (▶ 11.1.1).
  - Symptome einer Kalziumstoffwechselstörung: Zum Beispiel Polyurie, Polydipsie, Tetanie, Muskelkrämpfe, Parästhesien, spezifische EKG-Veränderungen.
  - Neoplastische Erkrankungen: Maligne Tumoren, Plasmozytom, Skelettmetastasen.
  - Endokrine Erkrankungen: V.a. Hyper-/Hypoparathyreoidismus, Z.n. Strumektomie, Hyperthyreose, Glukokortikoidmangel oder -exzess.
  - Nierenerkrankungen: Nierensteine, Nephrokalzinose, chronische Niereninsuffizienz, renal tubuläre Azidose.
  - Gastrointestinale Erkrankungen: Akute Pankreatitis, Malabsorptionssyndrom (Vitamin-D-Mangel?), Milch-Alkali-Syndrom.
  - Knochenerkrankungen: Z. B. Spontanfrakturen, Osteoporose, Immobilisation, Rachitis.
  - Überwachung medikamentöser Therapie mit Vitamin A, Diuretika (Thiazide, Schleifendiuretika), Antiepileptika.
  - Granulomatöse Erkrankungen: Sarkoidose, Tuberkulose.
- **Ionisiertes Kalzium:** Theoretisch empfindlichere Messgröße als Gesamtkalzium (2- bis 3-mal höhere Sensitivität für Hyperkalzämie), jedoch nicht allgemein verfügbar. Spezielle Indikationen sind Azidose, Alkalose, Dysproteinämie, Massentransfusion.

Untersuchungsmaterial
- **Gesamt-Kalzium:**
  - Serum, Heparin-Plasma.
  - 24-h-Urin.
- **Ionisiertes Ca^{2+}:** Serum in Spezialspritzen oder -kapillaren (Ca-titriertes Heparin); Luftkontakt vermeiden (vollständig füllen), innerhalb von 30 Min. messen!

Tab. 12.3 Referenzbereiche Kalzium

Probenmaterial	Gesamt-Ca^{2+} (SI-Einheit)	Gesamt-Ca^{2+} (konventionelle Einheit)	Ionisiertes Ca^{2+} (korrigiert auf pH 7,4)
Serum, Plasma (Erwachsene, Kinder)	2,1–2,6 mmol/l	8,4–10,4 mg/dl	1,15–1,32 mmol/l
Urin, normale Kost, Frauen	< 6,5 (8) mmol/24-h-Sammelurin	< 260 (320) mg/d	–

Tab. 12.3 Referenzbereiche Kalzium *(Forts.)*

Probenmaterial	Gesamt-Ca²⁺ (SI-Einheit)	Gesamt-Ca²⁺ (konventionelle Einheit)	Ionisiertes Ca²⁺ (korrigiert auf pH 7,4)
Urin, normale Kost, Männer	< 7,5 (10) mmol/24-h-Sammelurin	< 300 (400) mg/d	–
Urin, kalziumarme Kost	< 4,0 (5) mmol/24-h-Sammelurin	< 160 (200) mg/d	–

Der Referenzbereich für ionisiertes Kalzium ist geräteabhängig. Die Angaben für Urinkalziumausscheidung variieren (Angaben in Klammern). Umrechnung: mg/dl × 0,25 = mmol/l.

Bestimmungsmethode

- **Gesamt-Kalzium:** Fotometrisch als Farbkomplex (verschiedene Varianten).
- **Ionisiertes Ca^{2+}:** Ionenselektive Elektroden. Rechnerische Korrektur bezogen auf pH 7,4 in Grenzen möglich; alternativ durch geeignetes Messgerät CO_2-Verlust korrigieren lassen und bei pH 7,4 messen.

Bewertung (Serum)

Die Interpretation ist nur unter Kenntnis weiterer klinischer sowie laborchemischer Befunde sinnvoll (▶ 12.1.1, ▶ 11.1.1).

- **Erhöhte Werte:**
  - Maligne Tumoren (~ 50 %): Osteolyse bei Knochentumoren oder Metastasen extraossärer Malignome, Plasmozytom, paraneoplastisch (PTHrP-, PTH-Freisetzung).
  - Endokrine Ursachen: Primärer Hyperparathyreoidismus (~ 30 %), Hyperthyreose, NNR-Insuffizienz.
  - Immobilisation: Knochenabbau.
  - Medikamente: Diuretika (Thiazide), Vitamin-D-Überdosierung, Vitamin-A-Überdosierung, kalziumhaltige Kationenaustauscher.
  - Sarkoidose, Milch-Alkali-Syndrom u.a.
  - Familiäre hypokalziurische Hyperkalzämie: Wichtige DD (▶ 12.1.1) zur Vermeidung ungerechtfertigter Parathyreoidektomien!
- **Erniedrigte Werte (Serum):**
  - Hypalbuminämie: Leberzirrhose, nephrotisches Syndrom.
  - Vitamin-D-Mangel, Rachitis: Malabsorptionssyndrome (z. B. Zöliakie/Sprue), Mangelernährung, verschiedene Rachitis-Formen.
  - Parathormonmangel: Hypoparathyreoidismus.
  - Nierenkrankheiten: Niereninsuffizienz (sek. Hyperparathyreoidismus), renal tubuläre Azidose (Kalziumverlust).
  - Pseudohypoparathyreoidismus (Endorganresistenz), osteoblastische Metastasen, akute Pankreatitis, Glukokortikoidexzess (endogen, exogen), Medikamente (Schleifendiuretika, Antiepileptika, Laxanzien).

Störungen und Besonderheiten

- **Gesamtkalzium (Serum):**
  - Falsch hohe Werte: Glasgefäße und Korkstopfen (Kontamination).

12

  – Falsch niedrige Werte: Kalzium bindende Antikoagulanzien (EDTA, Zitrat, Oxalat, Gadolinium-Wirkstoff bei NMR).
- **Gesamtkalzium (Urin):** Verluste durch Präzipitation, wenn ohne zu mischen aliquotiert wird.
- **Ionisiertes Kalzium (Serum):** Falsch niedrige Werte durch Luftkontakt der Probe (pH-Verschiebung). Ionisiertes Ca nur in anaeroben Proben messen.

12.3 Phosphat $

Ingo Besenthal

Phosphat ist zu 85 % in Knochen und Zähnen, zu 14 % in Körperzellen, und zu 1 % im Extrazellularraum enthalten. Energiereiche Phosphate (z. B. ATP) liefern Energie für Stoffwechselreaktionen. Daneben dient Phosphat als Puffersubstanz in Blut und Urin. Neuerdings wurde Phosphat als Mediator der funktionellen Vasodilatation im Skelettmuskel erkannt.
Parathormon erhöht die renale Phosphatausscheidung durch Hemmung der Rückresorption. Wachstumshormon, Thyroxin, Insulin und Kortisol vermindern die Ausscheidung durch Stimulation der renalen Rückresorption. Aufgrund der hormonellen Steuerung der Phosphatausscheidung besteht eine zirkadiane Rhythmik der Phosphatkonzentration im Serum. Wegen der engen Kopplung zwischen Phosphat- und Kalziumstoffwechsel beide Parameter in der gleichen Serumprobe simultan bestimmen.

Indikationen
Wie Kalzium (▶ 12.2). Zusätzlich: Alkoholismus, entgleister Diabetes mellitus, Hyperemesis, Akromegalie, Fanconi-Syndrom, unklare Muskelschwäche.

Untersuchungsmaterial
- Serum, Heparinplasma. Beim nüchternen Pat. abnehmen. Serum/Plasma innerhalb 1 h von den Zellen abtrennen (Phosphatfreisetzung aus Erythrozyten bei Hämolyse).
- 24-h-Urin: Möglichst rasche Messung, um Verluste durch Präzipitation zu vermeiden.

Phosphat-Clearance-Durchführung
- Pat. trinkt nüchtern morgens 500 ml ungesüßten Tee.
- Nach 1 h: Blase entleeren, Urin verwerfen, nochmals 250 ml Tee trinken.
- Nach 1 weiteren h:
  – Blase entleeren, Urin sammeln (Probe 1).
  – Serum zur Phosphatbestimmung abnehmen.
- Nach 1 weiteren h: Blase entleeren, Urin sammeln (Probe 2).

Berechnung der Phosphat-Clearance (Phosphat-CL):
Für Probe 1 und Probe 2 getrennt berechnen und Mittelwert bilden.

$$\text{Phosphat-CL (ml/Min.)} = \frac{\text{Urinvolumen (ml)} \times \text{Urin-Phosphat (mg/dl)}}{\text{Sammelperiode (Min.)} \times \text{Serum-Phosphat (mg/dl)}}$$

Bestimmungsmethoden
Fotometrisch als Farbkomplex mit Molybdänsäure.

Tab. 12.4 Referenzbereiche Phosphat (Serum)

	mmol/l	mg/dl
Erwachsene	0,84–1,45	2,6–4,5
Kinder < 12 Mon.	1,56–2,8	4,8–8,5
Kinder > 12 Mon.	1,10–2,0	3,4–6

Umrechnung: mg/dl × 0,323 = mmol/l

Tab. 12.5 Referenzbereich Phosphat-Clearance

	5,4–16,2 ml/Min.

Bewertung
Sinnvolle Interpretation nur in Kenntnis weiterer klinischer sowie laborchemischer Befunde möglich. Zusammenfassende Bewertung ▶ 12.1.1.
- **Erhöhte Werte (Serum):** Chronische Niereninsuffizienz, Hypoparathyreoidismus, Pseudo-Hypoparathyreoidismus, Akromegalie.
- **Erniedrigte Werte (Serum):**
  - Primärer Hyperparathyreoidismus, Phosphat bindende Antazidatherapie.
  - Sekundärer Hyperparathyreoidismus: Hypokalzämie, Vitamin-D-Mangel, Malabsorptionssyndrom (Vitamin D, Kalzium), Rachitis.
  - Tumorassoziiert.
  - Mangelernährung, Phosphatverlust bei Intensivtherapie.
- **Phosphatausscheidung im 24-h-Urin, Phosphat-Clearance:**
  - **Erniedrigte Werte:** Akute und chronische Niereninsuffizienz, Hypoparathyreoidismus, Akromegalie.
  - **Erhöhte Werte:** Primärer Hyperparathyreoidismus, Hypokalzämie, Rachitis, Fanconi-Syndrom, renal tubuläre Azidose. Phosphatdiabetes.

Störungen und Besonderheiten
- **Falsch hohe Werte:** Hämolyse (Phosphatfreisetzung aus Erythrozyten).
- **Falsch niedrige Werte:**
  - Serum/Plasma: Phenothiazine; Zitrat oder Oxalat als Antikoagulans.
  - Urin: Verluste durch Präzipitation, wenn ohne zu mischen aliquotiert wird.
  - Urin-Phosphat/Phosphat-Clearance: Eingeschränkte Nierenfunktion.

12.4 Parathormon $$$

Bernhard Otto Böhm

Einkettiges Peptidhormon aus 84 Aminosäuren. Die Synthese erfolgt über höhermolekulare Vorstufen (präproPTH → proPTH → intaktes PTH) in den Epithelkörperchen. Die Sekretion von PTH wird primär durch die Konzentration von ionisiertem Kalzium reguliert. Hypokalzämie stimuliert, Hyperkalzämie und

1,25(OH)2-Vitamin D3 hemmt die PTH-Sekretion. Im Blut wird PTH rasch abgebaut (HWZ ≤ 2 Min.).

Indikationen
- Störungen des Kalzium- und Phosphatstoffwechsels. DD von Hypo- und Hyperkalzämie.
- Nephrolithiasis, Nephrokalzinose, Niereninsuffizienz, Malabsorption, Malassimilation.

Untersuchungsmaterial
0,5 ml Serum od. EDTA-Plasma. **Cave:** Rascher Probentransport da schnelle Degradation durch Proteasen → schneller Abfall der PTH-Aktivität. Blutprobe spätestens nach 30 Min. abzentrifugieren, Serum < –20 °C einfrieren (max. 2 Mon.).

Bestimmungsmethode
Moderne Assays erfassen intaktes, biologisch aktives [AS 1–84] PTH. Die immunometrischen Assays für intaktes PTH setzen 2 Antikörper für unterschiedliche Molekülregionen ein, sodass spezifisch intaktes PTH erfasst wird (immunoradiometrischer Assay = IRMA oder immunometrischer Chemilumineszenz-Assay). Die Sensitivität reicht bis zu 2 pg/ml.
Ältere Assays erfassen Fragmente unterschiedlicher biologischer Aktivität, die bei Niereninsuffizienz akkumulieren können: Mid-regionales PTH (44–68) oder N-terminales PTH (1–34). Der Einsatz derartiger Assays gilt als obsolet.

Tab. 12.6 Referenzbereiche Parathormon		
Parameter	**pg/ml**	**pmol/l**
Intaktes PTH	10–65	1,0–6,5

Bewertung
Sinnvolle Interpretation nur in Kenntnis weiterer klinischer sowie laborchemischer Parameter möglich. **Cave:** Ein „normales" PTH schließt keinen pHPT aus. Immer die Relation zum Serum-Kalzium beachten. Bei einem erhöhten Kalzium ist ein PTH im oberen Normbereich nicht normal!
- **Erniedrigte Werte:**
  - PTH von < 2–22 pg/ml und Ca^{2+} < 2,1 mmol/l: Hypoparathyreoidismus.
  - PTH von < 2–22 pg/ml und Ca^{2+} > 2,6 mmol/l: PTH-Suppression durch tumorbedingte Hyperkalzämie.
- **Erhöhte Werte:**
  - Hyperparathyreoidismus, primär/sekundär (▶ Tab. 12.7).
  - Pseudo-Hypoparathyreoidismus: PTH-Rezeptordefekt (d.h. Endorganresistenz) mit Hypokalzämie und Hyperphoshatämie.
  - Vitamin-D-Mangel, Rachitis, Osteomalazie.
  - Höheres Alter: Bei alten Pat. etwas höhere Werte als bei jüngeren. Evtl. Ursachen: Geringere intestinale Kalziumabsorption (Vitamin-D-Mangel, Ernährung?) oder Verringerung der intakten Nierenmasse.

Tab. 12.7 Differenzialdiagnose des Hyperparathyreoidismus

Hyperparathyreoidismus	PTH	Kalzium i.S.	Kalzium i.U.	Phosphat i.S.
Primärer HPT	o.N./↑	↑/o.N.	↑/o.N.	u.N./↓
Sekundärer HPT renal	↑↑	o.N./↓	n/↓	↑
Sekundärer HPT intestinal	↑↑	u.N./↓	↓	u.N./↓
Tertiärer HPT	↑↑↑	n/↑	*	*
Benigne familiäre hypokalzurische Hyperkalzämie	↑/o.N.	↑/o.N.	↓	?

o.N./u.N. = unterer/oberer Normbereich
* i.d.R. chronisch terminale Niereninsuffizienz

12

Störungen und Besonderheiten
- **Falsch niedrige Werte:** Transport-, Lagerungsfehler → schneller Abfall der PTH-Aktivität.
- **Falsch hohe Werte:** Unspezifische Assays (heute obsolet) führen bei eingeschränkter Nierenfunktion zu falsch hohen Werten. Bei Hypoparathyreoidismus werden die erniedrigten PTH-Spiegel nicht korrekt erfasst.

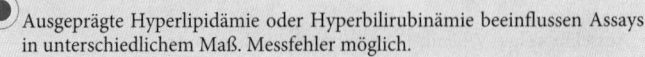 Ausgeprägte Hyperlipidämie oder Hyperbilirubinämie beeinflussen Assays in unterschiedlichem Maß. Messfehler möglich.

PTH-Stufenkatheter

Indikationen
Zur erweiterten präop. Lokalisationsdiagnostik bei pHPT im Fall einer Rezidiv-OP oder nach erfolglosem Ersteingriff.

Durchführung
Fraktionierte PTH-Bestimmung durch stufenweise Katheterisierung der entsprechenden Gefäßgebiete. Dabei Abnahmelokalisationen exakt dokumentieren, Proben genau beschriften. Die höchsten PTH-Konzentrationen bzw. Konzentrationssprünge unterhalb der Einmündung von Gefäßen geben Hinweise auf die NSD-Adenom-Lokalisation.
! **Tipp:** Aufgrund episodischer Hormonfreisetzung und kurzer PTH-HWZ wird die Spezifität der Untersuchung durch pro Abnahmelokalisation parallele PTH-Bestimmung im peripheren Blut gesteigert. Für die Interpretation wird dann der jeweilige Quotient $PTH_{zentral}/PTH_{peripher}$ eingesetzt.

PTH-Schnelltest
PTH-Bestimmung intraoperativ als biochemischer Schnellschnitt, um den Operationserfolg direkt zu dokumentieren.

12.5 Parathormon-related Protein $$$

Bernhard Otto Böhm

Tumoren (besonders Mamma-Ca, Bronchial-Ca, Nierenzell-Ca) können durch Sekretion eines parathormonähnlichen Proteins (Parathormon-related Protein, PTHrP) Hyperkalzämien verursachen. PTHrP bindet dabei an den PTH-Rezeptor. Bei ansonsten völlig unterschiedlicher Sequenz sind 8 der ersten 13 Aminosäuren (N-terminales Ende) mit PTH identisch. PTHrP wird physiologisch während der Schwangerschaft in Uterus und Plazenta und während der Laktation in den Mammae exprimiert. Es wird eine Wirkung auf die Mineralisation des fetalen Skeletts angenommen.

Neben PTHrP können weitere humorale Faktoren direkt von den Tumorzellen oder vom Immunsystem des Tumorpatienten ausgehen und eine tumorassoziierte Hyperkalzämie auslösen: TNFα/β, TGFα, Interleukin-1a, Interleukin-1b, Interleukin-6, 1,25(OH)2-Vitamin D_3 (▶ 12.6.2) oder Prostaglandine. Diese Faktoren beeinflussen z. B. die biologischen Effekte von PTHrP an den Rezeptor tragenden Zielorganen und spielen eine wichtige Rolle in der Regulation der Osteoklastenaktivität (Kochenmetastasen, Osteolysen).

Indikationen
Bestimmung nur in seltenen Fällen mit unklarem klinischen Bild, z. B.:
- Frage eines Zweittumors bei hämatologischer Systemerkrankung.
- Bei älteren Pat. möglicherweise gleichzeitiges Vorliegen eines pHPT und eines Malignoms.
- Ausschluss eines Vitamin-D-vermittelten Mechanismus.

Untersuchungsmaterial
0,5 ml Serum oder EDTA-Plasma. Blutprobe spätestens nach 30 Min. abzentrifugieren, Serum < –20 °C einfrieren (max. 2 Mon.).

Bestimmungsmethode
RIA bzw. heute meist IRMA/ILMA.

Referenzbereich
Assay-abhängig bzw. laborintern.

Bewertung
Bei Tumorhyperkalzämie ist PTH erniedrigt oder im untersten Normbereich. Der Nachweis tumorassoziierter Faktoren bei bekanntem Tumorleiden hat i.d.R. keine klinische Konsequenz. Die Bedeutung von PTHrP als Tumormarker im Follow-up unter Therapie ist noch nicht geklärt.

Störungen und Besonderheiten
Akkumulation von Fragmenten bei gestörter Nierenfunktion wie bei älteren, unspezifischen PTH-Assays (s.o.).

12.6 Vitamin D

Bernhard Otto Böhm

Vitamin D ist an der Homöostase des Kalziumhaushaltes und der Mineralisation des Knochens beteiligt. Bei Absinken des ionisierten Kalziums wird über PTH die renale 1α-Hydroxylierung von Vitamin D zum stoffwechselaktiven 1,25-Vitamin D_3 stimuliert. 1,25-$(OH)_2$-Vitamin D_3 fördert zusammen mit PTH die Freisetzung von Kalzium (und Phosphat) aus dem Knochen und dessen intestinale Absorption. 1,25-$(OH)_2$-Vitamin D_3 hemmt die Sekretion von PTH über einen direkten negativen Feedback-Mechanismus. Bei erhöhten Konzentrationen von ionisiertem Kalzium in der Extrazellularflüssigkeit kommen spiegelbildliche Mechanismen zum Tragen. Vitamin D ist weniger ein Vitamin, sondern ein kalzitropes (Steroid-)Hormon.

12

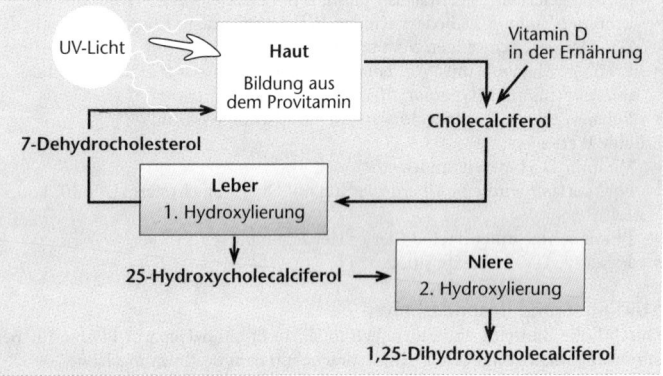

Abb. 12.2 **Biosynthese von biologisch aktivem Vitamin D_3**

12.6.1 Vitamin D $$$

Vitamin D (25-OH Vitamin D, 25-Hydroxycholecalciferol, Calcidiol).

Indikationen
V.a. Vitamin-D-Mangel; spiegelt Speichervitamin D wider.
! Bei V.a. Vitamin-D-Mangel nie nur Vitamin D_3 bestimmen, da die renale 1α-Hydroxylierung kompensatorisch gesteigert ist. Vitamin D_3 sinkt erst bei schwerem Substratmangel ab.

Untersuchungsmaterial
Pat. nüchtern. 1 ml Serum lichtgeschützt und gekühlt aufbewahren. Bei Analyse innerhalb von 2 d ist kein Einfrieren erforderlich.

Bestimmungsmethode
RIA.

Tab. 12.8 Referenzbereich Vitamin D	
Erwachsene	20–60 ng/ml
Kinder	Etwa 20 % höher

Umrechnung: ng/ml × 2,5 = nmol/l
Referenzangaben des Bestimmungslabors beachten. Da Bildung von Sonnenexposition abhängig, ergeben sich zusätzlich jahreszeitliche Schwankungen.

Bewertung
Erniedrigte Werte:
- Vitamin-D-Mangel durch:
  - Mangelnde Sonnenexposition: Vor allem alte Menschen und Heimbewohner, kleidungsbedingt (z. B. Ordenstracht, Tschador).
  - Mangelernährung, Malabsorption, z. B. Zöliakie/Sprue.
- Erhöhter Vitamin-D-Bedarf: Kinder, Wachstum (v.a. in Kombination mit UV-Mangel), Schwangerschaft und Laktation.
- Erhöhter Metabolismus: Antiepileptika (Diphenylhydantoin und Barbiturate), bei primärem Hyperparathyreoidismus möglich.
- Renale Verluste, Peritonealdialyse, nephrotisches Syndrom.

Erhöhte Werte:
- Vitamin-D-Hypervitaminose.
- ! Nicht erfasst wird eine Überdosierung mit Dihydrotachysterol (AT 10®) oder Kalzitriol.
- Blutabnahme unter hoch dosierter Heparintherapie.
- Exzessive UV-Lichtexposition.

Störungen und Besonderheiten
Durch hohe Blutfette sind Störungen möglich. Lithium-Heparin-Plasma für Bestimmung nicht geeignet. Ggf. Rücksprache mit dem Bestimmungslabor.

12.6.2 Vitamin D$_3$ $$$

Vitamin D$_3$ (1,25-OH Vitamin D$_3$, 1,25-Di-OH Cholecalciferol, Calcitriol). Der Vitamin-D$_3$-Spiegel ist physiologisch eine Funktion der renalen Aktivität der 1α-Hydroxylase. Eine entsprechende Metabolisierungsstörung kann somit erfasst werden.

Indikationen
- V.a. Störung des Vitamin-D-Metabolismus.
- Differenzialdiagnose unklarer Hyperkalzämien.

Untersuchungsmaterial
Pat. nüchtern. 1 ml Serum, Plasma. Blutprobe spätestens nach 30 Min. abzentrifugieren, Serum < −20 °C einfrieren. Proben müssen lichtgeschützt werden.

Bestimmungsmethode
RIA.

Tab. 12.9 Referenzbereiche Vitamin D$_3$	
Erwachsene	18–67 pg/ml
Kinder	Etwa 20 % höhere Normbereichsgrenzen

Die Normbereiche können je nach Labor und Assay etwas differieren. Sensitivität bis 2 pg/ml.

Bewertung

- **Erniedrige Werte:**
  - Niereninsuffizienz, nephrotisches Syndrom.
  - Schwerer Vitamin-D-Mangel.
  - Vitamin-D-abhängige Rachitis (VDDR) Typ I = 1α-Hydroxylasemangel.
  - Hypoparathyreoidismus, Pseudohypoparathreoidismus.
  - Hypophosphatämie (▶ 12.3): Autosomal-dominante Hypophosphatämie, X-chromosomale Hypophosphatämie (= Vitamin-D-resistente Rachitis).
  - Hyperthyreose.
  - Hyperkalzämie durch Dihydrotachysterol.
  - Cadmiumintoxikation.
- **Erhöhte Werte:**
  - Mäßiger Vitamin-D-Mangel (kompensatorisch).
  - Nach Beginn der Substitution eines Vitamin-D-Mangels, exogene Zufuhr (Rocaltrol®).
  - Granulomatöse Erkrankungen, v.a. Sarkoidose (Boeck-Krankheit), Tuberkulose.
  - Erhöhter Bedarf: Schwangerschaft, Wachstum, aktive Akromegalie.
  - Primärer Hyperparathyreoidismus.
  - Hypothyreose.
  - Z.n. Nierentransplantation.
  - Vitamin-D-Rezeptordefekt, Vitamin-D-abhängige Rachitis Typ II.
  - Evtl. bei Lymphomen.

Störungen und Besonderheiten
Durch hohe Blutfette sind Störungen möglich. Ggf. Rücksprache mit dem Bestimmungslabor.

12.7 Marker des Knochenaufbaus
Bernhard Otto Böhm

12.7.1 Knochenalkalische Phosphatase $$$

Die gesamtalkalische Phosphatase (AP, ▶ 5.6) setzt sich aus der Aktivität verschiedener Isoenzyme zusammen. Das knochenspezifische Isoenzym, bonespecific AP = BAP, Ostase oder Knochen-AP, weist als reines Osteoblastenprodukt eine hohe Knochenspezifität auf. Die anderen Isoenzyme haben ihren Ursprung in Leber, Intestinum und Plazentagewebe. Die Aktivität der Gesamt-AP beim gesunden Erwachsenen stammt zu etwa gleichen Teilen aus Knochen und Leber.

Indikationen

- Bei begründetem V.a. Osteopathie und wenn die pathologisch erhöhte Gesamt-AP aufgrund einer begleitenden hepatobiliären Erkrankung nicht sicher zugeordnet werden kann.
! Für die meisten metabolischen Knochenerkrankungen – insbes. die Verlaufskontrolle einer Paget-Krankheit – ist aus klinischer Sicht die Sensitivität der Gesamt-AP als absolut gleichwertig einzustufen. Die Bestimmung der Gesamt-AP ist billiger und einfach verfügbar.
- Monitoring einer osteoanabolen Therapie z. B. mit Strontiumranelat, PTH, Fluoriden.

Untersuchungsmaterial

1 ml Serum, Plasma, ohne Kühlung stabil.

Bestimmungsmethode

Elektrophorese, IRMA, ELISA.

Tab. 12.10 Referenzbereich Knochenspezif.-AP	
Frauen	• Prämenopausal: 11,6–29,6 U/l • Postmenopausal: 14,2–42,7 U/l
Männer	15–41,3 U/l

Normbereiche des Bestimmungslabors beachten. Nachweisgrenze meist 2 µg/l. Starke Unterschiede nach Assay.

Bewertung

Erhöhte Werte gegenüber einem altersentsprechenden Vergleichskollektiv zeigen eine erhöhte Osteoblastenaktivität an. Erhöhte BAP-Werte bei einer High-turnover-Osteoporose sind unter einer effektiven antiresorptiven Therapie rückläufig.

- **Erhöhte Werte:** Zum Beispiel Paget-Krankheit, Knochenmetastasen, Osteomalazie, Vitamin-D-Mangel, Hyperparathyreoidismus, Körperwachstum, Knochenfrakturen.
- **Erniedrigte Werte:** Zum Beispiel Hypoparathyreoidismus, hoch dosierte Glukokortikoidmedikation.

Störungen und Besonderheiten

Falsch hohe Werte: Kreuzreaktivität mit AP-Isoenzymen bei starker Erhöhung insbes. der Leber-AP (abhängig von Qualität des Assays).

12.7.2 Osteocalcin $$$

Osteocalcin (OC) ist ein Marker von hoher Spezifität zur Beurteilung der Aktivität der Knochenneubildung. OC wird nur durch aktive Osteoblasten synthetisiert. Die Osteocalcin-Synthese wird regulativ von 1,25 $(OH)_2$-Vitamin D_3 beeinflusst.

Indikationen
- Therapiekontrolle einer Osteoporose (klinische Effektivität noch nicht gesichert).
- Beurteilung der Osteoblastenhemmung unter Glukokortikoidtherapie.

Untersuchungsmaterial
Pat. nüchtern. Immer morgens abnehmen. 1 ml Serum oder Plasma (EDTA/Heparin), Blutprobe spätestens nach 30 Min. abzentrifugieren, Serum < –20 °C einfrieren.

Bestimmungsmethode
RIA, ELISA, Lumineszenz-Immunoassay.

12

Tab. 12.11 Referenzbereich Osteocalcin

Kinder (2–17 J)	2,8–41 µg/l
Erwachsene	2–15 µg/ml

Normbereiche des Bestimmungslabors beachten. Starke Unterschiede nach Assay, Labor und Alter (Wachstumsphase, prä-/postmenopausal). Maximum bei Kindern während des größten Körperwachstums.

Bewertung
Die OC-Spiegel steigen zwar häufig nach der Menopause mit progredientem Östrogenmangel an, der OC-Absolutwert erlaubt aber keine Differenzierung zwischen Gesunden und Kranken. Bei Vorliegen einer Osteoporose weisen stark erhöhte OC-Werte auf einen high-turnover hin → vorwiegend antiresorptive Therapie.
- **Erhöhte Werte:** Vermehrter Knochenumbau mit erhöhter Osteoblastenaktivität, z. B. Fraktur, Hyperparathyreoidismus, Knochenmetastasen, primäre Osteoporosen (< ⅓ der Fälle), Osteomalazie.
- **Erniedrigte Werte:** Verminderte Osteoblastenaktivität z. B. bei Glukokortikoidosteopathie.

Störungen und Besonderheiten
- Tageszeitliche Schwankungen, physiolog. OC-Peak am frühen Morgen.
- OC-Messwerte unterschiedlicher Assays sind nicht sicher vergleichbar. Dies ergibt sich daraus, dass im Serum entstehende OC-Fragmente von den Assays in unterschiedlicher Weise erfasst werden.
- **Falsch hohe Werte:** Niereninsuffizienz (Akkumulation von OC-Fragmenten).
- **Falsch niedrige Werte:** Verlust an Immunoreaktivität bei Latenzzeiten in der Probenverarbeitung oder unzureichender Kühlung.

12.7.3 Prokollagen-I-carboxyterminales Propeptid $$$

Etwa 90 % der Matrixproteine des Knochens bestehen aus Typ-I-Kollagen. Die Osteoblasten synthetisieren als Präkursor Prokollagen, das an beiden Seiten des Moleküls noch durch sogenannte Extensionspeptide charakterisiert wird. Diese werden nach Sekretion des Prokollagens vom aminoterminalen Ende (NP) und vom carboxyterminalen Ende (CP) abgespalten und in die Zirkulation freigesetzt.

Das Prokollagen-I-carboxyterminale Propeptid (PICP) entsteht somit äquimolar bei der Typ-I-Kollagensynthese. Es ist also ein indirekter Marker der Osteoblastentätigkeit. Das Prokollagen-I-aminoterminales Propeptid (PINP) wird seltener als Marker eingesetzt.

Indikationen
- Osteoporose oder Therapiekontrolle (keine Routinemethode).
- Marker der Osteoblastentätigkeit/Knochenneubildung: Klinischer Einsatz noch nicht klar definiert.

Untersuchungsmaterial
1 ml Serum oder Plasma (EDTA/Heparin).

Bestimmungsmethode
RIA, ELISA.

Bewertung

Tab. 12.12 Referenzbereich Prokollagen-I-carboxyterminales Propeptid

Erwachsene	50–200 ng/ml

Normbereiche des Bestimmungslabors beachten. Unterschiede nach Assay, Labor, Alter (Wachstumsphase), Geschlecht.

Die PICP-Spiegel korrelieren mit der Knochenneubildungsrate. Die klinische Relevanz dieses Markers in der Therapiekontrolle der Osteoporosen ist noch nicht abschließend geklärt. **Merke:** Sehr hohe Stabilität gegenüber Wärme und Degradation (Vorteil gegenüber anderen Markern).

Störungen und Besonderheiten
Falsch hohe Werte: Möglicherweise bei Wundheilungsvorgängen (Fibroblastenaktivität). Typ-I-Kollagen wird auch in Haut und Bindegewebe synthetisiert, somit eingeschränkte Spezifität als Marker der Knochenneubildung.

12.8 Marker des Knochenabbaus
Bernhard Otto Böhm

12.8.1 Hydroxyprolin $$–$$$

Hydroxyprolin (OH-Pro) wird beim Abbau der Knochenkollagene (Typ-I-Kollagen) durch Osteoklasten freigesetzt, hepatisch metabolisiert und/oder über die Niere ausgeschieden. Die OH-Pro-Ausscheidung ist kein spezifischer Marker für den Abbau von Typ-I-Kollagen, sondern auch von anderen Kollagenen oder teilkollagenen Proteinen aus Haut, Knorpel und Bindegewebe. Eine vermehrte Neubildung von Knochenmatrix durch den Abbau neu gebildeter Kollagene führt auch zu gesteigerter OH-Pro-Ausscheidung.

Indikationen
Verlaufskontrolle einer deutlich erhöhten Knochenresorption unter Therapie, z. B. Paget-Krankheit. **Cave:** Bei Osteoporosen sind keine erhöhten OH-Pro-Ausscheidungen zu erwarten.

Untersuchungsmaterial
- Sammelurin mit zeitlich definierter Sammelperiode.
- Patientenvorbereitung: Keine OH-Pro-haltigen Nahrungsmittel (Gelatine, Fleisch) vor und während der Urin-Sammlung (Anleitung des Bestimmungslabors geben lassen). Sammelperiode morgens nüchtern nach vollständiger Blasenentleerung beginnen.

Bestimmungsmethode
HPLC.

12

Tab. 12.13 Referenzbereich Hydroxyprolinausscheidung	
Erwachsene	4,8–24,9 mg/d × KOF (m²)

Referenzwert des Bestimmungslabors beachten. Abhängig von Alter, Geschlecht, Gravidität.

Bewertung
Die OH-Pro-Ausscheidung wurde lange als der beste verfügbare Index der Knochenresorptionsrate angesehen. Die Bestimmung hat aufgrund ihrer vergleichsweise geringen Spezifität an Bedeutung verloren.
Erhöhte Werte: Hoher Knochenumsatz, z. B. Paget-Krankheit, Plasmozytom, pHPT.

Störungen und Besonderheiten
Falsch hohe Werte: Dermatologische Erkrankungen, Arthritiden, Niereninsuffizienz, OH-Pro-haltige Nahrungsmittel, z. B. Gelatine, Fleisch.

12.8.2 Hydroxypyridinium-Crosslinks $$$

Kollagenfibrillen bilden durch Kondensation von Lysin- oder Hydroxylysinresten Quervernetzungsprodukte, „Crosslinks" zur strukturellen Stabilisierung. Zwei Hydroxypyridinium-Crosslinks werden unterschieden: Deoxypyridinolin (DPD) und Pyridinolin (PYD). Bei der Aufspaltung der Kollagene im Rahmen des osteoklastären Knochenabbaus gelangen die Crosslinks in die Zirkulation und werden renal eliminiert. Gut ⅓ von DPD und PYD liegen im Urin in freier Form vor, mit Immunoassays können aber auch proteingebundene Formen quantifiziert werden. PYD kommt auch in anderen Geweben, v.a. Knorpel vor. DPD ist weitgehend (> 98 %) knochenspezifisch. Die Bestimmung der DPD-Ausscheidung ist daher als guter Index für die Knochenresorptionsrate anzusehen.

Indikationen
- Nachweis einer erhöhten Knochenresorption.
- Therapie- und Verlaufskontrolle von Erkrankungen mit erhöhter Knochenre-
  sorption, z. B. Paget-Krankheit, Tumoren mit Knochenfiliae unter Therapie,
  Osteoporose mit hohem turnover.

Untersuchungsmaterial
10 ml Urin. Tagesrhythmik beachten → für den Absolutwert 24-h-Sammelurin
oder Morgenurin verwenden. Bei Verlaufskontrollen vergleichbare Sammelperioden beachten bzw. Gewinnung eines Spontanurins zu vergleichbaren Zeiten.

Bestimmungsmethode
HPLC, RIA, ELISA.

12

Tab. 12.14 Referenzbereich Hydroxypyridinium-Crosslinks	
Z. B.: 25–65 µg/g Krea (DPD)	Z. B.: 160–280 µg/g Krea (PYD)
Referenzwerte des jeweiligen Assays, Labors beachten. Teilweise Angaben in Rela- tion zur Kreatininausscheidung.	

Bewertung erhöhter Werte
V.a. DPD ist ein Anzeichen für eine gesteigerte Knochenresorptionsrate. Steigende Werte bei Männern ab etwa 60 J und deutliches Ansteigen bei Frauen ab Eintritt der Menopause oder bei Östrogenentzug anderer Ursache. Unter einer effektiven antiresorptiven Osteoporose-Therapie wird ein deutlicher Abfall der Ausscheidung beschrieben.

Störungen und Besonderheiten
Tagesrhythmik beachten! Bei Knorpelabbau (Arthritiden) können v.a. PYD-Er-
höhungen resultieren.

12.8.3 Typ-I-Kollagen-Telopeptide $$$

Typ-I-Kollagen-Telopeptide sind Abbauprodukte des Typ-I-Kollagens und werden beim Knochenabbau freigesetzt. Identifizierbar sind N-Telopeptid-Crosslinks
im Urin, C-Telopeptid im Urin und ein quer vernetzendes C-Telopeptid im Serum. Da auch Peptide aus Haut, anderen Bindegeweben und Knorpel nachgewiesen werden, scheint Telopeptidnachweisen nicht die gleiche Knochenspezifität
zuzukommen wie der Bestimmung von DPD (▶ 12.8.2).

Indikationen
- Nachweis einer erhöhten Knochenresorption.
- Therapie- und Verlaufskontrolle von Erkrankungen mit erhöhter Knochenre-
  sorption, z. B. Paget-Krankheit, Tumoren mit Knochenfiliae unter Therapie,
  Osteoporose mit hohem turnover.

Untersuchungsmaterial
10 ml eines 24-h-Sammelurins, Serum bis 24 h gekühlt lagern, sonst bei < –20 °C einfrieren.

Bestimmungsmethode:
RIA, ELISA, EIA.

Tab. 12.15 Referenzbereich Typ-I-Kollagen-Telopeptide

Angaben des Bestimmungslabors beachten. Referenzwerte abhängig von Assay, Alter, Geschlecht.

Bewertung
- Erhöhte Telopeptide in Serum oder Urin sind ein Anzeichen für eine gesteigerte Knochenresorptionsrate. Bisher klinisch weniger evaluiert als die DPD-Ausscheidung.
- Über die Tagesrhythmik liegen keine ausreichenden Informationen vor. Deshalb sollten die Sammelperioden in der Verlaufskontrolle vergleichbare Zeiträume betreffen.
- Angaben über klinische Sensitivität bezüglich einer Änderung der Knochenresorptionsrate unter verschiedenen Therapieformen fehlen.

Störungen und Besonderheiten
Verstärkte Schwankungen bei Spontanurinproben, der Telopeptidmesswert sollte deswegen auf die Kreatininkonzentration bezogen werden.

12

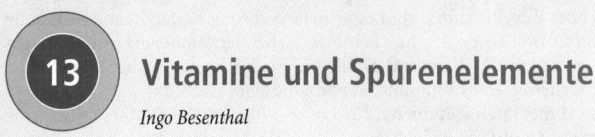

13 Vitamine und Spurenelemente

Ingo Besenthal

13.1 Vitamine

Vitamin D ▶ 12.6.

Vitamine oder ihre Vorstufen sind essenzielle Nahrungsbestandteile. Ausnahme ist Vitamin D (▶ 12.6.1), das nur bei unzureichender Sonnenexposition aufgenommen werden muss. Vitamin D erfüllt aber auch in anderer Hinsicht nicht die Definitionskriterien eines Vitamins, sondern die eines Hormons.

Neben der alimentären Zufuhr hat für einige Vitamine die Synthese durch die physiologische Darmflora Bedeutung.

Die Vollbilder des Vitaminmangels (z. B. Rachitis, Skorbut, Beriberi, Pellagra) kommen in Mitteleuropa praktisch nicht mehr vor. Häufigste Ursache von **Hypovitaminosen** sind hier Malassimilationssyndrome sowie schwere Lebererkrankungen, oft kombiniert mit einseitiger Ernährung (Alkoholiker).

Hypervitaminosen mit Krankheitswert werden lediglich bei Vitamin A und D beobachtet.

Üblicherweise werden die Vitamine nach ihrer Löslichkeit eingeteilt.

Wasserlösliche Vitamine: Thiamin (Vitamin B_1), Riboflavin (Vitamin B_2), Pyridoxin (Vitamin B_6), Cobalamin (Vitamin B_{12}), Ascorbinsäure (Vitamin C), Biotin (Vitamin H), Folsäure (Vitamin M), Nicotinamid, Pantothensäure.

Fettlösliche Vitamine: Retinol (Vitamin A), Calciferol (Vitamin D), Tocopherol (Vitamin E), Phyllochinon (Vitamin K).

Gesicherte diagnostische Relevanz hat hauptsächlich die Bestimmung von Folsäure, Vitamin B_{12} und Vitamin D. Bei den übrigen Vitaminen sind Spiegelbestimmungen von fragwürdigem Nutzen, da die Beurteilbarkeit der gemessenen Konzentrationen wegen schlecht definierbarer Referenzbereiche stark eingeschränkt ist.

 Vitamin-K-Bestimmung: Keine Indikation im Rahmen einer rationellen Diagnostik. Ein klinisch relevanter Vitamin-K-Mangel oder orale Antikoagulanzientherapie kann am Quick-Wert beurteilt werden (▶ 24.7.1).

13.1.1 Vitamin A (Retinol, Axerophthol) $$$

Vitamin A und sein Provitamin Carotin werden im Duodenum und oberen Jejunum resorbiert. Als fettlösliches Vitamin ist die Resorption abhängig von der Mizellenbildung durch Gallensäuren. Biologisch aktive Metaboliten sind Retinol, Retinal und Retinsäure. Die Speicherung erfolgt in der Leber. Im Blut erfolgt der Transport als Komplex mit Retinol bindenden Protein (RBP) und Präalbumin. Die RBP-Konzentration im Serum korreliert mit dem Vitamin-A-Spiegel. Funktionell spielt Vitamin A eine spezifische Rolle in der Funktion der retinalen Stäbchenzellen beim Dämmerungs- und Nachtsehen (Opsin, Rhodopsin). Ferner ist es ein Schutzstoff für das gesamte Ektoderm und ist für die Regulation des Knochenwachstums von Bedeutung.

Indikationen
- Malabsorptionssyndrome.
- Nachtblindheit: Gestörtes Dämmerungssehen, erhöhte Blendempfindlichkeit.
- Parenterale Substitutionstherapie (V.a. Überdosierung).

Untersuchungsmaterial
Serum, EDTA-Plasma, lichtgeschützt. Blutabnahme nach 12-stündiger Nahrungs-karenz.

Bestimmungsmethode
Chromatografie (HPLC).

Tab. 13.1 Referenzbereich Vitamin A	
Befund	Extremgrenzen
Vitamin-A-Mangel	< 100 µg/l (WHO-Empfehlung)
Überdosierung	> 1000 (–2000) µg/l
Umrechnung: µg/l × 0,0035 µmol/l	

Bewertung
Die Vitamin-A-Bestimmung dient der Feststellung eines Vitamin-A-Mangels. Für die Malabsorptionsdiagnostik sind sowohl die Vitamin-A- wie auch Carotin-Bestimmung weniger sensitiv als andere Untersuchungen. Da die Retinolspiegel im Blut erst absinken, wenn die Leberspeicher fast entleert sind, erlaubt der Se-rumspiegel keinen Rückschluss auf die Vitamin-A-Reserve. Das ist neben metho-dischen Unterschieden, **ein** Grund für die unterschiedlichen Referenzbereichsan-gaben. Nur die Extremgrenzen sind in etwa konsensfähig.

- **Erniedrigte Konzentration:**
  - Malabsorptionssyndrome: Sprue, Zöliakie, Kurzdarm-Syndrom, Enteritis Crohn, Lambliasis.
  - Maldigestionssyndrome: Chronisch cholestatische Leber- und Gallen-wegserkrankungen (Gallensäuremangel), exokrine Pankreasinsuffizienz, Lipasemangel.
  - Verminderte Vitamin-A-Speicherung/Transport/Verlust: Leberzirrhose, Frühgeborene, RBP-(und Präalbumin)-Mangel, nephrotisches Syndrom.
- **Erhöhte Konzentration:** Übermäßige Zufuhr durch Selbstmedikation, Vita-min-A-Therapie (Akne, Psoriasis).

Störungen und Besonderheiten
Keine hämolytischen Proben verwenden. Erniedrigte Werte bei starker Lichtein-wirkung.

Merke
- Versand in Trockeneis, lichtgeschützt.
- Ein isolierter Vitamin-A-Mangel ist selten. Weitere Parameter zur Mal-absorption bzw. zur Lebersyntheseleistung beachten!

13.1.2 Vitamin B$_1$ (Thiamin, Aneurin) $$$

Lebensmittel wie Fleisch, Innereien, Getreide, Hülsenfrüchte und Kartoffeln sind besonders reich an Thiamin. Thiaminpyrophosphat (TPP) dient als Koenzym bei der oxidativen Dekarboxylierung von Ketosäuren und trägt damit wesentlich zur Energiegewinnung im Organismus bei. Daneben hat Thiamin bei der Erregung von Nervenzellen Bedeutung. Mangelerscheinungen äußern sich überwiegend durch neurologische Störungen (Schlafstörungen, Neuritis, Areflexie, Paresen).

Indikationen
Neurologische Störungen, V.a. Wernicke-Enzephalopathie, Korsakow-Sy. (Alkoholabusus), Landry-Paralyse.

Untersuchungsmaterial
EDTA-Vollblut.

Bestimmungsmethode
Chromatografie (HPLC).

Tab. 13.2 Referenzbereich Thiamin (Vitamin B₁)

Substrat	Referenzbereich
Thiamin im Vollblut	Untergrenze 15–45 µg/l
	Obergrenze 50–90 µg/l
Umrechnung: µg/l × 3,75 = nmol/l	

Bewertung
Die Referenzangaben schwanken in weiten Grenzen (▶ Tab. 13.2). Zur Beurteilung der Thiaminversorgung wird auch die Aktivierbarkeit der erythrozytären Transketolase empfohlen. Allerdings hat die Untersuchung keine weite Verbreitung gefunden.
- **Erniedrigte Konzentration:**
  - Alimentär: Einseitige Ernährung (Alkoholiker). Kaffee, Tee und einige Fischarten (roh) enthalten Thiaminasen (Abbau vor Resorption).
  - Malabsorption: Sprue, Zöliakie, Kurzdarm-Syndrom, chronisch entzündliche Darmerkrankungen.
  - Maldigestion: Exokrine Pankreasinsuffizienz, cholestatische Gallenwegs- und Lebererkrankungen.
  - Erhöhter Bedarf: Schwangerschaft, Laktation, schwere Muskelarbeit.
- **Erhöhte Konzentration:** Leukämien, M. Hodgkin, Polycythaemia vera.

> **Merke**
> - Probenversand auf Trockeneis (ausnahmsweise Vollblut einfrieren).
> - Bei kohlenhydratreicher Kost oder parenteraler Ernährung steigt der Thiaminbedarf. Bei Pat., bei denen ein alimentärer Mangel wahrscheinlich ist (z. B. Alkoholiker), frühzeitig Substitutionstherapie einleiten (z. B. mit Betabion®).

13.1.3 Cobalamin (Vitamin B₁₂, Corrinoide) $$$

Der Vitamin-B₁₂-Bedarf wird durch tierische Nahrungsmittel gedeckt. Die Resorption im terminalen Ileum ist abhängig von einem in den Parietalzellen der

Magenschleimhaut gebildeten Intrinsic-Faktor (IF). Das Transportprotein im Blut ist Transcobalamin. Vitamin B_{12} wird in der Leber gespeichert. Wegen des geringen Verbrauchs decken die Speicher normalerweise den Bedarf für mehrere Jahre. Die bioaktiven Formen von Vitamin B_{12} (Methylcobalamin und Adenosyl-cobalamin) katalysieren als Koenzyme Reaktionen im Protein- und Nukleinsäure-Stoffwechsel. Darüber hinaus ist Vitamin B_{12} auch am Aufbau der Rückenmarks-neurone beteiligt. Typische Krankheitsbilder eines Vitamin-B_{12}-Mangels sind die megaloblastäre Anämie sowie die funikuläre Myelose. Der Stoffwechsel von Vitamin B_{12} ist eng mit dem Folsäurestoffwechsel verbunden (▶ 13.1.5). Vitamin B_{12} steuert die Aufnahme von Folsäure in die Erythrozyten.

Indikationen
Megaloblastäre Anämie, funikuläre Myelose, Malabsorptionssyndrome (z. B. Enteritis Crohn, Sprue).

Untersuchungsmaterial
Serum, EDTA-Plasma (lichtgeschützt).

Bestimmungsmethode
Kompetitiver Immunoassay.

13

Tab. 13.3 Referenzbereiche Vitamin B_{12}	
Vitamin-B_{12}-Mangel	< 150 pg/ml
Nicht beurteilbar	150–250 pg/ml
Ausreichender Vitamin-B_{12}-Bestand	> 250 pg/ml
Der Referenzbereich ist methodenabhängig.	

Weiterführende Untersuchungen
Holo-Transcobalamin (HoloTC): Von den verschiedenen Bindungsformen des Cobalamins im Blut ist nur das an Transcobalamin gebundene Cobalamin als HoloTC über spezifische zelluläre Rezeptoren biologisch aktiv. Daher wird diskutiert, ob **HoloTC** zur Erkennung des Frühstadium eines Vit.-B_{12}-Mangels geeignet ist, wenn Gesamt-Vit.-B_{12} noch normal sein kann. Bei aufgefüllten Vit.-B_{12}-Speichern stehen andererseits die Bindungsformen im Austausch u. sichern eine langfristige Versorgung.

Bewertung
Erniedrigte Konzentration:
- Alimentär: Streng vegetarische Ernährung.
- Intrinsic-Faktor-Mangel: Chronisch atrophische Gastritis (Autoimmungastritis, Intrinsic-Faktor-Mangel, Auto-AK gegen Intrinsic-Faktor und/oder Parietalzellen), Magen(teil)resektion.
- Erkrankungen des terminalen Ileums (Malabsorption): Chronisch entzündliche Darmerkrankungen (Enteritis Crohn, Backwash-Ileitis bei Colitis ulcerosa), Resektion des terminalen Ileums, Lymphombefall, Sprue, Zöliakie (evtl. auch Eisenmangel, ▶ 23.5.3).

- Erhöhter Verbrauch oder Verlust: Bakterielle Fehlbesiedlung des Dünndarms, Fischbandwurm-Befall, schwere chronische Leber- oder Nierenerkrankungen.
- Medikamentöse Therapie z. B. mit Metformin, Omeprazol.

Erhöhte Konzentration (> 1000 pg/ml):
- Iatrogen: Vitamin-B_{12}-Gabe.
- Hepatisch: Lebermetastasen, akute und chronische Hepatitis.
- Hämatologisch: Leukämien, Myelosklerose, Polycythaemia vera.

Störungen und Besonderheiten
- Kein Na-F-Plasma verwenden.
- Falsch niedrige Werte bei starker Lichteinwirkung.

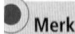
Merke
- Probenmaterial lichtgeschützt (Alu-Folie) transportieren! Bei Fernversand in Trockeneis.
- Vitamin-B_{12}-Bestimmung zur Dokumentation eines Mangels immer **vor** Schilling-Test; danach (wie auch nach probatorischer B_{12}-Gabe) ist der Vitamin-B_{12}-Spiegel für Monate diagnostisch nicht mehr verwertbar.
- Wegen der Interaktion zwischen Folsäure und Vitamin B_{12} immer beide Vitamine gemeinsam bestimmen.
- Bei Anämie durch Folsäure- oder Vitamin-B_{12}-Mangel an Überlagerung durch gleichzeitigen Eisenmangel denken.
- Bei Vitamin-B_{12}-Mangel Untersuchung auf Intrinsic-Faktor-Auto-AK im Serum.

13.1.4 Vitamin-B_{12}-Resorptionstest (Schilling-Test) $\$\$\$$

Durch geeignete Variation des Schilling-Tests können drei Ursachen einer mangelhaften intestinalen Aufnahme von Vitamin B_{12} unterschieden werden: Intrinsic-Faktor-Mangel, Schädigung des distalen Ileums und Vitamin-B_{12}-Abbau durch bakterielle Überwucherung.

Bei Malabsorptionssyndromen ist der Schilling-Test, zusammen mit anderen Untersuchungen, auch zur Lokalisierung der Resorptionsstörung einsetzbar.

Tab. 13.4 Tests zur Lokalisation bei Malabsorptionssyndromen

Untersuchung	Lokalisation, Ursache
Schilling-Test	Distales Ileum
D-Xylose-Test (▶ 10.2.3)	Jejunum
Stuhlfettausscheidung (▶ 15.2.2)	Ileum und Jejunum
Laktose-Toleranztest (▶ 10.2.2)	Laktasemangel (Jejunum)

Testprinzip
Radioaktiv markiertes Vitamin B_{12} wird oral verabreicht. Der resorbierte Anteil wird im Körper gebunden. Durch eine i.m. Injektion von 1 mg nicht markiertem

Vitamin B_{12} wird das radioaktive Vitamin B_{12} aus seinem Speicher verdrängt und renal ausgeschieden. Die Ausscheidung der Radioaktivität im 24-h-Urin wird gemessen. Bei Testbeginn und während der ersten 3 h muss der Pat. nüchtern sein. Je nach Testergebnis und klinischer Fragestellung kann der Test in drei Stufen durchgeführt werden:

- Ohne Intrinsic-Faktor-Zugabe.
- Mit Intrinsic-Faktor-Zugabe.
- Nach antibiotischer Therapie: Metronidazol für 5 d bei V.a. bakterielle Überwucherung.

Indikationen
Ursachenklärung bei nachgewiesenem Vitamin-B_{12}-Mangel (Vitamin-B_{12}-Bestimmung immer **vor** Schilling-Test). **Cave:** Kontraindikationen beachten: Z. B. Schwangerschaft.

Tab. 13.5 Referenzbereich Schilling-Test	
Radioaktivität im 24-h-Urin	> 10 % der verabreichten Radioaktivität

Bewertung
Eine Urinausscheidung von < 5 % der verabreichten Radioaktivität spricht für eine Resorptionsstörung. Eine Ausscheidung zwischen 5 und 10 % ist nicht interpretierbar → Test frühestens nach 4 d wiederholen, Störungen ausschließen.

- Ausscheidung ohne Intrinsic-Faktor-Zugabe > 10 %: Kein Anhalt für Resorptionsstörung.
- Ausscheidung ohne Intrinsic-Faktor < 5 %: Testwiederholung (frühestens nach 4 d) **mit** Intrinsic-Faktor-Zugabe.
- Ausscheidung mit Intrinsic-Faktor-Zugabe > 8 %: Intrinsic-Faktor-Mangel.
- Ausscheidung mit Intrinsic-Faktor-Zugabe < 5 %: Resorptionsstörung durch Darmschädigung oder bakterielle Überwucherung (klinische Befunde, Anamnese!). Evtl. Testwiederholung nach antibiotischer Therapie.

Störungen und Besonderheiten
Falsche Urinsammlung führt zu falschen Ergebnissen.
- Falsch niedrige Ausscheidung: Nahrungsaufnahme vor oder während der ersten 3 h nach Testbeginn; Niereninsuffizienz.
- Nuklearmedizinische Untersuchungen innerhalb 3 d vor dem Schilling-Test können stören → Labor **vor** dem Test über das verwendete Nuklid informieren.

Auf ausreichende Flüssigkeitszufuhr während der Sammelperiode achten (1,5–2 l/d).

13.1.5 Folsäure (Pteroylglutaminsäure, Vitamin M) $$

Folsäure ist als Folat in pflanzlichen und tierischen Geweben weit verbreitet und wird auch von Bakterien (Darmflora!) synthetisiert. Die Resorption erfolgt im Duodenum und Jejunum. Folsäure ist der Grundstoff für das Koenzym Tetrahydrofolsäure (THF) und katalysiert, wie Vitamin B_{12}, Reaktionen im Protein- und Nukleinsäurestoffwechsel. Die Folsäureaufnahme in die Erythrozyten wird durch

Vitamin B_{12} gesteuert. Häufige Ursache für Folsäuremangelerscheinungen ist, neben Malabsorption, eine Langzeittherapie mit Antiepileptika oder Folsäureantagonisten (Zytostatika, Antibiotika).

Indikationen
- Megaloblastäre Anämie.
- Langzeittherapie mit Antiepileptika oder Folsäureantagonisten.
- V.a. Folsäuremangel: Mehrlingsschwangerschaften, Langzeithämodialyse, unterernährte Alkoholiker, gesteigerte Erythropoese, Hämoblastosen, Psoriasis, Dermatitis, Stomatitis, Glossitis.
- Intraerythrozytäre Folsäuremessung: Diagnosesicherung bei schwankenden Serumspiegeln, Beurteilung des Schweregrads eines Folsäuremangels.

Untersuchungsmaterial
- Folsäure im Serum/Plasma: Serum, EDTA-Plasma. Nüchternabnahme, 12 h Nahrungskarenz.
- Folsäure in Erythrozyten: EDTA-, Heparin-Vollblut.

Bestimmungsmethode
Kompetitiver Immunoassay.

Tab. 13.6 Referenzbereiche Folsäure

Folsäure im Serum/Plasma	Mangel < 2 µg/l, nicht beurteilbar 2–4 µg/l, ausreichend > 4 µg/l
Folsäure intraerythrozytär	120–800 µg/l

Bewertung
Normalerweise ist Folsäure überwiegend in den Erythrozyten lokalisiert, etwa 5 % finden sich im Serum. Die Aufnahme von Folsäure aus dem Plasma in die Erythrozyten ist Vitamin-B_{12}-abhängig. Die Erythrozyten-Folsäure erlaubt die Beurteilung des Schweregrads eines Folsäuremangels und ist unabhängig von kurzfristigen Nahrungseinflüssen.

Tab. 13.7 Befundkonstellationen

	Folsäuremangel		Vitamin-B_{12}-Mangel
	Latent	Manifest	
Folsäure im Serum/Plasma	↓	↓	n
Folsäure intraerythrozytär	n	↓	↓

Ursachen erniedrigter Werte:
- **Vermindertes Angebot:** Einseitige Ernährung (z. B. Alkoholiker, Drogenabhängige); Synthesestörung (Darmflora) durch Langzeittherapie mit Folsäure-Antagonisten (Sulfasalazin, Sulfonamide, Trimethoprim, Tetroxoprim).
- **Gestörte Resorption:** Chronisch entzündliche Darmerkrankungen, Dünndarmresektion, Sprue, Zöliakie, Antiepileptika, Östrogene (Kontrazeptiva), Salazasulfapyridin.

- **Vermehrter Bedarf oder Verlust:** Schwangerschaft, Wachstumsperiode, chronische hämolytische Anämie, chronische Blutungsanämie, Tumoren, Leukämien, Psoriasis, exfoliative Dermatitis.

Störungen und Besonderheiten

- **Gestörte Folsäurewirkung (ohne eigentlichen Mangel):** Folsäureantagonisten (z. B. Methotrexat, Pentamidin, Triamteren, Pyrimethamin, Daraprim) hemmen die Synthese der biologisch aktiven THF aus inaktiven Vorstufen. Sie führen zu einem verminderten intrazellulären THF-Pool und können eine megaloblastäre Anämie verursachen. Über die Folsäurekonzentrationen unter solchen Bedingungen ist wenig bekannt. Die mit Immunoassays gemessenen Folsäurekonzentrationen können im Referenzbereich liegen, da meist auch inaktive Folsäureformen erfasst werden.
- **Falsch hohe Werte:**
  - Nahrungsaufnahme < 12 h vor Blutentnahme verursacht nicht beurteilbare Ergebnisse (Folsäuregehalt der Nahrung). Die Erythrozyten-Folsäure ist von Nahrungseinflüssen weitgehend unabhängig.
  - Methotrexat: Konkurriert mit Bindungsprotein in Immunoassays.

13

Merke

- Probenmaterial lichtgeschützt (Alu-Folie) transportieren! Zum Postversand Probe in Trockeneis.
- Methotrexattherapie mind. 8 d vor Folsäurebestimmung absetzen.
- Wegen der Interaktion zwischen Folsäure und Vitamin B_{12} immer beide Vitamine gemeinsam bestimmen.
- Bei Anämie durch Folsäure- oder Vitamin-B_{12}-Mangel an Überlagerung durch gleichzeitigen Eisenmangel denken.

13.2 Spurenelemente

Zu den essenziellen Spurenelementen rechnet man Chrom, Eisen, Jod, Kobalt, Kupfer, Mangan, Molybdän, Nickel, Selen, Zink. Trotz seines größeren Vorkommens im Körper wird meist auch Magnesium zu den Spurenelementen gezählt. Die physiologische Bedeutung der essenziellen Spurenelemente liegt in ihrer Funktion als Bausteine von Metalloenzymen und Metalloproteinen. Außerdem aktivieren sie als Kofaktoren Enzyme.

13.2.1 Diagnosestrategie

Die Bestimmung von Spurenelementen hat klinische Bedeutung bei Mangelsituationen (verminderte Absorption, vermehrter Verlust), teilweise auch bei verstärkter Zufuhr (Intoxikation). Mangelsituationen lassen sich am besten durch Messung von Spurenelementen im Gewebe erkennen, aus praktischen Gründen wird die Bestimmung üblicherweise im Blut, Serum und Urin durchgeführt (schlechte Korrelation).

13.2.2 Magnesium $

Höchste Serumkonzentration aller Spurenelemente. Die Resorption erfolgt im Dünndarm, die Ausscheidung und Regulation der Homöostase hauptsächlich renal. Magnesium wird glomerulär filtriert und vorwiegend im aufsteigenden Teil der Henle-Schleife rückresorbiert. Magnesium verteilt sich zu 2 % auf den Extrazellularraum, zu 98 % auf den Intrazellularraum (Parallelität zu Kalium). 60 % des Magnesiums kommen im Knochen, 35 % in der Skelettmuskulatur, nur 1 % im Plasma vor. Das im Plasma vorkommende Magnesium liegt zu 65–84 % ionisiert, der Rest hauptsächlich albumingebunden sowie zum kleineren Teil komplexgebunden vor. Funktionell aktiviert Magnesium zahlreiche Enzyme (v.a. Na-K-AT-Pase, darüber hinaus z. B. Aminopeptidasen, Dipeptidasen, Phosphatasen, Glukokinase). In der Muskelzelle wirkt Magnesium als Antagonist des Kalziums.

Bei Hypomagnesiämie nimmt die Permeabilität der Zellmembranen für Natrium-, Kalium- und Kalziumionen zu und es kommt zu einem intrazellulären Kalziumanstieg. Eine Hypomagnesiämie kann Ursache einer Hypokalziämie sein (ferner häufig assoziiert mit einer Hypokaliämie). Da die klinischen Symptome einer Hypokalziämie und Hypomagnesiämie ähnlich sind, ist parallele Bestimmung beider Parameter sinnvoll. Hypomagnesiämie führt häufig zu Hypertonie, Hypermagnesiämie zu Hypotonie.

Indikationen
- Herzrhythmusstörungen.
- Neuromuskuläre Übererregbarkeit: Tremor, gesteigerte Sehnenreflexe, Muskelzuckungen, Tetanie, Krämpfe.
- Diuretikatherapie, parenterale Ernährung, Niereninsuffizienz, Hypokalziämie. Malabsorptionssyndrome.

Untersuchungsmaterial
Serum, Plasma, 24-h-Urin.

Bestimmungsmethode
- Atomabsorptionsspektrometrie.
- Fotometrisch mithilfe der Komplexbildner Xylidylblau oder Calmagit.

Tab. 13.8 Referenzbereiche Magnesium	
Erwachsene	0,7–1,0 mmol/l
Kinder 6–14 J.	0,6–1,0 mmol/l
Neugeborene	0,4–1,0 mmol/l
Erwachsene (Urin)	3–5 mmol/d

Bewertung
- **Erniedrigte Werte:**
  - **Verminderte Resorption:** Alimentär (verminderte Zufuhr, Fasten, Alkoholismus, parenterale Ernährung), Colitis ulcerosa, Enteritis Crohn, Zöliakie, exokrine Pankreasinsuffizienz, Laxanzienabusus, Z.n. Dünndarmteilresektion, hereditärer Magnesiumabsorptionsdefekt.

  – **Vermehrter renaler Verlust:** Diuretikatherapie (Schleifendiuretika, Thiazide), Tubulusschädigung durch Therapie mit Aminoglykosiden, Cisplatin, Ciclosporin A, nephrotisches Syndrom, primärer und sekundärer Hyperparathyreoidismus, Hyperaldosteronismus, angeborene tubuläre Rückresorptionsstörung, osmotische Diurese (Diabetes mellitus).
- **Erhöhte Werte:** Akutes und chronisches Nierenversagen.

Störungen und Besonderheiten
- **Falsch hohe Werte:** Hämolyse.
- **Aussagewert von Magnesium im Serum:** Beschränkt, da schlechte Korrelation mit intrazellulärem Magnesium. Mögliche Verbesserung: Messung in Blutzellen (auch schlechte Korrelation mit Muskelzellen). Hilfreich ist ergänzende Bestimmung im Urin.

13.2.3 Kupfer $$

Kupfer wird im Dünndarm resorbiert. Es gelangt an Albumin gebunden zur Leber und wird dort an Metallothionein gebunden. Der größte Teil des Kupfers verlässt die Leber als Coeruloplasmin (▶ 6.3.3). Die Kupferausscheidung erfolgt überwiegend biliär, zu 1–3 % erfolgt sie renal. Im Plasma liegen 90–95 % in Form von Coeruloplasmin vor. Der Rest ist an Albumin und Aminosäuren gebunden.

Kupfermangel führt durch Aktivitätsminderungen der Metalloenzyme zu einer Reihe hierdurch bedingter Störungen (z. B. Neutropenie, hypochrome Anämie, Knochen- und Bindegewebsveränderungen, neurologische Störungen). Eigenständige primäre Erkrankungen des Kupferstoffwechsels:

Wilson-Krankheit: Kupferspeicherkrankheit durch verminderten Einbau von Kupfer in Apocoeruloplasmin und Anreicherung von Kupfer zunächst in Leber, später in Gehirn und Niere. Die verminderte Bildung von Coeruloplasmin führt zur verminderten biliären Kupferausscheidung, sowie einer Erniedrigung der Serumkonzentrationen von Coeruloplasmin und Kupfer. Kompensatorische Erhöhung der renalen Ausscheidung von albumin- und aminosäuregebundenem Kupfer. Diagnostik ▶ 6.3.3.

Menkes-Syndrom: Genetisch bedingte Kupfertransportstörung, die sich klinisch als Kupfermangelkrankheit äußert. Diagnostik ▶ 6.3.3.

Indikationen
- V.a. Wilson-Krankheit, Menkes-Syndrom.
- Längere parenterale Ernährung.

Untersuchungsmaterial
Serum, 24-h-Urin.

Bestimmungsmethode
- Atomabsorptionsspektrometrie.
- Fotometrisch mit Bathocuproindisulfonat als Komplexbildner.

13

Tab. 13.9 Referenzbereiche Kupfer	
Erwachsene, Serum	80–120 µg/dl
Neugeborene, Serum	9–46 µg/dl
Erwachsene, Urin	10–50 µg/d

Bewertung
- **Erhöhte Werte:**
  - **Urin:** Wilson-Krankheit.
  - **Serum:** Akute Entzündungen (durch Erhöhung von Coeruloplasmin als Akute-Phase-Protein). Lebererkrankungen, akute Leukämie, aplastische Anämie, Bronchial-, Mamma-, Prostata- und Leberzellkarzinom, Thyreotoxikose, Schwangerschaft im letzten Drittel (2- bis 3-fach), Östrogentherapie, orale Kontrazeptiva.
- **Erniedrigte Werte (Serum):** Wilson-Krankheit, Menkes-Syndrom. Nutritiver Kupfermangel bei Neugeborenen und Säuglingen, nephrotisches Syndrom.

Störungen und Besonderheiten
- **Falsch hohe Werte:** Kontamination der Probengefäße und Reagenzien.
- **Falsch niedrige Werte:** Übermäßiges Eisen- oder Zinkangebot (konkurrierende Absorption).

13.2.4 Zink $$

Zink wird im oberen Dünndarm resorbiert. Zink zeigt im Plasma eine hohe Plasmaproteinbindung (α_2-Makroglobulin, Albumin, Transferrin, Aminosäuren). Die Konzentration freier Zinkionen sowie der intrazelluläre Gehalt sind gering. Die Zinkausscheidung erfolgt überwiegend biliär, zu einem geringen Anteil renal. Zink wirkt als Aktivator für diverse Enzyme, ist Bestandteil von Metalloenzymen und Metallothionein sowie Kofaktor des Hormons Thymulin (T-Zelldifferenzierung). Daneben ist es an den zellulären Schutzfunktionen vor reaktiven Sauerstoffspezies beteiligt. Zinkmangel bedingt eine Reihe unterschiedlicher Störungen (Haarausfall, Parakeratose, Akrodermatitis, Wundheilungsstörungen, Hypogonadismus etc.). Besonders ausgeprägt können immunologische Veränderungen sein, die bis zur lebensbedrohlichen Immundefizienz führen können.

Indikationen
- Fragliche Unterversorgung des Körpers mit Zink oder allgemein mit Spurenelementen.
- Akrodermatitis enteropathica.
- Wundheilungsstörungen.
- Lange dauernde parenterale Ernährung.
- Kontrolle bei Erkrankungen, bei denen sekundärer Zinkmangel zu erwarten ist: Enteritis Crohn, Colitis ulcerosa, Leberzirrhose, nephrotisches Syndrom, Penicillamintherapie.

Untersuchungsmaterial
Serum, Plasma, 24-h-Urin.

Bestimmungsmethode
Atomabsorptionsspektrometrie.

Tab. 13.10 Referenzbereiche Zink

Erwachsene, Serum	60–120 µg/dl
Kinder, Serum	75–100 µg/dl
Erwachsene, Urin	250–850 µg/l

Bewertung
Beurteilung immer im Zusammenhang mit Gesamtprotein im Serum. **Cave:** Hohe Serumproteinbindung von Zink!
- **Erhöhte Werte:** Iatrogen, Selbstmedikation.
- **Erniedrigte Werte:**
  - Alimentär: Parenterale Ernährung, Alkoholabusus.
  - Verminderte Resorption: Akrodermatitis enteropathica (hereditäre Malabsorption von Zink), Enteritis Crohn, Colitis ulcerosa, Zöliakie (Sprue), bei Fruktose-Malabsorption.
  - Vermehrte Zinkausscheidung: Nephrotisches Syndrom. Vermehrte Ausscheidung und verminderte Resorption: Diabetes mellitus.
  - Veränderte Zinkverteilung: Myokardinfarkt, Operationen, Stress, Infektionen, Leberzirrhose, Leberzellkarzinom.
  - Gestörte Speicherung: Sichelzellanämie.

Störungen und Besonderheiten
- **Falsch hohe Werte:** Hämolyse, Kontamination der Probengefäße, Therapie mit zinkhaltigem Heparin.
- **Serum/Gewebe:** Die Zinkkonzentration im Serum gibt die Verhältnisse im Gewebe nur sehr eingeschränkt an (wie bei anderen Spurenelementen, ▶ 13.2.2).

13.2.5 Selen $$

Selen wird mit der Nahrung in Form von Selenat und Selenit sowie von Organoselenverbindungen, wie Selenocystein und Selenomethionin, aufgenommen. Renale Ausscheidung. Im Plasma ist Selen zu zwei Drittel an das Selenoprotein P gebunden. Selen liegt als Selenocystein vor und ist Bestandteil des Enzyms Glutathionperoxidase. Hieraus erklärt sich die Funktion als Antioxidans und als Radikalenfänger. 5'-Jodthyronin-Dejodase ist als weiteres selenhaltiges Enzym bekannt. Es bewirkt die Dejodierung von Thyroxin. Die Folgen eines Selenmangels werden vor allem auf eine verminderte Aktivität der selenabhängigen Glutathionperoxidase und damit vermehrte Zellschädigung durch Sauerstoffradikale zurückgeführt. Vitamin-E-Mangel verstärkt die Mangelerscheinungen.

Indikationen
- Lange dauernde parenterale Ernährung.
- Muskeldystrophie, Kardiomyopathie.
- V.a. Selenintoxikation. Akut: Reizung der Augen und Atemwege. Chronisch: Anhaltender Knoblauchgeruch, gastrointestinale Beschwerden u.a.

Untersuchungsmaterial
Serum, Urin.

Bestimmungsmethode
Atomabsorptionsspektrometrie.

Tab. 13.11 Referenzbereiche Selen		
Alter	Serum	Urin
Erwachsene	7–14 µg/dl	5–30 µg/d
Säuglinge < 1. Mon.	2–8 µg/dl	–
Säuglinge 1.–4. Mon.	1–5 µg/dl	–
Säuglinge 5.–12. Mon.	2–8 µg/dl	–
Kinder > 1 J.	7–14 µg/dl	–

Bewertung
- **Erniedrigte Werte:**
  - Alimentärer Mangel, parenterale Ernährung.
  - Muskeldystrophien, kongestive Kardiomyopathie, Leberzirrhose, Leberzellkarzinom, Sichelzellanämie, chronische Niereninsuffizienz (eher Folge als Ursache der Erkrankungen).
  - Keshan-Krankheit: Myofibrilläre Dystrophie der Skelett- und Herzmuskulatur, vermehrte Hämolyserate und Methämoglobinbildung (Vorkommen nur in extrem selenarmen Gebieten Chinas). Auch verminderte Glutathionperoxidase-Aktivität.
- **Erhöhte Werte:**
  - Berufsbedingte Intoxikationen: Glas-, Porzellan-, Elektroindustrie.
  - Unkontrollierte Selbstmedikation, nutritive Überversorgung.

13.2.6 Chrom $$

Chrom wird im oberen Dünndarm resorbiert. Die Resorptionsrate ist gering. Die Chromausscheidung erfolgt über die Niere. Chrom ist hauptsächlich an Transferrin gebunden. Es steht im Zusammenhang mit dem Glukosestoffwechsel. Chrommangel führt zu einer gestörten Glukosetoleranz und verursacht eine Insulinresistenz. Nach Chromsubstitution ist dieser Zustand reversibel (geringe klinische Bedeutung wegen der Seltenheit des Chrommangels).

Indikationen
- Parenterale Ernährung.
- V.a. Chrommangel.
- V.a. Chromintoxikation (berufsbedingter Umgang mit chromhaltigem Staub und Dämpfen in Stahl-, Farbstoff-, Glas- und Gummiindustrie).

Untersuchungsmaterial
Serum, Urin.

Bestimmungsmethode

Atomabsorptionsspektrometrie.

Tab. 13.12 Referenzbereiche Chrom	
Serum	< 0,5 µg/l
Urin	5–20 µg/l

Bewertung

- **Erhöhte Werte:** Terminale Niereninsuff., ambulante Peritonealdialyse, insulinpflichtiger Diabetes, Chromintoxikation.
- **Erniedrigte Werte:** Parenterale Ernährung, Infektionen, Stress, Schwangerschaft.

13.2.7 Mangan $$

Mangan wird im Dünndarm resorbiert. Die Ausscheidung erfolgt biliär. Im Plasma ist Mangan an Transferrin gebunden. Intrazellulär kommt es in Leber, Knochen, Pankreas, Niere und im Blut vorwiegend in mononukleären Zellen vor. Es ist Kofaktor einer Reihe von manganabhängigen Enzymen und Bestandteil des Metalloenzyms Superoxiddismutase. Trotz der Verbreitung von Mangan in Metalloenzymen und als Enzym-Kofaktor gibt es wenige Mangelerscheinungen.

Indikationen

- V.a. Manganintoxikation: Berufsbedingter Umgang mit manganhaltigen Dämpfen und Mangandioxidstaub in Stahl- und Farbstoffindustrie.
- Lange dauernde parenterale Ernährung.

Untersuchungsmaterial

Vollblut, Serum, Urin.

Bestimmungsmethode

Atomabsorptionsspektrometrie, ICP-Technik.

Tab. 13.13 Referenzbereiche Mangan	
Vollblut	7,0–10,5 µg/l
Serum	0,4–1,2 µg/l
Urin	0,2–1,0 µg/l

Bewertung

- **Erniedrigte Werte:** Längere parenterale Ernährung, zum Teil bei Epilepsie und postmenopausaler Osteoporose.
- **Erhöhte Werte:**
  - Manganintoxikation, teilweise bei akuter und chronisch aggressiver Hepatitis, schwerer ischämischer Herzkrankheit, dialysepflichtiger Niereninsuffizienz (Bedeutung ungeklärt).
  - Eisenresorptionsstörungen (vermehrte Manganresorption).

Störungen und Besonderheiten
Kontamination der Probengefäße und Reagenzien.

13.3 Toxische Metalle

Mit dem Begriff akzidentelle Spurenelemente werden häufig einige Metalle sowie auch Nichtmetalle bezeichnet, die in Spuren im menschlichen Körper vorkommen, aus der Nahrung, aus Wasser, Luft und anderen Quellen der Umwelt stammen und im menschlichen Organismus toxische Wirkungen sehr unterschiedlicher Art ausüben. Oft besteht die Wirkung in einer Inhibition von Enzymen. Typische Vertreter sind Aluminium, Blei, Cadmium, Quecksilber und Thallium. Für die Zurückführung einer Erkrankung auf Intoxikationen mit diesen Metallen ist ihre Bestimmung im Blut und Urin von großer Bedeutung.

Indikationen
- Überwachung von exponierten Personen: Arbeiter in Aluminium, Blei oder Cadmium verarbeitenden Betrieben, Personen, die mit thalliumhaltigen Schädlingsvernichtungsmitten (z. B. Rattengift) umgehen.
- Dialysepatienten mit Aluminiummedikation.
- Pat. mit typischen Zeichen einer akuten oder chronischen Metallvergiftung, insbes. wenn eine Exposition bekannt ist oder vermutet wird.

Untersuchungsmaterial
Vollblut (Aluminium, Blei, Cadmium, Quecksilber, Thallium), Serum, Plasma (Aluminium), Erythrozyten (Blei), Urin (Aluminium, Blei, Cadmium. Quecksilber, Thallium).

Bestimmungsmethode
Atomabsorptionsspektrometrie.

Tab. 13.14 Referenzbereiche für toxische Metalle		
Aluminium	Vollblut	2,0–7,0 µg/l
	Serum	2,1–4,3 µg/l
	Plasma	3,5–4,8 µg/l
	Urin	18,0–21,0 µg/l
Blei	Vollblut	50–270 µg/l
	Urin	3–18 µg/l
	Erythrozyten	120–450 µg/l
Cadmium	Vollblut	0,3–2,7 µg/l
	Urin	0,1–2,6 µg/l

13

Tab. 13.14 Referenzbereiche für toxische Metalle *(Forts.)*		
Quecksilber	Vollblut	< 7,2 µg/l
	Urin	< 26,4 µg/l
Thallium	Vollblut	< 5,0 µg/l
	Urin	0,05–20,0 µg/l

Bewertung

- **Aluminium:**
  - Bei normaler Nierenfunktion auch bei erhöhter Aufnahme üblicherweise keine Anreicherung, nur bei Zufuhr sehr hoher Dosen. Bei eingeschränkter Nierenfunktion Anreicherung in Knochen und Geweben. Serumspiegel korreliert schlecht mit Ausmaß der Ablagerung.
  - Hochtoxische Wirkungen auf das Zentralnervensystem (z. B. Alzheimer-Krankheit, ursächlicher Zusammenhang unklar).
  - Knochenschmerzen in Hüften und Oberschenkeln, progressive Lungenfibrose, Pneumothorax, Herzschädigungen.
- **Blei:**
  - Zu etwa 90 % Ablagerung in Erythrozyten. Schädigung der Erythrozyten, Hemmung der δ-Aminolävulinsäure-Dehydratase mit vermehrter Ausscheidung von δ-Aminolävulinsäure und Koproporphyrinen im Urin.
  - Schädigende Wirkung in der glatten Muskulatur und im motorischen Nervensystem.
  - Bei akuten Bleivergiftungen Koliken, Hämolyse, Leberversagen, Atemstörungen und Lähmungen.
- **Cadmium:**
  - Aufnahme vor allem über Nahrung und Zigarettenrauchen. Ablagerung in Leber, Niere, Lunge, Testis, Ovarien, Muskel.
  - Schädigungen hauptsächlich in der Niere.
  - Hemmt Eisenresorption und kann zu Eisenmangelanämie führen.
- **Quecksilber:**
  - Aufnahme über die Lunge als Dämpfe, Resorption über Schleimhäute und Gastrointestinaltrakt.
  - Akute Quecksilbervergiftung: Übelkeit, Metallgeschmack, Erbrechen, Nierenschädigung mit Anurie und Urämie.
  - Chronische Quecksilbervergiftung: Durch Saatgutbeizen, Holzbeizen, Quecksilberdämpfe am Arbeitsplatz, lokale Antimykotika, Amalgam (unklar). Schleichende Symptome: Tremor, physische Schwäche, Kopfschmerz, Veränderungen der Haut, Haarausfall.
- **Thallium:** Akute Thalliumvergiftung: Erbrechen, starke Bauchschmerzen, retrosternale Schmerzen, Haarausfall, Muskellähmungen, Tachykardie, kardiogener Schock.

Störungen und Besonderheiten

Bei der Bestimmung der toxischen Metalle muss streng auf Kontaminationsvermeidung geachtet werden. Gefahr der Verunreinigung der verwendeten Gefäße und Messgeräte, insbes. bei Aluminium und Blei.

13

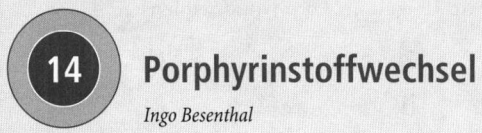

14 Porphyrinstoffwechsel

Ingo Besenthal

14.1 Krankheitsbilder

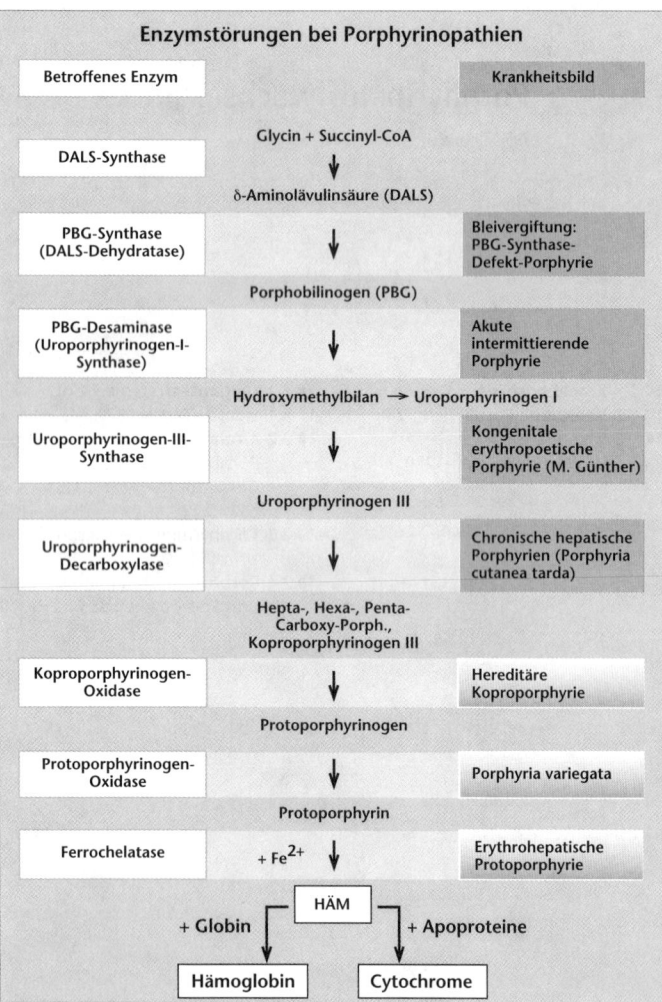

Abb. 14.1 Störungen der Hämsynthese

Die Biosynthese des Häm ist ein komplexer, enzymatisch gesteuerter Stoffwechselablauf (▶ Abb. 14.1). Ausgehend von Succinyl-CoA und Glycin entsteht über δ-Aminolävulinsäure (DALS, ALS, ALA) und Porphobilinogen (PBG) Octacarboxy-Porphyrinogen (= Uroporphyrinogen). Nach Oxidation zu Protoporphyrin und Einbau eines Eisenmoleküls wird es als Häm bezeichnet. Je nach Proteinkomponente stellt Häm die funktionelle Gruppe in Hämoglobin, Myoglobin, Cytochromen, Peroxidasen und anderen Hämoproteiden dar.

14.1.1 Hereditäre Porphyrien

Seltene Krankheiten, die auf genetisch bedingten Enzymdefekten der Häm-Biosynthese beruhen. Nach der vorwiegenden Lokalisation der Störung unterscheidet man hepatische und erythropoetische Porphyrien. Beide Gruppen umfassen mehrere Formen.

Tab. 14.1 Formen der hereditären Porphyrien

Erythropoetische Porphyrien	• Kongenitale erythropoetische Porphyrie (Günther-Krankheit) • Erythropoetische (erythrohepatische) Protoporphyrie (dritthäufigste Porphyrie)
Akute hepatische Porphyrien*	• **Typ 1:** PBG-Synthase(= DALS-Dehydratase)-Defekt • **Typ 2:** Uroporphyrinogen-Synthase-Defekt = akute intermittierende Porphyrie (AIP); zweithäufigste Porphyrie und häufigste **akute** Porphyrie • **Typ 3:** Koproporphyrinogen-Oxidase-Defekt = hereditäre Koproporphyrie • **Typ 4:** Protoporphyrinogen-Oxidase-Defekt = Porphyria variegata
Chronische hepatische Porphyrien	• Chronisch hepatische Porphyrie (Porphyria cutanea tarda, PCT); häufigste Porphyrie

* www.porphyria-europe.org

14

Erythropoetische Porphyrien
Manifestation im Kindesalter. Porphyrinablagerungen in der Haut bewirken eine Fotosensibilität, die bei Lichtexposition zu Hautschäden führt (Fotodermatose). Die kongenitale erythropoetische Porphyrie ist sehr selten, eine ausgeprägte Fotosensibilität obligatorisch, im Krankheitsverlauf entwickelt sich eine hämolytische Anämie. Die erythropoetische Protoporphyrie ist die dritthäufigste Porphyrie, eine Fotosensibilität ist fakultativ und oft nur gering ausgeprägt („Sonnenurtikaria"). Ein Leberschaden durch Ablagerung von Protoporphyrin kennzeichnet die erythrohepatische Form, erkennbar an der Koproporphyrinausscheidung im Urin.

Akute hepatische Porphyrien
In der Latenzphase sind Pat. beschwerdefrei, die Urin-Porphyrinausscheidung ist in weiten Grenzen variabel. Das akute klinische Porphyriesyndrom beruht auf der massiven Induktion der DALS-Synthase durch eine zusätzliche Noxe (zahlreiche Medikamente, Alkohol, Sexualhormone, prämenstruell, Nahrungskarenz und In-

fektionen). Listen über verträgliche und unverträgliche Medikamente s. Lehrbücher der Inneren Medizin und Anhang der Rote Liste.

Chronisch hepatische Porphyrien

Ursache ist eine genetische oder toxische Enzymstörung (evtl. mit genetischer Komponente). Entwicklung über mehrere latente Stadien (A–C) in Mon. bis J. zur klinisch manifesten Porphyria cutanea tarda (D = PCT). Die Entwicklung wird durch Alkohol und Östrogene (Ovulationshemmer) beschleunigt.

> **Bleivergiftung**
> Blei hemmt mehrere Enzyme der Hämsynthese. Die **akute** Bleivergiftung entspricht dem klinischen Bild einer akuten Porphyrie. Bei **chronischer** Bleivergiftung entwickelt sich eine Anämie. Eine genetische Komponente ist möglich. Diagnostische Hinweise sind eine vermehrte DALS-Ausscheidung im Urin und erhöhte Bleispiegel.

14.1.2 Sekundäre Porphyrinopathien

 Klinisch asymptomatisch!

Sekundäre Koproporphyrinurie

Assoziiert mit Leberschäden, Tumoren, Blutbildungsstörungen, Medikamenten, Infektionen, Diab. mell., hereditären Hyperbilirubinämien, Intoxikationen, Schwangerschaft, Nahrungskarenz. Übergang in (symptomatische) chronisch hepatische Porphyrie möglich.

Sekundäre Protoporphyrinämie

Assoziiert mit Schwermetallintoxikationen, Blutbildungsstörungen, Vitamin-B_6-Mangel, Alkoholabusus, INH-Ther.

14.2 Diagnosestrategie

Prinzipiell führen genetische oder toxische Enzymstörungen zu Schwachstellen im Porphyrinstoffwechsel. Es resultiert eine Akkumulation der vor dem Block liegenden Stoffwechselmetaboliten. Die Messung der Porphyrinmetaboliten im Urin spielt klinisch eine wichtige Rolle. Porphyrinbestimmungen im Stuhl und im Blut (Plasma, Erythrozyten) sowie die direkte Messung der Enzymaktivität können von diagnostischer Bedeutung sein, da zwischen akuten hepatischen Porphyrien im Porphyrinmuster fließende Übergänge bestehen. In Frühstadien und Latenzphasen können Basisuntersuchungen weitgehend unauffällig sein, sodass Verlaufsbeobachtungen und/oder weiterführende Untersuchungen notwendig werden. Im Einzelfall kann die Diagnostik schwierig sein. Die Konsultation eines spezialisierten Zentrums ist häufig empfehlenswert.

Basisdiagnostik

Hoesch-Test (▶ 14.2.1): Weniger störanfällige Variante des Watson-Schwartz-Tests.

Porphyrin-Vorstufen im Urin: δ-Aminolävulinsäure (DALS), Porphobilinogen (PBG).

Gesamtporphyrine im Urin:

- Wenn vermehrt: Porphyrindifferenzierung im Urin. Uroporphyrin (Octacarboxy-Porphyrin), Hepta-, Hexa-, Pentacarboxy-Porphyrin, Koproporphyrin (Tetracarboxy-Porphyrin), ggf. Isomere I und III.
- Wenn Latenz-Phase möglich: Verlaufskontrolle, spezielle Untersuchungen → spezialisiertes Zentrum.

Weiterführende Diagnostik (in spezialisierten Zentren)

Enzym-Aktivitäts-Diagnostik: Porphyrine im Stuhl, in Erythrozyten und im Plasma.

14.2.1 Hoesch-Test $

Indikationen

Schnelltest zum Ausschluss/Bestätigung einer akuten intermittierenden Porphyrie (z. B. DD akutes Abdomen) in Notfallsituationen (nachts, Wochenende).

Untersuchungsmaterial

Frischer Spontanurin, lichtgeschützt.

14

Tab. 14.2 Referenzbereich Hoesch-Test	
Nachweisgrenze	5–15 mg/l

Bestimmungsmethode

Farbreaktion mit Dimethylaminobenzaldehyd (Ehrlichs Reagenz).

Bewertung

Qualitativer Schnelltest zur Feststellung einer vermehrte PBG-Ausscheidung im Urin. Bei akuter klinischer Symptomatik:

- **Positive Reaktion:** Dringender V.a. akute hepatische Porphyrie.
- **Negative Reaktion:** Akute hepatische Porphyrie unwahrscheinlich.

Störungen und Besonderheiten

Falsch positive Reaktion: Pirprofen. **Cave:** Urobilinogen, die häufigste Störung des Watson-Schwartz-Tests, reagiert im Hoesch-Test nicht.

Merke
- Test nur durchführen, um notfallmäßig den V.a. ein akutes Porphyrie-syndrom zu erhärten oder zu widerlegen. Die häufigste Form ist die akute intermittierende Porphyrie (AIP). Das akute Porphyriesyndrom geht häufig mit den Symptomen eines akuten Abdomens einher. Die meisten Pat. mit akuter hepatischer Porphyrie werden ein oder mehr-mals operiert, bevor die Diagnose gestellt wird.
- Der sehr seltene Typ 1 (PBG-Synthase-Defekt) und eine akute Bleiver-giftung werden nicht sicher erfasst, da PBG meist nicht stark erhöht ist.
- Test kann keinesfalls Porphyriediagnostik ersetzen (wenig sensitiv). Quantitative Urin-Porphyrindiagnostik vorziehen bzw. ggf. nachholen.

14.2.2 δ-Aminolävulinsäure, Porphobilinogen, Gesamtporphyrine i.U. $$–$$$

Indikationen
- Akute und chronische hepatische Porphyrien, erythropoetische Porphyrien.
- Porphyrinopathien bei: Bleivergiftung und anderen Schwermetallintoxikatio-nen, chronischer Leberschädigung (z. B. durch Alkohol), hämatologischen Krankheiten, Medikamentennebenwirkung, Intoxikationen mit chlorierten Aromaten (Hexachlorbenzol, chlorierte Biphenyle, Vinylchlorid, TCDD).

Untersuchungsmaterial
24-h-Urin. Lagerung und Transport: Gekühlt, lichtgeschützt.

Bestimmungsmethode
DALS, PBG ($$$):
- Trennung über Ionenaustauscher-Säulen und fotometrische Quantifizierung als Farbkomplexe mit Ehrlichs Reagenz.
- HPLC.

Gesamtporphyrine ($$): Fotometrisch nach Aufarbeitung mittels Anionenaustau-scher.

Tab. 14.3 Referenzbereiche DALS, PBG, Gesamtporphyrine (Urin)		
	Konventionelle Einheiten	SI-Einheiten
DALS	< 6,5 mg/d	< 50 µmol/d
PBG	< 1,7 mg/d	< 7,5 µmol/d
Gesamtporphyrine	< 100 µg/d	< 120 nmol/d

Umrechnungsfaktoren: DALS: mg × 7,626 = µmol, PBG: mg × 4,42 = µmol, Gesamt-Porphyrine: Umrechnung hängt vom MG der einzelnen Porphyrine ab.

Bewertung
Normale Werte (DALS, PBG und Gesamtporphyrine im Urin):
- Akutes Stadium einer hepatischen Porphyrie ausgeschlossen.

- Latenzphase (insbes. bei chronischen Formen) aber möglich. Bei entsprechendem Verdacht daher weiterführende Untersuchungen durchführen (wiederholte Bestimmungen, Bestimmung bei klinischer Symptomatik, spezielle Untersuchungen).
- Erythropoetische Protoporphyrie: Protoporphyrin ist lipophil und wird daher nicht mit dem Urin, sondern mit der Galle ausgeschieden. Nachweis im Stuhl, in Erythrozyten und im Plasma. Porphyrinausscheidung im Urin (Koproporphyrinurie) nur bei hepatischer Komponente (erythrohepatische Protoporphyrie).

Erhöhte Werte:
- Hereditäre Porphyrien:
  - Erythropoetische Porphyrien: Kongenitale erythropoetische Porphyrie (Günther-Krankheit), erythrohepatische Protoporphyrie.
  - Akute hepatische Porphyrien: Akute intermittierende Porphyrie (AIP), hereditäre Koproporphyrie, Porphyria variegata, PBG-Synthase (DALS-Dehydratase)-Defekt.
  - Chronische hepatische Porphyrien: Porphyria cutanea tarda und Latenzstadien.
- Bleivergiftung.
- Sekundäre (asymptomatische) Porphyrinopathie: Sekundäre Koproporphyrinurie: Leberschädigungen (Alkohol, Zirrhose, Medikamente, Fettleber, Hepatitis, Cholestase), Bilirubin-Transportstörung (Dubin-Johnson Syndrom, Rotor-Syndrom, Meulengracht-Krankheit), Medikamente (Sedativa, wie Barbiturate; Antibiotika, wie Sulfonamide; Sulfonylharnstoffe; Östrogene) hämatologische Krankheiten (Anämien: Eisenmangelanämie, hämolytische Anämie, Thalassämie, Vitamin-B_{12}-Mangel-Anämie; Hämochromatose; Hämosiderose; Leukämien; Hämoblastosen) Neoplasien, Infektionskrankheiten, Intoxikationen (Alkohol; Schwermetalle; halogenierte Aromaten), Hungerzustände, Schwangerschaft, Herzinfarkt.

14

Störungen und Besonderheiten
- **Falsch niedrige Werte:** Lichtexposition des Sammelurins (besonders gravierend bei niedrigen Konzentrationen).
- **Falsch hohe Werte (PBG):** Phenothiazine.

> **Merke**
> - Porphyrinausscheidung im Urin zeigt tageszeitliche Schwankungen. Zum Ausschluss einer Porphyrie immer 24-h-Sammelurin untersuchen.
> - Im akuten Stadium mit hoher Porphyrinausscheidung ist auch frischer Spontanurin ausreichend.

14.2.3 Porphyrindifferenzierung im Urin $$$

Indikationen
Differenzierung einer vermehrten Urin-Porphyrinausscheidung (mit oder ohne DALS und PBG).

Untersuchungsmaterial
24-h-Urin. Lagerung und Transport: Gekühlt, lichtgeschützt.

Bestimmungsmethode
- HPLC nach Extraktion.
- Dünnschichtchromatografie nach Extraktion (HPTLC).

Tab. 14.4 Referenzbereiche Porphyrindifferenzierung

	Konventionelle Einheit	SI-Einheit
Uroporphyrin	< 50 μg/d	< 60 nmol/d
Hepta-Carboxy-Porphyrin	< 15 μg/d	< 20 nmol/d
Hexa-Carboxy-Porphyrin	< 15 μg/d	< 20 nmol/d
Penta-Carboxy-Porphyrin	< 15 μg/d	< 20 nmol/d
Koproporphyrin	< 100 μg/d	< 150 nmol/d
Tri-Carboxy-Porphyrin	< 15 μg/d	< 20 nmol/d
Protoporphyrin	Nicht nachweisbar	Nicht nachweisbar

Bewertung

Tab. 14.5 Befundkonstellation Urinporphyrine

	Urinausscheidung					
	Stadium	DALS	PBG	Ges.-P	Uro-P	Kopro-P
Akut intermittierende Porphyrie	Akut	↑↑	↑↑	↑↑	↑↑	↑↑
	Latent	n–↑	n–↑	n–↑	n–↑	n–↑
Porphyria variegata	Akut	↑(↑)	↑(↑)	↑↑	↑(↑)	↑(↑)
	Latent	n	n	n	n	n–↑
Hereditäre Koproporphyrie	Akut	↑(↑)	↑(↑)	↑↑	↑	↑↑
	Latent	n–↑	n–↑	↑↑	n–↑	↑↑
Chronische hepatische Porphyrien		n–↑	n	↑↑	↑(↑)	↑
Sekundäre Koproporphyrinurie		n–↑	n	↑(↑)	n–↑	↑(↑)
Bleivergiftung	Akut	↑↑	n–↑	↑↑	n–↑	↑↑
	Chronisch	↑	n	↑	n–↑	↑
Kongenitale erythropoetische Porphyrie		n	n	↑↑	↑↑	↑↑
Erythrohepatische Protoporphyrie		n	n	n–↑	n–↑	n–↑

Abkürzungen: n = normal, ↑ = vermehrt, ↑↑ = stark vermehrt, Ges.-P = Gesamtporphyrine, Uro-P = Uroporphyrin, Kopro-P = Koproporphyrin.

14.2.4 Porphyrinbestimmung in Stuhl und Erythrozyten $$$

Indikationen
- **Porphyrine im Stuhl:** DD Porphyria variegata, akute intermittierende Porphyrie und hereditäre Koproporphyrie, wenn die Urinporphyrin-Differenzierung keine eindeutige Zuordnung erlaubt.
- **Porphyrine in Erythrozyten:** Diagnose der erythropoetischen und erythrohepatischen Porphyrien.
- **Porphyrine im Plasma:** Erythropoetische Protoporphyrie; eingeschränkte Nierenfunktion.

Untersuchungsmaterial
Heparin-/EDTA-Blut, Stuhl (lichtgeschützt).

Bestimmungsmethode
▶ 14.2.3.

Tab. 14.6 Referenzbereiche für Porphyrine

	Konventionelle Einheit	SI-Einheit
Porphyrine im Stuhl		
Protoporphyrin	< 85 µg/g*	< 150 nmol/g*
Koproporphyrin	< 25 µg/g*	< 40 nmol/g*
Porphyrine in Erythrozyten		
Protoporphyrin	< 360 µg/l Ery	< 640 nmol/l Ery
Koproporphyrin	< 20 µg/l Ery	< 30 nmol/l Ery
Porphyrine im Plasma		
Protoporphyrin	< 0,8 µg/dl	< 15 nmol/l
Koproporphyrin	< 0,2 µg/dl	< 3 nmol/l

* Bezogen auf Stuhltrockengewicht

14

Bewertung

Tab. 14.7 Befundkonstellation der Stuhl- und Erythrozytenporphyrine

		Stuhl		Erythrozyten	
		Kopro-P	Proto-P	Kopro-P	Proto-P
Akute intermittierende Porphyrie	Akut	n–↑	n–↑	n	n–↑
	Latent	n	n		
Porphyria variegata	Akut	↑	↑↑	n	n–↑
	Latent	↑	↑		

Tab. 14.7 Befundkonstellation der Stuhl- und Erythrozytenporphyrine *(Forts.)*

		Stuhl		Erythrozyten	
		Kopro-P	Proto-P	Kopro-P	Proto-P
Hereditäre Koproporphyrie	Akut	↑↑	n–↑	n	n–↑
	Latent	↑	n–↑		
Chronisch hepatische Porphyrie		n–↑	n–↑	n	n
Kong. erythropoet. Porphyrie		↑	↑	↑↑	↑
Erythrohep. Protoporphyrie		n–↑	↑	n–↑	↑↑

Abkürzungen: n = normal, ↑ = vermehrt, ↑↑ = stark vermehrt, Kopro-P = Koproporphyrin, Proto-P = Protoporphyrin.

Protoporphyrin in Erythrozyten kann außer bei erythropoetischen Porphyrien auch erhöht sein bei sekundärer Protoporphyrinämie: Bleivergiftung, Anämien (Eisenmangel, hämolytisch, sideroblastisch), Thalassämie, Polyzythämie, Alkoholismus, Isoniazidtherapie.

14

15 Kompartimente

Ingo Besenthal

15.1 Urin

15.1.1 Diagnosestrategie

Urinuntersuchungen sind insbes. bei Erkrankungen des Urogenitaltraktes oder Nierenbeteiligung bei systemischen Erkrankungen eine wertvolle Ergänzung zu Blutuntersuchungen (▶ 9.1). Themen dieses Kapitels sind einfache Screeninguntersuchungen (Urinteststreifen, Urinsediment), Lokalisationsdiagnostik des Ursprungs einer Proteinurie und lithogener/antilithogener Substanzen im Urin. Urinuntersuchungen bei extrarenalen Krankheiten (Katecholamine, ▶ 21.1.2), Porphyrine (▶ 14.2.3), 5-HIES (▶ 21.2.3), Steroidhormone (▶ 17).

Basisdiagnostik
- **Vorsorgeuntersuchung:**
  - Inspektion des Urins (**Färbung:** Konzentrationsvermögen, Hämaturie; **Trübung:** Leukos, Kristalle).
  - Urinteststreifen, ggf. Urinsediment (▶ 15.1.3).
- **Ausschluss eines Nierenschadens:** Zusätzlich quantitative Bestimmung von Urin-Gesamtprotein, Urin-Albumin, Urin-α_1-Mikroglobulin. Sind alle diese Untersuchungen unauffällig, ist ein Nierenschaden unwahrscheinlich.

Weiterführende Urindiagnostik
- **Proteinurie** (Urinproteindifferenzierung): Zur Lokalisierung eines Nierenschadens ist die quantitative Messung definierter Einzelproteine im Urin (Leitproteine, ▶ 15.1.5) oder die qualitative Auftrennung mittels SDS-PAGE geeignet. Extrarenale Ursachen einer Proteinurie müssen durch Zusatzuntersuchungen im Labor erfasst werden. Auf der Anforderung klinische und anamnestische Hinweise geben!
- **(Mikro-)Albuminurie:** Eine gewisse Sonderstellung nimmt das Urin-Albumin ein. Seine **selektiv** vermehrte Ausscheidung (ohne andere Leitproteine) ist ein Marker zur **Früherkennung** einer beginnenden Nephropathie bei Diabetes mellitus oder Hypertonie. Als Schnelltests mit einer Nachweisgrenze von 10–20 mg/l sind z. B. geeignet Micraltest® II (Fa. Roche), Rapitex Albumin® (Fa. Dade-Behring).
- **Leukozyturie:** Mikrobiologische Urinkultur (▶ 26.3.10).
- **(Mikro-)Hämaturie:**
  - Urinsediment (▶ 15.1.3).
  - Lithogene/antilithogene Substanzen (▶ 15.1.6), Urin-pH, quantitative 24-h-Ausscheidung von Ca, Phosphat, Harnsäure, ggf. Steinanalyse, bakteriologische Urinkultur.

Rotfärbung des Urins ohne Hb-Nachweis: DD Porphyrinurie (▶ 14.1), Rote Beete, Medikamente.

Unterscheidung Urin – Fruchtwasser

In der Schwangerschaft ergibt sich gelegentlich die Schwierigkeit, Fruchtwasser von Urin zu unterscheiden. Bei normaler Urinzusammensetzung eignen sich zur Unterscheidung folgende Analyte.

Tab. 15.1 Unterschiede Urin und Fruchtwasser			
Parameter	Nachweis durch	Fruchtwasser	Urin
Glukose	Uriteststreifen	Positiv	Negativ
Protein	Uriteststreifen	Positiv	Negativ
Harnstoff	Quantitativ	10–120 mg/dl	900–2 000 mg/dl
Kalium	Quantitativ	3–6 mmol/l	20–80 mmol/l
AFP*	Quantitativ	> 10 IU/ml	< 10 IU/ml

* AFP-Bestimmung ist wesentlich teurer als die anderen Untersuchungen, in Zweifelsfällen (Nierenschaden, Diabetes mellitus) aber überlegen.

15.1.2 Uriteststreifen $

Der Nutzen von Uriteststreifen ist weitgehend auf die Erkennung von Infektionen und Blutungen im Urogenitalbereich sowie auf die Überwachung von Diabetikern beschränkt. Zur Erkennung und Differenzierung von Proteinurien ist die quantitative Messung von Gesamtprotein und Leitproteinen im Urin (▶ 15.1.5) spezifischer und empfindlicher.

Indikationen

- Vorsorgeuntersuchung.
- Nieren- und Harnwegsinfektionen (Granulozytennachweis).
- (Mikro-)Hämaturie, Hämoglobinurie, Myoglobinurie.
- Therapiekontrolle bei Diabetes mellitus: Glukosenachweis, evtl. Ketonnachweis.
- Azidosen, Alkalosen, Harnsteindiagnostik und -prophylaxe (pH-Messung).

Untersuchungsmaterial

Frischer Urin (2. Morgenurin). Urin innerhalb von 2 h untersuchen. Anleitung des Teststreifen-Herstellers beachten (ausführliche Informationen stehen auf jeder Packung).

Leukozyten

- **Bestimmungsmethode, Referenzbereich:** Nachweis der Granulozyten-Esterase-Aktivität → Nachweis von Granulozyten, den weitaus häufigsten Leukozyten im Urin. **Normaler Befund:** Nicht reaktiv.
- **Bewertung:** Positive Reaktion: V.a. bakterielle Infektion. Cave: Lymphozyten werden nicht angezeigt.

15

- **Störungen und Besonderheiten:**
  - **Falsch positive Reaktion:** Durch Formaldehyd (Konservierungsmittel, Desinfektionsmittelreste).
  - **Falsch negative Reaktion:** Durch Cephalexin (Antibiotikum).

> Bei V.a. Nieren-Tbc, allergische und Autoimmunnephropathien gefärbtes Urinsediment anfertigen (▶ 15.1.3), um Lymphozyten und eosinophile Granulozyten identifizieren zu können.

Blut
- **Bestimmungsmethode, Referenzbereich:** Peroxidasenachweis. Erfasst werden Erythrozyten, freies Hämoglobin und Myoglobin. **Normaler Befund:** Nicht reaktiv.
- **Bewertung:**
  - Positive Reaktion bei (Mikro-)Hämaturie, Hämoglobinurie, Myoglobinurie.
  - Zur Unterscheidung von Hämoglobinurie und Myoglobinurie Hämolyseparameter (Haptoglobin, freies Hb im Plasma, LDH) und CK (Myolyse, ▶ 5.2) im Blut bestimmen. Die Myoglobinmessung im Urin ist entbehrlich, da sie keine zusätzliche Information liefert!
- **Störungen und Besonderheiten:**
  - **Falsch positive Reaktion:** Durch Reinigungsmittel (Hypochlorit, Peroxide, Perborat).
  - **Falsch negative Reaktion:** Durch Sauerstoffempfänger wie Ascorbinsäure, Harnsäure, Gentisinsäure (Rheumamittel).

> **Merke**
> - Häufigste Störung ist die Menstruationsblutung! → Keine Urinuntersuchungen während der Menstruationsperiode!
> - Ascorbinsäure wird häufig in großen Mengen, z. B. durch Vitaminpräparate oder Fruchtsäfte, eingenommen und ist als Stabilisator in Medikamenten (z. B. i.v. Antibiotika) enthalten!

15

Protein (Albumin)
- **Bestimmungsmethode, Referenzbereich:** Farbumschlag eines pH-Indikators durch Albumin ("Proteinfehler des Indikators"). **Normaler Befund:** Negativ.
- **Bewertung:** Positive Reaktion bei glomerulären Proteinurien, wenn die Albuminkonzentration 150–300 mg/l überschreitet. Nicht erfasst werden niedermolekulare Proteine (tubuläre Proteinurien) und Ig-Leichtketten (Bence-Jones-Proteinurie, prärenal).
- **Störungen und Besonderheiten:**
  - **Falsch positive Reaktionen:** Durch Blutersatzstoffe (Polyvinylpyrrolidon). Bei Urin-pH > 9 z. B. durch Medikamente (z. B. Azetazolamid) und quarternäre Ammoniumbasen (Desinfektionsmittelreste).
  - **Falsch negative Reaktionen:** Bei Urin-pH < 4.

Wegen der relativ hohen Nachweisgrenze von 150–300 mg/l werden Frühstadien glomerulärer Schäden nicht erkannt → bei gezielter Fragestellung
(z. B. Diabetes mellitus, Hypertonie) Urin-Albumin (▶ 15.1.5) quantitativ
bestimmen oder halbquantitativ mittels immunchemischer Schnelltests!

Glukose

- **Bestimmungsmethode, Referenzbereich:** Enzymatischer Nachweis mittels Glu-
  koseoxidase (GOD) und nachfolgender Farbreaktion. **Normaler Befund:** Nicht
  reaktiv.
- **Bewertung:** Positive Reaktion bei Glukoseausscheidung > 500 mg/l. Die Glukoseausscheidung im Urin ist vermehrt, wenn der Blutglukosespiegel die tubuläre Rückresorptionskapazität überschreitet (Nierenschwelle) oder wenn
  ein tubulärer Defekt vorliegt.
- **Störungen und Besonderheiten:**
  - **Falsch positive Reaktion:** Durch Reinigungsmittel (Hypochlorit, Peroxide,
    Perborat).
  - **Falsch negative Reaktion:** Durch reduzierende Substanzen, wie Ascorbin-
    säure, Gentisinsäure (Rheumamittel) sowie Urin-pH < 5.

Ascorbinsäure wird häufig in großen Mengen durch Vitaminpräparate/
Fruchtsäfte eingenommen und ist als Stabilisator in Medikamenten (z. B. i.v.
Antibiotika) enthalten. Die Anwesenheit wird auf manchen Teststreifen
durch ein spezielles Testfeld angezeigt (z. B. Rapignost®, Fa. Behring) → bei
Ascorbinsäurenachweis Glukosebestimmung quantitativ durchführen (nicht
mit GOD-Methode) oder Wiederholung mit Teststreifen 1 d nach Absetzen
der Ascorbinsäureeinnahme.

Ketone

- **Bestimmungsmethode, Referenzbereich:** Nachweis von Methylketonen (Acetacetat, Aceton) mittels Nitroprussid-Natrium (Legal-Probe). **Normaler
  Befund:** Nicht reaktiv.
- **Bewertung:** Positive Reaktion bei Anwesenheit von Ketonen. Bei dekompen-
  siertem Diabetes mellitus ist bei Ketonurie gleichzeitig die Glukoseausscheidung vermehrt. Nach längerer Nahrungskarenz ist eine Ketonurie (ohne Glukosenachweis) physiologisch. Aceton entsteht auch bei Methanol- und Iso-
  propanolintoxikation.
- **Störungen und Besonderheiten:** Störende Farbreaktionen durch Anthrachino-
  ne (Abführmittel), Phenylbrenztraubensäure (Phenylketonurie), Phthaleine
  (z. B. Fluorescein).

pH-Wert

- **Bestimmungsmethode, Referenzbereich:** pH-Indikator. **Referenzbereich:**
  pH 5–7.
- **Bewertung:** Der Urin-pH ist wichtig zur Beurteilung eines Harnsteinrisikos
  und um den Einfluss der Nierenfunktion auf den Säure-Basen-Haushalt bei
  Azidosen und Alkalosen abzuschätzen:

15

– Alkalischer pH (≥ 7): Harnwegsinfekte mit ureasepositiven Bakterien, vegetarische Ernährung, Medikamente (z. B. Acetazolamid), Alkalosen; Kaliummangel, tubuläre Azidosen (verminderte Säureausscheidung).
– Saurer pH (≤ 5): Metabolische und respiratorische Azidosen; Gicht.
• **Störungen und Besonderheiten: Falsch hohe Werte** durch quarternäre Ammoniumbasen (Desinfektionsmittelreste).

15.1.3 Urinsediment $

Indikationen

Der mikroskopische Nachweis von Kristallen und Proteinzylindern ist von untergeordneter Bedeutung. Zur Abklärung der Ursache von Nierensteinen oder Proteinurien ist die quantitative Messung lithogener und antilithogener Substanzen (▶ 15.1.6) bzw. die Urin-Protein-Differenzierung (▶ 15.1.5) geeignet.

Wichtig: Vor dem Abfüllen von Teilmengen aus einem Sammelurin gut durchmischen, damit sedimentierte Kristalle der Analyse nicht entgehen.

Die klinische Bedeutung mikroskopischer Untersuchungen des Urins liegt hauptsächlich bei speziellen Indikationen:

• Differenzierung renaler und postrenaler Hämaturien: Erythrozytenzylinder, Erythrozytenmorphologie (Phasenkontrast- oder Interferenzkontrastmikroskopie).
• Identifizierung von Lymphozyten und eosinophilen Granulozyten (gefärbtes Urinsediment).
• Spezielle Erreger, Parasiten, z. B. Trichomonaden, Schistosoma-Eier, Spirochäten (Dunkelfeldmikroskopie); Urogenital-Tbc (Ziehl-Neelsen-Färbung).
• Spezielle Fragestellungen, z. B. in der Urologie, Onkologie.

Untersuchungsmaterial

Frischer Urin, innerhalb 2 h untersuchen.

Bestimmungsmethode

• Phasenkontrast- oder Interferenzkontrastmikroskopie.
• Hellfeldmikroskopie (evtl. mit Färbungen).
• Dunkelfeldmikroskopie.

Störungen und Besonderheiten

Erythrozytenzylinder sind instabil und entgehen deshalb leicht dem Nachweis → frischen Urin **sofort** untersuchen. Bei gesteigerter Diurese können dysmorphe Erythrozyten dem Nachweis entgehen.

> Bei Urinversand zur Beurteilung der Erythrozytenmorphologie Stabilisierung der Erythrozyten für etwa 3 d mit Thiomersal (5 mg auf 10–20 ml Urin).

15.1.4 Gesamtprotein im 24-h-Urin $

Die Proteinurie ist das wichtigste laborchemisch erfassbare Leitsymptom bei Nierenkrankheiten. Die physiologische Proteinausscheidung ist gering.

Indikationen
- V.a. Nierenschaden, z. B. Diabetes mellitus, Hypertonie, parainfektiöse Nierenkrankheiten, autoimmune und vaskuläre Systemerkrankungen mit Nierenbeteiligung, Intoxikationen.
- Verlaufskontrolle bei Proteinurie.

Untersuchungsmaterial
24-h-Sammelurin (▶ 1.2.3).

Bestimmungsmethode
- Streulichtmessung nach Präzipitation, z. B. TCA, Benzethoniumchlorid.
- Farbstoff-Bindungsmethoden, z. B. Pyrogallol-Rot.
- Cu-Protein-Komplexbildung, z. B. Biuret-Reaktion.

Tab. 15.2 Referenzbereich Urin-Gesamtprotein (Benzethoniumchlorid-Methode)

Ausscheidungsmenge	< 0,15 g/d
Kreatininbezogen	< 0,1 g/g Kreatinin

Bewertung
Die quantitative Gesamtproteinmessung im Urin ist ein Basistest bei der Erkennung und Verlaufskontrolle von Proteinurien. Bei Erstdiagnose den Ursprung der Proteinurie durch Proteindifferenzierung (▶ 15.1.5) lokalisieren. Zur Verlaufskontrolle ist dann die Gesamtproteinmessung im Urin ausreichend. Bei normaler Nierenfunktion wird die Kreatininausscheidung durch Sammelfehler oder unterschiedliche Diurese im gleichen Ausmaß beeinflusst wie Urinanalyte. Daher erlaubt der Bezug der Analytkonzentration (z. B. Protein, Albumin, IgG) auf die Urin-Kreatininkonzentration eine weitgehende Korrektur von Sammelfehlern bzw. die Beurteilung im Spontanurin (2. Morgenurin).
Ursachen und Formen der Proteinurie ▶ 15.1.5.

15

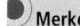

Merke
- Benigne Proteinurie: Vermehrte Proteinausscheidung ohne Krankheitswert, z.T. passager, wie bei körperlicher Belastung, Fieber, unilateraler Niere oder als orthostatische Proteinurie. Von pathologischen Proteinurien klinisch und durch Wiederholung der Urinuntersuchung abgrenzen, wenn möglich nach Ausschaltung der vermuteten Ursache.
- Verlaufskontrollen von Urinproteinuntersuchungen immer im gleichen Labor durchführen lassen. Die meisten Messverfahren erfassen verschiedene Proteinarten in unterschiedlichem Ausmaß.

Störungen und Besonderheiten
Urin-Sammelfehler (zu wenig oder zu viel) sind die häufigste Ursache für die Verfälschung von Urinbefunden!

- **Falsch hohes Urinprotein:** Blutersatzstoffe auf Gelatine- oder Polypeptidbasis („Plasmaexpander"); ausgefällte Kristalle oder Kontrastmittel (bei quantitativen Präzipitationsmethoden).
- **Falsch niedriges Urinprotein:** In angesäuertem Urin (HCl-, Borsäurezusatz zur Konservierung).

15.1.5 Urinprotein-Differenzierung $$–$$$

Indikationen
- Urinprotein-Differenzierung: Lokalisation des Ursprungs einer Proteinurie (mit oder ohne Hämaturie) bei Erstdiagnose. Zur Verlaufskontrolle einer Proteinurie ist meist Urin-Gesamtprotein ausreichend.
- Urinalbumin (selektiv): Screening auf **Frühstadium** einer Nephropathie bei Diabetes mellitus oder Hypertonie (Mikroalbuminurie).

Untersuchungsmaterial
24-h-Urin oder 2. Morgenurin.

Bestimmungsmethode, Referenzbereiche
Differenzierung:
- Quantitativ (Leitproteine, $$$): Immunoassays.
- Qualitativ ($$$): SDS-PAGE (**P**oly**a**crylamid-**G**radienten-Gelelektrophorese.
Urinalbumin ($): Immunoassays (quantitativ), immunchemische Schnelltests (halb quantitativ).

Tab. 15.3 Referenzbereiche für Urin-Leitproteine

Substanz	mg/g Krea	mg/d
Albumin	< 20	< 30
IgG	< 10	< 15
α_1-Mikroglobulin	< 14	< 20

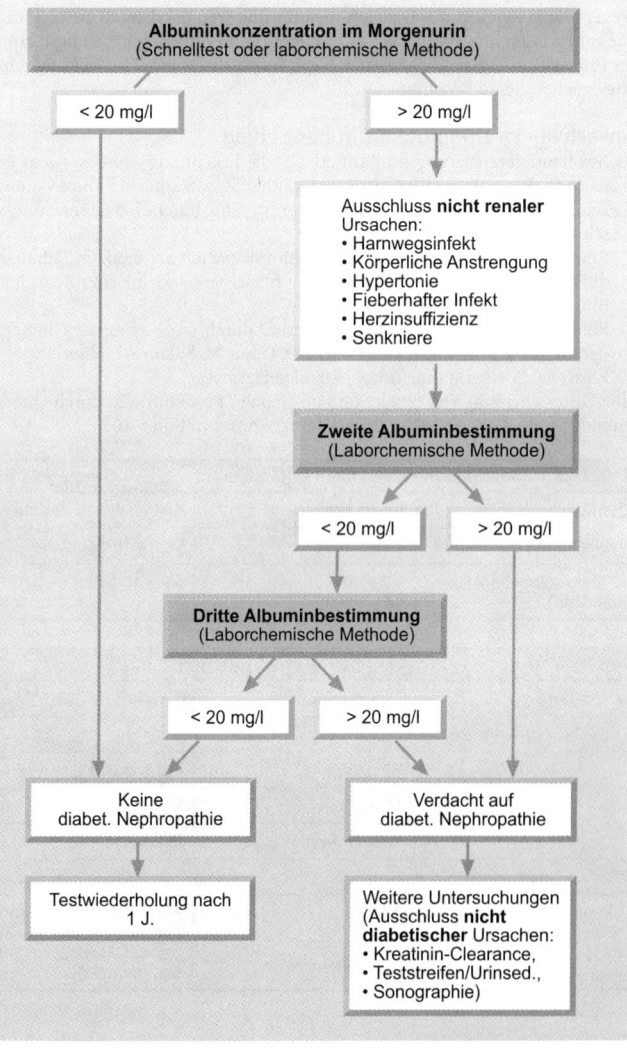

Abb. 15.1 Diagnostik der diabetischen Nephropathie (DDG-Empfehlung)

Diabetische Nephropathie

Wegen der Häufigkeit des Diabetes mellitus und weil die diabetische Nephropathie im Frühstadium reversibel ist (Diabetes- und Blutdruckeinstellung), kommt der Früherkennung der diabetischen Nephropathie in Form einer Mikroalbuminurie eine besondere Bedeutung zu.

Bewertung der Urinprotein-Differenzierung

Die Proteindifferenzierung im Urin erlaubt die Erkennung des Ursprungs einer Proteinurie. Bei extrarenalem Ursprung können Zusatzuntersuchungen notwendig sein. Je nach dem Mechanismus ihrer Entstehung unterscheidet man folgende Proteinurie-Formen:

- Prärenal: Erschöpfung der Rückresorptionskapazität der intakten Tubuli durch starke Vermehrung eines tubulär filtrierbaren (kleinen) Proteins im Blut.
- Renal (evtl. mit Hämaturie): Proteinverlust durch Schädigung der Glomerula (glomeruläre Proteinurie) und/oder der Tubuli (tubuläre Proteinurie).
- Postrenal: Meist Blutung der ableitenden Harnwege.

Eine Unterscheidung von renaler und postrenaler Proteinurie ist durch Quotientenbildung möglich, wenn die Urin-Albuminkonzentration > 100 mg/dl ist.

Tab. 15.4 Unterscheidung durch Quotientenbildung

Quotient	Renale Proteinurie	Postrenale Proteinurie
IgG/Albumin (Urin)	$< 20 \times 10^{-2}$	$> 20 \times 10^{-2}$
α_2-Makroglobulin/Albumin (Urin)	$< 2 \times 10^{-2}$	$> 2 \times 10^{-2}$

Tab. 15.5 Bewertung der Urinprotein-Differenzierung

Schädigung	Urinproteine	Ursachen
Prärenale Proteinurie		
	Hämoglobin	Intravasale Hämolyse
	Myoglobin	Rhabdomyolyse
	Ig-Leichtketten	Plasmozytom
Renale Proteinurie		
Glomerulär, selektiv	Albumin	Frühstadium der Nephropathie bei Diabetes mellitus und Hypertonie; Minimal change GN

15

Tab. 15.5 Bewertung der Urinprotein-Differenzierung *(Forts.)*

Schädigung	Urinproteine	Ursachen
Glomerulär, unselektiv	IgG + Albumin	Diabetes mellitus, Hypertonie, Glomerulonephritiden (parainfektiös, systemische Kollagenosen, Vaskulitiden, Amyloidose); körperliche Belastung, Fieber, orthostatische Proteinurie
Tubulär	α₁-Mikroglob.	Bakterielle Pyelonephritis, interstitielle Nephritis, toxische Nephropathie, Fanconi-Syndrom, körperliche Belastung
Postrenale Proteinurie		
	α₂-MG/Albumin IgG/Albumin (Erythrozyten)	Postrenale Hämaturie, z. B. hämorrhagische Zystitis, Nierensteine, Tumoren

Störungen und Besonderheiten

α_1-Mikroglobulin ist als niedermolekulares Leitprotein besonders gut geeignet, da es im Urin relativ stabil ist und die Urinkonzentration nicht von extrarenalen Einflüssen (z. B. schwankendem Serumspiegel) beeinflusst wird. Dagegen haben β_2-Mikroglobulin und Retinol bindendes Protein (RBP) bei Erkennung tubulärer Nierenschädigungen verschiedene Nachteile:

- β_2-Mikroglobulin ist im sauren Urin (pH < 6) instabil, auch in der Blase!
- Serumkonzentration der Proteine beeinflusst ihre Ausscheidung.
- Entzündungen und lymphatische Erkrankungen bewirken erhöhte Urinausscheidung.
- ! Bei Albumin- oder IgG-Synthesestörung ist die Beurteilbarkeit der Urin-Protein-Differenzierung eingeschränkt.

15.1.6 Lithogene und antilithogene Substanzen im Urin $–$$$

Nierensteine entstehen bei Störungen des Gleichgewichts zwischen fördernden und hemmenden Faktoren. Das Steinrisiko und mögliche Ursachen sind beurteilbar durch Messung von lithogenen und antilithogenen Substanzen (Kalzium ▶ 12.2, Phosphat ▶ 12.3, Harnsäure ▶ 9.1.5). Ein erhöhtes Risiko besteht z. B. bei Hyperparathyreoidismus, chron. Harnwegsinfekten u. chron. Dünndarmerkrankungen (Oxalatsteine).

Indikationen

Abklärung Risiko bzw. Ursache einer Nephrolithiasis.

Untersuchungsmaterial
24-h-Urin.

Bestimmungsmethode, Referenzbereiche
- Oxalsäure ($$): Enzymatisch (Oxalsäure-Oxidase); HPLC; Ionenchromatografie; Kapillar-Isotachophorese; kolorimetrisch nach Reduktion mit Zink.
- Zystin ($$): HPLC.
- Magnesium ($–$$): AAS; fotometrisch als Farbkomplex; Kapillar-Isotachophorese.
- Zitrat ($$): Enzymatisch (Zitratlyase).
- Steinanalyse ($$–$$$): IR Infrarotspektroskopie; Röntgendiffraktion.

Tab. 15.6 Referenzbereiche Lithogene/Antilithogene im Urin

Substanz	mmol/d	mg/d
Oxalsäure	< 0,5	< 45
Zystin	< 0,8	< 200
Magnesium	> 3	> 70
Zitrat	> 2	> 400

Bewertung
Es ist nicht möglich, durch Laboruntersuchungen Steinträger von Nicht-Steinträgern zu unterscheiden (→ Klinik, Anamnese!).
- Eine hohe Ausscheidung lithogener Substanzen (Oxalsäure, Zystin, Kalzium, Phosphat, Harnsäure im Urin) weist auf die Ursache einer nachgewiesenen Nephrolithiasis bzw. auf ein erhöhtes Steinrisiko hin.
- Eine niedrige Zitrat- und Magnesiumkonzentration im Urin erhöht das Risiko der Steinbildung.

Störungen und Besonderheiten
Falsch hohe Oxalsäurekonzentration durch hohe Ascorbinsäure-Ausscheidung im Urin → große Mengen an Vitamin C (Vit.-Tabletten, Obst) und Oxalsäure (Spinat, Rhabarber, Schokolade) 1 d vor und während der Urinsammlung vermeiden.

15.2 Stuhl

Mikrobiologische Diagnostik. Im Rahmen einer rationellen Labordiagnostik ist die Chymotrypsin-Bestimmung im Stuhl entbehrlich.

15.2.1 Blut im Stuhl $

Trotz unbefriedigender Sensitivität und Spezifität sind die unspezifischen Guajak-tests als Screeningverfahren weit verbreitet. Der Nutzen alternativer Methoden, wie des immunchemischen Nachweises von Albumin oder Hämoglobin im Stuhl, kann zurzeit noch nicht ausreichend beurteilt werden. Theoretisch ist eine bessere Spezifität und Sensitivität zu erwarten.

Indikationen
Screeninguntersuchung auf Kolonkarzinome oder Polypen des Kolons.

Durchführung
Der Pat. bestreicht an 3 d je ein Testbriefchen mit Stuhl. Der Arzt entwickelt und beurteilt die bestrichenen Testbriefchen entsprechend der Herstellervorschrift. **Cave:** 3 d vor und während der Untersuchungstage keine Blutwurst, Tatar und halb rohe Steaks.

Bestimmungsmethode
Nachweis der peroxidatischen Aktivität des Häms (Guajakharzbasis).

Tab. 15.7 Blut im Stuhl	
Referenzbereich	Nicht nachweisbar

Bewertung
Die Untersuchung gilt primär der Früherkennung von Kolon-Ca und Polypen, die als Präkanzerose gelten. Die Guajak-Reaktion weist nur eine relativ geringe Sensitivität und Spezifität auf:
- Geringe Spezifität: Bei asymptomatischen Personen über 45 J mit einem positiven Testergebnis liegt nur bei etwa 5 % wirklich ein Karzinom oder Polyp vor.
- Geringe Sensitivität: Nur 30–50 % der Pat. mit einem Frühkarzinom des Kolons weisen ein positives Testergebnis auf.

Daher Untersuchungsergebnis immer sehr kritisch und unter Einbeziehung anderer Befunde bewerten. Differenzialdiagnostisch sind bei positiver Reaktion andere Blutungsquellen zu berücksichtigen: Hämorrhoiden, Analfissuren, obere Gastrointestinalblutung, Menstruation, Divertikulitis.

 Schlackereiche Kost (Salate, Vollkornbrot, Nüsse) soll die Blutungsneigung evtl. vorhandener Läsionen fördern und die Nachweisempfindlichkeit steigern.

15

Störungen und Besonderheiten
Die Guajak-Reaktion ist nicht spezifisch für Häm und nicht spezifisch für humanes Blut. Daher bestehen zahlreiche Einflussfaktoren:
- **Falsch positive Reaktionen:** Pflanzliche Peroxidasen, tierische Peroxidasen (Blut in Fleisch und Wurstwaren), Eisentherapie.
- **Falsch negative Reaktionen:** Ascorbinsäure (Vitaminpräparate, Fruchtsäfte).

15.2.2 Pankreatische Elastase im Stuhl $$

Die pankreatische Elastase ist ein Verdauungsenzym, das vom Pankreas in den Darm abgegeben wird. Ihre immunchemische Bestimmung im Stuhl ist zur Beurteilung der exokrinen Pankreasfunktion geeignet. Eine Substitutionstherapie mit Pankreasenzymen beeinflusst das Messergebnis nicht, das heißt aber gleichzeitig, dass keine Kontrolle der Effektivität einer Substitutionstherapie möglich ist.

Indikationen
V.a. exokrine Pankreasinsuffizienz.

Untersuchungsmaterial
Stuhleinzelprobe (geformter Stuhl).

Bestimmungsmethode
Immunoassay.

Tab. 15.8 Pankreatische Elastase im Stuhl	
Referenzbereich	> 200 µg/g Stuhl

Bewertung
Wegen höherer Sensitivität und Spezifität ist die Bestimmung der Pankreaselastase im Stuhl der Stuhlfettbestimmung zur Diagnose der Pankreasinsuffizienz überlegen.
- 100–200 µg/g Stuhl: Leichte bis mäßige Pankreasinsuffizienz.
- < 100 µg/g Stuhl: Schwere Pankreasinsuffizienz.

Störungen und Besonderheiten
Bei wässrigen oder dünnbreiigen Stühlen sind falsch niedrige Ergebnisse möglich.

15.2.3 α_1-Antitrypsin im Stuhl $$

α_1-Antitrypsin (AAT) eignet sich als Leitprotein für intestinale Proteinverluste, da es gegen den Abbau durch Proteasen während der Darmpassage stabil ist. Die Beurteilung der α_1-AT-Konzentration in einer Stuhlprobe wird durch Erkrankungen erschwert, die mit pathologischen Serumkonzentrationen von α_1-AT einhergehen. Hierbei ist der angeborene α_1-Antitrypsinmangel mit verminderter Konzentration zu berücksichtigen, sowie systemische Entzündungen, bei denen die α_1-AT-Konzentration im Sinne einer Akute-Phase-Reaktion erhöht ist. Unter diesen Umständen ist die Berechnung der intestinalen α_1-AT-Clearance vorteilhaft.

15

Indikationen
- V.a. exsudative Enteropathie (enterales Proteinverlustsyndrom).
- Entzündliche Darmerkrankungen.

Untersuchungsmaterial
- α_1-AT-Clearance: 24-h-Stuhlmenge und Serum.
- α_1- AT-Konzentration: Stuhleinzelproben (an 3 d).

Bestimmungsmethode
Immunoassay.
Berechnung der α_1-Antitrypsin-Clearance: Stuhlgewicht und α_1-AT-Proben aus Stuhl und Serum werden über 3 d bestimmt und dann gemittelt.

$$AAT - Clearance\,(ml\,/\,d) =$$

$$\frac{Stuhlgewicht\,(g\,/\,d) \times AAT\text{-}Konz.\,im\,stuhl\,(ml\,/\,100g)}{AAT\text{-}Konz.\,im\,serum\,(mg\,/\,dl)}$$

Tab. 15.9 Referenzbereiche α_1-Antitrypsin im Stuhl	
α_1-**AT-Konzentration**	< 0,4 mg/g Stuhl
α_1-**AT-Clearance**	< 35 ml/d

Bewertung
Erhöhte α_1-AT-Konzentration im Stuhl oder erhöhte Clearance zeigen vermehr-ten intestinalen Proteinverlust an. Mögliche Ursachen sind:
- Entzündliche Darmerkrankungen: Enteritis Crohn, Colitis ulcerosa; parasitä-re (z. B. Lambliasis), bakterielle, virale, autoimmune, allergische Enteritis; Blind-loop-Syndrom, Darmtuberkulose; Whipple-Krankheit.
- Permeabilitätsstörungen: Intestinale Graft-versus-Host-Reaktion, chronische mesenteriale Ischämie.
- Proliferative Darmerkrankung: Sprue/Zöliakie.
- Abflussstörungen: Lymphabflussstörung, intestinaler Lymphombefall, Peri-carditis constrictiva.

Störungen und Besonderheiten
- Nicht-steroidale Antirheumatika können den enteralen Proteinverlust ver-stärken.
- Bei gastralen Proteinverlusten (Ménetrière-Krankheit/hypertrophe hyperse-kretorische Gastritis) ist die Untersuchung ungeeignet, da α_1-AT bei saurem pH instabil ist.

15

15.3 Pleuraerguss

15.3.1 Diagnosestrategie

Die häufigsten Ursachen für Pleuraergüsse sind Herzinsuffizienz (Transsudat) sowie parapneumonische und malignombedingte Ergüsse. Daher versucht man zur Grobeinteilung eine Abgrenzung von Transsudaten und entzündlich/tumorösen Ergüssen. Ein Pleuraerguss kann auch durch Perforation benachbarter Strukturen (Blutgefäße, Abszesse, Ösophagus) entstehen.

- Transsudate (Protein < 25 g/l): Entstehen entweder durch einen Anstieg des pulmonalen Kapillardruckes (z. B. Linksherzinsuffizienz) oder durch einen Abfall des kolloidosmotischen Druckes (z. B. nephrotisches Syndrom). Transsudate können laborchemisch nicht weiter differenziert werden → weitere DD durch andere Untersuchungen.
- Exsudate (Protein > 30 g/l): Entstehen durch Erhöhung der Permeabilität der Pleura (z. B. entzündlich, tumorös) oder durch die Obstruktion pleuraler Lymphabflusswege (z. B. hiläre, lymphogene Metastasen).

Die früher gebräuchliche Einteilung in Transsudat und Exsudat erlaubt jedoch keine zufriedenstellende Zuordnung zu Ergussursachen. Insbes. maligne Pleuraergüsse treten häufig nicht als Exsudate auf. Sie können nur durch Erweiterung des Transsudat-/Exsudat-Konzeptes in Kombination mit der LDH-Messung ausreichend sicher abgegrenzt werden.

Teilweise gibt schon der makroskopische Aspekt (blutig, eitrig, milchig usw.) einen groben Anhalt für die Ursache. Spezielle Untersuchungen geben Hinweise zur weiteren Differenzierung. Die Indikationen ergeben sich aus den klinischen Differenzialdiagnosen und umfassen auch Blut- und Urinuntersuchungen.

> Da die Gewinnung eines Pleurapunktates nicht beliebig häufig wiederholt werden kann, ist es zweckmäßig, ausreichend Material (klinische Chemie 5–10 ml, Bakteriologie evtl. mehr, Zytologie etwa 3 ml) für weiterführende Untersuchungen zu asservieren.

15

Basisdiagnostik

- Makroskopische Betrachtung.
- Unterscheidung von Transsudat und entzündlichem/tumorösem Erguss (▶ 15.3.3).

Weiterführende Diagnostik

- **Transsudat:** Im Punktat keine weitere laborchemische Differenzierung möglich.
- **Entzündlicher/tumoröser Erguss** (in Abhängigkeit der klin. Verdachtsdiagnose):
  - Infektionen: Mikrobiologische Untersuchungen im Punktat.
  - Maligne Genese: Tumormarker, Tumorzytologie; evtl. Biopsie.
  - Andere Ursachen: Triglyzeride, Cholesterin, ANF, Lipase, Amylase im Punktat.

15.3.2 Makroskopische Untersuchung $

Indikationen
Pleuraerguss unklarer Genese.

Untersuchungsmaterial
Gesamtes Punktat.

Bewertung
Bei jedem Pleurapunktat Farbe, Trübung, Viskosität, evtl. Geruch dokumentieren.

Tab. 15.10 Bewertung Pleuraerguss

Beschaffenheit	Ergussart	Bewertung	Bemerkung
Gelblich, klar	Seröser Erguss	Ätiologische Aussage hierdurch allein nicht möglich	Abklärung je nach klinischen und anamnestischen Befunden (z. B. Rö-Thorax)
Leicht bis stark getrübt	Infizierter Erguss	Infektion, Karzinose	
Bräunlich trüb, dickflüssig, evtl. übel riechend	Pleuraempyem	Infektion	
Blutig tingiert	Hämorrhagischer Erguss, Blutung	Trauma, Pleurakarzinose, tuberkulöse Pleuritis	Bei großer Blutmenge (z. B. Thoraxtrauma) evtl. Quantifizierung des Hb-Gehalts
Milchig trüb	Chylöser oder pseudochylöser Erguss	Chylothorax oder Pseudochylothorax (ältere chronische Ergüsse)	Triglyzeride und Cholesterin in Erguss und Blut

 Chylöse Ergüsse imponieren häufig nicht milchig.

15.3.3 Klinisch chemische Analytik $–$$$

Indikationen
Pleuraerguss unklarer Ätiologie.

Untersuchungsmaterial
- Klinisch chemische Untersuchung: 5–10 ml nativer Pleuraerguss, evtl. zusätzlich Serum für Tumormarker.
- Zellzählung: EDTA-Röhrchen.

Bestimmungsmethode

Protein (▶ 6.2.2), LDH (▶ 5.3), Cholesterin (▶ 8.3), Triglyzeride (▶ 8.2), Tumormarker (▶ 4.1), Lipase (▶ 5.10), Pankreasamylase (▶ 5.9), Speichelamylase (▶ 5.9),
ANF (▶ 22.4.2), Rheumafaktor (▶ 22.4.25).

Bewertung

Die kombinierte Untersuchung von Protein und LDH im Erguss, am besten als
Quotient Erguss/Serum, erlaubt mit ausreichender Wahrscheinlichkeit die Unterscheidung eines Transsudats gegenüber einer entzündlichen/tumorösen Ursache.
Liegen beide Quotienten unter dem Grenzwert, liegt ein Transsudat vor, ist einer
der beiden Quotienten erhöht, ist eine entzündliche, tumoröse oder andere Ursache wahrscheinlich. Die Cholesterinbestimmung im Erguss sowie die Serum-Er-
guss-Differenz der Albuminkonzentrationen können die Zuordnung weiter verbessern.

Tab. 15.11 Differenzierung entzündlicher tumoröser Erguss oder Transsudat

	Entzündlich/tumorös	Transsudat
Protein (Erguss)	> 30 g/l	< 25 g/l
Protein (Erguss)/Protein (Serum)	> 0,5	< 0,5
LDH (Erguss)	> 200 U/l	< 200 U/l
LDH (Erguss)/LDH (Serum)	> 0,6	< 0,6
Cholesterin (Erguss)	> 60 mg/dl	< 60 mg/dl
Albumindifferenz (Serum minus Erguss)	> 12 g/l	< 12 g/l

15

- **Ursachen für Transsudat:** Linksherzinsuffizienz, nephrotisches Syndrom, Le-
  berzirrhose, Lungenembolie, Sarkoidose, Pankreatitis, Chylothorax, Pseudo-
  chylothorax, Myxödem, Meigs-Syndrom (benigner Ovarialtumor).
- **Ursachen für entzündlich/tumoröse Ergüsse:**
  - Infektionen: Bakterien, Mykoplasmen, Tb, Viren; selten Pilze, Parasiten.
  - Neoplastisch: Bronchial-Ca, Metastasen, Pleurakarzinose, Lymphome,
    Leukämien, Pleuratumoren.
  - Kollagenosen, Vaskulitiden: Systemischer Lupus erythematodes, rheuma-
    toide Polyarthritis (PCP), Mischkollagenose, Sjögren-Syndrom, Wegener-
    Granulomatose, Churg-Strauss-Syndrom.
  - Medikamente: Amiodaron, Bromocriptin, Nitrofurantoin, Methysergid,
    Procarbazin, Dantrolen.
  - Sonstiges: Lungenembolie, Strahlentherapie, Leberzirrhose, Sarkoidose,
    Asbestose, Urämie, Chylothorax/Pseudochylothorax, subphrenischer Ab-
    szess, Meigs-Syndrom.

Tab. 15.12 Laborchemische Differenzierung

Analyt im Pleuraerguss	Befund	Wahrscheinliche Ursache
CEA	> 4,5 µg/l	Malignom
Tumorzellen	Nachweis	
Cyfra 21–1	> 21 µg/µl	Bronchial-Ca, Metastasen
Bakterien	Nachweis	Infektion
ANF	Positiv	Kollagenose
Triglyzeride	> 110 mg/dl	Chylothorax
Cholesterinkonz., Cholesterinkristalle,	> Serumcholesterin	Pseudochylöser Erguss
Lipase, Pankreasamylase	> Referenzber. für Serum	Akute Pankreatitis
Speichelamylase	> Referenzber. für Serum	Ösophagusruptur
Erythrozyten	> 100 000/µl	Malignome, Lungenembolie, Thoraxtrauma
Leukozytenzahl	> 10 000/µl – überwiegend neutrophile Granulozyten	Bakterielle Pneumonie, unspezifisches Empyem, subphrenischer Abszess, Ösophagusruptur
	– überwiegend Lymphozyten	Virus-, Mykoplasmen-, Chlamydien-Pneumonie, Tbc, Malignome, Kollagenosen

Merke
- Ergüsse bei Herzinsuffizienz, Lungenembolie, Leberzirrhose, Pankreatitis, Sarkoidose, Chylothorax/Pseudochylothorax, Meigs-Syndrom und Malignomen können sowohl als Transsudat als auch als Exsudat in Erscheinung treten.
- CEA kann auch bei Lungenfibrose, Tbc, benignen Lungenadenomen und nach Strahlentherapie erhöht sein.

15.3.4 Zytologische Untersuchung $$$

Indikationen
V.a. Malignom.

Untersuchungsmaterial
Etwa 3 ml nativer Pleuraerguss.

Bestimmungsmethode
Mikroskopie.

Bewertung

Tumorzytologie: Die Beurteilung von Tumorzellen sollte nur durch zytologisch ausgebildete Personen erfolgen. Mit konventionellen Färbetechniken ist ihr Stellenwert eingeschränkt (Sensitivität 40–65 %). Bessere Ergebnisse erhält man mit immunzytochemischen Verfahren oder durch Biopsien.

15.4 Aszites

15.4.1 Diagnosestrategie

In der Aszitesdiagnostik ist das Transsudat-/Exsudat-Konzept verlassen worden, da es noch weniger als bei Pleuraergüssen geeignet ist, Rückschlüsse auf die Aszitesursache zu erlauben. Leberzirrhose einerseits sowie Peritonealkarzinose und bakterielle Peritonitis andererseits sind die häufigsten Ursachen für Aszites. Daher versucht man heute, als Basisdiagnostik die Grobeinteilung in portalen und infektiösen/tumorösen Aszites zu erreichen.

Das kann durch Kombination verschiedener Laboruntersuchungen mit ausreichender Wahrscheinlichkeit erreicht werden. Eine makroskopische Betrachtung des Aszites gibt nur bei Blutbeimengung einen diagnostischen Hinweis. Die ätiologische Klärung eines Aszites umfasst je nach Ursache auch anderweitige Untersuchungen (Blutuntersuchungen, bildgebende Verfahren).

Basisdiagnostik

Unterscheidung von portalem und infektiösem/tumorösem Aszites (▶ 15.4.2).

Weiterführende Diagnostik

- **Portaler Aszites:** Im Punktat keine weitere laborchemische Differenzierung möglich.
- **Infektiöser/tumoröser Aszites** (Untersuchungen in Abhängigkeit der klinischen Verdachtsdiagnose):
  - Infektionen: Laktat, Fibronektin, Lipase, Amylase, Leukozyten-, Granulozytenzahl, Cholesterin, mikrobiologische Untersuchungen.
  - Maligne Genese: Fibronektin, CA 19–9, Laktat, Cholesterin, Leukozyten-, Granulozytenzahl; Tumorzytologie.

15.4.2 Klinisch chemische Analytik $–$$$

Indikationen

Aszites unklarer Ätiologie.

Untersuchungsmaterial

5–10 ml nativer Aszites, evtl. zusätzlich Serum für Albumin, LDH, Cholesterin, CA 19–9, Lipase, Amylase.
- NaF-Röhrchen: Laktat.
- EDTA-Röhrchen: Fibronektin, Leukozytenzahl/-Differenzierung (Fibronektin kann auch im Zitrat-Röhrchen gemessen werden → andere Ergebnisse).

Bestimmungsmethode

Albumin (▶ 6.3.2), LDH (▶ 5.3), Laktat (▶ 11.2.3), Fibronektin, Cholesterin (▶ 8.3), CA 19–9 (▶ 4.2.3), Lipase (▶ 5.10), Amylase (▶ 5.9).

Bewertung

Die laborchemische Differenzierung eines Aszites ist problematisch. Die Abgrenzung eines portalen Aszites von infektiösem/tumorösem Aszites ist am ehesten möglich durch die Serum-Aszites-Differenz der Albuminkonzentrationen, den Aszites-/Serum-Quotienten der LDH-Aktivität und die Zahl der neutrophilen Granulozyten im Aszites (▶ Tab. 15.14).

Tab. 15.13 Differenzierung portaler Aszites – infektiöser/tumoröser Aszites

	Portaler Aszites	Infektiöser/tumoröser Aszites
Albumin-Differenz Serum-Aszites	< 11 g/l	> 11 g/l
LDH-Quotient Serum/Aszites	< 0,6	> 0,6
LDH (Aszites)	< 160 U/l	> 160 U/l
Neutrophile Granulozyten (Aszites)	< 250/µl	> 250/µl

Aszitesursachen

- Portaler Aszites: Leberzirrhose, Budd-Chiari-Syndrom, Lebervenenthrombose.
- Kardialer Aszites: Rechtsherzinsuffizienz, Pericarditis constrictiva.
- Infektionen: Bakterielle Peritonitis, Peritonealtuberkulose.
- Maligner Aszites: Peritonealkarzinose, Metastasenleber, intraabdominelle Tumoren, hepatozelluläres Karzinom, Lymphome, Mesotheliom, Pseudomyxom.
- Hämorrhagischer Aszites (makroskopisch): Trauma, Peritonealkarzinom, tuberkulöse Peritonitis, Pfortaderthrombose, Pankreatitis; bei großer Blutmenge (z. B. Trauma) kann eine Quantifizierung des Hb-Gehalts (▶ 23.3) sinnvoll sein.

15

Laborchemische Differenzierung

Laktat soll am besten zur Unterscheidung von infiziertem und sterilem Aszites geeignet sein, Fibronektin und Cholesterin zur Erkennung maligner Aszitesursachen. Die übrigen Untersuchungen haben wegen geringer Spezifität und Sensitivität nur Aussagekraft in Kombination mit anderen Befunden.

Tab. 15.14 Laborchemische Differenzierung von Aszites

Analyt im Aszites	Befund	Wahrscheinliche Ursache
Laktat	> 4,5 mmol/l	Infektion
Granulozyten	> 250/µl	Infektion
Leukozyten	> 1000/µl	Infektion

Tab. 15.14 Laborchemische Differenzierung von Aszites *(Forts.)*		
Analyt im Aszites	**Befund**	**Wahrscheinliche Ursache**
Bakterien	Nachweis	Infektion
Fibronektin	> 100 mg/dl	Malignom
Cholesterin	> 45 mg/dl	Malignom
CEA	> 2,2 µg/l	Malignom
CA 19–9	> 30 U/ml	Malignom
Tumorzellen	Nachweis	Malignom
Lipase, Amylase	Aszites-/Serum-Quotient > 1	Pankreatitis

Kardial bedingter Aszites bei Rechtsherzinsuffizienz kann sowohl protein-arm (Transsudat) als auch proteinreich (Exsudat) sein. Bei Leberzirrhose, wahrscheinlich in Kombination mit Immunschwäche (insbes. alkoholbe-dingt), kann infizierter Aszites proteinarm (Transsudat) sein, meist fehlt dann auch eine entsprechende klinische Symptomatik (besonders hohe Leta-lität!).

15.4.3 Zytologische Untersuchung $$$

Indikation
Aszites unklarer Ätiologie.

Bestimmungsmethode
Mikroskopie.

Bewertung
Tumorzytologie: Die Beurteilung von Tumorzellen sollte nur durch zytologisch ausgebildete Personen erfolgen. Mit konventionellen Färbetechniken ist die Sensi-tivität etwa 60 %. Bessere Ergebnisse erhält man mit immunzytochemischen Ver-fahren oder durch Biopsien.

15.5 Liquor

15.5.1 Diagnosestrategie

Die Liquoruntersuchung ist Bestandteil jeder Diagnostik von ZNS-Erkrankungen. Anders als bei der Untersuchung von Blut, Urin und Stuhl kann die Gewinnung von Liquor nicht beliebig häufig wiederholt werden. Es ist daher hier besonders notwendig, die differenzialdiagnostisch indizierten Untersuchungen auf der Grundlage von Klinik und Anamnese sorgfältig zu planen.

Die häufigste Fragestellung bei der Liquordiagnostik ist der Nachweis einer Infektion. Ein entzündlicher ZNS-Prozess ist gesichert, wenn mindestens einer der folgenden Befunde vorliegt: Leukozytenzahl > 30/μl, Nachweis einer intrathekalen Immunglobulinsynthese oder Nachweis aktivierter B-Lymphozyten.

Liquorgewinnung

Durch Lumbalpunktion (ggf. Blutzuckerbestimmung kurz vor Lumbalpunktion!). Punktionsstelle gründlich desinfizieren, Punktion mit sterilen Handschuhen durchführen. Die ersten 2–3 Tropfen verwerfen, dann Liquor in zwei bis drei sterilen Schraubröhrchen auffangen, sofort verschließen und möglichst umgehend ins Labor bringen. Transportbedingungen für mikrobiologische Untersuchungen (▶ 26.3).

Basis-Diagnostik

- Leukozytenzahl, -Differenzierung; Erythrozytennachweis.
- Liquor-Gesamtprotein.
- Liquorlaktat.

Weiterführende Diagnostik

- Interleukin-6 (IL-6) im Liquor ▶ 22.8.2 (bakterielle Meningitis).
- Protein S-100 im Serum (Schädelhirntrauma, Blutungen, Hirninfarkte).
- Blut-Liquor-Schrankenfunktion: Liquor-/Serum-Albumin-Quotient (Q_{alb}, ▶ 15.5.5).
- Intrathekale Immunglobulinsynthese:
  - Lokale Ig-Fraktionen (▶ 15.5.5): Quotienten-Diagramm, Berechnung.
  - Oligoklonale Ig-Muster im Liquor und Serum (▶ 15.5.6).
  - Erregerspezifische AK-Indizes (▶ 15.5.7).
- Aktivierte B-Lymphozyten (▶ 15.5.9).
- Tumormarker: CEA-Quotient, β_2-Mikroglobulin.
- NSE im Liquor (Creutzfeldt-Jakob-Krankheit).
- β-Amyloid Aβ 1-42 im Liquor ▶ 15.5.10 (Demenzerkrankungen Alzheimer, Parkinson).
- Tau-Protein im Liquor ▶ 15.5.10 (neurodegenerative, entzündliche, vaskuläre u. tumuröse Erkrankungen).
- Erregerisolierung:
  - Erreger-Antigen-Nachweis: Schnelltests, z. B. Slidex Meningite-Kit®, Fa. Bio Merieux; Wellcogen Bakterien Antigen Kit®, Fa. Murex; Directigen® Meningitis Combo Test, Fa. Becton Dickinson; Durchführung nach Herstellervorschrift.
  - Gramfärbung: Hohe Fehlerquote bei Unerfahrenen.

15

Tab. 15.15 Verdachtsdiagnose und empfehlenswerte Untersuchungen		
Verdachtsdiagnose	Liquoruntersuchungen (weitere Untersuchungen ▶ 15.5.5, ▶ 15.5.6, ▶ 15.5.7, ▶ 15.5.8)	Erwarteter Befund
Akute virale Meningitis	Aussehen	Transparent
	Zellzahl	Bis mehrere Hundert/µl
	Zelldifferenzierung	Überwiegend Mononukleäre mit aktivierten B-Lymphozyten
	Albuminquotient	Bis 20 × 0⁻³
	Laktat	< 2,1 mmol/l
Eitrige Meningitis	Aussehen	Trübe
	Zellzahl	Mehrere Tausend/µl
	Zelldifferenzierung	Fast ausschließlich Neutrophile
	Methylenblau- und Gramfärbung	Bakteriennachweis
	Albuminquotient	$> 20 \times 10^{-3}$
	Laktat	> 2,5 mmol/l
Tuberkulöse Meningitis	Zellzahl	Bis mehrere Hundert/µl
	Albuminquotient	$> 20 \times 10^{-3}$
	Zelldifferenzierung	„Buntes", überwiegend mono-nukleäres Zellbild
	Glukose	< 50 % der Serumglukose
	Immunglobuline	IgG, IgA vermehrt
	Gaschromatografie	Tuberkulostearinsäurenachweis
	Kultur	Bakteriennachweis
Pilzmeningitis	Zellzahl	Bis mehrere Hundert/µl
	Zelldifferenzierung	Überwiegend Mononukleäre
	Immunglobuline	Lokale Produktion
	Kultur (Filterrückstand)	Pilznachweis
	Spezialfärbung	Pilznachweis
Guillain-Barré-Syndrom	Albuminquotient	Bis 50×10^{-3}
	Zellzahl	Gelegentlich leichte mononuk-leäre Pleozytose

15

Tab. 15.15 Verdachtsdiagnose und empfehlenswerte Untersuchungen *(Forts.)*

Verdachtsdiagnose	Liquoruntersuchungen (weitere Untersuchungen ▸ 15.5.5, ▸ 15.5.6, ▸ 15.5.7, ▸ 15.5.8)	Erwarteter Befund
Akute Neuroborreliose (Bannwarth-Krankheit)	Zellzahl	Einige Hundert/µl
	Zelldifferenzierung	Überwiegend Mononukleäre, bis 25 % aktivierte B-Lymphozyten
	Albuminquotient	Bis 50×10^{-3}
	Immunglobuline	IgG, IgM und IgA
	Serologie	Borrelien-Antikörper
Zoster-Ganglionitis	Zellzahl	Bis 150/µl
	Zelldifferenzierung	Überwiegend Mononukleäre
	Albuminquotient	Bis 10×10^{-3}
	Serologie	Lokale VZV-Antikörper
Hirnabszess	Zellzahl	Bis einige Hundert/µl
	Zelldifferenzierung	Mononukleäre und/oder Neutrophile
	Immunglobuline	IgG und IgA (ab 2. Wo.)
	(Computertomografie)	Zunächst entzündliches Infiltrat (Phlegmone), dann Nekrose mit Kapseln
Multiple Sklerose	Immunglobuline	IgG
	Isoelektrische Fokussierung	Oligoklonale g-Region
	Zellzahl	Bis 40 Mononukleäre/µl
	Albuminquotient	Bis 10×10^{-3}
	Serologie	Masern-, Röteln-, Varicella-Zoster-AK
	(Kernspintomografie)	Entmarkungsherde
Chron. HIV-Enzephalitis (Frühstadium)	Zellzahl	Bis 35 Mononukleäre/µl
	Immunglobuline	Lokale IgG-Synthese
	Serologie	Lokale HIV-Antikörper
	Albuminquotient	Bis 10×10^{-3}

15

Tab. 15.15 Verdachtsdiagnose und empfehlenswerte Untersuchungen *(Forts.)*

Verdachtsdiagnose	Liquoruntersuchungen (weitere Untersuchungen ▶ 15.5.5, ▶ 15.5.6, ▶ 15.5.7, ▶ 15.5.8)	Erwarteter Befund
Opportunistische Meningoenzephalitiden	Zellen	Mononukleäre Pleozytose
	Immunglobuline	IgG, IgA, IgM, vermehrt
	Albuminquotient	$> 10 \times 10^{-3}$
	Serologie	Lokalsynthese spezifischer Antikörper
Neurosyphilis	Zellen	Mononukleäre Pleozytose
	Immunglobuline	IgG
	IgG-bezogene Antikörper-Aktivität (TPHA)	CSF/Serum > 2
Hirntumor	(Computertomografie)	Raumforderung
	Albuminquotient	Erhöht
	Zelldifferenzierung	Tumorzellen
	Tumormarker	Lokales CEA bei Karzinom, lokales Ig bei Lymphom und Dysgerminom

Modifiziert nach: Thomas. Labor & Diagnose. Medizinische Verlagsgesellschaft 1994.

Unterscheidung Liquor – Nasensekret

Bei Rhinorrhö in der HNO-Medizin und nach Schädelhirntrauma ist differenzialdiagnostisch die Unterscheidung von Liquor oder Nasensekret notwendig. Die bisher verbreiteten Unterscheidungskriterien für Liquor (Glukose > 50 mg/dl und Protein < 40 mg/dl) haben sich als unzuverlässig erwiesen und gelten als obsolet. Als bestes Kriterium gilt derzeit β-Trace-Protein, dessen Konzentration im Liquor normalerweise etwa 30-mal höher ist als im Serum.

Tab. 15.16 Unterscheidung von Liquor und Nasensekret

Analyt	Liquor	Nasensekret
β-Trace-Protein	> 6 mg/l	< 1 mg/l
$β_2$-Transferrin	Nachweisbar	Nicht nachweisbar

Störungen und Besonderheiten

β-Trace-Protein-Konzentrationen von 1–6 mg/l: Z. B. Mischung Liquor/Nasensekret, erhöhte Serumkonzentration bei Niereninsuffizienz, verminderte Liquorkonzentration bei Meningitis.

15.5.2 Zellzahl im Liquor und Differenzierung $–$$

Indikation
Jede Liquorpunktion.

Untersuchungsmaterial
Frischer Liquor.

Bestimmungsmethode
- **Leukozytenzahl $:**
  - Mechanisierte Zellzählung.
  - Fuchs-Rosenthal-Kammer.

Fuchs-Rosenthal-Kammer
Prinzip: Lysierung der Erythrozyten durch Verdünnung des Liquors mit Eisessig und Zählung der fixierten Leukozyten.
Durchführung (Infektionsgefahr!): Durchführung innerhalb von 60 Min., da Leukos instabil sind. Vorbereitung der Fuchs-Rosenthal-Kammer: Plangeschliffenes Deckglas so über die Kammer schieben, dass es adhärent ist (Newton-Ringe sichtbar) und nicht vom Liquor angehoben wird (konstantes Volumen). Dann etwas Eisessig (96 %) in ein Blockschälchen gießen. Liquor mischen und etwa 2 ml davon in ein zweites Blockschälchen geben. Mit einer Leukozytenpipette bis zur Marke 1 Eisessig aufziehen und anschließend bis zur Marke 11 mit Liquor auffüllen. Die Pipette mit Gummikappe verschließen und vorsichtig mischen. Die ersten 2–3 Tr. verwerfen und dann die vorbereitete Fuchs-Rosenthal-Kammer beschicken. Einige Minuten sedimentieren lassen. Am abgeblendeten Mikroskop (Objektiv 40 ×) die ganze Zählkammer auszählen (16 × 16 = 256 kleinste Quadrate).
Berechnung:
- Ist die Zahl der ausgezählten Leukozyten gleich n, dann ist: Leuko/μl = n/2,88 oder etwa n/3 Leuko/μl.
- Bei sehr hoher Leukozytenzahl kann auch ein Teil der (kleinsten) Quadrate ausgezählt werden:

$$\text{Leuko} / \mu l \cong \frac{n \times 256}{\text{Anzahl der ausgezählten Quadrate}}$$

- **Erythrozyten, halbquantitativ $:** Teststreifen; mikroskopisch; evtl. makroskopisch.
- **Leukozytendifferenzierung:**
  - Ausstrichpräparat mit farbstoffbeschichtetem Objektträger (Schnellfärbung, z. B. Testimplets®, Fa. Boehringer) $: Je nach Zellzahl nativen Liquor oder Sediment nach Zentrifugation verwenden. Nach vorsichtiger Mischung 3 ml Liquor in die Mitte des Objektträgers auftragen und sofort mit einem Deckglas bedecken. Nach 15 Min. bei 800- bis 1000-facher Vergrößerung im Mikroskop differenzieren.
  - Zytozentrifugenpräparat $$.

Tab. 15.17 Referenzbereiche Zellen in Liquor	
Leukozyten	< 4/µl
Erythrozyten	Nicht nachweisbar

 Bei pathologischer Leukozytenzahl Differenzierung durchführen.

Bewertung

Liquorbefunde bei entzündlichen ZNS-Erkrankungen ändern sich im Verlauf der Krankheit, notwendige Bedingung zu ihrer adäquaten Interpretation ist daher die Berücksichtigung des Krankheitsstadiums. Die Initialphase ist meist durch eine leukozytäre Invasion gekennzeichnet, die bei der Virusmeningitis manchmal nur Stunden anhält.

Die Leukozytenzahl ist zusammen mit Liquorlaktat, zur Differenzierung zwischen bakterieller Meningitis und ZNS-Erkrankungen anderer Ursache geeignet. Bakterielle Meningitiden verlaufen meist mit einer ausgeprägten Leukozytose. Eine Liquor-Leukozytose > 800/ml bei gleichzeitiger Liquor-Laktat-Konzentration > 3,5 mmol/l ist nahezu beweisend für eine bakterielle Meningitis (Spezifität etwa 99 %, Sensitivität aber nur etwa 70 %).

Tab. 15.18 Leukozytenzahl im Liquor	
Leukozytenzahl/µl	Wahrscheinliche Ursachen
> 300	Eitrige Meningitis (selten Tumoren, Blutungen)
30–300	Hirnabszess, Meningitis durch Viren, Pilze, Mykobakterien (Tb), Neurosyphilis
4–30	• Entzündlich: Varicella-Zoster-Inf., Guillain-Barré-Syndrom, HIV-Enzephalitis, Multiple Sklerose (MS), Neuroborreliose, Neurosyphilis, Parasitosen • Nicht-entzündlich: Hirninfarkt, Meningealkarzinose, leukämische Infiltrate, Hirntumoren
< 4	Neurosyphilis, Alzheimer-Krankheit, amyotrophe Lateralsklerose (AML), subakute sklerosierende Panenzephalitis (SSPE)

Tab. 15.19 Leukozyten-Differenzierung	
Vorherrschender Zelltyp	Wahrscheinliche Ursachen
Neutrophile Granulozyten	Bakterielle Meningitis, Frühphase viraler Meningitis, Hirnabszess, maligne Ursache
Lymphozyten	Virale Meningitis, Spätphase bakterieller Meningitis, Pilzmeningitis, tuberkulöse Meningitis, Hirnabszess, Toxoplasmose, Leptospirose, Neurosyphilis, Polyradikulitis, chronische Meningoenzephalitis, Lupus erythematodes, Multiple Sklerose (MS), subakute sklerosierende Panenzephalitis (SSPE)
Eosinophile (> 5 %)	Parasitosen (Zystizerkose, Toxocara canis, Bilharziose), tuberkulöse Meningitis, Fremdkörpermeningitis (Drainagen)

15

Störungen und Besonderheiten
Bei artifiziellen Blutbeimengungen durch die Liquorpunktion kann die Beurteilbarkeit der Liquorzellen eingeschränkt sein.

> **Niedrige Leukozytenzahl im Liquor trotz akuter Infektion (Cave: Fehldiagnose!)**
> - Apurulente bakterielle Meningitis (besonders schwere Infektion).
> - AIDS (insbes. bei Kryptokokken-Meningitis).
> - Kinder und alte Pat. mit V.a. bakterielle Meningitis.
> ! Auch bei anscheinend unauffälligem Liquor immer Erregersuche durchführen. Schnelle Orientierung mit:
>   – Antigen-Schnellnachweis.
>   – Gramfärbung (hohe Fehlerquote bei Unerfahrenen).
>   – Zusätzlich immer auch mikrobiologische Kultur.

15.5.3 Laktat im Liquor $

Indikationen
Unterscheidung von bakterieller und viraler Meningitis.

Untersuchungsmaterial
Liquor.

Bestimmungsmethode
Enzymatische Bestimmung (LDH-Methode).

Tab. 15.20 Referenzbereich Laktat im Liquor

Liquorlaktat	< 2,5 mmol/l

Bewertung
Eine Liquorlaktatkonzentration > 3,5 mmol/l bei gleichzeitiger Liquorleukozytose > 800/ml ist nahezu beweisend für eine bakterielle Meningitis (Spezifität etwa 99 %, Sensitivität aber nur etwa 70 %).
- **Erhöhter Laktatspiegel** (> 2,5 mmol/l): Bakterielle Meningitis (auch nach antibiotischer Anbehandlung noch längere Zeit erhöht), Pilzmeningitis, tuberkulöse Meningitis, hypoxischer Hirnschaden, Subarachnoidalblutung, intrazerebrale Massenblutung, Hirntumoren, Meningeosis carcinomatosa, Hirnödem, Z.n. Kraniotomie.
- **Normaler Laktatspiegel:** Virale Meningoenzephalitis, transitorisch ischämische Attacke (TIA), Blutbeimengung durch Punktion.
- **Liquor-/Blut-Glukose-Quotient:** Weitgehend durch Laktatbestimmung abgelöst (Ausnahme: Tuberkulöse Meningitis).

Störungen und Besonderheiten
- Nach Kraniotomie ist die Laktatkonzentration erhöht und daher zur Erkennung einer postoperativen ZNS-Infektion nicht geeignet.

- Bei bakteriellen Enzephalitiden, Pilzinfektionen, Hirnabszessen und infizierten Hämatomen ist Laktatkonzentration variabel. In diesen Fällen ist bei deutlicher Entzündungsreaktion Liquorlaktat meist vermehrt, bei geringer Reaktion (besonders bei AIDS) kann es normal sein.

15.5.4 Gesamtprotein im Liquor $

Indikation
Jede Liquorpunktion.

Untersuchungsmaterial
Frischer Liquor.

Bestimmungsmethode
Streulichtmessung nach Präzipitation.

Tab. 15.21 Referenzbereich Gesamtprotein (Liquor)	
Liquorprotein	< 45 mg/dl

Bewertung
Ein vermehrter Liquorproteingehalt kann Folge einer Permeabilitätsstörung der Blut-Liquor-Schranke und/oder einer intrathekalen Immunglobulinproduktion sein. Die Gesamtproteinkonzentration ist daher nur ein allgemeines Krankheitszeichen und kann ohne weitere Differenzierung nicht genauer interpretiert werden.
Liegen Proteingehalt und Zellzahl im Liquor im Referenzbereich, so gilt i.d.R. eine ZNS-Erkrankung als ausgeschlossen. Ausnahmen: Kinder und alte Pat., AIDS-Pat., Multiple Sklerose, Abszesse, Hirntumoren.

15.5.5 Blut-Liquor-Schrankenfunktion, lokale Immunglobulinsynthese $$$

Der Liquorraum ist vom Blutkompartiment durch die Blut-Liquor-Schranke getrennt. Die Durchlässigkeit für Blutbestandteile ist umso geringer, je größer die Moleküle sind (Molekularsieb-Effekt). Höhermolekulare Stoffe, wie Albumin und Immunglobuline, treten bei gestörter Schrankenfunktion (erhöhte Permeabilität, z. B. bei Entzündungen, Tumoren) vermehrt in den Liquorraum über. Andererseits können Immunglobuline (Ig), z. B. als Reaktion auf eine zerebrale Infektion, auch lokal im Liquorraum gebildet werden. Bei vermehrtem Gesamtproteingehalt im Liquor ist es also differenzialdiagnostisch von Bedeutung, ob eine reine Schrankenstörung vorliegt oder auch eine intrathekale Ig-Produktion (und damit meist eine lokale ZNS-Infektion).
Nach dem Konzept von Reiber und Felgenhauer werden zur Beurteilung der Schrankenfunktion die Konzentrationen von Albumin und den Ig-Klassen (IgG, IgM, IgA) im Liquor im Verhältnis zu den entsprechenden Serumkonzentrationen betrachtet: **Albumin-Quotient** Q_{Alb}, und **Ig-Quotient** Q_{IgX}. Bei intrathekaler Ig-Synthese ist der Quotient einer (oder mehrerer) Ig-Klassen gegenüber dem Albumin-Quotienten überproportional erhöht.

Der Anteil der lokal synthetisierten Ig-Fraktionen an der Liquor-Gesamtkonzentration der jeweiligen Ig-Klasse kann abgeschätzt werden, indem man die aktuellen Quotienten der Ig-Klassen und des Albumins in Diagramme einträgt, in denen eine empirische Trennlinie die Grenze zwischen reiner Schrankenstörung und Schrankenstörung mit lokaler Ig-Synthese kennzeichnet (Reiber-Diagramm, ▶ Abb. 15.2).

Alternativ können die intrathekal gebildeten Fraktionen auch berechnet werden. Analog zu den Immunglobulinen kann mithilfe eines Liquor/ Serum-CEA-Quotienten eine lokale CEA-Produktion bei Meningealkarzinose, Hirnmetastasen oder primären Hirntumoren erkannt werden.

Indikationen
Proteinvermehrung im Liquor.

Untersuchungsmaterial
5 ml frischer Liquor, zusätzlich Serum.

Bestimmungsmethode
Immunoassay (Albumin, quantitative Immunglobuline).

Tab. 15.22 Referenzbereiche Albumin-Quotienten Liquor/Serum

Albumin-Quotienten Liquor/Serum	Referenzbereiche ($\times 10^{-3}$)
Q_{alb} Erwachsene > 40 J.	< 8
Q_{alb} Erwachsene < 40 J.	< 6,5
Q_{alb} Kinder 6–15 J.	< 5
Q_{alb} Kinder 0,3–6 J.	< 3,5
Q_{alb} Säuglinge 3 Mon.	< 5
Q_{alb} Säuglinge 2 Mon.	< 10
Q_{alb} Säuglinge 1 Mon.	< 15
Q_{alb} Neugeborene	< 28

Die oberen Referenzbereichsgrenzen der Liquor-/Serum-Quotienten für die Immunglobuline (Q_{IgG}, Q_{IgM}, Q_{IgA}) hängen von der Schrankenfunktion ab. Sie sind im Quotientendiagramm nach Reiber als empirische Grenzlinie zwischen reiner Schrankenstörung und Schrankenstörung mit lokaler Immunglobulinsynthese dargestellt (▶ Abb. 15.2).

15

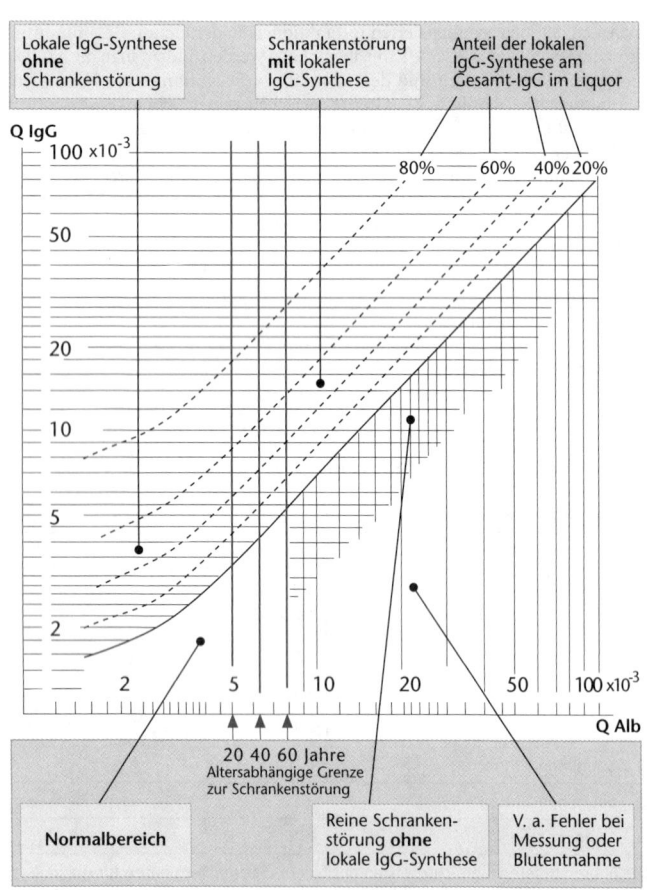

Abb. 15.2 **Reiber-Diagramm zur Beurteilung einer Schrankenstörung**

Bewertung

▶ 15.5.7

Eine vermehrte Proteinkonzentration im Liquor ist ein unspezifisches Zeichen für einen pathologischen Prozess im ZNS. Die Identifizierung und Quantifizierung intrathekal gebildeter Immunglobuline (Diagramm oder Berechnung) erlaubt die Unterscheidung von ZNS-Prozessen mit reiner Schrankenstörung (überwiegend nicht-entzündlich) und solchen mit lokaler Immunantwort (überwiegend entzündlich).

Ursachen

- **Reine Schrankenstörung:** Frühphase akuter Meningitiden, Frühstadium des Guillain-Barré-Syndroms, Polyneuropathien, primäre Hirntumoren, Metastasen, Meningealkarzinomatose, Hirninfarkte, Hirntraumen (außer Subarachnoidalblutung), Hirnatrophie.
- **Schrankenstörung mit lokaler Ig-Synthese:**
  - Viral (ab etwa 2. Krankheitswo.): Herpes simplex, FSME, HIV, Masern, Röteln, Varicella-Zoster-V. (VZV), Cytomegalie (CMV), Coxsackie-V., Mumps, Epstein-Barr-V. (EBV), Poliomyelitis.
  - Bakteriell und mykotisch (bei verspätetem Therapiebeginn oder subakutem Verlauf): Insbes. Neuroborreliose, Neurosyphilis, tuberkulöse Meningitis, Hirnabszess.
  - Chronisch entzündlich: MS, SSPE.
  - Protozoen: Toxoplasmose (meist opportunistisch bei AIDS).
  - Tumoren: Lymphom, Dysgerminom, Meningealkarzinose, Hirnmetastasen.
- **Typische Konstellationen intrathekal synthetisierter Immunglobulinklassen:**
  - Ein-Klassen-Reaktion:
  - Überwiegende IgG-Synthese: Multiple Sklerose (MS), Herpes-simplex-(HSV-)Enzephalitis, Neurosyphilis, chronische HIV-Enzephalitis.
  - Selektive IgM-Synthese: Non-Hodgkin-Lymphom.
  - Zwei-Klassen-Reaktion:
  - IgG + IgA: Eitrige Meningitis, tuberkulöse Meningitis.
  - IgG + IgM: FSME.
  - Drei-Klassen-Reaktion (IgG, IgA, IgM): Neuroborreliose, Mumps-Meningoenzephalitis, opportunistische Infektionen (z. B. bei AIDS).

Störungen und Besonderheiten

- Bei artifizieller **Blutbeimengung** durch Punktion, **Albumininfusionen** oder größerem **Blutverlust** ist das Liquorproteinprofil für mehrere Tage nicht beurteilbar.
- Nie zentrifugierten Liquor einsenden, da dann Blutbeimengung nicht erkannt werden kann.
- Eine lokale IgG-Fraktion von weniger als 10–20 % der Gesamt-IgG-Konzentration im Liquor kann mit dem Quotientendiagramm nicht mehr sicher nachgewiesen werden. Ein negativer Befund im Quotientendiagramm schließt daher eine lokale Ig-Produktion nicht aus. In diesem Bereich ist der Nachweis einer oligoklonalen IgG-Synthese mittels isoelektischer Fokussierung (▶ 15.5.6) noch möglich (größere Empfindlichkeit).
- Vermehrtes Liquorprotein ohne Schrankenstörung und ohne lokale Ig-Synthese bei Stopp-Liquor (Zirkulationsstörung) oder Liquorproduktionsstörung.

15.5.6 Oligoklonale IgG-Muster $$$

Kleine lokale IgG-Fraktionen sind mit Diagrammen und Formeln nicht sicher erfassbar, da die als Bezugspunkt dienende Obergrenze des Referenzbereichs nicht exakt definiert werden kann. Die isoelektrische Fokussierung erlaubt eine qualitative Auftrennung der IgG-Moleküle in Fraktionen entsprechend ihrer Antigen-

15

spezifität (oligoklonales Muster). Bei reiner Schrankenstörung findet sich im Liquor und im Serum das gleiche oligoklonale Muster. Klonale IgG-Fraktionen, die nur im Liquor nachweisbar sind und nicht im Serum, entsprechen einer lokaler IgG-Synthese. Diese Methode ist sehr empfindlich und erlaubt die Erkennung lokaler IgG-Fraktionen von weniger als 10–20 % des Liquor-Gesamt-IgG.

Indikation
Bevorzugter Einsatz bei V.a. Multiple Sklerose.

Untersuchungsmaterial
1 ml frischer Liquor, zusätzlich Serum.

Bestimmungsmethode
Isoelektrische Fokussierung von Liquor und Serum.

Tab. 15.23 Oligoklonale IgG-Muster	
Normaler Befund	Kein Nachweis liquorspezifischer oligoklonaler Banden

Bewertung
Bei Multipler Sklerose sind liquorspezifische oligoklonale IgG-Banden in über 95 % nachweisbar, häufig aber auch bei Meningealkarzinose/-metastasen.

15.5.7 Erregerspezifische AK-Indizes $$$

Für Infektionserreger, die eine humorale Immunreaktion auslösen, können auf der Basis der erregerspezifischen Antikörper in Liquor und Serum erregerspezifische Antikörper-(AK-)Indizes berechnet werden (Hagedorn-Index). Dies ist die empfindlichste und spezifischste Methode zum Nachweis einer lokalen AK-Synthese. Aus klinischem Befund und Anamnese können sich differenzialdiagnostische Hinweise ergeben, nach welchen Antikörpern gesucht werden soll.

Indikationen
Ätiologische Abklärung infektiöser ZNS-Prozesse, wenn Diagnosesicherung durch Blutuntersuchung nicht möglich. **Cave:** Nicht zur Frühdiagnostik geeignet, da die spezifische Antikörperbildung meist **nicht vor** der 2. Krankheitswo. nachweisbar ist.

Untersuchungsmaterial
Frischer Liquor, zusätzlich Serum.

Bestimmungsmethode
Berechnung der Hagedorn-Indizes nach immunchemischer Messung erregerspezifischer Antikörper im Liquor und Serum.

Tab. 15.24 Referenzbereiche erregerspezifische AK-Indizes	
Indizes	< 1,5
Sicher pathologisch	> 2

Bewertung
Erhöhte Hagedorn-Indizes:
- ZNS-Befall durch neurotrope Viren, Neuroborreliose, Neurosyphilis, zerebrale Toxoplasmose.
- HIV-Enzephalitis: Im Frühstadium kann der erregerspezifische AK-Index der einzige labordiagnostische Beweis sein.
- Multiple Sklerose (MS): Typisch ist der gleichzeitige Nachweis erhöhter Indizes für Masern, Röteln und Varicella-Zoster-Virus (MRZ-Reaktion).
- SSPE: Typisch ist der Nachweis eines erhöhten Masern-Index.

Wegen der verzögert einsetzenden Immunantwort bei zerebralen Virusinfekten bei V.a. Herpes-simplex(HSV)-Enzephalitis nicht die serologische Bestätigung abwarten. Antivirale Therapie bei klinischem Verdacht sofort beginnen.

15.5.8 CEA, β_2-Mikroglobulin im Liquor $$

Indikation
- CEA-Quotient Liquor/Serum: V.a. Meningealkarzinose, Hirnmetastasen, primären Hirntumor.
- β_2-Mikroglobulin: V.a. leukämische Infiltrate.

Untersuchungsmaterial
0,5 ml frischer Liquor, für CEA zusätzlich Serum.

Bestimmungsmethode
Immunoassay.

Tab. 15.25 Referenzbereiche CEA, β_2-Mikroglobulin im Liquor	
CEA-Quotient Liquor/Serum (Q_{CEA})	< 0,7 × Q_{alb}
β_2-Mikroglobulin (Liquor)	< 1,8 mg/l

Bewertung
- CEA-Quotient Q_{CEA}: Erhöht bei Meningealkarzinomatose, Hirnmetastasen, primären Hirntumoren.
- β_2-Mikroglobulin im Liquor: Erhöht bei leukämischen ZNS-Infiltraten.

15.5.9 Aktivierte B-Lymphozyten $$

Als aktivierte B-Lymphozyten werden reife, intrazytoplasmatisch mit IgG gefüllte Plasmazellen bezeichnet, die für entzündliche ZNS-Prozesse typisch sind. Bei viralen Infektionen sind sie relativ früh nachweisbar. Bei nicht-entzündlichen ZNS-

Krankheiten und beim Guillain-Barré-Syndrom finden sich meist keine aktivierten B-Lymphozyten.

Indikation
V.a. entzündlichen ZNS-Prozess.

Untersuchungsmaterial
Frischer Liquor.

Bestimmungsmethode
Immunzytochemische Färbung.

Tab. 15.26 Aktivierte B-Lymphozyten	
Referenzbereich	< 0,1 % der Lymphozyten im Liquorpräparat

Bewertung
Aktivierte B-Lymphozyten kommen im normalen Liquor nicht vor; ihr Nachweis ist ein sehr empfindlicher, aber unspezifischer Beweis für einen entzündlichen ZNS-Prozess. Der Nachweis ist auch bei geringer Leukozytenzahl im Liquor (< 30/µl) möglich.

15.5.10 Tau-Protein und Amyloid Aβ 1-42 $$$

Die neurodegenerativen demenziellen Prozesse sind noch nicht vollständig verstanden. Als Marker sind in der Praxis bisher hauptsächlich die Tau-Proteine und Amyloid Aβ 1-42 etabliert.

- **Tau-Proteine:** Unter physiologischen Bedingungen scheinen Tau-Proteine die neuronalen Mikrotubuli zu stabilisieren, deren über das altersbedingte Ausmaß hinausgehende Untergang ein typisches Merkmal bei neurodegenerativen Prozessen ist, aber auch die Schädigung der Neuronen bei entzündlichen, vaskulären und tumurösen Prozessen kennzeichnet. Unter diesen Bedingungen werden im Liquor erhöhte Konzentrationen der Tau-Proteine gemessen. Möglicherweise weist die Messung phosphorylierter Tau-Proteine eine höhere Spezifität für Alzheimer-Demenz auf.
- **Amyloid Aβ 1-42:** Die bei Alzheimer-Demenz nachweisbare verstärkte Ablagerung von Amyloidplaque im Gehirn geht typischerweise mit erniedrigten Konzentrationen des Amyloid Aβ 1-42 im Liquor einher.

Indikation
V.a. demenzielle ZNS-Erkrankung (insbes. Alzheimer-Demenz).

Untersuchungsmaterial
Liquor.

Bestimmungsmethode
Immunoassay.

Tab. 15.27 Referenzbereiche Tau-Protein und Amyloid Aβ 1-42 (Richtwerte)	
Analyt	Referenzbereich
Tau-Proteine	< 300 pg/ml
Amyloid Aβ 1-42	> 600 pg/ml

Beurteilung
- **Tau-Proteine im Liquor erhöht:**
  - Alzheimer-Demenz.
  - Hirninfarkte.
  - Creutzfeldt-Jakob-Krankheit.
  - Entzündliche, vaskuläre u. tumoröse Prozesse.
- **Amyloid Aβ 1-42 im Liquor erniedrigt:**
  - Alzheimer-Demenz.
  - M. Parkinson.
  - Amyotrophe Lateralsklerose.
  - Zerebrale Amyloidangiopathie.
  - Lewy-Körperchen-Demenz.

15

16 Schilddrüsenhormone

Bernhard Otto Böhm

Der Serumspiegel der Schilddrüsenhormone wird über negative Rückkopplung durch das hypophysäre Hormon TSH (Thyreoidea stimulierendes Hormon, Thyreotropin) reguliert. Die TSH-Sekretion unterliegt über das Thyreotropin-Releasing-Hormon (TRH) hypothalamischen Einflüssen (▶ Abb. 16.1). Die Schilddrüse sezerniert Thyroxin (T_4) als Prohormon, welches peripher durch Monodejodination (Außenringdejodination) in das biologisch aktive Trijodthyronin (T_3) umgewandelt wird. Durch Dejodination des Innenringes entsteht das inaktive reverse T_3 (rT_3).

Schwere, nicht schilddrüsenbezogene Erkrankungen (Non-thyroid-illness = NTI) lenken die Monodejodination vom biologisch aktiven T_3 zum inaktiven rT_3. T_3 sinkt → es kommt zum typischen Low-T_3-Syndrom. Auch Medikamente (z. B. Glukokortikoide, β-Blocker, Thyreostatika, Amiodaron) können die T_4- zu T_3-Konversion beeinflussen. Neben dem erniedrigten T_3 ist bei NTI oder Medikamenten oft auch TSH supprimiert, da die intrahypophysäre T_4- zu T_3-Monodejodination verstärkt ist. Das hypophysär produzierte T_3 supprimiert, dann TSH (▶ 16.2).

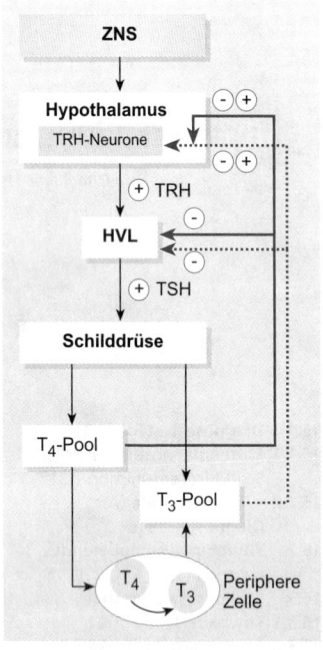

Abb. 16.1 Regelkreis Schilddrüsenhormone

In der Blutbahn werden die Schilddrüsenhormone an Proteinen (TBG, Präalbumin) gebunden transportiert. Nur ein Bruchteil der Hormone liegt in freier Form vor. Medikamente und Hormone können die Bindung an die Transportproteine verändern.

T_3 entfaltet intrazellulär seine Wirkung über nukleäre Rezeptoren.

16.1 Diagnosestrategie

Die Schilddrüsenfunktion ist komplex reguliert und kann durch viele Faktoren wie extrathyreoidale Erkrankungen oder Medikamente beeinflusst werden. Daher ist eine an die Bedingungen angepasste, differenzierte Stufendiagnostik sinnvoll. Mit der Basisdiagnostik wird unter Normalbedingungen eine Funktionsstörung ausgeschlossen.

Bei Grenzsituationen muss eine erweiterte Diagnostik erfolgen. TSH ist der sensitivste Diskriminator einer veränderten Schilddrüsenfunktion und zeigt auch schon latente Störungen an, vorausgesetzt das TSH wird nicht durch interferierende Medikamente und andere Faktoren verändert. Hier hilft dann die zusätzliche Bestimmung des freien T_4 (fT_4) und/oder freien T_3 (fT_3). Die freien Schilddrüsenhormon-Fraktionen sind zwar weniger als die gebundenen Fraktionen beeinflussbar, jedoch nicht frei von (insbes. medikamentösen) Einflüssen.

Liegen Gründe für eine In-vivo-Beeinflussung der Hormonwerte vor (z. B. katabole Zustände, NTI (Non-thyroid-illness) und/oder medikamentöse Beeinflussungen), muss das komplette Spektrum der Testparameter untersucht werden (obligat auf Akut- und Intensivstationen). Die Bestimmung des reverse T_3 hat sich für die Routinediagnostik als nicht praktikabel erwiesen. Ein komplettes Spektrum ist auch als Ausgangsbasis bei nachgewiesener Funktionsstörung vor Therapie angebracht. Bei Verlaufskontrolle unter Therapie sind zum Monitoring einzelne Parameter, gezielt eingesetzt, ausreichend.

Mit einer erweiterten Diagnostik unter Einbeziehung der immunologischen Parameter wird eine Diagnostik der zugrunde liegenden Schilddrüsenerkrankung betrieben. Hierzu gehört auch die Sonografie der Schilddrüse zum Zweck der Größenbestimmung und morphologischen Differenzierung und ggf. die Szintigrafie.

16.1.1 Stufendiagnostik der Schilddrüsenfunktion

Basisdiagnostik

Screeningtest – Ausschluss einer Hyper- oder Hypothyreose: Bestehen klinisch keine Hinweise auf eine Funktionsstörung → TSH bestimmen. Ein normales TSH schließt eine Schilddrüsenfunktionsstörung weitgehend aus. Da TSH auch interferierenden Faktoren unterliegt, in Zweifelsfällen zusätzlich fT_4 bestimmen, v.a. wenn eine Struma vorliegt.

V.a. Hyperthyreose: TSH, fT_4, fT_3.
V.a. Hypothyreose: TSH, fT_4.

Stufendiagnostik

Tab. 16.1 Stufendiagnostik der Schilddrüsenfunktion

	TSH	T_4	fT_4	T_3	fT_3
Screening	X	–	(X)	–	–
Grenzfälle	X	–	X	–	X
Medikamente	X	(X)	X	(X)	X
NTI (Non-thyroid-illness)	X	X	X	X	X
Vor Therapie	X	X	X	X	X
Unter Substitution	X	–	–	–	X
Unter Thyreostase	(X)	–	(X)	–	X

Medikamente und/oder schwere extrathyreoidale Erkrankungen führen zu typischen Veränderungen der Parameter. Kenntnis deren Konstellation erleichtert die Differenzialdiagnose der Schilddrüsenfunktionsstörung.

Tab. 16.2 Differenzialdiagnose von Schilddrüsenfunktionsstörungen

Diagnose	TSH	T_4	fT_4	T_3	fT_3
Primäre Hyperthyreose	↓	↑	↑	↑	↑
Sekundäre Hyperthyreose	↑	↑	↑	↑	↑
Primäre Hypothyreose	↑	↓	↓	↓	↓
Sekundäre Hypothyreose, HLV-Insuffizienz	↓	↓	↓	↓	↓
TBG-Erhöhung		↑	↔	↑	↔
TBG-Erniedrigung, Hypoproteinämie	↔	↓	↔	↓	↔
Low-T_3-Syndrom(NTI)	↓	↔	↔	↓	↓
Hyperthyreose und TBG ↑	↓	↑↑	↑	↑↑	↑
Hyperthyreose und TBG ↓	↓	↓ ↔	↑	↓ ↔	↑
Hypothyreose und TBG ↓	↑	↓↓	↓	↓↓	↓
Hypothyreose und TBG ↑	↑	↔	↓	↔	↓
Jodinduzierte Hyperthyreose	↓	↑↑	↑↑	↑ ↔	↑ ↔
T_3-Hyperthyreose	↓	↔	↔	↑	↑
Hyperthyreose bei Konversionshemmung	↓	↑↑	↑↑	↑	↑
Schilddrüsenhormonresistenz	↔ ↑	↑	↑	↑	↑

Die DD zwischen sekundärer Hypothyreose und Low-T_3-Syndrom kann sehr schwierig sein, da bei Schwerkranken auch TSH oft niedrig normal oder erniedrigt ist (▶ 16.2) und der klinische Befund nicht weiterhilft → nicht vorschnell Hypothyreose diagnostizieren, evtl. Endokrinologen bzw. Schilddrüsenexperten hinzuziehen.

16

16.1.2 Weiterführende (Art)Diagnostik

- V.a. Basedow-Krankheit: TSH-R-AK (▶ 16.6.1).
- V.a. Hashimoto-Thyreoiditis: TPO-AK, TG-AK.
- ! Eine Hashimoto-Thyreoiditis wird durch Punktionszytologie bewiesen.
- V.a. De Quervain-Thyreoiditis: Akute-Phase-Parameter wie BSG ↑, CRP↑, Leukos ↑, klinisch heftige Schmerzen (Beweis durch Punktionszytologie).

Die Schilddrüsensonografie ist für die Artdiagnostik häufig notwendig, die Szintigrafie seltener.

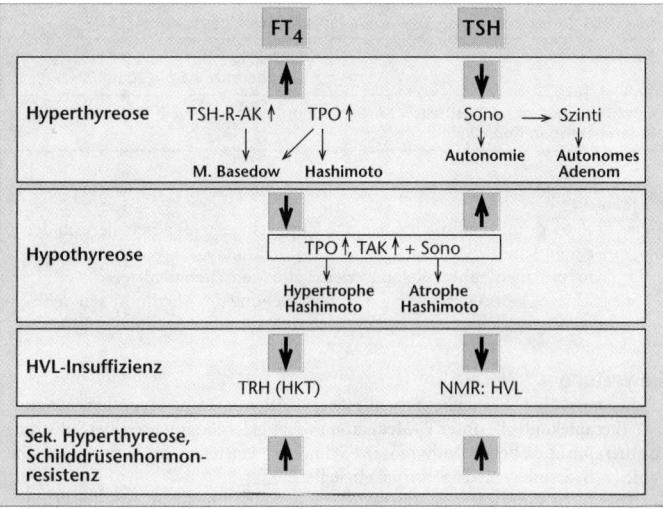

Abb. 16.2 Stufendiagnostik bei Schilddrüsenerkrankungen

16.2 Thyreoidea stimulierendes Hormon (TSH) $$

TSH reguliert die Jodaufnahme in die Schilddrüse, die Biosynthese der Schilddrüsenhormone sowie die Hormonsekretion. Darüber hinaus hat TSH Einfluss auf das Wachstum der Schilddrüse und ist damit an der Strumaentwicklung und Knotenbildung beteiligt. Durch Rückkopplung zwischen Schilddrüse und Hypophyse wird unter physiologischen Bedingungen eine Euthyreose erhalten. Bei primärer Hyperthyreose wird TSH supprimiert, bei primärer Hypothyreose vermehrt gebildet. Die Regulation der TSH-Sekretion ist sehr sensitiv und spezifisch schon bei grenzwertigen Hypo- bzw. Hyperthyreosen.

Indikationen
Nachweis einer Euthyreose (z. B. bei Struma), V.a. Hyperthyreose, Hypothyreose, Verlaufskontrolle unter T_4-Medikation.

Untersuchungsmaterial
Serum (10–50 μl), bei manchen Methoden ist auch Plasma geeignet.

Bestimmungsmethode
Immunoassay (Enzym-, Fluoreszenz-, Radioimmunoassay).

16

Tab. 16.3 Referenzbereich Thyreoidea stimulierendes Hormon (TSH)	
TSH	• 0,27–2,50 mIU/l • Graubereich: 2,52–4,20 mIU/l

Gilt für hochsensitive TSH-Tests = IV. Generation, kalibriert mit 2. Internationaler Referenzpräparation 80/558.

Merke
- Relativ große methodenabhängige Unterschiede → Referenzbereich des eigenen Labors beachten.
- Kinder haben höhere Referenzwerte, alte Menschen niedrige.
- „Schiefe" Normalverteilung mit Verschiebung des Maximums in den unteren Bereich.

Bewertung

! Ein normales TSH schließt manifeste Hyperthyreose und Hypothyreose aus.
Zur **Therapiekontrolle unter T$_4$-Medikation** wichtigster Parameter → bei Substitutionstherapie (z. B. bei Hypothyreose) TSH normal einstellen, bei Suppressionstherapie (z. B. Struma) niedrig normal einstellen.

! TSH nicht supprimieren, sonst wird die Jodaufnahme nicht stimuliert (Jodverarmung → Proliferationsreiz)!

! TSH unterliegt einer **Tagesrhythmik:** Höchste Konzentration um Mitternacht, niedrigste Konzentration am Nachmittag.

- **Erhöhte Werte:**
  - Primäre Hypothyreose: T$_4$, T$_3$ erniedrigt.
  - Sekundäre Hyperthyreose (sehr selten): T$_4$ gleichzeitig erhöht. Ursachen: TSH produzierender Tumor, Schilddrüsenhormonresistenz (beide selten).
- **Erniedrigte Werte:**
  - Primäre Hyperthyreose: T$_4$, T$_3$ grenzwertig hoch oder erhöht. Falls T$_4$, T$_3$ normal, an Autonomie oder latente Hyperthyreose bei Basedow-Krankheit oder hypertropher Thyreoiditis Hashimoto (Frühstadium) denken.
  - Sekundäre Hypothyreose: Falls T$_4$, T$_3$ erniedrigt. Meist globale HVL-Insuffizienz.
  - Konversionssteigerung intrahypophysär (NTI = non thyreoid illness): Gleichzeitig niedriges T$_3$ (DD ▶ 16.1.1) = Konversionshemmung peripher.
  - Medikamentöse Suppression: Glukokortikoide, Diphenylhydantoin, Dopamin, Somatostatin, Bromocriptin.

16

Merke
- TSH-Suppression hinkt bei Therapie der Hyperthyreose lange nach (evtl. mehrere Wo.), während T$_3$ schon eine Euthyreose aufzeigt → TSH zur Therapiekontrolle bei Hyperthyreose nicht geeignet, aber: Normales TSH zeigt Remission an, wenn Thyreostatikum abgesetzt.
- TSH-Erhöhung bleibt bei Substitution einer Hypothyreose durchaus 3–4 Wo. bestehen, wenn eine Euthyreose schon erreicht ist (T$_4$ relativ hoch, T$_3$ im mittleren Normbereich) → T$_3$ zur Therapiekontrolle.

- Guthrie-Test: Hypothyreose-Screening bei Neugeborenen (Pflichtuntersuchung zwischen 5.–10. d). Bluttropfen aus Nabelschnur oder Ferse auf Filterpapier. TSH-Bestimmung aus Extrakt; wird im staatlichen Untersuchungsamt durchgeführt. Er ist lediglich zur Erkennung einer primär kongenitalen Hypothyreose (Prävalenz 1: 3500) geeignet. Nur pathologische Befunde werden mitgeteilt. Wenn TSH ↑ zur Bestätigung T_3 und T_4 bestimmen. Substitution sofort beginnen, spätestens 4 Wo. post partum, sonst geistige Schäden wahrscheinlich.

16.3 Schilddrüsenhormone

16.3.1 Thyroxin (T_4) $$

T_4 wird von der Schilddrüse sezerniert und dient als Prohormon für T_3 und rT_3. Pro Tag werden 100–150 µg T_4 produziert. Im Blut wird T_4 an Transportproteine gebunden (TBG, Präalbumin).

Indikationen
Diagnostik der pathologischen Schilddrüsenfunktion. **Cave:** fT_4 besser geeignet, da weniger Störfaktoren.

Untersuchungsmaterial
Serum (10–50 µl), Plasma bei manchen Methoden.

Bestimmungsmethode
Immunoassay (Lumineszenz-, Fluoreszenz-, Radioimmunoassay).

Tab. 16.4 Referenzbereich Thyroxin (T_4)

Thyroxin (T_4)	Mittelwert 100 nmol/l; 2-SD-Bereich 71,2–141 nmol/l

Referenzbereiche abhängig von der Methode. Kinder haben höhere, ältere Menschen niedrigere Referenzbereiche → schiefe Normalverteilung mit Maximum an der unteren Drittelgrenze.

16

Bewertung
- **Erhöhte Werte:**
  - Hyperthyreose: T_4 steigt bei jodinduzierter Hyperthyreose vor T_3 an. T_4 ↑ auch im Frühstadium einer Hashimoto-Thyreoiditis möglich.
  - Hoch dosierte Thyroxinmedikation.
  - Thyroxinmedikation am Abnahmetag bereits eingenommen.
- **Erniedrigte Werte:**
  - Hypothyreose: Z. B. Thyreoiditis, Z.n. Strumektomie, Z.n. Radiojodtherapie, kongenital, sekundäre Hypothyreose (selten).
  - Thyreostatische Therapie: Euthyreose, wenn T_3 normal.

Störungen und Besonderheiten

- **Falsch hohe Werte:**
  - TBG-Erhöhung: Primär, durch Östrogene (z. B. Gravidität, Kontrazeptiva, Östrogenmedikation, bei Leberschaden).
  - ! fT_4 wird durch TBG nicht beeinflusst (▶ 16.4).
  - Medikamentös: Z. B. Amiodaron, Jodkontrastmittel, Fluorouracil, Heroin, Methadon, Prostaglandin.
- **Falsch niedrige Werte:**
  - TBG-Erniedrigung (▶ 16.4).
  - Displacement durch Medikamente: Androgene, Carbamazepin, Salizylate, Heparin, Diazepam, Sulfonylharnstoffe, Phenylbutazon, Diphenylhydantoin.
  - Konversionshemmung: Glukokortikoide, Propranolol, Carbamazepin, Phenobarbital, Propycil, Amiodaron.
  - T_4-Autoantikörper (extrem selten).
  - T_4-Autoantikörper (selten)

> T_4 im Serum nicht messbar, TSH normal. Nachweis durch T_4-Uptake-Test → erhöhte Bindungskapazität des Serums für radioaktives T_4.

16.3.2 Trijodthyronin (T_3) $$

Trijodthyronin (T_3) entsteht zu 95 % aus der peripheren Monodejodination von T_4. 5 % stammen aus der Schilddrüse selbst. T_3 wird im Serum an Bindungsproteine gebunden. 1 % liegt in freier, nicht gebundener Form vor. Die Halbwertszeit im Serum beträgt 12–18 h. Aufgrund der kurzen Halbwertszeit treten T_3-Schwankungen auf. Die Serumkonzentration zeigt tageszeitliche Rhythmik mit einem Abfall der Konzentrationen im Laufe des Tages und einem Anstieg zur Nacht. Die Wirkung von T_3 entfaltet sich über die Bindung an spezifische nukleäre Rezeptoren sowie die Bindung an membranständige Na/K-ATPase. T_3 bewirkt eine Hochregulation der Katecholaminrezeptoren und potenziert darüber ihre Wirkung. Der Mechanismus ist im Rahmen hämodynamischer Komplikationen bei thyreotoxischer Krise relevant. Betablocker stellen daher einen spezifischen therapeutischen Ansatz dar.

Indikationen

- Diagnostik der pathologischen und normalen Schilddrüsenfunktion, wenn T_4 und TSH keine eindeutige Aussage zulassen.
- T_3-Hyperthyreose.
- Nicht jodinduzierte Hyperthyreose (initialer Anstieg von T_3).
- ! fT_3 besser geeignet.

Untersuchungsmaterial

Serum (10–50 µl). Plasma bei manchen Methoden.

Bestimmungsmethode

Immunoassay (Radio-, Lumineszenz-, Fluoreszenzimmunoassay).

16

Tab. 16.5 Referenzbereich Trijodthyronin (T$_3$)	
Trijodthyronin (T$_3$)	Mittelwert 1,99 nmol/l, 2-SD-Bereich 1,49–2,60 nmol/l

Kinder haben höhere, Senioren niedrigere Werte. Referenzbereich methodenabhängig.

Bewertung

- **Erhöhte Werte:** Hyperthyreose (▶ 16.1.1), T$_3$-Medikation, T$_3$-Hyperthyreose.
- **Erniedrigte Werte:** Hypothyreose (▶ 16.1.1).

Störungen und Besonderheiten

- **Falsch hohe Werte:**
  - Präalbuminerhöhung (selten genetisch), Hyperproteinämie.
  - TBG-Erhöhung (▶ 16.4): Der Einfluss von TBG auf T$_4$ ist wesentlich ausgeprägter als auf T$_3$. Unter Östrogentherapie oft T$_4$ ↑, T$_3$ normal oder leicht ↑.
  - Methadon, Fluorouracil.
- **Falsch niedrige Werte:**
  - Konversionshemmung: Bei schweren, nicht thyreoidalen Erkrankungen (NTI, ▶ 16) mit kataboler Stoffwechselsituation (z. B. Schock, Herzinfarkt, Infektionen, Kalorienentzug, entgleister Diabetes mellitus). Medikamente (Glukokortikoide, Betablocker, Propycil).
  - Erniedrigung der Bindungsproteine: Hypoproteinämie (Nephrose).
  - Displacement: Diphenylhydantoin, Carbamazepin.
  - T$_3$-Autoantikörper: Extrem selten.

> Trotz kurzer Halbwertszeit langsamer Abfall von T$_3$ unter thyreostatischer Therapie, da T$_3$ überwiegend aus T$_4$ entsteht.

16.3.3 Freie Hormone (fT$_4$, fT$_3$) $$

Schilddrüsenhormone sind nur in freier Form biologisch verfügbar und folglich wirksam. Der größte Teil der Schilddrüsenhormone liegt proteingebunden vor. Der Vorteil in der Bestimmung freier Hormone besteht in der Unabhängigkeit der Parameter von Bindungseinflüssen (TBG-Konzentration).

Indikationen

V.a. Hyper- oder Hypothyreose, insbes. bei TBG-Veränderungen oder bei veränderter Bindungskapazität. **Cave:** Freie Hormone ersetzen meist die T$_4$- und T$_3$-Bestimmung.

Untersuchungsmaterial

Serum (10–50 μl).

Bestimmungsmethode

Freie Hormone: Hochsensitive Immunoassays (Radio-, Enzym-, Fluoreszenzimmunoassay). Voraussetzung moderne Methode, deren Richtigkeit an der Gleichgewichtsmethode gemessen wird.

16

Tab. 16.6 Referenzbereiche freie Hormone	
fT$_4$	Mittelwert 15,9 pmol/l, 2-SD-Bereich 10,0–28,2 pmol/l
fT$_3$	Mittelwert 9,2 pmol/l, 2-SD-Bereich 5,3–12,1 pmol/l

Bewertung

Eine sichere Beurteilung der Schilddrüsenstoffwechsellage ist nur möglich, wenn die Beeinflussung von T$_4$ und T$_3$ durch Bindungsproteine ausgeschlossen ist. Dies ist durch die direkte Bestimmung der freien Hormone oder durch die zusätzliche Bestimmung der Bindungskapazität von TBG möglich → fT$_4$ bzw. fT$_3$ ist häufig der alleinigen T$_4$- und T$_3$-Bestimmung überlegen. Die Bestimmung der freien Hormone ist aufgrund der niedrigen Hormonkonzentrationen allerdings methodisch anfällig.

- **Erhöhte Werte:** Manifeste Hyperthyreose (▶ 16.1.1).
- **Erniedrigte Werte:** Manifeste Hypothyreose (▶ 16.1.1).

Störungen und Besonderheiten

- **Falsch hohe Werte:** Displacement lediglich bei exzessiv hohen Dosen von Medikamenten (ASS, Heparin, Halofentan), Schilddrüsenhormonresistenz (▶ 16.5).
- **Falsch niedrige Werte:** Schwere Erkrankungen (Low-T$_3$-Syndrom, ▶ 16.1.1).

16.4 Thyroxin bindendes Globulin (TBG) $$

T$_3$-Uptake ▶ 16.3.3.

T$_4$ und T$_3$ werden an spezifische Bindungsproteine gebunden transportiert. TBG stellt dabei 80 % der zur Verfügung stehenden Bindungskapazität dar. Die Synthese von TBG erfolgt in der Leber. Sehr häufig sind Beeinflussungen der Synthese oder des Metabolismus des TBG. Östrogene führen zu einem verminderten Abbau und somit zu einem Anstieg des TBG. Bei Proteinsynthesestörungen und Proteinverlustsyndromen kommt es auch zu einem Abfall von TBG. Bei allen TBG-Veränderungen ist der bioverfügbare Schilddrüsenhormonanteil unverändert.

Mutationen im TBG-Gen (selten) können zu einer erhöhten oder verminderten Synthese oder Bindung führen.

Indikationen

V.a. kongenitale Erhöhung oder Erniedrigung von TBG. **Cave:** Eine TBG-Bestimmung bei erworbenen TBG-Veränderungen (z. B. durch Östrogene, Leberschädigung) ist nicht indiziert → freie Hormone sind zur Beurteilung ausreichend.

Untersuchungsmaterial

Serum (5–10 µl).

Bestimmungsmethode

Enzymimmunoassay, Radioimmunoassay.

Tab. 16.7 Referenzbereich Thyroxin bindendes Globulin	
TBG	14–30 µg/ml

Bewertung

- **Erhöhte Werte:**
  - Genetisch determinierte TBG-Mehrproduktion.
  - Endogene oder exogene Östrogenerhöhung (Gravidität, orale Kontrazeptiva).
  - Chronisch aggressive Hepatitis (ggf. auch andere Lebererkrankungen).
  - Akute intermittierende Porphyrie.
- **Erniedrigte Werte:**
  - Genetisch determinierte TBG-Synthesestörung.
  - Proteinverlustsyndrom (z. B. nephrotisches Syndrom).
  - Proteinsynthesestörung (z. B. bei Leberzirrhose).

16.5 TRH-Test $$$

Unter physiologischen Bedingungen wird TRH (thyreotropin-releasing-hormone) aus dem Hypothalamus in den hypothalamo-hypophysären Kreislauf freigesetzt. Es ist ein Regulator für die Biosynthese und Sekretion von TSH. Auch i.v.-injiziertes synthetisches TRH gelangt in die Hypophyse und stimuliert Sekretion und Biosynthese des TSH. Durch die qualitativ guten TSH-Assays der 3. Generation ist der TRH-Test meist überflüssig geworden.

Indikationen

- Überprüfung der TSH-Sekretionsreserve bei grenzwertiger Schilddrüsenfunktionsstörung.
- Nachweis einer Sekretionsstarre bei TSH produzierenden Tumoren.
- Nachweis einer Schilddrüsenhormonresistenz (überhöhte Stimulierbarkeit).

Testdurchführung

- **Kontraindikation:** Bekannte Überempfindlichkeitsreaktion auf TRH.
- Pat. über **Nebenwirkungen** informieren: Harndrang nach TRH-Gabe. Übelkeit, Schwindel, Kopfschmerzen sind häufig aber harmlos (vergehen nach 2–5 Min.), Krampfanfall.
- Blutentnahme zur Bestimmung der basalen TSH-Konzentration.
- 200 µg TRH i.v., eine nasale oder orale Gabe ist ebenfalls möglich, jedoch weniger zuverlässig. Bei „TSH-Nonrespondern" 400 µg TRH i.v. oder 40 mg oral.
- 30 Min. nach Injektion erneute Blutentnahme zur TSH-Bestimmung.

16

Tab. 16.8 Referenzbereich TRH-Test	
TSH-Anstieg	> 2,5-fach
TSH-Maximum	< 20 µU/ml

Bewertung

- **Fehlender oder verminderter Anstieg:** Hyperthyreose, Autonomie, sekundäre (hypophysäre) Hypothyreose, Suppressionstherapie durch Schilddrüsenhormonmedikation, NTI.
- **Überhöhter Anstieg:** Primäre Hypothyreose, Schilddrüsenhormon-Resistenz.

Störungen und Besonderheiten

Suppression durch Medikamente (Glukokortikoide, Dopaminantagonisten).

16.6 Schilddrüsenantikörper

16.6.1 AK gegen TSH-Rezeptor (TSH-R-AK) $$$

Der TSH-Rezeptor, ein Zellmembranprotein der Follikelzelle, stellt das Auto-AG bei der Autoimmunhyperthyreose Basedow-Krankheit dar. Die hier auftretenden Auto-AK binden am TSH-Rezeptor und stimulieren wie das TSH die cAMP-Kaskade und führen folglich zur Überfunktion und Proliferation (Struma).

Indikationen

- V.a. Basedow-Krankheit, DD: Hyperthyreose, diffuse Autonomie vs. Autoimmunthyreopathie.
- Nachweis der endokrinen Orbitopathie ohne Hyperthyreose.
- Myxödem durch blockierende AK.

Untersuchungsmaterial

Serum, Plasma.

Bestimmungsmethode

Radioliganden-Assay. Verdrängung der Bindung von radioaktiv markiertem TSH-Molekülen an solubilisierten Membranen von Schweineschilddrüsen od. 2. Generation-Tests, die rekombinanten humanen TSH-R verwenden.

Tab. 16.9 Referenzbereich Antikörper gegen TSH-Rezeptor (TSH-R-AK)	
TSH-R-AK-Titer	< 10 IU/ml

Bewertung

- ! Die Höhe der TSH-Rezeptor-Auto-AK hilft nur begrenzt bei der individuellen Beurteilung der Krankheitsaktivität oder dem Erkennen von Rezidiven.
- DD zwischen Basedow-Krankheit und Thyreoiditis Hashimoto: Bei Basedow-Krankheit ist TSH-R-AK fast immer ↑, bei Thyreoiditis Hashimoto meist normal (▶ Tab. 16.10).
- Differenzierung zwischen stimulierenden und blockierenden Auto-AK mittels TRAK-Assay nicht möglich. Die Höhe des TSH-R-AK-Wertes korreliert nicht mit dem Grad der Überfunktion.

16

Tab. 16.10 Nachweishäufigkeit von TSH-R-AK	
Erkrankung	TSH-R-AK
Basedow-Krankheit	80–100 %
Postpartale Thyreoiditis	10–30 %
Hashimoto-Thyreoiditis	10 %
Primäres Myxödem	0–5 %
Autonomie der Schilddrüse	~5 %
Normalpersonen	Negativ

16.6.2 Antikörper gegen mikrosomales Schilddrüsenantigen (MAK) bzw. gegen Thyreoperoxidase (TPO) $$$

TPO ist Hauptbestandteil des mikrosomalen Schilddrüsenantigens, das ein integrales Membranprotein der apikalen Plasmamembran darstellt. Es handelt sich hierbei um ein Schlüsselenzym in der Biosynthese der Schilddrüsenhormone. Es ist verantwortlich für die Jodination von Thyreoglobulin und die Kopplung zweier Dityrosine.

Heute werden nur noch TPO-AK eingesetzt, da sie das spezifische Auto-AG TPO erkennen, während sich die MAK gegen mehrere Proteine aus der mikrosomalen Fraktion richten und damit weniger spezifisch sind.

Indikationen
* V.a. Thyreoiditis: Hashimoto-Thyreoiditis, Postpartale Thyreoiditis, zytokininduzierte Thyreoiditis.
* V.a. Basedow-Krankheit.
* V.a. polyglanduläres Autoimmunsyndrom.
* Primäres Myxödem.
! TPO-AK sind lediglich zum Nachweis, nicht oder nur eingeschränkt zur Verlaufskontrolle bei Autoimmunthyreopathien geeignet. TPO-AK korrelieren schlecht mit der Schwere der Erkrankung.

Untersuchungsmaterial
Serum, Plasma (5–50 µl).

Bestimmungsmethode
ELISA-Test (rekombinant hergestelltes humanes TPO als Antigen). **Cave:** Assay sollte mit WHO-Referenzserum standardisiert sein.

Tab. 16.11 Referenzbereich MAK, TPO-AK	
MAK, TPO-AK	Referenzbereich
Frauen	< 100 IE/ml
Männer	< 60 IE/ml

16

Tab. 16.12 Nachweishäufigkeit von MAK/TPO	
Erkrankung	MAK/TPO positiv
Hashimoto-Thyreoiditis	60–90 %
Primäres Myxödem	40–70 %
Basedow-Krankheit	60–70 %
Postpartale Thyreoiditis	50–70 %
Zytokininduzierte Thyreoiditis	30–40 %
Subakute Thyreoiditis de Quervain	< 5 %
Autonomie der Schilddrüse	~5 %
Normalpersonen, euthyreote Struma	~5 %

Bewertung

Positiven Befund nicht mit dem Vorliegen einer Autoimmunerkrankung gleichzusetzen. TPO-AK sind in der „Normalbevölkerung" oder bei Strumaträgern bereits bei 5 % nachweisbar (▶ Tab. 16.12). → AK-Nachweis nur im Zusammenhang
mit Schilddrüsenhormonparametern, Schilddrüsensonografie und ggf. Schilddrü-
senszintigrafie bewerten.

16.6.3 AK gegen Thyreoglobulin (TAK) $$$

Thyreoglobulin ist ein Glykoprotein, das bei der Biosynthese der Schilddrüsenhormone wesentlich beteiligt ist. AK gegen Thyreoglobulin treten z. B. bei destru-
ierenden Prozessen der Schilddrüse mit „Auslaufen" des Thyreoglobulins auf.

Indikationen

V.a. Autoimmunerkrankungen der Schilddrüse: Hashimoto-Thyreoiditis.

Untersuchungsmaterial

Serum, Plasma (5–50 µl).

16

Bestimmungsmethode

ELISA-Test mit gereinigtem Antigen.

Tab. 16.13 Referenzbereich Antikörper gegen Thyreoglobulin (TAK)	
TAK	Referenzbereich
Frauen	< 100 IU/ml
Männer	< 60 IU/ml

Bewertung

TAK haben bei den Autoimmunthyreopathien einen geringeren Stellenwert als
TSH-R-AK und TPO. Die Bestimmung des Tumormarkers Thyreoglobulin (TG)
in der Nachsorge des operierten Schilddrüsenkarzinoms kann negativ ausfallen,
wenn TAK positiv sind.

Tab. 16.14 Nachweishäufigkeit von Antikörpern gegen Thyreoglobulin (TAK)	
Erkrankung	TAK positiv
Hashimoto-Thyreoiditis	30–40 %
Primäres Myxödem	20–30 %
Basedow-Krankheit	10–20 %
Postpartale Thyreoiditis	20–40 %
Zytokininduzierte Thyreoiditis	10–20 %
Subakute Thyreoiditis de Quervain	0–20 %
Autonomie der Schilddrüse	~5 %
Normalpersonen	~5 %

16.7 Marker

16.7.1 Thyreoglobulin (TG)

Indikation:
- Tumormarker bei differenziertem Schilddrüsenkarzinom, metastasiertem SD-Karzinom.
- Marker für Hyperthyreosis factitia (TG supprimiert).
▶ 4.3.4, Thyreoglobulin (TG).

16.7.2 Calcitonin

Indikation:
- Abklärung Struma nodosa, DD: C-Zell-Karzinom, C-Zell-Hyperplasie.
- Funktionstest: Pentagastrin-Test.
▶ 4.3.2, Humanes Calcitonin (HCT).

16.7.3 CEA (Carcinoembryonales Antigen)

Indikation: Abklärung Struma nodosa, Schilddrüsentumor.
▶ 4.2.1 (CEA).

16

17 Nebennierenrindenhormone

Bernhard Otto Böhm

Die NNR-Hormone sind Steroide, die als Glukokortikoide (Kortisol), als Mineralokortikoide (Aldosteron) sowie als C19-Steroide (androgenwirksame Steroide) wie Dehydroepiandrosteron (DHEA, DHEA-Sulfat) und Androstendion in der Nebennierenrinde produziert werden.

Die Steroidbiosynthese (▶ Abb. 17.2) unterliegt innerhalb der Nebennierenrinde einer zonalen Zuordnung. Aldosteron wird nur in der Zona glomerulosa gebildet, Kortisol und Androgene vornehmlich in der Zona fasciculata sowie der Zona reticularis.

Die Produktion der NNR-Steroide unterliegt der übergeordneten Regulation (▶ Abb. 17.1) durch Hypophyse (ACTH) und Hypothalamus (CRH). Die Aldosteronsynthese ist unter physiologischen Bedingungen jedoch nur teilweise ACTH-abhängig.

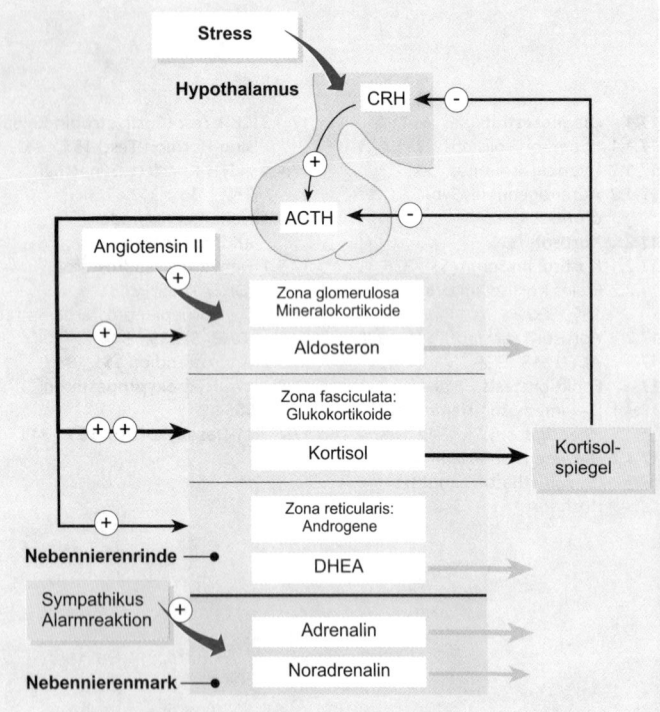

Abb. 17.1 Regelkreis Nebennierenhormone

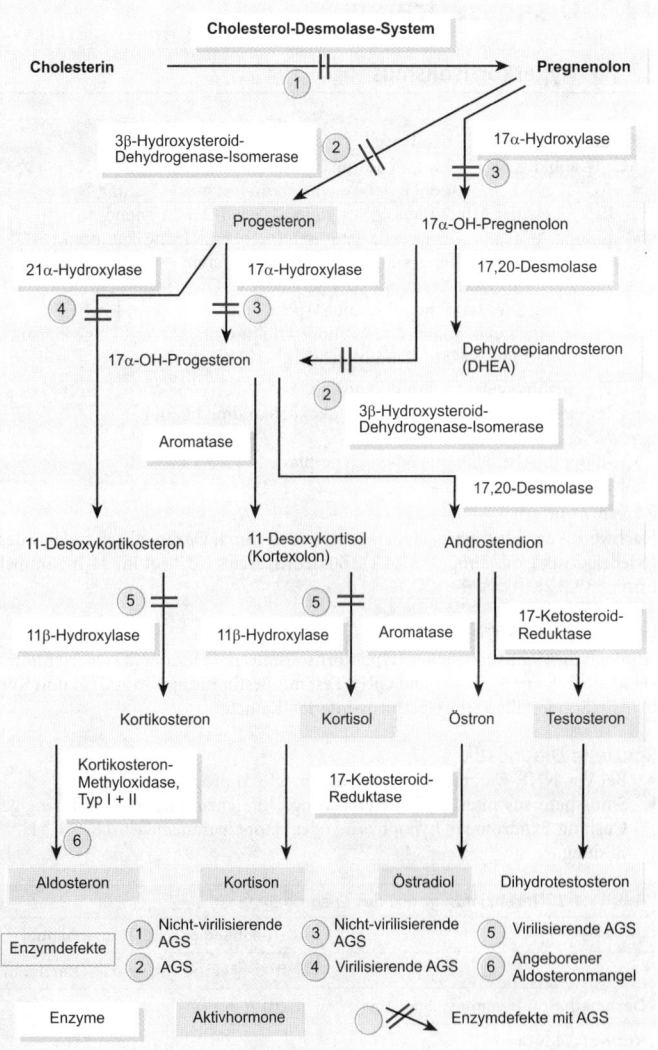

Abb. 17.2 Wege der Steroidbiosynthese

17.1 Diagnosestrategie

17.1.1 Hyperkortisolismus

Formen des Hyperkortisolismus
ACTH-abhängiges Cushing-Syndrom
- ACTH produzierendes Hypophysenadenom („echtes" Cushing-Syndrom): Häufig Mikroadenome (< 10 mm), selten Makroadenome.
- Ektope ACTH produzierende Tumoren (nicht endokrine Tumoren, ▶ 17.3): Z. B. kleinzelliges Bronchialkarzinom, Thymome, Pankreasinselzelltumoren, C-Zell-Karzinom der Schilddrüse, Ovarialtumoren. Klinisch fehlt häufig der typische „Cushing-Aspekt", im Vordergrund stehen pathologische hypokaliämische Alkalose, Glukosetoleranz, auffällige Hyperpigmentation der Haut, Tumorkachexie.

ACTH-unabhängiges Cushing-Syndrom
- Iatrogenes Cushing-Syndrom (Glukokortikoidmedikation).
- NNR-Adenom, NNR-Karzinom.
- Idiopathische bilaterale NNR-Hyperplasie.

Basisdiagnostik
Nachweis/Ausschluss eines Hyperkortisolismus durch Dexamethason-Hemmtest (Niedrigdosis 1 od. 2 mg, ▶ 17.4.1). Zusätzlich freies Kortisol im 24-h-Sammelurin (▶ 17.2.2).

Weiterführende Diagnostik
Ätiologische Zuordnung eines Hyperkortisolismus mit Dexamethason-Hemmtest (Hochdosis 8 mg, ▶ 17.4.2) und CRH-Test mit Bestimmung von ACTH und Kortisol. In Sonderfällen Sinus-petrosus-inferior-Katheter.

Spezielle Diagnostik
- Bei V.a. NNR-Karzinom: Häufig ausgeprägte Androgensynthese.
- Sinus-petrosus-inferior-Katheterisierung: Differenzierung ACTH-abhängiger Cushing-Syndrome in hypophysäre oder ektope/paraneoplastische ACTH-Bildung.

Tab. 17.1 Differenzialdiagnose des Cushing-Syndroms

Parameter	ACTH-abhängig		ACTH-unabhängig	
	Zentral	Ektope	Adenom	Karzinom
Dexamethason-Hemmtest 2 mg/1 mg	ns (ts)	ns	ns	ns
Kortisol (24-h-Urin)	↑	↑↑↑	↑	↑↑
ACTH-Spiegel	n, ↑	↑↑	n, ↓	n, ↓
Dexamethason-Hemmtest 8 mg	ts–s	ns	ns	ns
CRH-Test (Kortisol)	↑	↑	– (↑)	– (↑)

Tab. 17.1 Differenzialdiagnose des Cushing-Syndroms *(Forts.)*

	ACTH-abhängig		ACTH-unabhängig	
Parameter	Zentral	Ektope	Adenom	Karzinom
CRH-Test (ACTH)	↑	s	s	–
17-Ketosteroide (24-h-Urin)	–	–	–	↑↑

n = normal; n, ↑ = normal oder erhöht; n, ↓ = normal oder supprimiert; ↑ = erhöht; ↑↑ = deutlich erhöht; ↑↑↑ = exzessiv erhöht; s = supprimiert; ns = nicht supprimiert; ts = teilsupprimiert; – = gleich bleibend, keine Dynamik; (↑) = zum Teil stimulierbar

17.1.2 Hypokortisolismus

Basisdiagnostik
Nachweis eines Hypokortisolismus, NNR-Insuffizienz.
• ACTH-Stimulationstest.
• Niedrige Plasmakortisolspiegel; Hyponatriämie, Hypochloridämie, Hyperkaliämie, metabolische Azidose (häufig bei Krankheitsbeginn nicht ausgeprägt). Hypoglykämie nur beim Vollbild (keine diagnostische Relevanz).

Weiterführende Diagnostik
Differenzierung primäre oder sekundäre NNR-Insuffizienz: ACTH im Serum, Aldosteron im Serum.

Spezielle Diagnostik
Ätiologische Zuordnung eines Hypokortisolismus:
• **Primäre NNR-Insuffizienz:**
  – Addison-Krankheit (autoimmun): Auto-AK-Nachweis (▶ 22.4), bei Nachweis weiterer Autoimmunerkrankungen → V.a. pluriglanduläre Insuffizienzsyndrome.
  – Seltene Ursachen: Infektionen der NNR (z. B. Tuberkulose, CMV-Adrenalitis bei AIDS), Einblutungen (Waterhouse-Friderichsen-Syndrom), Metastasen (Bronchialkarzinom, Mammakarzinom).
• **Sekundäre NNR-Insuffizienz:** Exogene Steroidmedikation, hypothalamische-hypophysäre Erkrankungen.

17.1.3 Adrenogenitales Syndrom

Das kongenitale adrenogenitale Syndrom fasst eine Gruppe autosomal-rezessiv vererbter Störungen (Enzymdefekte) der Steroidbiosynthese zusammen. 21-Hydroxylasemangel (klassische Form und nicht-klassische Formen des adrenogenitalen Syndroms) und 11β-Hydroxylase-Defekt machen die überwiegende Zahl der Veränderungen aus (▶ Abb. 17.2).
• **21-Hydroxylase-Defekte:** AGS mit Androgenüberproduktion, Kortisolmangel, fakultativ Aldosteronmangel mit Salzverlust, ACTH erhöht (95 % aller Fälle), bei Salzverlust Renin ↑.
• **11β-Hydroxylase-Defekte:** AGS mit Androgenüberproduktion. Kortisol und Aldosteron ↓, hypokaliämische Hypertonie, Renin ↓.

- **AGS ohne Androgenüberproduktion:** Cholesterin-Desmolase-Defekte, 17-Hydroxylase-/17–20-Lyase-Defekte, 3β-Hydroxysteroiddehydrogenase-(3β-HSD-)Defekt.
- **Nicht-klassische („late-onset") AGS-Formen:** Androgenüberschuss präsentiert sich vor der Pubertät, häufiger nach der Pubertät mit Hyperandrogenämie, Virilisierung.

17.2 Kortisol

17.2.1 Kortisol im Serum $$

Das Plasmakortisol liegt zu etwa 90 % gebunden an einem Kortikosteroid bindenden Globulin (= Transkortin) vor.

Physiologischerweise unterliegt Kortisol einer Tagesrhythmik mit Maximum am Morgen und Minimum am Abend. Kortisol ist ein klassisches Stresshormon, fördert bei Exzess den Eiweißkatabolismus (Muskelatrophie), stimuliert die Glukoneogenese (= pathologische Glukosetoleranz), kann im deutlichen Exzess eine mineralokortikoide Wirkung mit Elektrolytverschiebung (hypokaliämische Alkalose) entfalten, reduziert die intestinale Kalziumresorption, hemmt die Hydroxylierung von Vitamin D_3 und führt über seinen Proteinkatabolismus zur Osteoporose (▶ 12.1.3).

Indikationen
- Hyperkortisolismus, Hypokortisolismus.
- Funktionsparameter bei endokrinen Funktionstests, z. B. Dexamethason-Hemmtest, CRH-Test.

Untersuchungsmaterial
Serum, Heparin- oder EDTA-Plasma. Proben innerhalb von 3 h nach Blutentnahme separieren. Abnahmezeitpunkt: Am Morgen 8.00 Uhr; Pat. sollte nicht gestresst sein, Abnahme in Ruhe.

Bestimmungsmethode
RIA (Radioimmunoassay), EIA. Nachweisgrenze 0,5 µg/dl (13 µmol).

Tab. 17.2 Referenzbereiche Kortisol im Serum

Zeitpunkt	Referenzbereich (Erwachsene)	
Vormittag	Mittelwert 16 µg/dl* 0,44 µmol/l	1-SD-Bereich 9–32 µg/dl
Nachmittag (intraindividuell etwa 50 % des Morgenwerts)	Mittelwert 10 µg/dl* 0,27 µmol/l	1-SD-Bereich 7–13 µg/dl

* Heparin und EDTA-Plasmen ergeben im Vergleich zu Serum um ca. 5 % niedrigere Werte.
Umrechnungsfaktor: µg/dl × 27,6 = nmol/l.

Bewertung
Isolierter Serumkortisolwert ist wenig aussagekräftig, da die Konzentration tages-
zeitlichen Schwankungen unterliegt sowie durch Stressfaktoren beeinflusst wird.
Bestimmung sollte nur im Rahmen standardisierter Funktionstests erfolgen.
* **Erhöhte Werte:**
  - Hyperkortisolismus: Wenig hilfreich, keine ätiologische Zuordnung mög-
    lich.
  - Pseudo-Cushing: Alkoholabusus, Schwangerschaft.
  - Kortisol bindendes Globulin ↑: Bei Östrogentherapie, „Pille", Schwanger-
    schaft.
* **Erniedrigte Werte:**
  - Hinweis auf Nebennierenrindeninsuffizienz.
  - Kortisol bindendes Globulin ↓: Leberzirrhose, Hyperthyreose, Androgen-
    therapie, renaler oder intestinaler Proteinverlust.

Störungen und Besonderheiten
* **Falsch hohe Werte:**
  - Stress, akute Erkrankungen, Infektionen, Verbrennungen, Medikamente
    (Amphetamine, Minirin), Schwangerschaft, Adipositas, Alkoholabusus,
    Erhöhung des Kortisol bindenden Globulins (östrogenabhängige Synthe-
    se), Pille.
  - Kreuzreaktivitäten mit exogenem Hydrokortison, Kortison, Prednisolon,
    Prednison, Methylprednisolon und Aldosteron (jeweils > 10 %).
* **Falsch niedrige Werte:**
  - Therapie mit Glukokortikoiden (Dexamethason), Lithiumtherapie.
  - Hämolyse, Lipidämie.
  - Stabilität der Probe: Bei 2–8 °C 24 h, bei –20 °C bis zu 3 Mon.

17.2.2 Freies Kortisol im Urin $$$

Es wird das nicht proteingebundene Kortisol im 24-h-Urin bestimmt. Die 24-h-
Urinbestimmung stellt ein Integral der Kortisolproduktion über 24 h dar.

Indikationen
V.a. Hyperkortisolismus insbes. bei Adipositas und/oder Östrogeneinnahme.

Untersuchungsmaterial
24-h-Sammelurin. Zur Vermeidung bakterieller Überwucherung nach Abschluss
der Sammelperiode 1 g Borsäure/100 ml Urin zugeben.

Bestimmungsmethode
Extraktion mit Dichlormethan, kompetitive RIA oder EIA.

Tab. 17.3 Referenzbereich freies Kortisol im Urin	
Freies Kortisol (Urin)	10–89 µg/d

17

Bewertung

Bei Suppression des Serumkortisols im Dexamethason-Hemmtest (Niedrigdosis) und physiologischer Ausscheidung von freiem Kortisol im 24-h-Urin ist ein Hyperkortisolismus zu mehr als 99 % ausgeschlossen.

- **Erhöhte Werte:** Cushing-Syndrom unabhängig von Ätiologie sehr wahrscheinlich, Bestätigung immer durch Dexamethason-Hemmtests indiziert.
- **Erniedrigte Werte:** Ohne klinische Bedeutung. Ausschluss eines Hypokortisolismus nicht sicher möglich.

Störungen und Besonderheiten

Prinzipiell sind verlässliche Werte nur bei exakter 24-h-Sammelperiode zu erwarten.

- **Falsch hohe Werte:** Stress, akute Erkrankungen, Infektionen, Verbrennungen, Medikamente (östrogenhaltige Pharmaka, Amphetamine, Minirin), Schwangerschaft, Adipositas, Alkoholabusus. Bei Polyurie erhöht sich auch die Kortisolausscheidung. Kreuzreaktivität mit synthetischen Glukokortikoiden, hier ergibt nur die Massenspektrometrie verlässlich Werte.
- **Falsch niedrige Werte:** Suppression der endogenen Steroidbiosynthese mit Dexamethason, Lithiumgabe.

> Bestimmung der 17-Ketosteroide und 17-Hydroxysteroide im Urin ist obsolet.

17.2.3 Kortisol-Tagesprofil $$$

Testprinzip

Reservetest. Kortisolbestimmungen erfolgen zum Nachweis einer erhaltenen Tagesrhythmik mit Maxima am Morgen, Minima in der Nacht.

Indikationen

V.a. Hyperkortisolismus bei nicht eindeutigem Suppressionsverhalten im niedrig dosierten Dexamethason-Kurztest.

Testdurchführung

Blutentnahme zur Kortisolbestimmung um 8.00, 20.00 und 24.00 Uhr. **Cave:** Test nur unter stationären und stressfreien Bedingungen durchführen.

Tab. 17.4 Referenzbereiche Kortisol-Tagesprofil

Maximum	Morgen	5–25 µg/dl
Minimum	Abend	< 5 µg/dl

Bewertung

Unphysiologisches Sekretionsverhalten: Aufhebung der zirkadianen Rhythmik, insbes. fehlende Absenkung des Serumkortisolspiegels am Abend sprechen für Hyperkortisolismus. Eine weitergehende ätiologische Klassifizierung des Hyperkortisolismus gelingt nicht. Gestörte Rhythmik bei Depression, Anorexia nervosa.

Störungen und Besonderheiten
Parallel zum Kortisol kann ACTH bestimmt werden (▶ 17.3), das sich kongruent zum Kortisol verhalten sollte: Höchstes Niveau am Morgen, niedrigstes Niveau in der Nacht.

17.3 ACTH $$$

Peptidhormon, das physiologischerweise durch die kortikotropen Zellen des Hypophysenvorderlappens sezerniert wird. Es wird durch die hypothalamische CRH-Sekretion gesteuert und unterliegt einem negativen Feedback durch Kortisol. Die ACTH-Sekretion weist eine zirkadiane Rhythmik mit hohem morgendlichen und niedrigem abendlichen ACTH-Niveau auf.

Indikationen
- Hypokortisolismus (Nebennierenrindeninsuffizienz).
- Hyperkortisolismus: DD ACTH-abhängig, ACTH-unabhängig.

Untersuchungsmaterial
EDTA-Plasma. Probe innerhalb einer Stunde separieren. Blutentnahme unter stressfreien Bedingungen; meist Blutentnahme morgens.

Bestimmungsmethode
RIA, EIA Nachweisgrenze 1 pmol/l.

Tab. 17.5 Referenzbereiche ACTH

Uhrzeit	Erwachsene	Kinder
7.00–10.00 Uhr	9–52 pg/ml	9–52 pg/ml
20.00–22.00 Uhr	< 30 pg/ml	< 30 pg/ml

Bewertung
Die isolierte Bewertung eines ACTH-Wertes ist ohne wesentlichen klinischen Nutzen. Die ACTH-Bestimmung hat insbes. im Rahmen von Funktionstests und zusammen mit den Kortisolwerten Bedeutung (▶ 17.4). Interpretation von ACTH-Werten sollte immer im Zusammenhang mit der Serumkortisolkonzentration erfolgen.
- **Nebennierenrindeninsuffizienz:**
  - Erhöhte Werte (ACTH > 100 pg/ml): Kortisol niedrig → Addison-Krankheit (= primärer Hypokortisolismus).
  - Normale oder erniedrigte Werte: Zusätzlich Kortisol niedrig → NNR-Insuffizienz (= sekundärer Hypokortisolismus).
- **Hyperkortisolismus:**
  - Erhöhte Werte (ACTH > 15 pg/ml): ACTH-abhängige Form, hypophysäre oder ektope ACTH-Synthese. Kortisol > 15 µg/dl, keine Suppression im Dexamethason-Hemmtest.
  - Erniedrigte Werte (ACTH < 5 pg/ml): ACTH-unabhängig, z. B. bei NNR-Adenom, NNR-Karzinom, idiopathisch bilateraler NNR-Hyperplasie. Kortisol > 15 µg/dl.

17

Störungen und Besonderheiten
- **Falsch niedrige Werte:** Verzögerte Probenverarbeitung (Instabilität des Moleküls).
- **Falsch hohe Werte:** Alkoholmissbrauch (Pseudo-Cushing), Menstruation, Stress, Einnahme oraler Antikonzeptiva („Pille").
- **Stabilität der Probe:** Bei 2–8 °C 24 h, bei –20 °C bis zu 3 Mon.
- **Hämolyse, Lipidämie:** Je nach Testbesteck unveränderte oder falsch niedrige Werte.

17.4 Funktionstests

17.4.1 Dexamethason-Hemmtest (Niedrigdosis) $$

Screening-Test zum Nachweis bzw. Ausschluss eines Hyperkortisolismus. Wichtigster initialer Test bei V.a. Hyperkortisolismus. Dexamethason greift wie Kortisol in den endokrinen Rückkopplungs-Mechanismus ein.

Indikationen
V.a. Hyperkortisolismus.

Testdurchführung
1 mg od. 2 mg Dexamethason (2 mg bei adipösen Pat.) um 23.00 Uhr p.o. (z. B. Fortecortin®). Blutentnahme unter stressfreien Bedingungen am nächsten Morgen um 8.00 Uhr zur Bestimmung der Kortisolkonzentration.

Tab. 17.6 Referenzbereich Dexamethason-Hemmtest (Niedrigdosis)

Kortisol	< 2 µg/dl

Bewertung
Physiologisches Suppressionsverhalten: Gleichbedeutend mit 99%igen Ausschluss eines Cushing-Syndroms (eigentlicher Nutzen des Dexamethason-Hemmtests).

Störungen und Besonderheiten
Keine ausreichende Suppression bei: Massiver Adipositas, Einnahme östrogenhaltiger Präparate („Pille"), Pat. mit endogener Depression. Bei Zweifel ergänzende Kortisolbestimmung im 24-h-Urin durchführen (▶ 17.2.2).

17.4.2 Dexamethason-Hemmtest (Dexamethason-Langtest; Hochdosis) $$$

Indikationen
DD zwischen hypophysärer und adrenaler Genese bei nachgewiesenem Hyperkortisolismus im Niedrigdosistest.

Testdurchführung

Durchführung als gestufter Hochdosis-Dexamethason-Hemmtest:

- **Dexamethasongabe:** Nach Blutentnahme zur Bestimmung der basalen Plasmakortisolkonzentration 0,5 mg Dexamethason p.o. (z. B. Fortecortin® 0,5 1 Tbl., Dexamethason, Dexamonozon®) über 2 d alle 6 h. Im Anschluss für weitere 2 d alle 6 h 2 mg Dexamethason p.o.
- **Blutentnahmen:** Täglich um 8.00 Uhr Plasmakortisolkonzentration bestimmen. Erste Bestimmung vor Beginn der Dexamethasoneinnahme, letzte am Morgen nach letzter Dexamethasoneinnahme (insgesamt 5 Blutentnahmen).
- **Urinsammelperioden:** Ergänzend tägliche Bestimmung des freien Kortisols im 24-h-Sammelurin. Erste Sammelperiode vor Beginn der Gabe von Dexamethason; letzte Sammelperiode am 5. d.
- **Modifikationen:** Es existieren mehrere Varianten des Testsystems, z. B. einmalige Gabe von 8 mg Dexamethason statt verteilter Applikation.
- ! Test nur unter stationären Bedingungen durchführbar, Blutentnahmen unter stressfreien Bedingungen.

Tab. 17.7 Referenzbereich Dexamethason-Hemmtest (Hochdosis)

Kortisol (Morgenwert)	< 2 µg/dl

Bewertung

- **Physiologische Suppression:** Kortisolkonzentration nach 2 mg (4 × 0,5 mg) Dexamethason < 3 µg/dl → Hyperkortisolismus mit 99%iger Wahrscheinlichkeit ausgeschlossen. **Cave:** Das Suppressionsverhalten der Kortisolkonzentration nach 8 mg (4 × 2 mg) Dexamethason erbringt keine weitere Aussage → Test vorzeitig beenden.
- **Suppression nach 2 mg Dexamethason:** Ausbleibende Suppression beweist das Vorliegen eines Hyperkortisolismus, ohne eine ätiologische Zuordnung zu ermöglichen. Zusätzliche Befunde: Urin-Kortisol > 30 µg/d, Plasma-Kortisol > 5 µg/dl.
- **Suppression nach 8 mg Dexamethason:**
  - Hypophysärer Hyperkortisolismus: In mehr als 90 % der Fälle Suppression des Ausgangswertes um mindestens 50 %.
  - Adrenaler Hyperkortisolismus: Keine Suppression.
  - Ektoper Hyperkortisolismus: Keine Suppression.

Störungen und Besonderheiten

Keine ausreichende Suppression bei: Massiver Adipositas, Einnahme östrogenhaltiger Präparate, Pat. mit endogener Depression. Bei Zweifel ergänzende Kortisolbestimmung im 24-h-Urin durchführen (▶ 17.2.2).

17.4.3 CRH-Test (Corticotropin-Releasing-Hormon-Test) $$$

Funktionstest zur Überprüfung der ACTH-Sekretionsantwort der Adenohypophyse auf den physiologischen Stimulus CRH (Überprüfung der hypophysären Funktionsreserve) sowie die Kortisolantwort auf das ausgeschüttete ACTH.

17

Indikationen
- DD Cushing-Syndrom: ACTH-abhängige versus ACTH-unabhängige Form.
- DD Hypophysenvorderlappeninsuffizienz: Sekundäre versus tertiäre NNR-Insuffizienz.

Testdurchführung
- Pat. über NW aufklären: Wärmegefühl, leichte Geruchs- und Geschmackssensationen, allergische Reaktionen (selten).
- Test mittags oder nachmittags durchführen (▶ 17.3).
- Blut zur Bestimmung der basalen Kortisol- (Serum) und ACTH-(EDTA-Plasma)Serumkonzentrationen abnehmen.
- 100 µg CRH i.v. als Bolus bei Erwachsenen; bei Kindern 1 µg CRH/kg KG.
- Blutentnahme zur Bestimmung von Kortisol (Serum) und ACTH (EDTA-Plasma) 15, 30, 45, 60 und 90 Min. nach Injektion.

Tab. 17.8 Referenzbereiche CRH-Test	
ACTH	Anstieg um mind. 50 % des Basalwertes
Kortisol (Plasma)	> 7,5 µg/dl

Typisch ist ein ACTH-Anstieg um das 2- bis 3-fache des Ausgangswertes.

Bewertung
- **Hypophysenvorderlappeninsuffizienz:** Kein Anstieg von ACTH und Kortisol.
- **DD Hyperkortisolismus:**
  - Zentrales Cushing-Syndrom: ACTH ↑↑, Kortisol ↑↑.
  - Adrenales Cushing-Syndrom: Kein od. sehr geringer Kortisolanstieg.

Störungen und Besonderheiten
- **Falsch hohe Werte:** Wie bei Kortisol-, ACTH-Bestimmung (▶ 17.3).
- **Falsch niedrige Werte:** Wie bei Kortisol-, ACTH-Bestimmung.
- **Stabilität der Probe:** Wie bei Kortisol-, ACTH-Bestimmung.

17.4.4 ACTH-Kurztest (Synacthen®-Test) $$$

ACTH als i.v. Bolus-Test führt zur direkten u. maximalen Steigerung der adrenalen Steroidbiosynthese durch Bindung an seine spezifischen Rezeptoren in der Nebennierenrinde.

Indikationen
- Verdacht auf NNR-Insuffizienz oder verminderte Ansprechbarkeit auf ACTH.
- AGS-Diagnostik.
- DD Hyperandrogenämie.

Testdurchführung
- I.v. Bolus von 250 µg ACTH 1–24 (1 Amp. Synacthen®).
- **NW und KI beachten:** Gastrointestinale Symptome wie Übelkeit, Erbrechen (bei Kindern); eine bereits vorbestehende NNR-Insuffizienz kann sich nach dem Test manifestieren.

17

! Ggf. Glukokortikoide nach Beendigung des Tests am selben Tag geben.
• Blut zur Kortisolbestimmung basal 30 Min. und 60 Min. nach Injektion abnehmen.
! Exakte Beschriftung der Probenröhrchen nicht vergessen.
! Test kann zu jeder Tageszeit durchgeführt werden (supraphysiologische Stimulation).

Tab. 17.9 Referenzbereich ACTH-Kurztest

Kortisol (Plasma)	> 20 µg/dl

Bewertung
• Physiologische Stimulation schließt eine NNR-Insuffizienz aus.
• Bei unzureichendem Anstieg Diagnostik zur Sicherung der Diagnose NNR-Insuffizienz erforderlich, z. B. latente NNR-Insuffizienz bei NNR-AK-Positivität als Zeichen einer Autoimmunadrenalitis, sekundäre, tertiäre NNR-Insuffizienz.
• Bei zentralem Hypokortisolismus kann der Kortisolanstieg gering oder zeitlich verzögert ausfallen, sodass ggf. ein zweiter ACTH-Test durchgeführt werden sollte, alternativ CRH-Test mit Überprüfung der ACTH-Antwort.

Störungen und Besonderheiten
Falsch hohe Werte: Kortisol bindendes Globulin unter Östrogenwirkung erhöht. Im Rahmen der AGS-Diagnostik erfolgt zusätzlich Bestimmung von 17-αOH-Progesteron und von DHEA.

17.5 Nebennierenrindenandrogene

17.5.1 Dehydroepiandrosteron (DHEA) $$$

Das schwache Androgen DHEA wird zum einen in der Zona reticularis der Nebennierenrinde und zum anderen in den Gonaden gebildet (bei Frauen: 60–70 % Ursprung aus den Nebennieren; 20–30 % aus dem Ovar, Rest durch periphere Konversion). Es unterliegt einer hohen Abbaurate, sodass der Gesamtblutspiegel gegenüber DHEAS etwa 300-fach niedriger liegt.

Indikationen
• Marker für die Nebennnierenrindenmasse.
• Adrenaler Hirsutismus.
• Nebennierenrindentumoren.
• Nachweis der Hormonaktivität eines Inzidentaloms.
• Adrenogenitales Syndrom.
• DD adrenale und ovarielle Testosteronerhöhungen.
• Virilismus.
• Polyzystisches Ovar.
• Sekundärmarker für Pubertätsentwicklung.

17

Untersuchungsmaterial

Serum, Heparin- oder EDTA-Plasma. Proben innerhalb von drei Stunden nach Blutentnahme separieren.

Bestimmungsmethode

RIA, EIA.

Tab. 17.10 Referenzbereiche Dehydroepiandrosteron (DHEA)		
Männer 20–50 J.	1,5–9 ng/ml	5–31 nmol/l
Frauen 20–50 J.	1,0–8 ng/ml	3,5–28 nmol/l
Kinder 6– < 8 J.	14–158 ng/dl	0,4–5,4 nmol/l
Kinder 8– < 10 J.	8–220 ng/dl	0,2–7,6 nmol/l
Kinder 10– < 12 J.	22–254 ng/dl	0,7–8,8 nmol/l
Kinder 12– < 4 J.	46–544 ng/dl	1,5–18,8 nmol/l
Kinder 14– < 16 J.	42–931 ng/dl	1,4–32,2 nmol/l

Bewertung

Typischer Marker der adrenalen Androgensynthese.

Erhöhte Werte:

- Erkrankungen mit adrenaler Androgenproduktion: NNR-Adenome, Inzidentalome, NNR-Karzinome. Erhöhte Basalwerte, überschießender Anstieg nach ACTH-Stimulation (Synacthen®-Stimulationstest, ▶ 17.4.4).
- 3β-Hydroxysteroid-Oxidoreduktase-Defekt: 17-Hydroxy-Pregnenolon und DHEA erhöht (selten).
- Adipositas.

Störungen und Besonderheiten

Zirkadiane Rhythmik beachten. Höchste Werte finden sich am Morgen. Parallelität zur Dynamik von Kortisol. Keine relevante Beeinflussung durch weiblichen Zyklus oder erhöhte Bindungsproteinkonzentrationen.

- **Falsch hohe Werte:** Cushing-Syndrom, Kreuzreaktivität mit DHEAS, DHEA-Glukuronid, Epiandrosteron, Zufuhr von DHEA-haltigen Nahrungsergänzungen.
- **Falsch niedrige Werte:** Nebennierenrindeninsuffizienz.
- **Stabilität der Probe:** Probenlagerung bei 2–8 °C 24 h, bei –20 °C bis zu 3 Mon.
- **Hämolyse, Lipidämie:** Je nach Bestimmungsmethode gleichbleibendes oder erniedrigtes Niveau.

17

17.5.2 Dehydroepiandrosteron-Sulfat (DHEAS) $$$

17-Ketosteroid aus der Zona reticularis der Nebenniere. Nicht virilisierendes Androgen, das im Wesentlichen über den Syntheseweg sulfatierter Steroide aus dem Cholesterinsulfat hervorgeht (▶ Abb. 17.2). Es besteht keine Tagesrhythmik. Albuminbindung, kein spezifisches Bindungsprotein. Bei Frauen zu 90 % aus der Nebenniere, bei Männern nur aus der Nebenniere.

Indikationen
- Marker für die Nebennnierenrindenmasse.
- Adrenaler Hirsutismus.
- Nebennierenrindentumoren.
- Inzidentalom, Frage der Hormonaktivität.
- Adrenogenitales Syndrom.
- DD adrenale und ovarielle Testosteronerhöhungen.
- Virilismus.
- Differenzialdiagnose von Zyklusstörungen.

Untersuchungsmaterial
Serum, Heparin- oder EDTA-Plasma. Proben innerhalb von drei Stunden nach Blutentnahme separieren.

Bestimmungsmethode
RIA, EIA.

Tab. 17.11 Referenzbereiche Dehydroepiandrosteron-Sulfat (DHEAS)

Geschlecht	Alter	Minimum	Maximum
Männer	19–59 J.	50 µg/dl	560 µg/dl
Frauen	Geschlechtsreif	30 µg/dl	430 µg/dl
	Postmenopause	32 µg/dl	204 µg/dl
Kinder	< 14 d	8,8 µg/dl	205 µg/dl
	14 d – < 3 Mon.	6 µg/dl	47 µg/dl
	> 3 – 12 Mon.	0,6 µg/dl	23 µg/dl
	6 – < 8 J.	3 µg/dl	25 µg/dl
	8 – < 10 J.	4 µg/l	87 µg/dl
	10 – < 12 J.	8 µg/dl	238 µg/dl
	12 – < 14 J.	8 µg/dl	274 µg/dl
	14 – < 16 J.	35 µg/dl	241 µg/dl
	16 – < 18 J.	48 µg/dl	286 µg/dl

Umrechnungsfaktor: 1 µg/dl = 3,47 nmol/dl

Bewertung
DHEAS erlaubt eine gewisse Differenzierung zwischen adrenaler und ovarieller Hyperandrogenämie. DHEAS stammt größtenteils aus der Nebennierenrinde.
Erhöhte Werte:
- Androgen produzierende Tumoren der Nebennierenrinde: NNR-Karzinome.
- NNR-Hyperplasie, funktioneller Hyperkortisolismus mit Aktivierung der Androgenbildung.
- Hirsutismus, Virilisierung: Differenzierung zwischen adrenaler und ovarieller Androgensynthese.

17

- Störungen der adrenalen Steroidbiosynthese: Selten. 3β-Hydroxysteroid-Dehydrogenase-Mangel.
- AGS.

Erniedrigte Werte: Ohne klinische Relevanz.

Störungen und Besonderheiten

Die Bestimmung von DHEAS im Rahmen von Stimulationstests ist aufgrund der langen Halbwertszeit nicht sinnvoll. Eine Suppression von DHEAS kann gegebenenfalls im langen Dexamethason-Hemmtest über 6 d erreicht werden. Ermöglicht keine sichere Differenzierung zwischen adrenaler oder ovarieller Synthese, da die Steroidbiosynthese in beiden Zielorganen supprimiert werden kann.

- Falsch hohe Werte: Kreuzreaktivität mit DHEA, DHEA-Glukuronid, Epiandrosteron.
- Stabilität der Probe: Bei 2–8 °C 24 h, bei –20 °C bis zu 3 Mon.
- Hämolyse, Lipidämie: Je nach Testbesteck unveränderte oder erniedrigte Werte.

17.5.3 Androstendion $$$

Androgenes 17-Ketosteroid, Vorläufer für Östron und Testosteron. Es kann bei der Frau sowohl in der Nebennierenrinde als auch im Stroma ovarii in der Thekazellschicht unter Kontrolle von LH gebildet werden (▶ 19.5). Physiologischerweise erfolgt in der Granulosazellschicht eine Umwandlung von Androstendion als auch Testosteron in Östradiol bzw. Östron. Androstendion besitzt eine zirkadiane Rhythmik (höchster Wert am Morgen) und Zyklusabhängigkeit (höchste Werte in der Follikelphase).

Indikationen

Wie DHEA (▶ 17.5.1). Außerdem DD der Hyperandrogenämie, z. B. bei Ovulationsstörungen, Hypo- oder Oligomenorrhöen mit Hyperandrogenämie, Hirsutismus, Akne.

Untersuchungsmaterial

Serum. Proben innerhalb von 3 h nach Blutentnahme separieren.

Bestimmungsmethode

RIA, EIA.

Tab. 17.12 Referenzbereiche Androstendion – Frauen

< 2 Mon.	0,15–1,50 ng/ml
2–12 Mon.	> 0,75 ng/ml
2–5 J.	0,04–0,47 ng/ml
6–9 J.	0,07–0,68 ng/ml
10–11 J.	0,4–0,6 ng/ml
12–16 J.	0,1–1,6 ng/ml

17

Tab. 17.12 Referenzbereiche Androstendion – Frauen *(Forts.)*	
> 16 J.	0,18–2,68 ng/ml
Geschlechtsreife	0,2–3,1 ng/ml
Postmenopause	0,2–0,8 ng/ml

Umrechnungsfaktor: ng/ml × 3,492 = µmol/l

Tab. 17.13 Referenzbereiche Androstendion – Männer	
< 2 Mon.	0,15–1,50 ng/ml
2–12 Mon.	> 0,75 ng/ml
2–7 J.	0,03–0,44 ng/ml
8–9 J.	0,05–1 ng/ml
10–11 J.	0,19–1,78 ng/ml
12–13 J.	0,16–1,22 ng/ml
14–15 J.	0,21–1,43 ng/ml
15–17 J.	0,31–1,71 ng/ml
> 17 J.	0,44–2,64 ng/ml
19–40 J.	0,3–3,1 ng/ml

Umrechnungsfaktor: ng/ml × 3,492 = µmol/l

Bewertung
Für die Bewertung ist die Kenntnis des Zyklustages wichtig (idealerweise Bestimmung während der Follikelphase).
- **Erhöhte Werte:** Hirsutismus, polyzystische Ovarien (LH/FSH-Quotient > 2), androgenproduzierende Tumoren, Schwangerschaft, adrenale Hyperplasie, Cushing-Syndrom, Adipositas.
- **Erniedrigt Werte:** Exogene Glukokortikoidmedikation, Clomifen-Medikation (z. B. bei Sterilitätsbehandlung), NNR-Insuffizienz, Ovarialinsuffizienz, Sichelzellanämie, Postmenopause (< 1 ng/ml).

Störung und Besonderheiten
Zirkadianen Rhythmus beachten. Höchste Werte am Morgen.
- Falsch hohe Werte: Schwangerschaft (physiologisch), Adipositas, Kreuzreaktivität gegenüber 11-Desoxykortisol < 2 %.
- Falsch niedrige Werte: Heparin-, EDTA-Plasma.
- Stabilität der Probe: Bei 2–8 °C 24 h, bei –20 °C bis zu 3 Mon.
- Hämolyse, Lipidämie: Je nach Testbesteck gleichbleibende Werte oder erniedrigtes Niveau des Analyten.

17.6 17α-Hydroxyprogesteron $$$

Vorläufersteroid der 21-hydroxylierten adrenalen Steroide. Synthese und Metabolismus ▶ Abb. 17.1. Die Produktion erfolgt sowohl in den Nebennieren als auch im Ovar im präovulatorischen Follikel, Corpus luteum und Corpus luteum graviditatis.

Indikationen
- Störungen der Steroidbiosynthese, bsd. V.a. Mangel der 21-Hydroxylase (früh manifeste klassische oder spät manifeste nicht-klassische Formen).
- Pubertas praecox.
- Virilisierungserscheinungen bei Mädchen.
- Hirsutismus.
- Androgenproduzierende Tumoren.
- Wachstumsstörungen.

Untersuchungsmaterial
Serum, Heparin- oder EDTA-Plasma. Proben innerhalb von 3 h nach Blutentnahme separieren.

Bestimmungsmethode
RIA, EIA.

Tab. 17.14 Referenzbereiche 17α-Hydroxyprogesteron – Frauen

< 14 d	0,62–7,57 ng/ml
1–2 Wo.	0,45–2,30 ng/ml
3–4 Wo.	0,56–1,83 ng/ml
2 Mon.	0,37–1,81 ng/ml
3 Mon.–3 J.	0,10–1,25 ng/ml
4–7 J.	0,13–0,96 ng/ml
8–11 J.	0,10–1,45 ng/ml
12–17 J.	0,11–1,14 ng/ml
> 17 J.	0,27–2,17 ng/ml
Zyklusphase: • Follikelphase • Luteale Phase	• 0,10–0,80 ng/ml • 0,27–2,90 ng/ml
Nach ACTH–Stimulation	< 3,20 ng/ml
Schwangerschaft 3. Trimenon	2,00–12,00 ng/ml
Umrechnungsfaktor: 1 ng/ml = 3,0 pmol/ml; 1 pmol/ml = 0,33 ng/ml	

17

Tab. 17.15 Referenzbereiche 17α-Hydroxyprogesteron – Männer	
1–2 Wo.	0,6–2,48 ng/ml
3–4 Wo.	0,25–2,65 ng/ml
2 Mon.	0,65–1,90 ng/ml
3 Mon.	0,34–1,71 ng/ml
4 Mon.–11 J.	0,08–1,11 ng/ml
12–15 J.	0,12–1,39 ng/ml
16–17 J.	0,18–1,67 ng/ml
> 17 J.	0,36–1,79 ng/ml
Umrechnungsfaktor: 1 ng/ml = 3,0 pmol/ml; 1 pmol/ml = 0,33 ng/ml	

Bewertung
Erhöhte Werte (Basalwerte): 21-Hydroxylasemangel (klassische, nicht-klassische Formen), NNR-Hyperplasie im Rahmen eines Hyperkortisolismus. Vermehrte (nicht-klassisches AGS) od. überschießende (klassisches AGS) Stimulierbarkeit im ACTH-Test (Synacthen®-Test, ▶ 17.4.4).

Störungen und Besonderheiten
Zirkadiane Rhythmik beachten, Blutentnahme i.d.R. morgens zwischen 8.00 und 10.00 Uhr, bei Frauen in der frühen Follikelreifungsphase, d.h. d 1–6 p.m.
- Falsch hohe Werte: Kreuzreaktivitäten mit 17α-Hydroxypregnenolon, 11-Desoxykortisol (1–2 %).
- Stabilität der Probe: Bei 2–8 °C 24 h, bei –20 °C bis zu 3 Mon.
- Hämolyse, Lipidämie: Je nach Testbesteck gleichbleibende oder erniedrigte Werte des Analyten.

17.7 11-Desoxykortisol $$$

Synthese und Metabolismus ▶ Abb. 17.2. Letzte Vorstufe des Kortisols. Die Konversion erfolgt durch die 11β-Hydroxylase und kann durch Metyrapon (Metopiron®) gehemmt werden.

Indikationen
- Test der Hypophysenvorderlappen-Nebennierenrindenachse bei V.a. sekundäre oder tertiäre NNR-Insuffizienz im Rahmen des Metopiron-Testes.
- DD adrenogenitales Syndrom.

Untersuchungsmaterial
Serum, Heparin- oder EDTA-Plasma. Proben innerhalb von 3 h nach Blutentnahme separieren.

Bestimmungsmethode
RIA.

Tab. 17.16 Referenzbereiche 11-Desoxykortisol	
Basalwert	< 8 ng/ml
Nach Metyrapon (Metopiron®-Kps.)	80–250 ng/ml
Umrechnungsfaktor nach mmol/l: × 2,886	

Bewertung
- **Erhöhte Werte:** 11-Hydroxylasemangel, Cushing-Syndrom.
- **Erniedrigte Werte:** NNR-Insuffizienz.

Störungen und Besonderheiten
- Falsch hohe Werte: Kreuzreaktivitäten mit 17α-Hydroxypregnenolon.
- Stabilität der Probe: Bei 2–8 °C 24 h, bei –20 °C bis zu 3 Mon.
- Hämolyse, Lipidämie: Gleichbleibende oder erniedrigte Werte des Analyten in Abhängigkeit vom Testbesteck.

17

18 Renin-Angiotensin-Aldosteron-System (RAAS) und ADH

Bernhard Otto Böhm

18.1 Renin-Angiotensin-Aldosteron-System

Das Renin-Angiotensin-Aldosteron-System (RAAS) ist ein Schlüsselsystem der Blutdruckregulation. Renin ist ein proteolytisches Enzym. Es wird von den juxtaglomerulären Zellen der Nieren freigesetzt. Substrat des Enzyms ist Angiotensinogen, das in der Leber synthetisiert wird. Nach Konversion in das Angiotensin I erfolgt eine weitere Konversion durch ACE in Angiotensin II. ACE wird hauptsächlich durch das Gefäßendothel der Lungenstrombahn synthetisiert. Angiotensin II selbst ist stark vasokonstriktorisch wirksam. Es stimuliert außerdem die Produktion von Aldosteron in der Zona glomerulosa der Nebennierenrinde. Folgen sind eine vermehrte Natriumretention, verstärkte Kaliumausscheidung und konsekutiv ein Blutdruckanstieg. Die Halbwertszeit von Renin beträgt 10–20 Min., die Halbwertszeit von Angiotensin II etwa 1 Min.

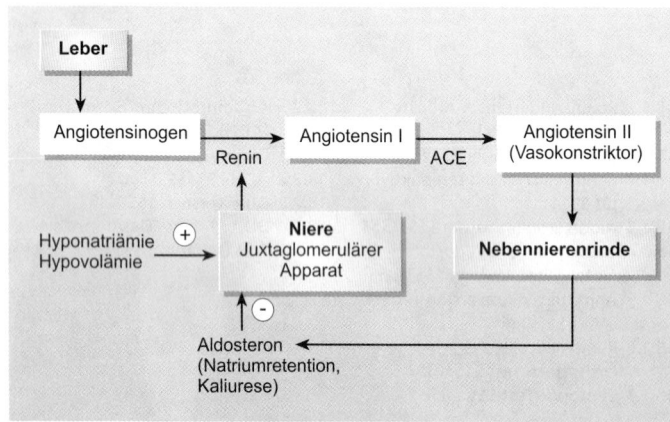

Abb. 18.1 Renin-Angiotensin-Aldosteron-System

18.1.1 Diagnosestrategie

Primärer/sekundärer Hyperaldosteronismus
- **Primärer Hyperaldosteronismus (Aldosteron ↑, Renin ↓;** sinnvollster Screening-Parameter ist der **Aldosteron/Renin-Quotient:** ARQ > 300 bei absolutem Serum-Aldosteron > 150 pg/ml): NNR-Adenom 70 % (Conn-Syndrom), idiopathische bilaterale NNR-Hyperplasie 20–30 %, NNR-Karzinom (selten), Dexamethason-empfindlicher Hyperaldosteronismus (extrem selten, familiär).
- **Sekundärer Hyperaldosteronismus (Aldosteron ↑, Renin ↑):** Renaler Hypertonus bei Nierenarterienstenose, primärer Hyperreninismus (Tumoren der juxtaglomerulären Zellen, selten extrarenal am Ovar), Krankheiten mit Ödemneigung und Hypovolämie (Leberzirrhose, nephrotisches Syndrom, Herzinsuffizienz, Diuretikatherapie), Bartter-Syndrom.

18

Basisdiagnostik

Typischer Befund → **hypokaliämischer arterieller Hypertonus:** Kaliumausscheidung im 24-h-Sammelurin > 30 mmol/d, Na$^+$ ↑, metabolische Alkalose, Mg^{2+} ↓, Proteinurie, Hyposthenurie. Jedoch 90 % der Pat. mit primärem Hyperaldosteronismus sind normokaliämisch.

Weiterführende Diagnostik

Primärer Hyperaldosteronismus:

- Nachweis supprimierter Plasmareninaktivität: Reninbestimmung im Serum, Funktionstests.
- Nachweis erhöhter Aldosteronsekretion:
  - Serum: Aldosteron.
  - Sammelurin: Tetrahydro-Aldosteron (Sensitivität 98 %), Aldosteron-18-Glucuronid (Sensitivität 76 %), Aldosteron (Sensitivität 90 %).
- Funktionstests:
  - Bestimmung **Aldosteron-/Renin-Quotient.**
  - Renin-Aldosteron-Orthostase-Test: Aldosteron 8.00 Uhr (liegend), Aldosteron 12.00 Uhr (stehend).
  - ACTH-Stimulationstest.
  - Captopril-Test.
  - Dexamethason-Hemmtest.
  - Kochsalzinfusionstest: 2 l NaCl 0,9 % über 4 h i.v. → Suppression von Aldosteron. Test sollte nur von erfahrenen Endokrinologen durchgeführt werden!

Spezielle Diagnostik

Seitengetrennte Aldosteronbestimmung nach Katheterisierung der Nebennierenvenen. Unterschiede um Faktor 1,5 gelten als signifikant. Parallele Kortisolbestimmung zur Beurteilung der korrekten Katheterlage erforderlich.

18.1.2 Renin- und Plasmareninaktivität $$$

Hauptproduktionsort ist der juxtaglomeruläre Apparat der Nieren, extrarenale Quellen sind nicht bekannt. Renin ist eine Protease, es entsteht aus einer inaktiven Vorstufe (Prorenin). Substrat ist das Angiotensinogen, ein α_2-Globulin der Leber.

Indikationen

- DD primärer, sekundärer Hyperaldosteronismus.
- V.a. renovaskuläre Hypertonie.
- DD Hypokaliämien.

Untersuchungsmaterial

EDTA-Plasma (vorgekühlte EDTA-Röhrchen), sofort nach Abnahme zentrifugieren, stabil bei RT für 24 h, oder einen Aliquot von 0,5 ml bei –20 °C bis zur Bestimmung einfrieren.

Bestimmungsmethode

18

IRMA, RIA, LIA. Die direkte Messung erfasst die Proteinkonzentration von aktivem Renin. Die Plasmareninaktivität wiederum erfasst die Abspaltung von Angiotensin I, die durch Renin katalysiert wird.

Tab. 18.1 Referenzbereiche Renin, Plasmareninaktivität

Körperlage	Renin	Reninaktivität
Aufrecht	4,10–44,70 pg/ml	< 5,60 ng/ml/h
Liegend	2,90–27,60 pg/ml	0,20–2,70 ng/ml/h

Bewertung

Die Bewertung erfolgt im Zusammenhang mit Klinik, Aldosteron- und Elektrolytkonzentration im Serum.

Erhöhte Werte:

- Sekundärer Hyperaldosteronismus ▶ 18.1.1.
- Primärer Hypoaldosteronismus, Addison-Krankheit, 21-OH-Mangel.
- Glukokortikoide.
- Renin sezernierende Tumoren: Nierenzell-, Bronchial-Ca.

Erniedrigte Werte: Primärer Hyperaldosteronismus (Conn-Syndrom): Supprimiertes Renin oder niedrig normale Reninaktivität, fehlender Anstieg nach Orthostase.

Störungen und Besonderheiten

Falsch hohe Werte:

- Geringe Natriumzufuhr, Hypotonie, Hypovolämie.
- Medikamente: Zum Beispiel Laxanzien, Diuretika, orale Kontrazeptiva.
- Bartter-Syndrom.
- Schwere Hypertonieformen, renovaskuläre Hypertonie.
- Medikamente: Clonidin, β-Rezeptorenblocker, Methyldopa, Guanethidin, Aldosteronantagonisten, Hydralazin, Diazoxid, ACE-Inhibitoren, AT-I-Blocker.

Falsch niedrige Werte: Verzögerte Probenbearbeitung, hohe Natriumzufuhr, arterieller Hypertonus in Kombination mit Diabetes mellitus.

18.1.3 Aldosteron im Serum $$$

Die Aldosteronbiosynthese unterliegt komplexen Regulationsmechanismen (▶ Abb. 18.1). Neben direkten Einflüssen des RAAS-Systems haben die Kochsalz- und Kaliumzufuhr, verschiedene Neurotransmitter wie Dopamin, Serotonin sowie ACTH und antagonistische Faktoren (hANP, Adrenomedullin) Einfluss auf die Aldosteronsynthese. Aldosteron führt zur renalen Kaliumausscheidung, fördert die tubuläre Natriumrückresorption und wird physiologischerweise durch das RAAS reguliert. Es trägt somit entscheidend zur Regulation des effektiven Blutvolumens bei. Physiologischerweise führt eine Steigerung des effektiven renalen Perfusionsdruckes wiederum zur Abnahme der Reninsekretion mit konsekutiver Aldosteronverminderung.

Indikationen

- DD arterieller Hypertonus, renovaskulärer Hypertonus.
- Primärer oder sekundärer Hyperaldosteronismus.
- Störungen des Natrium-, Kaliumhaushaltes, Bartter-Syndrom.

18

Untersuchungsmaterial

Serum, Heparinplasma.

Entnahmezeit zwischen 8.00 und 9.00 Uhr morgens. Bei prämenopausalen Frauen Abnahme während der ersten Zyklushälfte. Patientenvorbereitung mit ausgewogener Elektrolyt-Diät für mindestens 2 d (100–200 mmol Natrium, 60–80 mmol Kalium). ACE-Inhibitoren und Diuretika rechtzeitig absetzen (Spironolacton 2 Wo. vor Abnahme).

Bestimmungsmethode

RIA.

Tab. 18.2 Referenzbereiche Aldosteron (normale Natriumaufnahme, Erwachsene)

Stehend	40–310 pg/ml
Liegend	10–160 pg/ml

Tab. 18.3 Referenzbereiche Aldosteron (Säuglinge und Kinder)

11 d – 1 J.	320–1 278 pg/ml
1 J. – 15 J.	73–425 pg/ml

Bewertung

Klinische Fragestellung, Medikamentenanamnese, Blutdruck, Volumensituation, aktuelle Elektrolytwerte sowie Blutabnahmebedingungen (Natriumzufuhr, Orthostase) beachten! Die Aussagekraft eines Aldosteronwertes ohne gleichzeitige Bestimmung eines Reninwertes ist beschränkt.

Erhöhte Werte:
- Primärer Hyperaldosteronismus.
- Sekundärer Hyperaldosteronismus.

Erniedrigte Werte:
- Hypoaldosteronismus: Addison-Krankheit.
  - Immunologie, Nebennierenrinden-Antikörper (NNR-AK).
  - Kortisol und Aldosteron vermindert im Synacthen®-Test.
- Suppression durch synthetische Glukokortikoide.

Störungen und Besonderheiten

! Sinnvolle Diagnostik nur nach Absetzen von ACE-/AT-I-Inhibitoren und Diuretika durchführbar. Aldosteronantagonisten (Spironolacton) mind. 2 Wo. vor den Untersuchungen absetzen. Kaliumdefizit ausgleichen, auf normale Natriumzufuhr achten. Kreuzreaktivitäten mit anderen Steroiden sind gering.

Falsch niedrige Werte: Hemmung des RAAS durch β-Blocker, zentrale α-Rezeptorantagonisten, Antazida, Kortikosteroide.

Falsch hohe Werte:
- Medikamente: Stimulation des RAAS durch Sympathikotonika, Saluretika, Laxanzien, Ovulationshemmer.
- EDTA-Plasma: In 10–20 % unspezifisch erhöhte Werte.

Stabilität der Proben: Bei 2–8 °C 7 d im Kühlschrank, bei –20 °C bis zu 3 Mon.

18

18.1.4 Aldosteron und Aldosteronmetaboliten im Urin $$$

Indikationen
Wie Aldosteron im Serum ▶ 18.1.3.

Untersuchungsmaterial
24-h-Sammelurin.

Bestimmungsmethode
RIA.

Tab. 18.4 Referenzbereiche Aldosteron (Urin)	
Normale Ernährung	6–25 µg/d
Salzarme Ernährung	17–44 µg/d
Salzreiche Ernährung	0–6 µg/d
Umrechnungsfaktor: pg/ml × 2,775 = pmol/l.	

Bewertung
▶ 18.1.3.

Störungen und Besonderheiten
▶ 18.1.3.

18.1.5 Angiotensinkonversionsenzym (ACE) $$

ACE beeinflusst die Blutdruckregulation stark. Es katalysiert die Bildung des vaso-konstriktorisch wirkenden Angiotensin II (▶ Abb. 18.1) und hemmt die Synthese von Bradykinin (vasodilatatorisch, natriuretisch). ACE stellt einen Angriffspunkt für Antihypertensiva (ACE-Inhibitoren) dar. ACE tritt vorwiegend in den Endo-thelzellen der Lunge auf. Erhöhte ACE-Plasmaspiegel finden sich daher bei Granulombildung, aber auch bei anderen Lungenerkrankungen (z. B. Pneumonie). **Cave:** Die ACE-Bestimmung spielt bei der Hypertoniediagnostik keine Rolle.

Indikationen
Verlaufsparameter bei granulomatösen Lungenerkr. (Sarkoidose).

Untersuchungsmaterial
Serum.

Bestimmungsmethode
Chemilumineszenz-Assay.

Tab. 18.5 Referenzbereich Angiotensinkonversionsenzym (ACE)	
Angiotensinkonversionsenzym	8–28 mU/ml
Höhere Werte bei Kindern.	

18

Bewertung erhöhter Werte
Wenig spezifischer Aktivitätsmarker für granulomatöse Erkrankungen der Lunge, weniger der Leber.

Störungen und Besonderheiten
ACE-Hemmer erhöhen ACE-Spiegel → ACE-Hemmer möglichst absetzen.

18.1.6 Renin-Aldosteron-Orthostase-Test $$$

Testprinzip
Überprüft Empfindlichkeit der Zona glomerulosa auf Angiotensin-II-Wirkung.

Indikationen
DD primärer Hyperaldosteronismus (Lokalisationsdiagnostik).

Durchführung
- Vor erster Blutabnahme mind. achtstündige Bettruhe.
- Blutabnahme im Liegen zur Bestimmung der basalen Renin- und Aldosteronkonzentration im Serum.
- Pat. nach Blutentnahme für 4 h ohne Unterbrechung herumlaufen lassen.
- Danach erneute Blutentnahme im Sitzen zur Bestimmung der stimulierten Renin- und Aldosteronkonzentration im Serum.

Tab. 18.6 Physiologische Reaktion Renin-Aldosteron-Orthostase-Test

Renin (Serum)	Anstieg um 50–200% der Norm
Aldosteron (Serum)	Anstieg um 50–200% der Norm

Bewertung
Primärer Hyperaldosteronismus:
- Idiopathische bilaterale NNR-Hyperplasie: Basaler Aldosteronwert hoch normal bis erhöht. Basaler Reninwert niedrig bis niedrig normal. Nach Orthostase kommt es durch die erhaltene Angiotensin-II-Abhängigkeit der Aldosteronsekretion zum Anstieg des Aldosterons.
- NNR-Adenom (Conn-Syndrom): Basaler Aldosteronwert erhöht. Basaler Reninwert niedrig bis niedrig normal. Anhaltende Suppression von Renin, fehlende Stimulation von Aldosteron unter Orthostasereaktion, teilweise auch Abfall der Werte.
! Wichtig: Interpretation sinnvollerweise immer im Zusammenhang mit bildgebender Diagnostik sehen.

Störungen und Besonderheiten
▶ 18.1.2, ▶ 18.1.3.

18

18.1.7 Captopril-Test $$$

Testprinzip

Der Test misst die Abhängigkeit des Plasma-Aldosteronspiegels vom Plasma-Angiotensin-II-Spiegel. ACE-Hemmer erniedrigt Angiotensin II.

Indikationen

- DD Hyperaldosteronismus: Primär versus sekundär.
- V.a. reno-vaskulären Hypertonus (Nierenarterienstenose), Perfusion ist bei der Stenose abhängig von einem hohen Reninspiegel.

Durchführung

- Blutentnahme zur Bestimmung der basalen Aldosteron- und Reninkonzentration zu Testbeginn. Pat. soll dabei sitzende Körperposition einnehmen und für die Dauer des Testes beibehalten. 2 Wo. zuvor keine ACE-Hemmer.
- 25 mg Captopril p.o.
- NW: RR-Abfall und KI beachten.
- Nach 2 h erneute Blutentnahme zur Bestimmung der stimulierten Aldosteron- und Reninkonzentration im Serum.

Bewertung

- Physiologische Reaktion, sekundärer Hyperaldosteronismus: Anstieg der Plasmareninaktivität, Abfall des Plasmaaldosterons (< 150 ng/l).
- Primärer Hyperaldosteronismus:
  - Aldosteron-Konzentration nach 120 Min.: 100 +/– 20 % des 0-Min.-Werts.
  - Plasmarenin-Aktivität nach 120 Min.: < 50 % des 0-Min.-Werts.
- Renovaskulärer Hypertonus:
  - Aldosteron-Konzentration nach 120 Min.: < 150 ng/l.
  - Plasmarenin-Aktivität nach 120 Min.: > 200 % des 0-Min.-Werts.

18.2 Antidiuretisches Hormon (ADH) $$$

Synonyma: ADH, Vasopressin, Arginin-Vasopressin (AVP).
ADH wird als Prohormon zusammen mit Neurophysinen im Hypothalamus synthetisiert. Der Transport zum Hypophysenhinterlappen erfolgt axonal in sekretorischen Granula, Freisetzung via Exozytose. Die Sekretion wird in erster Linie durch die Plasmaosmolalität reguliert. Zusätzlich sind durch Barorezeptoren vermittelte Reize bedeutsam (Hypovolämie).
In physiologischen Konzentrationsbereichen spielt die vasokonstriktorische Wirkung von ADH („Vasopressin") bezüglich des systemischen Blutdrucks keine relevante Rolle. Die wesentliche Funktion von ADH erfolgt am Nephron durch die Steigerung der Wasserpermeabilität der Sammelrohre. Die ADH-Wirkung ermöglicht die Retention von Wasser und die Produktion eines konzentrierten Urins. Physiologisch wird die Plasmaosmolalität zwischen 280 und 295 mosmol/kg in einem sehr engen Bereich konstant gehalten. Bei Erreichen der Obergrenze der Plasmaosmolalität wird die ADH-Konzentration auf ihre physiologischen Höchstwerte (etwa 5 pmol/l) gesteigert und erzeugt eine maximale Antidiurese. Umgekehrt fallen die ADH-Konzentrationen bei einem Absinken der Plasmaosmolalität in den Bereich um 280 mosmol/kg unter die Nachweisgrenze ab.

18

18.2.1 Diagnosestrategie

Differenzialdiagnosen

Diabetes insipidus (ADH-Mangel)
! Leitsymptom: Hypotone Polyurie.
Zentraler Diabetes insipidus (neurogener Diabetes insipidus): Pathophysiologisch liegt eine unzureichende hypophysäre ADH Freisetzung auf physiologische Stimuli zugrunde.

- Neoplastisch, infiltrativ (Hypophyse, Hypothalamus): HVL-Adenome, Kraniopharyngeome, Germinome, Pinealome, Metastasen, Histiozytose X, Leukämie, Sarkoidose, lymphozytäre Hypophysitis.
- Traumatisch: Schädelhirntrauma, iatrogen nach Operation an Hypophyse und/oder Hypothalamus.
- Idiopathisch: Ausschlussdiagnose, selten als Wolfram-Syndrom (DIDMOAD = Diabetes insipidus, Diab. mell., Optikusatrophie, Taubheit).
- Enzephalomalazie unterschiedlicher Genese, Sheehan-Syndrom.

Renaler Diabetes insipidus: Pathophysiologisch besteht eine fehlende Reaktion der Niere auf frei zirkulierendes ADH.
Hereditär: X-chromosomal-rezessiv.

Syndrom der inadäquaten ADH-Sekretion (SIADH)
Zentralnervöse Erkrankungen: Schädelhirntrauma, Hirntumoren, Enzephalitis, Meningitis, Guillain-Barré-Syndrom.
Medikamentös induzierte ADH-Sekretion: Nikotin, Morphin, Vincristin, Vinblastin, Cyclophosphamid, Clofibrat, Chlorpropamid, trizyklische Antidepressiva.
Ektope ADH-Sekretion:

- Paraneoplastisch: Kleinzelliges Bronchialkarzinom, Pankreaskarzinom, Lymphosarkom, Retikulumzellkarzinom, Hodgkin-Lymphom, Duodenalkarzinom, Thymom.
- Entzündliche Lungenerkrankungen: Pneumonie, Tuberkulose, Lungenabszess, Pleuraempyem, chronisch-obstruktive Atemwegserkr.

Sonstige: Hypothyreose, Überdruckbeatmung, Lupus erythematodes.

Basisdiagnostik
In der klinischen Praxis ist eine korrekte diagnostische Einordnung eines Diabetes insipidus bzw. des SIADH, zumindest um eine korrekte Therapie durchführen zu können, auch ohne ADH-Bestimmung möglich. Neben der Klinik ist meist ausreichend:

- Na^+, Plasmaosmolalität (▶ 11.1.5), Urinosmolalität (▶ 11.1.5), Flüssigkeitsbilanz.
- Evtl. Funktionstests: Durstversuch und DDAVP-Test.

Weiterführende Diagnostik
ADH-Bestimmung. Indikationen:

- Wenn sich der V.a. SIADH nicht anderweitig sichern lässt und therapeutische Konsequenzen bestehen.
- Keine ausreichende Abgrenzung zwischen inkompletten Formen eines Diabetes insipidus und einer psychogenen Polydipsie möglich.
! Die Abklärung dieser Krankheitsbilder und die Differenzialdiagnostik unterschiedlicher Formen eines Diabetes insipidus centralis (z. B. Defekte im Be-

18

reich der osmosensitiven Neurone) spezialisierten endokrinologischen Zentren überlassen.

18.2.2 ADH i.S. $$$

Indikationen
Indikationen zur ADH-Bestimmung können sich ergeben bei:
- V.a. Diabetes insipidus (hypotone Polyurie).
- V.a. Schwartz-Bartter-Syndrom = SIADH (syndrome of inappropriate ADH secretion) und therapeutische Konsequenzen dieser Diagnose.
- Bestimmung im Rahmen von Funktionstests.

Untersuchungsmaterial
- 2 ml EDTA-Plasma.
- Venösen Zugang 30 Min. vor Abnahme legen. Blutabnahme im Liegen. Gekühlte Probenröhrchen verwenden. Probentransport auf Eis. Probe innerhalb von 15 Min. zentrifugieren. Bis zur Bestimmung bei –20 °C lagern.
! Abnahmebedingungen strikt einhalten.

Bestimmungsmethode
Radioimmunoassay (RIA), Direktassay ohne zusätzliche Extraktionsverfahren.

Tab. 18.7 Referenzbereich antidiuretisches Hormon (ADH)

ADH	0–6,7 pg/ml	0–6,2 pmol/l (SI-Einheit)
Höhere Referenzwerte bei Kindern < 1 J Nachweisgrenze: 0,8 pg/ml (0,7 pmol/l).		

Bewertung
Die ADH-Bestimmung ist nicht unproblematisch. Kritisch bewerten, Fehlerquellen beachten.
Bewertung möglichst immer im Zusammenhang mit Serumnatrium, Plasmaosmolalität und Urinosmolalität. Ein isolierter ADH-Messwert ist wertlos.

Störungen und Besonderheiten
Erhöhte Werte:
- Medikamente, die ADH-Freisetzung stimulieren: Nikotin, Morphin, Vincristin, Vinblastin, Cyclophosphamid, Clofibrat, Chlorpropamid, trizyklische Antidepressiva.
- Leberzirrhose.

Erniedrigte Werte:
- Medikamente, die die ADH-Freisetzung hemmen: Alkohol, Phenytoin, Chlorpromazin.
- Schwangerschaft (gesteigerter Abbau durch plazentare Proteasen).
- Unsachgerechte Handhabung des Probenmaterials (Abnahme, Transport, Lagerung etc.), bzw. der Testsysteme. Gefahr der raschen Degradation durch Vasopressinasen und verwandte Proteasen.

18

18.2.3 Durstversuch $$$

Testprinzip

ADH-Stimulation durch Wasserentzug, osmotische und hypovolämische Stimulation.

Indikationen

- Bestätigungstest bei V.a. Diabetes insipidus.
- DD Diabetes insipidus vs. Polydipsie (z. B. psychogen).

Durchführung

- **Patientenvorbereitung:** Pat. über Testverlauf aufklären. Normaler Hydratationszustand bei Testbeginn. Leichtes Frühstück vor Testbeginn zulässig, jedoch kein Kaffee, kein Tee. Alkohol-, Nikotinkarenz vor und während Testdurchführung. Absolutes Trinkverbot während Testperiode, bei längerem Testverlauf leichte Mahlzeit möglich. Testdauer bis Abbruchkriterien erreicht, d.h. i.d.R mind. 6, max. 24 h. Überwachung der Vitalzeichen während Testperiode.
- **Abbruchkriterien:** Abnahme des Körpergewichtes > 3–5 % beim Erwachsenen, Anstieg des Serumnatriums ≥ 165 mmol/l. Spontane Abnahme der Miktionsvolumina und Anstieg der Urinosmolalität, die eine adäquate Konzentrationsfähigkeit der Niere belegen.
- **Durchführung:** Testbeginn am Morgen um 8.00 Uhr. Venösen Zugang legen, Harnblase entleeren lassen, Ausgangskörpergewicht bestimmen.
- **Basalwerte bestimmen:**
  - Urin: Osmolalität, spezifisches Gewicht.
  - Serum: Osmolalität, Natrium.
  - Fakultativ im Serum: Harnstoff, Chlorid, Glukose, Hämatokrit, ADH.
- **Im Testverlauf in stündlichen Abständen protokollieren:**
  - Allgemein: Miktionsmenge (ggf. Dauerkatheter), Körpergewicht.
  - Urin: Osmolalität, spezifisches Gewicht.
  - Serum: Osmolalität, Natrium; fakultativ Harnstoff, Glukose, Chlorid, Hämatokrit, ADH.

Merke

- Ab 12 h Testdauer können die Messintervalle verdoppelt werden.
- ! DDAVP-Test anschließend, wenn der Testverlauf den V.a. einen Diabetes insipidus bestätigt (DD zentral vs. peripher).

Tab. 18.8 Durstversuch – physiologische Konzentrationsfähigkeit

Urinvolumina	Deutliche Abnahme im Testverlauf
Urinosmolalität	Deutliche Zunahme auf > 750 mosmol/kg
Spezifisches Gewicht	Deutliche Zunahme

- Plasmaosmolalität 280 = maximale Wasserdiurese.
- Plasmaosmolalität 295 = maximale Antidiurese.
! Bei Ansteigen der Urinosmolalität > 750 mosmol/kg ist ein Diabetes insipidus ausgeschlossen.

18

Bewertung

Pathologisch bzw. Diabetes insipidus wahrscheinlich bei:

- Geringer Abnahme oder Konstanz der Urinvolumina im Testverlauf.
- Konstanz der Urinosmolalität (< 300 mosmol/kg) sowie des spezifischen Gewichtes (< 1008).
! Bei sehr ausgeprägter Polyurie ist zusätzliche ADH-Messung für die Interpretation hilfreich.
! Bei einer Urinosmolalität > 300 aber < 750 mosmol/kg zum Ende des Durstversuches, wurde entweder zu früh abgebrochen, es besteht ein inkompletter Diabetes insipidus oder eine psychogene Polydipsie (s.u.).

Störungen und Besonderheiten

Falsch pathologischer Test: Ein pathologischer Testverlauf mit Erreichen des Abbruchkriteriums Gewichtsverlust ist bei psychogener Polydipsie möglich. Trotz intakter Regelmechanismen kann durch Ausschwemmung des Nierenmarks bei länger dauernder Wasserdiurese ein verringertes Konzentrationsvermögen der Niere bestehen. Bei V.a. psychogene Polydipsie sollte der Durstversuch daher durch eine länger andauernde Einschränkung der Flüssigkeitszufuhr („Andursten") vorbereitet werden bzw. unter diesen Bedingungen wiederholt werden.

18.2.4 DDAVP- bzw. Desmopressin-Test (Minirin®) $$$

Testprinzip

Test der physiologischen Wirkung von (exogenem) ADH.

Indikationen

DD eines zentralen vs. renalen Diabetes insipidus (ADH-Mangel vs. mangelnde ADH-Wirkung).

Durchführung

- Durchführung im unmittelbaren Anschluss an Durstversuch (▶ 18.2.3).
- Intravenöse Injektion von 4 µg DDAVP (Minirin®), alternativ intranasale Applikation von 20 µg DDAVP (0,2 ml = 2 Sprühstöße Minirin®).
! I.v. Gabe wegen exakter Dosierung vorziehen.
- Fortführung des Protokolls des Durstversuchs (▶ 18.2.3) für weitere 2 h. Pat. darf dabei wieder frei trinken und essen.

Tab. 18.9 Physiologischer DDAVP- bzw. Desmopressin-Test (Minirin®)	
Urinosmolalität (Test-Ende)	> 750 mosmol/kg

Bewertung

- Physiologisch: Diabetes insipidus durch Durstversuch ausgeschlossen. DDAVP- bzw. Desmopressin-Test überflüssig.
- Zentraler Diabetes insipidus: Sofortiger Rückgang der Diurese. Anstieg der Urinosmolalität von < 300 auf > 750 mosmol/kg.
- Renaler Diabetes insipidus: Diurese geht kaum zurück. Fehlender Anstieg der Urinosmolalität.

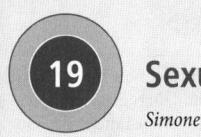

19 Sexualhormone

Simone Claudi-Böhm und Bernhard Otto Böhm

19.1 Endokrine Ovarialfunktion

Bernhard Otto Böhm

19

19.1.1 Grundlagen

Zeitgerechte endokrine Funktion des Ovars durch den geschlossenen Regelkreis aus Hypothalamus, Hypophysenvorderlappen und Ovarien: Die regelrechte Ovarialfunktion ist an die pulsatile Sekretion (70 bis 90- minütige Abstände) des Gonadotropin-Releasing-Hormons (GnRH) aus dem mediobasalen Hypothalamus gebunden. GnRH stimuliert gonadotrope Zellen des Hypophysenvorderlappens, die das luteinisierende Hormon (LH) und das Follikel stimulierende Hormon (FSH) intermittierend freisetzen.

Die Bildung der Östrogene als wesentliche ovarielle Sexualsteroide erfolgt in Granulosazellen des reifenden Follikels. Nach der Ovulation wird Progesteron aus dem Corpus luteum in messbaren Konzentrationen freigesetzt. Es schafft durch Transformation des Endometriums die Voraussetzungen für die Nidation. Androgene (Androstendion, Testosteron) werden unter dem Einfluss des LH in der Thekazellschicht des reifenden Follikels gebildet. Östradiol und Progesteron wirken nach Abgabe in das Serum auf Hypothalamus und Hypophyse zurück und unterbinden die weitere Gonadotropinsekretion (negativer Rückkopplungskreis). Nach Überschreiten einer kritischen Östradiolkonzentration steigen jedoch die Gonadotropine LH und FSH mittzyklisch steil an. Dadurch schlägt die negative in eine sekretionsverstärkende Wirkung auf Hypothalamus und Hypophyse um (positive Rückkoppelung). Abweichungen vom regelrechten Gonadotropin-Sekretionsmuster führen zu fortschreitender Einschränkung des Menstruationszyklus und klinisch zu Störungen wie Corpus-luteum-Insuffizienz, Oligo- und Amenorrhö. Zentrale oder periphere Einwirkungen auf die Reproduktivachse wie Stress, dauerhafte stärkere körperliche Belastung (z. B. Ausdauersport), Über- oder Unterernährung, endokrine Begleiterkrankungen oder gesteigerte Androgensynthese und -freisetzung aus den Nebennierenrinden oder Ovarien führen zur Anovulation als Ausdruck einer Ovarialinsuffizienz.

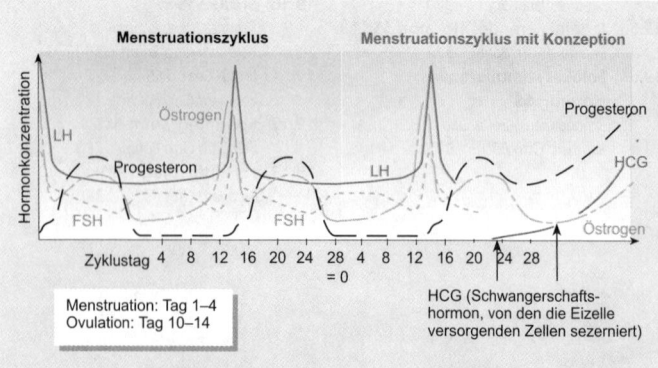

Abb. 19.1 Serumkonzentrationen der Gonadotropine (LH, FSH) und der Sexualsteroide (Östradiol, Progesteron) im Verlauf des Menstruationszyklus

19.1.2 Diagnosestrategie

19

Tab. 19.1 Differenzialdiagnostisches Spektrum

Diagnose	LH	FSH	Östradiol	Bemerkung
Hypogonadotroper Hypogonadismus (WHO I)	↓	↓	↓	Anorexia, Pubertas tarda, Sheehan-Syndrom
Normogonadotroper Hypogonadismus (WHO II)	n	n	↓	Corpus-luteum-Insuffizienz, primäre Amenorrhö
Hypergonadotroper Hypogonadismus (WHO III)	↑	↑	↓	Gonadendysgenesie, Climacterium praecox
Hyperandrogenämische Ovarialinsuffizienz	n–↑	n	n–↓	PCO-S, Testosteron ↑
Hyperprolaktinämische Ovarialinsuffizienz	n–↓	n–↓	n–↓	Prolaktin ↑, Hypophysentumor, Medikamente, Hypothyreose

Basisdiagnostik

LH, FSH, 17β-Östradiol, basale Serumwerte der Androgene (Testosteron, DHEAS), Prolaktin, TSH, fT_4.

Weiterführende Diagnostik

- **DD der Ovarialinsuffizienz:** Bestimmung der Gonadotropine und Östradiol, Androgene, Prolaktin, TSH, bei Climacterium praecox Autoantikörper (weitere endokrine Autoimmunopathien ▶ 22), Chromosomenanalyse.
- **DD der Sterilität:** (Endokrine Diagnostik ist nur bei persistierender Anovulation oder Corpus-luteum-Insuffizienz notwendig. Eine akkurat geführte Basaltemperaturkurve ist aussagekräftig für den Zeitpunkt der Ovulation und die Beurteilung der Lutealphase). Basaltemperaturkurve, Bestimmung Östradiol und Progesteron zw. 20. u. 22. Zyklustag, ggf. Inhibin B (Marker für Follikelreserve).
- **DD des Hypogonadismus:** Bestimmung der Gonadotropine und des Östradiols, ggf. LHRH-Test (▶ 19.7).
- **DD der Regeltempostörungen/Zyklusstörung** (Oligo-Amenorrhö, Polymenorrhö): Bestimmung Androgene, Gonadotropine, Prolaktin, Schilddrüsenfunktion.
- **DD des Hirsutismus, Hyperandrogenämie, PCO-Syndrom:** Bestimmung basale Androgene, 17α-OH-Progesteron, Prolaktin, Androstendion, SHBG, ggf. Dexamethason-Test, Synacthen®-ACTH-Test mit Cortisol, DHEA (▶ 17.5), oGTT.
- **DD der Alopezie/Effluvium:** Bestimmung Androgene, Östradiol, TSH, Ferritin.
- **DD Adipositas:** TSH, fT4, Androgene, SHBG, Cortisol im Serum und 24-h-Urin.
- **DD Pubertätsstörung:** LH, FSH, Östradiol, Androgene, PRL, TSH, ggf. IGF-I (▶ 20.2.7), LHRH-Test (▶ 19.7).

19

19.2 Endokrine Hodenfunktion

Bernhard Otto Böhm

19.2.1 Grundlagen

Die Hoden erfüllen eine Doppelfunktion mit Spermiogenese und Bildung von männlichen Sexualhormonen. Die Keimzellbildung erfolgt in den Tubuli seminiferi, die Synthese von Testosteron in den Leydig-Zellen. Physiologischerweise ist die Funktion dieser beiden Kompartimente eng miteinander verknüpft.

Die Hodenfunktion unterliegt einer übergeordneten Regulation durch Hypothalamus und Hypophysenvorderlappen. Durch den Beginn bzw. eine Erhöhung der Amplitude der pulsatilen Freisetzung von Gonadotropin-Releasing-Hormon (GnRH = LHRH) aus dem mediobasalen Hypothalamus werden Pubertät und die weitere männliche Sexualentwicklung induziert. Unter der Stimulation von GnRH erfolgt die Sekretion und die Aufrechterhaltung der Produktion der Gonadotropine LH (luteinisierendes Hormon) und FSH (Follikel stimulierendes Hormon). Der pulsatile Charakter der GnRH-Freisetzung ist entscheidend für die Aufrechterhaltung einer adäquaten Gonadotropinsekretion. Bei permanenter Stimulation z. B. durch lang wirksame GnRH-Analoga (therapeutisch u.a. beim Prostata-Ca) erfolgt eine Down-Regulation der Rezeptoren und eine anhaltende Suppression der Gonadotropin-Freisetzung.

Hypothalamus-Hypophysen-Leydig-Zell-Achse

Entsprechend der Stimulation durch GnRH erfolgt eine pulsatile Freisetzung von LH, dem wichtigsten Stimulator der Testosteronsynthese durch die Leydig-Zellen. Ohne LH-Stimulation atrophieren die Leydig-Zellen und die Testosteron-Spiegel sinken rasch ab. Über einen negativen Feedback-Mechanismus hemmt Testosteron, teilweise über seinen Metaboliten Östradiol, die Sekretion von LH und GnRH.

Hypothalamus-Hypophysen-Sertoli-Zell-Achse

Analog zu LH wird FSH unter GnRH-Stimulation von der Adenohypophyse freigesetzt. FSH stimuliert die ersten Schritte der Spermiogenese sowie die Bildung Androgen-bindender Proteine. Die FSH-Sekretion wird ebenfalls durch den negativen Feedback über Testosteron supprimiert, wobei auch das Sekretionsprodukt Inhibin aus den Sertoli-Zellen involviert ist.

19.2.2 Diagnosestrategie

Männlicher Hypogonadismus

Störung der Hodenfunktion, die zu Androgenmangel und Fertilitätseinschränkung führt.

Basisdiagnostik

Testosteron i.S. Interpretation beim erwachsenen Mann, adäquate Bestimmung (Poolserum, ▶ 19.9) vorausgesetzt (▶ Tab. 19.2).

Tab. 19.2 Testosteronbestimmung bei Hypogonadismus

Bewertung	Testosteron (ng/ml)
Hypogonadismus ausgeschlossen	3,5–9,0
Grauzone, erneute Bestimmung	2,8–3,5
Pathologisch	< 2,8

19

Weiterführende Diagnostik
Bei erniedrigtem Testosteron Einordnung der Ebene der Störung: Gonadotropine (LH, FSH) basal, LHRH-Test (▶ 19.7).

Tab. 19.3 Differenzialdiagnosen des Hypogonadismus

Diagnose	LH, FSH basal	LH, FSH im LHRH-Test
DD hypophysäre/hypothalamische Erkrankungen	–	–
DD primär testikuläre Störungen	++	++
DD anlagebedingte oder erworbene Störungen der LHRH-Sekretion	–	+

Besonderheiten
Tagesrhythmik beachten, morgens höhere Werte, bis zum Abend abfallendes Niveau.

19.3 Östrogene
Bernhard Otto Böhm

19.3.1 17-β-Östradiol (E₂) \$\$\$

Wesentliches Östrogen der geschlechtsreifen Frau, stammt größtenteils aus den Granulosazellen des heranreifenden und dann dominanten Follikels. Östradiol entsteht durch Aromatisierung von Testosteron, aber auch aus Östron. Obwohl Östradiol auch in der Plazenta gebildet wird, stellt es keinen Marker für die intakte fetoplazentare Einheit dar.

Indikationen
- Regeltempostörungen: Oligo- und Amenorrhö, Polymenorrhö.
- Beurteilung der Ovarfunktion.
- Bestimmung des Substitutionsbedarfs in der Postmenopause.
- Kontrolle der Sterilitätstherapie.
- Störungen in der Pubertätsentwicklung.
- Tumordiagnostik Östrogen bildende Ovarialtumoren, wie Granulosazelltumor.

19

Untersuchungsmaterial
Serum.

Bestimmungsmethode
RIA, ELISA, LIA.

Tab. 19.4 Referenzbereich 17-β-Östradiol	
Follikelphase	30–200 pg/ml
Ovulationsphase	200–400 pg/ml
Lutealphase	100–200 pg/ml
Postmenopause	< 20 pg/ml
Präpubertäre Phase	< 20 pg/ml
Männer	< 40 pg/ml

Bewertung
Erhöhte Werte: Periovulatorische Phase, Follikelpersistenz, hormonelle Stimulation des Ovars, Übersubstitution, Östrogen produzierende Tumoren (Granulosazelltumor, Thekazelltumor).

Erniedrigte Werte:
- Primäre Ovarialinsuffizienz: Verlust der endokrinen Ovarialfunktion durch funktionelle oder morphologische Veränderung des Ovars, z. B. Postmenopause, Ovarialdysgenesie, Chemotherapie, Radiatio.
- Sekundäre Ovarialinsuffizenz: Verlust der zeitkoordinierten Stimulation des Ovars, z. B. bei Hypophyseninsuffizienz oder unter Medikamenten wie Ovulationshemmern, GnRh-Analoga.

! Klinische Kennzeichen beider Insuffizienzformen: Anovulation, Corpus-luteum-Insuffizienz. Laborchemische Differenzierung durch zusätzliche Bestimmung der Serum-Gonadotropine.

Störungen und Besonderheiten
- Falsch hohe Bestimmung bei Vorliegen von kreuzreagierenden Substanzen (z. B. Östron).
- Da Östradiol ein Produkt des reifenden Follikel ist → bei der Interpretation der Serumwerte stets Zyklusphase berücksichtigen und zur Beurteilung einer stattgefundenen Ovulation zusätzliche Bestimmung von Progesteron durchführen.
- Bei postmenopausalen Frauen sollte unter oraler Östradiolsubstitution 7–10 h nach Einnahme der E_2-Serumspiegel > 40 pg/ml liegen.
- Leber- und Nierenfunktionsstörungen verlangsamen den Östradiolmetabolismus → es entstehen daher hohe Serumkonzentrationen für Östradiol.
- Die Höhe des Östradiolspiegels ist ein Maß für die Aromatisierungsfähigkeit bei Männern.
- Bei Männern und Frauen sind bei massiver Adipositas oder bei Leberzirrhose die Serumspiegel des Östradiols erhöht.

19.3.2 Östron (E₁) \$\$\$

Östron ist ein weiteres wesentliches Östrogen des Ovars. In der Prämenopause entstehen überwiegende Anteile im Ovar, ein geringerer Teil auch im Fettgewebe durch Konversion von Androstendion und DHEA. Östron ist das wesentliche Östrogen der postmenopausalen Frau; seine Synthese erfolgt hauptsächlich durch Konversion in peripheren Geweben (Fettgewebe).

Indikationen
- Ausschluss eines Östrogenmangels in der Postmenopause.
- Beurteilung einer oralen Östrogensubstition.

Untersuchungsmaterial
Serum.

Bestimmungsmethode
RIA, ELISA.

Tab. 19.5 Referenzbereich Östron	
Östron	50–80 pg/ml

Bewertung
- **Erhöhte Werte:**
  - Massive Adipositas in der Postmenopause.
  - Nach oraler Gabe von Östradiol od. konjugierten equinen Östrogenen (z. B. Presomen®).
- **Erniedrigte Werte:** Fortgeschrittene Postmenopause. Diese Erniedrigung besitzt keinen eigenen Krankheitswert.

Störungen und Besonderheiten
- Höhere Östron-Serumwerte in der Postmenopause korrelieren mit erniedrigtem Risiko für die Entwicklung einer Osteoporose.
- Oral gegebenes Östradiol wird nach Resorption in hohen Anteilen zu Östron konvertiert. Dieses kann dann aus seinen Depots für eine erneute Konversion zu Östradiol zur Verfügung gestellt werden.

19.3.3 Östriol \$\$

Östriol stellt ein Östrogen mit geringer biologischer Wirksamkeit dar, da es im Gegensatz zu Östradiol schnell vom Rezeptor dissoziiert. Seine Bestimmung hat deshalb klinisch keine Bedeutung für die Steuerung einer Substitutionstherapie oder die Notwendigkeit eines Hormonersatzes. Östriol ist jedoch eines der Hauptprodukte der fetoplazentaren Einheit, da seine plazentare Synthese einer Vorstufe aus der fetalen Nebenniere bedarf.

Indikationen
- **2. Trimenon:** Pränatale Risikoermittlung für Trisomie 21, (Triple-Test: Östriol, AFP und HCG aus mütterlichem Serum, SSW 14+0 bis SSW 19+6).

- **3. Trimenon:** Östriolbestimmung zur Beurteilung der Intaktheit der fetoplazentaren Einheit geeignet → Ausschluss einer Plazentainsuffizienz. Der klin. Einsatz dieser Bestimmung ist rückläufig, zugunsten des biophysikalischen Profils (CTG, Dopplersonografie und Fetometrie).

Untersuchungsmaterial
Serum.

Bestimmungsmethode
RIA, EIA.

Tab. 19.6 Referenzbereiche Östriol	
Schwangerschaftswoche	**Referenzbereich**
Bis zur 20. SSW	1,3–3,2 ng/ml
24. SSW	1,5–5,0 pg/ml
28. SSW	2,2–6,5 pg/ml
32. SSW	2,9–8,4 pg/ml
36. SSW	4,0–16,0 pg/ml
40. SSW	6,4–20,3 pg/ml

Bewertung
- **Erniedrigte Werte:**
  - Plazentainsuffizienz: Nur eine mehrmalige engmaschige Bestimmung des Östriols ist aussagekräftig. Dabei muss der Serumwert des Östriols um mehr als 30 % abfallen ohne Wiederanstieg in den folgenden 2 d.
  - Fetale oder mütterliche Erkrankungen: Z. B. Neuralrohrdefekte, Glukokortikoidtherapie der Mutter, Antibiotikaverabreichung, Leber-Nierenerkrankung der Mutter.
  - Pränataldiagnostik: Zusammen mit der Bestimmung von HCG und AFP Hinweis auf ein erhöhtes Risiko für ein Down-Syndrom des Fetus.
- **Erhöhte Werte:**
  - Mehrlingsschwangerschaft.
  - Falsch hohe Werte bei Diabetes mellitus der Mutter.

Störungen und Besonderheiten
- Östriolbestimmung möglichst wiederholt zur gleichen Tageszeit unter genauer Angabe des Schwangerschaftszeitpunktes durchführen.
- In letzter Zeit haben intensivere Überwachung der Schwangerschaft (CTG, Fetometrie, Dopplersonografie) die Bestimmung des Östriols im Serum in der Schwangerschaft relativiert.

19.4 Progesteron $$$

Simone Claudi-Böhm

19

Progesteron wird fast ausschließlich in größeren Konzentrationen im Corpus luteum gebildet. Deshalb findet sich Progesteron in höheren Konzentrationen bei der Frau erst nach der Ovulation. Höchste Serumspiegel werden in der mittleren Lutealphase (5.–8. d nach Ovulation) gefunden. In der Schwangerschaft wird Progesteron vom Corpus luteum und der Plazenta gebildet, am Ende der Schwangerschaft zeigen sich bis zu 10-mal höhere Serumspiegel.

Indikationen
Ovulationsnachweis bzw. V.a. Corpus-luteum-Insuffizienz, Tumornachweis (Thekazelltumoren, Chorionepitheliom, Blasenmole).

Untersuchungsmaterial
Serum.

Bestimmungsmethode
RIA, EIA, LIA.

Tab. 19.7 Referenzbereiche Progesteron

Zyklusphase	Referenzbereich
Follikelphase	< 0,1 ng/ml
Frühe Lutealphase	> 5 ng/ml
Mittlere Lutealphase	> 12 ng/ml
Postmenopause	< 0,1 ng/ml

Bewertung
- **Erhöhte Werte:** Ovarialtumoren (Thekazelltumor, Chorionepitheliom), Blasenmole, induzierte Hyperstimulation, angeborene oder erworbene Formen des adrenogenitalen Syndroms, Schwangerschaft.
- **Erniedrigte Werte:** Ovulationsstörungen (Corpus-luteum-Insuffizienz, anovulatorischer Zyklus), primärer und sekundärer Hypogonadismus (chronische Anovulation), unmittelbar postpartal.

Störungen und Besonderheiten
- Zur Überprüfung einer regelrechten Lutealfunktion nach Ovulation ist ggf. wiederholte Bestimmung des Progesterons in der 2. Zyklusphase, optimal 5–8 d nach Ovulation, in Kombination mit Östradiol sinnvoll.
- Progesteron wird in Abhängigkeit von der episodischen LH-Sekretion intermittierend aus dem Corpus luteum freigesetzt. Dadurch ergeben sich beträchtliche Serumschwankungen für Progesteron besonders in der Mittlutealphase.

19

19.5 Luteinisierendes Hormon $$

Bernhard Otto Böhm

LH ist ein Glykoprotein aus den gonadotropen Zellen des Hypophysenvorderlappens. Es besteht aus einer α-Untereinheit, die es mit TSH, FSH und HCG gemeinsam hat, und einer spezifischen β-Kette.

Indikationen
- **Frauen:**
  - DD der Ovarialinsuffizienz: Hypogonadotrop oder hypergonadotrop?
  - Bestimmung des Menopausenstatus.
  - Störungen der Pubertätsentwicklung: Pubertas tarda, Pubertas praecox.
  - Bestimmung des LH-Mittzyklus bei Stimulationsbehandlung.
  - LH-/FSH-Quotient bei Beurteilung der Hyperandrogenämie.
- **Männer:**
  - DD Hypogonadismus: Hyper-, hypogonadotrop.
  - Infertilität, Störungen der Spermiogenese.
  - Reifungs- und Entwicklungsstörungen.
  - Störungen der Pubertätsentwicklung: Pubertas tarda, Pubertas praecox.

Untersuchungsmaterial
Serum.

Bestimmungsmethode
RIA, EIA, LIA.

Tab. 19.8 Referenzbereich luteinisierendes Hormon (LH)	
Frauen	
Follikelphase	2–6 U/l
Ovulationsphase	6–20 U/l
Lutealphase	3–8 U/l
Postmenopause	> 30 U/l
Männer	
Präpubertär	0,2–0,8 U/l
Postpubertär	0,8–8,3 U/l

Bewertung
Erhöhte Werte:
- Frauen: Primäre Ovarialinsuffizienz (klimakterisches Syndrom, prämature Ovarialinsuffizienz), präovulatorischer Gonadotropinanstieg, polyzystische Ovarien (LH-/FSH-Quotient > 2).
- Männer:
  - Testosteron ↓: Primäre Hodeninsuffizienz, hypergonadotroper Hypogonadismus.
  - Testosteron ↑: Androgenresistenz-Syndrome.

Erniedrigte Werte:
- Frauen: Sekundäre Ovarialinsuffizienz durch hypothalamisch hypophysäre Dysfunktion (Kallmann-Syndrom, Anorexie), Ovulationshemmer, Sexualsteroidsubstitution.
- Männer:
  - Testosteron ↓: Sekundäre Hodeninsuffizienz, hypogonadotroper Hypogonadismus (Hypophyse, Hypothalamus) → Abklärung der anderen hypophysären Funktionsachsen erforderlich.
  - Testosteron n–↑: Exogene Testosteronzufuhr.

Störungen und Besonderheiten
- Zur Erfassung des Regelkreises Gonadotropine (LH, FSH) und 17-β-Östradiol bzw. beim Mann Testosteron bestimmen.
- Gonadotropine und insbes. LH werden physiologischerweise pulsatil freigesetzt. D.h. die basalen LH-Werte sind ab der Pubertät und bei der Frau bis zur Menopause im Tagesverlauf stark schwankend → bei der Interpretation eines einzelnen basalen LH-Messwertes beachten. Ggf. exaktere Basalwerte durch 3 Abnahmen in 30-minütigen Intervallen und Bestimmung im Poolserum.
- Bei Frauen Interpretation immer im Zusammenhang mit Zyklusanamnese/-tag.
- Bei noch vorhandener Menses am besten 2–5 d nach Einsetzen der Menstruation LH bestimmen.
- Zur Erfassung des Ovulationszeitpunktes LH in Zyklusmitte bestimmen.
- Falsch hohe LH-Werte durch Kreuzreaktivität bis zu 4 Wo. nach exogener HCG-Gabe möglich.

19.6 Follikel stimulierendes Hormon $$

Simone Claudi-Böhm und Bernhard Otto Böhm

Indikationen
- **Frauen:**
  - DD Ovarialinsuffizienz.
  - Bestimmung des Menopausenstatus.
  - Störungen der Pubertätsentwicklung: Pubertas tarda, Pubertas praecox.
- **Männer:**
  - DD Hypogonadismus: Hyper-, hypogonadotrop.
  - Infertilität, Störungen der Spermiogenese.
  - DD Azoospermie: Germinalzellaplasie, Verschlussazoospermie.
  - Reifungs- und Entwicklungsstörungen.
  - Störungen der Pubertätsentwicklung: Pubertas tarda, Pubertas praecox.

Untersuchungsmaterial
Serum.

Bestimmungsmethode
RIA, EIA, LIA.

19

Tab. 19.9 Referenzbereiche Follikel stimulierendes Hormon	
Frauen	
Follikelphase	2–10 U/l
Ovulationsphase	8–20 U/l
Luteaphase	2–8 U/l
Postmenopause	> 20 U/l
Männer	
Präpubertär	< 0,5 U/l
Postpubertär	1,2–10,1 U/l

Bewertung
Erhöhte Werte:
- Frauen: Primäre Ovarialinsuffizienz (Postmenopause, prämature Ovarialinsuffizienz, Gonadendysgenesie, präovulatorischer Gonadotropinanstieg, polyzystische Ovarien).
- Männer:
  - Primärer hypogonadotroper Hypogonadismus (z. B. Klinefelter-Syndrom).
  - Tubulusschaden, Dysfunktion der Spermatogenese: Verminderung der Germinalzellen, Reifungsstopp der Spermatogenese.

Erniedrigte Werte:
- Frauen: Sekundäre Ovarialinsuffizienz durch Hypophysenunterfunktion, hypothalamische Dysfunktion, z. B. Kallmann-Syndrom, Hypophysentumoren, Medikamente (wie Ovulationshemmer u. Sexualsteroide).
- Männer: Sekundärer hypogonadotroper Hypogonadismus, sekundäre Hodeninsuffizienz. Störung auf hypothalamisch hypophysärer Ebene → Abklärung der anderen hypophysären Funktionsachsen erforderlich.

Störungen und Besonderheiten
- Aufgrund des pulsatilen Sekretionsmodus werden durch 3 Abnahmen in 30-minütigen Intervallen im Poolserum exaktere Basalwerte ermittelt. Aber: Geringere Schwankungen der FSH-Spiegel im Tagesverlauf im Vergleich zu LH, somit höhere Aussagekraft des einzelnen FSH-Basalwertes.
- Bei Frauen Interpretation immer im Zusammenhang mit der Zyklusanamnese/-tag.
- Bestimmung des LH-/FSH-Quotienten.
- Beim Mann reflektiert FSH v.a. die Spermiogenese → Spermiogramm (▶ 19.12).

> **Merke**
> - Zur Erfassung des Menopausenstatus ist die Bestimmung von FSH und Östradiol sinnvoll. Zur Beurteilung einer noch notwendigen Kontrazeption ggf. erneute Kontrolle der Parameter in 4–6 Wo.

19

- Die sinnvolle Interpretation von Gonadotropinspiegeln setzt neben Kenntnis von Anamnese und Klinik i.d.R. bei Männern die zusätzliche Bestimmung der peripheren Geschlechtshormone (Testosteron) und bei entsprechender Fragestellung die Bestimmung von Ejakulatparametern (▶ 19.12) voraus.

19.7 LHRH- bzw. Gonadotropin-Releasing-Hormon-Test $$$

Simone Claudi-Böhm und Bernhard Otto Böhm

Testprinzip
Der Test überprüft die Ansprechbarkeit bzw. die funktionelle Kapazität der Gonadotropinsekretion auf externe LHRH-Gabe. Der Test ist prinzipiell nur bei niedrigen Gonadotropinspiegeln sinnvoll.

Indikationen
- DD des Hypogonadismus bei Frauen und Männern: Hypothalamische gegenüber hypophysäre Ursache (therapeutische Konsequenz).
- DD von Hypophysentumoren (endokrin aktiv, endokrin inaktiv), als Kombinationstest mit anderen Releasing-Faktoren durchführbar.
- DD niedrig normaler und pathologisch niedriger Gonadotropine → funktionelle Reserve der Gonadotropinsekretion.
- DD der Pubertas tarda.
- DD der Pubertas praecox.

Durchführung
- Testdurchführung am Morgen zwischen 8.00 und 10.00 Uhr.
- Blutentnahme zur Bestimmung basaler Gonadotropinkonzentrationen (LH, FSH).
- GnRH i.v.
  - Frauen: 25 µg GnRH i.v. (Relefact® LHRH 0,025 mg, 1 Amp.).
  - Männer: 100 µg GnRH (Relefact® LHRH 0,1 mg, 1 Amp.).
  - Kinder: I.d.R. 60 µg/m² (z. B. Relefact® LHRH 0,025 oder 0,1mg).
- Blutentnahme zur Bestimmung der stimulierten LH-Konzentration 25 Min. nach Injektion.
- Blutentnahme zur Bestimmung der stimulierten FSH-Konzentration 45 Min. nach Injektion.
- ! Für die Routine ist die Blutabnahme nach 30 Min. zur gemeinsamen Bestimmung von FSH und LH üblich.

KI: Keine.

NW: Überempfindlichkeitsreaktionen, Kopfschmerzen, vegetative Symptome, Bauchschmerzen, verstärkte Mensesblutungen.

 Test bei Einnahme hormoneller Kontrazeptiva nicht sinnvoll.

19

Tab. 19.10 Referenzbereiche GnRH-Test

Frauen	
LH, 25 Min. p.i., Follikelphase	< 20 U/l (2- bis 4-facher Ausgangswert)
LH, 25 Min. p.i., Ovulationsphase	< 40 U/l (4- bis 10-facher Ausgangswert)
LH, 25 Min. p.i., Lutealphase	< 30 U/l (3- bis 8-facher Ausgangswert)
FSH, 45 Min. p.i.	10 U/l
Männer	
LH	2- bis 4-faches des Ausgangswertes
FSH	1,5- bis 3-faches des Ausgangswertes

Bewertung

- **Erniedrigte Stimulierbarkeit:** Hypophysenunterfunktion, lang bestehende hypothalamische Störung, konstitutionelle Pubertas tarda, Einnahme von Östrogenen, Androgenen, Anabolika (Sexualsteroide).
- **Erhöhte Stimulierbarkeit:** Polyzystisches Ovarsyndrom (überschießende Stimulierbarkeit des LH gegenüber FSH), Klimakterium, primäre Gonadeninsuffizienz (Funktionsversagen von Ovar oder Testes).
- **Differenzierung hypophysäre, hypothalamische Störung:** Eine deutliche Stimulierbarkeit von LH-/FSH bei basal niedrigen Gonadotropinen und peripher erniedrigten Sexualsteroiden deutet auf intakte Funktionsreserve der Gonadotropine und das Vorliegen einer hypothalamischen Störung hin. Eine lange fehlende Stimulation durch LHRH kann eine Atrophie der gonadotropen Zellen des HVL zur Folge haben. Bei niedrigen LH-/FSH-Spiegeln und verringertem Anstieg ist eine sichere Unterscheidung also nicht möglich. Eine Differenzierung kann hier durch pulsatile LHRH-Vorbehandlung erreicht werden (s.u.).

Störungen und Besonderheiten

- Bei basal schon erhöhten LH- und FSH-Werten ist ein GnRH-Test nicht indiziert.
- Unter Medikation von Ovulationshemmern, Substitutionspräparaten und GnRH-Analoga ist ein GnRH-Test nicht indiziert.
- Besonderheiten im Kindes-/Jugendalter zur Beurteilung des Tests stimulierter LH-/FSH-Quotient: Bei einer Pubertas praecox > 1, LH-Anstieg mind. 4-fach, FSH-Anstieg mind. 2,5-fach.

Merke

- Bei Frauen in der Postmenopause sehr starke Freisetzung von LH und FSH auf Gabe von GnRH. Bei alten Männern und Frauen sind geringere Anstiege der Gonadotropine auf GnRH physiologisch.
- Zyklomat-Pulse-Pumpe: Pulsatile LHRH-Stimulation über eine LHRH-Pumpe in 90- bzw. 120-Min.-Intervallen mit Messung der hypophysären Gonadotropinsekretion über 36–48 h. Bei Anstieg der Gonadotropine im Verlauf bzw. bei verbesserter Stimulierbarkeit von LH-/FSH im abschließenden LHRH-Test im Vergleich zum Ausgangsbefund kann von einer potenziellen Funktionsfähigkeit der gonadotropen HVL-Zellen ausgegangen werden.

19.8 β-HCG $$

Simone Claudi-Böhm und Bernhard Otto Böhm

HCG als Tumormarker ▶ 4.3.1.

Indikationen
- Schwangerschaftsnachweis.
- Nachweis von Trophoblasttumoren: Blasenmole, Chorionkarzinom.
- Keimzelltumoren (Hoden, Ovar).

Untersuchungsmaterial
Serum, 50 ml Urin.

Bestimmungsmethode
RIA, EIA, LIA.

Tab. 19.11 Referenzbereich β-HCG im Serum	
Außerhalb der Schwangerschaft	< 5 mU/ml
4. SSW	35–1500 U/l
6. SSW	4000–56 000 U/l
8. SSW	40 000–200 000 U/l
10. SSW	60 000–200 000 U/l
12. SSW	46 000–150 000 U/l
14. SSW	32 000–100 000 U/l
> 16. SSW	19 000–80 000 U/l
Männer	< 5 U/l

β-HCG im Urin: < 20 U/l außerhalb der Schwangerschaft.

Bewertung
- **Schwangerschaftsnachweis:** Nachweis von β-HCG im Serum bereits 10 d nach Konzeption möglich. Nachweis im Urin etwa ab 14. Gestationstag, wenn Serum-HCG > 50 U/l.
- **Kontrolle der Intaktheit der Schwangerschaft:** Durch zeitgerechten Anstieg der β-HCG-Werte im Serum (Verdopplungszeit der HCG-Werte anfänglich alle 2 d bis max. 8.–10. SSW).
- **Erhöhte Werte:**
  - Gemini-Gravidität.
  - Fetale Auffälligkeiten: Zusammen mit der Bestimmung von freiem Östriol und AFP als Hinweis für Trisomie 21(Triple-Test).
  - Trophoblasterkrankungen: Blasenmole, Chorionkarzinom.
  - Keimzelltumoren bei Mann und Frau.

19

- **Erniedrigte Werte:**
- Gestörte Frühschwangerschaft, Extrauteringravidität: Unzureichender oder fehlender zeitgerechter Anstieg des β-HCG im Serum.

Störungen und Besonderheiten

- Bei Bestimmung immer Gestationsalter angeben. Für Hinweise in der Pränataldiagnostik gleichzeitige Bestimmung von AFP und β-HCG sowie freiem Östriol notwendig.
- Hohe Konzentrationen von HCG assoziiert mit Hyperemesis in gravidate sowie über die TSH-ähnliche Wirkung → vermehrt Hyperthyreosen (▶ 16, Schilddrüse).
- 1. Trimester-Screening (Früherkennung von fetalen Entwicklungsstörungen – Risiko für Trisomie 21, 13, 18) zwischen SSW 11+1 bis SSW 13+6: Bestimmung von Pregnancy associated Plasma-Protein A (PAAP-A), freiem β-HCG und sonografisch Nackentransparenz.
- **Falsch hohe Werte:**
  - Postmenopause.
  - Niereninsuffizienz (bis 10-fach erhöhte Werte ohne Tumornachweis).

19.9 Androgene

Simone Claudi-Böhm und Bernhard Otto Böhm

19.9.1 Testosteron $$$

Über 95 % des Testosterons wird beim Mann unter Gonadotropinstimulation von den Hoden in den Leydig-Zellen produziert, der Rest ist adrenalen Ursprungs. Im Blut ist Testosteron größtenteils an SHBG (sex hormone binding globulin) und in geringerem Ausmaß an Albumin gebunden. Lediglich 1,5–2,5 % liegen ungebunden als freies Testosteron vor. Aus Testosteron wird durch Aromatisierung im Gewebe (v.a. im Fettgewebe, aber auch in Leber und ZNS) Östradiol. In den meisten Androgen-Zielgeweben erfolgt über das mikrosomale Enzym 5α-Reduktase (höchste Aktivität im Hoden selbst, sowie in Haut und Prostata) die Umwandlung in das potentere Androgen Dihydrotestosteron (DHT).

Während der fetalen Entwicklung spielen die Androgene eine entscheidende Rolle für die Differenzierung und Entwicklung des Genitalsystems. Bereits in der 9. Gestationswo. beginnt in den Leydig-Zellen des männlichen Embryos die Testosteron-Biosynthese. Aufgrund der Eiweißbindungsverhältnisse sind die Konzentrationen des freien, biologisch aktiven Testosterons in der Phase der sexuellen Differenzierung höher als beim erwachsenen Mann. Unter dem Einfluss der ansteigenden Androgene vollzieht sich im Rahmen der Pubertät die weitere virile Ausprägung – Wachstum, Entwicklung und funktionelle Reifung des inneren und äußeren Genitale, der Muskulatur, des Skelettsystems, des Kehlkopfes (Stimmbruch), der Körperbehaarung und der Talgdrüsen.

Testosteron beeinflusst die psychische Entwicklungen und fördert die Erythropoese. Im Erwachsenenalter sind virile Testosteronspiegel erforderlich, um diese Funktionen aufrecht zu erhalten. So führt beispielsweise ein unbehandelter Hypogonadismus zur Osteoporose.

Bei der Frau stammt Testosteron zu 25 % aus der Nebennierenrinde und zu 25 % aus dem Ovar, die übrigen 50 % sind Konversionen aus anderen Androgenvorstufen.

Indikationen

- DD Hypogonadismus.
- Nebennierenrindentumoren, -karzinome.
- Störungen des Steroidsynthese: Kongenitale Nebennierenhyperplasie, adrenogenitales Syndrom (AGS)
- Störungen der Pubertätsentwicklung.
- DD Hodentumoren.
- DD erektile Dysfunktion, Impotentia coeundi (Ausschluss endokriner Ursachen).
- Verlaufskontrolle einer antiandrogenen Therapie (z. B. Prostatakarzinom).
- Störungen der sexuellen Differenzierung, Intersexualität.
- Kryptorchismus, klinisch nicht palpable Testes.
- Virilisierungserscheinungen, Hirsutismus, Akne, Alopezie.
- PCO-Syndrom (Syndrom der polyzystischen Ovarien).
- Androgenisierende Ovarialtumoren.
- Persistierende Anovulation.

Untersuchungsmaterial

- Serum, Probenmenge 50 µl. Alternativ: Plasma, Speichel, Urin.
- **Zirkadiane Rhythmik:** Standardisierte Blutentnahme morgens zwischen 8.00 und 10.00 Uhr. Zum Ausgleich pulsatorischer Schwankungen 3 Blutabnahmen in 20- bis 30-minütigen Abständen durchführen, Bestimmung aus gepoolten Serum.

Bestimmungsmethode

Radioimmunoassay (RIA), LIA.

Tab. 19.12 Referenzbereiche Gesamt-Testosteron

Geschlechtsreife Frau	0,06–0,86 ng/ml	0,2–3,0 nmol/l
Postmenopause	< 0,05 ng/ml	< 0,17 nmol/l
Männer, adult	3–10 ng/ml	10,4–34,7 nmol/l
Knaben, 7–12 Mon.	< 0,1 ng/ml	< 0,35 nmol/l
Knaben, präpubertär	0,08–0,14 ng/ml	0,28–0,49 nmol/l
Knaben, pubertär	0,8–1,8 ng/ml	2,8–6,3 nmol/l

Umrechnungsfaktoren: ng/ml × 3,467 = nmol/l; nmol × 0,288 = ng/ml

Tab. 19.13 Referenzbereiche freies Testosteron

Männer, adult	80–280 pg/ml	277–971 pmol/l
Frauen, adult	3–13 pg/ml	10,5–45 pmol/l

19

Bewertung

Erhöhte Werte:

- Männer: Exogene Testosteronzufuhr, endokrin aktive Hodentumoren, Androgenresistenz, Androgenrezeptor-Defekte, Androgen produzierendes Nebennierenkarzinom.
- Frauen: Hyperandrogenämie adrenalen oder ovariellen Ursprungs (z. B. Nebennierenhyperplasie, AGS, Cushing, PCO, Ovarialtumoren), Androgen produzierendes Nebennierenkarzinom, Pubertas praecox.
- ! Testosteronwerte > 1,5–2 ng/ml bei Frauen sind hochverdächtig auf Testosteron produzierenden Tumor (DD NNR, Ovar). Differenzialdiagnostisch ist ein adrenogenitales Syndrom durch 21-Hydroxylase-Defekt möglich

Erniedrigte Werte Männer:

- Primärer (hypergonadotroper) Hypogonadismus: Z. B. Klinefelter-Syndrom (47, XXY oder andere Varianten).
- ! Testosteronspiegel kann über viele Jahre noch im mittleren bis unteren Normbereich liegen. Abfall erst mit nachlassender testikulärer Sekretionskapazität bzw. zunehmender Fibrosierung. Gonadotropine im Serum erhöht.
- Sekundärer (hypogonadotroper) Hypogonadismus: Gonadotropine erniedrigt.
- Sonstiges: Präpubertär, Anabolikaeinnahme, Zufuhr synthetischer Androgene, Leberzirrhose, Drogenabusus, schwere Unterernährung, Anorexie.

Erniedrigte Werte Frauen:

- Primäre und sekundäre Ovarialinsuffizienz: Postmenopause, präpubertär.
- Antiandrogene Medikation, Ovulationshemmer, Östrogenmedikation.
- Addison-Krankheit, Z.n. bilateraler Adrenalektomie.
- Leberzirrhose, Drogenabusus (Anabolika), schwere Unterernährung, Anorexie.

Störungen und Besonderheiten

- Zyklusabhängigkeit: Blutentnahme möglichst zwischen 3. und 7. Zyklustag durchführen. In der 2. Zyklushälfte höhere Werte.
- Plasmaeiweißbindung: Gesamt-Testosteronkonzentration abhängig von Proteinbindung. Bei verminderter SHBG-Synthese (z. B. bei Adipositas) resultiert erniedrigter Serumspiegel von Testosteron. Ggf. parallele Messung von SHBG zur Berechnung des freien Androgenindex oder Bestimmung des freien Testosterons.
- Kreuzreaktivität: Bei Einnahme synthetischer Androgene, Testosteronderivate.
- Therapiekontrolle bei Substitutionsbehandlung: Testosteronpräparate enthalten 17-β-Hydroxylester des Testosterons (T-Propionat bzw. -Enantat). Nach Hydrolyse im Gewebe wird dem endogenen Hormon identisches Testosteron frei. Spiegelbestimmungen am Ende eines Injektionsintervalles durchführen, d.h. 2–4 Wo. p.i.
- Stabilität der Probe: Bei 4 °C bis zu 7 d, bei –20 °C einfrieren.

> Bei vermuteter Hyperandrogenämie bei Frauen Testosteronbestimmung mit der Bestimmung von Androstendion und DHEAS kombinieren. Dadurch lässt sich bei erhöhtem Testosteron die Hyperandrogenämie in eine adrenale (zusätzliche DHEAS-Erhöhung) und ovarielle Quelle (zusätzliche Androstendionerhöhung) teilweise differenzieren.
> Bei V.a. klassisches bzw. nicht-klassisches adrenogenitales Syndrom (21-Hydroxylase-Mangel) → Bestimmung 17-OH-Progesteron und Durchführung eines ACTH-Test (▶ 17.4.4, Synacthen®-Test).

19.9.2 Dihydrotestosteron (DHT)

DHT wird aus Testosteron durch das Enzym 5-α-Reduktase gebildet und vermittelt in zahlreichen Geweben, wie z. B. Prostata und der Haut, den Testosteroneffekt.

Indikationen
- Hypogonadismus.
- Störungen im Steroidhormonmetabolismus (5-α-Reduktase-Defizienz).
- Infertilität.
- Verlaufskontrolle unter pharmakologischer 5-α-Reduktase-Hemmung (antiandrogene Therapie beim Prostatakarzinom).
- Verlaufkontrolle unter Androgensubstitution.
- Hirsutismus, Hyperandrogenierungserscheinungen bei der Frau.

Untersuchungsmaterial
Serum, Probenmenge 100 µl.

Bestimmungsmethode
Radioimmunoassay (RIA), immunometrisches Assay.

Tab. 19.14 Referenzbereich für Männer	
Dihydrotestosteron	250–750 ng/l

Bewertung
- **Erhöhte Werte:**
  - Bei Männern: Exogene Testosteronzufuhr, endokrin aktive Hodentumore, Androgen-Resistenz.
  - Bei Frauen: Hyperandrogenämie.
- **Erniedrigte Werte:** Primärer und sekundärer Hypogonadismus, Leberzirrhose, gestörte Konversion von Testosteron durch 5-α-Reduktase-Defizienz.

Besonderheiten
Im Gegensatz zum Testosteron findet sich keine zirkadiane Rhythmik, DHT-Menge entspricht etwa 10 % des Gesamt-Testosteronspiegels. DHT wird nicht zu Östradiol aromatisiert.

19.10 SHBG $$$

Simone Claudi-Böhm und Bernhard Otto Böhm

Sexualhormon bindendes Globulin (SHBG) wird in der Leber gebildet. Es ist das wichtigste Transportprotein für Testosteron, bindet jedoch alle 17-β-hydroxylierenden Steroide, einschließlich der Östrogene.

Indikationen
- Zusatzuntersuchung bei V.a. Verschiebung des Gleichgewichtes zwischen Gesamt-Testosteron und (biologisch wirksamen) freien Testosteron, zur Bestimmung des freien Androgenindex.

- Funktionsstörungen der männlichen Gonaden, V.a. Androgenmangel.
- Überwachung einer Testosteron-Substitution.
! Verminderte SHBG-Konzentration bei Frauen → Risikomarker für Insulinresistenz, metabolische Dysfunktion.

Untersuchungsmaterial
1 ml Serum.

Bestimmungsmethode
RIA, CLIA.

Tab. 19.15 Referenzbereiche Sexualhormon bindendes Globulin	
Männer	10–40 nmol/l
Frauen	30–90 nmol/l
SHBG steigt mit zunehmendem Alter bei Männern an.	

Bewertung
- **Erhöhte Werte:** Hoden- und Ovarialtumoren, Schwangerschaft, Ovulationshemmer, Östrogene, Virilismus, Leberzirrhose, Hyperthyreose, Antiepileptika.
- **Erniedrigte Werte:** Hypothyreose, Cushing-Syndrom, Hyperandrogenismus, Hyperprolaktinämie, Glukokortikoide, Adipositas, metabolisches Syndrom, einige Medikamente (z. B. Ketoconazol).

19.11 HCG-Test $$$

Bernhard Otto Böhm

Testprinzip
HCG (Choriongonadotropin) stimuliert mit seiner LH-Aktivität die Leydig-Zellen und damit die Testosteron-Synthese.

Indikationen
- V.a. Leydig-Zell-Insuffizienz, Einschätzung der testikulären Sekretionsreserve.
- Bei nicht palpablen Hoden DD Retentio testis – Anorchie.
- Erfolgsbeurteilung einer Maldescensus-Behandlung mit HCG.
- Intersexualität: Suche nach okkultem Hodengewebe.

Durchführung
- Bestimmung der basalen Testosteronkonzentration im Serum, 2 Blutentnahmen im Abstand von 30 Min.
- 5000 IE HCG i.m. zwischen 8.00 und 10.00 Uhr (z. B. Choragan®, Predalon®, Pregnesin®, Primogonyl®).
- Bestimmung der stimulierten Testosteronkonzentration 48 h u./od. 72 h nach HCG-Injektion. 2 Blutentnahmen im Abstand von 30 Min.

Tab. 19.16 Physiologische Stimulation HCG-Test

Testosteron	Anstieg auf das 2-fache des Basalwertes
Bei älteren Männern sind geringere Anstiege noch physiologisch.	

19

Bewertung

- Sehr niedriger Basalwert, fehlende Stimulation: Anorchie, Defekt der Testosteronbiosynthese.
- Subnormaler Anstieg: Eingeschränkte funktionelle Kapazität der Leydig-Zellen.

Störungen und Besonderheiten

Interferenz mit LH-Bestimmung innerhalb der folgenden 4 Wo. beachten.

19.12 Spermiogramm $$$

Bernhard Otto Böhm

Indikationen

- DD Infertilität, Subfertilität (Ursacheneingrenzung, Therapiekontrolle).
- DD Hypogonadismus.

Untersuchungsmaterial

Frisches Ejakulat.
Die Ejakulatgewinnung erfolgt durch Masturbation nach einer Karenzzeit von 3–6 d. Sie sollte nach Möglichkeit am Untersuchungsort erfolgen, anderenfalls muss eine kurze Transportzeit (1–2 h) gewährleistet sein. Handelsübliche Kondome sind zum Auffangen des Ejakulates ungeeignet, im Allgemeinen wird ein weithalsiges Glasgefäß verwandt. Ein steriles Gefäß ist nur bei bakteriologischen Fragestellungen erforderlich.

Bestimmungsmethode

- **Physikalisch, makroskopische Untersuchung:** Beurteilung von Ejakulatvolumen, Farbe (Verfärbung, Blut, Infektion), Geruch, Verflüssigungszeit, Viskosität (orientierend, bei Bedarf mit einem Viskosimeter), pH-Wert.
- **Mikroskopische Untersuchung:** Phasenkontrastmikroskopie bei 400-facher Vergrößerung. Beurteilung von Spermiendichte und -konzentration (Zählkammer nach Bürker-Türk, modifizierte Neubauer-Haemocytometer-Kammer), Agglutinationszeichen, Spermienmotilität, Spermienmorphologie, andere zelluläre Elemente (Leukozyten, Epithelzellen).
- **Biochemische Untersuchung:** ATP-Gehalt.
  - Marker für Funktionszustand der Prostata: Zink, Zitrat, PSA.
  - Marker für Funktionszustand der Nebenhoden: Glukosidase.
  - Marker für Funktionszustand der Samenbläschen: Fruktose.
- **Agglutinationstest:** Durchführung bei mikroskopischem V.a. Agglutination von Spermien im Nativpräparat als mixed antiglobulin reaction test (**MAR**) oder Immunobead-Test.

19

- **Bakteriologische Untersuchung:** V.a. Infektion, hohe Leukozytenzahlen im Ejakulat. Spezielle Anforderungen (Sterilität) bei der Ejakulatgewinnung beachten.
- **Penetrationstest:** Im Rahmen der Fertilitätsdiagnostik wird die Invasionsbzw. Penetrationsfähigkeit der Spermien überprüft.
    - Hamsterei-Penetrationstest: Inkubation der Spermien mit Hamsterovarien, deren Zona pellucida mit Trypsin entfernt wurde. Beurteilung der Penetrationsrate.
    - Penetrak-Test: Beurteilung der Spermienpenetrationsfähigkeit in standardisiertem Rinderzervikalmukus.

Tab. 19.17 Referenzbereiche Spermiogramm

Ejakulatvolumen	≥ 2,0 ml
Farbe	Milchig-weiß, gräulich, durchscheinend („opaleszent")
Geruch	Kastanienblütenartig
Verflüssigung	20–60 Min.
Viskosität	Nach Verflüssigung 0, höchstens kurze Fäden ziehend
pH	7,2–7,8
Spermienzahl gesamt	≥ 40 Mio.
Spermienkonzentration	≥ 20 × 10^6/ml
Motilität	≥ 50 % Spermatozoen mit Vorwärtsbewegung oder ≥ 25 % mit schneller, progressiver Motilität
Morphologie	≥ 50 % normal
Vitale Spermien	≥ 50 %
Leukozyten	< 1 Mio./ml
Zink	≥ 2,4 µmol/Ejakulat
Glukosidase	≥ 12 mU/Ejakulat
Zitrat	1,0–14 g/l bzw. ≥ 52 µmol/Ejakulat
Fruktose	120–450 mg/dl bzw. ≥ 13 µmol/Ejakulat
Agglutination	MAR ≤ 10 %
Immunobead-Test	≤ 10 % Spermien mit Anhaftung

Bewertung

Die Beurteilung der Ejakulatparameter erfolgt nach einer speziellen Nomenklatur (▶ Tab. 19.18). Kombinationen sind möglich, z. B. Oligoasthenoteratozoospermie. Aufgrund der ausgeprägten Befundvariabilität sind nach WHO-Kriterien für die Diagnosestellung (zumindest für die Erstuntersuchung) 2 Ejakulatproben im Abstand von 1 Wo. bis 3 Mon. erforderlich.

Tab. 19.18 Nomenklatur pathologischer Spermiogramme nach WHO

Bezeichnung	Bedeutung
Normozoospermie	Normalbefund
Parvisemie	Ejakulatvolumen < 2 ml
Aspermie	Kein Ejakulat
Azoospermie	Keine Spermien im Ejakulat
Oligozoospermie	< 20 Mio. Spermien/ml
Asthenozoospermie	Spermien erfüllen die o.g. Motilitätskriterien nicht
Akinozoospermie	Alle Spermien unbeweglich
Teratozoospermie	< 50 % der Spermien mit normaler Morphologie

Störungen und Besonderheiten

Die Beurteilung der Spermienmorphologie ist subjektiv und erfordert große Erfahrung. Zu kurze Karenzzeit kann zu geringerer Spermiendichte führen, bei zu langer Karenzzeit kann der Spermienanteil mit abnormaler Morphologie und verringerter Motilität zunehmen. Azoospermie: Finden sich Spermien nach Ejakulation im Urin, liegt eine retrograde Ejakulation vor.

19.13 Fertilitätsdiagnostik

Bernhard Otto Böhm

- **Primäre Sterilität** liegt vor, wenn trotz Kinderwunsch, regelmäßiger Kohabitation es innerhalb 1 J nicht zum Eintritt einer Schwangerschaft kommt.
- **Sekundäre Sterilität** liegt vor, wenn nach vorangegangener Schwangerschaft(en) trotz Kinderwunsch und regelmäßiger Kohabitation es nicht zu einer weiteren Schwangerschaft kommt.
- **Infertilität** ist das Unvermögen, nach Empfängnis die Frucht auszutragen (z.B. habituelles Abortsyndrom).

Laboruntersuchungen sind Bestandteil eines diagnostischen Stufenschemas, das primär eine gynäkologische Anamnese, Zyklusanamnese, allgemeine Anamnese verbunden mit einer Partneranamnese einschließt. Gynäkologische sowie urologische/endokrinologische Untersuchungen sind ebenso wie Laboruntersuchungen und Funktionstests zur weiteren Klärung notwendig.

Diagnosestrategie

- **Weibliche Sterilität/Fertilitätsstörung:**
  - Anamnese.
  - Basaltemperaturmessungen,
  - **Zervixindex nach Insler (Beurteilung der Zervixschleimqualität)**
  - E_2, FSH, LH, Testosteron, SHBG, DHEAS, 17α-Hydroxyprogesteron, TSH basal, PRL.
  - Funktionstests: Ggf. GnRH-Test, Hypophysen-Kombinationstest (HKT).
  - Ultraschall zum Zyklusmonitoring bzw. zur Kontrolle des Spontanzyklus.

19

- – Ggf. bakteriologische und virologische Abklärung: Chlamydien, Herpes, HPV.
- – Tubendiagnostik.
- – Antikörper gegen Spermien.
- – Gendiagnostik: Karyotyp (Turner-Syndrom, Turner-Mosaik).
- **Männliche Sterilität/Fertilitätsstörung:**
  - – Anamnese.
  - – Spermiogramm.
  - – Testosteron, E_2, DHT, LH, FSH.
  - – TSH basal, Prolaktin.
  - – Funktionstests: Hypophysen-Kombinationstest (HKT), HCG-Test.
  - – Ggf. bakteriologische und virologische Abklärung: Chlamydien, Herpes, HPV.
  - – Gendiagnostik: Gehäuft Azoospermie bei zystischer Fibrose.
  - – Gendiagnostik: Karotyp (Klinefelter-Syndrom).

20 Prolaktin, Wachstumshormone

Bernhard Otto Böhm und Simone Claudi-Böhm

20

20.1 Prolaktin

Prolaktin ist ein Glykoprotein mit 193 Aminosäuren. Synthese und Speicherung in den laktotrophen Zellen des Hypophysenvorderlappens. Die Sekretion des Prolaktins unterliegt einer tonischen Hemmung durch einen hypothalamischen Prolaktininhibitor (Dopamin). Dopaminrezeptorblocker (z. B. Metoclopramid, Psychopharmaka) bewirken eine Sekretionssteigerung des Prolaktins. Prolaktin wird in Episoden (Pulsen) sezerniert, die sich auf den zirkadianen Rhythmus mit nächtlichen Spitzenkonzentrationen des Prolaktins aufaddieren. Die Wirkung des Prolaktins besteht hauptsächlich in der Aufrechterhaltung der Laktogenese in der Postpartalperiode.

Einflussfaktoren

Endogene Stimulanzien des Prolaktins sind Östrogene und hypothalamische Releasing-Faktoren (GnRH, TRH). Prolaktin wird durch Einflüsse wie Stress, Nacht-Wach-Rhythmus oder Stimulation der Mamillen freigesetzt. Physiologischerweise finden sich Erhöhungen des Serumprolaktins im Schlaf, während stärkerer körperlicher oder seelischer Belastung, in der Schwangerschaft und in der Postpartalperiode. Pathologisch erhöht ist Prolaktin bei Hypophysenadenomen mit Prolaktinbildung, Durchtrennung des Hypophysenstiels (Wegfall des hypothalamischen Inhibition) oder bei funktioneller Hyperprolaktinämie ohne Tumornachweis. Wegen Erhöhung der hypothalamischen TRH-Freisetzung finden sich begleitende Hyperprolaktinämien auch bei primärer Hypothyreose.

Klinik

Klinisch äußert sich eine Prolaktinerhöhung bei Frauen durch das Auftreten einer einseitigen oder beidseitigen Galaktorrhö. Zusätzlich Zyklusstörungen, wie Oligomenorrhö, Amenorrhö, Corpus-luteum-Insuffizienz und Anovulation. Gelegentlich werden Mastodynie, Libidostörungen sowie Hirsutismus und Akne beobachtet.

Bei Männern fällt eine Hyperprolaktinämie klinisch i.d.R. erst recht spät auf und ist dann an Hypogonadismus, gelegentlich an Gynäkomastie, Galaktorrhö, Libido- und Potenzstörungen zu erkennen.

20.1.1 Prolaktin im Serum $

Indikationen

- DD von Zyklusstörungen: Laborchemische Abgrenzung gegenüber hyperandrogenämischen, hyper- oder hypogonadotropen Formen der Ovarialinsuffizienz bei Vorliegen einer Oligo-Amenorrhö, anovulatorischen Zyklen oder Corpus-luteum-Insuffizienz.
- DD des Hirsutismus.
- DD Hypogonadismus bei Männern: Abgrenzung gegenüber hypo- oder hypergonadotropen Formen der Gonadeninsuffizienz.
- DD der Galaktorrhö: Bei ein- oder beidseitigem Auftreten von Mamillensekretion.

Untersuchungsmaterial

Serum oder Plasma. Blutentnahme zwischen 8.00 und 18.00 Uhr (zirkadiane Schwankungen).

Bestimmungsmethode

RIA, EIA.

Tab. 20.1 Referenzbereiche Prolaktin

Frauen, Follikelphase	< 15 ng/ml	480 µU/ml
Frauen, Lutealphase	< 20 ng/ml	650 µU/ml
Frauen, Postmenopause	< 15 ng/ml	480 µU/ml
Männer	< 15 ng/ml	480 µU/ml
Umrechnungsfaktor: ng/ml × 32,5 = µU/ml		

Bewertung

Bei Interpretation physiologische Stimulatoren der Prolaktinsekretion wie zirkadiane Rhythmik, Östrogenmilieu, Schwangerschaft und Laktation beachten.

- **Erhöhte Werte:**
  - Prolaktinom: Autonome Prolaktinsekretion, Prolaktinspiegel meist > 40 ng/ml. Bei Prolaktin > 200 ng/ml (basal) ist ein Prolaktinom weitgehend gesichert → Kernspintomografie, Tests der anderen Hypophysenachsen.
  - Mangel an Prolaktin-inhibitorischem Faktor bei Hypophysentumoren oder **Hypophysenstieldurchtrennung.**
  - Medikamente: Besonders Dopaminantagonisten (etwa Metoclopramid) und östrogenhaltige Präparate (Ovulationshemmer, Substitutionsöstrogene), Antidepressiva, Neuroleptika, Antihypertensiva, Antazida.
  - Funktionelle Hyperprolaktinämie (Prolaktinspiegel meist < 40 ng/ml, kein Nachweis eines Hypophysentumors): Körperlicher Stress, seelische Belastung, Schwangerschaft, Stillperiode.
  - Begleithyperprolaktinämie bei primärer Hypothyreose: Hier Prolaktinspiegel selten über 40 ng/ml.
  - Schwere Niereninsuffizienz: Prolaktin wird vermindert renal ausgeschieden und akkumuliert.
- **Erniedrigte Werte:**
  - Hypophyseninsuffizienz, Dopaminagonisten (Prolaktinsenker).
  - Übertherapie mit Prolaktinsenkern: Hypoprolaktinämie kann zu Störungen der Funktion des Corpus luteums führen.

Störungen und Besonderheiten

- Stress und Palpation der Mammae können zur Erhöhung des Serumprolaktins führen. Daher Prolaktinbestimmung vor Befundung der Brust durchführen. Abnahme möglichst belastungsfrei.
- Bei erhöhtem Serumprolaktin immer an die Einnahme von Medikamenten mit Prolaktin stimulierender Wirkung denken.

20

- Die Prolaktinbestimmung ist Teil der Basisdiagnostik jeder Zyklusstörung, da bei etwa der Hälfte aller Pat. mit Oligo-Amenorrhö die Ursache eine Hyperprolaktinämie ist.
- Prolaktinwerte von mehr als 200 ng/ml sind adenomverdächtig: Bildgebende Diagnostik der Hypophyse durch Kernspintomografie.

20.1.2 Metoclopramid-Test $

Testprinzip
Prolaktin lässt sich durch Rezeptorblockade des Dopamins stimulieren, weil dann die tonische Hemmung von Prolaktin entfällt.

Indikationen
- Latente Hyperprolaktinämie.
- Bei leicht erhöhten Prolaktinwerten als Hinweis für eine überschießende Freisetzung von Prolaktin unter physiologischen Bedingungen, z. B. im Schlaf. Zur zusätzlichen Bestätigung einer überschießenden Prolaktinfreisetzung.

Durchführung
- 15 Min. vor Testbeginn i.v. Zugang legen.
- Blutentnahme zur Bestimmung der basalen Prolaktinkonzentration im Serum bei –10 und 0 Min.
- Injektion von Metoclopramid 10 mg i.v.
- Blutentnahme zur Bestimmung der stimulierten Prolaktinkonzentration 15 u. 30 Min. nach Injektion.
- **NW:** Gefühl von Schwindel, vorübergehender Blutdruckabfall, ataktische Störungen.
- **KI:** Schwere Niereninsuffizienz, Methämoglobinämie.

Tab. 20.2 Physiologische Stimulation Metoclopramid-Test	
Frauen vor der Menopause*	Prolaktin ≤ 10-faches des Basalwertes
* Frauen in der Postmenopause; Männer: Geringerer Anstieg	

Bewertung
Überschießende Prolaktinstimulation: Bei Stimulationsverhalten des Prolaktins über das 10-fache des Ausgangswertes ist eine gesteigerte Freisetzung unter physiologischen Umständen zu vermuten. Dadurch lässt sich eine vorübergehende Hyperprolaktinämie vermuten, jedoch nicht beweisen. Anstieg < 10-faches der Norm physiologisch, darüber pathologisch; d.h. unter physiologischen Reizen pathol. Freisetzung zu vermuten.

Störungen und Besonderheiten
- Wegen der zirkadianen Rhythmik des Prolaktins sollte der Metoclopramid-Test zwischen 8.00 und 18.00 Uhr durchgeführt werden. Bester Zykluszeitpunkt ist die Lutealphase.

- Die Aussagekraft des Testes ist auch bei pathologischem Ausfall eingeschränkt und keineswegs beweisend für eine klinisch bedeutsame latente Hyperprolaktinämie.

20.1.3 TRH-Test zur Prolaktinstimulation $

TRH-Test zur TSH-Stimulation ▶ 16.5.

Testprinzip
Einer der physiologischen Stimulatoren des Prolaktins ist das hypothalamische Releasing-Hormon TRH.

Indikationen
Bei grenzwertig erhöhten Prolaktinwerten als Hinweis für überschießende Freisetzung von Prolaktin → Ausschluss latenter Hyperprolaktinämie.

Durchführung
- 15 Min. vor Testbeginn i.v. Zugang legen.
- Blutentnahme zur Bestimmung basaler Prolaktinkonzentrationen im Serum bei –10 und 0 Min.
- Injektion von TRH 200 µg i.v.
- Blutentnahme zur Bestimmung der stimulierten Prolaktinkonzentrationen 30 Min. nach Injektion.
- **NW:** Wärmegefühl im Unterbauch, Blasendruck, Übelkeit, Schwindel.
- **KI:** Überempfindlichkeit auf TRH, Krampfleiden.

Tab. 20.3 Referenzbereich TRH-Test zur Prolaktinstimulation

Frauen vor der Menopause*	Prolaktin ≤ 3-faches des Basalwertes
* Frauen in der Postmenopause; Männer: Geringerer Anstieg	

Bewertung
- Überschießende Prolaktinstimulation: Bei Stimulationsverhalten des Prolaktins über das 3-fache des Ausgangswertes ist eine latente Hyperprolaktinämie möglich.
- Fehlender Prolaktinanstieg auf TRH: Hyperthyreose, Suppressionstherapie durch Schilddrüsenhormone, Suppression durch Glukokortikoide und Dopaminagonisten.
- Prolaktin starr: Hohes basales Niveau, keine Stimulation, Adenomverdacht.

Störungen und Besonderheiten
Der TRH-Test soll nicht gleichzeitig mit dem Metoclopramid-Test durchgeführt werden. Denn die Anwendung von Metoclopramid allein führt zur Hyperprolaktinämie; dies kann dann eine latente Hyperprolaktinämie vortäuschen.

20

20.2 Wachstumshormon

Synonyma: HGH bzw. hGH (human growth hormone), GH (growth hormone),
Wachstumshormon, STH (somatotropic hormone), Somatotropin.
Wie die anderen Hormone des Hypophysenvorderlappens (HVL) unterliegt auch
das Wachstumshormon (HGH) einer übergeordneten Regulation. GRH = GHRH
(growth hormone-releasing-hormone) stimuliert die Sekretion von HGH. Somatostatin (growth hormone-inhibiting-hormone) hemmt die Sekretion. Die HGH-
Freisetzung verläuft in Pulsen, die v.a. mit dem Schlaf assoziiert sind. Einflussfaktoren der Sekretion sind: Stress, körperliche Aktivität, Nahrung, Glykämie (Diabetes mellitus), Alter, Steroidhormone, Neurotransmitter und weitere zentralnervöse Stimuli. Eine der wesentlichsten Funktionen von HGH ist die Förderung von
Wachstum und Reifung. Die Stimulation des Längenwachstums ist nur möglich,
solange die Epiphysenfugen offen sind. Die Effekte werden zum Teil über die Somatomedine (insulin-like-growth-factors, IGF) vermittelt. Zudem hat HGH metabolische Wirkungen. Es steigert die Proteinbiosynthese und den Fettumsatz
(Protein sparender Effekt), daneben fördert es die Knochenmineralisation. Im
Kohlenhydrat- und Fettstoffwechsel kann HGH insulinartig wirken, aber auch
antiinsulinär (diabetogen, lipolytisch). Ein HGH-Überschuss (Akromegalie) führt
zur Hemmung der peripheren Glukoseutilisation durch Insulinresistenz mit Störung der Glukosetoleranz. HGH-Rezeptoren wurden vor allem auf Leberzellen,
aber auch in vielen anderen Geweben nachgewiesen.

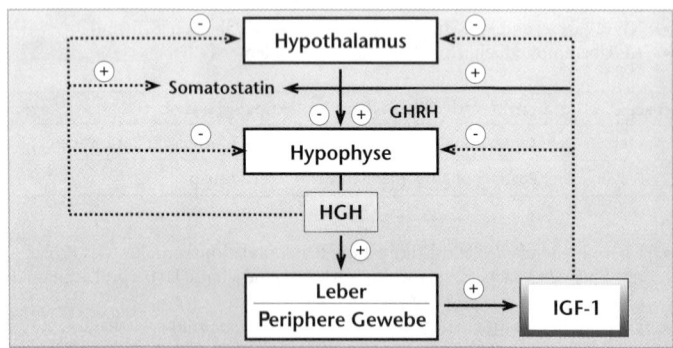

Abb. 20.1 Regulation der HGH-Sekretion

20.2.1 Diagnosestrategie

HGH-Überschuss

Klinik
- Kinder: Gigantismus, hypophysärer Riesenwuchs.
- Erwachsene: Akromegalie.

Basisdiagnostik – biochemische Diagnosesicherung
- Screening: Insulin-like-growth-factor I (IGF-I) = Somatomedin C (SM-C)
  ▶ 20.2.7.
- Definitive Diagnose: Oraler Glukosetoleranztest mit Bestimmung von HGH (physiologisch glukosesupprimierte HGH-Konzentration).

Weiterführende Diagnostik
- Nachweis eines HVL-Adenoms durch NMR.
- Funktionsdiagnostik anderer HVL-Achsen.

HGH-Mangel

Klinik
- Kinder: Wachstumsretardierung, hypophysärer Minderwuchs, Zwergenwuchs.
- Erwachsene: Metabolische Störungen unterschiedlicher Ausprägung und Relevanz, Hypophysenvorderlappeninsuffizienz.

Basisdiagnostik
HGH, IGF-1, Beurteilung der Geschlechtsentwicklung und Bestimmung des Knochenalters bei Kindern.

Weiterführende Diagnostik
- HGH-Mangel gilt als bewiesen, wenn 2 der 3 als spezifisch geltenden Stimulationstests pathologisch ausfallen:
  – GHRH-Stimulationstest.
  – Argininbelastungstest.
  – Insulin-Hypoglykämie-Test.
- Bei ≥ 3 Ausfällen anderer hypophysärer Achsen ist ein Wachstumshormonmangel fast immer, bei Ausfall von 1–2 Achsen in etwa 80 % vorhanden.
- Selten notwendige Funktionstests: Exercise-Test, Stimulationstest mit Dopa, Clonidin, Glukagon. Gelten als weniger spezifisch und weniger gut standardisiert.
- Bei allen Funktionstests schließt ein HGH-Anstieg auf ≥ 10 ng/ml einen HGH-Mangel aus, subnormaler oder fehlender Anstieg können aber auch beim Gesunden vorkommen.

Spezielle Diagnostik
- Komplette Abklärung der Hypophysenvorderlappenfunktion.
- Bildgebung (NMR) im Bereich der Sella (Tumor, Z.n. OP).
- Stoffwechseldiagnostik bei länger bestehendem HGH-Mangel (Hypertonie, Diabetes mellitus, Blutfette) und Bestimmung der Knochendichte (Osteoporose).

20.2.2 HGH $$$

Synthese im HVL; HGH ist ein einkettiges Polypeptid mit 191 Aminosäuren, enthält 2 Disulfidbrücken und hat ein Molekulargewicht von 22 kD. HGH zirkuliert ungebunden und teilweise als Komplex mit einem Bindungsprotein (HGH-BP) im Plasma mit einer Halbwertszeit von 20–50 Min. Zu geringerem Anteil zirkulieren auch eine 20-k-Form und dimere bzw. polymere Formen des HGH-Moleküls, die als Big-GH, bzw. Big-Big-GH bezeichnet werden.

Indikationen
- Störungen der Wachstumshormonsekretion.
- DD Hypophysentumoren.
- DD Hypophysenvorderlappeninsuffizienz.
- DD Minderwuchs.
- DD Hochwuchs, Gigantismus, Akromegalie.
- V.a. ektope HGH- oder GHRH-Produktion (extrem selten).
- DD Hypoglykämien, fehlende Hypoglykämiewahrnehmung.
- Z.n. Schädelhirntrauma.

Untersuchungsmaterial
Serum, Plasma. **Cave:** Venösen Zugang 30 Min. vor Blutentnahme legen.

Bestimmungsmethode
Radioimmunoassay (RIA), immunoradiometrischer Assay (IRMA), CLIA. Sensitivität 0,04 ng/ml, bzw. 1,9 pmol/l. Assays mit polyklonalen Antikörpern erbringen etwas höhere Messwerte und sollten insbes. bei Suppressionstesten nicht mehr zur Anwendung kommen.

Tab. 20.4 Referenzbereich Wachstumshormon (HGH, STH)

Alter	Referenzbereich (8.00 Uhr, nüchtern)	
Postpubertär	0–8 ng/ml	< 372 pmol/l
Präpubertär	1–10 ng/ml	47–465 pmol/l
Neugeborene	15–40 ng/ml	700–1860 pmol/l
Nabelschnurblut	10–50 ng/ml	465–2325 pmol/l
Umrechnungsfaktor: ng/ml × 46,5 = pmol/l		

Bewertung
Die Aussagekraft eines HGH-Basalwertes ist gering. Normalwerte schließen eine Erkrankung nicht aus. Je nach Problemstellung sind standardisierte Stimulations- oder Suppressionstests mit Messung der HGH-Konzentration erforderlich (▶ 20.2.3, ▶ 20.2.4, ▶ 20.2.5, ▶ 20.2.6).
- **Erniedrigte Werte:** Eine Hypophysenvorderlappeninsuffizienz ist nur durch den pathologischen Ausfall von Stimulationstests zu diagnostizieren. Bei hochnormalen HGH-Werten der altersentsprechenden Norm ist ein relevanter HGH-Mangel jedoch kaum anzunehmen.
- **Erhöhte Werte:** Akromegalie, hypophysärer Hochwuchs: Nur durch pathologischen Ausfall von Suppressionstests zu diagnostizieren. Bei HGH-Basalwert < 1 ng/ml ist ein HGH-Exzess allerdings sehr unwahrscheinlich.

Störungen und Besonderheiten
- **Falsch hohe Werte:** Hypoglykämie, Stress.
- **Falsch niedrige Werte:** Schlecht eingestellter Diabetes mellitus.
- Stabilität der Probe: Bei 4 °C 24 h, sonst bei –20 °C einfrieren.

Nächtliche HGH-Messungen: Physiologischerweise werden nach Erreichen tieferer Schlafstadien etwa 2 h nach dem Einschlafen HGH-Anstiege gemessen. Durch Erfassung des pulsatilen Sekretionsmusters (Anzahl und Amplitude der Pulse) können funktionelle Störungen der HGH-Sekretion erfasst werden → endokrinologische Spezialabteilungen, Schlaflabor.

20

20.2.3 GHRH-Test zur HGH-Bestimmung $$$

Stimulationstest. HGH-Reaktion auf das hypothalamische Releasing-Hormon.

Indikationen
V.a. HGH-Mangel bzw. Hypophysenvorderlappeninsuffizienz. I.d.R. in Kombination mit anderen Releasing-Faktoren (Hypophysenkombinationstest – HKT).

Durchführung
- i.v. Zugang 30 Min. vor Testbeginn legen.
- Blutentnahme zu Bestimmung basaler HGH-Konzentrationen im Serum bei –30 Min. und 0 Min.
- Injektion von GHRH 1 µg/kg KG i.v.
- Blutentnahme zur Bestimmung stimulierter HGH-Konzentration 15, 30, 45, 60 Min. nach Injektion.
- Nebenwirkungen: Hitzegefühl, Flush.

Tab. 20.5 Physiologische Stimulation GHRH-Test zur HGH-Bestimmung

Max. Stimulation (Zeit)	HGH-Anstieg
15–30 Min. nach Injektion	> 10 ng/ml

Bewertung
- Physiologisches Stimulationsverhalten: Anstieg auf Werte > 10 ng/ml ist gleichbedeutend mit dem Ausschluss eines HGH-Mangels. Bei alten Menschen können subnormale Anstiege noch physiologisch sein. Bei jungen Menschen können Anstiege bis zu 100 ng/ml auftreten.
- HGH-Mangel: Subnormaler HGH-Anstieg, diagnostisch alleine nicht beweisend → weitere Funktionsteste notwendig.

20.2.4 Argininbelastung $$$

Stimulationstest.

Indikationen
V.a. HGH-Mangel.

Durchführung
- I.v. Zugang 30 Min. vor Testbeginn legen.
- Blutentnahme zur Bestimmung basaler HGH-Konzentrationen im Serum bei –30 Min. und 0 Min.
- Infusion von 0,5 g/kg KG L-Arginin/HCl über 30 Min.
- Blutentnahme zur Bestimmung stimulierter HGH-Konzentration 30, 45, 60, 90, 120 Min. nach Infusion.

Tab. 20.6 Referenzbereich Argininbelastung	
Max. Stimulation (Zeit)	**HGH-Anstieg**
30–60 Min. nach Injektion	> 10 ng/ml oder mind. 3- bis 4-faches des Ausgangswertes

Bewertung
Physiologisches Stimulationsverhalten schließt einen HGH-Mangel aus. Bei hypothalamischem HGH-Mangel Anstieg verzögert.

20.2.5 Insulinhypoglykämie-Test (IHT) $$$

Der IHT sollte nur in erfahrenen endokrinologischen Zentren unter optimierten Überwachungsbedingungen (s.u.) durchgeführt werden. Er gilt als zuverlässiger Test für den Nachweis einer HGH-Mindersekretion.

Testprinzip
Stimulationstest unter Einbeziehung anderer Stimulationsmechanismen neben der klassischen Releasing-Hormon-Achse.

Indikationen
V.a. HGH-Mangel.

Durchführung
- Testdurchführung unter ärztlicher Überwachung. Glukose 40 % zur i.v. Injektion bereithalten.
- **KI** beachten: Schwere Grunderkrankungen, bekannte zerebrovaskuläre, kardiovaskuläre Insuffizienz, Krampfleiden.
- I.v. Zugang legen und mit einer NaCl-Infusion offen halten.
- Blutabnahme zur Bestimmung der HGH-Konzentration bei –15 Min. und 0 Min.

- Gabe von Altinsulin i.v. als Bolus:
  - 0,1 IE/kg KG Altinsulin bei Normalpersonen mit normalem basalem BZ-Spiegel.
  - 0,05 IE/kg KG Altinsulin bei Nebennierenrindeninsuffizienz wegen defekter Gegenregulation.
  - 0,2 IE/kg KG Altinsulin bei Adipositas oder Insulinresistenz, um ausreichende Blutzuckersenkung zu erreichen. Höhere Insulindosis jedoch erst bei Testwiederholung.
  - Geringere Insulindosierungen bei Kindern.
- Blutabnahmen zur Bestimmung von Blutzucker und HGH zu den Zeitpunkten 15, 30, 45, 60, 90 und 120 Min.
- Registrierung von Hypoglykämiesymptomen.

Tab. 20.7 Physiologische Stimulation Insulinhypoglykämie-Test

HGH-Konzentration	> 10 ng/ml
HGH-Maximum	30–90 Min.
Blutzucker-Minimum	15–30 Min.

Bewertung

Bewertung nur bei passagerer Hypoglykämie zulässig: Glukose < 40 mg/dl oder Blutzuckerabfall > 50 %.

- Physiologische Stimulation: HGH-Peak > 10 ng/ml schließt einen HGH-Mangel aus.
- HGH-Mangel:
  - HGH-Peak 5–10 ng/ml (Graubereich): Partieller HGH-Mangel, Senium, schwere oder chronische Grunderkrankung.
  - HGH-Peak < 5 ng/ml: HGH-Mangel.

Störungen und Besonderheiten

Falsch niedrige HGH-Stimulation durch ungenügende Hypoglykämie (s.o.).

20.2.6 oGTT zur HGH-Suppression $$$

Suppressionstest. Die HGH-Sekretion wird beim Gesunden durch Glukosezufuhr unterdrückt.

Indikationen

- V.a. HGH-Überproduktion: Akromegalie, hypophysärer Hochwuchs.
- Akromegalie: Therapie-, Verlaufskontrolle.

Durchführung

- I.v. Zugang 30 Min. vor Testbeginn legen.
- Blutentnahme zu Bestimmung basaler HGH-Konzentrationen im Serum bei –30 Min. und 0 Min.
- Orale Applikation einer standardisierten Lösung von 100 g Glukose nüchtern innerhalb von 5 Min. Bei Kindern 1,75 g Glukose/kg KG.

- Blutentnahme zur Bestimmung stimulierter HGH-Konzentrationen 30, 60, 90, 120, 180, 240 Min. nach Glukoseapplikation.
- Zur Erkennung einer gestörten Glukosetoleranz parallel Glukose bestimmen (fakultativ auch Insulin und C-Peptid).
! Test bei manifestem Diabetes mellitus nicht sinnvoll.

20

Tab. 20.8 Physiologische Suppression oraler Glukosetoleranztest (HGH)

HGH	• Polyklonaler Assay: < 2 ng/ml • Monoklonaler Assay: < 1 ng/ml

Bewertung
- Physiologische Suppression: Autonome HGH-Produktion unwahrscheinlich, bzw. Akromegalie adäquat behandelt.
- Akromegalie: Fehlende Suppression der HGH-Spiegel, bzw. paradoxer Anstieg.

20.2.7 Somatomedine/IGF-I $$$

Die Insulin-like-Growth-Factors (IGF) bzw. Somatomedine stellen eine Familie von Polypeptiden dar. IGF-I (Somatomedin C, SM-C) vermittelt die Effekte von HGH auf Wachstum und Reifung. Die Synthese von IGF-II (Somatomedin A, SM-A) ist von HGH weitgehend unabhängig. Die physiologische Bedeutung von IGF-II ist noch nicht ausreichend geklärt. IGF-I und IGF-II haben zu Proinsulin homologe Strukturen. Der Rezeptor von IGF-I entspricht strukturell weitgehend dem Insulinrezeptor. Dies erklärt die insulinartige Aktivität der Somatomedine und macht andererseits die anabol-proliferative Wirkung von Insulin verständlich. Die Wirkung der Wachstumsfaktoren erfolgt über die Aktivierung der membranständigen IGF-Rezeptoren, die in fast allen Geweben bzw. auf den meisten Zelltypen nachweisbar sind.

IGF-I ist eine Polypeptidkette von 70 Aminosäuren mit 3 Disulfidbrücken und einem Molekulargewicht von 7,6 kD. Die Synthese erfolgt im Wesentlichen in der Leber, aber auch lokal in verschiedenen Geweben. Im Plasma ist IGF-I an Transportproteine (Insulin-like-Growth-Factor-Binding-Proteine, IGFBP) gebunden. Die Synthese von IGF-I wird vor allem durch HGH reguliert. Aufgrund der langen Halbwertszeit ist bei einem HGH-Stimulus erst nach 5–6 h mit einem Anstieg von IGF-I zu rechnen. Die negative Feedback-Regulation von HGH erfolgt über GHRH bzw. Somatostatin. Andere Stimulationsfaktoren für die Synthese von IGF-I sind Nahrungsaufnahme, Schilddrüsenhormone, sowie adrenale und ovarielle Steroide.

Indikationen
- Akromegalie, hypophysärer Gigantismus: Diagnostik, Verlaufskontrolle.
- Minderwuchs, Wachstumsstörungen.
- Beurteilung der Effektivität von exogenem HGH.
- Bester Screening-Parameter bei V.a. Wachstumshormonmangel.
- Verlaufskontrolle bei Therapie mit Wachstumshormon.
- Beurteilung des Ernährungsstatus.

Untersuchungsmaterial

Serum, EDTA-Plasma. Probenmaterial bis zur Bestimmung bei ≤ –20 °C lagern.

Tab. 20.9 Referenzbereich Somatomedin/IGF-I

Die Referenzwerte sind methoden- und laborabhängig. Sie können erheblich differieren (Faktor 2–5). Generell sind die Normbereiche recht weit → altersabhängige Referenzwerte im Labor erfragen.

Umrechnungsfaktoren: ng/ml × 0,131 = nmol/l; nmol/l × 7,649 = ng/ml.

20

Bewertung

Physiologisches Maximum von IGF-I während des pubertären Wachstumsschubes. Im Erwachsenenalter konstantes Niveau, im höheren Alter Abfall der IGF-I-Konzentration. Frauen haben tendenziell höhere Konzentration.

Erhöhte Werte:

- Akromegalie, hypophysärer Gigantismus: Autonome HGH-Überproduktion geht fast regelmäßig mit erhöhten Werten einher. Wertvolle diagnostische Ergänzung in Diagnostik und Verlaufkontrolle. Die HGH-Bestimmung unter Glukosesuppression bleibt der Goldstandard.
- Adipositas.
- Schwangerschaft: Vor allem im letzten Trimenon.

Erniedrigte Werte:

- HGH-Mangel: Niedrige IGF-I-Spiegel bei Minderwuchs sprechen für einen HGH-Mangel, beweisen diesen aber nicht.
  - Laron-Zwergwuchs: Genetisch determinierter HGH-Rezeptor-Defekt; Minderwuchs mit niedrigem IGF-I, erhöhten HGH-Werten und fehlendem Anstieg von IGF-I nach exogener HGH-Gabe. Diese Kinder profitieren i.d.R. nicht von einer HGH-Therapie.
  - Ineffektives HGH-Molekül: Bei Minderwuchs mit normalem bis erhöhtem HGH und niedrigem IGF-I, das aber nach Gabe von Wachstumshormon ansteigt. Wahrscheinlich Mutation, die zur Bildung eines veränderten HGH-Moleküls führt.
  - Ernährungsstörungen, Malabsorption, schlecht eingestellter Diabetes mellitus, chronisch entzündliche Erkrankungen (insbes. Hepatitiden), Z.n. Trauma, Malignome, Hypothyreose.
- Anstiege im Rahmen von Funktionstests: IGF-I vor und nach Gabe von HGH. Durchführung und Interpretation sollte erfahrenen Endokrinologen bzw. pädiatrischen Endokrinologen überlassen bleiben.

Störungen und Besonderheiten

- Wahrscheinlich werden über die Bindungsproteine unter physiologischen Bedingungen die adäquaten Wirkkonzentrationen der Somatomedine fein reguliert. Wie oben erwähnt, werden für die Messung die Transportproteine weitgehend entfernt. Welche Form der IGF-I-Bestimmung mit den physiologischen Effekten am besten korreliert, ist bisher nicht geklärt.
- Trotz HGH-Mangels wurden normale IGF-I-Spiegel bei Hyperprolaktinämie sowie Kraniopharyngeomen beschrieben.
- Altersabhängigkeit bzw. Pubertätsstadien beachten.
- Einflüsse von Pharmaka bisher nicht ausreichend untersucht.

21 Mediatoren

Bernhard Otto Böhm und Ingo Besenthal

21.1 Katecholamine und Metaboliten

Bernhard Otto Böhm

Katecholamine werden bei der Diagnostik der Tumoren des sympathikoadrenalen Systems bestimmt. Tumoren wie Neuroblastom, Ganglioneurom und Melanoblastom können Katecholamine produzieren.

Die klinische Symptomatik Katecholamin produzierender Tumoren variiert beträchtlich („Chamäleon" oder „the great mimic"). Die Symptomatik ist abhängig vom vorliegenden Katecholaminmuster, Dynamik und Menge der Hormonsekretion. Leitsymptom hormonaktiver Phäochromozytome (adrenal und extraadrenal) ist die arterielle Hypertonie.

Tab. 21.1 Häufigkeit klinischer Symptome beim Phäochromozytom

Symptome	Prozent	Symptome	Prozent
Hypertonie	> 98	Blässe	30–60
– Permanent	50–60	Angina pectoris	20–50
– Intermittierend	40–50	Übelkeit	20–45
Kopfschmerzen	70–90	Schwäche	15–40
Fieber	60–70	Sehstörungen	5–20
Schwitzen	60–70	Obstipation	5–15
Tachykardien	50–70	Flush	5–15
Tremor	40–50	Gallensteine	5–15
Nervosität	35–40	Schwindel	5–10
Gewichtsverlust	30–60	Akrozyanose	< 5

Die Mehrzahl der Phäochromozytome sezerniert vorwiegend Noradrenalin, in 10–20 % ist Adrenalin das überwiegende Sekretionsprodukt.

Die Synthese der Katecholamine (Dopamin, Noradrenalin, Adrenalin, ▶ Abb. 21.1) erfolgt in den chromaffinen Zellen des Nebennierenmarks (NNM) und des sympathischen Nervensystems:

- **Dopamin:** Im Körper weit verbreitet, wesentliche Bedeutung als Neurotransmitter.
- **Adrenalin:** Weitgehend im NNM synthetisiert.
- **Noradrenalin:** Im NNM und als Neurotransmitter der sympathischen postganglionären Neurone sezerniert.

Katecholamine werden im NNM und den verschiedenen sympathisch innervierten Organen in Granula (Chromogranine) gespeichert und durch eine Vielzahl von Stimuli freigesetzt. Die biologische Wirkung wird über spezifische membranständige Rezeptoren an den Zielzellen vermittelt. Die Effekte an den Zielgeweben sind abhängig vom jeweilig typischen Rezeptorbesatz ($\alpha_{1,2}$, $\beta_{1,2}$). Die Wirkung der Katecholamine wird über verschiedene Mechanismen rasch terminiert (Wiederaufnahme in präsynaptische Nervenendigung, Abdiffusion, enzymatische Inaktivierung intra- und extrazellulär, Konjugation und direkte Ausscheidung). Abbauprodukte im Urin sind:

- **Homovanillinsäure** (HVA): Abbauprodukt von Dopamin.
- **Vanillinmandelsäure** (VMS): Abbauprodukt von Adrenalin und Noradrenalin.
- **Metanephrine** sind Zwischenprodukte von besonderer diagnostischer Bedeutung.

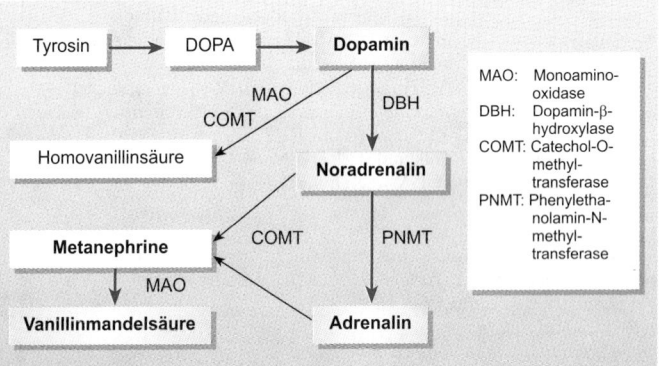

Abb. 21.1 Stoffwechsel der Katecholamine

21.1.1 Diagnosestrategie

Ein **Phäochromozytom** sollte ausgeschlossen werden bei:
- Arterieller Hypertonie, insbes. bei jungen Menschen und paroxysmalen Blutdruckanstiegen oder anderen häufigen Symptomen (▶ Tab. 21.1).
- Refraktärer Hypertonus (> 2 Antihypertonika ohne RR Absenkung unter 140/90 mmHg bei Compliance).
- Symptomatischer Hypotonie unter Therapie mit α-Blockern.
- Ansteigenden Blutdruckwerten unter β-Blockern (durch β-Blockade ungehemmte α-adrenerge Noradrenalinwirkung).
- Hypertensive Reaktion auf trizyklische Antidepressiva, bei Kontrastmitteluntersuchungen, Operationen, Geburten.
- DD eines Tumors der Nebennierenregion.
- Erkrankungen mit erhöhter Phäochromozytominzidenz (bei Indexfall, ggf. auch als Familienscreening):
  - Multiple endokrine Neoplasien (MEN), z. B. MEN Typ 2A/2B.
  - Erkrankungen, die Teil eines MEN sein können (präoperativ!), z. B. medulläres Schilddrüsenkarzinom, primärer Hyperparathyreoidismus.
  - Phakomatosen, z. B. Neurofibromatose von Recklinghausen, Hippel-Lindau-Krankheit, tuberöse Sklerose, Sturge-Weber-Krankheit.
  - Phäochromozytom bei Verwandten ersten Grades (autosomal dominant erbliche Form).
- Selektives Screening bei Familienangehörigen bei Nachweis der Genträgerschaft
  - MEN 2A/2B: RET (proto-Onkogen).
  - Hippel-Lindau-Syndrom: VHL.
  - Familiäre Paragangliomatose: SDHB, SDHD.

Spezielle Indikationen zur Katecholaminbestimmung sind:
- Sportmedizin und Stressforschung, Neuro- und Kardiophysiologie.
- Diagnostik von Störungen des vegetativen Nervensystems, z. B. Hypotonie.

Basisdiagnostik
Nachweis/Ausschluss eines Katecholamin produzierenden Tumors:
- 3-mal freie Katecholamine im 24-h-Urin (▶ 21.1.4) zusammen mit Metanephrinen im 24-h-Urin: Routine-Screening.
- Metaboliten (HVA, VMS) im 24-h-Urin (▶ 21.1.5) weniger geeignet.
- Normetanephrin und Metanephrin im Plasma (▶ 21.1.3) sensitivste Screeningmethode insbes. bei Pat. mit familiärer Prädisposition (▶ 21.1.1).
- Bei entsprechender Klinik und stark erhöhten Werten kann direkt zu Lokalisationsdiagnostik und OP-Vorbereitung übergegangen werden.

Erweiterte Diagnostik
Wenn die Basisdiagnostik keinen eindeutigen Ausschluss eines Katecholamin produzierenden Tumors erbringt bzw. zur Diagnosesicherung:
- Plasmakatecholamine (▶ 21.1.2).
- Funktionstests.
  - Hemmtests: Clonidin-Test (▶ 21.1.6).

Lokalisationsdiagnostik
Präoperativ bei diagnostisch gesichertem Katecholamin produzierenden Tumor:
Sonografie, MIBG-Szintigrafie, DOPA-PET, NMR.

21.1.2 Katecholamine im Plasma $$$

Indikationen
- Bei dynamischen Testverfahren (▶ 21.1.6).
- Screening bei V.a. Phäochromozytom. Aber basale Plasmakatecholamine weniger sensitiv und spezifisch als die Katecholaminbestimmung im 24-h-Urin.

Untersuchungsmaterial
Plasma. Spezielle Abnahmesysteme mit Stabilisierungslösung und Antikoagulans (EGTA/Glutathion) verwenden ("Katecholamin-Röhrchen"), alternativ EDTA.
Cave: Material gekühlt transportieren. Verarbeitung innerhalb von 2 h.
Patientenvorbereitung:
- Venösen Zugang 30 Min. vor Materialentnahme legen.
- Pat. mind. 30 Min. in liegender Körperposition ruhen lassen. Bereits kurzes Stehen erhöht Plasmakatecholamine um 50–100 %.
- ! Unbedingt auf adäquate Ruhebedingungen achten.

Bestimmungsmethode
Hochdruckflüssigkeitschromatografie (HPLC), elektrochemische Detektion.

Tab. 21.2 Referenzbereiche Katecholamine im Plasma unter Ruhebedingungen

Adrenalin	10–80 ng/l	0,055–4,4 nmol/l
Noradrenalin	100–600 ng/l	0,59–3,55 nmol/l
Dopamin	10–150 ng/l	0,059–0,885 nmol/l

Bei Kindern liegen die Normwerte etwa 50 % niedriger.

Bewertung

- **Erhöhte Werte:** Durch hohen Sympathikotonus, Stress, Hypoglykämie, Niereninsuffizienz, mäßige Erhöhung bei Hypertonie anderer Genese.
  - Noradrenalinspiegel > 2000 ng/l unter Ruhebedingungen: Eindeutiger Hinweis für ein Phäochromozytom; Ausnahme: Niereninsuffizienz, hier falsch hohe Werte.
  - Erhöhte Katecholaminspiegel, Abnahme nicht unter Ruhebedingungen: Nicht verwertbar.
  - Vorwiegende Erhöhung von Dopamin: Hinweis für Neuroblastom oder malignes Phäochromozytom.
- **Erniedrigte Werte:** Ohne Relevanz.

Störungen und Besonderheiten

Eine Vielzahl von Medikamenten, insbes. Antihypertensiva, beeinflusst die Messung der Katecholamine. Idealerweise wäre ein 1- bis 2-wöchiges Absetzen zu fordern. Dies ist in der Praxis selten möglich. β-Blocker möglichst absetzen. Relativ unproblematisch sind Kalzium-Antagonisten, Diuretika und Vasodilatatoren (Hydralazin). Diese können jedoch durch Aufnahmehemmung eine MIBG-Szintigrafie (Lokalisationsdiagnostik) negativ beeinflussen.

- **Falsch hohe Werte:** Reserpin (bei kurzfristiger Gabe), L-Dopa, α-Methyldopa (VMS eher erniedrigt), Alkohol, Tetrazykline, Theophyllin, MAO-Hemmer, nach Absetzen von Clonidin.
- **Falsch niedrige Werte:** Reserpin (bei langfristiger Gabe), α-Methylparatyrosin, Guanethidin, Clonidin.
- **Störfaktoren** in der HPLC: Erythromycin, Tetrazykline, Triamteren.
! Bei elektiver Messung möglichst kein Kaffeekonsum, da HPLC-Analytik gestört werden kann.

21.1.3 Metanephrine im Plasma

Indikationen

Screening bei V.a. Phäochromozytom – Screening von Pat. mit erhöhtem Risiko für ein Phäochromozytom – multiple endokrine Neoplasie, Hippel-Lindau-Syndrom (MEN-2, ▶ 21.1.1).

Untersuchungsmaterial

Plasma (▶ 21.1.2).

Patientenvorbereitung

Venösen Zugang 30 Min. vor Probenabnahme schaffen und Pat. solange liegen lassen.

Bestimmungsmethode

HPLC.

Tab. 21.3 Referenzbereiche Metanephrine im Plasma			
Normetanephrin (Plasma)	18–112 pg/ml	98–612 pmol/l	pg/ml × 5,46 = pmol/l
Metanephrin (Plasma)	12–61 pg/ml	61–310 pmol/l	pg/ml × 5,08 = pmol/l

Bewertung

- **Erhöhte Werte:**
  - Hinweis auf Phäochromozytom.
  - Abnahme ohne Ruhebedingungen, bei Stress, Hypoglykämie, Niereninsuffizienz.
- **Erniedrigte Werte:** Keine Relevanz.

21.1.4 Katecholamine im 24-h-Urin $$$

Indikationen

Screening bei V.a. Katecholamin produzierenden Tumor. Zur Diagnosesicherung spezifischere Untersuchungen anschließen.

Untersuchungsmaterial

24-h-Sammelurin. 10 ml einer 25 % HCl-Lösung vorlegen. Urin-pH wird damit auf pH 1,5–4,0 eingestellt. Sammelgefäß bei 4–8 °C max. 48 h lagern.

Bestimmungsmethode

Hochdruckflüssigkeitschromatografie (HPLC).

Tab. 21.4 Referenzbereiche Katecholamine im 24-h-Urin			
Gesamtkatecholamine		≤ 115 µg/d	< 580 nmol/d
Adrenalin	> 10 J.	< 20 µg/d	< 110 nmol/d
	4–10 J.	< 10 µg/d	< 55 nmol/d
	2–3 J.	< 6 µg/d	< 33 nmol/d
	< 2 J.	< 3,5 µg/d	< 19 nmol/d
Noradrenalin	> 10 J.	23–105 µg/d	135–620 nmol/d
	4–10 J.	8–65 µg/d	47–384 nmol/d
	2–3 J.	4–29 µg/d	24–171 nmol/d
	< 2 J.	1–17 µg/d	6–100 nmol/d

Tab. 21.4 Referenzbereiche Katecholamine im 24-h-Urin *(Forts.)*

Dopamin	> 4 J.	190–450 µg/d	1230–2930 nmol/d
	2–4 J.	40–260 µg/d	260–1690 nmol/d
	< 2 J.	< 140 µg/d	< 910 nmol/d

Bewertung

Hohe Sensitivität mit 90–95 %. Niedrigere Spezifität mit 60–80 % (Anteil falsch positiver Befunde), insbes. durch grenzwertig erhöhte Messwerte (diagnostische Grauzone). Die Konstellation weist auf vorwiegendes Sekretionsprodukt hin.

- **Erhöhte Werte:**
  - Katecholamin produzierende Tumoren (z. B. Phäochromozytom, Neuroblastom): Hochgradig wahrscheinlich bei deutlich erhöhten freien Katecholaminen oder Metanephrinen auf das > 3-fache der Norm.
  - ! Stark erhöhte Dopaminkonzentrationen können auf Malignität hinweisen, da in malignen Phäochromozytomen und Neuroblastomen die Aktivität der Dopamin-β-Hydroxylase und damit die Metabolisierung von Dopamin zu Noradrenalin verringert sein kann.
  - Essenzielle Hypertonie: Werte bis zum 2- bis 3-fachen der Norm möglich.
  - Stress, körperliche Belastung, Hypoglykämien.
- **Erniedrigte Werte:** Ohne klinische Bedeutung.

Störungen und Besonderheiten

▶ 21.1.2.

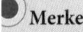**Merke**

- Die Bestimmung der Gesamtkatecholamine Adrenalin und Noradrenalin hat an Bedeutung verloren, da die Katecholamine in modernen Laboratorien chromatografisch getrennt selektiv bestimmt werden.

21.1.5 Katecholaminmetaboliten im 24-h-Urin $$$

Indikationen

- Homovanillinsäure (HVA): Diagnostik vorwiegend Dopamin sezernierender Tumoren, z. B. Neuroblastome (v.a. in der Pädiatrie).
- Metanephrine: Screening bei V.a. Phäochromozytom, insbes. auch der hereditären Formen, sehr sensitiv und spezifisch.
- Vanillinmandelsäure (VMS): Screening bei V.a. Katecholamin produzierenden Tumor, Phäochromozytom (▶ 21.1.1). Sehr geringe diagnostische Bedeutung, kein Suchtest der 1. Wahl wegen mangelnder Spezifität.

Untersuchungsmaterial

24-h-Urin.

Bestimmungsmethode

HPLC.

21

Tab. 21.5 Referenzbereiche Katecholaminmetaboliten im 24-h-Urin

Vanillinmandelsäure (VMS)	> 10 J.	3,3–6,5 mg/d	16–33 µmol/d
	4–10 J.	1–5,0 mg/d	5–25 µmol/d
	2–3 J.	< 2,5 mg/d	< 12,5 µmol/d
	< 2 J.	< 1,5 mg/d	< 7,6 µmol/d
Homovanillinsäure		2,0–7,4 mg/d	11–41 µmol/d
Metanephrine		< 1,2 mg/d	< 6,3 µmol/d

21

Bewertung

Im Vergleich zur Plasma-Katecholaminbestimmung (▶ 21.1.2) haben die VMS eine deutlich schlechtere Sensitivität und Spezifität.

- **Erhöhte Werte:**
  - Dopamin sezernierende Tumoren (z. B. Neuroblastom): HVA ↑.
  - Adrenalin und/oder Noradrenalin sezernierende Tumoren (z. B. Phäochromozytom): VMS ↑.
  - Essenzielle Hypertonie: VMS-Werte bis zu 10,5 mg/d möglich.
- **Erniedrigte Werte:** Ohne klinische Bedeutung.

Störungen und Besonderheiten

▶ 21.1.2.

 VMS-Diät

Verzichten auf Nüsse, Bananen, Zitrusfrüchte, Schwarztee, Kaffee, Vanille. Nur notwendig bei Analytik mit Fluorometrie. Bei HPLC entbehrlich.

21.1.6 Clonidin-Test $$$

Suppressionstest. Clonidin wirkt als α-adrenerger Agonist , der zentral durch Stimulation der präsynaptischen α_2-Rezeptoren den Sympathikus hemmt. Eine durch einen erhöhten Sympathikotonus bedingte Katecholaminfreisetzung wird daher nach Clonidingabe unterdrückt. Eine autonome Katecholaminfreisetzung bei Phäochromozytom wird durch Clonidin hingegen nicht beeinflusst.

Indikationen

- Diagnosesicherung bei V.a. Phäochromozytom (höhere Spezifität als Katecholamine im 24-h-Urin).
- Ggf. Ausschlussdiagnostik bei mäßig erhöhten Noradrenalinwerten.
- ! Kontraindikation: Hypotonie.

Testdurchführung

- Bettruhe.
- Venösen Zugang etwa 30 Min. vor Materialentnahme legen.
- Basalwert bestimmen: 2-malige Blutentnahme im Abstand von 10 Min.
- 300 µg Clonidin p.o. (z. B. Catapresan®, 1 Tbl. à 300 µg).

- Plasmakatecholamine und Metanephrine nach 3 h bestimmen, fakultativ auch nach 1 h und 2 h.

Cave: Gefahr einer schweren Hypotonie.

Tab. 21.6 Referenzbereich Clonidin-Test

Plasmakatecholamine	Mindestens 50 % niedriger als Basalwerte

Bewertung

- **Physiologisch:** Bei Abfall der Noradrenalinspiegel in den Referenzbereich ist ein Phäochromozytom äußerst unwahrscheinlich.
- **Phäochromozytom:** In etwa 90 % der Fälle fehlendes Absinken der Plasmakatecholaminkonzentration. Bei vorwiegend Adrenalin oder Dopamin sezernierenden Tumoren ist der Test weniger geeignet.
- ! Wenn Phäochromozytom bewiesen → bildgebende Diagnostik und Abklärung multiple endokrine Neoplasie u.a. Phakomatosen (Hippel-Lindau Erkrankung). ▶ 2, ▶ 7.7 (MEN-1).

Störungen und Besonderheiten
▶ 21.1.2.

21.2 Serotonin und Metaboliten

Ingo Besenthal

21.2.1 Grundlagen

Karzinoide sind die häufigsten endokrin aktiven Tumoren des Gastrointestinaltrakts. Sie gehen aus den enterochromaffinen Zellen des APUD-Systems (**a**mine **p**recursor **u**ptake and **d**ecarboxylation) hervor. Sie treten sporadisch oder assoziiert mit anderen Erkrankungen auf (chronisch atrophische Gastritis, Zollinger-Ellison-Syndrom, Multiple Endokrine Neoplasie Typ I). Karzinoide sezernieren meist Metaboliten des Serotoninstoffwechsels (▶ Abb. 21.2).

Liegt der Tumor im Einzugsbereich der Pfortader, wird Serotonin in der Leber abgebaut (→ klinisch kein Karzinoidsyndrom). Deshalb führen serotoninhaltige Nahrungsmittel auch nicht zu erhöhten Serotoninspiegeln, aber zur vermehrten Ausscheidung von 5-HIES.

Liegt der Tumor außerhalb des Einzugsbereichs der Pfortader, gelangt Serotonin ins Plasma (→ klinisch Karzinoidsyndrom) und wird größtenteils in Thrombozyten gespeichert. Der Rest wird im Plasma und in den Nieren rasch zu 5-HIES abgebaut, sodass im Urin hauptsächlich 5-HIES ausgeschieden wird. Viele Karzinoidtumoren sind endokrin nicht aktiv.

Bezüglich Lokalisation, Häufigkeit und Art des bevorzugt synthetisierten biogenen Amins lassen sich verschiedene Gruppen von Karzinoiden unterscheiden:

Vorderdarmkarzinoid (foregut)

Bronchial-System (10 %), Magen (2 %), Pankreas (selten).

Bevorzugte Lokalisation von **atypischen** Karzinoidtumoren mit Mangel an Dopa-Decarboxylase (▶ 21.2.5). Daneben Bildung ektoper Peptidhormone (Gastrin,

ACTH, Insulin, Glukagon, Somatostatin, VIP, CRH, GHRH).

Mitteldarmkarzinoid (midgut)
Ileum (15 %), Appendix (45 %). Produzieren am häufigsten Serotonin. Symptomatisches Karzinoidsyndrom aber erst bei Metastasierung, insbes. bei Lebermetastasen. Ileumkarzinoide metastasieren häufig, Appendixkarzinoide selten.

Hinterdarmkarzinoid (hindgut)
Kolon (5 %), Rektum (15 %). Meist kein Karzinoidsyndrom.

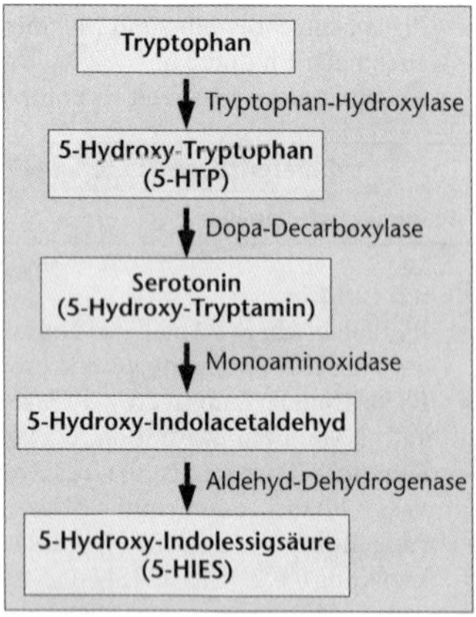

21.2.2 Diagnosestrategie

Basisdiagnostik
5-Hydroxy-Indolessigsäure im 24-h-Urin: Evtl. mehrmalige Wiederholung, möglichst im symptomatischen Stadium.

Weiterführende Diagnostik
Wenn 5-HIES-Ausscheidung im Urin normal oder grenzwertig:
• Serotonin im Serum und Urin.
• 5-Hydroxy-Tryptophan (5-HTP) im Urin.

Abb. 21.2 Serotoninstoffwechsel

21.2.3 5-Hydroxy-Indolessigsäure, 5-HIES $$$

Indikationen
• V.a. Karzinoid.
• Karzinoidsyndrom: Flush, Diarrhö, Endokardfibrose, Asthma bronchiale, Ödeme.
• Therapiekontrolle.

Untersuchungsmaterial
24-h-Urin, lichtgeschützt. Vorlage von 10 ml 25 % HCl.

Bestimmungsmethode
HPLC. Ionenaustausch-Chromatografie. Fotometrisch: Farbreaktion mit Nitrosonaphthol nach Extraktion.

Tab. 21.7 Referenzbereiche 5-Hydroxy-Indolessigsäure (5-HIES)		
5-HIES (Urin)	< 8 mg/d	< 40 µmol/d
Als beweisend gelten	> 25 mg/d	> 130 µmol/d
Umrechnung: mg/l × 5,23 = µmol/l		

Bewertung
Erhöhte Werte: Karzinoidsyndrom, Epilepsie, einheimische Sprue.

Störungen und Besonderheiten
- **Falsch hohe Werte:**
  - Serotoninhaltige Nahrungsmittel: Bananen, Tomaten, Walnüsse, Pflaumen, Kakao, Ananas, Kiwi, Avokados, Pekan-Nüsse, Nikotin, Koffein.
  - Medikamente: Reserpin, Methamphetamin. Bei fotometrischer Bestimmung: Cumarine, Acetaminophen, Paracetamol, Phenobarbital, Phenacetin, Ephedrin, Methokarbamol, Acetanilid, Mephenesin.
- **Falsch niedrige Werte:** Niereninsuffizienz, Alkohol, starke Lichteinwirkung. Bei fotometrischer Bestimmung: Medikamente (Acetylsalicylsäure, Levodopa, Methyldopa, MAO-Hemmer, Phenothiazine, Imipramin, Isoniazid), Formaldehyd (Urotropin), Methenamin.

Urinsammlung mehrfach wiederholen (möglichst während eines Anfalls), 5-HIES-Ausscheidung ist oft intermittierend.

21.2.4 Serotonin $$$

Indikationen
Klinischer V.a. Karzinoidsyndrom, 5-HIES-Ausscheidung normal oder grenzwertig.

Untersuchungsmaterial
- Serum, gekühlt, Versand im Trockeneis.
- 24-h-Urin. Vorlage von 10 ml 25 % HCl.

Bestimmungsmethode
HPLC, Immunoassay.

Tab. 21.8 Referenzbereiche Serotonin	
Serotonin (Serum)	< 2 µmol/l
Serotonin (Urin)	< 1 µmol/d
Umrechnung: mg/l × 5,23 = µmol/l	

Bewertung
Serotonin tritt bei der Gerinnung aus Thrombozyten in das Serum über, sodass die Serumkonzentration auch ein Maß für das in Thrombozyten gespeicherte Serotonin ist.
Erhöhte Werte: Karzinoidsyndrom, Epilepsie, einheimische Sprue.

Störungen und Besonderheiten
- **Falsch hohe Werte:** Nikotin, MAO-Hemmer, Reserpin.
- **Falsch niedrige Werte:** Alkohol, Levodopa, Methyldopa.

Probenröhrchen mit Kunststoffperlen als Gerinnungshilfe verwenden → rasche und vollständige Gerinnung. Zentrifugation muss ausreichend sein, um thrombozytenfreies Serum zu gewährleisten.

21.2.5 5-Hydroxy-Tryptophan $$$

Indikationen
Klinischer V.a. Karzinoidsyndrom und 5-HIES-Ausscheidung normal oder grenzwertig.

Untersuchungsmaterial
24-h-Urin. Vorlage von 10 ml 25 % HCl.

Bestimmungsmethode
HPLC, Immunoassay.

Tab. 21.9 Referenzbereich 5-Hydroxy-Tryptophan	
5-HTP (Urin)	< 0,7 µmol/d
Umrechnung: mg/l × 5,23 = µmol/l	

Bewertung
Atypisches Karzinoid: Vorkommen insbes. bei Vorderdarmkarzinoiden. Mangel an Dopa-Decarboxylase mit Unfähigkeit, 5-HTP in Serotonin umzuwandeln. Ein Teil des 5-HTP wird in Thrombozyten und Nieren in Serotonin umgewandelt. Daher erhöhte 5-HTP und Serotoninspiegel im Blut und Urin, 5-HIES normal oder grenzwertig. Gelegentlich nur 5-HTP vermehrt.

21.3 Weitere neuroendokrine Tumoren (NET)

Ingo Besenthal

- Über die Karzinoide hinaus ist eine Vielzahl neuroendokriner Tumoren beschrieben, die häufig im gastroenteropankreatischen Bereich lokalisiert sind (GEP-NET), die aber grundsätzlich überall auftreten können, wo neuroendokrine Zellen vorhanden sind (z. B. Calcitoninsekretion beim medullären (C-Zell-)Ca der Schilddrüse).
- Die klinischen Symptome und Krankheitsbilder können äußerst vielfältig sein, da diese pluripotenten Zellen komplexe Eigenschaften haben:
  - Sekretion der unterschiedlichsten Hormone oder wirksamer od. unwirksamer Vorstufen.
  - Sekretion mehrerer Hormone oder Wechsel der Hormonsekretion im Verlauf.
  - Keine Hormonsekretion (Hormon-inaktiv).
  - Histologisch hoch differenziert oder niedrig differenziert bzw. benigne oder maligne.
  - Lokalisation entop (im typischen Organ – z. B. Insulinom des Pankreas) oder ektop (außerhalb des typischen Organs).

- **Bisher beschriebene GEP-NET** (außer Karzinoid) – z.T. sehr selten: Insulinom, Glukagonom, ektopes Somatostatinom, PPom (Pankreatisches Polypeptid), Gastrinom, VIPom, ektopes Calcitoninom, Bombesinom, Cholezystokininom, ektopes Parathyrinom, GIPom, ektopes ACTHom, ektopes CRFom, ektopes GRFom, Amylinom/IAPPom (Amylinislet cell amyloid peptide), Glicentinom/ Enteroglucagonom.

22 Immundiagnostik

Bernhard Otto Böhm, Peter Kern und Birgid Neumeister

22.1 Immunglobuline

Peter Kern

Immunglobuline (Ig) werden von B-Lymphozyten produziert und sind Hauptfaktoren der humoralen Immunantwort. Sie wandern in der Gammaglobulinfraktion der Serumelektrophorese. Es werden der variable, Antigen bindende Teil (Fab-Fragment) und der konstante Teil (Fc-Fragment) unterschieden. Die Struktur des Fc-Fragmentes kennzeichnet die Immunglobulinklasse (IgG, IgA, IgM, IgD, IgE). Jede dieser fünf Klassen kann mit einer Kappa- oder einer Lambda-Leichtkette versehen sein. Innerhalb der Immunglobulinklassen werden Subklassen unterschieden.
Immunglobulin E ▶ 22.5.1, Immunglobuline im Liquor ▶ 15.5.5.

Hypergammaglobulinämie
Vermehrung der Immunglobuline, poly- oder monoklonalen Ursprungs.
- **Polyklonale Gammopathie:** Verschiedene Plasmazellfamilien synthetisieren Immunglobuline, die sich in ihrer Struktur und Antigenität unterscheiden.
- **Monoklonale Gammopathie:** Eine einzige Plasmazellfamilie produziert ein immer gleiches Immunglobulin oder Immunglobulinfragment. Immer V.a. maligne Grunderkrankung (Plasmozytom, Waldenström-Krankheit u.a.). Die Monoklonalität muss mittels Immunfixation oder -elektrophorese nachgewiesen werden. Unter Bence-Jones-Protein werden monoklonal synthetisierte freie Leichtketten eines Typs verstanden.

Hypogammaglobulinämie
Mangel an Immunglobulinen → Störung der humoralen Abwehr. Klinisch Neigung zu rezidivierenden Infekten der oberen Luftwege und des Darmtraktes. Neigung zu rezidivierenden Infekten besteht auch bei IgG-Subklassendefekten, meist sekundär erworbene AK-Mangel-Syndrome, seltener primäre Immundefekte.

22.1.1 Immunglobuline im Serum, quantitativ $$$

Indikationen
- **Quantitative Immunglobuline (IgG, IgA, IgM):**
  - Hyper- und Hypogammaglobulinämie (Serumeiweißelektrophorese).
  - AK-Mangel-Syndrome, erhöhte Infektanfälligkeit (primär, sekundär).
  - Chronisch entzündliche Erkrankungen: Autoimmunerkrankungen, chronische Infektionen.
  - Monoklonale Gammopathien: Dysproteinämie, M-Gradient, Plasmozytom, Waldenström-Krankheit, MGUS, Schwerkettenkrankheit.
  - Chronische Lebererkrankungen: Leberzirrhose, chronische Hepatitis.
  - Z.n. Knochenmarkstransplantation, immunsuppressive Therapie.
- **Immunglobulin D (IgD):** IgD-Plasmozytom, Hyper-IgD-Syndrom.
- **Sekretorisches IgA:** Serum-IgA-Mangel und rezidivierende Schleimhautinfektionen.
- **Immunglobulin M und Immunglobulin A im Nabelschnurblut:** V.a. intrauterine Infektion.

Untersuchungsmaterial
- Serum.
- Für spezielle Fragestellungen:
  - IgM-Schnelltest (V.a. intrauterine Infektion): Nabelschnurblut.
  - Sekretorisches IgA: Speichel, Tränenflüssigkeit, bronchoalveoläre Lavage (BAL).
- Liquor (▶ 15.5.5).

Bestimmungsmethode
- Laser-Nephelometrie: Automatisiertes Verfahren, hohe Sensitivität.
- Latex-Agglutinationstest: IgM-Schnelltest (V.a. intrauterine Infektion).
- Radiale Immundiffusion: Sekretorisches IgA.

Referenzwerte

Tab. 22.1 Quantitative Immunglobuline im Serum

Alter	IgG	IgM	IgA
Neugeborene	6,38–13,60 g/l	0,05–0,13 g/l	< 0,08 g/l
1–3 Mon.	2,47–6,80 g/l	0,13–1,07 g/l	< 0,50 g/l
4–6 Mon.	1,19–7,90 g/l	0,13–0,80 g/l	< 0,66 g/l
7–12 Mon.	3,49–9,18 g/l	0,34–1,54 g/l	0,08–0,66 g/l
Bis 2 J.	2,97–9,69 g/l	0,27–1,54 g/l	0,08–0,83 g/l
Bis 3 J.	4,08–10,20 g/l	–	0,17–1,00 g/l
Bis 6 J.	4,68–11,05 g/l	0,40–1,54 g/l	0,08–1,49 g/l
Bis 9 J.	5,53–12,32 g/l	–	0,25–1,83 g/l
Bis 16 J.	5,18–12,84 g/l	–	0,50–2,16 g/l
Bis 18 J.	6,80–15,30 g/l	0,40–1,47 g/l	0,66–2,99 g/l
Erwachsene	6,80–14,45 g/l	0,34–2,48 g/l	0,75–4,07 g/l

Tab. 22.2 Quantitative Immunglobuline im Liquor

	IgG	IgM	IgA
Liquor	9–26 mg/l	0,9–2,5 mg/l	< 6 mg/l

Referenzwerte für Liquor im strengeren Sinne gibt es nur für den Liquor-Serum-Quotienten (▶ 15.5.5).

22

Tab. 22.3 Spezielle Anwendungen	
Parameter	Referenzbereich
IgM-Schnelltest (Nabelschnurblut)	10% des mittleren Serumspiegels
IgD (quantitativ)	3–140 mg/l
Sekretorisches IgA (Speichel)	80–200 mg/l

Bewertung
Erhöhte Werte:
- Polyklonale (reaktive) Hypergammaglobulinämie:
  - Differenzierung der Ig-Klassen: Begrenzter diagnostischer Wert. Es gibt keine krankheitsspezifischen Muster. Im Einzelfall hilfreicher Baustein zur Diagnosesicherung.
  - Einzelne Ig-Klassen: IgM bei akuten Infektionen, IgG bei chronischen Infektionen, u.a. HIV (Aktivitätsparameter).
  - IgM im Nabelschnurblut: Unspezifischer Entzündungsmarker für intrauterine Infektionen. Oft Übertritt mütterlicher IgA-Moleküle in den fetalen Kreislauf bei „Plazentaleck".
  - Ig und chronische Lebererkrankungen: IgA als Hinweis auf toxische Komponente (γ-GT ▶ 5.7, MCV ▶ 23.2.4), IgM bei primär biliärer Zirrhose (AMA ▶ 22.4.9), IgG bei chronischer aktiver Hepatitis, Autoimmunhepatitis (▶ 22.4.21, ▶ 22.4.2), Anstieg aller Ig-Klassen bei Leberzirrhose.
  - Autoimmunerkrankungen.
- Monoklonale Hypergammaglobulinämie: Nachweis und Typisierung der Monoklonalität nur durch Immunfixation möglich. Interpretation ▶ 22.1.3.

Erniedrigte Werte:
- Sekundäre Antikörpermangelsyndrome (häufig):
  - Verminderte Bildung: Waldenström-Krankheit, Plasmozytom (Bildung von Non-Sense-Antikörpern, Suppression der nicht betroffenen Ig-Klasse), niedrigmaligne Non-Hodgkin-Lymphome, Cushing-Syndrom, Diabetes mellitus, Hypothyreose, maligne Tumoren, bakterielle Infektionen, Sepsis, Strahlentherapie, immunsuppressive oder zytostatische Therapie.
  - Erhöhter Verlust: Nephrotisches Syndrom, Verbrennungen, exsudative Enteropathie.
- Primäre Antikörpermangelsyndrome (selten):
  - Isolierte Antikörpermangelsyndrome: Selektiver IgA-Mangel, häufigste Form. Immunglobulinsubstitution kann zu gefährlichen anaphylaktischen Reaktionen führen! Nicht selten Kombination mit IgG-Subklassen-Mangel (etwa in 20 % der Fälle, ▶ 22.1.2). Viele Pat. mit IgA-Mangel sind klinisch beschwerdefrei.
  - Kombinierte Antikörpermangelsyndrome: Verminderung mehrerer Immunglobulinklassen und andere Defekte des T-Zell-Systems.

Störungen und Besonderheiten
- **Falsch hohe, auch falsch niedrige Werte:** Lichtstreuende Verunreinigungen (Mikrogerinnsel, Zellen aus unzureichend zentrifugierten Proben, mikrobielle Stoffe), tiefgefrorene Proben, Hyperlipoproteinämie.
- **Stabilität der Proben:** Stabil bei 4 °C, normaler Postversand möglich.

22

22.1.2 Immunglobulin-G-Subklassen $$$

Immunglobuline der Klasse IgG werden aufgrund unterschiedlicher biochemischer Eigenschaften in vier Subklassen eingeteilt. Daneben unterscheiden sich die Subklassen funktionell. IgG1 und IgG3 richten sich vor allem gegen Proteinantigene von Bakterien und Viren, IgG2 gegen Polysaccharide der Bakterienzellwand und IgG4 charakterisiert allergische Erkrankungen und Parasitosen.

Indikationen
- Rezidivierende oder chronische Atemwegsinfektionen.
- Diarrhö und bronchopulmonale Erkrankungen.
- Bekanntes AK-Mangel-Syndrom, z. B. selektiver IgA-Mangel, Atopie.
- Intrinsisches Asthma bronchiale.
- Bestimmung des humoralen Immunstatus nach Knochenmarkstransplantation, Splenektomie, immunsuppressiver Behandlung oder unter i.v. Immunglobulintherapie.

Untersuchungsmaterial
Serum.

Bestimmungsmethode
Laser-Nephelometrie, ELISA.

Tab. 22.4 Referenzwerte Immunglobulin-G-Subklassen

Alter	IgG1	IgG2	IgG3	IgG4
0–1 Mon.	2,40–10,60 g/l	0,87–4,10 g/l	0,14–0,55 g/l	0,04–0,56 g/l
1–4 Mon.	1,80–6,70 g/l	0,38–2,10 g/l	0,14–0,70 g/l	0,03–0,36 g/l
4–6 Mon.	1,80–7,00 g/l	0,34–2,10 g/l	0,15–0,80 g/l	< 0,03–0,23 g/l
6–12 Mon.	2,00–7,70 g/l	0,34–2,30 g/l	0,15–0,97 g/l	< 0,03–4,30 g/l
1–1,5 J.	2,50–8,20 g/l	0,38–2,40 g/l	0,15–1,07 g/l	< 0,03–0,62 g/l
1,5–2 J.	2,90–8,50 g/l	0,45–2,60 g/l	0,15–1,13 g/l	< 0,03–0,79 g/l
2–3 J.	3,20–9,00 g/l	0,52–2,80 g/l	0,14–1,20 g/l	< 0,03–1,06 g/l
3–4 J.	3,50–9,40 g/l	0,63–3,00 g/l	0,13–1,26 g/l	< 0,03–1,27 g/l
4–6 J.	3,70–10,00 g/l	0,72–3,40 g/l	0,13–1,33 g/l	< 0,03–1,58 g/l
6–9 J.	4,00–10,80 g/l	0,85–4,10 g/l	0,13–1,42 g/l	< 0,03–1,89 g/l
9–12 J.	4,00–11,50 g/l	0,98–4,80 g/l	0,15–1,49 g/l	< 0,03–2,10 g/l
12–18 J.	3,70–12,80 g/l	1,06–6,10 g/l	0,18–1,63 g/l	< 0,04–2,30 g/l
> 18 J.	4,90–11,40 g/l	1,50–6,40 g/l	0,20–1,10 g/l	< 0,08–1,40 g/l

22

Bewertung
- **IgG1:**
    - Erhöhte Werte: Autoimmunerkrankungen, Immunkomplexerkrankungen.
    - Erniedrigte Werte: Nephrotisches Syndrom, Purpura Schoenlein-Henoch, primärer Antikörpermangel, CVID.
- **IgG2:**
    - Erhöhte Werte: I.d.R. keine Bedeutung, exogen allergische Alveolitis.
    - Erniedrigte Werte: Häufigster angeborener Subklassen-Mangel bei bakteriellen Infektionen; IgG2-Mangel ist oft kombiniert mit IgG4-Mangel.
- **IgG3:**
    - Erhöhte Werte: Keine Bedeutung.
    - Erniedrigte Werte: Häufigster Subklassen-Mangel bei Erwachsenen, rezidivierende Infektionen der Luftwege.
- **IgG4:**
    - Erhöhte Werte: Allergische Erkrankungen, chronische oder parasitäre Infektionen.
    - Erniedrigte Werte: Bronchopulmonale Erkrankungen.

Störungen und Besonderheiten
- Mehrfachbestimmung durchführen, da starke Fluktuationen der Spiegel möglich, ggf. Bestätigung durch alternatives Testverfahren.
- Immunglobulin-Subklassen-Mangel kann auch bei im Referenzbereich liegenden quantitativen IgG vorliegen.
- IgG-Subklassen-Mangel kann ohne klinische Relevanz sein.

22.1.3 Immunelektrophorese, Immunfixation $$$

Die Proliferation eines oder einzelner Plasmazellklone bedingt die exzessive Vermehrung eines oder einzelner Immunglobuline. Das Produkt kann ein vollständiges AK-Molekül (schwere und leichte Kette) oder ein unvollständiges AK-Molekül (schwere Ketten bzw. Fc-Stück bei „Schwerkettenerkrankung", leichte Ketten „Leichtkettenerkrankung", Bence-Jones-Proteine) sowie Kombinationen von vollständigen AK-Molekülen und Leichtketten oder oligoklonalen Gammopathien sein. Als Screeninguntersuchung dient die Eiweißelektrophorese des Serums und des Urins (z. B. schmalbasiger Peak in γ-Globulinfraktion, M-Gradient). Die Monoklonalität wird mittels Immunfixation bewiesen.

Indikationen
- V.a. monoklonale Gammopathie, Bence-Jones-Proteinurie.
- DD Dysproteinämie, Hyperproteinämie (atypische Serumeiweißelektrophorese, M-Gradient).
- DD stark beschleunigter BSG.
- DD osteolytischer Herdbefunde im Röntgen.

Untersuchungsmaterial
Serum, Urin.

Bestimmungsmethode

- **Immunelektrophorese:** Elektrophoretische Auftrennung der Serumproteine mit anschließender Immunpräzipitation mittels Antiseren gegen humane Immunglobuline oder Teile davon (schwere und leichte Ketten).
- **Immunfixationselektrophorese (Methode der Wahl):** Prinzip wie Immunelektrophorese bei wesentlich höherer Nachweisempfindlichkeit.

Tab. 22.5 Referenzbereiche Immunfixation

Serum	Monoklonale Bande
Urin	Nicht nachweisbar

Bewertung

Nachweis monoklonaler Gammopathie mit Klassifikation und Typisierung, jedoch ohne Einschätzung der Dignität.

- **Plasmozytom:**
  - Häufigste Formen: Typ IgG (60 %), Typ IgA (18 %), Leichtketten (κ, λ, 14 %).
  - Seltene Formen, Sonderformen: Typ IgD, IgE (jeweils < 0,5 %), primär solitäres Plasmozytom, primär extraossäres Plasmozytom, nicht sekretorisches Plasmozytom (< 1 %), primäre Plasmazellleukämie (häufig IgD, IgE).
  - Ergänzende Befunde, Malignitätskriterien: Häufig Hyperkalzämie, AP meist normal (geringe Aktivität der Osteoblasten), diffuse Hypogammaglobulinämie (Suppression der nicht betroffenen Klasse), Bence-Jones-Proteinurie, Knochenmarksplasmozytose > 10 %.
- **Waldenström-Krankheit:** Monoklonale IgM-Erhöhung ohne osteolytische Knochenherde. Häufig ausgeprägtes Hyperviskositätssyndrom (wie auch beim IgM-Plasmozytom).
- **Monoklonale Gammopathie unspezifischer Signifikanz** (MGUS): Wichtigstes differenzialdiagnostisches Problem. MGUS häufiger als Plasmozytom. Kriterien für Benignität: M-Komponente < 20 g/l, keine Bence-Jones-Proteinurie, Knochenmarksplasmozytose < 5 %, β_2-Mikroglobulin (Prognoseparameter bei Plasmozytom). 11 % der Pat. mit MGUS entwickeln im Verlauf ein Plasmozytom (→ Verlaufsbeobachtung).
- **Sonstiges:** Lymphoproliferative Erkrankungen, Schwerkettenkrankheit, Kryoglobulinämie, Amyloidose, transiente monoklonale Gammopathie bei Infektionen.

Störungen und Besonderheiten

- Immunelektrophorese des Liquors nur bei monoklonalen Gammopathien bei ZNS-nahen lymphoretikulären Tumoren, kein Nachweis von oligoklonalen Immunglobulinbanden durch diese Technik (▶ 15.5.5).
- Stabilität der Proben: Bei 4 °C für 3–4 d. Probenversand möglich.

22.2 Komplementsystem $$$

Peter Kern

Das Komplementsystem ist ein aus vielen Komponenten aufgebautes kompliziertes Enzymsystem. Seine Einzelkomponenten finden sich als inaktive Vorläufer im Blut und können im Verlauf einer Abwehrreaktion aktiviert werden. Die stufenweise Aktivierung kann auf zwei Arten erfolgen:

- **Klassischer Weg:** Die Antigen-/Antikörper-Komplexe binden die Komplementkomponenten C1q, C4 und C2 und setzen so die Enzymkaskade in Gang.
- **Lektin-Weg:** Das im Plasma vorkommende Mannose bindende Protein (MBP) wird nach Bindung an mannosehaltige Kohlenhydrate auf Mikroorganismen aktiviert und initiiert die Kaskade über C4 und C2. MBP-assoziierte Serumproteasen sind direkt in der Lage C3 zu spalten und die Kaskade in Gang zu setzen
- **Alternativer Weg:** Oberflächenstrukturen, Lipopolysaccharide etc. können als Auslöser über die Faktoren B, D und P fungieren.
- In allen Fällen wird die Kaskade mit den Komponenten C3, C5, C6, C7, C8 und C9 beendet **(terminaler Weg).** Die Bestimmung der Faktoren bildet einen Indikator von Immunkomplexkrankheiten mit Komplementverbrauch.

22

Indikationen

- **Komplementfaktoren C3, C4:** V.a. Immunkomplexkrankheiten (Diagnostik, Verlaufsbeurteilung), DD Glomerulonephritis, DD Vaskulitis, systemischer Lupus erythematodes, Kryoglobulinämie.
- **Komplementfaktor C1-INH:** V.a. hereditäres angioneurotisches Ödem (C1-Esterase-Inhibitormangel).

Untersuchungsmaterial

Serum.

Bestimmungsmethode

- **Laser-Nephelometrie:** Proteinkonzentation der Einzelkomponenten.
- **Gesamthämolytische Aktivität:** Funktioneller Globaltest. CH_{100} klassischer Weg, AP_{100} alternativer Weg. Mit AK beladene Schafs- bzw. Kaninchenerythrozyten werden durch Komplementfaktoren des Patientenserums lysiert. Die kommerzielle Herstellung der Testbestecke wurde eingestellt.
- **Hämolytische Aktivität von Einzelkomponenten:** Funktionelle Untersuchungen. Inkubation des Serums mit spezifischen Mangelplasmen (Testprinzip wie gesamthämolytische Aktivität). Nur in hierfür spezialisierten Laboratorien möglich.

Tab. 22.6 Referenzbereiche Komplementsystem (Proteinkonzentration)

Parameter	Referenzbereiche (IFCC-Standard)
C3c	0,80–1,80 g/l
C3	0,75–1,35 g/l
C4	0,09–0,36 g/l
C1q	0,05–0,25 g/l
C1-Esterase-Inhibitor	15–35 mg%

Bewertung

Die Komplementfaktoren C3, C4 sind besser zur Verlaufsbeurteilung geeignet.

- **Erhöhte Werte:** Akute-Phase-Reaktion ohne diagnostische Relevanz. Mögliche Ursache falsch normaler Werte.
- **Erniedrigte Werte:**
  - Immunkomplexerkrankungen: Eigentlicher, diagnostischer Nutzen. Korrelation mit Krankheitsaktivität. SLE, Glomerulonephritiden, postinfektiöser Vaskulitis, Kryoglobulinämie.
  - Hereditärer Mangel an Komplementfaktoren: Feindifferenzierung der Einzelfaktoren Speziallaboratorien vorbehalten.
  - Nicht immunkomplexbedingte Erkrankungen: Chronische Entzündungen, Neoplasien.

Störungen und Besonderheiten

Die Bestimmung der Proteinkonzentrationen von C3 und C4 ist ein sehr unempfindlicher Parameter zur Erkennung einer Komplementaktivierung. Falsch niedrige Werte: Verzögerte Probenbearbeitung durch proteolytischen Abbau der Komplementfaktoren.

22.3 Immunkomplexe $$$

Peter Kern

Immunkomplexe bestehen aus dem AG und dem gegen dieses gebildeten AK. Diese Proteinaggregate sind fähig, Komplement zu binden. Übersteigt die Menge der gebildeten Immunkomplexe die Aufnahmefähigkeit der Phagozyten, können zirkulierende Immunkomplexe im Serum nachgewiesen werden. Ablagerungen von Immunkomplexen können durch Komplementaktivierung Organschäden verursachen.

Indikationen

Immunkomplexkrankheiten (Therapiekontrolle): Systemischer Lupus erythematodes, Vaskulitiden, post-, parainfektiöse Immunkomplexkrankheit, IgA-Nephropathie.

Untersuchungsmaterial

Serum.

Bestimmungsmethode

- **Präzipitation mit Polyethylenglykol** (PEG) und Nachweis der beteiligten Immunglobuline mittels radialer Immundiffusion.
- **C1q-Bindungstest (Nephelometrie):** Mit humanem Komplementfaktor C1q beschichtete Polystyrolpartikel werden bei Mischung mit Proben, die zirkulierende Immunkomplexe enthalten, agglutiniert. Testbesteck wird kommerziell nicht mehr angeboten.
- **C1q-Festphasen-ELISA:** Höhere Spezifität und Sensitivität. Nachweis zirkulierender IgG-Immunkomplexe.

Tab. 22.7 Referenzbereiche Immunkomplexe

Immunkomplex IgG	Bis 110 µg/ml
Immunkomplex IgA	Bis 25 µg/ml
Immunkomplex IgM	2–115 µg/ml
Immunkomplex C1q	20–90 µg/ml
Immunkomplex C3c	5–30 µg/ml
Immunkomplex IgG (ELISA)	≤ 55 µg/ml
Immunkomplex CIC	5 µg/ml

Methodenabhängig. Werte für PEG-Präzipitation und ELISA.

Bewertung

Der Nutzen liegt in erster Linie in Verlaufsbeurteilung und Therapiekontrolle von Immunkomplexkrankheiten. Der diagnostische Wert ist gering. Einzelbestimmung ohne Aussagekraft. Persistierende Erhöhung weist auf chronisch aktive Grunderkrankung hin. Normalisierung gilt als Hinweis für Therapieerfolg.

Erhöhte Werte:

- Autoimmunerkrankungen, Glomerulonephritiden, bakterielle und virale Infektionskrankheiten, maligne Erkrankungen, chronisch entzündliche Darmerkrankungen, chronische Hepatopathien, zystische Fibrose.
- IgA-Immunkomplexe: IgA-Nephropathie, Purpura Schoenlein-Henoch.
- Bei Gesunden in geringer Konzentration nachweisbar.

Störungen und Besonderheiten

- Nachweismethoden derzeit nicht standardisiert. Ergebnisse unterschiedlicher Laboratorien nicht miteinander vergleichbar.
- Untersuchung spezifischer Immunkomplexe bei bekanntem AG sind nicht etabliert.
- Stabilität der Probe: Wegen Instabilität der Immunkomplexe sofortiges Abseren erforderlich. Stabilität bei –70 °C max. 2 Mon.

22.4 Autoantikörperdiagnostik

22.4.1 Diagnosestrategie

Peter Kern und Bernhard Otto Böhm

Autoantikörper Schilddrüse ▶ 16.

Die Gruppe der Autoimmunerkrankungen ist sehr heterogen. Die Diagnose einer Autoimmunerkrankung kann nicht allein auf der Basis von Laborbefunden gestellt werden, entscheidend sind Klinik und insbes. der Krankheitsverlauf.

Laborparameter können dabei zur Diagnosesicherung und zur Beurteilung der Krankheitsaktivität herangezogen werden. Bei Manifestation einiger Autoimmunerkrankungen müssen typische Marker noch nicht nachweisbar sein.

Andererseits sind Autoantikörper häufig bereits vor klinischer Manifestation einer Autoimmunerkrankung nachweisbar. Ein klassisches Beispiel hierfür ist die polyglanduläre Autoimmunität (Kombinationen aus Diabetes mellitus Typ 1, Addison-Krankheit, Schilddrüsenautoimmunität).

Tab. 22.8 Autoantikörper bei nicht-organspezifischen Immunkrankheiten

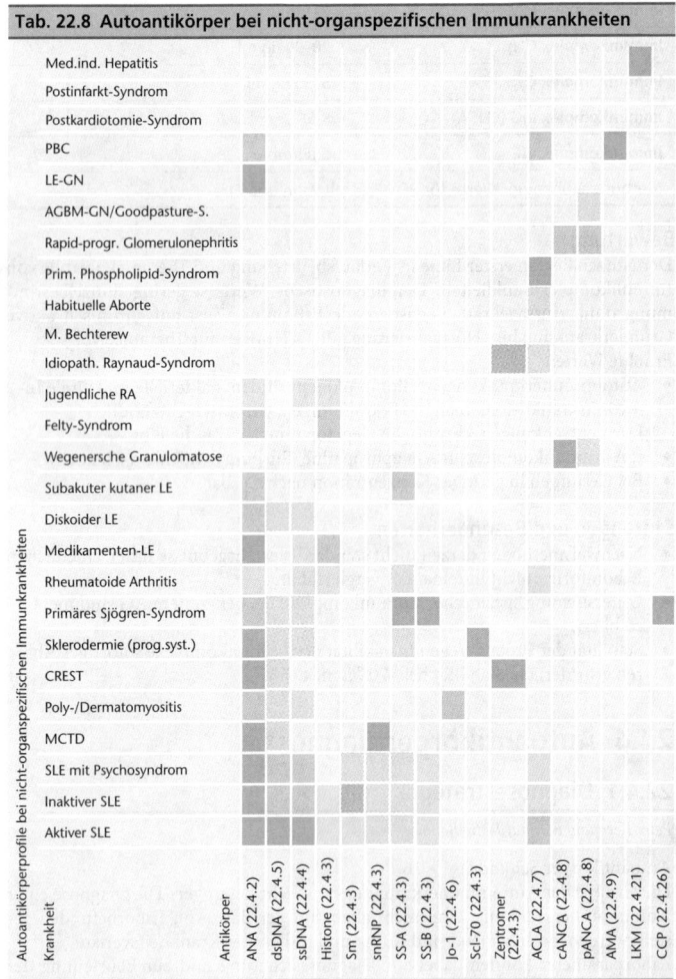

Autoantikörperprofile bei nicht-organspezifischen Immunkrankheiten

Krankheit	ANA (22.4.2)	dsDNA (22.4.5)	ssDNA (22.4.4)	Histone (22.4.3)	Sm (22.4.3)	snRNP (22.4.3)	SS-A (22.4.3)	SS-B (22.4.3)	Jo-1 (22.4.6)	Scl-70 (22.4.3)	Zentromer (22.4.3)	ACLA (22.4.7)	cANCA (22.4.8)	pANCA (22.4.8)	AMA (22.4.9)	LKM (22.4.21)	CCP (22.4.26)
Med.ind. Hepatitis																■	
Postinfarkt-Syndrom																	
Postkardiotomie-Syndrom																	
PBC	■																
LE-GN	■																
AGBM-GN/Goodpasture-S.																	
Rapid-progr. Glomerulonephritis													■	■			
Prim. Phospholipid-Syndrom												■					
Habituelle Aborte												■					
M. Bechterew																	
Idiopath. Raynaud-Syndrom											■						
Jugendliche RA	■																
Felty-Syndrom	■																
Wegenersche Granulomatose													■				
Subakuter kutaner LE	■						■										
Diskoider LE	■																
Medikamenten-LE	■			■													
Rheumatoide Arthritis	■																■
Primäres Sjögren-Syndrom	■						■	■									■
Sklerodermie (prog.syst.)	■									■							
CREST	■										■						
Poly-/Dermatomyositis	■								■								
MCTD	■					■											
SLE mit Psychosyndrom	■	■															
Inaktiver SLE	■	■															
Aktiver SLE	■	■	■														

Organspezifische Auto-AK sind Marker für Autoreaktivität. Ihr Vorhandensein ist nicht in jedem Falle gleichzusetzen mit dem Vorliegen einer Autoimmunerkrankung.
Sie werden vor allem bei Älteren in einem gewissen Prozentsatz ohne Krankheitswert gefunden (z. B. Rheumafaktor, ANA, Schilddrüsen-AK).

22.4.2 Antinukleäre Antikörper (ANA) $$$

Peter Kern

Die für die Diagnostik wichtigsten Autoantikörper (Auto-AK). Sie umfassen alle Auto-AK gegen nukleäre Antigene im Zellkern und im Zytoplasma. Die molekulare Charakterisierung der Zielstrukturen der Auto-AK ist weit fortgeschritten. Die ANA Spezifitäten werden unter dem Oberbegriff ENA (extrahierbare nukleäre oder zytoplasmatische Antigene) näher eingegrenzt (▶ 22.4.3). Diagnostisch relevante Auto-AK sind meist hochaffine Immunglobuline vom IgG-Isotyp.

Indikationen
Autoimmunerkrankungen, Erkrankungen aus dem rheumatischen Formenkreis. Serositis, z. B. Perikarditis, Pleuritis; rezidivierende Thrombophlebitiden; habituelle Aborte; Fieber unklarer Genese.

Untersuchungsmaterial
Serum.

Bestimmungsmethode
- **Indirekter Immunfluoreszenztest (IFT):** Auf Gewebekulturzellen (HEp-2-Zellen) wird Patientenserum in verschiedenen Verdünnungsstufen inkubiert. AK gegen Zellkernstrukturen (ANA) werden dann mit einem fluoreszierenden Anti-Immunglobulin-Antiserum sichtbar gemacht. Das Fluoreszenzmuster gibt Hinweise auf die Spezifität des AK.
- **ELISA:** Als Antigene dienen unterschiedlich definierte Zellkernpräparationen. Als Suchtest oft nur geringe Korrelation mit Immunfluoreszenzverfahren, keine Beurteilung des Fluoreszenzmusters möglich.

Tab. 22.9 Referenzbereiche Antinukleäre Antikörper (ANA)

IFT	Titer ≤ 1 : 80
ELISA	Herstellerspezifisch

Bewertung erhöhter Werte
- Ein positiver ANA-Befund mit bestimmtem Fluoreszenzmuster weist auf eine Autoimmunerkrankung hin. Die Spezifität des AK muss mit weiteren Assays gesichert werden (z. B. ENA). Hohe Titer (> 1 : 320) machen die Diagnose einer Autoimmunerkrankung wahrscheinlicher.
- SLE: Negativer Titer schließt Erkrankung mit hoher Wahrscheinlichkeit aus. Die extrem hohen Titer schwanken oft. Sie können nur schlecht für die Beurteilung der Krankheitsaktivität genutzt werden. **Cave:** Bei negativem ANA-Titer und anhaltendem V.a. SLE Untersuchung auf dsDNS-Antikörper anschließen.

Tab. 22.10 Nachweis Antinukleärer Antikörper (ANA)

Erkrankung	Prozentuale Häufigkeit
Systemischer Lupus erythematodes (SLE)	95
Kutane LE-Formen	20–60
Medikamenteninduzierter LE	95
Sharp-Syndrom	95
CREST-Syndrom	95
Sjögren-Syndrom	50–95
Panarteriitis nodosa	20
Hämolytische Anämie (AIHA)	50
Felty-Syndrom	60–95
Rheumatoide Arthritis	20–50
Autoimmunhepatitis	60–100
Primär biliäre Zirrhose (▶ 22.4.9)	40
Virushepatitis (▶ 28.5)	30
Alkoholtoxische Leberzirrhose	30
Alveolitis/Lungenfibrose	20–60
Thyreoiditis	20–40
Leukämien	30–70
Malaria	30
Schwangerschaft	< 10
Bei Schwangerschaftskomplikationen	0–50
Normalpersonen > 60 J.	bis zu 30
< 60 J.	bis zu 8

Störungen und Besonderheiten

- Ergebnis von Materialgüte und Untersucher abhängig → eingeschränkte Vergleichbarkeit unterschiedlicher Laboratorien.
- Falsch negative Werte: Unter immunsuppressiver Therapie.
- Stabilität der Probe: Bei 4 °C mehrere Wo., normaler Postversand möglich.

22.4.3 Extrahierbare nukleäre Antigene (ENA) $$$

Peter Kern

ENA ist als Oberbegriff für ANA-Spezifitäten noch im Gebrauch und erklärt sich historisch durch die Extraktion nukleärer, nukleolärer bzw. subzellulärer Antigene aus dem Zellkern bzw. aus dem Zytoplasma. Heute sind viele der „extrahierbaren" nukleären AG molekular definiert. Es gibt jedoch bisher noch keine einheitliche Nomenklatur. Die Benennung erfolgte entweder nach den Anfangsbuchstaben des Pat., bei welchem der entsprechende AK zuerst nachgewiesen wurde (z. B. Sm nach „Smith", Ro, La, Mi, Jo, Ku) oder nach der biochemischen Struktur des AG, gegen welches der Auto-AK gerichtet ist (RNP = Ribonukleoprotein) oder nach dem Krankheitsbild, bei dem diese AK zuerst nachgewiesen wurden (SS-A, SS-B: Sjögren-Syndrom; Scl-70: Sklerodermie). Seren gesunder Blutspender und von Pat. mit anderen Erkrankungen sind nur in Einzelfällen positiv.

Tab. 22.11 Nomenklatur der ANA-Spezifitäten (ENA)

Bezeichnung	Charakterisierung	Krankheitsassoziation
U1-RNP	Proteinkomponenten der uridinreichen Ribonukleoproteinkomplexe, 68-kDa-Protein aus dem U1-sn-RNP-Komplex	SLE, Sjögren-Syndrom, Sklerodermie, Polymyositis, MCTD
Sm	Smith-Antigene (Patientenname), antigene Determinante komplexiert zu snRNA (sn = small nuclear)	SLE
SS-A (Ro)	Robert-Antigen (Patientenname) oder Soluble-substance-A-nuclear-antigen, 61-kDa- und 52-kDa-Proteine	SLE, neonataler SLE mit Herzblock, Sjögren-Syndrom
SS-B (La)	Lane-Antigen (Patientenname) oder soluble-substance-B-nuclear-antigen, 43-kDa-Protein	SLE, Sjögren-Syndrom
Scl-70	Scleroderma-Antigen 70 kDa, Topoisomerase I	Sklerodermie, progressive systemische Sklerodermie (PSS)
CENP-B	Centromer-Protein B	Sklerodermie, CREST-Syndrom
Histone	Histonproteine (basische Proteine) und Histonkomplexe	SLE, medikamenteninduzierter LE
PM-Scl	Polymyositis-Sklerodermie-Antigen 100 kDa	Polymyositis-Sklerodermie-Überlappungssyndrome
PCNA	PCNA-(proliferating cell nuclear antigen-)antigene Determinante reagiert mit einem 35-kDa-Protein(Cyclin)	SLE bei 3% der Pat.
Fibrillarin	Protein des U3-RNP	Sklerodermie, CREST-Syndrom

Indikationen
Spezifität der erhöhten ANA-Titer, Differenzierung von Kollagenosen und Vaskulitiden.

Untersuchungsmaterial
Serum.

Bestimmungsmethode
- **ELISA:** Testqualität abhängig von AG-Fixation auf der Platte. In kommerziellen Assays häufig definierte Kombinationen. Qualitativer Nachweis.
- **Immunoblot:** Hoch empfindlicher, sensitiver Test. Semiquantitativer Nachweis.
- **Doppelgeldiffusionstest nach Ouchterlony:** Klassische Nachweismethode. Lösliches AG und spezifischer AK diffundieren und reagieren im Gelmilieu. AG-AK-Reaktion wird als Präzipitationslinie sichtbar. Mit monospezifischen Referenzseren kann die immunologische Identität und damit die ENA-Spezifität ermittelt werden. Semiquantitativer Nachweis.
  - **Vorteile:** Paralleler Nachweis mehrerer Antigene, relativ kostengünstig, hohe diagnostische Spezifität für Kollagenosen (niedrigaffine AK werden oft nicht erkannt).
  - **Nachteile:** Ergebnis abhängig von AG-Präparation, schlecht standardisierbar; geringere Empfindlichkeit als ELISA, Immunoblot.

Tab. 22.12 Referenzbereiche ANA Spezifitäten (ENA)

ELISA, Immunoblot, Doppelgeldiffusion	Negativ

Bewertung erhöhter Werte

Tab. 22.13 Häufigkeit der wichtigsten kollagenoseassoziierten Autoantikörper

Krankheiten	Autoantikörper	Häufigkeit (%)
SLE	Anti-dsDNA Anti-Histone Anti-Sm Anti-RNP Anti-SS-A/Ro Anti-SS-B/La Anti-PCNA	40–90 70 30 32 35 10–40 3
Medikamenteninduzierter LE	Anti-Histone	95
Subakut-kutaner LE	Anti-SS-A/Ro	65
MCTD	Anti-RNP	95
Sjögren-Syndrom	Anti-SS-A/Ro Anti-SS-B/La	60 40–80
Sklerodermie	Anti-Scl-70 Anti-PM-Scl	70 3
CREST-Syndrom	Anti-Zentromer	70–80
Myositiden	Anti-Jo-1 Anti-PM-Scl 100	25–30 8

Störungen und Besonderheiten
Ergebnis von der Qualität der Serumprobe und dem benutzten Testsystem abhängig (eingeschränkte Vergleichbarkeit unterschiedlicher Laboratorien).

22.4.4 Einzelstrang-DNA-Antikörper (ssDNA) $$$

Peter Kern

Indikationen
DD der Kollagenosen (s.u.), medikamenteninduzierter Lupus, juvenile rheumatoide Arthritis.

Untersuchungsmaterial
Serum.

Bestimmungsmethode
ELISA.

Tab. 22.14 Referenzbereich Einzelstrang-DNA-Antikörper (ssDNA)	
ELISA	< 10 U/ml

Bewertung erhöhter Werte
Die diagnostische Relevanz des Parameters ist gering. Bedeutung bei ANA-negativen Kollagenosen. Anti-ssDNA dann in 10–20 % positiv.
- **Lupus erythematodes:** Positiv bei > 80 % der Pat. mit aktiver Erkrankung. Auch nachweisbar bei medikamenteninduziertem LE (im Gegensatz zu Anti-dsDNA).
- **Sonstige Erkrankungen:** (Juvenile) rheumatoide Arthritis (35–50 %), fast alle Kollagenosen, Autoimmunhepatitiden.

Störungen und Besonderheiten
Falsch positive Werte bei entzündlichen Prozesse, Malignomen. **Cave:** Geringe Spezifität für autoimmunologische Erkrankungen.

22.4.5 Doppelstrang-DNA-Antikörper (dsDNA) $$$

Peter Kern

Die Zielantigene dieser Auto-AK-Gruppe sind DNA, DNA-Protein-Komplexe und chromatinassoziierte Proteine.

Indikationen
- Systemischer Lupus erythematodes: Diagnosesicherung bei positivem Screening auf ANA; V.a. SLE und negatives Screening auf ANA.
- Andere Kollagenosen und Autoimmunopathien.

Untersuchungsmaterial
Serum.

22

Bestimmungsmethode

- **Radioimmunoassay („Farr-Assay"):** Radioaktiv markierte DNA wird durch AK des Serums gebunden und ausgefällt. Nachweis hochaffiner Auto-AK.
- **ELISA:** Hohe Sensitivität, geringe Spezifität (Kreuzreaktion von Auto-AK gegen Einzelstrang-DNA). Als Suchtest vor der aufwändigeren radioaktiven Bestimmung. Im ELISA werden auch niedrigavide dsDNA-Antikörper erfasst.
- **Immunfluoreszenz mit Crithidien:** Kinetoblast der Flagellaten dient als antigenes Target. IFT wie ANA-Bestimmung. Titerangabe möglich. Methode zweiter Wahl.

Tab. 22.15 Referenzbereiche Doppelstrang-DNA-Antikörper (dsDNA)

RIA	< 10 U/ml
ELISA	Herstellerspezifisch
Crithidia luciliae IFT	Titer < 1 : 10

Bewertung erhöhter Werte

- **Systemischer Lupus erythematodes:** Im aktiven Stadium bei 70–95 % nachweisbar (Farr-Assay). Beim medikamenteninduzierten Lupus kein Nachweis von Anti-dsDNA.
- **Andere Autoimmunopathien:** Nachweis zwischen 10 und 30 %. Titerverlauf korreliert in unterschiedlicher Ausprägung mit Krankheitsaktivität. Häufige Assoziation mit Immunkomplexnephritis.
- **Gesunde Normalpersonen:** Anti-dsDNA nicht nachweisbar.

Störungen und Besonderheiten

- Radioimmunoassay ist sensitiver als IFT jedoch weniger spezifisch.
- Bei Krankheitsbeginn Nachweis niedrigaffiner AK möglich.

22.4.6 Antizytoplasmatische Antikörper (ACPA) $$$

Peter Kern

Auto-AK gegen Translations- und Translokationsproteine, ribosomale und mitochondriale Proteine sowie Proteine des Golgi-Apparates.

Tab. 22.16 Nomenklatur antizytoplasmatischer Antikörper (ACPA)

Bezeichnung	Autoantikörper gegen	Krankheitsassoziation
Jo-1	Histidyl-tRNA-Synthetase	Polymyositis, Dermatomyositis
Non-Jo-1	Aminoacyl-tRNA-Synthetase, z. B. PL-7, PL-12	Polymyositis, Dermatomyositis, Pneumonitis, Myositis, Raynaud-Syndrom, interstitielle Lungenerkrankungen, Arthritis
SRP	Zytoplasmatischer RNP-Komplex und tRNA ähnlichem Molekül (signal recognition particle)	Polymyositis

Indikationen

- **Polymyositis, Dermatomyositis:** DD Mischkollagenosen mit assoziierter Polymyositis oder Dermatomyositis; DD Myositiden.
- **Antisynthetase-Syndrom:** Klinische Unterform der Polymyositis.

Untersuchungsmaterial

Serum.

Bestimmungsmethode

- **ELISA:** Nachweis von AK gegen rekombinante Histidyl-tRNA-Synthetase (Jo-1).
- **Immunfluoreszenz:** HEp-2-Zellen als Substrat. Nicht alle kommerziell angebotenen HEp-2-Zellen sind gleichermaßen zum Screening auf AK gegen tRNA-Synthetasen geeignet. Im Zytoplasma granuläres Fluoreszenzmuster.

Tab. 22.17 Referenzbereich antizytoplasmatische Antikörper (ACPA)

ELISA, IFT	Negativ

Bewertung erhöhter Werte

- **Jo-1-Antikörper:** Nachweis bei Polymyositis häufiger als bei Dermatomyositis (54 % Polymyositis, 40 % Dermatomyositis, 6 % Myositis bei anderen Kollagenosen). Zusammenhang der Auto-AK-Titer mit der Aktivität der Myositis wird diskutiert. Über 50 % der Anti-Jo-1-positiven Pat. haben oder entwickeln eine interstitielle Lungenfibrose.
- **Non-Jo-1-Antikörper:** Häufiger bei Dermatomyositis.

Störungen und Besonderheiten

Ein Hinweis auf das Vorhandensein von Jo-1-AK ist eine granuläre zytoplasmatische Fluoreszenz auf HEp-2-Zellen. Bei einem Jo-1-typischen Muster in der Immunfluoreszenz an HEp-2-Zellen und fehlendem Nachweis von Anti-Jo-1 im ELISA an AK gegen andere tRNA-Synthetasen denken.

22.4.7 Phospholipid-Antikörper (ACLA) $$$

Peter Kern

Hinsichtlich Spezifität, Isotyp und Affinität sehr heterogene Gruppe von Auto-AK. Sie lassen sich mit zwei Testverfahren erfassen, mit Anti-Cardiolipin-Antikörpern (ACLA) und im Lupus-Antikoagulans-Test. Ein höhertitriger Nachweis von ACLA ist mit einem erhöhten Risiko rezidivierender Thrombosen, rezidivierender Aborte und Thrombopenien verbunden. Die resultierenden Syndrome werden als „primäres" Anti-Phospholipid-Syndrom oder als „sekundäres" Anti-Phospholipid-Syndrom bei Kollagenosen beschrieben.

Indikationen

- **Primäres Anti-Phospholipid-Syndrom (APLS):** DD rezidivierende venöse und/ oder arterielle Thrombosen bei Personen < 45 J, DD ungeklärte habituelle Aborte, DD Thrombopenie, hämolytische Anämien.
- **Sekundäres APLS** (mit gleicher Klinik) bei SLE und Kollagenosen.

Untersuchungsmaterial
Serum.

Bestimmungsmethode
- ELISA: Cardiolipin-AK lassen sich für jede Immunglobulinklasse getrennt bestimmen.
- Lupusantikoagulans (▶ 24.13.2).

Tab. 22.18 Referenzbereich Cardiolipin-Antikörper ELISA

Bewertung	IgG	IgM	IgA
Negativ	< 12 U/ml	< 6 U/ml	< 10 U/ml
Grenzwertig	12–18 U/ml	6–10 U/ml	10–13 U/ml
Positiv	> 18 U/ml	> 10 U/ml	> 13 U/ml

Bewertung
- **Erhöhte Werte:**
  - Anti-Phospholipid-Syndrom (APLS):
  - Reproduzierbarer Nachweis von Anti-Phospholipid-AK und/oder Lupus-Antikoagulans.
  - Gehäuftes Auftreten von Thrombosen, habituellen Aborten (Plazentainfarkte).
  - Sekundäres APLS: ~40 % der Pat. mit SLE haben Anti-Cardiolipin-AK.
  - Sonstige Erkrankungen: Fast alle Kollagenosen, temporär nach Viruserkrankungen und bakteriellen Infektionen, malignen Erkrankungen, hämopoetischen Systemkrankheiten, Myasthenia gravis, Multiple Sklerose, medikamentenassoziierte Lupusphänomene.
- **Isotypisierung der Anti-Cardiolipin-Antikörper (ACLA):** Klinische Relevanz wird kontrovers diskutiert. Auftreten aller drei Immunglobulinklassen ist beschrieben:
  - **IgG-AK:** Korrelieren eher mit venösen Thrombosen.
  - **IgM-AK:** Vielfach bei habituellen Aborten oder arteriellen Thrombosen, häufiger bei Kindern.
  - **IgA-AK:** Bei Sjögren-Syndrom oder Schoenlein-Henoch-Sy.

22.4.8 Anti-Neutrophilen-Cytoplasma-Antikörper (ANCA) $$$

Peter Kern

Auto-AK, die gegen verschiedene, in den Granula neutrophiler Granulozyten und Monozyten lokalisierte Enzyme (ANCA) gerichtet sind. Enge Assoziation mit systemischen, nekrotisierenden Vaskulitiden wie der Wegener-Granulomatose, der mikroskopischen Polyangiitis, der rasch progressiven Glomerulonephritis und dem Churg-Strauss-Syndrom. Es werden zytoplasmatische ANCA (cANCA) und perinukleäre ANCA (pANCA) unterschieden.

Indikationen

Wegener-Granulomatose, nekrotisierende Vaskulitis, mikroskopische Polyarteriitis, Polyarteriitis nodosa, Churg-Strauss-Syndrom, rapid progressive Glomerulonephritis, sklerosierende Glomerulonephritis, chronisch entzündliche Darmerkrankungen (überwiegend bei der Colitis ulcerosa).

Untersuchungsmaterial

Serum.

Bestimmungsmethode

- Indirekte Immunfluoreszenz (IFT): An ethanolfixierten Granulozyten.
- ELISA mit gereinigtem Antigen: cANCA → neutrale Proteinase 3 (PR3-ANCA). pANCA → Myeloperoxidase.

Tab. 22.19 Referenzbereiche Anti-Neutrophilen-Cytoplasma-Antikörper (ANCA)

Bestimmungsmethode	cANCA	pANCA
IFT	Negativ	Negativ
ELISA positiv	≥ 15 U/ml	≥ 15 U/ml
Grenzwertig	10–15 U/ml	10–15 U/ml
Negativ	< 10 U/ml	< 10 U/ml

Bewertung
Erhöhte Werte:

Tab. 22.20 Sensitivität der Anti-Neutrophilen-Cytoplasma-Antikörper (ANCA)

	cANCA (%)	pANCA (%)
Wegener-Granulomatose	85	10
Mikroskopische Polyarteriitis	45	45
Churg-Strauss-Syndrom	10	65
Polyarteriitis nodosa	5	15

Außerdem erhöhte Werte bei Colitis ulcerosa (75 %), primär sklerosierender Cholangitis (75 %), primär biliärer Zirrhose (30 %), Enteritis Crohn (20 %), evtl. Autoimmunhepatitis Typ I.

22.4.9 Antikörper gegen Mitochondrien (AMA) $$$

Bernhard Otto Böhm

Es existieren insgesamt 9 Subtypen antimitochondrialer AK (M1–M9). Von besonderer Bedeutung sind AK gegen das M2-Antigen, das von der 2-Oxosäure-Dehydrogenase/Pyruvat-Dehydrogenase repräsentiert wird und v.a. Zielantigen von Auto-AK bei primärer billiärer Zirrhose (PBC) ist.

Indikationen
V.a. primär biliäre Zirrhose, Autoimmunhepatitis.

Untersuchungsmaterial
Serum.

Bestimmungsmethode
- Indirekter Immunfluoreszenztest (IFT): HEp-2-Zellen oder proximale Nierentubuli als Substrat. Erfassung aller Subtypen. Qualitativer Nachweis.
- ELISA: Quantitativer Nachweis.
- Immunoblot: Differenzierung der Untereinheiten M1 bis M9.

Tab. 22.21 Referenzbereiche AK gegen Mitochondrien (AMA)	
IFT	Negativ
ELISA	Negativ

Bewertung erhöhter Werte
- Primär biliäre Zirrhose (PBC): AMA Nachweis in 95 %, AK gegen M2 bei 90–95 % der Pat. Die Bedeutung der übrigen Subtypen antimitochondrialer Auto-AK wird zurzeit kontrovers diskutiert. M4, M8, M9 evtl. geeignet als Prognoseparameter. Titerreduktion bzw. negative AK-Befunde unter Behandlung sind möglich. Häufige Zusatzbefunde bei PBC: AP ↑, IgM ↑ in 80–90 %, Cholesterin ↑, Kryoglobuline.
- Sonstige Erkrankungen: Autoimmunhepatitis, Lues (IFT).

Störungen und Besonderheiten
Stabilität der Proben: Stabil bei 4 °C, normaler Postversand möglich.

22.4.10 Antikörper gegen Parietalzellen des Magens (PCA) $$$

Bernhard Otto Böhm

Auto-AK gegen die Protonenpumpe zeigen Untergang der Parietalzellen des Magens an. Folgen sind verminderte Säuresekretion (Achlorhydrie) und Intrinsic-Faktor-Mangel durch verminderte Synthese mit Vitamin-B_{12}-Malabsorption (Vitamin B_{12}, Schilling-Test ▶ 13.1.4; Homocystein-Spiegel – biochem. Vitamin-B_{12}-Mangel ▶ 6.7.2), funikulärer Myelose (vgl. ▶ 13.1.3) und perniziöser Anämie (▶ 23.1.1).

Indikationen
Perniziöse Anämie, chronisch atrophische Typ-A-Gastritis, Schilddrüsenautoimmunität, V.a. immune Polyendokrinopathie.

Untersuchungsmaterial
Serum.

Bestimmungsmethode
ELISA mit gereinigtem Zielantigen der Parietalzellen (H^+-K^+-Adenosin-Triphosphatase). Quantitativer Nachweis.

Tab. 22.22 Referenzbereiche Antikörper gegen Parietalzellen des Magens (PCA)

ELISA	< 10 U/ml

Referenzwerte des eingesetzten Testsystems beachten.

Bewertung erhöhter Werte

Tab. 22.23 Nachweis von Partietalzellantikörpern

Erkrankung	Häufigkeit
Perniziöse Anämie	80–90%
Chronische atrophische Gastritis Typ A	20–30%
Polyendokrinopathie	70–80%
Postpartale Thyreoiditis	0–70%
Normalpersonen	Männer bis 10% Frauen bis 20%

22

Störungen und Besonderheiten
Stabilität der Probe bei 4 °C stabil, normaler Postversand möglich.

22.4.11 Antikörper gegen Intrinsic-Faktor

Bernhard Otto Böhm

Indikationen
Perniziöse Anämie, chronisch atrophische Typ-A-Gastritis, Schilddrüsenautoimmunität, V.a. immune Polyendokrinopathie.

Untersuchungsmaterial
Serum.

Bestimmungsmethode
- ELISA mit gereinigtem Intrinsic-Faktor. Quantitativer Nachweis.
- ! ELISA: Referenzwerte des eingesetzten Testsystems beachten.
Test besitzt hohe Spezifität, aber geringere Sensitivität gegenüber PCA-Test.

Bewertung erhöhter Werte

Tab. 22.24 Nachweis von Intrinsic-Faktor-Antikörper

Erkrankung	Häufigkeit
Perniziöse Anämie	50–60%
Normalpersonen	0–8%

22.4.12 Antikörper gegen Nebennierenrindengewebe $$$

Bernhard Otto Böhm

Indikationen
DD Hypokortisolismus mit ACTH-Erhöhung, V.a. autoimmune Polyendokrinopathie, DD Hypogonadismus bei polyglandulärem Autoimmunsyndrom, vermehrtes Hautpigment (POMC-Effekt).

Untersuchungsmaterial
Serum.

Bestimmungsmethode
Immunfluoreszenztest (IFT): An normalem Affen-NNR-Gewebe oder humanem NNR-Gewebe der Blutgruppe 0.

Tab. 22.25 Referenzbereich Antikörper gegen Nebennierenrindengewebe

IFT	Negativ

ELISA: Mit Mikrosomenfraktionen der Antigene aus Steroid produzierenden Zellen. Zielantigene der Auto-AK sind 21-Hydroxylase als Schlüsselenzym der Steroidbiosynthese (Addison-Krankheit ohne polyglanduläre Komponente), 17α-Hydroxylase des P450-Systems oder Cholesterol-Desmolase (SCC = side-chain cleaving enzyme), das den ersten Schritt der Steroidbiosynthese von Cholesterol zu Pregnenolon katalysiert (Auto-AG bei polyglandulärer Autoimmunität Typ I = APS I).

ELISA mit gereinigter 21-Hydroxylase ist spezifischer und sensitiver als IFT-Test. Quantitativer Nachweis.

Tab. 22.26 Referenzbereich Antikörper gegen 21-Hydroxylase

ELISA	Negativ

Bewertung erhöhter Werte
- **Hypokortisolismus mit AK-Nachweis:** Autoimmune Form der Addison-Krankheit, polyglanduläre Autoimmunität (APS Typ 15 Typ 2).
- **Hypokortisolismus ohne AK-Nachweis:** Hypokortisolismus nach Tuberkulose, NNR-Metastasen (Bronchialkarzinom, Mammakarzinom, malignes Melanom), NNR-Einblutung (Waterhouse-Friderichsen-Syndrom, Antikoagulanzientherapie).

Störungen und Besonderheiten
Stabilität der Probe: Bei 4 °C stabil, normaler Postversand möglich.

22.4.13 Antikörper gegen Spermatozoen $$$

Bernhard Otto Böhm

Indikationen
Infertilität und Fertilitätsstörungen; bei Männern Auto-AK; bei Frauen AK vom IgA-Typ.

Untersuchungsmaterial
Serum, Zervixsekret, Ejakulat.

Bestimmungsmethode
ELISA.

Referenzbereich
Assayabhängigkeit, sehr variable Ergebnisse.

Bewertung erhöhter Werte
Bei 10–12 % der ungeklärten Sterilitäten lassen sich AK der Klasse IgG oder IgA gegen Spermatozoen nachweisen. Die für die Infertilität relevanten Zielantigene sind noch nicht ausreichend definiert. **Cave:** Autoagglutination bei der mikroskopischen Untersuchung des Ejakulates ergibt einen Hinweis auf AG-AK-Reaktionen gegenüber Eiweißbestandteilen der Spermatozoen.

Störungen und Besonderheiten
Stabilität der Probe: Bei 4 °C stabil, normaler Postversand möglich.

22.4.14 Antikörper gegen Inselzellen (ICA) $$$

Bernhard Otto Böhm

Die Bestimmung der Inselzell-AK mittels Immunfluoreszenztest ist ein Globaltest, der eine heterogene Gruppe von Auto-AK, die gegen unterschiedliche Inselzellantigene (Glutamat-Decarboxylase [GAD], IA-2, und andere) gerichtet sind, darstellt. GADA- und IA2-AK decken mehr als 90 % aller Inselzell-AK-Populationen ab. Die Sensitivität des IFT ist abhängig von der Güte des eingesetzten Pankreasgewebes. Die Reproduzierbarkeit des ICA-Tests ist bei niedrigen und mittleren AK-Titern beschränkt. Testsysteme, die auf den gereinigten Inselzellantigenen beruhen, können aussagekräftiger sein.
Bei jüngeren Pat. (bis zur Pubertät) und Probanden in der prädiabetischen Phase findet sich häufig folgende AK-Konstellation: ICA positiv, mittelhohe Titer von GADA, Insulin-AK positiv (bestimmt im RIA-Test), während im mittleren und höheren Alter ICA positiv und erhöhte Titer gegen GAD und IA-2 auffallen, während Insulin-AK eher negativ sind.

Indikationen
• Diabetes mellitus Typ 1: Ätiopathogenetische Abklärung, Risikoabschätzung bei erstgradig Verwandten von Typ-1-Diabetikern (Risikobeurteilung), ätiologische Zuordnung eines Gestationsdiabetes.

- DD Typ 1 vom Typ 2 Diabetes mellitus.
- V.a. autoimmune Polyendokrinopathie.

Bestimmungsmethode
Immunfluoreszenztest (IFT) an humanem Pankreasgewebe der Blutgruppe 0.

Tab. 22.27 Referenzbereich Antikörper gegen Inselzellen (ICA)

IFT	< 2 JDF-Units
JDF-Units = Juvenile-Diabetes-Foundation-Units	

Bewertung
Erhöhte Werte:
- Nachweis bei 80 % der Typ-1-Diabetiker zum Zeitpunkt der Manifestation (Klasse IgG).
- Nachweis bei 5 % erstgradig Verwandter von Typ-1-Diabetikern ohne klinische Manifestation.
- ICA-Positivität bei Gestationsdiabetes: Marker für einen Diabetes mellitus Typ 1, der sich in der Schwangerschaft manifestiert hat.
- Hochtitrige ICA: Marker für einen sich zukünftig entwickelnden Diabetes mellitus Typ 1 (bei erstgradig Verwandten eines Typ-1-Diabetikers: Erkrankungseintritt nach 5 J. bis zu 20–50 %).

Störung und Besonderheiten
- Bei Vorliegen antinukleärer AK (ANA) ist der IFT nicht auswertbar.
- Stabilität der Probe: Bei 4 °C stabil, normaler Postversand möglich.

22.4.15 Anti-Glutamat-Decarboxylase-AK (GADA) $$$

Bernhard Otto Böhm

Test weist Antikörper gegen das Inselzellantigen (GAD65) nach. Ergebnisse besser reproduzierbar als beim Globaltest (ICA-Test, ▶ 22.4.14).

Indikationen
- Diabetes mellitus Typ 1: Ätiopathogenetische Abklärung, Risikoabschätzung bei erstgradig Verwandten von Typ-1-Diabetikern, ätiologische Zuordnung eines Gestationsdiabetes, DD Diabetes mellitus Typ 1 bzw. LADA-Typ oder Typ 2.
- Abklärung einer autoimmunen Polyendokrinopathie.

Untersuchungsmaterial
Serum, Plasma.

Bestimmungsmethode
- **Immunpräzipitationstest** mit radioaktiv markierter GAD (spezifisch, hoch sensitiv).
- **ELISA-Test** (spezifisch, wenig sensitiv).
Ergebnisse werden häufig in arbiträren, testabhängigen Units angegeben.

Tab. 22.28 Referenzbereich Anti-Glutamat-Decarboxylase-Autoantikörper (GADA)

ELISA	< 1500 IU/ml
Immunpräzipitation	Abhängig vom Testsystem (< 10% Bindung der Radioaktivität)

Bewertung erhöhter Werte

- Nachweis bei 90 % der Typ-1-Diabetiker bei Manifestation der Erkrankung; bei Manifestation > 20 Lj. häufig hohe AK-Titer.
- Nachweis bei 5–7 % erstgradig Verwandter von Typ-1-Diabetikern ohne klinische Manifestation.
- Nachweis bei 0,5 % der Normalbevölkerung im Altersbereich bis 20 Lj.

Störungen und Besonderheiten

Stabilität der Probe: Bei 4 °C stabil, normaler Postversand möglich.

22.4.16 IA2-AK (Tyrosin-Phosphatase-Antikörper) $$$

Bernhard Otto Böhm

Test weist Antikörper gegen das Inselzellantigen Tyrosin-Phosphatase nach.

Indikationen

- Diabetes mellitus Typ 1: Ätiopathogenetische Abklärung, Risikoabschätzung bei erstgradig Verwandten von Typ-1-Diabetikern, ätiologische Zuordnung eines Gestationsdiabetes, DD Diabetes mellitus Typ 1 oder Typ 2.
- Abklärung einer autoimmunen Polyendokrinopathie.

Untersuchungsmaterial

Serum, Plasma.

Bestimmungsmethode

Immunpräzipitationstest gegen radioaktiv markiertes Inselzellantigen IA2.

Referenzbereich

Je nach Bestimmungsmethode ▶ 22.4.15, Referenzbereich GADA.

Bewertung erhöhter Werte

Die Titerhöhe steht in einer engen Beziehung zum Manifestationszeitpunkt des Diabetes, d.h. der Titer ist bei Auftreten der Hyperglykämie i.d.R. am höchsten.

- Nachweis bei 70 % der Typ-1-Diabetiker in Abhängigkeit von der Erkrankungsdauer.
- Nachweis bei 5 % erstgradig Verwandter von Typ-1-Diabetikern ohne klinische Manifestation.
- Nachweis bei 0,5–1 % gesunder Kontrollpersonen.
- Erhöhte Titer gehen mit erhöhtem Erkrankungsrisiko für einen Diabetes mellitus Typ 1 einher. Kombination mit Anti-GAD erhöht den prädiktiven Wert.

22

Störungen und Besonderheiten
Stabilität der Probe: Bei 4 °C stabil; normaler Postversand möglich.

22.4.17 Antikörper gegen Insulin $$$

Bernhard Otto Böhm

AK gegen Rinder-, Schweine- oder (selten) Humaninsulin. Unter der Insulintherapie eines Diabetes mellitus können zunehmend höhere Insulindosen notwendig werden. Antikörper entstehen auch bei der Behandlung mit Analoginsulinen.

Indikationen
V.a. Insulinresistenz bei insulinpflichtigem .Diabetes mellitus (Insulinbedarf pro d > 1,4 IE Insulin/kg KG).

Untersuchungsmaterial
Serum.

Bestimmungsmethode
ELISA.

Tab. 22.29 Referenzbereich Antikörper gegen Insulin	
ELISA	< 12 IE/ml
Herstellerspezifische Angaben beachten.	

Bewertung erhöhter Werte
- Hochtitrige AK: Häufiger bei einer subkutanen Insulintherapie mit Rinderinsulin.
- Niedrige AK-Titer: Bei Langzeitanwendung von hochgereinigtem Schweineinsulin oder Humaninsulinen.
- Niedrige aber auch hochtitrige AK: Bei Langzeitanwendung von Analoginsulinen.
- ELISA-Test ermöglicht keine Differenzierung der Speziesspezifität der Auto-AK.

Störungen und Besonderheiten
Falsch niedrige Werte: Geringe Insulin-Auto-AK-Titer bei prädiabetischer Insulitis entgehen i.d.R. dem ELISA-Nachweis (geringe Sensitivität). Radioimmunoassays sind sensitiver als die kommerziell verfügbaren ELISA-Systeme, stehen Routinelaboratorien jedoch nicht zur Verfügung.

22.4.18 Antikörper gegen Transglutaminase (tTG) $$$

Bernhard Otto Böhm

Auto-AK der Klasse IgA gegen Gewebstransglutaminase Typ 2. Auto-AK der Klasse IgA und IgG gegen Gewebstransglutaminase (früher als → Endomysium-AK bezeichnet).

Indikationen
- Zöliakie, glutensensitive Enteropathie, einheimische Sprue (Screening und Verlaufsbeurteilung).
- Dermatitis herpetiformis.
- Unklare Anämie (Fe-Mangel u./od. Zinkmangel).
- Gedeih- und Wachstumsstörungen bei Kindern.
- Zeichen der Malassimilation.
- Vorliegen weiterer organspezifischer Autoimmunerkrankungen (Typ-1-Diabetes, Autoimmunthyreoiditis).
- Unklare Erhöhung der Transaminasen.
- Unklare Neuropathie.

Untersuchungsmaterial
Serum.

Bestimmungsmethode
ELISA mit humaner Transglutaminase (tTG) als Antigen.

Tab. 22.30 Referenzbereich Transglutaminase	
ELISA	Herstellerabhängig

22

22.4.19 Antikörper gegen Gliadin $$$

Bernhard Otto Böhm

AK gegen Gliadin treten zusammen mit AK gegen Endomysium bei der Zöliakie auf. Es sind keine Auto-AK, nur Hinweis auf eine Immunreaktion/Allergisierung gegen das Fremdprotein Gliadin.

Indikationen
- Zöliakie, glutensensitive Enteropathie, einheimische Sprue (Screening und Verlaufsbeurteilung).
- Dermatitis herpetiformis.
- Unklare Anämie (Fe-Mangel u./od. Zinkmangel).
- Gedeih- und Wachstumsstörungen bei Kindern.
- Zeichen der Malassimilation.
- Vorliegen weiterer organspezifischer Autoimmunerkrankungen (Typ-1-Diabetes, Autoimmunthyreoiditis).
- Unklare neurologische Symptomatik, Neuropathie.

Untersuchungsmaterial
Serum.

Bestimmungsmethode
ELISA mit gereinigtem Gliadin als AG.

Tab. 22.31 Referenzbereich Antikörper gegen Gliadin	
ELISA	Abhängig vom Testbesteck, Altersabhängigkeit

Bewertung erhöhter Werte

- **Zöliakie, einheimische Sprue:** Spezifität und Sensitivität > 90 % (IgA-AK). Die Titerhöhe ist assoziiert mit Zottenatrophie, unter glutenfreier Kost Normalisierung der AK-Titer (s.u.). Die Kombination aus Gliadin-AK und Transglutaminase-AK (▶ 22.4.18) erreicht die höchste Sensitivität und Spezifität bezügl. Vorliegen einer Zöliakie. Bei positivem AK-Befund besteht eine Indikation zur Dünndarmbiopsie.
- **Dermatitis herpetiformis:** Bis zu 90 % der Pat. haben gleichzeitig milde Verlaufsform einer Zöliakie.

Störungen und Besonderheiten

- Bei IgA-Mangel IgG-AK-Test notwendig.
- Unter glutenfreier Diät können die AK-Titer abfallen und eignen sich daher auch als „Compliance-Marker".
- Falsch positive Befunde: Möglich bei mikrobiell verunreinigten Proben, hämolytischen und lipämischen Proben.
- Stabilität der Probe: Bei 4 °C, normaler Postversand möglich.

22.4.20 AK gegen glomeruläre Basalmembran (Anti-GBM) $$$

Bernhard Otto Böhm

Die AK werden auch häufig als Goodpasture-AK bezeichnet. Sie richten sich gegen Typ-IV-Kollagen. Daneben gibt es AK, die andere Epitope erfassen oder AK gegen Entactin, Laminin und weitere Intermediärfilamente.

Indikationen

Goodpasture-Syndrom: DD rapid-progressive Glomerulonephritis, DD Hämoptoe, Hämoptysen.

Untersuchungsmaterial

Serum.

Bestimmungsmethode

Immunoassay mit gereinigtem AG, indirekter Immunfluoreszenztest.

Referenzbereich

Testabhängige Referenzwerte beachten. Titer < 1 : 10.

Bewertung erhöhter Werte

- **AK-Nachweis im Serum:** Positiver Test im ELISA stellt Diagnosekriterium dar. Bestätigung durch IFT und Immunhistologie. Fehlender AK-Nachweis schließt die Diagnose eines Goodpasture-Syndroms nahezu aus.
- **Immunhistologischer Nachweis:** Typische lineare IgG-Ablagerungen an der Basalmembran. Zielantigen ist der C-Terminus der α3(IV)-Kette des Typ-IV-Kollagens in alveolären und glomerulären Basalmembranen.

Tab. 22.32 Differenzialdiagnose Autoantikörperspektrum bei pulmorenalen Syndromen

Antikörper	Grundkrankheit
Anti-GBM-AK	Goodpasture-Syndrom, Anti-GBM-Glomerulonephritis
cANCA (IFT, ELISA)	Wegener-Granulomatose, idiopathische rapid progressive Glomerulonephritis
pANCA (IFT, ELISA)	Mikroskopische Polyarteriitis, Churg-Strauss-Syndrom, idiopathische rapid progressive Glomerulonephritis
Anti-dsDNA	Lupus erythematodes
Kryoglobuline	Kryoglobulinämie
Ohne Auto-AK	Schoenlein-Henoch-Purpura, postinfektiöse Glomerulonephritis

Störungen und Besonderheiten
- Falsch positive Reaktionen: SLE und andere Erkrankungen mit polyklonaler Immunglobulinvermehrung; immer Bestätigungstest durchführen.
- Stabilität der Probe: Bei 4 °C, normaler Postversand möglich.

22.4.21 Antikörper gegen Liver-Kidney-Mikrosomen-Antigen (LKM) $$$

Bernhard Otto Böhm

LKM-Antikörper erkennen Antigene des Cytchrom-P450-Systems aus Leber und Niere. Im Immunoblot stellt sich eine Bande bei einem Molekulargewicht von 50 kDa, gelegentlich eine zweite Bande bei 52 kDa dar. Es lassen sich drei unterschiedliche Antigene definieren: LKM-1 (Cytochrom P450 IID6), LKM-2 (Cytochrom P450 IIC9) und LKM-3 (UDP-Glukuronyltransferase).

Indikationen
V.a. Autoimmunhepatitis.

Untersuchungsmaterial
Serum.

Bestimmungsmethode
- Immunfluoreszenztest: An Nieren- und Lebergewebe (Screening-Test).
- Immunoblot: Mit mitochondrialen oder mikrosomalen zytosolischen Antigenen.

Tab. 22.33 Referenzbereiche Antikörper gegen Liver-Kidney-Mikrosomen-Antigen (LKM-Antikörper)

IFT	Negativ
Immunoblot	Negativ

Bewertung erhöhter Werte

- Autoimmunhepatitis Typ II: Anti-LKM (Subklasse LKM-1) pathognomonisch für die Erkrankung.
- DD: Bei Hepatitis C in 2–10 % der Fälle Anti-LKM (Subklasse LKM-1), bei Hepatitis D in 20–30 % der Fälle Anti-LKM (Subklasse LKM-3).
- Immunologisch vermittelte Arzneimittel-Hepatitis (Tycrinafen): Anti-LKM (Subklasse LKM-2) sind spezifisch.

Tab. 22.34 Autoantikörperprofile bei Lebererkrankungen

Erkrankung	AK	Ig	w : m	Begleiterkrankungen
AI Hepatitis Typ Ia	ANA SMA	IgG ↑	5 : 1	Basedow-Krankheit, autoimmune Thyreopathie, rheumatoide Arthritis
AI Hepatitis Typ Ib	ANA	IgG ↑	2 : 1	Basedow-Krankheit, autoimmune Thyreopathie, rheumatoide Arthritis
AI Hepatitis Typ IIa	LKM-1	IgG ↑	2 : 1	Vitiligo, ATD, Diabetes mellitus Typ 1
AI Hepatitis Typ IIb	LKM-1 HCV	IgG ↑	2 : 1	
AI Hepatitis Typ III	SLA LP	Keine	5 : 1	
Primär biliäre Zirrhose (▶ 22.4.9)	AMA (M)	IgM ↑	7 : 1	ATD
Primär sklerosierende Cholangitis	pANCA AK gegen E. coli		1 : 1	Colitis ulcerosa

Antikörper gegen lösliche Leberantigene (Cytokeratine); AK: Antikörperprofil; Ig: Quantitative Veränderung der Immunglobuline.

Störungen und Besonderheiten

Stabilität der Probe: Bei 4 °C stabil, normaler Postversand möglich.

22.4.22 Antikörper gegen Leber-Pankreas-Antigen $$$

Bernhard Otto Böhm

LP-Antikörper weisen im Immunoblot eine Bande gegen ein zytosolisches AG des Molekulargewichts von 51 kDa auf.

Indikationen

Autoimmunhepatitis.

Untersuchungsmaterial

Serum.

Bestimmungsmethode
Immunoblot.

Tab. 22.35 Referenzbereich Antikörper gegen Leber-Pankreas-Antigen (LP-Antigene)

Immunoblot	Negativ

Bewertung
Erhöhte Werte sind bei Autoimmunhepatitis Typ III pathognomonisch.

Störungen und Besonderheiten
Stabilität der Probe: Bei 4 °C stabil, normaler Postversand möglich.

22.4.23 Antikörper gegen quer gestreifte Muskulatur $$$

Bernhard Otto Böhm

AK sind gegen verschiedene Antigene gerichtet (z. B. Aktin, Myosin, Connectin, α-Aktinin u.a.).

Indikationen
V.a. Myasthenia gravis.

Untersuchungsmaterial
Serum.

Bestimmungsmethode
Indirekter Immunfluoreszenztest an quer gestreifter Skelettmuskulatur.

Tab. 22.36 Referenzbereich Antikörper gegen quer gestreifte Muskulatur

Indirekter IFT	Negativ bei Titer < 1 : 100

Bewertung erhöhter Werte
- Myasthenia gravis: AK-positiv sind 95 % der Pat. mit Thymom und 30 % ohne Thymom. Pat. mit okulärer Myasthenie weisen niedrige AK-Spiegel auf. Alternative ist die Bestimmung spezifischer AK gegen Acetylcholin-Rezeptoren in Speziallaboratorien (pathognomonisch).
- Hepatitis, Polymyositis.

Störungen und Besonderheiten
Stabilität der Probe: Bei 4 °C stabil, normaler Postversand möglich.

22.4.24 Antikörper gegen glatte Muskulatur (SMA) $$$

Bernhard Otto Böhm

Es werden eine heterogene Gruppe von AK gegen Intermediärfilamente der glatten Muskulatur nachgewiesen. Antigene sind Mikrofilamente, Mikrotubuli und

Intermediärfilamente verschiedener Substrate. Hauptsächlich wird Aktin als AG erkannt.

Indikationen
Chronisch aktive Hepatitis, Polymyositis, Postkardiotomie-Syndrom, Postmyokardinfarkt-Syndrom (Dressler-Syndrom).

Untersuchungsmaterial
Serum.

Bestimmungsmethode
Immunfluoreszenz an Rattennierengewebe, Fibroblastenkulturen.

Tab. 22.37 Referenzbereich Antikörper gegen glatte Muskulatur (SMA)	
IFL	Negativ

Bewertung erhöhter Werte
- Chronisch aktive Hepatitis: DD zwischen Autoimmunhepatitis Typ Ia (SMA positiv) und Virushepatitis.
- Polymyositis: In 30 % SMA nachweisbar, wichtiger ist die Bestimmung von CK, Aldolase und LDH.
- Virusinfektionen: Zeitlich begrenztes Auftreten der AK (IgM >> IgG-Ak), Begleitphänomen.

Störungen und Besonderheiten
Stabilität der Probe: Bei 4 °C stabil; normaler Postversand möglich.

22.4.25 Rheumafaktoren (RF) $$$

Bernhard Otto Böhm

Der klassische Rheumafaktor ist ein Auto-AK der Immunglobulinklasse IgM, der gegen Determinanten des Fc-Teils am IgG-Molekül gerichtet ist. Überwiegend erfolgt die Bestimmung der IgM-Isotypen.

Indikationen
Rheumatoide Arthritis.

Tab. 22.38 Häufigkeit von RF bei Erkrankungen des rheumatischen Formenkreises	
Erkrankungen	Häufigkeit in %
Rheumatoide Arthritis	50–90
Lupus erythematodes	15–35
Sjögren-Syndrom	75–95
Sklerodermie	20–30

Tab. 22.38 Häufigkeit von RF bei Erkrankungen des rheumatischen Formen-kreises *(Forts.)*

Erkrankungen	Häufigkeit in %
Polymyositis/Dermatomyositis	5–10
Kryoglobulinämie	40–100
Mixed connective tissue disease	50–60

Untersuchungsmaterial
Serum, Synovialflüssigkeit.

Bestimmungsmethode
- **Rheumafaktorglobaltest** (IgM):
  - Nephelometrie.
  - Waaler-Rose-Test: Agglutinationstest mit Kaninchen-Immunglobulin G beladenen Schaferythrozyten, qualitativer Test.
- **Rheumafaktor nach Immunglobulinklassen:** A, G, D, E: ELISA.

Tab. 22.39 Referenzbereiche Rheumafaktor (RF)

Nephelometrie (IgM)	< 40 U/ml
RF-Klassen (IgA, IgG, IgD, IgE)	Vom Testverfahren abhängig

Bewertung
Rheumafaktoren sind nur in Zusammenhang mit einer entsprechenden klinischen Symptomatik verwertbar.

Erhöhte Werte:
- Rheumatoide Arthritis: Bei 70–80 % aller Pat. nachweisbar. Bei Pat. mit Rheumaknoten, Vaskulitis immer nachweisbar. Prognostische Bedeutung → hohe Titer sind assoziiert mit schwerem, schnellem Verlauf.
- Sonstige Erkrankungen: Chronische Lebererkrankungen, Sarkoidose, interstitielle Lungenerkrankungen, infektiöse Mononukleose (EBV), Hepatitis B, Tuberkulose, Lues, subakut bakterielle Endokarditis, Malaria, gesunde Personen nach Impfung oder Transfusion.

Störungen und Besonderheiten
- Dickflüssige Sekrete (Gelenkpunktate etc.) stören Bestimmung.
- Nephelometrie, Waaler-Rose-Test spezifischer, Latexagglutinationstest sensitiver. Diskrepante Befunde aufgrund unterschiedlicher Bestimmungsmethoden möglich.
- Rheumafaktoren (meist IgG-Isotyp) in Gelenkpunktaten eher nachweisbar als im Serum.
- Stabilität der Probe: Stabil bei 4 °C, normaler Postversand möglich.

22.4.26 Antikörper gegen zyklische citrullierte Peptide (Anti-CCP)

Bernhard Otto Böhm und Peter Kern

Indikationen
Rheumatoide Arthritis.

Untersuchungsmaterial
Serum.

Bestimmungsmethode
ELISA.

Tab. 22.40 Referenzbereiche Anti-CCP	
Normbereich	< 7 U/ml
Grenzbereich	7–10 U/ml
Positiv	> 10 U/ml

Bewertung erhöhter Werte
Sensitivität der Anti-CCP zum Nachweis einer rheumatoiden Arthritis beträgt 60–88 %, die Spezifität 96–99 %. Auch prognostisch hilfreich, da Positivität vor allem bei erosiver Erkrankung.

Störungen und Besonderheiten
Postversand der Serumprobe möglich.

22.4.27 Acetylcholinrezeptor-Antikörper (AchR-AK)

Bernhard Otto Böhm und Peter Kern

Indikationen
Myasthenia gravis, belastungsabhängige Muskelschwäche, die sich in Ruhe wieder bessert.

Untersuchungsmaterial
Serum.

Bestimmungsmethode
RIA.

Tab. 22.41 Referenzbereich AchR-AK	
RIA	< 0,4 nmol/l

Bewertung erhöhter Werte
! Radioimmunologische Messung der AchR-AK ist der empfindlichere u. spezifischere diagnostische Test für Myasthenia gravis.

- Generalisierte Erkrankung: > 0,4 nmol/l erhöhter AchR-AK-Titer → die Erkrankung beweisend.
- Okuläre Manifestation: Falsch-negative Testergebnisse möglich, ca. 50 % AchR-AK-Positivität.

Störungen und Besonderheiten
Stabilität der Probe: Bei 4 °C stabil; normaler Postversand möglich.

22.4.28 Neuronale-Antigene-Profil

Bernhard Otto Böhm und Peter Kern

Indikationen
- Paraneoplastische neurologische Syndrome (PNS).
- Paraneoplastisches Kleinhirn-Syndrom.

Untersuchungsmaterial
Serum.

22

Bestimmungsmethode
Immunblot-Technik.

Bewertung
Positiver Immunoblotbefund: Immunoblot ist Suchtest auf Vielzahl neuronaler Antigene wie Amphiphysin, CV2/CRMP5, PNMA2 (Ma2/Ta), Ri, Yo. Bei Positivität dringender Verdacht auf paraneoplastisches Immunphänomen.

Störungen und Besonderheiten
Stabilität der Probe: Bei 4 °C stabil; normaler Postversand möglich.

22.5 Allergiediagnostik

Bernhard Otto Böhm

22.5.1 Gesamt-IgE $$$

Indikationen
- Allergische Erkrankungen, atopischer Formenkreis: Extrinsic Asthma bronchiale, Neurodermitis atopica, Rhinitis allergica, Conjunctivitis allergica, Urtikaria, Quincke-Ödem, allergisches Ekzem, Verlaufs- und Therapiekontrolle bei Hyposensibilisierung.
- Parasitäre Erkrankungen durch Helminthen, Therapiekontrolle.
- DD Eosinophilie.
- Hyper-IgE-Syndrom, T-Zell-Defekte.

Untersuchungsmaterial
Serum.

Bestimmungsmethode
Immunoassay.

Tab. 22.42 Referenzbereiche Immunglobulin E (IgE)	
0–1 J.	< 7 U/ml
1–2 J.	< 9 U/ml
Bis 3 J.	< 6 U/ml
Bis 4 J.	< 24 U/ml
Bis 7 J.	< 46 U/ml
Bis 10 J.	< 63 U/ml
Bis 14 J.	< 116 U/ml
Ab 14 J.	< 120 U/ml

Bewertung
- **Erhöhte Werte:**
  - Atopien: IgE < 25 U/ml → Atopie unwahrscheinlich (DD beachten); IgE = 25–100 U/ml → Graubereich; IgE > 100 U/ml → Atopie sehr wahrscheinlich. Die Höhe ist abhängig vom Zeitpunkt der Bestimmung (saisonale Schwankungen bei Pollen), Anzahl auslösender Allergene und Erkrankung (Extrinsic Asthma > Rhinitis allergica). **Cave:** Normales IgE schließt Atopie nicht aus.
  - Sonstige Erkrankungen: Parasitosen, Dermatosen, T-Zell-Defekte, Verbrennungen, akute GvHD, IgE-Plasmozytom (▶ 22.1.3), Hyper-IgE-Syndrom.
- **Erniedrigte Werte:** Immundefekte, Ataxia teleangiectatica.

Störungen und Besonderheiten
- Normalbereiche abhängig von der verwendeten Methodik. Hämolytische Seren beeinträchtigen die Messung.
- Stabilität der Proben: Stabil bei 4 °C; normaler Postversand möglich.

22.5.2 Allergenspezifisches IgE $$$

Indikationen
Spezieller Verdacht auf Atopie, Ekzem, Typ I Allergie, Monitoring bei Hyposensibilisierung.

Untersuchungsmaterial
Serum.

Bestimmungsmethode
- **Radio-Allergo-Sorbent-Test (RAST), Enzymimmunoassay (CAP-RAST, ImmunoCAP):** Spezifische Allergene werden an eine Matrix gekoppelt und mit Patientenserum inkubiert. Sind spezifische IgE-AK im Serum vorhanden, binden sie das AG und können mit einem Antiserum radioaktiv oder enzymche-

misch nachgewiesen werden. Zusammenstellung individueller Allergene nach Anamnese und Vorbefund.
- **Multiallergen-Test:** Geeignete Allergenkombinationen auf Streifen, Plättchen oder Stiften gebunden, die mit Serum inkubiert werden. Auswahl der Antiallergenkombination nach Rücksprache mit dem durchführenden Labor.
- **UniCAP®-System:** Die Allergene sind an ImmunoCAP gekoppelt. Die Testdurchführung erfolgt vollautomatisch. Das Referenzsystem ist am WHO-Standard kalibriert. Die Ergebnisse werden quantitativ in kU/l angegeben. Der Hersteller bietet entsprechende Allergenmischungen an, bei positivem Befund können Einzelallergene eingesetzt werden.

Tab. 22.43 Referenzbereiche Allergenspezifisches IgE

RAST-Klasse	Titerhöhe (semiquantitativ)
0	Nicht messbar
1	Niedrig
2	Mäßig hoch
3	Hoch
4	Sehr hoch
UniCAP®	Quantitative Angabe < 0,35 kU/l

Bewertung

Kein RAST als Screening-Untersuchung. Bewertung immer im Zusammenhang mit Anamnese, Hauttests und evtl. Provokationstests. Der RAST ermöglicht den Nachweis spezifischer IgE-AK bei den Soforttyp-Allergien. Sensitivität und Spezifität bei einzelnen Allergenen sind sehr unterschiedlich. Gute Korrelationen zwischen RAST und klinischem Bild bestehen bei Inhalations- und Kontaktallergenen, unsichere Korrelation bei Nahrungsmittelallergenen. Die Ergebnisse mit dem UniCAP®-System werden quantitativ in kU/l angegeben. Der Messbereich beträgt 0,35–100 kU/l und wird in 6 Klassen unterteilt. **Cave:** Bei widersprüchlichen Ergebnissen von Anamnese, Haut- und Provokationstests ist die klinische Verlaufsuntersuchung und eine neue Gewichtung der vorliegenden Allergietests entscheidend.

Störungen und Besonderheiten

- UniCAP® nicht indiziert bei IgE-Spiegeln < 50 IU/ml beim Erwachsenen bzw. < 10 IU/ml bei Kindern. Positives Ergebnis sehr unwahrscheinlich.
- Hohe Fehlerrate (falsch positive und falsch negative Ergebnisse). Häufig sind AK auch bei gesunden Personen nachweisbar.
- Mögliche Interferenz mit allergenspezifischen IgG-AK und somit falsch negative Resultate.
- Ein zellulärer Antigenstimulations-Test (CAST) wurde neu entwickelt, der allergische Reaktionen indirekt über die Messung von Sulfidoleukotrienen erfassen kann.

22.5.3 Allergenspezifisches IgG $$$

Indikationen
Typ-II-Erkrankungen wie exogen-allergische Alveolitis, bronchopulmonale Aspergillose.

Untersuchungsmaterial
Serum.

Bestimmungsmethode
Immunelektrophorese, Doppelimmundiffusion gegen Rohextrakte. Alle Verfahren sind aufwändig und nur in einzelnen Laboratorien verfügbar.

Referenzbereich
Abhängig von Methodik.

Bewertung
Der Nachweis präzipitierender IgG-AK ist zur Definition des auslösenden Antigens bei exogen allergischer Alveolitis geeignet. Präzipitine sind bei 80–90 % aller Erkrankten nachweisbar.

Störungen und Besonderheiten
Bronchoalveoläre Lavage (BAL): Bei exogen-allergischer Alveolitis starke Vermehrung von CD8-Lymphozyten, bestimmten Zytokinen und Chemokinen, IgA und IgE.

22.5.4 Basophilendegranulation $$$

Indikationen
V.a. allergische Soforttyp-Reaktion in Ergänzung zu anderen diagnostischen Verfahren, vor allem bei unklaren und widersprüchlichen Resultaten.

Untersuchungsmaterial
Heparinblut.

Bestimmungsmethode
Inkubation basophiler Granulozyten nach Anreicherung aus Heparinblut mit geeignetem AG. Bestimmung des Histamingehaltes im Überstand als Ausdruck allergiebedingter Degranulation. Messung erfolgt mittels Fluorometrie oder Radioimmunoassay.

Referenzbereich
Referenzwerte für allergeninduzierte Histaminfreisetzung (als Konzentration oder Prozent der maximalen Histaminfreisetzung) laboratoriumsabhängig.

Bewertung
Positiver Basophilendegranulationstest: Hoher Aussagewert für das Vorliegen einer klinisch relevanten Sensibilisierung. Der Vorteil der Methode liegt darin, dass

individuelle Antigene getestet werden können, für die keine kommerzielle RAST-Bestimmung erhältlich oder eine Hauttestung nur schwer standardisierbar ist.

Störungen und Besonderheiten
Die Durchführung des Basophilendegranulationstestes erfordert einen hohen personellen, technischen und zeitlichen Aufwand. Der Probenversand wird nicht empfohlen.

22.6 Lymphozytentypisierung $$$
Peter Kern und Bernhard Otto Böhm

Die Zellen des peripheren Blutes können aufgrund der unterschiedlichen Expression von Differenzierungsantigenen unterschieden werden. Insbes. Lymphozyten können so entsprechend ihres AG-Musters klassifiziert werden. Zum Nachweis der Differenzierungsantigene stehen mit verschiedenen Fluoreszenzfarbstoffen markierte monoklonale AK zur Verfügung, die sogenannten „Differenzierungsclustern" zugeordnet sind (CD = Cluster of Differentiation). Die Differenzierungsantigene werden durch korrespondierende monoklonale, fluoreszenzmarkierte AK gebunden und emittieren nach Anregung durch geeignete Laser Licht. Durch Zwei- bis Dreifachmarkierung mit unterschiedlichen monoklonalen AK können so AG-Muster zur Darstellung gebracht werden, die eine Klassifizierung der dieses Muster tragenden Zellen sowie ihre Quantifizierung erlaubt (Durchflusszytometrie). Die quantitative Analyse von Lymphozytensubpopulationen hat diagnostische Bedeutung für die Abklärung von Immundefektkrankheiten.

22

Indikationen
- V.a. zelluläre Immundefekterkrankungen (HIV, AIDS).
- Diagnostik von Lungenerkrankungen.

Untersuchungsmaterial
EDTA-Blut, BAL.

Bestimmungsmethode
Durchflusszytometrie: EDTA-Blut wird mit geeigneten AK-Mischungen inkubiert. Die kernhaltigen Zellen werden nach Streulichtmuster aufgetrennt und entsprechend ihres Markierungsprofils identifiziert. Eine gleichzeitige Zellzählung und Differenzierung erlaubt die quantitative Angabe gefärbter Zellen pro Volumeneinheit Blut. I.d.R. erfolgen die Angaben pro µl. Eine weitere valide Aussage gestattet die Angabe der Relativwerte bezogen auf die zu untersuchende Zellpopulation, z. B. Lymphozyten. Angaben in Prozent.

Tab. 22.44 Referenzbereiche Lymphozytensubpopulation

Subpopulation	0–2 J.	2–6 J.	7–17 J.	18–70 J.
Gesamtlymphozyten				
Absolut	4000–6100	2 200–3500	1 900–2900	1 300–1900
Relativ	43–63	38–52	35–45	27–34
B-Lymphozyten				
Absolut	1000–1600	440–770	260–510	160–270
Relativ	22–29	16–24	13–19	11–16
Natürliche Killerzellen				
Absolut	270–1100	190–360	180–340	130–250
Relativ	7,0–21	7,0–14	7,0–15	8,0–15
T-Lymphozyten				
Absolut	2400–3 300	1500–2 500	1400–2 200	1000–1500
Relativ	58–64	66–72	68–74	71–79
CD4-T-Lymphozyten				
Absolut	1600–2200	900–1500	640–1200	600–980
Relativ	36–50	33–43	33–45	43–54
CD8-T-Lymphozyten				
Absolut	820–1600	700–1 200	640–900	420–660
Relativ	20–30	29–36	30–36	28–37
CD4/CD8-Ratio	1,3–2,6	0,9–1,4	1,0–1,5	1,2–1,9

Bewertung

HIV/AIDS: Eine Verminderung der CD4-Lymphozyten (relativ, absolut) ist ein regelmäßiger Befund im Verlauf der HIV-Infektion. Die Lymphozytendifferenzierung ist ein Klassifikationskriterium der HIV-Infektion nach CDC (Center of Disease Control, ▶ Tab. 22.45). Lymphozytendifferenzierung bei Erstdiagnostik sowie zur monatl. Verlaufskontrolle bei schweren Immundefekten (▶ Tab. 22.44) einsetzen.

Tab. 22.45 CDC-Klassifikation der HIV-Infektion (CDC, 1993)

		A	B	C
1	CD4+-Zellen > 500/µl	A1	B1	C1
2	CD4+-Zellen 200–500/µl	A2	B2	C2
3	CD4+-Zellen < 200/µl	A3	B3	C3

A: Asymptomatisch, akute HIV-Infektion, persistierende Lymphadenopathie
B: Symptomatisch, weder A noch C
C: AIDS definierende Erkrankungen (z. B. Pneumocystis-jiroveci-Pneumonie, CMV, Toxoplasmose-Enzephalitis)

Bronchoalveoläre Lavage (BAL)
Wichtiger Baustein bei Abklärung interstitieller Lungenerkrankungen. Verteilung der Lymphozytensubpopulationen im zirkulierenden Blut beachten.
- Sarkoidose: „CD4-Alveolitis". CD4/CD8-Quotienten ≥ 5 diagnostisch hilfreich.
- Exogen allergische Alveolitis, „CD8-Alveolitis": CD4/CD8-Quotienten < 1,0.

Störungen und Besonderheiten
- Umrechnung von Zählergebnissen auf Konzentration im zirkulierenden Blut grundsätzlich problematisch. Moderne Analyseverfahren gewährleisten exakte Messung. Ergebnisse älterer Analyseverfahren, die für Verlaufsbeobachtungen herangezogen werden können, mit Zurückhaltung bewerten.
- Lymphozytentypisierung ist zeitaufwändig und kostspielig. Auf korrekte Indikationsstellung achten.

22.6.1 Immunologische Leukozytendifferenzierung $$

Birgid Neumeister

Zur Differenzierung pathologischer Blutbilder werden zunehmend immunologische Differenzierungsverfahren mittels monoklonaler AK gegen Differenzierungsantigene angewendet.

Indikationen
- Differenzierung von Leukämien, malignen Lymphomen, myeloproliferativen Erkrankungen und Immundefekterkrankungen.
- ! Hauptdomäne der immunologischen Lymphozytendifferenzierung außerhalb der Leukämieklassifizierung ist Bestimmung der CD4-pos. Lymphozyten zum Monitoring von HIV-Pat.

Untersuchungsmaterial
- 10–20 ml Heparin- oder EDTA-Blut oder 2 ml Knochenmarkblut.
- Luftgetrocknete Blut- und Knochenmarkausstriche oder -schnitte.
- ! Die Blutprobe sollte nicht älter als 24 h sein, da für die Untersuchung intakte Zellen benötigt werden.

Bestimmungsmethode

Nachweis von Differenzierungsantigenen mittels monoklonaler AK, die mit Fluoreszenzfarbstoffen (dir. IFT, Durchflusszytometrie) oder mit Enzymen (Immunzytochemie) markiert sind. Die Differenzierungsantigene werden in einer sog. CD-Nomenklatur geordnet und mit laufenden Nummern bezeichnet. Dieser Katalog erweitert sich ständig.

Bei der Charakterisierung von Leukämien kommen zunehmend auch molekularbiologische Methoden zum Einsatz. So werden in Leukämiezellen Chromosomenrearrangements, Onkogene, Mutationen, Deletionen von Tumorsuppressorgenen sowie klonale Immunglobulin- und T-Zell-Rezeptor-Genrearrangements nachgewiesen.

Kosten: Je nach Antiserum $$.

Bewertung

Da der Katalog der Differenzierungsantigene und die immunphänotypische Klassifikation der akuten Leukämien einer ständigen Weiterentwicklung unterworfen ist, werden hier nur im Überblick bereits etablierte Assoziationen zwischen Oberflächenmarker und Klassifizierung von akuten Leukämien wiedergegeben.

Tab. 22.46 Immunologische Leukozytendifferenzierung

Zelllinienzugehörigkeit	Typische Oberflächenmarker
B-Lymphozyten	HLA-DR, Oberflächenimmunglobuline, CD19, CD20, CD22, CD24, CD79
T-Lymphozyten	CD1, CD2, CD3, CD4, CD5, CD7, CD8
Myeloische Zellen	CD11b, CD13, CD14, CD15, CD16, CD24, CD33, CD38, CD65

CD4-Lymphozyten < 400/μl weisen auf das Erreichen des CDC-Stadiums IVa (AIDS-related complex) oder des Stadiums IVb (AIDS-Vollbild, zusätzlich schwere opportunistische Infektionen) hin.

22.7 Hauttests $$$

Bernhard Otto Böhm und Peter Kern

Zahlreiche Verfahren stehen zur Verfügung, die allesamt experimentellen Charakter haben. Die früher in der Routine verwendete In-vivo-Funktionsprüfung von Immunzellen durch eine Batterie von Hauttests (z. B. Multitest-Merieux) ist nicht mehr verfügbar.

22.8 Zytokine und Zytokinrezeptoren

Peter Kern und Bernhard Otto Böhm

Zytokine sind Botenstoffe, die zu den wichtigsten Kommunikationssignalen zwischen humanen Zellen zählen. Jede lebende kernhaltige Zelle produziert Zytokine. Die Liste der wichtigsten Zytokine ist umfangreich und kann in zahlreiche Familien untergliedert werden. Viele Botenstoffe haben derzeit ausschließlich experimentelle Bedeutung. Einige Zytokine und Zytokinrezeptoren sowie Chemokine sind von klinisch praktischem Nutzen.

Die Zytokinrezeptoren vermitteln das Zytokinsignal in das Zellinnere und sind damit für die Auslösung der biologischen Wirkung verantwortlich. Neben membrangebundenen Rezeptoren gibt es eine Vielzahl von löslichen Rezeptoren, die bei der Zellaktivierung freigesetzt werden und mit der Aktivität von immunvermittelten Erkrankungen korrelieren. I.d.R. blockieren lösliche Rezeptoren die Aktivität des spezifischen Zytokins. Einzelne Zytokinrezeptoren können jedoch auch eigenständige biologische Wirkung entfalten.

22.8.1 Löslicher Interleukin-2-Rezeptor (sIL-2R)

Erhöhte Konzentration von sIL-2R sind bei aktiven zellvermittelten Immunprozessen nachweisbar.

Indikationen
Verlauf bei Organtransplantation: Früherkennung von Komplikationen.

Untersuchungsmaterial
Serum, Plasma.

Bestimmungsmethode
ELISA. Es stehen Kits verschiedener kommerzieller Anbieter zur Verfügung.

Tab. 22.47 Referenzbereich löslicher Interleukin-2-Rezeptor

Normaler Befund	< 1000 IU/ml, abhängig vom Testsystem

Bewertung
Nur die Verlaufsuntersuchung lässt eine Aussage über eine mögliche zelluläre Aktivierung bei beginnenden Komplikationen im Rahmen der Organtransplantation zu. Eine Aussage über die Art der zu erwartenden Komplikationen ist nicht möglich. Erhöhte Werte finden sich auch bei organspezifischer Autoimmunität.

Störungen und Besonderheiten
Bei therapeutischer Antikörperbehandlung, die im Rahmen von Transplantationen verabreicht werden, kann es zum temporären Anstieg der Serumkonzentrationen kommen. Die Proben sollen umgehend bearbeitet werden. Bei längerer Aufbewahrung ist eine Lagerung bei –20 °C bzw. –70 °C empfehlenswert.

22.8.2 Interleukin 6 (IL-6)

IL-6 ist das wichtigste Zytokin für die Synthese der Akute-Phase-Proteine in der Leber. Es zählt zu den proinflammatorischen Zytokinen, die mit der Entzündungsreaktion verstärkt ausgeschüttet werden. Die Bestimmung von IL-6 in Plasma oder Serum ist als Prognoseparameter bei verschiedenen entzündlichen Prozessen gut untersucht. Der Bestimmung kommt eine besondere Bedeutung in der Früherkennung schwerer Infektionen in der Neonatologie zu.

Indikationen

Früherkennung einer neonatalen Sepsis und Trauma, Sepsis/SIRS.

Untersuchungsmaterial

Serum und Plasma.

Untersuchungsmethode

ELISA. Es stehen Kits verschiedener kommerzieller Anbieter zur Verfügung.

Tab. 22.48 Referenzbereich Interleukin 6	
Normaler Befund	Plasma unter 10 pg/ml, abhängig vom Testsystem

Bewertung

Eine erhöhte IL-6-Konzentration ist ein Hinweis für einen ablaufenden Entzündungsprozess, der eine unterschiedliche Ursache haben kann. Bei SIRS findet sich eine starke Aktivierung des Monozyten-Makrophagen-Systems mit stark erhöhten Konzentrationen von IL-6 und TNF-α. Hohe Konzentrationen von > 1000 pg/ml sind mit einer ungünstigen Prognose assoziiert.

Störungen und Besonderheiten

Die Proben sollten umgehend bearbeitet werden. Bei längerer Aufbewahrung ist eine Lagerung bei –20 °C bzw. –70 °C empfehlenswert.

22.8.3 Interleukin 8 (IL-8)

IL-8 zählt zu den Chemokinen, einer Superfamilie induzierbarer, proinflammatorischer Mediatoren, die an verschiedenen Arten der Immunantwort beteiligt sind. Sie wirken primär chemotaktisch und können unterschiedliche Leukozyten spezifisch aktivieren.

IL-8 zählt aufgrund der Struktur der aminoterminalen Cysteine zur Klasse der CXC-Chemokine. Es wird von Immunzellen, wie Monozyten und Makrophagen, sowie von Nicht-Immunzellen, wie Endothel- oder Epithelzellen, produziert.

IL-8 ist als Prognoseparameter bei akuten Infektionen, Sepsis, SIRS, zur Früherkennung einer neonatalen Sepsis geeignet und hat sich in der klinischen Routine etabliert. Krankheitszustände, bei denen gramnegative Erreger beteiligt sind, führen zu einem sehr frühen und starken Anstieg von IL-8.

Indikationen

IL-8 ist als früher Prognoseparameter von bakteriellen Infektionen, insbes. gramnegativen Bakterien geeignet. Darüber hinaus eignet es sich zur Früherfassung von Sepsis und Traumakomplikationen sowie bei der neonatalen Sepsis. Der IL-8-Spiegel in der bronchoalveolären Lavage (BAL) kann zur Früherfassung eines ARDS, z. B. nach Trauma oder Verbrennung, herangezogen werden.

Untersuchungsmaterial

Serum und Plasma, BAL.

Bestimmungsmethode

ELISA. Es stehen Kits verschiedener Anbieter zur Verfügung, die zum Teil an eigene Geräte gebunden sind. Die Vergleichbarkeit der Ergebnisse der unterschiedlichsten Hersteller-Kits lässt zu wünschen übrig.

Tab. 22.49 Referenzbereich Interleukin 8	
Normaler Befund	< 10 pg/ml, in BAL-Flüssigkeit nicht ausreichend standardisiert

Bewertung

Es besteht eine Korrelation zwischen Schwere und Prognose der Infektion und der Höhe des IL-8-Spiegels. Eine Sepsis durch gramnegative Bakterien führt sehr früh zu einem starken Anstieg der IL-8-Konzentration. Hierauf gründet sich eine Therapieentscheidung hinsichtlich der Wahl der erforderlichen Antiinfektiva. Dieser Zusammenhang ist bei fieberhaften Erkrankungen bei neutropenischen Pat. gut untersucht. Ansonsten ist eine erhöhte IL-8-Konzentration als Marker für einen ablaufenden Entzündungsprozess unterschiedlicher Genese anzusehen. Hohe Plasmakonzentrationen von über 2000 pg/ml deuten auf eine gramnegative Sepsis hin. Werte unter 2000 pg/ml schließen eine Bakteriämie, insbes. durch grampositive Erreger nicht aus und erfordern daher ein ebenso überlegtes Management der vorliegenden Akutsituation.

Störungen und Besonderheiten

Es wird empfohlen, die Probe sofort zu bearbeiten, bei längerer Aufbewahrung ist die Lagerung bei –20 °C bzw. –70 °C erforderlich.

22.8.4 Tumor-Nekrose-Faktor-α (TNF-α)

TNF-α ist der Prototyp eines proinflammatorischen Zytokins, das bei einer akuten Infektion oder bei SIRS hohe Plasmakonzentrationen erreichen kann und anderen Entzündungsmarkern vorgeschaltet ist. Bei chronischen Infektionsprozessen wird TNF-α ebenfalls in mäßig erhöhten Konzentrationen nachweisbar und vermittelt einen Globaleindruck über die Aktivität der zugrunde liegenden Entzündungsprozesse.

Indikationen

TNF-α ist ein früher Marker von systemischen Infektionen oder des Organversagens.

Untersuchungsmaterial

Serum und Plasma.

Bestimmungsmethode

ELISA. Es stehen Kits verschiedener Anbieter zur Verfügung, die zum Teil an eigene Geräte gebunden sind. Die Ergebnisse sind leider nicht vergleichbar.

Tab. 22.50 Referenzbereich TNF-α	
Normaler Befund	< 20 pg/ml, abhängig vom Testsystem

Bewertung

TNF-α eignet sich lediglich als proinflammatorischer Marker eines ablaufenden Entzündungsprozesses, der unterschiedlichste Ursachen haben kann. Differenzialdiagnostische Schlussfolgerungen können nicht gezogen werden. Leider führen die verfügbaren Testsysteme zu stark abweichenden Ergebnissen. Es kommt hinzu, dass die tatsächliche Konzentration von TNF-α durch lösliche TNF-Rezeptoren kaschiert sein kann, sodass die TNF-α-Bestimmung derzeit wissenschaftlichen Fragestellungen vorbehalten bleiben muss.

Störungen und Besonderheiten

Die Proben müssen unmittelbar verarbeitet werden. Lagerung bei –70 °C ist auf alle Fälle empfehlenswert. Parallel zur Freisetzung von TNF-α werden auch die TNF-Rezeptoren gebildet, um die potenziell schädliche Wirkung des Zytokins zu neutralisieren. Mit den kommerziellen Testsystemen werden unterschiedliche Ergebnisse erzielt, je nachdem welchen Anteil von TNF im Assay (freies TNF-α, gebundenes TNF-α, etc.) erfasst wird. Bei der therapeutischen Anwendung von TNF-α-Antikörpern oder löslichen TNF-Rezeptoren kann die TNF-α-Konzentration nicht sachgerecht erfasst werden.

22

Hämatologie

Birgid Neumeister und Ingo Besenthal

23.1 Diagnosestrategie

Birgid Neumeister

Die Bestimmung von Hb, Erythrozytenzahl, Leukozytenzahl, Hämatokrit und Erythrozytenindices wird als **kleines Blutbild** bezeichnet. Es ist ausreichend als Screeninguntersuchung bei V.a. Störungen der Hämatopoese und als präventivmedizinische Untersuchung.

Tab. 23.1 Normwerte	
Erythrozyten	Normwert: ♀ 3,5–5, ♂ 4,3–5,9 × 10^{12}/l
Hämatokrit	Normwert: ♀ 33–43 %, ♂ 39–49 %
Hb	Normwert: ♀ 12,0–15,0 g/dl; ♂ 13,6–17,2 g/dl
MCV	Normwert: Erwachsene 81–100 fl
MCH	Normwert: Erwachsene 27–34 pg
MCHC	Normwert: Erwachsene 32–36 g/dl
Leukozyten	Normwert: Erwachsene 4–10 × 10^9/l
Thrombozyten	Normwert: Erwachsene 150–400 × 10^9/l

Zusätzliche Differenzierung der Leukozyten und Bestimmung der Thrombozytenzahl → **großes Blutbild.** Indikationen: Leukozytose, Leukopenie, Infektionen, Intoxikationen, Tumor- und Systemerkrankungen sowie Störungen der Hämostase.

23.1.1 Anämie

Anämie ist definiert als Verminderung der Hämoglobinkonzentration unter einen alters- und geschlechtsspezifischen Normbereich (▶ 23.3, Hb).

Basisdiagnostik

Bestimmung von Erythrozyten, Hb, Hämatokrit, MCV, MCH, MCHC, Retikulozytenzahl.
Entscheidend ist die primäre Differenzierung nach folgenden Kriterien:
- Morphologische Differenzierung mittels Färbeindices: MCV, MCH, MCHC (mikro-, normo-, makrozytär?).
- Pathophysiologische Differenzierung: Retikulozyten → Unterscheidung in hypo- oder hyperregeneratorisch.

Weiterführende Diagnostik

Ätiologische Differenzierung:

- Eisenmangel oder Eisenverwertungsstörungen: Ferritin (▶ 23.5.1), Transferrin (▶ 23.5.2), Serumeisen (▶ 23.5.3).
- Beurteilung der gesamten Hämatopoese: Differenzialblutbild (▶ 23.6.2), Knochenmarkbiopsie.
- Hämolyseparameter: Bili (▶ 9.2.1), LDH (▶ 5.3), Haptoglobin (▶ 6.3.4).
- Ausschluss einer Niereninsuffizienz (Erythropoetinmangel): Urinstatus (▶ 15.1.1), Kreatinin (▶ 9.1.2), Erythropoetin (▶ 23.4).
- Ausschluss eines Vitamin-B_{12}- oder Folsäuremangels: Vitamin B_{12} (▶ 13.1.3), Folsäure (▶ 13.1.5).
- Abgrenzung von Hyperhydratation bei Niereninsuffizienz, iatrogen durch zu große Zufuhr von Infusionslösungen, Syndrom der inadäquaten ADH-Sekretion (SIADH → vermehrte ADH-Sekretion), Hyperaldosteronismus (primär, sekundär):
  - Gleichsinnige Veränderung von Hämatokrit (▶ 23.2.2), Hb (▶ 23.3), Serumeiweiß.
  - Zur Differenzierung nach hyper-, iso-, hypotoner Hyperhydratation osmolar wirksame Substanzen (Serumnatrium, Harnstoff, Glukose) sowie Serumosmolarität bestimmen (▶ 11.1.5).
  - Endokrinologische Abklärung (▶ 18.2.1).
- Ausschluss einer Infektion: BSG (▶ 23.7), CRP (▶ 6.4.2), spezifische infektiologische Untersuchungen.
- Suche nach okkultem Blut im Stuhl (▶ 15.2.1), bei Verdacht Suche nach weiteren Blutungsquellen (Gastroskopie, Koloskopie, gynäkologisches Konsil).
- Malignomausschluss.
- Medikamentenanamnese (toxische Arzneimittel?).
- Ausschluss von Hämoglobinopathien (Familienanamnese nicht vergessen!).

23

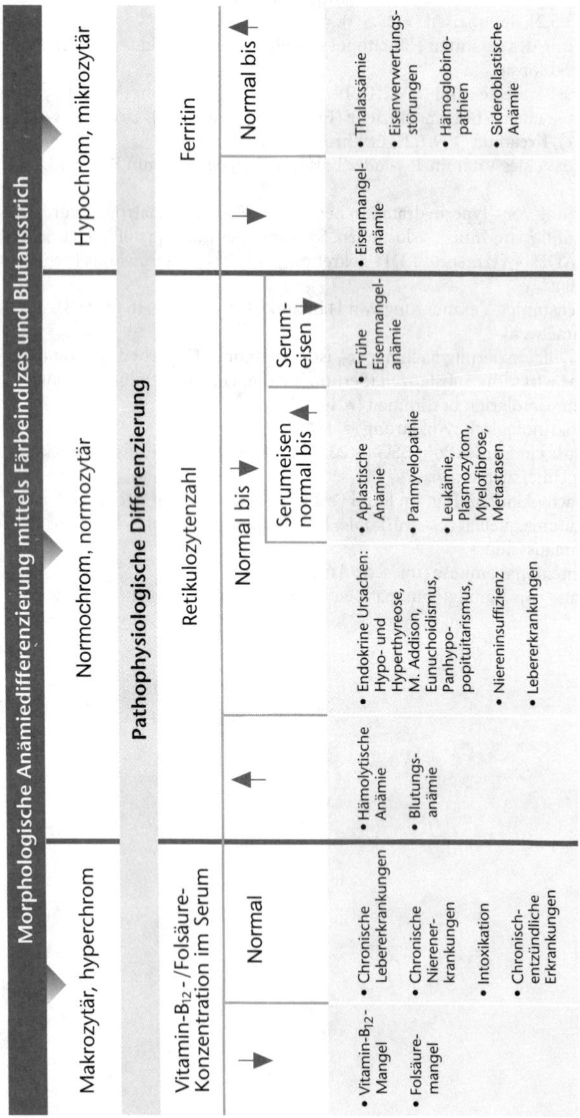

Abb. 23.1 Differenzialdiagnostik der Anämie

Hyporegenerative Anämien

Tab. 23.2 Einteilung der hyporegenerativen Anämien entsprechend den Färbeindices

Färbeindex	MCV	MCH	MCHC
Mikrozytär, hypochrom	↓	↓	n–↓
Normozytär, normochrom	n	n	n
Makrozytär, hyperchrom	↑	↑	n

Mikrozytäre, hypochrome Anämie
Leitbefund: MCV ↓, MCH ↓, MCHC n bis ↓

Eisenmangelanämie
Ursachen: Chronische Blutungen (Menstruation, gastrointestinale Blutungen), erhöhter Eisenbedarf (Wachstum, Schwangerschaft, Laktation), Diäten und vegetarische Kost, verminderte Eisenresorption (Anazidität, Gastrektomie, Sprue, Lamblienbefall).
Befunde: Wegweisend sind die Parameter des Eisenstoffwechsels.
- Blutbild: Anisozytose, Poikilozytose, Anulozytose.
- Laborwerte: Serumferritin ↓, Serumeisen ↓, Transferrin ↑, Eisenbindungskapazität ↑, Transferrinsättigung ↓.
- Knochenmark: Gesteigerte Erythropoese.

Thalassämie
Ursachen: Genetisch bedingte Synthesestörung von Hb-α- oder Hb-β-Ketten → Anamnese: Ethnische Zugehörigkeit (Mittelmeerraum).
Befunde: Wegweisend ist der Nachweis path. Hämoglobinvarianten.
- Blutbild: Poikilozytose, Targetzellen.
- Laborwerte: Charakteristische Hb-Elektrophorese (z. B. HbF, HbA_2), Serumferritin ↑, Serumeisen ↑, Eisenbindungskapazität ↓, Transferrinsättigung ↑, osmotische Resistenz ↑, Hämolysezeichen (LDH ↑, Bili ↑, Haptoglobin ↓).
- Knochenmark: Gesteigerte ineffektive Erythropoese.

Hypersiderinämische Anämien
Ursachen: Hereditäre sideroblastische Anämien, Hämoglobinopathien, paraneoplastisch bei Leukämien, Plasmozytom und myeloproliferativen Syndromen, nach Gabe von INH, Cycloserin, Pyrazinamid und Chloramphenicol.
Befunde:
- Laborwerte: Transferrinsättigung ↑, Serumeisen ↑, Serumferritin ↑.
- Knochenmark: Ringsideroblasten.

Hypochrome Anämien mit normalem Serumeisen
Ursachen: Eiweißmangel (Kwashiorkor), chronische Bleivergiftungen.
Befunde:
- Blutbild: Basophile Tüpfelung der Erythrozyten.
- Laborwerte: Gesamteiweiß ↓ (Kwashiorkor), Koproporphyrin- und Bleiausscheidung im Harn ↑ (chronische Bleivergiftungen).

23

Normozytäre, normochrome Anämie
Leitbefund: MCV n, MCH n, MCHC n.

Akute Blutungsanämie
Ursachen: Unfälle (besonders mit Leber- und Milzrupturen), Extrauteringravidität, akute gastrointestinale Blutungen (Varizen, Ulzera), hämorrhagische Diathesen → Tachykardie, Hypotonie, Schock. **Cave:** Laborativer Anämienachweis meist erst nach 1–2 d.

Anämie bei chronischen Entzündungen, Infektionen und Tumorleiden
Ursachen: Pneumonie, Polyarthritis, Hodgkin-Lymphom, Bronchialkarzinom, Kollagenosen.
Befunde: Laborwerte: MCV ↓ bis n, Serumeisen ↓, Transferrin ↓ bis n, Eisenbindungskapazität ↓, Serumferritin ↑ bis n, allgemeine Entzündungszeichen (BSG ↑, Leukozytose, Linksverschiebung, CRP ↑).

Anämie bei Knochenmarkinsuffizienz
Ursachen: Aplastische Anämien, Panmyelopathien, Leukämien, Lymphome, Metastasierung.
Befunde:
- Labor: Meist Störung der Hämatopoese aller drei myeloiden Zellreihen im Blutbild, Retikulozyten ↓.
- Knochenmark: Pathologische Knochenmarkzytologie/-histologie → Grundleiden!

Anämie bei Niereninsuffizienz
Ursache: Erythropoetinmangel.
Laborwerte: Normozytäre, normochrome Anämie, Retikulozyten ↓, Nierenfunktionsstörungen (▶ 9.1, Niere).

Makrozytäre, hyperchrome Anämie
Leitbefund: MCV ↑, MCH ↑, MCHC n.

Perniziöse Anämie
Ursachen: Verminderte Vitamin-B_{12}-Resorption im Ileum (Gastrektomie, hereditärer oder autoimmunologisch bedingter Intrinsic-Faktor-Mangel, Vitamin-B_{12}-Verbrauch durch Parasitenbefall des Darmes oder bakterielle Fehlbesiedlung bei Divertikulose und Darmfisteln, Zöliakie, Sprue, Enteritis Crohn, Pankreasinsuffizienz) (▶ 14.1, Vitaminstoffwechsel).
Befunde:
- Blutbild: Makrozyten, Anisozytose, häufig Leuko- und Thrombozytopenie, übersegmentierte Granulozyten.
- Laborwerte: Vitamin-B_{12}-Serumkonzentration ↓ path. Schilling-Test, Nachweis von Auto-AK gegen Magen-Parietalzellen, Intrinsic-Faktor und Schilddrüse, Hämolysezeichen (LDH ↑, indirektes Bili ↑, Serumeisen ↑, Haptoglobin ↓, freies Hb ↑).

Folsäuremangelanämie
Ursachen: Alkoholismus, Mangelernährung, Malabsorption (Zöliakie, Sprue, Jejunumresektionen), vermehrter Bedarf bei Schwangerschaft, chronischer Hämolyse und myeloproliferativen Erkrankungen, Gabe von Folsäureantagonisten

(Methotrexat, Pyrimethamin, Trimethoprim, Diphenylhydantoin, orale Kontrazeptiva, Sulfasalazin, 5-FU), (▶ 13.1.5).

Befunde: s. Perniziöse Anämie.

! Beweisend ist Folsäurekonzentration ↓ bei normaler Vitamin-B$_{12}$-Serumkonzentration.

Hyperregenerative Anämien (hämolytische Anämien)

Leitbefund: Hämolyseparameter → normochrome Anämie, Urobilin im Urin ↑ (dunkler Urin), Bili ↑ (vorwiegend indirektes), LDH ↑, Serumeisen ↑, BSG ↑, freies Hb bei intravasaler Hämolyse ↑, Haptoglobin ↓, Retikulozytenzahl ↑.

Hämolytische Anämien durch korpuskuläre Erythrozytendefekte

Hereditär bedingte Defekte, die bei bestimmten Belastungen manifest werden.

Hämolytische Anämien durch Membrandefekte

- **Sphärozytose:** Normochrome Anämie, Kugelzellen, Retikulozytenzahl ↑, osmotische Resistenz der Erythrozyten ↓, Bili bei hämolytischer Krise ↑.
- **Elliptozytose, Stomatozytose, Akanthozytose, Echinozytose:** Selten!

Hämolytische Anämien durch Enzymdefekte

- **Glukose-6-Phosphat-Dehydrogenase-Mangel:** Hämolyse nach Einnahme von Medikamenten oder bestimmten Nahrungsmitteln (Primaquin, Vicia-fava-Bohnen) → Glukose-6-Phosphat-Dehydrogenase-Aktivität der Erythrozyten ↓, Nachweis Heinz'scher Innenkörperchen im Blutausstrich, elektrophoretischer Nachweis defekter Enzymvarianten
- **Pyruvatkinase-Mangel:** Normochrome, meist makrozytäre Anämie mit Ikterus und Splenomegalie, normale osmotische Resistenz der Erythrozyten, Pyruvatkinase-Aktivität der Erythrozyten ↓, 2,3-DPG in den Erythrozyten ↑.

Paroxysmale nächtliche Hämoglobinurie

Ausgehend von einem defekten Stammzellklon Bildung von Erythrozytenpopulationen mit Membrandefekten, die eine erhöhte Sensitivität gegenüber Komplementlyse besitzen. Häufig, aber nicht immer auftretende Befunde: Hämoglobinurie und freies Hb im Plasma ↑. Zuckerwasser- und Säureresistenztest pos., Acetylcholinesterase-Aktivität in den Erythrozyten ↓. Expressionsdefekt GPI-verankerter Proteine (CD14, 55, 59) auf Erythrozyten und Granulozyten (Durchflusszytometrie).

Hämoglobinopathien

- Thalassämie: s.o.
- Sichelzellanämie: Nachweis von Sichelzellen, path. Hb-Elektrophorese.

Hämolytische Anämien durch erythrozytäre Antikörper

Autoimmunhämolysen: Durch Wärmeauto-AK, Kälteauto-AK oder medikamentös induzierte Auto-AK (▶ 25.6).

Infektiös toxische Hämolyse

Ursachen: Malaria, Infektionen durch Salmonellen, E. coli, Clostridien, Streptokokken, Staphylokokken, Neisserien, Leishmanien.

Chemisch toxische Hämolyse

Ursachen:

23

- **Endogen:** Urämie, Verbrennungen.
- **Exogen:** Vielzahl von Giften (Pflanzengifte, Chemikalien), toxischen Farbstoffen, Schwermetallen, Medikamenten und Lösungsmitteln können schwere Hämolysen auslösen → Anamnese ist entscheidend!

23.1.2 Polyglobulie

Basisdiagnostik
Anämie (▶ 23.1.1).

Weiterführende Diagnostik
- **Primäre Polyglobulien** (Polycythaemia vera): Hämoglobinkonzentration ↑, Erythrozytenzahl ↑, Hämatokrit ↑, Retikulozyten ↑, Leukozytose mit Linksverschiebung, Thrombozytose, Eosinophilie, Basophilie, Serumeisen ↓, BSG ↓, Bili im Serum ↑, Harnsäure im Serum ↑, alkalische Leukozytenphosphatase ↑.
- **Sekundäre Polyglobulien** (reflektorisch durch Sauerstoffmangel):
  - Kardial: Chron. Linksherzinsuffizienz, Herzvitien mit Rechts-links-Shunt.
  - Pulmonal: Chron. Lungenerkrankungen mit Hypoxämie → BGA.
  - Renal: Nierentumoren, Zystennieren, Hydronephrosen, Nierenarterienstenose.
  - Seltene Ursachen: Chron. Kohlenmonoxidvergiftung (starke Raucher), längerer Aufenthalt in großer Höhe (mindestens 6 Wo.), (kongenitale) Methämoglobinämie, Hyperkortisolismus (Cushing-Syndrom), paraneoplastisches Syndrom.
- **Pseudopolyglobulie** durch gastrointestinale oder renale Flüssigkeitsverluste oder Flüssigkeitsverschiebungen → gleichsinnige Veränderung von Hämatokrit, Hb, Serumeiweiß.

23.1.3 Leukozytopenie

Leukozytenzahl im Blut ≤ 4000/μl.

Basisdiagnostik
Kleines Blutbild.

Weiterführende Diagnostik
Nachweis von Bildungsstörungen (familiäre Granulozytopenien, Vitamin-B$_{12}$-Mangel, Myelodysplasien) oder Autoimmunerkrankungen (SLE, reaktive Arthritis, Sjögren-Syndrom oder Felty-Syndrom).
Besonders gefürchtet ist die medikamentös induzierte **toxische Neutropenie** (Agranulozytose). Zwei Formen:
- **Typ I:** Allergische Reaktion vom Immunkomplextyp gegenüber dem Medikament, dosisunabhängig.
- **Typ II:** Medikamentös-toxische Schädigung der granulopoetischen Vorläuferzellen im Knochenmark, dosisabhängig.
Medikamente mit gesichertem oder wahrscheinlichem Agranulozytoserisiko sind Analgetika, Antibiotika, Antikonvulsiva, Antidepressiva, Antihistaminika, Anti-

malariamittel, Thyreostatika, Blutdruck senkende Medikamente, Diuretika und Allopurinol.

23.1.4 Leukozytose

Leukozytenzahl im Blut ≥ 10 000/µl.

Basisdiagnostik
Kleines BB (▶ 23.1).

Weiterführende Diagnostik
- Häufige Ursachen sind:
  – Bakterielle Infektionen (Ausnahme: Tuberkulose), aber auch Pilzinfektionen und Parasitosen.
  – Chron. Entzündungen.
  – Rheumatische Erkrankungen.
  – Coma diabeticum, uraemicum, hepaticum.
  – Myeloproliferative Erkrankungen (CML, Osteomyelofibrose, Osteomyelosklerose, Polycythaemia vera), andere Malignome und Metastasen.
  – Glukokortikoidtherapie, Cushing-Syndrom, Hyperthyreose.
  – Überwindungsphase einer Agranulozytose.
  – Stress, Trauma, Verbrennung, Schock, Infarkte, akute Blutung, Hämolyse, CO-Intoxikation, Gicht.
- Isolierte **Eosinophilie** bei:
  – Fast allen allergischen Erkrankungen → Anamnese, IgE, allergenspezifisches IgE, Pricktest (▶ 22, Immundiagnostik).
  – Wurminfektionen → Wurmeier im Stuhl oder im Urin, AK-Nachweis, (▶ 29, Parasitologie).
  – Kollagenosen und Ovarialtumoren.
- **Monozytose** bei:
  – EBV-Infektionen, Syphilis, Brucellosen, Listeriose, Trypanosomeninfektionen, Endokarditis und Tuberkulose.
  – Entzündungen, Kollagenosen, Sarkoidose, granulomatösen Darmerkrankungen und myeloproliferativen Syndromen.

23

Weiterführende Internetadressen
- Deutsche Gesellschaft für Hämatologie und Onkologie: http://www.dgho.de
- Kompetenznetzwerk Leukämien: http://kompetenznetz-leukaemie.de
- Kompetenznetzwerk Lymphome: http://kompetenznetz-lymphome.de
- Zytologie: http://www.bloodcells.de

23.2 Erythrozytenparameter

Birgid Neumeister

23.2.1 Erythrozyten $

Indikationen
Anämien, Polyglobulie.

Untersuchungsmaterial
- 1–2 ml EDTA-Vollblut oder 50 µl Kapillarblut.
- Stabilität: 24 h bei 4 °C oder Raumtemperatur.

Bestimmungsmethode
Automatisiert: Durchflusszytometrie (Impedanzmessung, Lichtstreuung).

Tab. 23.3 Referenzbereiche Erythrozyten

Alter	Referenzwerte (alte Einheit: × 10^6/ml; SI-Wert: × 10^{12}/l)
Männer	4,3–5,9
Frauen	3,5–5,0
Kinder	3,9–5,1
Säuglinge	3,8–5,2
Neugeborene	4,5–5,8

Bewertung
- **Erniedrigte Werte** bei Anämie (▶ 23.1.1), Hyperhydratation.
- **Erhöhte Werte** bei Polyglobulie (▶ 23.1.2).

Störungen und Besonderheiten
Bei Blutungen innerhalb der ersten 12 h kein Abfall der Erythrozytenzahl (gleichzeitiger Verlust von Plasma und zellulären Blutbestandteilen)!

23.2.2 Hämatokrit $

Prozentualer Volumenanteil der zellulären Bestandteile des Blutes (hauptsächlich Erythrozyten).

Indikationen
- Anämien, Polyglobulie.
- Störungen des Wasserhaushaltes (Dehydratation, Hyperhydratation).

Untersuchungsmaterial
- 1–2 ml EDTA-Vollblut oder 50 µl Kapillarblut.
- Stabilität: 24 h bei 4 °C oder Raumtemperatur.

23

Bestimmungsmethode

- **Automatisiert:** Blutzellzählgeräte ermitteln den Hämatokrit rechnerisch aus den Werten Erythrozytenzahl und MCV.
- **Zentrifugation:** In standardisierten Glaskapillaren wird ungerinnbar gemachtes Blut bei 10 000–20 000 × g 5 Min. zentrifugiert. Mittels eines Ablesegerätes wird der prozentuale Anteil der im unteren Teil der Glaskapillare gepackten Erythrozyten bestimmt.

Tab. 23.4 Referenzbereiche Hämatokrit

Alter	Referenzwerte (alte Einheit)
Männer	36–48 %
Frauen	34–44 %
Neugeborene	48–69 %
Säuglinge: • 1. und 2. Lw. • 3. und 4. Lw. • 5.–12. Lw.	47–63 % 38–51 % 30–38 %
Kinder > 12. Lw.	31–40 %
SI-Umrechnungsfaktor: 0,01	

Bewertung

▶ 23.2.1.

23

Störungen und Besonderheiten

- **Falsch niedrige Werte:** Zentrifugation von Kapillarblut, Mikrozytose, hämolytische Proben
- **Falsch hohe Werte:** Lange Stauung bei der Blutentnahme, Leukozytose (bei automatisierter Bestimmung).
- ! Bei Blutungen innerhalb der ersten 12 h kein Abfall des Hämatokrits (gleichzeitiger Verlust von Plasma und zellulären Blutbestandteilen).

23.2.3 Hämoglobin $

Indikationen

- Anämien, Polyglobulie.
- Störungen des Wasserhaushaltes (Dehydratation, Hyperhydratation).

Untersuchungsmaterial

- 1–2 ml EDTA-Vollblut oder 50 µl Kapillarblut.
- Stabilität: 24 h bei 4 °C oder Raumtemperatur.

Bestimmungsmethode

Durch Kaliumhexacyanoferrat wird Hb zu Hämiglobin (Methämoglobin) oxidiert. Kaliumcyanid wandelt dieses in das braungefärbte Hämiglobincyanid um, das fotometrisch bei 546 nm gemessen wird.

Tab. 23.5 Referenzbereiche Hämoglobin (Vollblut)		
Alter	**Referenzwerte in g/dl (alte Einheit)**	**Referenzwerte in mmol/l (SI-Einheit)**
Männer	13,6–17,2	8,44–10,67
Frauen	12,0–15,0	7,45–9,30
Neugeborene	18,0–21,5	11,17–13,34
Kinder: • Bis zum 1. Lj. • Bis zum 10. Lj.	 • 10,0–14,0 • 11,3–14,9	 • 6,20–8,68 • 7,01–9,24
SI-Umrechnungsfaktor: 0,6206		

Bewertung
▶ 23.2.1.

Störungen und Besonderheiten
• **Falsch hohe Werte:** Makroglobulinämie (IgM), Hyperlipoproteinämie.
• **Falsch niedrige Werte:** Kapillarblut (Vermischung mit Gewebeflüssigkeit).

Bei Blutungen innerhalb der ersten 12 h kein Abfall der Hämoglobinkonzentration (gleichzeitiger Verlust von Plasma und zellulären Blutbestandteilen).

23.2.4 MCV $

MCV = mean cell volume = mittleres Erythrozytenvolumen.

Indikationen
DD und Klassifizierung von Anämien.

Untersuchungsmaterial
• 1–2 ml EDTA-Vollblut oder 50 µl Kapillarblut.
• Stabilität: 24 h bei 4 °C oder Raumtemperatur.

Bestimmungsmethode
Rechnerisch aus Hämatokrit und Erythrozytenzahl:
MCV (μm^3) = Hämatokrit (%)/Erythrozytenzahl (10^{12}/l).

Tab. 23.6 Referenzbereiche MCV

Alter	Referenzwerte in fl (alte Einheit)	Referenzwerte in µm³ (SI-Einheit)
Erwachsene	81–96	81–96
Neugeborene	98–122	98–122
SI-Umrechnungsfaktor: 1		

Bewertung
(siehe auch ▶ Tab. 23.2).
- **Erniedrigte Werte (Mikrozytose):**
  - Eisenmangel: Alimentärer Mangel, Resorptionsstörungen (z. B. Zöliakie/Sprue), Verlust durch chronische Blutungen, erhöhter Eisenbedarf (Wachstum, Schwangerschaft, Laktation).
  - Eisenverwertungsstörungen: Infektionen, Tumoren.
  - Hämoglobinopathie: Thalassämie, Hämoglobin C-E-Krankheit.
  - Seltene Ursachen: Sideroachrestische Anämie, Vitamin-B_6-, Vitamin-B_1-Mangel.
- **Erhöhte Werte (Makrozytose):**
  - Vitamin-B_{12}-Mangel, Folsäuremangel (▶ 13.1.5).
  - Hämatologische Erkrankungen: Akute Leukosen, myeloproliferative Erkrankungen, maligne Lymphome, Plasmozytom, Retikulozytose.
  - Nicht hämatologische Erkrankungen: Chron. Lebererkrankungen, chron. Alkoholabusus, Neugeborenenphase.

Da zwischen MCH und MCV eine lineare Beziehung besteht, liefern beide Werte in etwa identische Informationen. Während MCH und MCV unter path. Bedingungen sehr empfindliche Indikatoren darstellen, sind die Veränderungen der Hämoglobinkonzentration in den Erythrozyten (MCHC) weniger ausgeprägt. Der MCHC-Wert ändert sich demzufolge erst bei fortgeschrittener mikrozytärer hypochromer Anämie (z. B. bei Eisenmangel).

RDW (red cell distribution width) ist ein Maß für die Anisozytose und errechnet sich nach der Formel

$$RDW = \frac{SD\ des\ MCV \times 100}{MCV}$$

Es wird die Größenabweichung der Erythrozyten von der Norm in Prozent angegeben. Ein Wert > 15 % spricht für eine Anisozytose.

Störungen und Besonderheiten
▶ 23.2.1 und ▶ 23.2.2.

23

23.2.5 MCH $

MCH = mean corpuscular haemoglobin = mittlerer Hämoglobingehalt der Erythrozyten.

Indikationen
DD und Klassifizierung von Anämien.

Untersuchungsmaterial
- 1–2 ml EDTA-Vollblut oder 50 µl Kapillarblut.
- Stabilität: 24 h bei 4 °C oder Raumtemperatur.

Bestimmungsmethode
Rechnerisch aus Hämoglobingehalt und Erythrozytenzahl.
MCH (pg/Zelle) = Hämoglobin (g/l)/Erythrozytenzahl ($\times 10^{12}$/l).

Tab. 23.7 Referenzbereiche MCH

Alter	Referenzwerte in pg (alte Einheit)	Referenzwerte in fmol (SI-Einheit)
Erwachsene	27–34	1,67–2,11
Neugeborene	33–39	2,04–2,42
SI-Umrechnungsfaktor: 0,06206		

Bewertung
▶ 23.2.4, MCV.

Störungen und Besonderheiten
▶ 23.2.1 und ▶ 23.2.2.

%HYPO und HbR
Der Anteil hypochromer Erythrozyten (%HYPO) spiegelt die Eisenversorgung (▶ 23.5) während der letzten Wo. wider. Der Hämoglobingehalt der Retikulozyten (HbR) ist ein Indikator der akuten Eisenverfügbarkeit. Beide Werte können nur an bestimmten Hämatologie-Automaten gemessen werden.
Normwert %HYPO: 1–5 %.
Normwert HbR: 28–35 pg.

Tab. 23.8 Beurteilung der Eisenversorgung anhand von %HYPO und HbR

%HYPO	HbR	Eisenversorgung
≤ 5 %	≥ 28 pg	Eisenhaushalt ausgeglichen
≤ 5 %	< 28 pg	Aktueller Funktionseisenmangel
> 5 %	< 28 pg	Länger bestehender Eisenmangel
> 5 %	≥ 28 pg	Ansprechen auf Eisensubstitution

23.2.6 MCHC $

MCHC = mean corpuscular haemoglobin concentration = mittlere Hämoglobin-konzentration des Einzelerythrozyten.

Indikationen
DD und Klassifizierung von Anämien.

Untersuchungsmaterial
- 1–2 ml EDTA-Vollblut oder 50 µl Kapillarblut.
- Stabilität: 24 h bei 4 °C oder Raumtemperatur.

Bestimmungsmethode
Rechnerisch aus Hämoglobingehalt und Hämatokrit
MCHC (g/l) = Hb (g/l)/Hämatokrit (%).

Tab. 23.9 Referenzbereiche MCHC

Alter	Referenzwerte in g/dl (alte Einheit)	Referenzwerte in mmol/l (SI-Einheit)
Erwachsene	32–36	19,85–22,34
Neugeborene	30–35	18,60–21,72

SI-Umrechnungsfaktor: 0,6206

Bewertung
▶ 23.2.4, MCV.

Störungen und Besonderheiten
▶ 23.2.1 und ▶ 23.2.2.

23.2.7 Retikulozyten $

Retikulozyten sind junge, kernlose Erythrozyten, die in den ersten 2 d nach ihrer Ausschwemmung in das periphere Blut noch über Zellorganellen und residuale RNA verfügen (Substantia reticulo-granulo-filamentosa). Sie lassen sich mit Vitalfarbstoffen anfärben.

Indikationen
- Überprüfung der Erythropoese bei aplastischen und hämolytischen Anämien.
- Therapiekontrolle bei Eisensubstitution zur Behandlung einer Eisenmangel-anämie.

Untersuchungsmaterial
- 1–2 ml EDTA-Vollblut oder 50 µl Kapillarblut.
- Stabilität: 24 h bei 4 °C oder Raumtemperatur.

23

Bestimmungsmethode

- **Konventionell-mikroskopisch:** Vollblut wird mit Vitalfarbstoffen (Brillantkresylblau oder Methylenblau) gemischt und auf einem Objektträger ausgestrichen. Die Substantia reticulo-granulo-filamentosa erscheint als bläuliches Netzwerk. Die Retikulozytenzahl wird mikroskopisch ausgezählt (Zahl der Retikulozyten pro 100 Erythrozyten).
- **Automatisiert:** Fluoreszenzaktivierte Zytometrie (als Vitalfarbstoff dienen Thiazolorange oder Auramin) oder Durchflusszytometrie.

Tab. 23.10 Referenzbereiche Retikulozyten	
Erwachsene	0,5–2,0 %
Neugeborene, Säuglinge	0,6 bis über 3,0 %

Bewertung

- **Erhöhte Werte:** Gesteigerte Erythropoese (hyperregeneratorische Anämien) bei hämolytischen Anämien, verstärkter Erythropoese nach Blutungen, chronischer Hypoxie, Retikulozytenkrise unter Substitutionstherapie einer Eisen-, Vitamin-B_{12}- oder Folsäuremangelanämie (Therapiekontrolle).
- **Erniedrigte Werte:** Verminderte Erythropoese (hyporegeneratorische Anämien) bei aplastischer Anämie, Panmyelopathie, Zytostatikatherapie, Erythropoetinmangel.

Störungen und Besonderheiten

Falsch hohe Werte:

- Einschlüsse wie Howell-Jolly-, Heinz-Innenkörperchen und Malariaplasmodien sind oft nicht sicher von der Substantia reticulo-granulo-filamentosa abgrenzbar.
- Eine Lymphozytose stört bei der automatisierten Retikulozytenzählung, da kleine Lymphozyten im Erythrozytenfenster mitgezählt werden.

 Pat., die sich zuvor im Hochgebirge (mind. 6 Wo.) aufhielten, haben oft eine physiologische Retikulozytose.

23.2.8 Erythrozytenenzyme $$

Enzymdefekte der Erythrozyten gehören zum Spektrum differenzialdiagnostischer Erwägungen bei angeborenen, hämolytischen Anämien. Von klinischer Bedeutung sind insbes. Enzymdefekte des Kohlenhydratstoffwechsels.

- **Glukose-6-Phosphat-Dehydrogenasemangel:** Vererbung X-chromosomal. Besonders häufig im Mittelmeerraum und in Israel → Hämolysen im Zusammenhang mit Einnahme bestimmter Nahrungsmittel (Pyrimidinderivate) oder Medikamente (z. B. Salizylaten, Malariamitteln, Chloramphenicol). Darüber hinaus können Infektionen hämolytische Krisen bewirken.
- **Pyruvatkinasemangel:** Vererbung autosomal-dominant, bevorzugtes Vorkommen auf dem afrikanischen Kontinent und in Nordeuropa, insgesamt aber selten → spontane Hämolysen.

Indikationen
Differenzialdiagnostische Abklärung hämolytischer Anämien.

Untersuchungsmaterial
5 ml venöses EDTA- oder Heparinblut.
! Immer zusätzlich Retikulozyten (▶ 23.2.7) zählen lassen!

Bestimmungsmethode
Die Enzymaktivität im Hydrolysat wird mittels einer katalytischen Reaktion bei 340 nm gemessen.

Tab. 23.11 Referenzbereiche Enzymaktivitäten	
Glucose-6-Phosphat-Dehydrogenase	5–15 U/g Hb
Pyruvatkinase	13–17 U/g Hb
Neugeborene zeigen eine um etwa 50 % höhere Enzymaktivität.	

Bewertung
Retikulozyten weisen die höchste Enzymaktivität auf. Bei hoher Retikulozytose schließt eine normale Enzymaktivität einen hereditären Enzymdefekt nicht aus → Enzymaktivitätsbewertung immer im Zusammenhang mit der Retikulozytenbestimmung.
Erniedrigte Werte: Enzymmangel.
Zunehmend Mutationsnachweis mittels PCR (Speziallabor).

Störungen und Besonderheiten
Falsch hohe Werte bei Bluttransfusionen (Ausgleich des hereditären Enzymmangels), Retikulozytose, hypochromer Anämie (Enzymaktivität pro g Hb ergibt zu hohe Werte).

23.3 Hämoglobinparameter
Birgid Neumeister

23.3.1 Freies Hämoglobin $
Intravasal freigesetztes Hb bildet mit Haptoglobin einen Komplex, der innerhalb weniger Minuten aus der Zirkulation eliminiert wird. Erst die Überschreitung der Haptoglobinbindungskapazität führt damit zu einem Anstieg der Konzentration an freiem Hb im Plasma → Parameter zum Nachweis **schwerer** Hämolysen.

Indikationen
Nachweis einer (schweren) intravasalen Hämolyse.

Untersuchungsmaterial
• 1 ml Serum, Heparin- oder Zitratplasma.
! Unterschiedliche Referenzbereiche!

> Wichtigste Voraussetzung für die korrekte Befundinterpretation ist eine hä-
> molysefreie Blutentnahme!

Bestimmungsmethode
- Fotometrische Messung bei verschiedenen Extinktionsmaxima.
- HPCL mit anschließender Absorptionsspektrofotometrie.
- Immunnephelometrie.

Tab. 23.12 Referenzbereich freies Hämoglobin (SI-Einheit)	
Freies Hb	• Serum bis 50 mg/l • Plasma bis 20 mg/l

Bewertung
Erhöhte Werte durch schwere, intravasale Hämolyse: Transfusionszwischenfall,
paroxysmale nächtliche Hämoglobinurie, Hämolyse durch Kälte- oder Wärmeauto-AK, Hämoglobinopathien, enzymmangelbedingte Hämolysen.

23.3.2 Nachweis pathologischer Hämoglobinvarianten
$$\text{\$\$--\$\$\$}$$

Das Hämoglobinmolekül des Erwachsenen besteht aus einem Porphyrin- und einem Proteinanteil (Globin). Der Proteinanteil wird durch vier verschiedene Gen-
paare (α, β, γ, δ) kodiert. Das Hämoglobin des Erwachsenen besteht zu 97,5 % aus
zwei α- und zwei β-Ketten (HbA$_1$) und zu 2,5 % aus zwei α- und zwei δ-Ketten
(HbA$_2$). An jede Polypeptidkette ist ein Hämmolekül gebunden.
Bis zum 3. Fetalmonat besteht das Hämoglobin ungeborener Kinder aus 2 α- und
2 γ-Ketten (HbF). Danach beginnt die Produktion von HbA$_1$, das zum Zeitpunkt
der Geburt 20–40 % erreicht und danach weiter zunimmt.
Durch Mutationen entstehen Hb-Varianten, die sich bei unverändertem Hämen-
teil in ihrem Globin unterscheiden. So werden abnorme Polypeptidketten gebildet
(Sichelzellanämie = HbS und andere pathologische Varianten), die Produktion
ganzer Polypeptidketten gehemmt (Thalassämie) oder das fetale HbF persistiert.

Indikationen
- Unklare Anämien.
- Hämolyse.
- Splenomegalie.

Untersuchungsmaterial
1 ml venöses EDTA-Blut.
! Blut gekühlt aufbewahren und transportieren, da abnorme Hämoglobine oft
sehr instabil sind.

Bestimmungsmethode
- **Screeningtests:**
  - Hämoglobinelektrophorese (Zelluloseacetat, Agar), Dünnschicht-Isoelek-
  trofokussierung in Polyacrylamidgel: Charakteristische Banden für die
  einzelnen Hämoglobinvarianten. Quantifizierung mittels Densitometrie.

- – HPCL zur Trennung normaler und abnormaler Hämoglobinvarianten.
- – Nachweis von Heinz-Innenkörpern: Färbung von denaturiertem (instabilem) Hb.
- – Präzipitatteste: Ausflockung instabiler Hämoglobinvarianten nach Inkubation des Hämolysats bei 60 °C oder nach Behandlung mit Isopropanol.
- **Weitere Differenzierung:**
  - – Quantitative HbA$_2$-Bestimmung: DEAE-Zellulose-Chromatografie oder HPLC, insbes. bei Thalassaemia minor.
  - – Alkaliresistente HbF-Bestimmung: HbF lässt sich nicht durch Vorbehandlung mit NaOH denaturieren und kann nach Auspräzipitierung des übrigen Hämoglobins mit Ammoniumsulfat im Überstand gemessen werden.
  - – Hämoglobin-F-Färbung: Zum Nachweis fetomaternaler Transfusion und erhöhtem HbF bei verschiedenen Hämoglobinopathien.
  - – Sichelzellen-Nachweis im sauerstoffarmen Milieu (nur reduziertes HbS bildet sichelförmige Erythrozyten!).
  - – Genetische Analysen: Restriktionslängen-Polymorphismus nach Behandlung mit einem spezifischen Restriktionsenzym, Hybridisierung mit spezifischen Oligonukleotiden nach DNA-Amplifikation in der Polymerase-Kettenreaktion.
- **Kosten:**
  - – Elektrophorese bzw. Chromatografie: $$.
  - – HbF mikroskopisch: $$.
  - – DNA-Analyse: $$$.

Tab. 23.13 Referenzbereiche für Hämoglobinvarianten

HbA$_1$	96–98 %
HbA$_2$	1–3 %
HbF	0,3–1 %

Neugeborene haben noch 50–85 % HbF und erreichen nach 1½–2 J den Hämoglobinstatus des Erwachsenen.

Bewertung
Entsprechend dem elektrophoretischen Bild und der genetischen Analyse.

Störungen und Besonderheiten
Die Bestimmung pathologischer Hämoglobinvarianten kann durch Bluttransfusionen innerhalb der vorhergehenden 3 Mon. (Erythrozyten-Lebensdauer 120 d!) gestört werden.

23.4 Erythropoetin $$$

Birgid Neumeister

Das Glykoproteinhormon Erythropoetin (EPO) wird in den Nieren gebildet und stimuliert die Differenzierung und Reifung der Erythrozytenvorläuferzellen im Knochenmark sowie die Hämoglobinsynthese. Auslösender Reiz für die vermehrte Bildung von Erythropoetin ist eine Gewebshypoxie.

Indikationen
- DD von Anämien und Polyglobulie.
- Tumormarker zur Verlaufsbeurteilung bei Tumoren mit paraneoplastischer Erythropoetinbildung.

Untersuchungsmaterial
1 ml Serum oder Heparinplasma.

Bestimmungsmethode
ELISA, RIA.

Tab. 23.14 Normwert Erythropoetin	
Erythropoetin	6–25 U/l

Bewertung
- **Erhöhte Werte:**
  - Hypoxie: Pulmonale, kardiovaskuläre Erkrankungen, CO-Vergiftung, Anämien, Blutungen.
  - Paraneoplastisch: Nierentumoren, Ovarialkarzinome, Leberzellkarzinome, Fibromyome des Uterus, zerebelläre Hämangioblastome, Nebennierenrindenadenome.
  - Physiologisch: 2. und 3. Trimenon der Schwangerschaft.
- **Erniedrigte Werte:**
  - Chronische Niereninsuffizienz.
  - Polycythaemia vera.

Störungen und Besonderheiten
Die Erythropoetinkonzentration im Serum unterliegt tageszeitlichen Schwankungen. Maximum gegen 24.00 Uhr, Minimum am Morgen.

23.5 Analyte des Eisenstoffwechsels

Ingo Besenthal

Eisen ist das häufigste Spurenelement. Als zweiwertiges Ion (Fe^{2+}) liegt es an Hb, Myoglobin und anderen Hämoproteiden, als dreiwertiges Ion (Fe^{3+}) an Ferritin gebunden als Depoteisen im RES der Zellen vor. Im Komplex mit einem Porphyrinringsystem (Häm) wirkt es als O_2 bindendes Prinzip im Hb und Myoglobin. Der Eisentransport im Blut erfolgt durch Transferrin. Eisenbeladenes Transferrin wird an der Zelloberfläche durch transmembranöse Transferrinrezeptoren gebunden und internalisiert. Bruchstücke dieser Rezeptoren sind im Serum als „löslicher Transferrinrezeptor" (sTfR) messbar. Seine Konzentration hängt von der Masse des erythropoetischen Gewebes ab und vom Eisenbedarf, da bei Eisenmangel die Zahl der Rezeptoren erhöht wird.

Hinweise zur Diagnostik
Wegen starker intraindividueller Schwankungen des Eisenspiegels und wegen zahlreicher Einflüsse auf den Eisen- und Transferrinspiegel ist der Nutzen von

Transferrin, Eisen und Transferrinsättigung stark eingeschränkt. Die wichtigste analytische Messgröße zur Beurteilung des Eisenstatus ist Ferritin.

Ferritin erlaubt die Erkennung einer Speicher-Entleerung (latenter Eisenmangel) schon bevor eine mikrozytäre Anämie manifest wird. Das **Transferrin** reagiert dagegen auf einen Eisenmangel erst, wenn die Eisenreserven des Körpers erschöpft sind. Eine isolierte Transferrin- oder Eisenbestimmung ist diagnostisch nutzlos. Zur Berechnung der Transferrinsättigung ist die Bestimmung des **Eisenspiegels** nötig. Als weiterer Indikator für den Eisenbedarf ist auch der **lösliche Transferrinrezeptor (sTfR)** und der **Quotient sTfR/log Ferritin** geeignet. Der Quotient ist mit höheren Kosten belastet, da Ferritin **und** sTfR gemessen werden müssen. Unter einer Akutphasen-Reaktion ist die diagnostische Aussagekraft sowohl beim Ferritin als auch beim löslichen Transferrinrezeptor (sTfR) und beim Quotienten sTfR/log Ferritin eingeschränkt.

Bei erhöhtem Serumferritin- und -eisenspiegel kann zur Sicherung der Diagnose einer Eisenüberladung der **Desferrioxamin-Test** durchgeführt werden.

 Bei Eisenverteilungsstörungen (Infektionen, Tumoren) können die Eisendepots nicht beurteilt werden. Die gleichzeitige Messung des CRP gibt einen Hinweis auf Entzündungsreaktionen.

Differenzialdiagnostik der hypochromen Anämie

23

Tab. 23.15 Befundkonstellationen

Befund	Ferritin	Eisen	MCV	Transferrin	Transferrinsättigung
Eisenmangelanämie: Alimentär, chron. Blutverlust, Eisenresorptionsstörung, Schwangerschaft	↓	↓	↓	↑	↓
Eisenverteilungsstörung: Infektions-/Tumoranämie, chron. Dialyse	n–↑	↓	n–↓	n–↓	n–↓
Eisenverwertungsstörung: Chron. Bleiintoxikation, Vitamin-B$_{12}$-/Folsäuremangel, sideroachrestische Anämie	n–↑	n–↑	↑	n–↓	n–↑

23.5.1 Ferritin $$

Ferritin ist ein kugelförmiges Polymer aus bis zu 24 Proteinuntereinheiten, das etwa 4000 Eisenmoleküle pro Ferritinmolekül speichern kann.

Indikationen
* V.a. Eisenmangel.
* Überwachung von Risikogruppen (Blutspender, Schwangere, Dialysepatienten, Vegetarier).
* V.a. Eisenüberladung.

- Kontrolle bei Eisensubstitution (▶ 23.2.7, Retikulozyten), Eisenmobilisationstherapie, Erythropoetintherapie.

Untersuchungsmaterial
Serum oder Plasma.

Bestimmungsmethode
Immunoassays.

Tab. 23.16 Referenzbereiche für Ferritin	
Männer	20–500 µg/l
Frauen	15–250 µg/l

Die Referenzbereiche sind methodenabhängig (fehlende Standardisierung), die Angaben in der Tabelle sind nur grob orientierend. Aktuelle Angaben müssen im jeweiligen Labor erfragt werden.

Bewertung
Wichtigste analytische Messgröße zur Beurteilung des Eisenstatus! Es erlaubt die Erkennung einer Speicher-Entleerung (latenter Eisenmangel), bevor eine mikrozytäre Anämie manifest wird. Auch bei renalem oder enteralem Eiweißverlust ist Ferritin wegen seiner Molekülgröße (MG 450 000) besser als Transferrin zur Diagnose eines Eisenmangels geeignet.

Befundkonstellationen (▶ 23.5).

- **Erniedrigte Werte:** Ein Serumferritin ≤ 10–15 µg/l gilt als sicherster Beweis für einen Eisenmangel (mit oder ohne Anämie). Mögliche Ursachen sind:
  - Eisenverlust: Gastrointestinalblutung, Menstruationsblutung, Blutspender, Hämaturie.
  - Transferrinmangel: Nephrotisches Syndrom, exsudative Enteropathie, schwere Verbrennung, Atransferrinämie.
  - Eisenresorptionsstörung: Z. B. Sprue.
  - Alimentärer Eisenmangel: Fehlernährung, Alkoholismus, Vegetarier.
  - Erhöhter Bedarf: Schwangerschaft, Laktation, Wachstumsphase.
- **Erhöhte Werte:**
  - Eisenüberladung: Primäre (genetische) und sekundäre Hämochromatose (z. B. gehäufte Bluttransfusionen, Hämoglobinopathien, ineffektive Erythropoese).
  - Eisenverteilungsstörungen: Blockierung der Eisenfreisetzung aus den Speichern bei Infektionen, chronischen Entzündungen, Tumoren, Urämie oder Leberparenchymschäden. Der Ferritinspiegel ist höher als es dem Eisenstatus entspricht, ein gleichzeitiger Eisenmangel kann verdeckt sein.
  - Hämolyse, Eisenverwertungsstörung bzw. Hb-Synthesestörung: Hämolytische, sideroachrestische/sideroblastische, megaloblastäre (Vitamin-B$_{12}$-/Folsäuremangel) Anämien, Hämoglobinopathien, Porphyrie, Bleiintoxikation.
  - Beim Still-Syndrom u. beim Makrophagen-Aktivierungssyndrom können extrem hohe Ferritinwerte auftreten.

Störungen und Besonderheiten

Sehr hohe Ferritinkonzentrationen werden mit manchen Immunoassays als Folge des hohen AG-Überschusses (Prozonenphänomen) falsch niedrig gemessen → bei V.a. Hämochromatose und unplausibel niedrigen Ferritinwerten Messung in hochverdünnter Probe wiederholen.

23.5.2 Transferrin, Transferrinsättigung, löslicher Transferrin-Rezeptor $

Transferrin ist das Transportprotein für Eisen. Es besitzt zwei Bindungsstellen für dreiwertige Eisenionen. Mit geringerer Affinität bindet es noch Spurenelemente wie Chrom, Kupfer, Mangan und Zink.

Indikationen

Eine isolierte Transferrinbestimmung ist diagnostisch nutzlos. Das Serumtransferrin reagiert auf einen Eisenmangel erst, wenn die Eisenreserven des Körpers erschöpft sind. Nur zusammen mit dem Eisenspiegel, am ehesten in Form der Transferrinsättigung (Funktionszustand des Transportproteins) und dem Ferritin ist es diagnostisch verwertbar.
- V.a. Eisenmangelanämie.
- V.a. Eisenüberladung.

Untersuchungsmaterial

Serum, Plasma.

Bestimmungsmethode

Immunoassays.

Tab. 23.17 Referenzbereiche für Transferrin(sättigung)

	Transferrin	Transferrinsättigung
Erwachsene	200–360 mg/dl	15–45 %
(bezogen auf Standard CRM 470)		

Berechnung der Transferrinsättigung

- Transferrinsättigung (%) = Eisen (μg/dl) × 71/Transferrin (mg/dl).
- Transferrinsättigung (%) = Eisen (μmol/l) × 400/Transferrin (mg/dl).

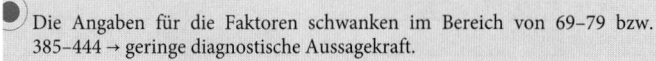

Die Angaben für die Faktoren schwanken im Bereich von 69–79 bzw. 385–444 → geringe diagnostische Aussagekraft.

Bewertung

(▶ 23.5, ▶ Tab. 23.15 Befundkonstellationen).
- **Erhöhte Werte der Transferrinsättigung:**
  - Hämolyse, Eisenverwertungsstörung bzw. Hb-Synthesestörung: Hämolytische, sideroachrestische (sideroblastische), megaloblastäre (Vitamin-B$_{12}$-/Folsäuremangel) Anämien, medikamenteninduzierte Anämien, Hämoglobinopathien, Porphyrie, Bleiintoxikation.

–   V.a. Eisenüberladung: Primäre (genetische) und sekundäre Hämochromatosen (z. B. gehäufte Bluttransfusionen, Hämoglobinopathien, ineffektive Erythropoese). Transferrinsättigung meist > 55 %.
• **Erniedrigte Werte der Transferrinsättigung:**
–   Eisenmangelanämie.
–   Eisenverteilungsstörung (ohne Eisenmangel): Infektionen, chronische Entzündungen, Tumoren, Urämie, Leberparenchymschäden.

Störungen und Besonderheiten

Bei vermehrter (Östrogene) oder verminderter Transferrinsynthese (Leberschäden, Atransferrinämie) sowie bei Verlust (Proteinurie, Enteropathien, schwere Verbrennung) ist die Diagnose eines Eisenmangels nur durch die Ferritinbestimmung möglich.

Löslicher (soluble) Transferrin-Rezeptor (sTfR)

Das im Ferritin gebundene Speichereisen wird bei Bedarf an Funktionseisen durch Transferrin in das Eisen verwertende Gewebe transportiert und über den Transferrin-Rezeptor in die Vorläuferzellen der Erythrozyten (z. B. Retikulozyten) aufgenommen.

Einsatz und Beurteilung des sTfR

• **Eisenmangel mit Entleerung des funktionellen Eisen-Kompartiments:** Nach Entleerung der Ferritin-Eisenspeicher wird bei Mangel an Funktionseisen der Transferrin-Rezeptor hochreguliert und auch vermehrt in die Zirkulation abgegeben, wo er dann als löslicher Transferrin-Rezeptor in erhöhter Konzentration gemessen werden kann, schon bevor eine manifeste Anämie auftritt.
• **Eisenstatus in speziellen Umständen:** Unter bestimmten Umständen erlaubt die Ferritin-Konzentration keine zuverlässige Beurteilung des Eisenstatus, da sie falsch niedrig oder falsch hoch sein kann – auch in diesen Fällen ist der sTfR besser zur Erkennung eines Eisenmangels geeignet:
–   Anämie durch Eisen-Verwertungsstörung bei chronischen Entzündungsreaktionen und malignen Tumoren.
–   Verdünnungs-Anämie durch vermehrtes Plasmavolumen bei Schwangerschaft.
–   Leistungssportler, Neugeborene, Kinder im Wachstumsschub.
• **Hyperregenerative Erythropoese:** Auch bei gesteigerter Blutbildung (kompensatorisch bei hämolyt. Anämien u. bei Polyzytämie) wird der Transferrin-Rezeptor vermehrt gebildet.

Tab. 23.18 Übersicht

Ursache der Anämie	Ferritin	sTfR	Reti
Eisenmangel	↓	↑	Normal
Entzündung/Tumor (hypoproliferativ)	↑	normal	Normal
Reifungsstörung (z. B. Vit. B 12-Mangel	↑	↑	normal
Hämolyse (hyperproliferativ)	↑	↑	↑

23.5.3 Eisen $

Indikationen
Berechnung der Transferrinsättigung. **Cave:** Eine isolierte Eisenbestimmung ist diagnostisch nutzlos!

Untersuchungsmaterial
Serum oder Heparinplasma. **Cave:** Immer unter gleichen Bedingungen abnehmen (z. B. morgens, nüchtern), da ausgeprägte Tagesrhythmik. Kein EDTA-Plasma verwenden (Chelatbildner!).

Bestimmungsmethode
Fotometrisch als Farbkomplex (verschiedene Varianten).

Tab. 23.19 Referenzbereich Eisen

	Konventionelle Einheit (µg/dl)	SI-Einheit (µmol/l)
Erwachsene	40–160	7–29
Umrechnung: µg/dl × 0,179 = µmol/l		

Bewertung
Ein niedriges Serumeisen beweist keinen Eisenmangel. Der Serumeisenspiegel unterliegt ähnlich vielen Einflüssen wie das Transferrin. Im Tagesverlauf kann der Gipfelwert dreimal so hoch sein wie der Minimalspiegel. Die biologische Schwankungsbreite der Serumeisenkonzentration ist sehr groß (▶ 23.5, Befundkonstellationen).
- **Erniedrigte Werte:** Eisenmangelanämie, Eisenverteilungsstörungen (ohne Eisenmangel), Infektionen, chronische Entzündungen, Tumoren, Urämie, Leberparenchymschäden.
- **Erhöhte Werte:** Eisenverwertungsstörungen, Hämolyse, Eisenüberladung, akute Hepatitis, Eisentherapie.

Störungen und Besonderheiten
- Falsch hohe Werte: Hämolyse.
- EDTA (und andere Komplexbildner) verhindern die Messung mittels Farbreaktion.

23.5.4 Desferrioxamin-Test $$

Steigerung der normalerweise geringen renalen Eisenausscheidung durch Gabe des Komplexbildners Desferrioxamin.

Indikationen
V.a. Eisenüberladung.
Erhöhte Serumferritin- und -eisenspiegel können auch ohne Eisenüberladung auftreten. Zur Sicherung der Diagnose einer Eisenüberladung ist der Desferrioxamin-Test geeignet, der hierbei zu stark erhöhter Eisenausscheidung im Urin führt.

Bestimmungsmethode

Messung der Eisenausscheidung im Urin mittels Atom-Absorptions-Spektrometrie.

Testdurchführung

Keine Diät nötig.

- Pat. Blase vollständig entleeren lassen. Urin verwerfen.
- 500 mg Desferrioxamin (Desferal®) i.m. injizieren.
- 6-h-Urin in eisenfreiem Gefäß sammeln (kommerzielle Urinsammelgefäße). Am Ende Pat. Blase nochmals entleeren lassen. Nach Mischen Aliquot ins Labor schicken. Wichtig: Kennzeichnung als Desferrioxamintest! Angabe der Sammelmenge!

Tab. 23.20 Referenzbereiche für Eisen im Urin beim Desferrioxamin-Test

Bewertung	Konventionelle Einheit	SI-Einheit
Physiologisch	< 1 mg/6 h	< 18 µmol/6 h
Eisenüberladung	> 3 mg/6 h	> 54 µmol/6 h
Umrechnung: mg × 17,9 = µmol		

Bewertung

Die Angaben für eine physiologische Eisenausscheidung im Desferrioxamin-Test variieren zwischen 0,5 mg/6 h und 2 mg/6 h. Bei primärer Hämochromatose findet man typischerweise > 10 mg/6 h. Weitere diagnostische Maßnahmen zur Sicherung der häufig schwierigen Diagnose sind Leberbiopsie und NMR.

Störungen und Besonderheiten

- **Falsch niedrige Werte:** Niereninsuffizienz.
- **Falsch hohe Werte:** Proteinurie, Hämaturie, Leberzirrhose, schwere akute Leberschäden.

23.6 Leukozyten-Parameter

Birgid Neumeister

23.6.1 Leukozyten $

Indikationen

- Infektionen und Entzündungen.
- Anämien, Leukämien, myelo- und lymphoproliferative Erkrankungen.
- Knochenmarksdepression (Bestrahlungen, immunsuppressive Therapie, Behandlung mit Zytostatika oder Thyreostatika, metastasierende Tumoren).
- Gewebsnekrosen: Infarkte, Verbrennungen.
- Vergiftungen.
- Aktivitätskontrolle von Kollagenosen u.a. Autoaggressionserkrankungen.

Untersuchungsmaterial

- 1 ml venöses EDTA-Vollblut oder 100 μl Kapillarblut für die Kammerzählung.
- Stabilität der Probe: 24 h bei Raumtemperatur, 48 h bei 4 °C.

Bestimmungsmethode

- Automatisiert: Durchflusszytometrie (Impedanzmessung, Lichtstreuung, Zytochemie) nach Lyse der Erythrozyten mittels Saponin.
- Lichtmikroskopisch konventionell: Kammerzählung (z. B. Neubauerkammer) nach Lyse der Erythrozyten in 3%iger Essigsäurelösung. Sehr ungenau.

Tab. 23.21 Referenzbereiche Leukozyten

Alter	Referenzwerte (alte Einheit: × 10^3/μl; SI-Einheit: × 10^9/l
Erwachsene	4–10
Schulkinder	5–15
Kleinkinder	6–17,5
Säuglinge	5–20
Neugeborene	9–30

Bewertung

Mit den genannten Methoden messbare Leukozytosen und Leukozytopenien werden i.d.R. durch Veränderungen in der Zahl der neutrophilen Granulozyten (Diff. BB, ▶ 23.6.2) verursacht.

Störungen und Besonderheiten

Falsch hohe Werte: Pseudoleukozytose durch kernhaltige Vorstufen der Erythrozyten, Kryoglobuline.

23.6.2 Differenzialblutbild $

Lichtmikroskopisch konventionelle oder automatisierte Methode zur Feststellung der prozentualen Anteile der Leukozytenpopulation sowie zur Beurteilung morphologischer Veränderungen von Erythrozyten, Granulozyten und Lymphozyten.

Indikationen

- Leukozytosen und Leukopenien.
- Infektionen.
- Intoxikationen.
- Tumorerkrankungen und Leukosen.

Untersuchungsmaterial

- 2 ml venöses EDTA-Blut (für automatisierte Systeme).
- Luftgetrockneter Blutausstrich auf Objektträger (lichtmikroskopisch konventionelle Methode).
- **Stabilität der Probe:** 24 h bei Raumtemperatur, 48 h bei 4 °C.

Bestimmungsmethode

- **Lichtmikroskopisch konventionell:** Färbung luftgetrockneter Ausstriche nach Pappenheim. Auswertung durch konventionelle Mikroskopie (Ölimmersion).
- **Automatisiert:** Pattern-Recognition an automatisch angefertigten und gefärbten Ausstrichen, wobei die Morphologie der Zellen optisch erkannt und mit gespeicherten Bildern verglichen wird.
- **Durchflusszytometrie:** Analyse anhand von zytochemischen (Peroxidase) und/oder morphologischen Parametern (Impedanzmessung, Lichtstreuung) nach Lyse der Erythrozyten.

Tab. 23.22 Referenzbereiche Differenzialblutbild (Erwachsene)

Zelltyp	Relativ in % (alte Einheit)	Absolut in/µl (alte Einheit)
Stabkernige Granulozyten	3–5	150–400
Segmentkernige Granulo-zyten	50–70	3000–5800
Eosinophile Granulozyten	1–4	50–250
Basophile Granulozyten	0–1	15–50
Lymphozyten	25–45	1500–3000
Monozyten	3–7	285–500

SI-Umrechnungsfaktoren: 0,01 (z. B. 3–5 % = 0,03–0,05) bzw. $\times 10^6$ (= Zellzahl/l)

23

Säuglinge und Kinder

- Stabkernige Granulozyten bis zu 10 % bei entsprechender Verminderung der segmentkernigen Granulozyten sind physiologisch.
- Monozyten oft bis zu 20 % physiologisch.
- Lymphozyten bis zu 70 % physiologisch.

Bewertung

Morphologische Veränderungen von Granulozyten

- **„Linksverschiebung":** > 5 % stabkernige Granulozyten bei bakteriellen Infektionen, Intoxikationen, metastasierenden Tumoren, Leukämien, Hämolysen.
  - **Auer-Stäbchen:** Einschlüsse von leukämischen Blasten bei AML und Blastenschub im Rahmen einer CML.
  - **Döhle-Körperchen:** Blaue Granulozyteneinschlüsse bei schweren Infektionen (Streptokokken), Verbrennungen und nach Gabe von G-CSF/GM-CSF.
  - **Toxische Granulation:** Verstärkung der neutrophilen Granula bei schweren Infektionen, Vergiftungen und Tumorerkrankungen.
  - **Pelger-Huet-Kernanomalie:** Fehlende Segmentierung des Kerns von Granulozyten ohne Krankheitswert.
- **Pseudo-Pelger-Zellen:** Verminderte Kernsegmentierung bei Infektionen und Leukosen.

- **Alder Kernanomalie:** Azurophile Granula in Granulozyten, z.T. auch in Makrophagen und Lymphozyten. Die betroffenen Pat. leiden oft an Gargoylismus oder Dysostosis.
- **„Buntes Bild", Myeloblasten:** Chronisch myeloische Leukämie.

Morphologische Veränderungen von Lymphozyten
- **Reaktive Reizformen:** Infektionen mit EBV (infektiöse Mononukleose), CMV.
- **Lymphozytose, Blastenvermehrung:** Chronisch lymphatische Leukämie.

Morphologische Veränderungen von Erythrozyten
- **Größenveränderungen:**
  - **Anisozytose:** Unterschiedliche Zellgröße bei mittelschweren und schweren Anämien unterschiedlichster Genese.
  - **Mikrozyten:** Verkleinerter Erythrozytendurchmesser bei Eisenmangelanämie, Thalassämie, sideroblastische Anämie.
  - **Makrozyten:** Vergrößerter Erythrozytendurchmesser bei Lebererkrankungen, Perniziosa, Hämolyse, Plasmozytom.
- **Formveränderungen:**
  - **Poikilozytose:** Unterschiedliche Gestalt bei schweren Anämien.
  - **Anulozyten:** Ringformen bei Eisenmangelanämie.
  - **Targetzellen, Schießscheibenzellen:** Ringförmige Zellen mit verdichtetem Rand bei Thalassämie, Leberzirrhose.
  - **Sichelzellen:** Sichelförmige Erythrozyten bei Sichelzellanämie.
  - **Kugelzellen:** Erythrozyten mit geringerem Durchmesser und ohne zentrale Eindellung („Kugeln") bei hereditärer Sphärozytose, Hämolyse.
  - **Fragmentozyten:** Erythrozytenfragmente bei intravasaler Gerinnung, hämolytisch urämischem Syndrom.
  - Änderungen des Färbungsverhaltens:
  - **Anisochromie:** Unterschiedliche Anfärbung bei Anämie.
  - **Basophile Tüpfelung:** Basophil punktierte Erythrozyten als diagnostisches Kriterium bei Bleivergiftung.
  - **Einschlusskörper:** Howell-Jolly-Körperchen (rote Chromatinreste) bei Z.n. Splenektomie, intrazelluläre Plasmodien (Malaria), Heinz-Innenkörper (blaue Einschlüsse) bei erythrozytären Enzymdefekten, Hämoglobinopathien und nach Vergiftung mit oxidierenden Substanzen.
  - **Geldrollenphänomen:** Rollenförmige Anordnung von Erythrozyten bei monoklonalen Gammopathien.

Vermehrung der Granulozyten (Granulozytose)
- **Neutrophilie:**
  - Akute und chronische Infektionen (Bakterien, Pilze, Protozoen).
  - Stress.
  - Akute Erkrankungen: Akute kardiovaskuläre Erkrankungen, Verbrennungen, Intoxikationen (exogen und endogen), Hämorrhagie, Hämolyse.
  - Chronische Erkrankungen: Autoimmunerkrankungen, CML, metastasierende Malignome, Myelofibrose, Polycythaemia vera, Hyperkortisolismus.
  - Medikamentöse Therapie mit Glukokortikoiden, Kontrazeptiva, Lithium und Epinephrin.

23

- **Eosinophilie:**
  - Allergische Erkrankungen.
  - Helminthosen.
  - **Hauterkrankungen:** Pemphigus vulgaris, Erythema exsudativum multiforme, Dermatitis herpetiformis, Psoriasis.
  - **Malignome:** CML, Hodgkin-Lymphom, metastasierende Tumoren.
  - **Autoimmunerkrankungen:** Dermatomyositis, Panarteriitis nodosa.
  - Postinfektiöse Rekonvaleszenz.
  - **Medikamentöse Behandlung** mit Acetylsalicylsäure, Ajmalin, Cefoxitin, Dapson, Penicillin.
- **Basophilie:** CML, Polycythaemia vera.

Vermehrung der Lymphozyten (Lymphozytose)

- **Infektionen:** Virusinfektionen, bestimmte bakterielle Infektionen (Keuchhusten, Brucellose, Tuberkulose).
- **Malignome:** ALL, CLL, maligne Lymphome mit leukämischer Verlaufsform, Hodgkin-Lymphom, monoklonale Gammopathien.
- Sarkoidose, Addison-Krankheit, Hyperthyreose.

Vermehrung der Monozyten (Monozytose)

Infektionen:
- **Bakteriell:** Tuberkulose, Endocarditis lenta, Brucellose, Lues.
- **Viral:** Mumps, Masern, Windpocken, Mononukleose, Pocken.
- **Parasitär:** Malaria, Leishmanien, Trypanosomen.
- **Autoimmunerkrankungen:** Lupus erythematodes, Polyarthritis.
- Sarkoidose.
- **Malignome:** Maligne Lymphome, Hodgkin-Lymphom, CML, metastasierende Tumoren, akute myelo-monozytäre Leukämie.

Verminderung der Granulozyten (Granulozytopenie)

- **Neutropenie, Agranulozytose:**
  - **Infektionen: Bakteriell** (Typhus, Paratyphus, Miliartuberkulose, Brucellose, schwere Sepsis), **viral** (Masern, Mumps, Windpocken, Grippe, Röteln), **parasitär** (Malaria, Leishmaniose).
  - **Malignome:** Leukosen, Plasmozytom, metastasierende Tumoren, Osteomyelofibrose, Panmyelopathie (Verdrängung im Knochenmark).
  - Medikamente.
  - **Sonstige Erkrankungen:** Lupus erythematodes, Hypersplenismus, Leberzirrhose, kongenitale Neutropenien, zyklische Neutropenie, megaloblastäre Anämien.
  - **Knochenmarkschädigung:** Intoxikation mit Benzol, Schwermetalle, Strahlenexposition.
- **Eosinopenie:**
  - **Schwere akute Infektionen:** Sepsis, Pneumonie, Peritonitis, Typhus.
  - Verdrängung im Knochenmark bei Leukämien.
  - Hyperkortizismus, Behandlung mit Glukokortikoiden.
  - Akromegalie, Stress.

- **Lymphozytopenie:**
  - Hyperkortisolismus, Behandlung mit Glukokortikoiden oder Ganciclovir.
  - **Malignome:** Maligne Lymphome, Hodgkin-Lymphom.
  - Urämie.
  - Schwerer Lupus erythematodes.

Störungen und Besonderheiten
Bei bekannter Kryoglobulinämie muss für die automatisierte Messung das Blut auf 37 °C erwärmt werden, da sonst durch Bildung von Proteinkristallen in der Größe von Leukozyten eine Pseudoleukozytose verursacht wird.

23.7 Blutkörperchensenkungsgeschwindigkeit $

Birgid Neumeister

Indikationen
Entzündung (Akute-Phase-Reaktionen), Dysproteinämie.

Untersuchungsmaterial
2 ml Zitratblut.

 Ungenügende Durchmischung des Blutes mit Zitrat kann die Bestimmung stören. Blutkörperchensenkungsgeschwindigkeit spätestens 1 h nach Blutentnahme bestimmen.

23

Bestimmungsmethode
Erythrozytensedimentation in graduierten Sedimentationssäulen (200 mm) bei Raumtemperatur nach Westergren.

Tab. 23.23 Referenzbereiche Blutkörperchensenkungsgeschwindigkeit 1 h

Geschlecht	< 50 J	> 50 J
Männer	< 15 mm	< 20 mm
Frauen	< 20 mm	< 30 mm

 Zeitgerecht ablesen! Nochmalige Durchmischung des Blutes beim Verpassen des 1-h-Wertes führt zu Messfehlern.

Bewertung
- **Erniedrigte Werte:** Polycythaemia vera.
- **Erhöhte Werte:**
  - Entzündungsreaktion: Bakterielle Infektionen, Sepsis, Autoimmunerkrankungen.
  - Dysproteinämien: Plasmozytom, Makroglobulinämie, nephrotisches Syndrom.
  - Malignome: Metastasierende Tumoren.

Störungen und Besonderheiten

- **Falsch hohe Werte:** Menstruation, Einnahme von Ovulationshemmern, Schwangerschaft, Hyperlipoproteinämie, Anämie, Raumtemperaturen > 20–24 °C.
- **Falsch niedrige Werte:** Antiphlogistika.

 Eine normale Blutkörperchensenkungsgeschwindigkeit schließt eine Erkrankung nicht aus (Virusinfektionen, Malignome)!

24 Hämostaseologie

Birgid Neumeister, Martin Mohren und Gerd Lutze

24.1 Physiologie der Hämostase und der Fibrinolyse

24.1.1 Hämostase

Die Hämostase (Blutstillung) wird durch das Zusammenspiel vielzähliger Einzelvorgänge gewährleistet, zu denen neben der Zusammensetzung und Fließfähigkeit des Blutes auch die Abdichtung der Gefäße und Drosselung der Blutzufuhr bei einem Trauma und die anschließende Wiederherstellung der Gefäßstruktur zählen. Somit stellt die Hämostase einen übergeordneten Begriff dar, der die eigentliche Gerinnung als einen wesentlichen Teilabschnitt mit umfasst. Bestandteile des Gerinnungssystems sind die Thrombozyten, die plasmatischen Gerinnungsfaktoren, aber auch die Gerinnungsinhibitoren. Nach einer Verletzung läuft die Blutstillung in folgender Reihenfolge ab:

- **Gefäßsystem:** Gefäßkontraktion und -kollaps mit Drosselung der Blutzufuhr. Freisetzung adhäsiver Proteine (z. B. Kollagen, von-Willebrand-Faktor) und von Gewebsthrombokinase. Synthese von plättchenaktivierendem Faktor (PAF) und Plasminogen-Aktivator-Inhibitor (PAI-1).
- **Thrombozyten:** Adhäsion an subendotheliales Kollagen, Aggregation und Bildung eines Plättchenpropfes (primärer Thrombus).
- **Plasmatisches Gerinnungssystem:** Seine Aufgabe besteht in der Verfestigung des primären Thrombus durch ein Fibrinnetzwerk. Gerinnungsfaktoren sind Glykoproteine, die überwiegend in der Leber synthetisiert werden und im Sinne einer Aktivierungskaskade das inaktive Fibrinogen in Fibrin umwandeln. Die einzelnen Gerinnungsfaktoren werden mit römischen Ziffern bezeichnet, wobei die Ziffern III und IV ungebräuchlich geworden sind und die Ziffer VI keinem Faktor zugeordnet ist. Aktivierte Faktoren werden mit dem Zusatz „a" versehen. Molekulargewichte, Plasmakonzentrationen und Halbwertszeiten der einzelnen Gerinnungsfaktoren unterscheiden sich in hohem Maße. Faktor II, VII, IX und X ebenso wie die Gerinnungsinhibitoren Protein C und S benötigen zur vollständigen Synthese Vitamin K und werden im Fall eines Mangelzustandes vermindert gebildet.
- **Plasmatische Gerinnungsinhibitoren:** Deren Funktion besteht in der Vermeidung eines überschießenden Thrombuswachstums bzw. einer Generalisierung des Gerinnungsvorgangs im Gesamtorganismus. Die wichtigsten physiologischen Inhibitoren sind Antithrombin, Protein C und S und der Tissue Factor Pathway Inhibitor.
- **Fibrinolysesystem:** Nach erfolgter Blutstillung muss das Fibringerinnsel beseitigt werden, damit eine Rekanalisation des Gefäßes oder eine narbige Umwandlung eintreten kann. Plasmin ist in der Lage, im Thrombus gebundenes Fibrin zu lysieren. Fibrinolyseinhibitoren verhindern eine überschießende Fibrinolyse entweder durch eine Hemmung von Plasmin (α_2-Antiplasmin) oder Plasminogen (PAI-1).

! Überlappungen und Parallelverläufe können zwischen diesen Systemen auftreten!

24

Primäre Hämostase
Die primäre Hämostase umfasst das Gefäßsystem einschließlich der Endothelzellen sowie die Thrombozyten. Ziel ist die Generierung eines Plättchenaggregates zur raschen Abdichtung des Gefäßdefektes.

Sekundäre Hämostase
Die sekundäre Hämostase beinhaltet die plasmatischen Gerinnungsfaktoren.
- **Extrinsisches System (Initialphase):** Nach einer Gewebs- oder Gefäßverletzung wird Gewebsthromboplastin (Tissue factor, TF) aus subendothelialen Zellen freigesetzt und gerät in Kontakt mit im Plasma zirkulierendem Faktor VII. Dieser wird aktiviert und bildet einen Komplex mit TF und Ca^{2+}, der wiederum in der Lage ist, Faktor X und Faktor IX (Josso-Schleife = Querverbindung zum endogenen System) zu aktivieren. Die Bildung von Xa hat andererseits die Wirkung eines Inhibitors des Tissue factors zur Folge, der den VIIa/TF/ Ca^{2+}-Komplex hemmt und bewirkt, dass nur eine geringe Menge Xa und IXa gebildet wird.
- **Intrinsisches System:** Die Aktivierung von F XII erfolgt an Fremdoberflächen nach Kontakt mit verletzten Oberflächen, wie z. B. Kollagenfasern, und wird durch Präkallikrein und hochmolekulares Kininogen verstärkt. Die involvierten Proteine werden auch als Kontaktfaktoren bezeichnet. XIIa aktiviert Faktor XI, der wiederum Faktor IX aktiviert. IXa bildet einen Komplex mit aktiviertem Faktor VIII (Kofakor), Phospholipiden und Ca^{2+} (Tenasekomplex), der Faktor X aktiviert. Letzterer ist somit die zentrale Verbindungsstelle zwischen intrinsischem und extrinsischem System.
- **Gemeinsame Endstrecke:** Xa bildet einen Komplex mit aktiviertem Faktor V (Kofaktor), Phospholipiden und Ca^{2+} (Prothrombinasekomplex), der Prothrombin in Thrombin (IIa) umwandelt. Thrombin, das für den Gerinnungsvorgang entscheidende Enzym, greift direkt am Fibrinogen an und bewirkt mithilfe von Faktor XIII die Bildung des unlöslichen Fibringerinnsels.

24

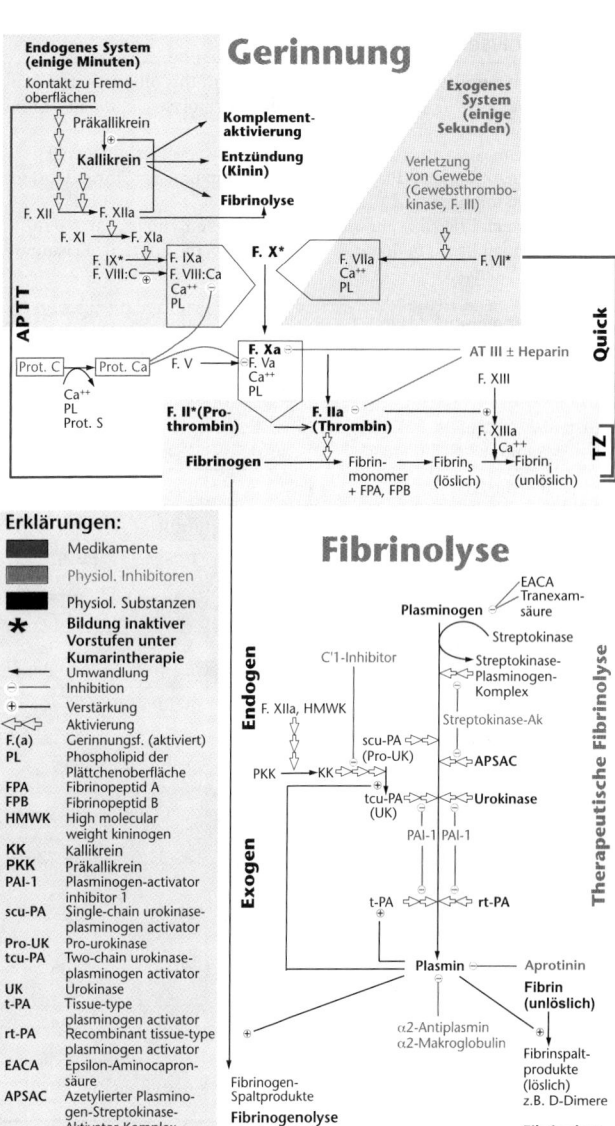

Abb. 24.1 Enzymatische Gerinnungskaskade

24.1.2 Fibrinolyse

Zur Vermeidung einer überschießenden Gerinnung mit thrombotischem Gefäß-verschluss setzt parallel zur Gerinnselbildung die Fibrinolyse ein, die in Throm-ben eingebautes Fibrin und Fibrinogen auflöst.

- **Exogenes System:** Gewebeständige Faktoren wie Gewebe-Plasminogenaktiva-tor und Urokinase wandeln Plasminogen in Plasmin um, das Fibrin, Fibrino-gen und die Faktoren Va und VIIIa spaltet.
- **Endogenes System:** Präkallikrein wird durch F XIIa zu Kallikrein aktiviert. Kallikrein wandelt Pro-Urokinase zu Urokinase um, die ihrerseits Plasmino-gen zu Plasmin aktiviert.

Tab. 24.1 Blutgerinnungsfaktoren

Faktor	Wirkung	Name	Molekular-gewicht (kD)	Plasmakon-zentration (mg/l)	Halb-wertszeit (h) (soweit bekannt)
I	Substrat	Fibrinogen	340	1500–4000	96–144
II	Enzym	Prothrombin	72	100–150	48–72
V	Koenzym	Proakzelerin	330	7–10	12–24
VII	Enzym	Prokonvertin	48	0,4–0,6	3–6
VIII	Koenzym	Antihämophiles Globulin A	280	0,10–0,15	8–12
IX	Enzym	Antihämophiles Globulin B	56	3–5	16–24
X	Enzym	Stuart-Prower-Faktor	59	8–10	20–60
XI	Enzym	Plasmathrombo-plastin Antece-dent, Rosenthal-Faktor	160	3–6	48–72
XII	Enzym	Hageman-Fak-tor	80	25–35	48–72
XIII	Enzym	Fibrinstabili-sierender Faktor	320	20–30	72–120
Präkalli-krein	Enzym	Präkallikrein, Fletcher-Faktor	85	30–50	~ 36
High Molecular Weight Kininogen (HMWK)	Enzym	High Molecular Weight Kinino-gen, Fitzgerald-Faktor	120	60–80	~ 144

Tab. 24.2 Inhibitoren der Blutgerinnung und der Fibrinolyse

Faktor	Eigenschaft	Wirkung	Molekular-gewicht (kD)	Plasmakon-zentration (mg/l)	Halbwerts-zeit (h) (soweit bekannt)
Protein C	Inhibitor	Hemmt F Va und VIIIa	60	2–6	6–8
Protein S	Inhibitor	Kofaktor von Protein C	69	17–35	48
Antithrombin	Inhibitor	Hemmt F IIa, Xa, IXa, XIa, XIIa	67	140–390	36
Plasminin-hibitor (α_2-Antiplasmin)	Inhibitor	Hemmt Plasmin, Kallikrein, F IIa, Xa	75	70	72
PAI 1–4	Inhibitoren	Hemmt t-PA und Urokinase	50–70	10	
Heparin-Kofaktor II	Inhibitor	Hemmt F IIa in Gegenwart von Heparin	70	~ 100	60

24.2 Diagnosestrategie

24

24.2.1 Hämorrhagische Diathesen

Hämorrhagische Diathesen entstehen durch Störungen der plasmatischen Gerinnung, Thrombozytopenien, Thrombozytopathien und Vaskulopathien. Laboruntersuchungen sind für die diagnostische Abklärung, Verlaufskontrolle und Therapieüberwachung erforderlich. Verschiedene Komponenten der Hämostase können durch unterschiedliche Labortests untersucht werden.

Klinische Diagnostik
- **Anamnese:** Art und Zeitpunkt der Blutung → spontan? Hämatome?, Muskel-/Gelenkblutung? Epistaxis, Petechien? Nachblutung postoperativ oder nach Bagatelltraumata? Hypermenorrhö, Menorrhagien? Hämaturie? Alter bei Erstmanifestation? Medikamenteneinnahme (nicht-steroidale Antiphlogistika, Steroide, Antiepileptika)?
- **Familienanamnese:** Nur männliche Verwandte betroffen (Hämophilie A und B)? Autosomal dominante Vererbung bei von-Willebrand-Syndrom (vWS) Typ I und II.
- **Körperlicher Untersuchungsbefund:** Blutungstypen und Zuordnung zur Hämostasestörung.

Tab. 24.3 Differenzialdiagnose primäre/sekundäre Hämostase

	Primäre Hämostase	Sekundäre Hämostase
Petechien	+	–
Gelenk-/Muskelblutung	–	+
Hautblutungen	+	+
Blutung nach Trauma/OP	+	+

Von der Art der Blutung können bereits Schlüsse auf den zugrunde liegenden Defekt gezogen werden.

- Haut- und Schleimhautblutungen, Epistaxis, Menorrhagien und Nachblutungen nach kleineren Eingriffen (z. B. Zahnextraktionen): VWS, Thrombozytopenie oder -pathie.
- Spontane Gelenk- und Muskelhämatome: Schwere Hämophilie A oder B, selten α_2-Antiplasmin-Mangel.

Basisdiagnostik
Globaltests: Thrombozytenzahl, Thromboplastinzeit (Quick), aktivierte partielle Thrombinzeit (APTT), Thrombinzeit (TZ), Fibrinogen, Reptilasezeit (RZ).

Spezielle Labortests
Je nach Befundkonstellation der Globaltests oder bei unauffälligen Globaltests und manifester hämorrhagischer Diathese:

- Einzelfaktorenanalysen (Aktivität, Konzentration)(▶ 24.3.2).
- Thrombozytenfunktionstests: Blutungszeit, PFA100-Verschlusszeit, Aggregation, Adhäsion (▶ 24.14.2).
- Pathologische Faktoren-Inhibitoren (z. B. Faktor-VIII-Inhibitor).
- Fibrinolysemarker (Plasminogen, Gewebsplasminogenaktivator, Fibrin(ogen) spaltprodukte (Monomere, D-Dimere).
- Fibrinolyse-Inhibitoren (α_2-Antiplasmin, Plasminogenaktivator-Inhibitor).

Hereditärer Faktorenmangel
- **Faktor I (Fibrinogen):**
  - **Afibrinogenämie:** Schwere Blutungsneigung nach leichten Traumata, intrakranielle Blutungen, Nabelschnurblutung, selten Gelenkblutungen.
  - **Hypofibrinogenämie:** Selten Blutungsneigung.
  - **Dysfibrinogenämie:** Gelegentlich Neigung zu Thrombosen oder Blutungen, meist keine Blutungsneigung.
- **Faktoren II, V, X:** Sehr selten! Nasenbluten, gastrointestinale Blutungen, selten Hämarthros. Insgesamt geringe Blutungsneigung! Globaltests: APTT ↑ und Thromboplastinzeit ↑.
- **Faktor VII:** Selten. Blutungen unterschiedlicher Lokalisation, jedoch weniger stark ausgeprägt. Mukokutane Blutungen stehen im Vordergrund. Globaltests: APTT normal und Thromboplastinzeit ↑.
- **Faktoren VIII und IX:** S.u.
- **Faktor XI:** Selten! Spontane Blutungen sind selten, Blutung nach OP oder Trauma möglich. Globaltests: APTT ↑,Thromboplastinzeit normal.

24

- **Faktor XII:** Keine Blutungsneigung! Gehäuftes Auftreten von Thrombosen und Embolien bei homozygotem Mangel wird diskutiert (F XII ist ein Aktivator der Fibrinolyse). APTT ↑↑, Thromboplastinzeit normal.
- **Faktor XIII:** Verspätete (bis zu 36 h) postoperative Blutung und Wundheilungsstörungen. Die Globaltests der Gerinnung sind normal.

Faktor VIII und IX
Hämophilie A und B: Es handelt sich hierbei um X-chromosomal-rezessiv vererbte plasmatische Gerinnungsstörungen. Typische Blutungsmanifestationen, v.a. bei schwerer Hämophilie, sind Gelenkblutungen, Muskelhämatome, Hauteinblutungen, postoperative Nachblutungen. ZNS-Blutungen sind sehr selten.
Die Symptomatik ist abhängig von der verbliebenen Faktor-VIII- oder -IX-Restaktivität. In betroffenen Familien erkranken jeweils die Männer, die Frauen sind Konduktorinnen mit reduzierter Faktor-VIII/IX-Aktivität, jedoch meist ohne manifeste Blutungsneigung.
Nomenklatur:
- **F VIII:AG** – immunologisch gemessener Faktor VIII.
- **F VIII:C** – koagulometrisch gemessene F-VIII-Aktivität.

Tab. 24.4 Hämophilie-Einteilung

Schweregrad	Faktor-VIII: C-Aktivität
Schwere Hämophilie	< 1 %
Mittelschwere Hämophilie	1–4 %
Leichte Hämophilie	5–14 %
Subhämophilie	15–50 %

Labordiagnostik:
- APTT ↑; Thromboplastinzeit normal.
- Faktor VIII: C ↓ bzw. Faktor-IX-Aktivität ↓ (je nach Restaktivität).
- Ausschluss vWS (▶ 24.9.3).

von-Willebrand-Faktor (vWF)
Das von-Willebrand-Syndrom (vWS) stellt mit einer Prävalenz von 1: 10 000 die häufigste hereditäre hämorrhagische Diathese dar. Sie wird je nach Subtyp autosomal-dominant oder -rezessiv vererbt. Die klinische Symptomatik erklärt sich aus der Stellung des vWF als Protein sowohl der primären als auch der sekundären Hämostase (▶ 24.1.1).
- **Klinik:** Typisch sind Haut- und Schleimhautblutungen, Blutungen nach kleineren Eingriffen, Nasenbluten oder Menorrhagien. Patienten mit vWS Typ 3 oder Typ 2N (Typ Normandie) können das klinische Bild einer schweren Hämophilie A oder B mit Muskel- und Gelenkblutungen zeigen. Viele betroffene Patienten sind völlig asymptomatisch, können jedoch bei ausgedehnten Operationen schwere Nachblutungen aufweisen.
- **Labordiagnostik:** APTT (häufig normal oder grenzwertig ↑), Blutungszeit, PFA100-Verschlusszeit, vWF:AG, vWF:Rco, vWF:CB, Faktor VIII:C, Thrombozytenaggregation (vor allem nach Induktion mit Ristocetin), Multimeranalyse (im Agarose-Gel).

! Zur Diagnosestellung sind häufig mehrere Analysen erforderlich, da der vWF als Akute-Phase-Protein Konzentrationsschwankungen unterliegt.

Subtyp 1: Quantitative Anomalie
Normale Multimerstruktur, jedoch vWF ↓, häufigste Form, Vererbung autosomal-dominant.

Subtyp 2: Qualitative Anomalie
- **Typ 2A:** Fehlen großer und mittelgroßer Multimere → vWF:Rco-Aktivität ↓ und Beeinträchtigung der primären Hämostase. Zweithäufigste Form. Erbgang autosomal-dominant.
- **Typ 2B:** Fehlen der großen Multimere im Plasma, aber nicht in den Thrombozyten. Verstärkte Bindung an Thrombozyten, Thrombozytenabbau und resultierende Thrombozytopenie. Dritthäufigste Form, Erbgang autosomal-dominant.
- **Typ 2M:** Normale Multimerstruktur, aber defekte Bindung an Thrombozyten, Erbgang autosomal-dominant.
- **Typ 2N (Typ Normandie):** Reduzierte Bindung von Faktor VIII an vWF. Konzentration und Multimerstruktur normal. Erbgang autosomal-rezessiv. Klinisches Bild wie Hämophilie A.
- **Typ 3:** Schwerste Form mit fast vollständigem Fehlen aller Multimere, Faktor VIII:C ↓↓, vWF:AG und vWF:Rco kaum messbar. Erbgang autosomal-rezessiv. Klinik wie schwere Hämophilie A.
- **Platelet-Type vWS:** Mutation in der α-Kette des thrombozytären Glykoprotein-Ib induziert verstärkte Bindung der großen Multimere und dadurch Verminderung der hochmolekularen Multimere und verstärkte Thrombozytenclearance mit Thrombozytopenie.

24

Tab. 24.5 Befundkonstellationen beim vWS

Typ	vWF:AG	F VIII:C	vWF:RCo	Kollagen-bindungs-Kapazität	RIPA	Multi-merana-lyse	BZ	Throm-bozy-tenzahl
1	↓	n	↓	↓	n	Alle ↓	↑/n	n
2A	↓/n	n	↓↓	↓↓	↓/n	Große/mittel-große ↓	↑	n
2B	↓/n	n	↓↓/↓	↓↓	↑↑	Große ↓	↑	n/↓
2M	↓	n	↓/n	n/↓	↓/n	Ab-norm	↑/n	n
2N	n	↓↓	n/↓	n/↓	n	n	n	n
3	Fehlt	↓↓	Fehlt	Fehlt	Fehlt	Fehlen	↑↑	n

vWF:AG = von-Willebrand-Faktor-Antigen
F VIII:C = koagulometrisch gemessene F VIII-Gerinnungsaktivität
vWF:Rco = Ristocetinkofaktor
RIPA = Ristocetin-induzierte Plättchenaggregation
BZ = Blutungszeit

Erworbener Faktorenmangel

- **Verbrauchskoagulopathie:** ▶ 24.2.2.
- **Nutritiver Vitamin-K-Mangel und Cumarintherapie:** Bei einseitiger, gemüsearmer Ernährung, enteralen Resorptionsstörungen, Suppression der Darmflora durch Antibiotika und Therapie mit Cumarinderivaten resultiert ein Vitamin-K-Mangel. Die Umwandlung von Faktor II, VII, IX und X in aktive Enzyme ist gestört. Quickwert ↓. Hämorrhagische Diathese.
- **Lebererkrankungen:** Synthesedefekte der Faktoren I, II, V, VII, IX, X, XI, XII und XIII bei schweren parenchymalen Lebererkrankungen. Zusätzlich kann eine Hyperfibrinolyse bestehen.

24.2.2 Verbrauchskoagulopathie/Disseminierte intravasale Gerinnung (DIC)

Durch unterschiedliche Auslöser induzierte Hämostasestörung mit verstärkter intravasaler Gerinnung, Thrombosierung der Mikrozirkulation, Verbrauch an Gerinnungsfaktoren und Thrombozyten sowie sekundärer Hyperfibrinolyse mit resultierender hämorrhagischer Diathese. Als Folge des Verschlusses der Mikrozirkulation treten ischämische Organläsionen (Niere, Gehirn, Lunge) bis hin zum Infarkt mit Organausfall auf. Im Rahmen der folgenden Hyperfibrinolyse und des Faktorenverbrauches können lebensbedrohliche Blutungen auftreten.

Auslöser

(Vor allem gramnegative) Sepsis (Endotoxine), vorzeitige Plazentalösung, ausgedehnte Operationen (vor allem an Uterus, Prostata, Pankreas und Lunge), Tumorerkrankungen, Hämolyse (Transfusionsreaktion), Promyelozytenleukämie (Gewebszerfall), Mikrozirkulationsstörungen (Schock).

Stadieneinteilung

Die klinische und laborchemische Einteilung des Ablaufes der DIC in unterschiedliche Phasen gelingt meist nicht, da die Übergänge fließend sein können und Parallelen zu anderen Hämostasestörungen (z. B. Hyperfibrinolyse) bestehen. Unterschieden werden

- **Stadium I:** Gerinnungsaktivierung mit Hyperkoagulabilität meist ohne gerinnungsanalytische Erfassung.
- **Stadium II:** Gerinnungsfaktorenverbrauch mit gerinnungsanalytischer Erfassung des Defizits.
- **Stadium III:** Starker Verbrauch an Gerinnungsfaktoren und Thrombozyten, beginnende **Hyperfibrinolyse.**
- **Stadium IV:** Ausgeprägter Faktorenmangel, starker Verlust von Fibrin und Fibrinogen, ausgeprägte hämorrhagische Diathese.

24

Labordiagnostik

Tab. 24.6 Stadieneinteilung der Verbrauchskoagulopathie

Parameter	Stadium I	Stadium II	Stadium III	Stadium IV
Quick	n	n	↓	↓↓
APTT	↓	n	↑	↑↑
TZ	n	n	↑	↑↑
Fibrinogen	↑	n	↓	↓↓
Thrombozyten	n/↓	↓	↓↓	↓↓
Antithrombin	n/↓	↓	↓↓	↓↓
FDP (Fibrinogen-Spaltprodukte)	n	↑	↑↑	↑↑
D-Dimere	n ↑	↑	↑↑	↑↑

Abzugrenzen ist die **Verlustkoagulopathie:** Aufgrund massiver Blutverluste kommt es neben einer ausgeprägten Anämie zu einem Mangel an Gerinnungsfaktoren und -inhibitoren.

24.2.3 Hyperfibrinolyse

Bei einer Hyperfibrinolyse entsteht vermehrt Plasmin durch ein Überwiegen der Aktivatoren der Fibrinolyse (Gewebsplasminogenaktivator) oder eine Verminderung von α_2-Antiplasmin. Plasmin spaltet thrombusassoziiertes Fibrin, im Plasma zirkulierendes Fibrinogen, Faktor V und Faktor VIII. Es fallen vermehrt Fibrin- und Fibrinogen-Spaltprodukte an. Da es zu einer Auflösung von Gerinnseln und einem verstärkten Verbrauch von Gerinnungsfaktoren, insbesondere von Fibrinogen, kommt, resultiert eine Blutungsneigung.

Ursachen
- Spontan: Sehr selten.
- Körperliche Anstrengung, Stress.
- Therapie mit Streptokinase, Urokinase oder rt-PA.
- Leberzirrhose, Operation an Lunge, Uterus, Prostata, Tumorerkrankungen (Prostata, Ovar, Kolon), Amyloidose.
- Promyelozyten-Leukämie.

Gemeinsamkeiten Verbrauchskoagulopathie/Hyperfibrinolyse
- Auslösung in vergleichbaren klinischen Situationen.
- Resultierende hämorrhagische Diathese.
- Häufig Koexistenz beider Phänomene, die eine genaue Abgrenzung schwierig gestaltet.

Unterschiede Verbrauchskoagulopathie/Hyperfibrinolyse
- DIC: Vor allem die Mikrozirkulation betreffend.
- Hyperfibrinolyse: Immer systemisch auftretend. Keine Thrombozytopenie! Antithrombin normal!

Labordiagnostik

- Basisdiagnostik: TZ ↑, Fibrinogen ↓, FDP ↑, D-Dimere ↑, Thrombozyten-zahl normal Antithrombin normal.
- Weiterführende Diagnostik: Plasminogen ↓, α_2-Antiplasmin ↓.

24.2.4 Thrombophile Diathesen

Thrombophile Diathesen sind Zustände, bei denen das Risiko des Auftretens thromboembolischer Erkrankungen durch eine Störung der Hämostase erhöht ist. Nicht jede Person mit gerinnungsanalytisch nachweisbarem thrombophilen Defekt muss zwangsläufig eine Thromboembolie erleiden. Umgekehrt lassen sich bei maximal bis zu 50 % aller Patienten mit Thromboembolien gerinnungsanaly-tisch fassbare thrombophile Defekte finden. Unterschieden wird zwischen „idio-pathischen", d.h. unerwartet, und im Rahmen von Risikosituationen auftretenden Thromboembolien. Als Risikofaktoren gelten insbesondere Immobilisation oder auch Tumorerkrankungen.

Klinische Diagnostik

- **Anamnese:** Alter zum Zeitpunkt der Erstmanifestation? Lokalisation (arteri-ell, venös, atypisch, z. B. Sinusvenenthrombose)? Art und Schwere der Thromboembolie, z. B. schwere Lungenarterienembolie? Medikation, z. B. orale Kontrazeptiva? Immobilisation? Zusätzliche Erkrankungen (metastasie-render Tumor, OP)?
- **Familienanamnese:** Angehörige mit Thromboembolie in jungen Jahren?
- **Körperliche Untersuchung:** Postthrombotisches Syndrom? Varizen? Adiposi-tas? Lokale Gefäßobstruktion?

Labordiagnostik

- **Indikationen:**
  - Thromboembolie v.a. bei jungen Patienten, bei positiver Familienanam-nese, unter oraler Kontrazeption.
  - Rezidivierende Thromboembolien, Thromboembolie ungewöhnlicher Lo-kalisation.
  - Neonatale Thromboembolie.
  - Habituelle Aborte.
  - Asymptomatische Verwandte von Patienten mit nachgewiesenem throm-bophilen Defekt.
- **Zeitpunkt der Blutabnahme:** Vor Beginn oder nach Absetzen der Antikoagula-tion, da Beeinträchtigung der diagnostischen Tests durch Heparin und Vita-min-K-Antagonisten.
- **Globaltests:** APTT, TPZ, Fibrinogen, TZ, Blutbild (Thrombozytose?).
  - **Spezielle Labortests:** APC-Resistenz (koagulometrisch mit und ohne F-V-Mangel-Plasma), Protein C (gesamt und Aktivität), Protein S (gesamt, frei und Aktivität), Lupusantikoagulanz, Antithrombin, Homozystein, Nach-weis einer Prothrombinmutation G20210A oder einer Faktor-V-Leiden-Mutation. Aktivierungsmarker (Prothrombinfragment F1+2, Thrombin-Antithrombin-Komplex, Fibrinmonomere, D-Dimer).

24

> **Merke**
> - Vor allem bei Patienten > 40 J an das Vorliegen einer Tumorerkrankung als Ursache der Thromboembolie denken. → Der Nutzen einer intensiven Tumorsuche in diesem Kontext ist allerdings umstritten!
> - Im Akutstadium einer Thrombose häufig falsch niedrige Werte für Protein C, Protein S und Antithrombin wegen erhöhten Umsatzes oder wegen Antikoagulation. → Untersuchung möglichst erst nach Beendigung der Antikoagulation.

24.2.5 Thrombozytär bedingte Hämostasestörungen

Diese resultieren aus Veränderungen der Zahl und/oder Funktion der Thrombozyten.

Thrombozytopenie

Unter einer Thrombozytopenie versteht man streng genommen eine Verminderung der Thrombozytenzahl < 150 000/µl. Allerdings ist von einer klinischen Relevanz erst dann auszugehen, wenn die Thrombozytenzahl < 100 000/µl liegt.
- > 50 000/µl: I.d.R keine Beeinträchtigung der Hämostase.
- < 20 000/µl: Mit schweren Blutungen muss gerechnet werden.

Die Blutungsneigung korreliert nicht direkt mit der gemessenen Thrombozytenzahl.

Differenzialdiagnosen Thrombozytopenie

Bildungsstörung
- Hämatologische Systemerkrankungen (akute Leukämien, aplastische Anämie, myelodysplastisches Syndrom, idiopathische Myelofibrose).
- Therapiefolge: Zytostatika, selten Radiatio.
- Hereditäre Syndrome: Hereditäre Hypoplasie der Megakaryozyten, Fanconi-Syndrom.

Immunthrombozytopenie (ITP)
- **Ursachen:**
  - Idiopathisch (häufigste Ursache)
  - Entzündliche rheumatische Erkrankungen (z. B. SLE, RA).
  - Maligne Lymphome, v.a. B-CLL.
  - Medikamentös induziert.
  - Heparininduzierte Thrombozytopenie (HIT): s. HIT II.
- **Diagnose:** Ausschluss anderer Ursachen. Knochenmarkdiagnostik nur in Ausnahmefällen erforderlich! Eine Immunthrombozytopenie in Assoziation mit einer autoimmunhämolytischen Anämie wird auch als **Evans-Syndrom** bezeichnet.

Thrombozytopenie bei mikroangiopathischer hämolytischer Anämie
- Thrombotisch thrombozytopenische Purpura (TTP; M. Moschkowitz): Thrombozytopenie, mikroangiopathische hämolytische Anämie, neurologische Symptome.

- Hämolytisch urämisches Syndrom (HUS; M. Gasser): Thrombozytopenie, mikroangiopathische hämolytische Anämie, akutes Nierenversagen.

Thrombozytopenie bei Infektionserkrankungen

- Virale Infektionen: Masernvirus, Varicella-Zoster-Virus, Rötelnvirus, Epstein-Barr-Virus (Mononukleose), HIV.
- Bakterielle Infektionen: Meningokokken, Sepsis.
- Andere Infektionen: Malaria, Trypanosomen, Toxoplasmose, Histoplasmose.

Weitere Ursachen

- Hypersplenismus: Portale Hypertension mit oder ohne Splenomegalie.
- Chronische Lebererkrankungen (Virushepatitis, Zirrhose, Alkoholabusus).
- Wiskott-Aldrich-Syndrom: Ekzem, Immundefekt, Thrombozytopenie.
- Verbrauchskoagulopathie.

Heparininduzierte Thrombozytopenie Typ II (HIT II)

Schwere Thrombozytopenie (Thrombozytenabfall > 50 % des Ausgangswertes bzw. deutlich < 100 000/µl) mit sowohl thromboembolischen (Plättchenaktivierung) als auch hämorrhagischen Komplikationen. Zugrunde liegt die Bildung von Antikörpern gegen den Komplex aus Heparin, Plättchenfaktor 4 und Thrombozyten, die typischerweise 5–20 d nach Beginn einer Heparintherapie, im Fall einer Reexposition binnen Stunden auftritt.

Labordiagnostik: Thrombozyten ↓, HIPA-Test (▶ 24.14.3), ELISA. (▶ 24.14.3).
Zu unterscheiden ist die **HIT I,** bei der es lediglich zu einem leichten Thrombozytenabfall auf Werte um 100 000/µl kommt. Das Absetzen von Heparin ist bei einer HIT I nicht erforderlich. DD zu HIT II: HIPA- und ELISA-Test negativ, Thrombozytenzahlen selten unter 80 000/µl.

Thrombozytopathie

Hierbei handelt es sich um eine Störung der Plättchenfunktion bei meist normaler Thrombozytenzahl.

24

Medikamentös induzierte Thrombozytopathien

- Nicht-steroidale Antiphlogistika (Acetylsalicylsäure, Ibuprofen, Indometacin, Diclofenac) führen zu einer irreversiblen Hemmung der Cyclooxygenase und somit verminderten Thrombozytenaggregation durch Thromboxan A_2. Aufgrund der irreversiblen Hemmung ist die Aufhebung der Wirkung nur durch Produktion neuer Plättchen möglich. Somit hält die Wirkungsdauer der Aggregationshemmung etwa 1 Wo. an.
- Tiklopidin (Tiklyd®) und Clopidogrel (Plavix®) hemmen die ADP-vermittelte Expression des Thrombozyten-Glykoproteins (GP) IIb/IIIa, das als Fibrin- und vWF-Rezeptor dient. Abciximab (ReoPro®) wird als GPIIa/IIIa-Antikörper verwendet. Dipyridamol hemmt die thrombozytären Phosphodiesterasen sowie die Adenosinaufnahme.

Hereditäre Thrombozytopathien (selten!)

- **Thrombasthenie Glanzmann-Naegeli:** Hereditär verminderte oder fehlende Expression von GP IIb/IIIa mit gestörter ADP-induzierter Thrombozytenaggregation und resultierender schwerer Blutungsneigung. Nachweis der fehlenden GP-Expression durchflusszytometrisch nach Inkubation der Patiententhrombozyten mit fluoreszenzmarkierten Antikörpern (▶ 24.14.2, Durch-flusszytometrie).

- **Bernard-Soulier-Syndrom:** Hereditär verminderte oder fehlende Expression des Plättchen GP Ib (vWF-Rezeptor) mit gestörter Thrombozytenadhäsions-fähigkeit. Bedrohliche Blutungsneigung. Riesenplättchen im Ausstrich, milde Thrombozytopenie, normale ADP-induzierte Aggregation, fehlende Ristoce-tin-induzierte und reduzierte Kollagen-induzierte Aggregation (▶ 24.14.2, Thrombozytenfunktionsdiagnostik).
- **Storage-Pool-Erkrankung:** Störung von Anlage und Ausreifung der thrombo-zytären Speichergranula. Unterschieden werden:
  - α-**Storage-Pool-Erkrankung** (grey-platelet-syndrome): Fehlende Freiset-zung von in thrombozytären α-Granula gespeichertem Fibrinogen, F V, F VIII und vWF während der Aggregation. Milde Blutungsneigung. Große, graue Thrombozyten im Differenzialblutbild, Thrombozytopenie, verlän-gerte Blutungszeit, reduzierte Expression von CD62 (P-Selektin) auf sti-mulierten Thrombozyten in der Durchflusszytometrie.
  - δ-**Storage-Pool-Erkrankung:** Fehlende Freisetzung von ADP, ATP und Serotonin aus den thrombozytären δ-Bodies während der Aggregation. Variable klinische Symptomatik. Verlängerte Blutungszeit, variable Thrombozytenzahl und -größe. Kollagen- und Epinephrin- induzierte Thrombozytenaggregation ↓, ADP-induzierte Thrombozytenaggregation mit niedrigen ADP-Konzentrationen (< 1 μmol/L) ↓. Typische ↓↓ der intrathrombozytären ADP-Konzentration bei normaler oder nur leicht ↓ ATP-Konzentration.
- **Sonstige Thrombozytopathien:** Urämie, monoklonale Gammopathie, May-Hegglin-Anomalie (Reifungsstörung verschiedener Zellreihen mit typischen zytoplasmatischen Einschlusskörpern).

Willebrand-Syndrom
▶ 24.2.1, (von-)Willebrand-Faktor.

Thrombozytosen
Thrombozytenzahl im Blut > 450 000/μl.
- Primär im Rahmen myeloproliferativer Erkrankungen: Essenzielle Thrombo-zythämie, CML, Polycythaemia vera, Frühphase der chronischen idiopathischen Fibrose.
- Sekundär bei Infektionen, Tumorerkrankungen, chronisch entzündlichen Er-krankungen, und (häufig nur passager) nach Splenektomie.

Internetlink
Arbeitskreis Hämostaseologie der Deutschen Gesellschaft für Hämatologie und Onkologie: http://www.gdho.de/dgho/akhaemos1.htm

24.3 Methoden in der Gerinnungsdiagnostik

24.3.1 Globaltests

Globaltests sind gerinnungsanalytische Methoden, die Aussagen über einzelne Abschnitte (nicht Einzelkomponenten) erlauben. Sie sind in der Lage, eine Störung der Hämostase, nicht jedoch deren exakte Ursache anzuzeigen. Globaltests fallen erst bei ausgeprägten Störungen pathologisch aus.

Erfassung der Thrombozytenzahl und -funktion
- Thrombozytenzählung (▶ 24.14.1).
- Blutungszeit in vivo (▶ 24.5.1), PFA-100-Verschlusszeit (▶ 24.5.2).

Erfassung der plasmatischen Gerinnung
Plasmatische Gerinnungstests weisen die Bildung eines (festen) Fibringerinnsels aus löslichem Fibrinogen nach. Dabei wird die Zeit der Fibringerinnselbildung (Gerinnungszeit) nach Zugabe eines Startreagenzes im Zitratplasma gemessen und in Sekunden angegeben. Verkürzungen geben einen Hinweis auf eine erhöhte Gerinnbarkeit (Hyperkoagulabilität), Verlängerungen auf eine verminderte Gerinnbarkeit (Hypokoagulabilität). Globaltests erfassen hierbei keine Einzelkomponenten, sondern die Aktivität mehrerer Faktoren bzw. ganze Hämostaseabläufe. Ziel ist es, primär faktoren- oder medikamentenbedingte (Heparin, Vitamin-K-Antagonisten) Störungen im Gerinnungsablauf zu erkennen. Auch die Anwesenheit von pathologischen Gerinnungsinhibitoren kann detektiert werden. In der gerinnungsanalytischen Diagnostik finden drei Messprinzipien Anwendung:
- **Koagulometrische Messverfahren:** Als Nachweisreaktion dient die Umwandlung von Fibrinogen in Fibrin. Es erfolgt die Erfassung des Zeitpunktes der
  - Beweglichkeitsänderung eines Häkchens oder einer rotierenden Kugel (mechanisches Prinzip) oder der
  - Zunahme der Lichtstreuung (fotometrisches Prinzip) durch Fibringerinnselbildung.
- **Chromogene Substrate,** die analog zur Fibrinogenaktivierung funktionieren: Ein aktivierter Gerinnungsfaktor spaltet einen angekoppelten Farbstoff von einem Substrat ab; dadurch entsteht eine Färbung, die fotometrisch quantitativ gemessen werden kann. Die Intensität der Färbung korreliert mit der Aktivität des Gerinnungsfaktors. Vorteil dieser Methode ist, dass nur kurze Abschnitte des Gerinnungs- oder Fibrinolyseablaufs einbezogen werden und die Methode somit weniger störanfällig ist. Nachteil sind die geringere Sensitivität und Spezifität und die höheren Kosten.
- **Immunologische Messverfahren** dienen der Konzentrationsbestimmung von Gerinnungsfaktoren, sagen aber nichts über deren Aktivität bzw. Aktivierbarkeit aus. Normale Konzentration mit verminderter Aktivität eines Gerinnungsfaktors lassen auf abnorme Molekülstrukturen schließen. Methodisch kommen ELISA, Nephelometrie und Immunelektrophorese-Verfahren zum Einsatz.

24

Tests
- **Thromboplastinzeit** (TPZ, ▶ 24.7.1) nach Quick: Weist Störungen im exogenen System – Mangel an den Faktoren (I), II, V, X, VII – nach.

- **Aktivierte partielle Thromboplastinzeit** (APTT, ▶ 24.7.2): Erfasst die endogene Aktivierung des Gerinnungssystems sowie die gemeinsame Endstrecke. Verlängerung durch Mangel an den Faktoren (I), II, V, VIII, IX, X, XI, XII, Präkallikrein, HMW-Kininogen.
- **Thrombinzeit** (TZ, ▶ 24.7.3): Erfassung der Bildung von Fibrin aus Fibrinogen. Verlängerung bei Heparintherapie, stark erniedrigtem Fibrinogenspiegel, Dysfibrinogenämien und Anwesenheit von Fibrin(ogen)spaltprodukten.
- **Reptilasezeit** (▶ 24.7.4)
- **Fibrinogen** (▶ 24.7.5): Die Messung des Fibrinogens dient der Beurteilung der Fibrinogensynthese und des Fibrinogenverbrauches (Fibrinolyse).

Erfassung von primärer und sekundärer Hämostase
Thrombelastogramm (TEG, ▶ 24.5.3). Wird heute hauptsächlich als Point-of-care-Test in der Anästhesiologie und Intensivmedizin eingesetzt.

24.3.2 Einzelfaktorenbestimmung
- **Aktivitätsüberprüfung** von Faktoren des endogenen und exogenen Gerinnungssystems durch Zusatz des zu untersuchenden Plasmas zu einem vorgegebenen Faktormangelplasma nach dem Prinzip der APTT oder TPZ.
- ! Die Einzelfaktoren müssen unter 20–25 % der eigentlichen Aktivität reduziert sein, um eine Veränderung der Globaltests zu bewirken!
- **Konzentrationsbestimmung** von Faktoren, Enzymen und Inhibitoren mit immunologischen Methoden (Nephelometrie, ELISA).
- ! Erlaubt keine Aussage zu ihrer tatsächlichen Aktivität!

24.3.3 Weiterführende Diagnostik
In Abhängigkeit von den Ergebnissen der Globaltests:
- **APTT verlängert, Quick normal:** F VIII, F IX, F XII, F XI, Lupus-Antikoagulanz (▶ 24.13.2), Heparin (Anti-Xa).
- **APTT verlängert, Quick vermindert:** F X, F II, F V, Fibrinspaltprodukte.
- **Quick vermindert, APTT normal:** F VII, (F X, F V, F II).
- **TZ verlängert:** Fibrinogen (▶ 24.7.5), Fibrinogen-Degradations-Produkte (▶ 24.8.1), Heparin (Anti-Xa).
- **Blutungszeit verlängert:** Thrombozytenzahl, Thrombozytenaggregation, VW:AG und VW:Rco.
- **APTT + Quick + TZ + Fibrinogen + Thrombozytenzahl + Blutungszeit normal:** F XIII, α_2-Antiplasmin.

24.4 Prüfmaterial in der Gerinnungsdiagnostik
Gewinnung, Transport, Aufbewahrung und Aufbereitung des Prüfmaterials sind für die Zuverlässigkeit und Qualität gerinnungsanalytischer Laborbefunde sehr wichtig. Insbesondere kann die Dauer der venösen Stauung vor der Blutentnahme und des Probentransportes das Ergebnis beeinflussen.

Zitratblut und Zitratplasma

Gerinnungsuntersuchungen werden im Plasma durchgeführt, da Serum kein Fibrinogen und Faktor II, V, VIII und XIII lediglich in verminderter Menge enthält. Abnahme in Monovetten (Aspirationstechnik) oder Vacutainern (Vakuumtechnik), die Natriumzitrat 3,2 % enthalten (Mischverhältnis 1:10). Zitrat verhindert die Blutgerinnung durch Bindung der Ca^{2+}-Ionen. Aus Zitratblut wird durch Zentrifugation Zitratplasma für die weiteren gerinnungsanalytischen Untersuchungen gewonnen.

Menge: Durch das Probenröhrchen vorgegeben. Im Fall umfangreicher Untersuchungen erforderliche Menge mit dem zuständigen Labor absprechen.

> Venöse Stauung bei Entnahme aus peripheren Venen möglichst < 3 Min. Die Untersuchung von Katheterblut kann problematisch sein, da durch die Katheterinnenwand eine Gerinnungsaktivierung resultieren kann, desweiteren Infusionen oder Heparinrückstände die Messergebnisse beeinflussen können. Gerinnungsröhrchen möglichst nicht als erstes Röhrchen füllen! Mischungsverhältnis zwischen Natriumzitrat und Blut möglichst genau einhalten. Abweichungen beeinflussen die Analytik. Die APTT ist besonders empfindlich! Inhalt des Röhrchens unmittelbar nach der Entnahme durch sachtes Schwenken gut mischen. Bei ungenügender Durchmischung kann eine Teilgerinnung des Untersuchungsmaterials resultieren.

Transport: Blutprobe so schnell wie möglich (≤ 2 h) ins Labor transportieren. Proben nicht in den Kühlschrank stellen. Bei längeren Transportzeiten (z. B. Einsendung von Plasma aus dem ambulanten Bereich in ein regionales Labor) thrombozytenfreies Zitratplasma eingefroren verschicken.

- **Thrombozytenarmes Zitratplasma:** Probe 10 Min. bei 1500–2000 × g zentrifugieren. Für die meisten plasmatischen Gerinnungsuntersuchungen einsetzbar.
- **Thrombozytenfreies Zitratplasma:** Thrombozytenarmes Zitratplasma 10 Min. bei 2500 × g zentrifugieren. Verwendung bei Tests, die durch die Anwesenheit von Thrombozyten beeinträchtigt werden: Fibrinolysekomponenten, Lupusantikoagulanz.

24

24.5 Globaltests

24.5.1 Blutungszeit in vivo $

Als Blutungszeit im eigentlichen Sinne wird der Zeitraum zwischen einer kleinen Inzision (3 mm; Unterarm, Ohrläppchen) und dem Sistieren der Blutung bezeichnet. Das austretende Blut wird mit einem Filterpapier aufgefangen und die Zeit bis zum Ende des Blutflusses in Sekunden angegeben. Da inzwischen ein Testsystem (Plättchenfunktionsanalysator PFA-100®) existiert, das die Wechselwirkung zwischen Gefäßwand und Thrombozyten in vitro simuliert, unterscheiden wir heute eine In-vivo- und eine In-vitro-Blutungszeit. Die In-vivo-Blutungszeit wird heute kaum noch eingesetzt.

Indikationen
V.a Thrombozytenfunktionsstörung, V.a. vWS.

Bestimmungsmethode und Durchführung
Als Beispiel der In-vivo-Blutungszeit wird im Folgenden die Methode nach **Ivy** beschrieben:
- Stauung mit Blutdruckmanschette bei 40 mmHg.
- Inzision in den Unterarm: 0,5 cm lang und 1–2 mm tief mittels einer scharfen Klinge.
- Abtupfen des Blutes in 15 Sek.-Intervallen mit einem Filterpapier.
- Messung der Zeit, bis Blutung steht.

Tab. 24.7 Referenzbereich Blutungszeit	
Ivy	2–6 Min.

Bewertung
Verlängerung der Blutungszeit:
- Thrombozytenfunktionsstörung.
- Thrombozytopenie.
- VWS (ein kleiner Patientenanteil).
- Erhöhte Gefäßfragilität (▶ 24.6, Rumpel-Leede-Test).
- Bei einer plasmatischen Gerinnungsstörung (z. B. Hämophilie A) ist die Blutungszeit normal!
- Eine Verlängerung der Blutungszeit ist bereits bei Thrombozytenzahl < 100 000/µl möglich → die Bestimmung der Blutungszeit bei thrombozytopenischen Patienten ist nicht sinnvoll, da keine Aussage über die Thrombozytenfunktion möglich ist!

Störungen und Besonderheiten
Die In-vivo-Blutungszeit ist sehr störanfällig und schwer standardisierbar. Daher häufig schwankende Werte beim selben Patienten → Testwiederholungen durch den gleichen Untersucher.

24.5.2 Blutungszeit in vitro im Platelet function analyzer (PFA-100-Verschlusszeit) $

Indikationen
▶ 24.5.1.

Bestimmungsmethode und Durchführung
Der PFA-100 simuliert die Wechselwirkung zwischen Thrombozyten und Gefäßwand und stellt somit ein Testsystem der primären Hämostase dar. Zitratblut (nicht Plasma!) des Patienten strömt durch die Öffnung einer mit Epinephrin (Adrenalin) oder ADP getränkten Kollagenmembran. Die Thrombozyten werden aktiviert, aggregieren und führen letztlich zu einem Verschluss der Öffnung. Die Zeit zwischen Eingabe der Blutprobe und Verschluss der Öffnung der Kollagenmembran wird als Verschlusszeit bezeichnet und in Sek. angegeben.

Tab. 24.8 Referenzbereiche Verschlusszeit (s. aktuelle Packungsbeilage)

Kollagen/Epinephrin	Z. B. 80–160 Sek.
Kollagen/Adenosindiphosphat	Z. B. 80–120 Sek.

Bewertung

Wenn das Testergebnis nach Messung der Verschlusszeit mit beiden Membranen im Referenzbereich liegt, sind grobe Defekte der primären Hämostase weitestgehend ausgeschlossen.

Verschlusszeit verlängert bei Verwendung von:

* **Kollagenmembran mit Epinephrinbeschichtung:** Hinweis auf Thrombozytenfunktionsstörung (▶ 24.2.5).
* **Kollagenmembran mit Adenosindiphosphatbeschichtung:** Schließt eine medikamentös induzierte Thrombozytenfunktionsstörung aus. DD: Thrombozytopathie (▶ 24.2.5), vWS (▶ 24.2.1).

Störungen und Besonderheiten

Die Thrombozytenzahl im Testblut muss zwischen 100 000 und 500 000/µl liegen, sonst ist keine valide Messung möglich. Störungen können auch bei niedrigem Hämatokrit auftreten. Pathologische Testergebnisse lassen nicht immer auf klinisch relevante Störungen schließen.

Vorteile gegenüber der In-vivo-Blutungszeit

* Höhere Sensitivität und Spezifität.
* Bessere Reproduzierbarkeit.
* Schnellere Durchführung.
* Schonender für die Patienten (keine Narben!).

24.5.3 Thrombelastogramm $$

24

Indikationen

Rasche Orientierung über die globale Funktionsfähigkeit der Hämostase – heute meist als Point-of-care- Diagnostik. Beurteilt werden in einem Ansatz sowohl Gerinnungsretraktion als auch Fibrinolyse. Man erhält Informationen über den gesamten Gerinnungsablauf und zusätzlich Hinweise zur Phase, in der eine Störung besteht. Die Methode liefert keine Aussage zu Einzelfaktoren und ist auch nicht beweisend für eine bestimmte Störung. Leichte Veränderungen der Hämostase werden nicht in jedem Fall erfasst.

Untersuchungsmaterial

Abhängig vom Gerät, ca. 5 ml Vollblut, Zitratblut oder Plasma.

Bestimmungsmethode

Auf einen fortlaufend transportierten Film wird die Bewegung eines Stahlstiftes, der in einer mit Testblut gefüllten Küvette hängt, übertragen. Solange das Blut flüssig ist, bewegt sich der Stift nicht, es wird ein strichförmiger Verlauf aufgezeichnet. Diese Zeitspanne wird als Reaktionszeit r (syn.: Clotting time CT) bezeichnet. Mit Beginn der Gerinnselbildung im Vollblut schert der Stift aus. Die

Zeit bis zum Erreichen einer Amplitudengröße von 20 mm wird als Thrombusbildungszeit k (syn.: Clot formation time CFT) bezeichnet. Dritte Kenngröße ist die Höhe der Maximalamplitude m_a (syn.: Maximum clot firmness MCF). Sie wird in Millimeter angegeben. Nach Erreichen der Maximalamplitude verschmälert sich die Kurve durch Einsetzen der Fibrinolyse. Diese wird i.d.R. 30 Min. nach der Maximalamplitude bestimmt (Ly 30, syn. Maximum lysis ML, Angabe in Prozent von MCF).

In manchen zur POC-Diagnostik eingesetzten Geräten wird die Retraktion des Blutes über Scherkräfte gemessen, die während der Gerinnselbildung in einer rotierenden Küvette entstehen. In anderen Geräten ist die Küvette fixiert und der Kolben ist auf einem sich drehenden Schaft befestigt (Rotations-Thrombelastometrie), dessen Bewegung durch die Gerinnselbildung zunehmend eingeschränkt wird.

Tab. 24.9 Orientierende Referenzbereiche Thrombelastogramm (gerätespezifische Referenzbereiche beachten!)

Parameter	Referenzbereich
Reaktionszeit r	10–16 Min.
Thrombusbildungszeit k	4–6 Min.
Maximalamplitude m_a	47–60 mm

Bewertung

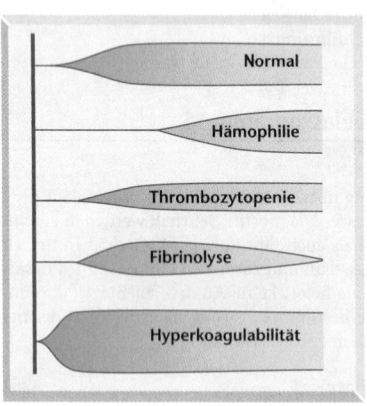

Abb. 24.2 Befundkonstellationen im Thrombelastogramm

Tab. 24.10 Ursachen für Veränderung der TEG-Parameter

	Reaktionszeit r	Thrombusbildungszeit k	Maximalamplitude ma
↑	• Gerinnungsfaktormangel (Hämophilie A/B, Fibrinogenmangel, Dysfibrinogenämie) • Heparintherapie • Fibrinogenspaltprodukte	• Gerinnungsfaktormangel (Hämophilie A/B, Fibrinogenmangel, Dysfibrinogenämie) • Heparintherapie • Fibrinogenspaltprodukte • Thrombozytopenie • Thrombozytopathie	• Hyperfibrinogenämie • Thrombozytose
↓	• Hyperkoagulabilität	• Thrombozytose • Hyperkoagulabilität	• Thrombozytopenie • Thrombozytopathie • Fibrinogenmangel oder Dysfibrinogenämie • Mangel an F XIII • Fibrinogenspaltprodukte • Paraproteinämie • Heparintherapie

Störungen und Besonderheiten

Ein pathologisches Thrombelastogramm (TEG) sagt wenig über die konkrete Art der Störung aus. Hinweise auf das Vorliegen einer Koagulopathie bei manifester Blutungsneigung können jedoch dann durch das TEG erhalten werden, wenn die übrigen Globaltests noch normal sind. Das TEG reagiert z. B. bereits auf geringe Heparinmengen, wenn die PTT noch nicht verlängert ist.

24.6 Rumpel-Leede-Test

Indikationen

- V.a. auf erhöhte Gefäßfragilität (Ehlers-Danlos-Syndrom, Vaskulitis).
- **Testprinzip:** Vermehrter Blutaustritt aus Gefäßen durch Anlage einer Staumanschette.

Testdurchführung

Blutdruckmanschette am Oberarm des Patienten anlegen. Blutdruckmanschette über 5 Min. auf einen Druck aufpumpen, der 10 mmHg über dem diastolischen Blutdruck des Patienten liegt. Auf petechiale Hauteinblutung distal der Blutdruckmanschette (Ellenbeuge) achten.

Bewertung

- **Negativer Test** (keine Petechien): Erhöhte Gefäßfragilität unwahrscheinlich.
- **Positiver Test** (Petechien): Bei normaler Thrombozytenzahl hochgradiger V.a. Gefäßfragilität. Keine sichere Unterscheidung zwischen thrombozytopenischer und vaskulitischer Blutung möglich!

24.7 Plasmatische Gerinnungstests

Die in den folgenden Abschnitten angegebenen Referenzbereiche sind nur als Beispiele zur Orientierung gedacht. Der Referenzbereich eines jeden Tests ist abhängig vom jeweils verwendeten Reagenz und sollte den aktuellen Angaben des jeweiligen Labors entnommen werden.

24.7.1 Thromboplastinzeit (Prothrombinzeit, Quickwert) $

Die Thromboplastinzeit (TPZ) erfasst die Verminderung der Faktoren (I), II, V, VII und X. Die komplette Synthese von F II, VII und X ist Vitamin-K-abhängig und erfolgt wie die Synthese aller anderen Faktoren in der Leber.

Indikationen
- Abklärung einer hämorrhagischen Diathese (Globaltest).
- Beurteilung der Synthesefunktion bei schweren Lebererkrankungen.
- Überwachung der oralen Antikoagulation (Marcumar/Falithrom®, Warfarin®).
- V.a. Vitamin-K-Mangel (alimentär, intestinal, chologen).
- Präoperative Screeninguntersuchung zum Ausschluss einer Koagulopathie.

Untersuchungsmaterial
Zitratplasma (▶ 24.4).

Bestimmungsmethode
- **Koagulometrie:** Plättchenarmes Zitratplasma wird durch Zusatz von Gewebsthromboplastin und Kalziumionen zur Gerinnung gebracht. Die Zeit bis zur Gerinnselbildung wird in Sek. gemessen und entweder in Prozent der Norm oder als Quotient TPZ-Patientenplasma/TPZ-Normalplasmapool als Prothrombinratio angegeben.
  - ! Angabe der Prothrombinratio i.d.R. als INR (International normalized ratio). Die INR berücksichtigt die Tatsache, dass sich die einzelnen kommerziellen Thromboplastinreagenzien im Hinblick auf ihre Sensitivität gegenüber Einzelfaktoren unterscheiden. Alle kommerziellen Thromboplastine werden an einem WHO-Standard kalibriert (International sensitivity index, ISI). Die **INR** errechnet sich folgendermaßen: Prothrombinratio^{ISI} = INR.
  - ! Vorteil der INR-Bestimmung: Bessere Vergleichbarkeit der Messergebnisse unterschiedlicher Labore. Dies ist insbesondere für die Dosierung einer oralen Antikoagulation von großer Bedeutung.
- **Chromogene Methode:** Es wird die Zeit gemessen, die vergeht, bis eine festgelegte Extinktionszunahme bei einer Wellenlänge von 405 nm durch die Hydrolyse eines chromogenen Substrates durch das aus Prothrombin gebildete Thrombin erreicht wird.
- **Besonderheit: CoaguChek®-System;** trockenchemische Thromboplastinzeitbestimmung aus Kapillarblut mittels spezieller Testträger. Vorteil: Selbsttestung durch Patienten nach Schulung möglich.

24

Tab. 24.11 Referenzbereiche Thromboplastinzeit

Parameter	Referenzbereich	Therapeutischer Bereich
Quick-Wert	70–130 %	15–30 % (je nach Reagenz)
INR		2,0–3,5 • 2,0–3,0: Tiefe Beinvenenthrombose, Lungen-arterienembolie, Vorhofflimmern • 2,5–3,5: Mechanische Herzklappe

Bewertung

Verlängerung der Thromboplastinzeit (Quickwert ↓):

• Vitamin-K-Mangel:
  – Einseitige, gemüsearme Ernährung.
  – Intestinale Malassimilation: Malabsorptionssyndrome mit intestinaler Mukosaschädigung (z. B. Sprue), Maldigestion bei cholestatischen Erkrankungen (intestinaler Gallensäuremangel), Unterdrückung der Darmflora durch Antibiotika.
  – Schwere Lebererkrankungen.
  – Therapie mit Vitamin-K-Antagonisten.
• Verbrauchs-, Verlustkoagulopathic, Hyperfibrinolyse.
• Hereditäre Mangelzustände: Angeborener Mangel der Faktoren II, V, VII, X. Die TPZ-Erniedrigung spiegelt annähernd das Ausmaß der Faktorenerniedrigung wider.
• Fibrinogenmangel (Fibrinogen < 0,3 g/l), Dysfibrinogenämie.
• Erworbene Hemmkörper gegen o.g. Faktoren (sehr selten!).

Merke
• Normale TPZ bei Hämophilie A, Hämophilie B sowie bei vWS!
• Neugeborene weisen in den ersten Lebenstagen eine physiologische Verminderung der Gerinnungsfaktorsynthese des Prothrombinkomplexes auf (Vitamin-K-Mangel).

24

Störungen und Besonderheiten

Eine hochdosierte Heparintherapie beeinflusst auch die Thromboplastinzeit (Verlängerung)!
Eine Untersuchung desselben Plasmas mit unterschiedlichen kommerziellen Thromboplastinen kann abweichende Ergebnisse bei der Angabe in Prozent der Norm erbringen, da deren Sensitivität gegenüber den Einzelfaktoren schwanken kann.

24.7.2 Aktivierte partielle Thromboplastinzeit (APTT) $

Indikationen

Suchtest für Defekte des endogenen Gerinnungssystems (Präkallikrein, HMW-Kininogen, F XII, XI, IX, VIII) und der gemeinsamen Endstrecke der Gerinnung (F X, V, II, [I]).

- Abklärung einer hämorrhagischen Diathese (Suchtest für das endogene System).
- Überwachung der Therapie mit Heparin oder Hirudin.
- Überwachung der Substitutionstherapie bei Hämophilie A und Hämophilie B.
- Präoperative Screeninguntersuchung zum Ausschluss einer Koagulopathie.

Untersuchungsmaterial
Zitratplasma (▶ 24.4).

Bestimmungsmethode
- **Koagulometrie:** Es wird die Gerinnungszeit von Zitratplasma nach Zusatz von partiellem Thromboplastin (Phospholipidgemische analog Plättchenfaktor 3), oberflächenaktiven Substanzen (meist Kaolin = Aluminiumsilikat) und Ca^{2+}-Ionen gemessen. Durch die Zugabe der oberflächenaktiven Substanzen wird die Reaktion beschleunigt.
- **Chromogene Methode:** Nach Aktivierung des Plasmas mit Sulfatid wird die Zeit bestimmt, die vergeht, bis eine festgelegte Extinktionszunahme bei einer Wellenlänge von 405 nm durch die Hydrolyse eines chromogenen Substrates durch das aus Prothrombin gebildete Thrombin erreicht wird.

Tab. 24.12 Referenzbereich APTT (abhängig vom Reagenz)	
Methode	**Referenzbereich**
Koagulometrie	Z. B. 28–40 Sek.

Bewertung
- **Verlängerung der APTT:** Einzelfaktorenmangel, Verbrauchskoagulopathie, Heparin-/Hirudintherapie, hochdosierte Gabe von Vitamin-K-Antagonisten, Lupusantikoagulanz, Anwesenheit pathologischer Hemmstoffe, Anwesenheit von Fibrin(ogen)spaltprodukten.
- **Verkürzung der APTT:** Kann Ausdruck einer Hyperkoagulabilität sein.

Störungen und Besonderheiten
Sensitivität und Referenzbereich der Methode sind stark vom verwendeten partiellen Thromboplastin und der Art des Oberflächenaktivators abhängig → genauen Referenzbereich des entsprechenden Labors beachten!
- Verlängerung der APTT: Neugeborene haben in den ersten Lebenstagen eine physiologische Verminderung der Gerinnungsfaktorsynthese des Prothrombinkomplexes und damit auch eine verlängerte APTT.
- APTT-Verlängerungen bei angeborenem Faktorenmangel korrelieren nicht streng mit dessen Restaktivität!

> **Merke**
> - Bei Faktor-XII-Mangel ist die APTT vergleichbar stärker verlängert als bei Faktor-VIII- oder -IX-Mangel, trotzdem besteht keine Blutungsneigung.
> - Niedermolekulare Heparine und das Heparinoid Orgaran® in prophylaktischer Dosierung verlängern aufgrund ihrer im Vordergrund stehenden Anti-Xa-Aktivität die APTT kaum!

24

24.7.3 Thrombinzeit $

Die Thrombinzeit (TZ) misst die Umwandlung von Fibrinogen in Fibrin durch Zugabe von Thrombin zu Testplasma und erfasst sowohl Fibrinpolymerisationsstörungen (Anwesenheit von Fibrinspaltprodukten) als auch eine gesteigerte Antithrombin-Wirkung (Heparintherapie).

Indikationen

- V.a. Fibrinpolymerisationsstörungen.
- V.a. Fibrinogenmangel oder Dysfibrinogenämie.
- Hyperfibrinolyse.
- Überwachung der Therapie mit Urokinase, Streptokinase.

Untersuchungsmaterial

Zitratplasma (▶ 24.4).

Bestimmungsmethode

Koagulometrie: Die Gerinnungszeit von Zitratplasma wird nach Zusatz einer geringen Menge Thrombin bestimmt.

Tab. 24.13 Referenzbereich Thrombinzeit (TZ) (abhängig vom Reagenz)	
Thrombinzeit	Z. B. 17–24 Sek.

Bewertung

! Die TZ ist bei Hämophilie A, Hämophilie B sowie dem vWS normal!
- **Verlängerung der TZ bei:** Heparintherapie, Störung der Fibrinpolymerisation, Fibrinogenmangel, Dysfibrinogenämie.

Störungen und Besonderheiten

Verlängerung der TZ:
- Perinatal: Neugeborene in den ersten Lebenswochen (vermutlich durch ein fetales, nicht voll funktionstüchtiges Fibrinogen bedingt).
- Thrombininhibitoren, Inhibitoren der Fibrinpolymerisation: Vorkommen bei Patienten mit Plasmozytom, Kollagenosen, Leberzirrhose beschrieben.
- Hypalbuminämie (nephrotisches Syndrom, In-vitro-Phänomen) → Normalisierung der TZ nach Substitution mit Humanalbumin.

24

Merke
- Die Fibrinstabilisierung durch F XIII wird von der TZ nicht erfasst.
- Die TZ spricht auf Heparin weniger zuverlässig an als die APTT und wird daher kaum noch zur Überwachung einer Heparintherapie eingesetzt!

24.7.4 Reptilasezeit (Batroxobinzeit)

Indikationen
Ausschluss der Anwesenheit von Heparin oder Hirudin als Ursache der TZ-Ver-
längerung.

Untersuchungsmaterial
Zitratplasma (▶ 24.4).

Bestimmungsmethode
Das Schlangengift Batroxobin ist ein thrombinähnliches Enzym, das inaktives Fibrinogen nach Abspaltung von Fibrinopeptid A in Fibrin umwandelt. Somit erfasst die Reptilasezeit analog der TZ die Umwandlung von Fibrinogen in Fibrin,
wird jedoch nicht durch die Anwesenheit von Heparin oder Hirudin beeinflusst.

Bewertung
▶ 24.7.3, Thrombinzeit.

24.7.5 Fibrinogen $

Indikationen
- V.a. Fibrinogenmangel bei hämorrhagischer Diathese.
- V.a. Dysfibrinogenämie bei thrombophiler Diathese.
- V.a. Verbrauchskoagulopathie, Hyperfibrinolyse.
- Kontrolle einer Fibrinolysetherapie mit Urokinase, Streptokinase.
- Verlaufskontrolle unter Therapie mit Asparaginase zur Beurteilung der Sub-
  stitutionsindikation.

Untersuchungsmaterial
Zitratplasma (▶ 24.4).

Bestimmungsmethode
- **Koagulometrie nach Clauss:** Verdünntes Zitratplasma wird mit einer hohen
  Thrombinkonzentration versetzt. Die ermittelte Gerinnungszeit ist umgekehrt proportional zur Fibrinogenkonzentration (Variante der Thrombinzeit).
- **Hitzefibrinogenbestimmung nach Schulz:** Bei Erhitzung des Patientenplasmas
  auf 56 °C ausgefälltes Fibrinogen wird nach Zentrifugation in einem graduierten Nissl-Röhrchen beurteilt.
- **Kinetische Analyse:** Messung der Extinktionszunahme bei einer Wellenlänge
  von 340 nm nach Zugabe eines thrombinähnlichen Schlangengiftes (Batroxobin) zum unverdünnten Patientenplasma. Dabei wird von Fibrinogen das Fibrinopeptid A abgespalten. Die dadurch entstandenen Fibrinmonomere po-
  lymerisieren zu Fibrin. Die Extinktionszunahme pro Zeiteinheit entspricht einer definierten Fibrinogenkonzentration.
- **Fotometrische Methode nach Ratnoff-Menzie:** Das nach Zusatz von Thrombin
  und Kalziumionen ausgefällte Fibrin wird gewaschen und hydrolysiert. Im
  Hydrolysat wird mittels Biuretreaktion der Proteinanteil bestimmt. Diese

Methode ist durch die optimale Fibrinbildung, das Fehlen störender Inhibitoren und die Messung des gerinnbaren Fibrinogens zurzeit die aussagekräftigste Methode, aufgrund der sehr zeitaufwändigen Methodik aber für Routinelabors wenig geeignet.

- **Immunologische Bestimmung:** Nachweis durch AK-vermittelte Präzipitation in der Immunelektrophorese nach Laurell, der Ouchterlony-Präzipitation oder mittels Nephelometrie.

> Die am häufigsten verwendete Bestimmungsmethode ist die Koagulometrie nach Clauss. Im Fall eines erniedrigt gemessenen Fibrinogens bei unauffälliger Klinik empfiehlt sich eine immunologische Konzentrationsbestimmung zum Ausschluss einer Dysfibrinogenämie.

Tab. 24.14 Referenzbereich Fibrinogen

Fibrinogen	1,5–4,0 g/l

Bewertung

Erniedrigte Konzentration

- **Synthesestörung:**
  - Erworben: Lebersynthesestörungen im Rahmen einer Leberzirrhose oder Hepatitis, bei Vergiftungen, Asparaginasetherapie, physiologisch bei Neugeborenen.
  - Hereditär: Dys-, Hypo- oder Afibrinogenämie (sehr selten). Typisch für eine Dysfibrinogenämie ist ein verminderter Aktivitätsnachweis (Koagulometrie) bei normaler Konzentration (Messung nach Schulz bzw. immunologisch). Eine Dysfibrinogenämie kann zu einer Thromboseneigung führen, eine Blutungsneigung tritt nur bei sehr stark erniedrigter Fibrinogenaktivität (< 0,4 g/dl) auf.
- **Erhöhter Verbrauch:** Verbrauchskoagulopathie mit/ohne Hyperfibrinolyse, fibrinolytische Therapie, schwere Blutverluste, Therapie mit Asparaginase.

Erhöhte Konzentration

- Akute-Phase-Protein, infektiöse/nicht-infektiöse Entzündungen, postoperativ, Tumorerkrankungen, Verbrennungen, Urämie, Hypertonie, diabetische Stoffwechselentgleisungen.
- Dauerhaft erhöhte Fibrinogenkonzentrationen gelten als unabhängiger kardiovaskulärer Risikofaktor.

Störungen und Besonderheiten

- Koagulometrie nach Clauss: Störung durch Heparin und Fibrinspaltprodukte (FDP). Zusatz von Heparininhibitoren (Polybren) zum Plasma kann den Störeffekt durch Heparinbeimischungen aufheben.
- Fotometrische Fibrinogenbestimmung: Störung durch Heparin.
- ! Die anderen Fibrinogenbestimmungsmethoden werden durch Heparin oder FDP nicht beeinflusst!

24

24.8 Aktivierungsmarker der Gerinnung und Fibrinolyse

Der Nachweis erhöhter Konzentrationen von Fibrinopeptid A (FPA), D-Dimeren, Monomeren, Thrombin-Antithrombin-Komplex (TAT) und des inaktiven Prothrombinfragmentes F1 + 2 kann als Hinweis auf eine verstärkte intravasale Gerinnungsaktivierung (z. B. Thromboembolie, DIC) gewertet werden. Die Bestimmung vor allem von D-Dimeren und TAT wird aufgrund der hohen Sensitivität (bei allerdings geringerer Spezifität) zum Ausschluss einer tiefen Beinvenenthrombose durchgeführt.

Die zur Verfügung stehenden Tests sind z.T. störanfällig, die Bewertung oft schwierig.

  Derzeit existieren keine allgemein gültigen Empfehlungen, in welchen Situationen die einzelnen Marker eingesetzt und welche Konsequenzen aus den Testergebnissen gezogen werden sollen.

24.8.1 Fibrin(ogen)spaltprodukte $–$$

Plasmin spaltet sowohl Fibrinogen als auch Fibrin in deren Spaltprodukte, die mittels monoklonaler AK differenziert nachgewiesen werden können. Man spricht von Fibrinogenspaltprodukten (FSP) = Degradationsprodukte (FDP) oder von Fibrinspaltprodukten (D-Dimere).

Indikationen
- V.a. sekundäre („reaktive") Hyperfibrinolyse bei disseminierter intravasaler Gerinnung.
- V.a. primäre Hyperfibrinolyse mit hämorrhagischer Diathese.
- V.a. auf tiefe Beinvenenthrombose, V.a. Lungenembolie (D-Dimere).

Untersuchungsmaterial
- Zitratplasma (▶ 24.4): Monoklonale Antiseren.
- 0,5–1 ml defibriniertes Serum (Thrombin-Trasylol-Zusatz): Polyklonale Antiseren.

Bestimmungsmethode
Test mit monoklonalen AK:
- Fibrinogenspaltprodukte: ELISA.
- Fibrinspaltprodukte: ELISA, Latex-D-Dimer-Schnelltest.
- Fibrinogen- + Fibrinspaltprodukte: ELISA.

24 (margin)

Tab. 24.15 Referenzbereich Fibrin(ogen)spaltprodukte	
Fibrinogenspaltprodukte, D-Dimere (Plasma)	< 0,5 mg/l

Bewertung
- Leicht erhöhte Werte: 0,5–4,0 mg/l.
- Stark erhöhte Werte: > 4,0 mg/l.

Intravasale Fibrinolyse, intravasale Gerinnung mit anschließender Fibrinolyse, therapeutische Fibrinolyse (Urokinase, Streptokinase), Thromboembolie, Wundheilung, Leberzirrhose, Tumorleiden.

Störungen und Besonderheiten
Aufgrund der besseren Empfindlichkeit und Präzision Tests mit monoklonalen AK verwenden. Nach Blutabnahme evtl. Fibrinolysehemmer (Trasylol®) zugeben, um eine fortschreitende Fibrinolyse zu verhindern. **Cave:** D-Dimer-Tests können mit Fibrinogenspaltprodukten kreuzreagieren.

24.8.2 Thrombin-Antithrombin-Komplex $$

Der Thrombin-Antithrombin-Komplex (TAT) im Plasma ist ein sehr sensibler Indikator zur Erfassung einer Hyperkoagulabilität, da die Komplexbildung direkt von der lokalen oder systemischen Thrombinbildung abhängt.

Indikationen
Disseminierte intravasale Gerinnung, Thromboembolie, Hyperfibrinolyse.

Untersuchungsmaterial
Zitratplasma (▶ 24.4).

Bestimmungsmethode
ELISA (festphasengebundene Thrombin-AK, peroxidasekonjugierte Antithrombin-AK).

Tab. 24.16 Referenzbereich Thrombin-Antithrombin-Komplex

Thrombin-Antithrombin-Komplex	1,0–4,1 µg/l

Bewertung erhöhter Werte
Verbrauchskoagulopathie, Thromboembolien, Hyperfibrinolyse.

Störungen und Besonderheiten
Bei schweren Leberparenchymerkrankungen (Synthesestörung) oder Verlustkoagulopathie trotz DIC unauffällige Werte.

24.8.3 Prothrombinfragment

Bei der Aktivierung von Prothrombin durch Faktor Xa entstehen das aktive Thrombin und das koagulatorisch inaktive Fragment 1 + 2 (F1 + 2). Die F1 + 2-Konzentration ist direkt proportional zur gebildeten Thrombinmenge und somit Indikator für eine intravasale Gerinnungsaktivierung.

Indikationen
Thromboembolie, Verbrauchskoagulopathie.

Untersuchungsmaterial
Zitratplasma (▶ 24.4).

Bestimmungsmethode
ELISA.

Tab. 24.17 Referenzbereich Prothrombin-Fragment (F1 + 2)	
Prothrombin-Fragment (F1 + 2)	< 259 pmol/l

Bewertung erhöhter Werte
Gerinnungsaktivierung (Thromboembolie oder Verbrauchskoagulopathie).

Störungen und Besonderheiten
Erhöhte Konzentrationen von F1 + 2 bei Antithrombin- und Protein-C-Mangel und bei frischen Wundflächen.

24.9 Einzelfaktorenbestimmung

24.9.1 Faktoren II–XII $$–$$$

Indikationen
- Pathologisch verlängerte Globaltests: Thromboplastinzeit, partielle Thromboplastinzeit.
- V.a. angeborenen oder erworbenen Gerinnungsfaktormangel bei hämorrhagischer Diathese.
- Überwachung der Substitutionstherapie bei Einzelfaktorenmangel.

Untersuchungsmaterial
Zitratplasma (▶ 24.4).

Bestimmungsmethode
- **Aktivitätsbestimmung:** Durch Zugabe von Verdünnungen des Patientenplasmas zu einem Mangelplasma. Das Mangelplasma enthält alle plasmatischen Gerinnungsfaktoren mit Ausnahme des im Patientenplasma zu untersuchenden Faktors. Der nicht vorhandene Faktor im Mangelplasma soll aus dem Patientenplasma ersetzt werden. Die Verdünnung des Patientenplasmas soll den Einfluss von Störfaktoren, z. B. Heparin, ausschalten. Die ermittelte Gerinnungszeit (Sek.) wird anhand einer Bezugskurve in die prozentuale Gerinnungsaktivität (= Faktorenaktivität) umgerechnet. Messung der
  - Faktoren II, V, VII und X nach dem Prinzip der TPZ (▶ 24.7.1).
  - Faktoren VIII, IX, XI und XII, sowie Präkallikrein und HMW-Kininogen nach dem Prinzip der APTT (▶ 24.7.2).
- **Konzentrationsbestimmung:** Elektroimmunodiffusion nach Laurell, ELISA. Keine Aussage über Funktionsfähigkeit des Faktors möglich.

24

Tab. 24.18 Referenzbereiche Einzelfaktorenbestimmung	
Aktivität	70–120 %
Konzentration	▶ Tab. 24.1

Bewertung

Verminderte Aktivität von Gerinnungsfaktoren

- **Hereditärer** Gerinnungsfaktormangel:
  - Typ-I-Koagulopathie: Angeborener Mangel (Hypo-/Aproteinämie) mit verminderter Aktivität und verminderter Plasmakonzentration.
  - Typ-II-Koagulopathie: Durch Mutation in ihrer Aktivität verminderte Gerinnungsfaktoren (Dysproteinämie) bei normaler Plasmakonzentration.
- **Erworbener** Gerinnungsfaktormangel:
  - Vitamin-K-Mangel, Leberzellschädigung.
  - Verbrauchs- oder Verlustkoagulopathie: Massive Blutungen, Aszites, Amyloidose, nephrotisches Syndrom.
  - Erworbene Inhibitoren (Hemmkörperhämophilie).
  - Hyperfibrinolyse.

Erhöhte Aktivität von Gerinnungsfaktoren

Nach Vitamin-K-Gabe (II, VII, IX, X), Entzündungen (V, VIII), durch Einnahme von Ovulationshemmern (II, VII, VIII, X), gegen Ende einer Schwangerschaft (II, VII, X). Eine vermehrte Faktor-VIII-Aktivität (> 150 %) gilt als unabhängiger thrombophiler Risikofaktor.

Störungen und Besonderheiten

- Heparin im Testplasma → falsch niedrige Aktivität der APTT-abhängigen Faktoren (▶ 24.7.1, Vitamin-K-Antagonisten bei Quick-abhängigen Faktoren).
- Faktor VII hat mit 2–5 h die kürzeste Halbwertszeit → bei Synthesestörungen als erster Faktor erniedrigt (Lebersynthesestörung, Vitamin-K-Mangel, DIC).
- Zur Abklärung einer hämorrhagischen Diathese bei reduzierter Einzelfaktorenanalyse stets initial auch die anderen Faktoren des betroffenen Aktivierungsweges (exogen/endogen) mitbestimmen, um das Vorhandensein eines Lupus-Antikoagulanzes (▶ 24.13.2) oder die gleichzeitige Verminderung von voneinander unabhängigen Faktoren auszuschließen.

24

24.9.2 Faktor XIII $$

Faktor XIII ist für die Stabilisierung des Fibrinnetzwerkes verantwortlich. Sein Fehlen oder seine Aktivitätsminderung führt zu verspäteten Nachblutungen (1–2 d) und stark beeinträchtigter Wundheilung nach Operationen und Verletzungen. Neuere experimentelle und klinische Befunde sprechen außerdem für eine Bedeutung des F XIII bei der Stabilisierung der endothelialen Schranke und der damit verbundenen Hemmung von Hyperpermeabilität/Ödembildung.

Faktor XIII wird in keinem Globaltest erfasst und muss daher immer gesondert bestimmt werden.

Indikationen
- DD: Verzögert auftretende hämorrhagische Diathese, insbesondere nach Verletzungen, Operationen.
- DD: Wundheilungsstörungen.

Untersuchungsmaterial
Zitratplasma (▶ 24.4).

Bestimmungsmethode
- Schnelltest: Faktor-XIII-freies Fibrinogen wird durch verdünntes Patientenplasma und Thrombin-Kaolin-Kalzium zur Gerinnung gebracht. Unvernetzt gebliebenes Fibrin wird anschließend durch Monochloressigsäure wieder gelöst. Bestimmt wird die Plasmaverdünnung, die ein noch erkennbares Gerinnsel (nicht sedimentiertes Kaolin) aufweist. Der Faktorgehalt wird dann an einer Tabelle abgelesen und in Prozent der Norm angegeben.
- Kinetischer UV-Test: Nachweis der Ammoniakfreisetzung aus einem Peptidsubstrat durch F XIIIa. Die Absorptionsänderung durch Umwandlung von NADH zu NAD wird gemessen.
- Immunelektrophorese nach Laurell: Konzentrationsbestimmung ohne Nachweis der Fibrin stabilisierenden Aktivität.
- Chromogener Assay.

Tab. 24.19 Referenzbereiche Faktor XIII

Faktor-XIII-Aktivität	70–120 %
Faktor-XIII-Konzentration	2 mg/l

Bewertung
Erniedrigte Werte bei:
- Synthesestörungen: Angeboren (sehr selten), schwere Lebererkrankungen.
- Erhöhtem Verbrauch: Verbrauchskoagulopathie, nach Operationen, Verbrennungen, chronisch-entzündliche Darmerkrankungen.
- Hemmung oder Abbau von F XIII: Therapeutische Fibrinolyse (Plasminwirkung), Isoniazidtherapie, Heparintherapie, SLE.

Störungen und Besonderheiten
Falsch niedrige Werte: Heparin, Fibrinogenspaltprodukte, Fibrinogenmangel, erhöhte Ammoniakkonzentrationen.

24.9.3 von-Willebrand-Faktor (vWF) $$

Der vWF (= F-VIII-assoziiertes Antigen) ist ein aus vielen Multimeren bestehendes großes Glykoprotein mit einem Molekulargewicht bis zu 20 Mio. D und einer wichtigen Funktion sowohl bei der primären als auch der sekundären Hämostase: Während der primären Hämostase bindet der vWF an 2 unterschiedliche Thrombozytenrezeptoren. Durch Bindung an das Glykoprotein Ib (GP Ib) erfolgt die Adhäsion der Thrombozyten an das subendotheliale Kollagen. Durch Bindung an den Fibrinogenrezeptor Gp IIb/IIIa wird die Thrombozytenaggregation vermittelt. Im Plasma schützt der vWF durch Bindung an den Gerinnungsfaktor VIII (Faktor VIII/von Willebrand-Faktor-Komplex) diesen vor frühzeitiger proteolytischer Spaltung und beeinflusst somit maßgeblich dessen Aktivität (sekundäre Hämostase). Die Synthese des vWF erfolgt in Endothelzellen und Megakaryozyten.

Tab. 24.20 Nomenklatur

vWF	Großmolekül aus Multimeren bestehend
Ristocetin-Kofaktor (Rco)	Anteil des vWF, der durch Thrombozytenaggregation nach Ristocetinzugabe gemessen wird
vWF:AG	Anteil des vWF, der durch ELISA oder Laurell-Elektrophorese nachgewiesen wird. Veralteter Begriff: Faktor-VIII-assoziiertes Antigen
vWF:CB	vWF-Kollagenbindungskapazität
vWF-Multimere	Verschieden große Moleküle, die zusammen hochmolekulare Multimere und somit den vWF bilden.

Indikationen
- Abklärung hämorrhagische Diathese.
- DD: Hämophilie, Thrombozytopathie.
- Kontrolle unter Therapie (1-Desamino-8-D-Arginin-Vasopressin = DDAVP, vWF-haltiges Faktor-VIII-Konzentrat).

Untersuchungsmaterial
Zitratplasma (▶ 24.4).

Bestimmungsmethode
- Konzentration als vWF:Antigen (vWF:AG): Elektroimmunodiffusion nach Laurell, ELISA.
- Aktivität als vWF:Ristocetin-Kofaktor (vWF:Rco): Zu Patientenplasma gegebene Testthrombozyten werden durch das Antibiotikum Ristocetin aggregiert. Das Ausmaß der Thrombozytenaggregation korreliert mit der Ristocetin-Kofaktor-Aktivität.
- Die Kollagenbindungskapazität wird mittels ELISA gemessen und durch Mitbestimmung eines Normalplasmas in Prozent der Norm angegeben.

Tab. 24.21 Referenzbereiche vWF

vWF:AG	50–150 %
vWF:Rco	50–150 %
vWF:CB	50–150 %

Bewertung
▶ 24.2.1 vWS.

24

- **Multimeranalyse:** SDS-Agarosegel-Elektrophorese mit anschließendem Western-Blot → Bestimmung des vW-Subtyps (Speziallabor) (▶ 24.2.1).
- **Molekulargenetik:** PCR zum Nachweis spezifischer vWF-Gendefekte (Speziallabor).

Störungen und Besonderheiten
Der vWF ist ein Akute-Phase-Protein (erhöht bei Entzündungen, Schwangerschaft) und kann bei Patienten mit mildem von Willebrand-Syndrom gelegentlich „falsch normal" sein, da vorübergehend normale Werte gemessen werden. Bei dringendem klinischen Verdacht sind daher mehrere Verlaufskontrollen erforderlich.

24.10 Inhibitoren der plasmatischen Gerinnung einschließlich molekularer Defekte

24.10.1 Antithrombin (AT) $–$$

Antithrombin, früher auch als Antithrombin III (AT III) bezeichnet, ist ein natürlicher Inhibitor der Faktoren IIa, Xa, IXa, XIa und XIIa sowie des Plasmins. Heparin verstärkt die Hemmwirkung des Antithrombins um den Faktor 1000. Ein Antithrombinmangel prädisponiert zu Thrombosen und Embolien. Bei einer Verbrauchskoagulopathie wird Antithrombin durch Komplexbildung mit Gerinnungsfaktoren verbraucht.

Indikationen
Der Abfall der Antithrombin-Konzentration ist ein sehr empfindlicher Parameter zur Diagnose einer Verbrauchskoagulopathie.
- Thrombophiliescreening ▶ 24.2.4.
- Fehlende APTT-Verlängerung unter hochdosiertem Heparin.
- V.a. Verbrauchskoagulopathie.
- Leberparenchymerkrankungen mit eingeschränkter Synthesefunktion.
- Nephrotisches Syndrom (Beurteilung der Thrombosegefährdung).
- Anpassung einer Antithrombin-Substitutionstherapie.
- Therapie mit Asparaginase.

Untersuchungsmaterial
Zitratplasma (▶ 24.4).

Bestimmungsmethode
- **Aktivitätsmessung mit chromogenem Substrat** ($): Man nutzt die Eigenschaft von Antithrombin, mit Heparin einen thrombinhemmenden Komplex zu bilden. Das Plasma wird mit einem Überschuss Heparin und Thrombin versetzt. Die Restaktivität von Thrombin wird mit einem chromogenen Substrat gemessen und ist umgekehrt proportional zur Antithrombin-Aktivität.
- **Immunologischer Nachweis** ($$): Radiale Immundiffusion nach Mancini, Immunelektrophorese nach Laurell (z.T. mit Heparinzusatz im ersten Lauf für den Nachweis von Antithrombin-Molekülen mit abnormer Wanderungsgeschwindigkeit), Immunnephelometrie, ELISA.

Tab. 24.22 Referenzbereiche Antithrombin	
Antithrombin-Aktivität	70–120 %
Antithrombin-Konzentration	0,14–0,39 g/l

Bewertung
Erniedrigte Werte
- Verminderung der Antithrombin-Konzentration bzw. -Aktivität ist mit signifikant erhöhtem Thromboserisiko verbunden!
- **Hereditärer Antithrombin-Mangel (selten!):**
- 50 % der Anlageträger erleiden vor dem 40. Lj. thromboembolische Komplikationen.
  - Typ Ia: Verminderung der Synthese.
  - Typ Ib: Beschleunigung des Abbaus.
  - Typ IIa: Defekt des aktiven Zentrums und der Heparinbindungsstelle (veränderte Reaktivität mit Thrombin und Heparin).
  - Typ IIb: Defekt des aktiven Zentrums.
  - Typ IIc: Defekt der Heparinbindungsstelle.
- **Erworbener Antithrombin-Mangel:**
  - **Erhöhter Verlust:** Nephrotisches Syndrom, Verlust über Ascites oder den Darm, Verbrennungen.
  - **Erhöhter Umsatz:** Verbrauchskoagulopathie, Heparintherapie.
  - **Synthesestörung:** Lebererkrankungen, Therapie mit Asparaginase (ALL-Protokoll).

Erhöhte Werte
Vitamin-K-Mangel, Akute-Phase-Proteine.

Störungen und Besonderheiten
- Immunologische Methoden des Antigen-Nachweises ergeben keine Aussage über die Aktivität von Antithrombin.
- Eine metabolische oder respiratorische Azidose führt trotz ausreichender Antithrombin-Konzentration zu einer funktionellen Hemmung der Aktivität.
- Zur Diagnose eines hereditären Antithrombin-Mangels sind mehrfache Kontrollen zum Ausschluss anderer Ursachen einer Antithrombin-Erniedrigung (z. B. Verbrauch) erforderlich.

24.10.2 Protein C $$

Protein C ist ein Vitamin-K-abhängiger, in der Leber synthetisierter natürlicher Inhibitor der Gerinnungsfaktoren V und VIII. Seine Aktivierung erfolgt durch an Thrombomodulin gebundenes Thrombin und Ca^{2+}. Diese Reaktion wird durch Protein S beschleunigt. Protein C aktiviert außerdem die Fibrinolyse durch Neutralisation von PAI-I.

Indikationen
- Thrombophiliescreening (▶ 24.2.4).
- Verbrauchskoagulopathie.

- Vor Beginn einer Therapie mit Vitamin-K-Antagonisten (**Cave:** Hautnekrosen!).
- V.a. Purpura fulminans beim Neugeborenen.

Untersuchungsmaterial
Zitratplasma (▶ 24.4).

Bestimmungsmethode
- **Aktivitätsbestimmung:**
  - Mittels chromogener Peptidsubstrate.
  - Koagulometrisch als Variante der APTT: Das Patientenplasma wird mit Protein-C-Mangelplasma verdünnt. Protein C wird durch Zugabe des Schlangengiftes Protac und die endogene plasmatische Gerinnung mittels Kaolin aktiviert. Protein C bestimmt die Geschwindigkeit der Reaktion. Je mehr Protein C vorhanden ist, desto länger wird die Gerinnungszeit. Anhand einer Standardkurve erfolgt die Angabe des Ergebnisses in Prozent der Norm.
- **Konzentrationsbestimmung:** Immunelektrophorese nach Laurell, ELISA.

Tab. 24.23 Referenzbereiche Protein C

Protein-C-Aktivität	70–140 %
Protein-C-Konzentration	2–6 mg/l

Bewertung erniedrigter Werte
- **Hereditärer Protein-C-Mangel:**
  - Heterozygoter Protein-C-Mangel: Protein-C-Aktivität 20–70 %.
  - Homozygoter Protein-C-Mangel: Protein-C-Aktivität < 1 %.
  - ! Keine strenge Korrelation zwischen Protein-C-Konzentration und thromboembolischer Komplikationsrate.
  - **Typ I:** Verminderte Konzentration und Aktivität von Protein C.
  - **Typ II:** Normale Konzentration, verminderte Aktivität von Protein C.
- **Erworbener Protein-C-Mangel:** Vitamin-K-Mangel, Leberparenchymerkrankungen, Verbrauchskoagulopathie, Schwangerschaft.

Störungen und Besonderheiten
Unterschiedliche Tests einsetzen, um zwischen echtem Mangel und einer reduzierten Aktivität bei normalem Proteinspiegel zu unterscheiden.
Die hepatische Protein-C-Synthese ist Vitamin-K-abhängig → keine Bestimmung von Protein-C unter Marcumar®-Therapie. Marcumar® einige Wochen zuvor absetzen. Zum Ausschluss eines Vitamin-K-Mangels gleichzeitige Bestimmung des Quick-Wertes.

Merke
- Lupus-Inhibitor → im koagulometrischen Assay niedrige Protein-C-Spiegel durch APTT-Verlängerung.
- Wiederholte Bestimmungen, um einen passageren Mangel auszuschließen.

24.10.3 Protein S $$

Protein S ist ein Vitamin-K-abhängiger Kofaktor von aktiviertem Protein C. Es ist zu etwa 40 % in seiner aktiven Form frei im Blut nachweisbar, zu etwa 60 % ist es an C4b-bindendes Protein gebunden und damit biologisch inaktiv. Der angeborene Mangel an Protein S kann schon im frühen Lebensalter zum Auftreten von thromboembolischen Komplikationen führen.

Indikationen
Thrombophiliescreening (▶ 24.2.4).

Untersuchungsmaterial
Zitratplasma (▶ 24.4).

Bestimmungsmethode
- Aktivitätsbestimmung: Mittels chromogener Peptidsubstrate, koagulometrisch als Variante der APTT oder der TPZ.
- Konzentrationsbestimmung: Immunelektrophorese nach Laurell, ELISA.
- Nachweis des freien Proteins S: PEG-6000-Fällung des proteingebundenen Anteils, immunologische Messung des freien Proteins S im Überstand.

Tab. 24.24 Referenzbereiche Protein S	
Protein-S-Aktivität (Gesamtprotein)	70–140 %
Protein-S-Aktivität (freies Protein)	70–150 %
Protein-S-Konzentration	17–35 mg/l

Bewertung erniedrigter Werte
- **Hereditärer Protein-S-Mangel:** Krankheitsbilder sowohl mit verminderter Synthese als auch mit ausreichender Synthese, aber mangelhafter Funktion.
- **Erworbener Protein-S-Mangel:** Vitamin-K-Mangel, Leberparenchymerkrankungen, Verbrauchskoagulopathie, Schwangerschaft.

Störungen und Besonderheiten
Falsch hohe Werte: Entzündungsprozesse → C4b-bindendes Protein ist ein Akute-Phase-Protein. Die Bestimmung des Gesamtproteins S wird somit beeinflusst. Der Referenzbereich für Frauen liegt 20 % niedriger als der von Männern, da die Konzentration abhängig vom Östrogenspiegel ist!

24.10.4 APC-Resistenz $–$$$

Die APC-Resistenz ist ein 1993 erstmals beschriebener hereditärer Defekt, der zu einer „Resistenz" gegenüber **A**ktiviertem **P**rotein **C** mit resultierender Hyperkoagulabilität führt. Ursache ist in > 90 % der Fälle eine Mutation im Faktor-V-Gen (Faktor-V-Leiden, Aminosäureaustausch Arginin → Glutamin in Position 506 des F-V-Proteins), die Faktor V vor der Inhibierung durch Protein C schützt. Etwa 5 % aller Europäer sind Träger dieser Mutation.

24

Indikationen
Thrombophiliescreening (▶ 24.2.4).

Untersuchungsmaterial
Zitratplasma (▶ 24.4).

Bestimmungsmethode
- Koagulometrisch ($): Die APTT wird mit und ohne Zugabe einer definierten Protein-C-Menge gemessen und als Ratio angegeben: APTT + APC/APTT = APC-Ratio.
- Modifikation: Verdünnung von Patientenplasma mit Faktor-V-Mangelplasma und Bestimmung der APC-Ratio (s.o.).
- APTT (s.o.) unter Verwendung chromogener Substrate.
- DNA-Assay ($$$): Nachweis der Faktor-V-Leiden-Mutation mittels PCR (G1691 → A).

Tab. 24.25 Referenzbereich APC-Ratio	
Normbereich	Z. B. > 2,3 (abhängig vom Reagenz)

Bewertung
APC-Ratio < 2,3; > 1,5 → heterozygote Faktor-V-Mutation.
APC-Ratio < 1,5 → homozygote Faktor-V-Mutation.

Störungen und Besonderheiten
- Marcumarisierte Patienten nur nach der modifizierten APC-Ratio untersuchen → durch Verdünnung des Testplasmas mit Faktor-V-Mangelplasma beeinflusst lediglich Veränderungen des Faktors V die APC-Ratio. Die erniedrigte Konzentration der übrigen Faktoren spielt keine Rolle.
- Heparin kann die Messung stören und muss gegebenenfalls neutralisiert werden.
- Hohe Faktor-VIII-Spiegel oder Faktor V < 1 % → falsch-niedrig gemessene APC-Ratio.

Die APC-Ratio wird nicht durch eine Variation der Protein-S-Konzentration beeinflusst. Umgekehrt kann die koagulometrische Bestimmung von funktionellem Protein C und S durch die Faktor-V-Leiden-Mutation beeinflusst werden und zur falschen Diagnose eines funktionellen Protein-C- oder -S-Mangels führen.

Zur Diagnose einer APC-Resistenz wird die Durchführung beider APTT-Variationen (s.o.) empfohlen, um die Beeinflussung durch Störfaktoren wie Marcumar®- oder Heparintherapie oder erniedrigte Einzelfaktoren aufzuheben.

DNA-basierende Tests decken nur 90–95 % der APC-Resistenz auf und sind zudem kostenintensiver.

24.10.5 Prothrombinmutation

Durch einen Austausch von Guanin zu Alanin in Nukleotidposition 20210 des Prothrombingens (G20210 → A) bedingte Thrombophilie mit teilweise erhöhten Plasma-Prothrombin-Spiegeln.

Prävalenz: 1,4 % bei Gesunden, 6,1 % bei Thrombosepatienten.

Indikationen
Thrombophiliescreening.

Untersuchungsmaterial
Zitratvollblut.

Bestimmungsmethode
PCR.

Bewertung
Eine G20210A-Mutation im Faktor-II-Gen erhöht das relative Risiko für venöse Thromboembolien um den Faktor 2,8. Die gleichzeitige Einnahme von Ovulationshemmern scheint dieses Risiko weiter zu erhöhen.

24.10.6 Homocystein

Hyperhomocysteinämie durch Defekt der Methylen-Tetrahydrofolat-Reduktase (MTHFR; angeboren) oder erworben durch Mangel an Folsäure, Vit. B_6 oder Vit. B_{12} (Therapie mit Methotrexat, Antikonvulsiva, Theophyllin). Therapie: Folsäure, Vit. B_6, Vit. B_{12}.

Indikationen
Thrombophiliescreening.

Untersuchungsmaterial
Zitratplasma.

Bestimmungsmethode
- Gaschromatografie und Massenspektrometrie, ELISA → 4–8 h nach standardisierter Methionineinnahme (0,1 g/kg KG) und nüchtern.
- PCR zum Nachweis eines MTHFR-Genpolymorphismus C677T.

Referenzbereiche
- Hyperhomocysteinämie: Plasmahomocystein oberhalb von 15 mmol/l.
- Schwere Hyperhomocysteinämie: Plasmahomocystein > 100 mmol/l.

Bewertung
Eine Hyperhomocysteinämie geht mit einem erhöhten Risiko für koronare Herzerkrankungen (1,7), zerebrovaskuläre Erkrankungen (2,5), arterielle Verschlusskrankheit (6,8) und venöse Thrombose (Risiko noch unklar) einher.

24

24.11 Laborüberwachung bei Antikoagulanzientherapie

24.11.1 Parenterale Antikoagulanzien $

- **Heparin:** Heparin ist ein körpereigenes, in Mastzellen und basophilen Granulozyten gebildetes Antikoagulanz, das durch Bindung an Antithrombin dessen hemmenden Einfluss auf Thrombin um den Faktor 1000 steigert. Zusätzlich inhibiert der Heparin-Antithrombin-Komplex Faktor Xa, in geringerem Umfang auch Faktor IX, XI und XII. Die Herstellung zum therapeutischen Gebrauch erfolgt vor allem aus Schweinemukosa. Verwendet werden unfraktionierte, hochmolekulare (UFH) und niedermolekulare (NMH) Präparate mit einem durchschnittlichen Molekulargewicht von 15 kDa bzw. 5 kDa. NMH sind nur in geringem Umfang in der Lage, einen Komplex mit Antithrombin und Thrombin zu bilden und Thrombin zu inaktivieren. Ihre Hauptwirkung besteht in der Inhibierung von Faktor Xa nach Bindung an Antithrombin. Dadurch wird die APTT bei prophylaktischer Anwendung von NMH kaum verlängert. Die Wirkung muss durch die Messung der Anti-Xa-Aktivität bestimmt werden.

  Im Gegensatz zu UFH werden NMH kaum an Plasmaeiweiße (z. B. PF4) oder Monozyten/Endothelzellen gebunden, sodass eine wesentlich bessere Bioverfügbarkeit und Vorhersagbarkeit der Wirkung resultiert. Engmaschige Laborkontrollen sind zum Monitoring nicht erforderlich. Aufgrund der längeren Halbwertszeit von NMH ist die 1- bis 2-mal tägliche subkutane Gabe ausreichend. Die Inzidenz der heparininduzierten Thrombopenie (HIT) Typ II (▶ 24.2.5) ist bei Therapie mit NMH deutlich niedriger.
- **Heparinoide:** Heparinoide (Danaparoid = Orgaran®): Glykosaminoglykan, das die Wirkung von Faktor Xa inhibiert. Entsprechend erfolgt die Dosierungsüberwachung mittels des Anti-Xa-Assays.
- **Hirudin:** Hirudin (Refludane®): Bildung eines irreversiblen Komplexes mit Thrombin → direkte, Antithrombin-unabhängige Thrombininaktivierung. Überwachung der Dosierung mittels APTT, besser jedoch mit der Ecarinzeit (Ecarin Clotting Time). Diese ist eine koagulometrische Methode unter Verwendung des Schlangengifts Ecarin.
- **Pentasaccharide (Fondaparinux):** Fondaparinux (Arixtra®) ist ein Pentasaccharid zur s.c. Applikation. Seine Wirkung entfaltet es als Antithrombin-abhängiger Xa-Inhibitor. Übliche Dosierung ohne Wirkung auf APTT und TPZ. Keine gerinnungsanalytische Überwachung erforderlich.

Therapieüberwachung

Untersuchungsmaterial
Zitratplasma (▶ 24.4).
Für Anti-Xa-Assays auf dem Anforderungsschein Art des verwendeten Heparins angeben.

Bestimmungsmethode
- APTT (▶ 24.7.2).

- Activated Clotting Time (ACT): Bed-side-Test, vor allem zur Überwachung der Heparintherapie bei Einsatz extrakorporaler Kreisläufe (Herz-Lungen-Maschine, Hämodialyse) geeignet. Prinzip: Nativblut wird zu einem Oberflächenaktivator gegeben und die Gerinnungszeit in Sekunden automatisch gemessen.
- Anti-Xa-Assay.
  - Aktivitätsmessung mittels chromogener Peptidsubstrate von im Überschuss zugegebenem Faktor II oder Xa (für UFH) oder Xa (für NMH). Die Heparin-Plasmakonzentration ist umgekehrt proportional zur Aktivität des jeweiligen Gerinnungsfaktors.
  - Koagulometrie: Patientenplasma wird mit einer standardisierten Faktor-Xa-Menge inkubiert und die Gerinnungszeit nach Zugabe von Aktivatoren gemessen. Je länger die Gerinnungszeit, desto höher ist die Heparinkonzentration.

Tab. 24.26 Referenzbereiche Heparin

Parameter	Referenzbereich	Zu überprüfende Therapeutika
APTT	28–40 Sek.	UFH, Hirudin
ACT	100–120 Sek.	UFH
Anti-Xa-Assay	0	NMH, Organan®

Die direkte Heparinkonzentration in einer bestimmten Lösung (Blut, Infusionen) kann mittels Anti-Xa-Assay ebenfalls bestimmt und in IE/ml exakt quantifiziert werden.

Bewertung
- Full-dose-Heparinisierung (UFH, Hirudin): Angestrebt wird APTT ↑ auf das 1,5- bis 2,5-fache der Norm bzw. ACT ↑ auf 180–200 Sek. (extrakorporaler Kreislauf).
- Low-dose-Prophylaxe (NMH, Organan®): Angestrebte Anti-Xa-Aktivität ≤ 0,3 IE/ml.
- Full-dose-Antikoagulation (NMH, Organan®): Angestrebte Anti-Xa-Aktivität 0,6–1,0 IE/ml (2-mal tägliche Dosierung) bzw. 1,0–2,0 (1-mal tägliche Dosierung).

Störungen und Besonderheiten
Die Kontrolle der Anti-Xa-Wirkung von NMH sollte unter Berücksichtigung der Pharmakokinetik 3–4 h nach subkutaner Gabe erfolgen (Wirkungsmaximum). Sowohl die Effektivität einer Heparintherapie als auch die Analysemethodik sind von einer normalen Antithrombin-Konzentration im Patientenplasma abhängig (mind. 70 %) → Antithrombin-Kontrolle!
Um Organan-Spiegel mit dem Anti-Xa-Assay zu messen, muss dieser speziell mit Organan® kalibriert werden.

24.11.2 Vitamin-K-Antagonisten

TPZ (▶ 24.7.1).

24.12 Fibrinolyse und Fibrinolyseinhibitoren

Unter physiologischen Bedingungen laufen im Gefäßsystem ständig Gerinnungs-
vorgänge ab. Die dabei gebildeten Fibrinablagerungen müssen zum Erhalt der
Hämostase durch das fibrinolytische System wieder aufgelöst werden. Die Fibrinolyse wird durch körpereigene Aktivatoren (Tissue-Plasminogen-Activator
t-PA, Urokinase), Enzyme (F XIIa, Kallikrein) und therapeutisch durch Streptokinase aktiviert und resultiert in der Umwandlung von Plasminogen zu Plasmin,
das die Fähigkeit besitzt, sowohl Fibrin als auch Fibrinogen zu spalten.

> Die aufgeführten Tests zur Messung der Fibrinolyseaktivatoren und -inhibi-
> toren werden nicht routinemäßig zur Kontrolle einer fibrinolytischen Thera-
> pie eingesetzt, sondern dienen der Spezialdiagnostik seltener Störungen der
> Hämostase.

24.12.1 Globaltests der Fibrinolyse $

Indikationen
Überprüfung des fibrinolytischen Potenzials bei arteriellen oder venösen Gefäßverschlüssen.

**Untersuchungsmaterial, Bestimmungsmethode, Referenzbereiche,
Bewertung**
- **Fibrinplattenmethode:** In die Vertiefungen von gebrauchsfertigen Fibrinplatten wird Patientenplasma pipettiert. Der entstehende Lysehof wird beurteilt. Es
  stehen sowohl plasminogenfreie Fibrinplatten (Beurteilung der Plasmino-
  gen- und der Aktivatoreneffektivität) als auch plasminogenhaltige Fibrinplatten (Beurteilung der Aktivatoreneffektivität) zur Verfügung → bei Fibrinoly-
  seaktivierung entsteht ein großer Lysehof, bei ↓ Fibrinolysekapazität ein kleiner Hof.
- **Euglobulinlysezeit:** Aus gekühltem Patientenplasma wird durch Zusatz von
  Essigsäure die Euglobulinfraktion (Fibrinogen, Plasminogen und Plasmino-
  genaktivatoren) ausgefällt. Die Fibrinolyse-Inhibitoren werden durch dieses
  Verfahren im Überstand abgetrennt. Die Euglobulinfraktion wird in kalter
  phosphatgepufferter Kochsalzlösung gelöst und durch Thrombinzusatz zur
  Gerinnung gebracht. Das Gerinnsel wird dann bei 37 °C inkubiert und die Fi-
  brinolysezeit gemessen. Sie liegt bei 5–24 h → Nachweis vorhandener Inhibitoren. Die Euglobulinlysezeit ist bei Hyperfibrinolyse und fibrinolytischer
  Therapie verkürzt, bei Thromboemboliepatienten verlängert (verminderte
  tPA- oder verstärkte PAI-Freisetzung).
- **Thrombelastogramm:** ▶ 24.5.3.

Störungen und Besonderheiten
Die genannten Globaltests werden von der Fibrinogenkonzentration in der Probe
beeinflusst. Sie sind heute weitgehend veraltet und durch spezifischere Nachweismethoden ersetzt worden.

24.12.2 Plasminogen $

Plasmin spaltet Fibrin und Fibrinogen in Fibrin(ogen)spaltprodukte, die ihrerseits wieder die Fibrinpolymerisation hemmen. Seine Spezifität gegenüber Fibrin resultiert aus der Tatsache, dass sich Plasminogen während der Gerinnung an Fibrinfäden heftet und durch körpereigene Aktivatoren (v.a. Gewebsplasminogenaktivator = t-PA) aktiviert wird. Plasminogen wird in der Leber gebildet und stellt die inaktive Vorstufe des Plasmins dar. Durch die Wirkung des Plasmins entstehen unterschiedliche Fibrin- und auch Fibrinogenspaltprodukte. D-Dimere entstehen allerdings ausschließlich durch die Spaltung von Fibrin.

Indikationen
- Thrombophiliescreening (▶ 24.2.4).
- Kontrolle des fibrinolytischen Potenzials bei arteriellen und venösen Gefäßverschlüssen.
- Überwachung einer fibrinolytischen Therapie.
- Hämorrhagische Diathesen mit V.a. Hyperfibrinolyse.

Untersuchungsmaterial
Zitratplasma (▶ 24.4).

Bestimmungsmethode
- **Aktivitätsmessung mit chromogenem Substrat:** Das Plasminogen in der Patientenprobe wird durch Zugabe von Streptokinase zu Plasmin aktiviert. Dieses hydrolysiert ein chromogenes Substrat. Die Extinktionszunahme pro Zeiteinheit entspricht der Plasminogenaktivität.
- **Immunologische Bestimmung:** Immunelektrophorese nach Laurell, radiale Immundiffusion nach Mancini, Nephelometrie.

Tab. 24.27 Referenzbereiche Plasminogen	
Parameter	Einheit
Plasminogenaktivität	70–120 %
Plasminogenkonzentration	0,2 g/l

Bewertung erniedrigter Werte
- **Erworbener Plasminogenmangel:** Fibrinolytische Therapie (Streptokinase, Urokinase), endogene Hyperfibrinolyse, Verbrauchskoagulopathie, schwere Leberparenchymschäden, physiologisch bei Früh- und Neugeborenen.
- **Hereditärer Plasminogenmangel:** Extrem seltene Ursache thromboembolischer Erkrankungen junger Patienten. Sowohl Aplasminogenämien (absoluter Mangel) als auch Dysplasminogenämien (reduzierte Funktionsfähigkeit des Moleküls) sind beschrieben.

Störungen und Besonderheiten
Erhöhte Werte bei Akute-Phase-Reaktion, paraneoplastisch (Prostatakarzinom), Diabetes mellitus, Schwangerschaft, Ovulationshemmer mit hohem Östrogengehalt.

24.12.3 Plasminogenaktivatoren $$

Der wichtigste Plasminogen-Aktivator ist t-PA. Er bindet an Fibrin gebundenes Plasminogen und aktiviert dieses zu Plasmin. Rekombinanter t-PA wird zur therapeutischen Fibrinolyse eingesetzt.

Indikationen
- Thrombophiliescreening (▶ 24.2.4).
- DD: Hämorrhagische Diathese.

Untersuchungsmaterial
Zitratplasma (▶ 24.4).

Bestimmungsmethode
- **Aktivitätsmessung mit chromogenem Substrat:** Die zu untersuchende Probe wird mit einer definierten Menge Plasminogen inkubiert. Plasminogen wird durch die Aktivatoren zu Plasmin umgewandelt, welches ein chromogenes Substrat spaltet.
- **Immunologische Bestimmung:** t-PA und t-PA-PAI-Komplexe sind mittels ELISA und Laurell-Elektrophorese nachweisbar.

Tab. 24.28 Referenzbereiche Plasminogenaktivatoren	
Aktivität	< 200 E/l (je nach Reagenz)
Konzentration	2,3–6,5 µg/l (je nach Reagenz)

Bewertung
- t-PA ↓: Evtl. assoziiert mit Neigung zu venösen/arteriellen Gefäßverschlüssen.
- t-PA ↑:
  - Erworben: Tumorerkrankungen, anhepatische Phase bei Lebertransplantation.
  - Hereditär: Sehr selten, wahrscheinlich vermehrte Blutungsneigung.

Störungen und Besonderheiten
Falsch niedrige Werte: Hohe Störanfälligkeit (t-PA-Inaktivierung durch PAI).

24.12.4 Plasminogen-Aktivator-Inhibitoren $$

Plasminogen-Aktivator-Inhibitoren (PAI) inaktivieren t-PA und Urokinase durch Komplexbildung. Eine verminderte fibrinolytische Aktivität wird nicht nur durch einen Mangel an Plasminogen oder t-PA/Urokinase verursacht, sondern wesentlich häufiger durch eine erhöhte PAI-Freisetzung aus den Gefäßendothelien. Bisher konnten 4 PAI charakterisiert werden, wobei PAI 1 die Hauptbedeutung zukommt.

Indikationen
Thrombophiliescreening (▶ 24.2.4).

Untersuchungsmaterial
Zitratplasma (▶ 24.4).

Bestimmungsmethode
- **Aktivitätsmessung mit chromogenem Substrat:** Das Patientenplasma wird mit gereinigtem t-PA versetzt. Die verbleibende Aktivität des Plasminogenaktivators wandelt Plasminogen zu Plasmin um, das ein chromogenes Substrat spaltet. Eine Einheit stellt diejenige Menge des Inhibitors dar, die eine Einheit t-PA in 8 Min. inaktivieren kann.
- **Immunologische Bestimmung:** ELISA, Laurellelektrophorese.

Tab. 24.29 Referenzbereiche Plasminogen-Aktivator-Inhibitoren	
PAI-Aktivitätsmessung	1,4–17,4 kE/l (abhängig vom Reagenz)
PAI-Konzentration	3–40 ng/ml

Bewertung
- **Erhöhte Werte:** Evtl. assoziiert mit Neigung zu venösen/arteriellen Gefäßverschlüssen → typische Risikopatienten (Hypertriglyzeridämie, Adipositas, Ovulationshemmer, Raucher) haben meist erhöhte PAI-Werte.
- **Erniedrigte Werte:** Evtl. assoziiert mit Blutungsneigung.

Störungen und Besonderheiten
Erhöhte Werte: Entzündung, Gewebsnekrosen, Akute-Phase-Reaktion.

24.12.5 α_2-Antiplasmin $$

α_2-Antiplasmin (auch als Plasmin-Inhibitor bezeichnet) ist der bedeutendste Fibrinolyse-Inhibitor. Er inaktiviert freies Plasmin schnell, fibringebundenes Plasmin etwas langsamer. Ein α_2-Antiplasmin-Mangel kann zu schweren Blutungen führen und ähnelt dem klinischen Bild einer schweren Hämophilie A oder B.

Indikationen
Hämorrhagische Diathese, V.a. Hyperfibrinolyse.

Untersuchungsmaterial
Zitratplasma (▶ 24.4).

Bestimmungsmethode
- **Aktivitätsmessung mit chromogenem Substrat:** Das Patientenplasma wird mit einem Plasminüberschuss versetzt. Dadurch wird das gesamte α_2-Antiplasmin in der Patientenprobe gebunden. Das überschüssige Plasmin hydrolysiert ein chromogenes Substrat. Die Extinktionszunahme pro Zeiteinheit ist der Plasminogenaktivität umgekehrt proportional.
- **Immunologische Bestimmung:** Immunelektrophorese nach Laurell.

24

Tab. 24.30 Referenzbereich α_2-Antiplasmin	
α_2-**Antiplasmin-Aktivität**	70–120 %
α_2-**Antiplasmin-Konzentration**	0,06–0,10 g/l

Bewertung

α_2-Antiplasmin ist als Indikator für eine ablaufende Fibrinolyse zuverlässiger als Plasminogen.

Erniedrigte Werte

- Hereditärer α_2-Antiplasmin-Mangel: Klinik wie bei schwerer Hämophilie.
- Erworbener α_2-Antiplasmin-Mangel: Fibrinolytische Therapie (Streptokinase, Urokinase, rtPA), endogene Hyperfibrinolyse, schwere Leberparenchymschäden.

Störungen und Besonderheiten

Plasmin-α_2-Antiplasmin-Komplex (PAP) kann durch Latex-Agglutinationstest oder ELISA nachgewiesen werden und ist ebenfalls ein Marker zum Nachweis einer Aktivierung der Fibrinolyse.

24.13 Erworbene Antikoagulanzien

24.13.1 Spezifische Faktorinhibitoren $$

Erworbene Inhibitoren von Gerinnungsfaktoren sind in der Regel IgG-AK und vor allem gegen die prokoagulatorische Aktivität des betroffenen Faktors (vor allem F VIII) gerichtet. Etwa 20 % aller Patienten mit schwerer Hämophilie entwickeln im Rahmen der Substitutionstherapie einen spezifischen Inhibitor (Hemmkörper). Selten treten Inhibitoren spontan auf: Es besteht eine Assoziation mit unterschiedlichen internistischen Erkrankungen (SLE, rheumatoide Arthritis, chronisch entzündliche Darmerkrankungen, Lymphome) und Schwangerschaften. Spontan auftretende Inhibitoren führen häufiger zu einer schweren spontanen Blutungsneigung (selten Gelenkblutungen!) als eine Hemmkörperhämophilie.

Indikationen

- Nicht adäquater Anstieg der Faktorenaktivität unter Substitution.
- Routinescreening bei Patienten mit Dauersubstitution: Erfassung niedriger AK-Titer.
- Abklärung einer unklaren hämorrhagischen Diathese mit Einzelfaktorenmangel (Erstdiagnose).

Untersuchungsmaterial

Zitratplasma (▶ 24.4).

Bestimmungsmethode und Bewertung

- **Bethesda-Assay:** Am häufigsten benutzter Test → 100 IE F VIII werden mit Patientenplasma in mehreren Verdünnungen inkubiert und die F-VIII-Akti-

vität nach 2 h gemessen. Eine Bethesda-Einheit (BU) entspricht dem Anteil Inhibitor, der eine 50%ige Reduktion der Faktorenaktivität bewirkt.
- **Plasmaaustauschversuch:** Messung der APTT nach Mischung von Normalplasma und Patientenplasma in verschiedenen Verdünnungen → eine verlängerte APTT bei einfachem Faktorenmangel wird durch Normalplasmazusatz verkürzt bis normalisiert. Eine inhibitorenbedingte APTT-Verlängerung wird auch bei Normalplasmaüberschuss nicht normalisiert. Andererseits verlängert der Zusatz von Patientenplasma zu Normalplasma in Abhängigkeit von der Inhibitorenkonzentration die APTT des Normalplasmas. Um auch einen schwachen Inhibitor zu erfassen, mind. über 1 h, besser 2 h inkubieren.
- **Verdünnungstest:** Messung der Einzelfaktorenaktivität in unterschiedlichen Verdünnungen des Patientenplasmas.
  - Spezifischer Inhibitor → Faktorenaktivität unverändert.
  - Lupus-Antikoagulanz → Faktorenaktivität ↑ durch Verdünnung des Phospholipid-AK.

Störungen und Besonderheiten
Falsch reduzierte Aktivität (ein falsch hoher Inhibitor) bei der koagulometrischen Bestimmung der Einzelfaktorenaktivität: In Anwesenheit eines Inhibitors gegen einen weiteren Faktor kann eine Verlängerung von APTT/TPZ erfolgen, z. B. FIX-Messung in Anwesenheit eines Faktor-VIII-Inhibitors.

24.13.2 Lupus-Antikoagulanz $$

Lupus-Antikoagulanzien sind IgG- oder IgM-Immunglobuline, die Phospholipide binden und somit in vitro zu einer Verlängerung, vor allem der APTT, aber auch der TPZ führen können.
Klinisch resultiert jedoch selten eine erhöhte Blutungsneigung, sondern vielmehr eine thrombophile Diathese, bei Frauen werden habituelle Aborte gehäuft beobachtet.

Indikationen
- Thrombophiliescreening (▶ 24.2.4).
- DD: APTT-Verlängerung.
- Abklärung der Ursache habitueller Aborte.
- V.a. Antiphospholipid-Syndrom (APS).

Untersuchungsmaterial
Zitratplasma (▶ 24.4).

Bestimmungsmethode
- Plasmaaustauschversuch.
- Phospholipid-abhängige Tests
  - Kaolin-Clotting-Time (KCT): Messung der KCT im Patientenplasma nach Oberflächenaktivierung durch Kaolin.
  - Sensitives APTT-Reagenz: Messung der APTT mit einem besonders Phospholipid-AK-sensitiven Reagenz.
  - Dilute-Russell-Viper-Venom-Test (dRVVT): Das Schlangengift Russell-Viper-Venom führt zu einer direkten Aktivierung von F X. Wenn die

24

Phospholipidkonzentration des Testansatzes gesenkt wird, bleibt die Gerinnung bei Anwesenheit eines Lupus-Antikoagulanzes aus.
- Messung der APTT nach Zugabe von Phospholipid (Bestätigungstest): Durch Zugabe einer zusätzlichen Phospholipidmenge klingt die Aktivität des Lupus-Antikoagulanzes ab.
- ELISA zum Nachweis von AK gegen Phospholipide oder Proteine, die an der Festphase fixiert sind (Anticardiolipin-Antikörper).

Bewertung
Zur Diagnose eines Lupus-Antikoagulanzes wird die Erfüllung folgender Kriterien verlangt:
- Mindestens ein Phospholipid-abhängiger Test positiv.
- Plasmaaustauschversuch: Hemmaktivität nachweisbar.
- Normalisierung der APTT nach Zugabe von Phospholipiden.
- Ausschluss einer anderen Ursache einer APTT-Erhöhung (Anamnese, Einzelfaktorenbestimmung).

Störungen und Besonderheiten
- Die Hälfte aller gerinnungswirksamen Phospholipid-AK wird durch ausschließliche Bestimmung der APTT übersehen.
- Die oben aufgelisteten Tests sind in Anwesenheit von Heparin und Marcumar® nicht verwertbar.

24.14 Thrombozyten

Thrombozyten werden als kernlose Fragmente von Megakaryozyten im Knochenmark abgeschnürt und zirkulieren in einer Anzahl von 150–350 Gpt/l im peripheren Blut. Ihre Halbwertszeit liegt bei 7–10 Tagen. Aufgabe der Thrombozyten ist die rasche Blutstillung infolge einer Gefäßverletzung. Rezeptoren (Glykoproteine) der Thrombozytenmembran haben eine wichtige Funktion sowohl in der Adhäsion und Aggregation als auch Aktivierung. Gerinnungsfaktoren binden an Phospholipoproteine der Thrombozytenmembran (Plättchenfaktor 3) und werden dort aktiviert.

24.14.1 Thrombozytenzahl $

Indikationen
- Im Rahmen eines Routineblutbildes.
- Hämorrhagische Diathese.
- Hämatologische Systemerkrankungen.
- Therapie mit Zytostatika und ionisierenden Strahlen.
- Überwachung einer Heparintherapie (HIT).
- Thrombose, thromboembolische Komplikation.
- Verbrauchskoagulopathie.

Untersuchungsmaterial
2 ml EDTA-Blut. Probenstabilität: Bis zu 24 h bei Raumtemperatur.

Bestimmungsmethode

- Automatisiert: Durchflusszytometrie (Impedanzmessung, Lichtstreuung).
- Lichtmikroskopisch konventionell: Zählung in einer Bürker-Türk- oder Neu-
  bauer-Kammer nach Lyse der Erythrozyten mit 1%iger Ammoniumoxalatlö-
  sung.

Tab. 24.31 Referenzbereiche Thrombozyten

Alter	Referenzwerte (alte Einheit: × 10³/µl; SI-Wert: × 10⁹/l)
Erwachsene	150–400
Kinder	150–350
Neugeborene	100–250

Bewertung

▶ 24.2.5 Thrombozytose, Thrombozytopenien.
Bei erheblicher Thrombozytopenie liefert das Zählkammerverfahren zuverlässige-
re Werte als die automatische Zählung.

Störungen und Besonderheiten

- **Falsch hohe Werte:** Körperliche Anstrengung vor der Blutabnahme → Erhöhung bis zu 50 %.
- **Pseudothrombozytopenie (In-vitro-Effekt):** EDTA-bedingte Aggregatbildung,
  Kälteagglutinine, Riesenthrombozyten (Blutungszeit normal, keine klinischen
  Zeichen erhöhter Blutungsbereitschaft, Thrombozytenagglutinate im Ausstrich häufig nachweisbar). Bestimmung der Thrombozytenzahl im Zitratblut
  zeigt normale Werte.

24.14.2 Thrombozytenfunktionstests $$–$$$

Thrombozytenadhäsion

Diese Methode ist heute weitgehend verlassen worden.

Thrombozytenaggregation $$$

Indikationen

- V.a. Thrombozytenfunktionsstörung.
- DD: Thrombasthenie Glanzmann-Naegeli, Bernard-Soulier-Syndrom, vWS,
  Storage-Pool-Disease.

Untersuchungsmaterial

10–20 ml Zitratblut.

Bestimmungsmethode

Thrombozytenreiches Plasma wird nach Einstellung auf eine definierte Plättchenzahl in der Küvette eines Fotometers bei konstanter Temperatur gerührt. Die Aggregation der Plättchen bewirkt eine Änderung der Extinktion bei einer Wellenlänge von 432 nm. Die Aggregation kann spontan oder nach Zugabe von Adeno-
sindiphoshat (ADP), Kollagen, Adrenalin, Arachidonsäure oder Ristocetin eintre-

ten und wird in Form einer Kurve aufgezeichnet. Auswertung anhand der Kurvenbeurteilung.

Bewertung
Die einzelnen Aggregationsinduktoren verursachen bei den verschiedenen Thrombozytopathien unterschiedliche Ergebnisse.

Tab. 24.32 Bewertung der Thrombozytenaggregation

Erkrankung	Adrenalin, ADP	Kollagen	Arachidonsäure	Ristocetin
Thrombasthenie Glanzmann	↓	↓	↓	n
Bernard-Soulier-Syndrom	n	n	?	↓
Medikamentös induzierte Thrombopathien, Aspirin-like-Defekt	↓	↓	↓	n
vWS	n	n	n	↓/n

Störungen und Besonderheiten
Wichtig ist die Einstellung auf eine konstante Thrombozytenzahl (z. B. 200 000–300 000/µl), um eine interindividuelle Vergleichbarkeit zu garantieren.
Eine Plättchenaggregation bei thrombopenischen Patienten (Plättchenzahl < 100 000/µl) ist nicht sinnvoll (▶ 24.5.1 Blutungszeit).

Durchflusszytometrie $$$
Durchflusszytometrische Messung der Expression von Thrombozytenoberflächenantigenen (Membranglykoproteine) unter Verwendung FITC-gekoppelter spezifischer monoklonaler AK.

Tab. 24.33 Nomenklatur

GP Ib	vWF-Rezeptor
GP IIb/IIIa	Fibrinogenrezeptor, vWF-Rezeptor
GMP 140 (entspricht CD62)	Bestandteil der Membran der α-Granula, Aktivierungs-abhängige Expression auf der Plättchenoberfläche
CD63	Lysosomales Glykoprotein, Expression auf der Plättchenoberfläche nach Aktivierung

Indikationen
- Unklare Thrombozytenaggregationsstörungen.
- Sicherung der Diagnose Thrombasthenie Glanzmann-Naegeli, Bernard-Soulier-Syndrom.
- Messung der Thrombozytenfunktion beim thrombozytopenischen Patienten.
- Erfassung der Thrombozytenaktivierung.

Untersuchungsmaterial
10–20 ml Zitratblut.

Bestimmungsmethode
Antikoaguliertes Vollblut oder plättchenreiches Plasma wird mit dem zu untersuchenden FITC-gekoppelten monoklonalen AK inkubiert und die durch die Bindung der AK an Oberflächenmembran-Glykoproteine entstehende Fluoreszenz durchflusszytometrisch gemessen. Die Intensität der Fluoreszenz korreliert mit der Anzahl exprimierter Thrombozytenantigene.

Referenzbereich
Keine allgemeingültigen Aussagen möglich. Vergleich zu Normalkollektiv entscheidend!

Bewertung
- **Expression von Oberflächenmembran-Glykoproteinen ↓:**
  - Allgemein: Hinweis auf Thrombozytenfunktionsdefekt, z. B. Leukämie, myeloproliferatives Syndrom.
  - GP Ib: Bernard-Soulier-Syndrom.
  - GP IIb/IIIa: Thrombasthenie Glanzmann-Naegeli.
- **Expression Aktivierungs-abhängiger Oberflächenmembran-Glykoproteine ↑:** Hinweis auf eine verstärkte Thrombozytenaktivierung.

Störungen und Besonderheiten
- Keine direkt quantitative Messung der exprimierten Oberflächenmembran-Glykoproteine.
- In-vitro-Thrombozytenaktivierung noch während der Präparation!

24.14.3 Heparininduzierte Thrombozytenaggregation $$$

Indikationen
V.a. Heparininduzierte Thrombozytopenie Typ II (HIT II).

Untersuchungsmaterial
5 ml Serum.

Bestimmungsmethode
- **HIPA-Test:** Patientenserum wird mit gewaschenen Thrombozyten nach Zugabe verschiedener Heparinkonzentrationen in Mikrotiterplatten inkubiert. Mit zunehmender Bildung von Aggregaten in Anwesenheit spezifischer AK im Testserum hellt sich die Suspension auf und kann anhand eines Scores beurteilt werden.
- **ELISA:** Nachweis von AK mittels mit PF4 und Heparin beschichteter Festphase.

Bewertung:
▶ 24.2.5, HIT II. Positive Ergebnisse ohne klinische Relevanz bei beiden Tests möglich!

24

24.14.4 Thrombozytenantikörper $$

Indikationen
V.a. immunologisch bedingte Thrombozytopenie.

Untersuchungsmaterial
10 ml Heparinblut, 2 ml Serum.

Bestimmungsmethode
- **Auto-AK:**
  - **Nachweis thrombozytengebundener Immunglobuline:** Mittels AK (Fluoreszenzfarbstoff-markiert) oder markiertem Protein A als direkte Immunfluoreszenz, Durchflusszytometrie, direkter Zell-ELISA, direkter MAIPA (**M**onoklonal **A**ntibodyspecific **I**mmobilization of **P**latelet **A**ntigens).
  - **Nachweis freier antithrombozytärer AK:** Sandwich-RIA, Immunfluoreszenz mit Spenderthrombozyten, Immunoblot an Membranfraktionen von Spenderthrombozyten, Mikrokomplementbindungsreaktion, indirekter Zell-ELISA mit Spenderthrombozyten, indirekter MAIPA.
  - **Absorption und Elution:** Elution gebundener AK zur weiteren Charakterisierung, Absorption und Elution von antithrombozytären AK verschiedener Spezifität im Serum des Patienten an Thrombozyten mit bekannten Thrombozytenantigenen.
- **Allo-AK:**
  - **HLA-AK** gegen die HLA-Antigene des Thrombozytenspenders: Lymphotoxizitätstest.
  - **Allo-AK gegen Thrombozytenantigene** des Spenders: Immunoblot, Sandwichimmunfluoreszenz an den Thrombozyten des Spenders oder an Thrombozyten mit bekannten Thrombozytenantigenen, MAIPA mit Thrombozyten, deren Thrombozytenantigene bekannt sind.
- **Medikamentös bedingte Antikörper:** Sandwichimmunfluoreszenz, Mikrokomplementbindungsreaktion mit und ohne Zusatz des verdächtigen Medikaments bzw. seiner Metaboliten. Die Reaktion wird nur bei Zusatz des Medikamentes oder seiner Metaboliten positiv.

Bewertung
Geringe Spezifität der Testsysteme → sichere Unterscheidung zwischen spezifischer und unspezifischer thrombozytärer Bindung nicht möglich. Relativ hohe Anzahl falsch positiver Befunde. Konzentration freier antithrombozytärer AK gering, sodass deren Nachweis problematisch ist. **Cave:** Umfangreiche DD der Thrombozytopenie berücksichtigen (▶ 24.2.5).
- **Auto-AK:**
  - **Idiopathisch thrombozytopenische Purpura** (ITP): Ausschlussdiagnose. Häufig im Gefolge eines (viralen?) Infektes. Abgrenzung zur medikamentös induzierten Immunthrombozytopenie nicht immer möglich. Sorgfältige Infekt- und Medikamentenanamnese erheben!
  - **Immunthrombozytopenie bei Kollagenosen:** Bei systemischem Lupus erythematodes, Sharp-Syndrom (Mixed Connective Tissue Disease = MCTD), rheumatoider Arthritis.

- **Immunthrombozytopenie bei Lymphomen:** Bei CLL, Non-Hodgkin-Lymphom, seltener Hodgkin-Lymphom (ggf. von Bildungsstörungen im Rahmen der Grunderkrankung abgrenzen!).
- **Evans-Syndrom:** Autoimmunhämolytische Anämie + Immunthrombozytopenie.
- **Allo-AK:**
  - AK gegen plättchenassoziierte Antigene sowie HLA-Antigene auf Thrombozyten im Gefolge von Transfusionen und Schwangerschaften.
  - ! Vorhandensein von Allo-AK begünstigt Transfusionszwischenfälle, Nichtansprechen von Thrombozytentransfusionen.
- **Medikamentös bedingte Antikörper:**
  - Heparininduzierte Thrombozytopenie (HIT) ▶ 24.2.5.
  - Medikamente: Goldsalze, Chinidin, Sulfonamide, Analgetika, Heparin (Immunkomplexablagerung auf den Thrombozyten).

Störungen und Besonderheiten

Falsch hohe Werte: Virale, bakterielle Infektionen, Leukämien, monoklonale Gammopathien.

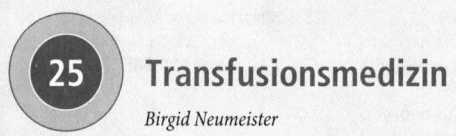

25 Transfusionsmedizin

Birgid Neumeister

25.1 Blutgruppensysteme – theoretische Grundlagen

Jedes Individuum besitzt bestimmte Blutgruppeneigenschaften an der Oberfläche der Erythrozyten, die nach den Mendel-Regeln vererbt werden.

Man unterscheidet etwa 150 verschiedene Blutgruppensysteme mit jeweils unterschiedlicher Anzahl von Allelen. Nur einige besitzen klinische Relevanz. Am wichtigsten sind das AB0- und das Rhesussystem.

25.1.1 AB0-System

Das AB0-System kennt vier Haupt-Phänotypen: A, B, AB und 0. Die Blutgruppen besitzen in Mitteleuropa etwa folgende Häufigkeit: A 45 %, 0 40 %, B 10 % und AB 5 %.

Antigene

Bei den Blutgruppenantigenen, die in der Erythrozytenmembran lokalisiert sind, handelt es sich um Glykosphingolipide. Unter Einfluss des H-Gens (Genotyp HH, Hh), das eine Fukosyltransferase kodiert, wird aus der „Grundsubstanz" durch Anlagerung von L-Fukose die H-Substanz gebildet → Blutgruppe 0. A und B sind Gene für Glykosyltransferasen. Bei der Blutgruppe A wird an die H-Substanz zusätzlich ein N-Acetyl-D-Galaktosamin gebunden, bei der Blutgruppe B eine Galaktose. Bei AB kommen beide Liganden nebeneinander vor. Durch Anfügen dieses weiteren Zuckers wird die Formation antigenwirksam.

Auch die H-Substanz kann als AG wirken. Selten fehlt Personen mit dem Genotyp hh die H-Substanz (→ „Bombay-Typ"). Sie besitzen phänotypisch die Blutgruppe 0 (keine Agglutination mit Anti-A und Anti-B), bilden aber gleichzeitig auch ein Anti-H, was in der Serumgegenprobe (▶ 25.3.1) auffällt. Das Anti-H eines Bombay-Typs ist immunologisch genauso wirksam wie ein Anti-A oder Anti-B und macht deshalb die Versorgung solcher Patienten extrem problematisch.

Antigenstärke der Blutgruppe A

Das Blutgruppenmerkmal A kann unterschiedliche Antigenstärken aufweisen. Antigene mit voller Stärke werden als A_1, abgeschwächte Varianten als A_2, A_3, A_x, A_m etc. bezeichnet. Je schwächer das A-AG ist, desto weniger reagieren die Erythrozyten mit Anti-A_1 (Lektin aus der indischen Prunkbohne *Dolichus biflorus*) und desto stärker werden sie von Anti-H (Lektin aus dem europäischen Stechginster *Ulex europaeus*) agglutiniert. A_m zeigt keinerlei Reaktion mit Anti-A_1 (phänotypisch 0) und fällt nur durch die fehlenden Isoagglutinine gegen das AG A in der Serumgegenprobe auf. Die korrekte Bestimmung der Blutgruppe gelingt hier nur durch Absorption von hochtitrigen humanen Anti-A_1-Seren durch diese Erythrozyten und anschließende Elution. Das Eluat agglutiniert anschließend A_1-positive Testerythrozyten.

! Individuen mit schwachen A-Varianten besitzen oft ein kältewirksames natürliches Anti-A_1, das in sehr seltenen Fällen nach Immunisierung mit A_1-Erythrozyten (Transfusion mit A_1-positiven Erythrozyten) wärmewirksam und somit klinisch relevant werden kann.

Neben quantitativen gibt es auch qualitative Unterschiede zwischen A_1 und A_2. Die determinante Gruppe selbst (N-Acetyl-D-Galaktosamin) ist jedoch identisch.

Antikörper

Reguläre Antikörper
Jeder Mensch entwickelt innerhalb des ersten halben Lebensjahres Anti-A und/oder Anti-B komplementär zu seiner Blutgruppe.
- Blutgruppe AB: Kein Anti-A oder Anti-B.
- Blutgruppe B: Anti-A.
- Blutgruppe A: Anti-B.
- Blutgruppe 0: Anti-A und Anti-B.

Ihre Bildung wird durch Kreuzantigene auf darmassoziierten *E.-coli*-Bakterien stimuliert. Diese physiologisch vorkommenden AK gegen A- oder B-AG heißen **reguläre Antikörper** (früher auch Isoagglutinine) und gehören überwiegend der Immunglobulinklasse M (IgM) an.

Irreguläre Antikörper
Irreguläre Antikörper sind AK, die durch in den Blutkreislauf eingetretene Fremderythrozyten und die daraus folgende Immunisierung der betroffenen Patienten (z. B. bei Transfusion oder Schwangerschaft) gegen die fremden Blutgruppenmerkmale induziert werden. Solche AK sind meist IgG-AK.
! Es gibt aber auch „natürliche" irreguläre AK (▶ 25.3.1).

25.1.2 Rhesus-System

Das zweitwichtigste Blutgruppen-Antigensystem ist das Rhesus-System. Den Namen hat es vom Rhesus-Affen erhalten, bei dem ein ähnliches Antigensystem zum ersten Mal nachgewiesen wurde.

Die Rhesus-Eigenschaft wird von drei Genpaaren eines Genkomplexes vererbt. Jeder Mensch besitzt je ein:
- C-Paar, d.h. entweder CC, Cc oder cc.
- D-Paar, d.h. entweder DD, Dd oder dd.
- E-Paar, d.h. entweder EE, Ee oder ee.

Das AG D ist am stärksten immunogen und wird deshalb zur Rhesus-Blutgruppenbezeichnung herangezogen. Personen mit Dd und DD sind phänotypisch Rhesus-positiv (Rh-pos.). Wer das Merkmal D nicht besitzt (dd), ist Rhesus-negativ (Rh-neg.).

Antigenstärke und Antigenvarianten des Rhesus-Antigens D
Das Rhesus-AG D kann unterschiedlich stark abgeschwächt (D^{weak}) oder teilweise defekt sein ($D^{variant}$, syn.: $D^{partial}$).
- **D^{weak}**: Vollständiges, nur in seiner Menge reduziertes AG. Bei Transfusion von Rh-pos. Blut keine Bildung von Anti-D → sowohl als Spender als auch als Empfänger Rh-pos. Die heute zur Rhesus-AG-D-Bestimmung eingesetzten monoklonalen Antiseren erkennen i.d.R. auch sehr schwache D^{weak}-Antigene und führen zur Direktagglutination im salinen Milieu.
- **$D^{variant}$**: Deletiertes AG, dem einzelne Komponenten fehlen. Je nach Muster der Deletion werden verschiedene Deletionstypen (Kategorien) beschrieben.

Der D^{variant}-Kategorie VI fehlt ein Großteil der Epitope des Rhesus-Antigens D. Bei Transfusion von Rh-pos. Konserven Bildung von Anti-D → bei Transfusionsbedarf mit Rh-neg. Konserven versorgen!

25.1.3 Andere Blutgruppensysteme

Zahlreiche weitere erythrozytäre Antigensysteme können immunogen wirken. Gegen sie können AG-negative Individuen irreguläre Alloantikörper bilden. Die klinisch wichtigsten sind:

- Kell-Blutgruppe: K, k.
- Duffy-Blutgruppe: Fy^a, Fy^b.
- Kidd-Blutgruppe: JK^a, JK^b.
- Lewis-Blutgruppe: Le^a, Le^b.
- Lutheran-Blutgruppe: Lu^a, Lu^b.
- MNS-System: M, N, S, s.

Die größte Bedeutung hat das Kell-Blutgruppensystem. Es sollte bei Mehrfachtransfusionen und bei Frauen im gebärfähigen Alter berücksichtigt werden. Die Bezeichnung Kell-positiv bezieht sich auf den Nachweis des Merkmals K (etwa 10 % der Bevölkerung), sei es homozygot (KK) oder heterozygot (Kk).

Immunogenität von Blutgruppen

- RhD: 80 %.
- K: 5–10 %.
- CcEe: 1–3 %

Alle anderen AG-Systeme sind nur bei vorliegenden irregulären Antikörpern von Bedeutung. Prophylaktische Berücksichtigung ist aus logistischen Gründen nicht möglich. Der AK-Suchtest (▶ 25.3.2) und die Kreuzprobe (▶ 25.3.4) dienen der Entdeckung irregulärer AK.

25.2 Transfusion

25.2.1 Indikationen

Es existieren keine festen Hb-Grenzen als Transfusionstrigger. Eine Transfusionsindikation muss immer in Abhängigkeit von den klinischen Gegebenheiten gestellt werden. Orientierende Hinweise:

- **Erythrozytenkonzentrat (EK):**
  - Bei chronischer Anämie: Hb-Konzentration ≤ 6 g/100 ml.
  - Bei symptomatischer Anämie: Hb-Konzentration 6–8 g/100 ml.
  - Bei kardialer oder pulmonaler Grunderkrankung: Hb-Konzentration ≤ 11 g/100 ml.
  - Blutverlust ≥ 20 % (Kinder 10–15 %).
  - ! Ein EK steigert den Hb-Wert um 1 g %.
- **Frischgefrorenes Plasma (FFP):** Bei Massentransfusion (ab 5 EK) zusätzliche Gabe von je 1 frisch gefrorenem Plasma pro 2 EK.
  - ! 1 ml FFP/kg KG erhöht die Gerinnungsfaktoren um etwa 1–2 %.

- **Thrombozytenkonzentrat (TK):** Wird aus 4–6 Einzelspendern oder maschinell als Hochkonzentrat von einem Spender gewonnen. Thrombopenie ab Thrombozytenzahl:
  - < 50 000/μl bei Blutung.
  - < 20 000/μl auch ohne Blutungszeichen.
  - ! 1 Thrombozytenkonzentrat steigert die Thrombozytenzahl im Blut um 50 000–80 000/μl.

Tab. 25.1 Kompatibilität im AB0-System

Patientenblutgruppe	Kompatible EK	Kompatible frisch gefrorene Plasmen
0	0	0, A, B, AB
A	A, 0	A, AB
B	B, 0	B, AB
AB	AB, A, B, 0	AB

Präparate
▶ 25.4.

25.2.2 Untersuchungen vor Transfusionen

Notfalltransfusion

Es gibt klinische Notfallsituationen, bei denen keine Zeit für eine Kreuzprobe (▶ 25.3.4) bleibt → vor Transfusionsbeginn 10–20 ml venöses Blut ohne Zusätze oder EDTA-Blut (automatisierte Blutgruppenbestimmung) für nachträgliche Blutgruppenbestimmung (▶ 25.3.1) und Verträglichkeitsprobe (▶ 25.3.4) abnehmen!

! Transfusion von EK ohne Verträglichkeitsprobe nur bei vitaler Indikation!

- **Sofortiger Blutbedarf:** Polytrauma, akute gastrointestinale Blutung, Aortenaneurysma
  - **Unbekannte Blutgruppe:** Versorgung mit 4–6 ungekreuzten EK der Blutgruppe 0 Rh-neg. und Plasma der Blutgruppe AB. Gleichzeitig aus vorher abgenommenem Kreuzblut Bestimmung von AB0-Blutgruppe und RhD-Faktor → weitere Versorgung mit AB0- und RhD-identen EK sowie AB0-identem Frischplasma, Kreuzprobe im Anschluss.
  - **Bekannte Blutgruppe:** Versorgung mit ungekreuzten, AB0- und Rh-identen EK sowie mit AB0-identen Frischplasmen, Kreuzprobe im Anschluss.
- **Zeitlimit von 10 Min.:** Bestimmung der AB0-Blutgruppe inkl. Serumgegenprobe und des Rh-Faktors D. Der Patient wird mit ungekreuzten, AB0- und RhD-identen EK sowie mit AB0-identen Frischplasmen versorgt, Kreuzprobe im Anschluss.
- **Zeitlimit von 30 Min.:** Bestimmung der AB0-Blutgruppe inkl. Serumgegenprobe und des Rh-Faktors D. Kreuzprobe als Schnellkreuzprobe → Versorgung mit in der Schnellkreuzprobe verträglichen, AB0- und RhD-identen EK und AB0-identem Frischplasma.

- **Zeitlimit von 45 Min.:** Bestimmung der AB0-Blutgruppe inkl. Serumgegenprobe und des Rh-Faktors D. Standardkreuzprobe → Versorgung mit verträglichen, AB0- und RhD-identen EK und AB0-identem Frischplasma.
- **Zeitlimit ≥ 60 Min.:** Bestimmung der AB0-Blutgruppe inkl. Serumgegenprobe
  und AK-Suchtest sowie des Rh-Faktors D. Standardkreuzprobe → Versorgung mit verträglichen, AB0- und RhD-identen EK und AB0-identem Frischplasma.

> **Merke**
> - Der Bedside-Test muss bei jeder der o.g. Konstellationen durchgeführt
>   werden!
> - Bei Mangel an AB0-identen EK bzw. AB0-identen Plasmen darf im Not-
>   fall auf AB0-kompatible Produkte ausgewichen werden.
> - In jedem Fall anschließend sofort Kreuzprobe und AK-Suchtest durch-
>   führen:
>   - Bei Vorliegen eines irregulären AK gegen andere Blutgruppensyste-
>   me: Noch nicht transfundierte Konserven austauschen.
>   - Bei Unverträglichkeit: Maßnahmen gegen die Auswirkungen einer
>   Hämolyse der Fremderythrozyten durch die AK des Patienten in vi-
>   vo ergreifen.
> - Die Anforderung von Blutkonserven ist ein ärztliches Rezept und muss
>   vom Arzt angeordnet und unterschrieben werden.

Planbare Transfusion

- 10 ml venöses Blut ohne Zusätze oder EDTA-Blut (automatisierte Blutgruppenbestimmung) für Blutgruppenbestimmung, AK-Suchtest und Verträglichkeitsprobe. Wichtig ist die exakte Beschriftung von Röhrchen und Anforderungsbogen mit Name, Vorname und Geburtsdatum des Patienten. Identität
  von Patient und Blutprobe durch Nachfrage beim Patienten (Name, Vorname, Geburtsdatum) nochmals sichern!
- Ausreichende klinische Angaben auf dem Anforderungsbogen sowie die evtl.
  Benennung von Spezialpräparaten sind wichtig für die Bereitstellung geeigneter Blutkomponenten.
- Beim Vorhandensein irregulärer AK kann deren Differenzierung und die Bereitstellung verträglicher EK mehrere Stunden in Anspruch nehmen.

25

> Die Verträglichkeitsprobe gilt nur 3 Tage. Danach muss auch für bereits als
> verträglich ausgegebene oder bereitgestellte EK mit frisch entnommenem
> Blut eine neue Verträglichkeitsprobe durchgeführt werden!
> Ausnahme: 7 Tage Gültigkeit, wenn in den vorangegangenen 3 Mon. keine
> Transfusion erfolgte und keine Schwangerschaft vorlag.

FFP sollten AB0-ident, TK dürfen AB0-/RhD-kompatibel (Majorkompatibilität)
transfundiert werden. Verträglichkeitsprobe oder Bedside-Test sind bei der aus-
schließlichen Gabe von FFP oder TK nicht erforderlich. Frauen im gebärfähigen
Alter erhalten Anti-D-Prophylaxe, wenn sie Rh-negativ sind und Rh-positive TK
erhalten haben.

25.2.3 Durchführung einer Transfusion

- Die Anforderung von Blutkonserven ist ein ärztliches Rezept und muss vom Arzt angeordnet und unterschrieben werden.
- Übereinstimmung von Konservennummer, Patient, Blutgruppenbefund, Begleitschein, Verträglichkeitsprobe sowie Verfallsdatum überprüfen.
- Kontrolle des EK auf Unversehrtheit, Verfärbung und Hämolyse.
- Bedside-Test (▶ 25.3.5) durchführen.
- 30–50 ml transfundieren, dann Patientenreaktion überprüfen (Wohlbefinden, Blutdruck, Puls?). Anschließend unter regelmäßiger Überwachung weitertransfundieren. Transfusionsdauer insgesamt etwa 1 h, bei Herz- oder Niereninsuffizienz zur Vermeidung von Volumenüberlastung 3–4 h.
- Leeren Blutbeutel unter aseptischen Bedingungen 24 h im Kühlschrank aufbewahren (evtl. Klärung von Transfusionszwischenfällen).

25.2.4 Rechtliche Aspekte

! Sowohl bei der Entnahme der Blutprobe für die Verträglichkeitsprobe als auch vor der Transfusion ist der Arzt für die Identitätssicherung verantwortlich!

Die transfusionsmedizinische Therapie untersteht in Deutschland zahlreichen rechtlichen Regelungen:
- Richtlinie zur Gewinnung von Blut und Blutbestandteilen und zur Anwendung von Blutprodukten (Hämotherapie) in der jeweilig aktuellen Fassung.
- Transfusionsgesetz 1998, letzte Novelle August 2007.
- Leitlinien zur Therapie mit Blutkomponenten und Plasmaderivaten in der jeweilig aktuellen Fassung.

25.2.5 Internetadressen Transfusionsmedizin

- **Paul-Ehrlich-Institut:** http://www.pei.de
  - Gesetze und Verordnungen
  - Meldeformulare
  - Zahlreiche Links
- **Bundesärztekammer:** http://www.bundesaerztekammer.de
  - Richtlinien und Leitlinien
  - Transfusionsgesetz
  - Handreichung für Qualitätsbeauftragte
- **Robert-Koch-Institut:** http://www.rki.de, Arbeitskreis Blut (Voten)
- **Deutsche Gesellschaft für Transfusionsmedizin und Immunhämatologie (DGTI):** http://www.dgti.de

25.3 Immunhämatologische Serologie

25.3.1 Blutgruppenbestimmung $–$$

Indikationen
Operationsvorbereitung, akuter Blutbedarf, Ausstellung eines Blutgruppenausweises.

Untersuchungsmaterial

10 ml venöses Blut ohne Zusätze, für maschinelle Blutgruppenbestimmungen 5 ml EDTA-Blut. **Cave:** Die Röhrchen müssen mit Namen, Vornamen und Geburtsdatum des Patienten beschriftet sein. Der das Blut abnehmende Arzt ist verpflichtet, durch Befragen des Patienten die Identität zwischen Beschriftung des Röhrchens und dem Patienten sicherzustellen. Er dokumentiert dies durch seine Unterschrift auf dem Anforderungsbogen. Die Beschriftung des Röhrchens muss mit den Angaben auf dem Befundanforderungsbogen, der in das Labor geht, identisch sein! Die Bestimmung einer Blutgruppe ist ein urkundlicher Vorgang!

Bestimmungsmethode

Um die Blutgruppeneigenschaften eines Individuums zu bestimmen, mischt man eine Suspension seiner Erythrozyten mit verschiedenen (i.d.R. monoklonalen) Antiseren, die jeweils bekannte AK enthalten. Aus dem Agglutinationsmuster lässt sich dann auf die Blutgruppe schließen.

Die Agglutinationsreaktionen können manuell als Röhrchentest, auf der Tüpfelplatte oder als Gelzentrifugationstest bzw. maschinell in einer Mikrotiterplatte oder Gelkarte durchgeführt werden.

Kosten:
- AB0-Merkmale und Isoagglutinine: $.
- AB0-Merkmale, Isoagglutinine und Rhesus-Mosaik: $$.
- Weitere Blutgruppenmerkmale: $$.

AB0-Blutgruppenbestimmung

- **Antigenbestimmung:** Inkubation der Patienten-Erythrozytensuspension mit Anti-A- und Anti-B-Serum.
- **Serumgegenprobe:** Inkubation des Patientenserums mit einer Testerythrozytensuspension mit den bekannten Merkmalen A_1, A_2, B und 0.

Tab. 25.2 Blutgruppentestung

Erythrozytenantigene: Reaktion mit den Testseren				Blut-gruppe	Serumgegenprobe: Agglutination von Testerythrozyten			
Anti-A	Anti-B	Anti-A$_1$*	Anti-H*		A$_1$	A$_2$	B	0
–	–	–	+	0	+	+	+	–
+	–	+	–	A$_1$	–	–	+	–
+	–	–/(+)	+	A$_2$	–	–	+	–
–	+	–	–	B	+	+	–	–
+	+	+	–	A$_1$B	–	–	–	–
+	+	–/(+)	(+)/–	A$_2$B	–	–	–	–

* Anti-A$_1$ und Anti-H fakultativ

Rhesus-Blutgruppenbestimmung

Rhesus-Antigene werden mittels Hämagglutination nach Zugabe spezifischer Antiseren zu der zu untersuchenden Erythrozytensuspension bestimmt. Die Richtlinien zur Gewinnung von Blut und Blutbestandteilen und zur Anwendung von Blutprodukten (Hämotherapie) empfehlen folgendes Vorgehen zur Rhesus-AG-D-Bestimmung:

Testung mittels Direktagglutination im salinen Milieu mit zwei monoklonalen Anti-D-Antiseren (unterschiedliche Klone!), die beide die Kategorie VI nicht erkennen (monoklonale AK gegen die Rhesus-D-AG-Epitope 6 und 7).

- Sofortige Agglutination in beiden Ansätzen → Patient Rh-pos.
- Keine Agglutination: Empfänger Rh-neg. oder Kategorie VI → Rh-neg. versorgen.
- Diskrepanz oder fraglich positives Ergebnis: Patient als Empfänger Rh-neg. deklarieren, Klärung in Referenzlabor.

Blutspender werden zusätzlich auf das Vorhandensein von Partialkategorien des Rhesus-Antigens D mittels polyklonaler Antiseren im indirekten Antiglobulintest untersucht. Blutspender mit der Partialkategorie VI sind als Spender RhD-pos., als Empfänger RhD-neg.

Um das gesamte Rh-Mosaik zu bestimmen, muss das Blut ferner mit Anti-C-, Anti-c-, Anti-E- und Anti-e-Testseren ausgetestet werden (Prinzip wie Rhesus-AG-D-Bestimmung).

! Frauen im gebärfähigen Alter sowie Mehrfachempfänger möglichst nur mit Blut versorgen, das auch hinsichtlich der Rhesus-Antigene C, c, E und e kompatibel ist. Bei akuter Transfusionsbedürftigkeit, bei kleinem oder reduziertem Blutdepot oder bei Massentransfusion ist dies jedoch nicht immer realisierbar.

Bestimmung von Antigenen anderer Blutgruppensysteme

Die Methodik richtet sich nach den Angaben des Herstellers der Antiseren sowie nach den für das entsprechende AG geeigneten Inkubationsbedingungen und kann stark variieren.

! Für alle Blutgruppen-AG-Systeme außer dem AB0-System (hier gilt die Serumgegenprobe als Kontrolle) gilt: Jedes Erythrozytenmerkmal mit zwei verschiedenen Antiseren (möglichst auch zweier Hersteller) doppelt bestimmen!

! Zu jeder vollständigen Blutgruppenbestimmung gehört die Serumgegenprobe im AB0-System sowie der AK-Suchtest!

Störungen und Besonderheiten

Bei jeder Rh-Bestimmung wird zusätzlich immer ein Rh-Kontrollserum mitgeführt. Dieses enthält die Bestandteile der Rh-Typisierungsseren (wie z. B. Albumin, Stabilisatoren und andere Zusätze), jedoch keine spezifischen AK. Wird dieser Ansatz positiv, ist die Rh-Bestimmung nicht verwertbar, da eine unspezifische Agglutination vorliegt (▸ 25.6, AIHA, Polyagglutinabilität).

Die Bestimmung der Blutgruppe kann erschwert werden durch:

- **Physiologische oder krankheitsbedingte AG-Abschwächung:**
  - Früh- und Neugeborene: Die AB0-Antigene sind zum Zeitpunkt der Geburt oft nicht voll ausgeprägt → die Bestimmung der AB0-Blutgruppe beim Neugeborenen ist nach Vollendung des ersten Lebensjahres zu überprüfen!
  - Varianten A_2, A_x, A_m, D^{weak} oder $D^{partial}$ etc.
  - Abschwächung von Antigenen bei akuten Leukämien.

- **Erworbenes B-Antigen:** Wurde bei A_1-Patienten mit Kolonkarzinom beobachtet. Vermutlich enzymatische Umwandlung des A_1-AG zu einer B-ähnlichen Substanz durch bakterielle Enzyme.
- **Fehlende Isoagglutinine in der Serumgegenprobe bei:**
  - Früh- und Neugeborenen.
  - Sehr alten Menschen.
  - Patienten mit Immundefekten.
- **Polyagglutinabilität:** Die **T-Polyagglutinabilität** ist Folge einer bakteriellen Infektion des Patienten oder einer Kontamination der Blutprobe (Corynebakterien, Pneumokokken, Choleravibrionen, Anaerobier). Die bakteriellen Enzyme (v.a. Neuraminidasen) legen ein verstecktes (kryptisches) AG auf den Patientenerythrozyten frei (T-AG). Da fast jeder Mensch physiologische Anti-T-AK hat, kommt es mit vielen polyklonalen, aber nur selten mit monoklonalen Typisierungsseren zur Agglutination. Das frei gewordene T-AG wird auch durch Anti-T-Lektin aus Erdnüssen *(Arachis hypogea)* agglutiniert und kann so nachgewiesen werden.
  Die Ursache der **Tn-Polyagglutinabilität** ist nicht bekannt. Man vermutet eine Mutation von hämatopoetischen Stammzellen, die abnorme Erythrozyten produzieren. Fast alle Menschen haben Anti-Tn-AK, im Unterschied zur erworbenen T-Polyagglutinabilität besitzen Tn-Träger jedoch keine Anti-Tn-AK (negative Eigenprobe). Typischerweise werden bei Tn-Trägern nicht alle Erythrozyten gleichermaßen verändert, die Polyagglutinabilität zeigt eine charakteristische Mischagglutination. Wahrscheinlich in Abhängigkeit vom Prozentsatz der veränderten Erythrozyten reicht das klinische Spektrum von völliger Gesundheit bis zur hämolytischen Anämie.
  ! An eine T- oder Tn-Aktivierung muss man denken, wenn bei den erythrozytären Eigenschaften die Blutgruppe AB bestimmt wird, die Patienten jedoch Isoagglutinine in der Serumgegenprobe aufweisen. Auch eine positive Rh-Kontrolle sowie ein anders nicht erklärbarer pos. dir./indir. Coombs-Test können Hinweis auf eine solche Aktivierung sein.
- **Pseudoagglutinationen:** Durch Paraproteinämien, Plasmaexpander oder Wharton-Sulze (Nabelschnurblut). Mikroskopisch an der typischen „Geldrollenbildung" erkennbar. Funktionell kann es nach Waschen der Patienten- und Testerythrozyten (Letztere nach Inkubation mit dem Patientenserum) beseitigt werden.
- **Irreguläre Antikörper:** Kälteauto-AK (Spezifität Anti-I, Anti-H), irreguläres Anti-A_1 bei Patienten mit schwachen A-Varianten und Wärmeauto-AK können die korrekte Bestimmung von Blutgruppe und Rhesus-Muster stören.
- **Vorherige Transfusionen:** Sind dem Labor oft (z. B. nach Verlegung) nicht bekannt.
  ! Angabe auf Anforderungsschein!

25.3.2 Antikörpersuchtest (AKS) $ Differenzierung irregulärer Antikörper $$

Mit dem AK-Suchtest werden irreguläre, d.h. gegen fremde menschliche Blutgruppenantigene außerhalb des AB0-Systems gerichtete Allo-AK im Serum des Patienten nachgewiesen. Wurde eine pos. Reaktion mit einer oder mehreren

Suchzellen beobachtet, folgt die Differenzierung des Allo-AKs. **Cave:** Einmal nachgewiesene irreguläre AK müssen – wenn sie ihrer Spezifität entsprechend als Immun-AK einzuordnen sind – im Blutgruppenpass eingetragen und lebenslang berücksichtigt werden. Dazu gehören praktisch alle irregulären AK mit Ausnahme der meist „natürlich" vorkommenden kühl-/kältewirksamen Allo- und Auto-AK (Anti-Le, Anti-P$_1$, irreguläres Anti-A$_1$, Anti-I, Anti-IH, Anti-N), wenn sie nicht bei 37 °C und nicht im Coombs-Test nachweisbar sind.

Indikationen

- **Blutgruppenbestimmung:** Nach den „Richtlinien zur Gewinnung von Blut und Blutbestandteilen und zur Anwendung von Blutprodukten (Hämotherapie)" gehört der AK-Suchtest zu jeder Blutgruppenbestimmung!
- **Transfusion:** Der AK-Suchtest wird anlässlich jeder Verträglichkeitsprobe (Kreuzprobe) wiederholt, sofern die Entnahme der Blutprobe, aus welcher der letzte AK-Suchtest durchgeführt wurde, länger als 3 Tage zurückliegt. Ausnahme: 7 Tage Gültigkeit, wenn in den vorausgegangenen 3 Mon. keine Transfusion erfolgte und keine Schwangerschaft vorlag.
- **Mutterschaftsvorsorge:** AK-Suchtest muss zweimal während der Schwangerschaft (4.–8. und 24.–27. Schwangerschaftswoche) durchgeführt werden.

Untersuchungsmaterial

- 10 ml venöses oder EDTA-Blut (i.d.R. wird die Einsendung für die Blutgruppenbestimmung hier weiterverwendet).
- Bei V.a. zusätzlich vorliegende Auto-AK zusätzlich 5–10 ml EDTA-Blut → dir. Coombs-Test (▶ 25.3.3), Absorption und Elution (▶ 25.6.1).

Bestimmungsmethode

Nachweis der AK mittels Agglutinations- oder Gelsedimentationstest. Die Testzellen der Blutgruppe 0 werden so ausgewählt, dass sie alle klinisch relevanten Blutgruppen besitzen. Die meisten AK-Suchsysteme bestehen aus 2 oder 3 Suchzellen.

Die Differenzierung erfolgt mit einem oder mehreren **Panel** von je 8–11 verschiedenen Testerythrozyten, deren komplettes AG-Mosaik bekannt ist. Das Reaktionsmuster in diesem Panel ergibt die Spezifizierung des aufgefundenen irregulären AK.

Indirekter Antiglobulin-(Indirekter Coombs-)Test

Röhrchentest:

Nach dreimaligem Waschen des Ansatzes mit NaCl-Lösung zur Entfernung der nicht gebundenen AK wird Anti-Humanglobulin (AHG) zugesetzt, um evtl. auf der Erythrozytenoberfläche in geringer Menge gebundene AK zu vernetzen und so nach Zentrifugation eine Agglutination herbeizuführen (▶ Abb. 25.1). Coombsaktive AK sind AK gegen Rhesusantigene sowie gegen die Blutgruppensysteme Kell (K, k, Kp^a, Kp^b, Js^a, Js^b), Fy^a, Fy^b, Jk^a, Jk^b, S, s, U, P, Tja, Xg, Do^a, Do^b, Di^a, Di^b, Wr^a, Vel, Bg, Yt^a, Yt^b.

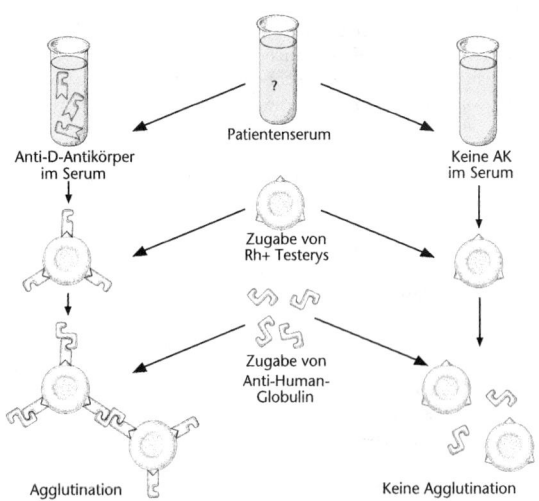

Abb. 25.1 Indirekter Coombs-Test

Zur Kontrolle des Coombs-Tests im Röhrchen gehört die Überprüfung negativer Reaktionen durch Coombs-Kontrollerythrozyten (Rh-positive Erythrozyten, die mit Anti-D beladen wurden). Nach Zugabe dieser Kontrollerythrozyten und Zentrifugation kommt es durch das im Reaktionsröhrchen befindliche Anti-Humanglobulin zur Agglutination. Bleibt dieser Ansatz negativ, ist die vorherige Bestimmung ungültig.

Gelzentrifugationstechnik und automatisierter AK-Suchtest
Der oben beschriebene Test wird analog in der Gelzentrifugationstechnik und bei Automatisation des AK-Suchtest durchgeführt. Es stehen auch Gelzentrifugationskärtchen für eine NaCl-Stufe oder eine Enzymstufe zur Verfügung, die jedoch meist nur für gezielte Fragestellungen Anwendung finden.

Irreguläre AK müssen mit Testerythrozytenpanels in der Stufe differenziert werden, in der sie nachgewiesen wurden. Nach Aufklärung ihrer Spezifität müssen sie i.d.R. auch quantifiziert werden (Titer). Ein echter Allo-AK liegt vor, wenn der Patient für das entsprechende erythrozytäre AG neg. ist. Deshalb gehört bei Feststellung eines irregulären AK gleichzeitig die Bestimmung des korrespondierenden AG auf den Patientenerythrozyten zum Untersuchungsgang.

Bewertung
Bei Nachweis irregulärer AK besondere Vorsicht bei Transfusionen! Die Patienten dürfen nur Konserven verabreicht bekommen, die für das entsprechende AG neg. sind. AK, die bei 37 °C wirksam und im indir. Coombs-Test nachweisbar sind, müssen immer als klinisch relevant eingestuft werden.

Störungen und Besonderheiten

- **Falsch negativer Antikörpersuchtest:**
  - **Geringe AK-Konzentration:** Manche AK im Rhesus-System werden durch den sensitiven Coombs-Test nicht entdeckt, wenn sie in geringer Konzentration vorliegen. Hier hat sich die sog. „Enzymtechnik" bewährt. Proteasen wie Bromelin oder Papain entfernen Glykoproteine von der Erythrozytenmembran und reduzieren dadurch die negative Oberflächenladung dieser Zellen. Die IgG-AK können so näher angreifen und zu einer Agglutination führen. Auch zum Nachweis von AK gegen Lewis-AG sowie gegen Colton- und Dombrock-AG eignet sich der Enzymtest. Die Enzymtechnik kann als wertvolle Ergänzung zum AK-Standardsuchtest dienen. Ihre Anwendung ist jedoch fakultativ. Die ausschließliche Verwendung von proteasebehandelten Testerythrozyten im AK-Suchtest ist allerdings ein Kunstfehler. Durch diese Vorbehandlung der Zellen werden einige Blutgruppensysteme an der Zelloberfläche abgebaut, z. B. die AG M, N, S, Fy^a, Fy^b u.a., sodass AK gegen diese Systeme nicht erfasst werden.
  - **Fehler im Waschvorgang:** Bei automatischen Waschzentrifugen (Röhrchen) ist eine Kontrolle im indir. Ansatz mitzuführen, um falsch neg. Ergebnisse auszuschließen.

> Bei Verwendung von EDTA-Blut (Automaten) werden schwachtitrige komplementabhängige AK manchmal nicht erkannt (typ. Beispiel: AK im Kidd-System) und können nach Boosterung mit AG-positiven Konserven hämolytische Transfusionszwischenfälle verursachen.

- **Falsch positiver Antikörpersuchtest:**
  - **In-vivo-Immunglobulinbeladung der Patientenerythrozyten,** z. B. bei AIHA (▶ 25.6), verzögerten transfusionsbedingten Hämolysen → pos. Eigenprobe! Bei pos. Eigenprobe dir. Coombs-Test (▶ 25.3.3) durchführen.
  - **Anti-D-Prophylaxe** bei Rh-neg. Müttern: Man findet ein „irreguläres" Anti-D, das sich Wochen später nicht mehr nachweisen lässt, da es nicht von der Patientin gebildet, sondern iatrogen zugeführt wurde. Deshalb bei Anforderung eines AK-Suchtests post partum das Labor immer über die erfolgte Prophylaxe informieren.

25.3.3 Direkter Coombs-Test $–$$

Der dir. Coombs-Test (▶ Abb. 25.2) weist an die Patientenerythrozyten gebundene Immunglobuline und/oder Komplementfaktoren nach.

Indikationen
Positive Eigenprobe im indir. Coombs-Test, V.a. Transfusionszwischenfall, V.a. M. haemolyticus neonatorum, V.a. AIHA.

Untersuchungsmaterial
5–10 ml EDTA-Blut (EDTA verhindert eine ungewollte Komplementaktivierung in vitro durch den Entzug von Kalziumionen).

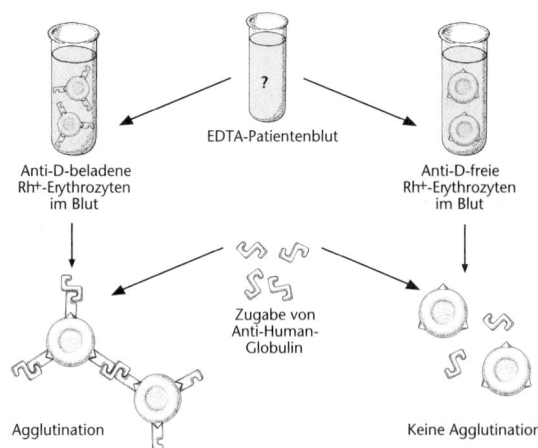

EDTA-Patientenblut

Anti-D-beladene
Rh+-Erythrozyten
im Blut

Anti-D-freie
Rh+-Erythrozyten
im Blut

Zugabe von
Anti-Human-
Globulin

Agglutination

Keine Agglutination

Abb. 25.2 **Direkter Coombs-Test**

Bestimmungsmethode

Gewaschene Patientenerythrozyten werden mit polyspezifischem Anti-Human-globulin (AHG), monospezifischem Anti-IgG sowie Anti-C3d inkubiert. Anhand des Reaktionsmusters lassen sich Rückschlüsse auf Art und Ursache der Beladung ziehen.

Kosten:

- Dir. Coombs-Test: $, bei Ermittlung der AK-Klasse mit monospezifischen Antiseren: $$.
- Elution und Absorption: $$.

Bewertung

- Der direkte Coombs-Test ist pos. bei AIHA, M. haemolyticus neonatorum und nach inkompatibler Transfusion.
- Im direkten Coombs-Test nachgewiesene gebundene IgG-AK können mittels Chloroform, Äther- oder Säureelution von den Erythrozyten abgesprengt und auf ihre Spezifität hin untersucht werden.

25

25.3.4 Verträglichkeitsprobe $

Die Verträglichkeitsprobe (Kreuzprobe) ist das Herzstück der Transfusionsmedizin. Sie prüft die Verträglichkeit zwischen dem Serum des Blutempfängers und den Erythrozyten des Blutspenders (Majortest). Da heute bei den Blutspendern bei jeder Spende ein AK-Suchtest durchgeführt wird (Standard), kann auf die Minorprobe (Verträglichkeit zwischen dem Serum des Blutspenders und den Erythrozyten des Blutempfängers) verzichtet werden.

Indikationen
Vorgesehene Transfusion von EK.

Untersuchungsmaterial
10 ml venöses Blut ohne Zusätze (i.d.R. wird die Einsendung für die Blutgruppen-bestimmung hier weiterverwendet), bei Automatisation EDTA-Blut.

Bestimmungsmethode
Die Verträglichkeitsprobe wird identisch zum AK-Suchtest (▶ 25.3.2) durchge-führt. Dabei wird Serum des Blutempfängers mit einer Erythrozytensuspension des für die Transfusion vorgesehenen EK inkubiert und nach Waschen dieses An-satzes der indirekte Antiglobulin- (Coombs-)Test durchgeführt. Alternativ kön-nen gleichwertige Testsysteme wie der Gel- oder Glaskugelzentrifugations-Test bzw. automatisierte Kreuzproben in Testplatten durchgeführt werden.

Bewertung
Eine Transfusion mit dem untersuchten Präparat darf nur erfolgen, wenn die Kreuzprobe keine Agglutination zeigt, also neg. ist.
Der weitaus überwiegende Anteil irregulärer AK gegen die bekannten und kli-nisch wichtigsten Blutgruppensysteme wird im Vorfeld einer Transfusion durch den AK-Suchtest (▶ 25.3.2) nachgewiesen und abgeklärt. Der Nachweis seltener AK bleibt der Kreuzprobe vorbehalten. Sie dient außerdem auch der Absicherung gegen AB0-Vertauschungen.
Notfalltransfusion und Kreuzprobe ▶ 25.2.2 und ▶ 25.3.4.

Störungen und Besonderheiten
Wie beim AK-Suchtest (▶ 25.3.2). **Cave:** Eine serologische Verträglichkeitsprobe ist maximal 3 Tage gültig. Erhielt der Patient innerhalb dieser Zeit das EK nicht, muss bei Transfusionsbedarf erneut gekreuzt werden. Ausnahme ▶ 25.3.2, AKS.

25.3.5 Bedside-Test $

Indikationen
Vor jeder Transfusion von EK **muss zwingend** der Bedside-Test durchgeführt wer-den. Er ist die letzte Sicherheitskontrolle vor der Transfusion und kann einen er-heblichen Teil (theoretisch alle) der potenziellen Vertauschungen in letzter Se-kunde abfangen. Der Bedside-Test **muss vom transfundierenden Arzt oder unter seiner unmittelbaren Aufsicht vor der Transfusion** im Operationssaal oder auf Sta-tion **am Bett (und nicht im Stationszimmer!)** durchgeführt werden.
Vorgeschrieben ist die Testung des Empfängerblutes mit Anti-A- und Anti-B-An-tiserum auf Blutgruppenübereinstimmung mit dem Konserveninhalt. Parallel dazu muss nochmals eine Identitätssicherung vorgenommen werden (Vergleich Kon-servenbeschriftung-Dokumenten-Zuordnung zum Patienten; ▶ Abb. 25.3, Check-liste). Bei elektiven Eingriffen ist es empfehlenswert, das RhAG D mitzutesten und gleichzeitig auch den Konserveninhalt unter Verwendung eines Schlauchsegmen-tes zu überprüfen (Erhöhung der Sicherheit, ist aber nicht vorgeschrieben).

 Ein nicht oder nicht korrekt durchgeführter Bedside-Test ist ein Kunstfehler!

CHECKLISTE TRANSFUSION

Produktnummer:....................

Name:..	Transfusionsdatum:
Vorname:....................................	....
Geburtsdatum:............................	Unterschrift des transfundierenden Arztes:
Patient aufgeklärt:.......................	....

Begleitpapiere mit den Angaben auf dem Produkt vergleichen:

Name, Vorname, Geburtsdatum stimmen überein	☐ Ja	☐ Nein
Blutgruppe stimmt überein	☐ Ja	☐ Nein
Produktnummer und Gültigkeitsdauer der Verträglichkeitsprobe stimmen überein	☐ Ja	☐ Nein
Verfallsdatum und Unversehrtheit des Produkts überprüft	☐ Ja	☐ Nein
Blut für Bed-side-Test selbst entnommen und Bed-side-Test durchgeführt	☐ Ja	☐ Nein
Blutgruppe des Bed-side-Tests stimmt mit der Blutgruppe des Produktes überein	☐ Ja	☐ Nein
Patient muss CMV-negatives Blut bekommen	☐ Ja	☐ Nein
Produkt ist CMV-negativ	☐ Ja	☐ Nein
Patient muss bestrahltes Produkt bekommen	☐ Ja	☐ Nein
Produkt ist bestrahlt	☐ Ja	☐ Nein
Tranfusion wurde durch den Arzt begonnen	☐ Ja	☐ Nein
Kontrolle Transfusionserfolg und Dokumentation	☐ Ja	☐ Nein

Bestrahlte Präparate (30 Gy):
- Knochenmarktransplantation
- Hochdosischemotherapie
- Frühgeborene
- Intrauterine Transfusionen
- Immundefektsyndrome
- Gerichtete familiäre Spenden

CMV-negative Blutprodukte:
- CMV-negative Knochenmark- oder Stammzellempfänger bei CMV-negativem Spender
- CMV-negative Organtransplantationspatienten bei CMV-negativem Spender
- CMV-negative Transplantationskandidaten
- CMV-negative Patienten mit angeborenen oder erworbenen Immundefekten
- CMV-negative Schwangere
- Früh- und Neugeborene < 1,2 kg (CMV-negative Mütter)
- Intrauterine und postnatale Austauschtransfusionen

Bed-side-Protokoll zum Einkleben

Abb. 25.3 Checkliste Transfusion

Untersuchungsmaterial

- Empfängerblut: Durch unmittelbar vorherige intravenöse Punktion gewonnenes Blut ohne Zusätze.
- Spenderblut: Aus abgeschweißten Schlauchsegmenten, die direkt an der Konserve befestigt sind.
- ! Die Konserve selbst oder ein nicht abgeschweißter Schlauchzugang zur Konserve darf aus Sterilitätsgründen niemals angestochen werden!

Bestimmungsmethode

Agglutinationstest mit Anti-A- und Anti-B-(Anti-D-)Antiserum auf einem speziell dafür vorgesehenen Kärtchen.

Bewertung

Die Konserve darf nur bei Blutgruppen-Kompatibilität (▶ 25.2.1) verabreicht werden.

Störungen und Besonderheiten

- Falsch gelagerte oder verfallene Bedside-Kärtchen garantieren keine korrekte Agglutination mehr und können zu Fehlbestimmungen führen.
- Eine Transfusion, die nach der hier aufgeführten Checkliste (▶ Abb. 25.3) durchgeführt und protokolliert wird, ist bezüglich AB0-Verwechslung und fehlerhafter Präparateauswahl risikoarm.

25.4 Blutpräparate

25.4.1 Erythrozytenkonzentrate (EK)

Indikationen

Anämie (chronisch oder akut durch Blutung).

Faustregel

Ein Erythrozytenkonzentrate steigert den Hb-Wert um 1 g %.

25

Erythrozytenkonzentrat (EK)

- **Herstellung:** Erythrozytenkonzentrate werden heute standardmäßig mittels Zentrifugation von Plasma sowie der Leukozyten- und Thrombozytenschicht (Buffy coat) getrennt und anschließend steril über einen Filter leukozytendepletiert. Durch die weitgehende Entfernung von Leukozyten (qualitätskontrolliert pro Präparat $< 1 \times 10^6$ Leukozyten) ergeben sich zahlreiche **Vorteile:**
  - Vermeidung einer febrilen, nicht-hämolytischen Transfusionsreaktion bei Vorliegen von HLA-Antikörpern.
  - Vermeidung einer Sensibilisierung gegen HLA-Antigene.
  - Prophylaxe einer Transplantatabstoßung bei zukünftigen Transplantatempfängern.
  - Vermeidung von Refraktärzuständen nach Thrombozytentransfusion.
  - Entfernung leukozytenassoziierter Infektionserreger (CMV, HIV, Yersinien, Staphylokokken, evtl. auch Prionen), deshalb auch für immunsuppri-

mierte CMV-negative Empfänger, wenn keine CMV-negativen Konserven vorhanden sind.
– Vermeidung einer Immunsuppression durch allogene Leukozyten.
– Vermeidung proinflammatorischer Zytokinfreisetzung durch MLC.
– Vermeidung der Freisetzung von proteolytischen Enzymen und der Komplementaktivierung durch Leukozytenzerfall bei Lagerung.
- **Lagerung:** Abhängig von der Stabilisatorlösung sind EK bei Einhaltung der Kühlkette (4 °C) 42–49 Tage haltbar. Für die Lagerung ist ein erschütterungsfreier Spezialkühlschrank mit kontinuierlicher Temperaturüberwachung notwendig.

Bestrahltes Erythrozytenkonzentrat
- Mit 30 Gy bestrahltes EK zur Verhinderung einer Graft-versus-Host-Erkrankung bei hochgradig immunsupprimierten Patienten.
- **Indikationen:**
  – Knochenmarktransplantation.
  – Hochdosischemotherapie.
  – Frühgeborene.
  – Intrauterine Transfusionen.
  – Immundefektsyndrome.
  – Gerichtete familiäre Spenden.

CMV-negatives Erythrozytenkonzentrat
- EK, das von einem anlässlich jeder Spende getesteten, CMV-AK-negativen Spender stammt.
- **Indikationen:**
  – CMV-negative Knochenmark- oder Stammzellempfänger bei CMV-negativem Spender.
  – CMV-negative Organtransplantationspatienten bei CMV-negativem Spender.
  – CMV-negative Transplantationskandidaten.
  – CMV-negative Patienten mit angeborenen oder erworbenen Immundefekten.
  – CMV-negative Schwangere.
  – Früh- und Neugeborene < 1,2 kg (CMV-negative Mütter).
  – Intrauterine und postnatale Austauschtransfusionen.

25

Da die CMV-Übertragungsrate durch leukozytenarme EK nicht wesentlich höher ist als durch zusätzlich getestete CMV-AK-negative EK, kann in Notfällen und bei Versorgungsschwierigkeiten leukozytendepletiertes Blut ohne CMV-Testung transfundiert werden.

Gewaschenes Erythrozytenkonzentrat
Dreimal gewaschenes Spezialpräparat für Patienten mit Antikörpern gegen Plasmabestandteile (in der Regel Patienten mit IgA-Mangel und Anti-IgA-Antikörpern). Zum Waschen müssen die EK geöffnet werden. Wegen der dabei entstehenden Kontaminationsgefahr sind sie nach dem Öffnen maximal 24 Stunden haltbar! Daher: Strenge Indikationsstellung!

Tiefgefrorenes Erythrozytenkonzentrat

Wird aus Eigenblutspenden bei Patienten mit (seltenen) irregulären erythrozytären Antikörpern gegen hochfrequente Blutgruppenantigene hergestellt und für diese Patienten gelagert.

25.4.2 Thrombozytenkonzentrate (TK)

Indikationen

Thrombopenie mit:
- Thrombozytenzahl < 50 000/µl bei Blutung.
- Thrombozytenzahl < 20 000/µl auch ohne Blutungszeichen.

> **Faustregel**
> 1 TK steigert die Thrombozytenzahl im Blut um 50 000–80 000/µl.

Pool-Thrombozytenkonzentrat

Poolpräparat von 4–6 Spendern nach Zentrifugation der Vollblutspende, Poolen des Buffy-coats dieser Spenden, nochmaliger Zentrifugation zur Gewinnung eines plättchenreichen Plasmas und anschließender Leukozytendepletion. Thrombozytengehalt $2–3 \times 10^{11}$ in 250–300 ml Plasma. Standardpräparat für Patienten mit Thrombozytopenie.

Apherese-Thrombozytenkonzentrat

Mittels maschineller Zellseparation in vivo gewonnenes TK von einem – meist HLA-kompatiblen – Spender, das bei Patienten mit HLA-Antikörpern bzw. zur Vermeidung einer HLA-Sensibilisierung eingesetzt wird. Thrombozytengehalt $2–5 \times 10^{11}$ in etwa 300 ml Plasma.

Bestrahltes Thrombozytenkonzentrat

Mit 30 Gy bestrahltes TK zur Verhinderung einer Graft-versus-Host-Erkrankung bei hochgradig immunsupprimierten Patienten. Indikation: ▶ 25.4.1 (bestrahltes Erythrozytenkonzentrat).

CMV-negatives Thrombozytenkonzentrat

Apherese-TK, das von einem anlässlich jeder Spende getesteten, CMV-AK-negativen Spender stammt. Indikation: ▶ 25.4.1 (CMV-negatives Erythrozytenkonzentrat).

Lagerung

Haltbarkeit 5 d. Lagerung bei Raumtemperatur unter ständiger Agitation (Thrombozytenschüttler).

25.4.3 Frisch gefrorenes Plasma (FFP)

Indikationen

Blutungen mit erheblichem Blutverlust, Verbrauchskoagulopathie.

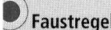
Faustregel
1 ml FFP/kg KG erhöht den Gehalt an Gerinnungsfaktoren um 1–2 %.

FFP wird innerhalb von 6–8, spätestens 24 h nach der Blutspende tiefgefroren und enthält die volle Aktivität von Gerinnungsfaktoren des Spenderplasmas. FFP sollte blutgruppengleich, nur im Notfall blutgruppenkompatibel infundiert werden. Im Fall einer völligen Erythrozytenfreiheit des Plasmas ist Plasma der Blutgruppe AB Universalplasma (fehlende Isoagglutinine). In Deutschland wird FFP heute einer Quarantänelagerung unterzogen, d.h. eine Freigabe erfolgt erst, wenn der Spender 4 Mon. nach der Spende ein zweites Mal infektionsserologisch überprüft wurde.

Lagerung
–30 bis –40 °C. Auftauen erst unmittelbar vor Verbrauch.

Für alle hier genannten Blutpräparate gilt die Chargendokumentationspflicht, um Rückverfolgungsverfahren durchführen zu können!

25.5 Transfusionszwischenfälle

Die häufigsten Transfusionszwischenfälle entstehen durch:
- Verwechslungen von Blutproben für die Verträglichkeitsprobe → Identität zwischen Beschriftung des Röhrchens, des Anforderungsbogens und dem Patienten sicherstellen.
- Verwechslungen von EK bei falsch oder nicht durchgeführtem Bedside-Test auf Station.
! Besonders Verwechslungen im AB0-Blutgruppensystem sind aufgrund der natürlich vorkommenden Isoagglutinine vom IgM-Typ foudroyant und haben häufig einen letalen Ausgang!

Vorgehen bei Verdacht auf Transfusionszwischenfall
- **Allgemeine Maßnahmen:**
  - Sofortiges Abbrechen der Transfusion.
  - Einleitung entsprechender lebenserhaltenden Maßnahmen.
  - Genaue Protokollierung der Reaktion.
  - Information an den Dienst habenden Transfusionsmediziner.
- **Immunhämatologie:**
  - Information an das immunhämatologische Labor und Bereitstellung von 5–10 ml EDTA-Blut (direkter Coombs-Test, evtl. Elution und Antikörper-Spezifizierung) sowie 20 ml venösem Blut (nochmalige Durchführung von Blutgruppenbestimmung, Antikörpersuchtest und Kreuzprobe zum Ausschluss einer Verwechslung).
  - Rückgabe der transfundierten Konserve mit Transfusionsbesteck und Begleitpapieren an die Blutbank für die immunhämatologische Abklärung. Das immunhämatologische Labor sorgt für weitere sterile Handhabung und gibt die Konserve nach Ziehen einer Blutprobe an das mikrobiologische Labor weiter.

25

- Bei Verdacht auf HLA-Antikörper: Einsendung von 5 ml Serum zum Nachweis von HLA-Antikörpern in das transplantationsimmunologische Labor. Bei Nachweis von HLA-Antikörpern nochmals Einsendung von 10 ml Heparinblut zur HLA-Typisierung des Patienten (telefonische Vorabsprache!).
- **Klinische Chemie:** Gleichzeitig Abnahme von 10 ml venösem Blut ohne Zusätze und Überprüfung von Hämolyseparametern wie freies Hämoglobin im Serum, Bilirubin, Haptoglobin, Kalium und LDH. Zusätzlich 5 ml EDTA-Blut für Blutbild.
- **Mikrobiologie:**
  - Bei Verdacht auf transfusionsassoziierte bakterielle Infektion/Sepsis: Anlegen von Blutkulturen (aerob/anaerob) aus venösem Vollblut des Patienten und Überstellung an das mikrobiologische Labor.
  - Überstellung der restlichen Konserve mit Transfusionsbesteck vom immunhämatologischen an das mikrobiologische Labor unter sterilen Bedingungen.
  - ! Parallele Mitteilung der klinischen Daten, des Verdachts und der Eilbedürftigkeit an das mikrobiologische Labor! Diese Informationen entscheiden über den Gang des Untersuchungsverfahrens und die Schnelligkeit der (vorläufigen) Befundung (primäre Grampräparate, Schnellteste).

25.5.1 Erythrozytäre Transfusionszwischenfälle

Die häufigsten und zugleich auch schwersten Transfusionszwischenfälle sind auf **Verwechslungen von Patienten oder Blutproben** zurückzuführen. Dabei handelt es sich i.d.R. um erythrozytäre Unverträglichkeiten im AB0-Blutgruppensystem. Daneben werden Unverträglichkeiten im Rhesus- oder anderen Blutgruppensystemen beobachtet, die ebenfalls durch Verwechslungen, durch fehlerhaften AK-Suchtest (▶ 25.3.2) oder durch im AK-Suchtest noch nicht detektierbare naszierende erythrozytäre AK (Folge ist meist eine verzögerte Transfusionsreaktion) verursacht werden.

Abklärung

- Bestimmung von Hämolyseparametern aus:
  - Urin: Hämoglobinurie.
  - Plasma oder Serum: Freies Hb ↑, Bili ↑, LDH ↑, K⁺ ↑, Hp ↓.
  - Blutbild: Anämie.
- Immunhämatologische Untersuchungen mit:
  - Patientenblutprobe vor Transfusion (Rückstellmuster des Labors).
  - Patientenblutprobe nach Transfusion.
  - Rest des transfundierten EK.
- I.d.R. wird nochmals auf Blutgruppen- und Rh-Kompatibilität geprüft, ein erneuter AK-Suchtest sowie ein direkter Coombs-Test im EDTA-Patientenblut nach Transfusion durchgeführt.

25.5.2 Transfusionszwischenfälle durch falsche Behandlung von EK

EK hämolysieren durch versehentliches Einfrieren und Wiederauftauen, Einbringen von Aqua dest. oder Glukoselösungen in das Präparat, technisch falsches Erwärmen von Präparaten (> 37 °C auf Heizungsrippen, unter dem Warmwasser-strahl des Waschbeckens, in der Mikrowelle oder auf der sonnenbeschienenen Fensterbank statt mit einem TÜV-geprüften Blutwärmgerät!) oder bei Transfusion durch nicht geeignete Systeme oder geknickte Schläuche.

Abklärung

Das klinische Bild gleicht einem erythrozytären Transfusionszwischenfall (Abklärung ▶ 25.5.1, erythrozytäre Transfusionszwischenfälle). Typischerweise werden im Rest des transfundierten EK keine intakten Erythrozyten mehr gefunden → Möglichkeit der Fehlbehandlung des EK eruieren!

25.5.3 Transfusionszwischenfälle durch HLA-Sensibilisierung

HLA-AK führen zu Fieberreaktionen, fehlendem Anstieg der peripheren Thrombozytenzahlen nach Transfusion von TK und (selten) zu einem posttransfusionellen Lungenödem. Durch die Filtration von EK konnte die Rate von HLA-AK-bedingten Transfusionsreaktionen bei Gabe von EK gesenkt werden. Da Thrombozyten Klasse-I-AG tragen, ist bei HLA-sensibilisierten Patienten nach Gabe von TK auch weiterhin mit Transfusionsreaktionen zu rechnen.

Abklärung

▶ 25.8.2, Nachweis von HLA-AK.

25.5.4 Transfusionszwischenfälle durch Reaktion auf Plasmabestandteile

Der typische Fall ist der Patient mit absolutem IgA-Mangel, der durch frühere Gaben von IgA und frühere Transfusionen Anti-IgA-AK gebildet hat und nun mit einer atopischen Reaktion auf das als AG erkannte IgA in der Blutkonserve reagiert. Diese Patienten benötigen gewaschene EK (▶ 25.4.1). Sehr schwer wird die Versorgung solcher Patienten mit TK (Thrombozyten sind nur ganz kurze Zeit in isotoner Kochsalzlösung haltbar und funktionsfähig) oder gar mit FFP.

Abklärung

Nachweis von Anti-IgA-AK (ELISA, radiale Immundiffusion oder passive Hämagglutination unter Verwendung von IgA-beschichteten Erythrozyten).

25.5.5 Transfusionszwischenfälle durch infektiöse Erreger

In Deutschland verwendete Blutpräparate werden infektionsserologisch getestet auf:

- HIV-Infektion: HIV-AK, HIV-PCR.
- Hepatitis B: Hb_sAG, Anti-Hb_c.
- Hepatitis C: HCV-AK, HCV-PCR.
- Lues: AK gegen Treponema pallidum.
- Zytomegalie: CMV-AK (bei immunsupprimierten Empfängern).

Erst nach dieser Testung werden Blutkonserven zur Anwendung am Menschen freigegeben. Eine Infektion ist nur noch durch Spender möglich, die schon infiziert, aber noch nicht serokonvertiert sind („serologisches Fenster") bzw. durch Spender mit geringster Virämie, bei denen die PCR versagt (extrem selten!).

Viele Blutspenden stammen in Deutschland von Dauerspendern. Bei Serokonversion eines Dauerspenders werden die Empfänger früherer Spenden untersucht (Look-back-Verfahren), um eine Infektion auszuschließen.

Erkrankt der Empfänger an einer der o.g. Infektionen, wird ebenfalls ein Look-back-Verfahren eingeleitet, das die sofortige Untersuchung des Spenders und bei pos. Befund wiederum alle Empfänger der vorherigen Blutspenden umfasst (Meldepflicht bei positiven Befunden!).

Blutkonserven werden unter sterilen Bedingungen in ihre Bestandteile getrennt und verarbeitet. Bakterielle (selten auch Pilz-, in tropischen Ländern auch parasitäre) Kontaminationen beim Verarbeitungsprozess sind aber nicht ausgeschlossen. Diese Verunreinigungen können sowohl vom Spender stammen als auch aus der Umwelt oder vom Personal in die Konserve verschleppt werden.

Seit Einführung der PCR für HIV und HCV sind keine Übertragung einer HIV-Infektion und lediglich eine Übertragung einer HCV-Infektion (extrem geringe Viruslast) bekannt geworden (Quelle: Dr. A. Lohmann, Paul-Ehrlich-Institut Langen, Referat Arzneimittelsicherheit).

Abklärung

- Bei V.a. posttransfusionelle Infektion durch Viren → Einleitung eines Look-back-Verfahrens und Testung des Spenders (s.o.).
- Bei V.a. einen Transfusionszwischenfall durch Kontamination mit Bakterien, Pilzen oder Protozoen → Blutkulturen und venöses Vollblut (EDTA-Blut bei Malariaverdacht) des Patienten und die möglichst steril verpackte Restkonserve an das Labor senden.

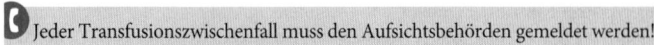 Jeder Transfusionszwischenfall muss den Aufsichtsbehörden gemeldet werden!

25.6 Diagnostik autoimmunhämolytischer Anämien (AIHA)

AIHA werden durch AK gegen Bestandteile der Erythrozytenmembran verursacht, die nicht zu den bekannten Blutgruppen-AG gehören. Dadurch kommt es zu einem vermehrten Erythrozytenabbau. Man unterscheidet:

- AIHA vom Wärme-AK-Typ (idiopathisch oder sekundär bei CLL, Lymphomen, SLE).
- AIHA vom Kälte-AK-Typ (idiopathisch oder sekundär bei Infektionen mit *Mycoplasma pneumoniae*, EBV und anderen Viren).
- Paroxysmale Kältehämoglobinurie.
- Medikamenteninduzierte immunhämolytische Anämien.

Von den AIHA zu unterscheiden sind die Alloimmunhämolysen im Rahmen eines Mhn (▶ 25.7) oder eines Transfusionszwischenfalles durch unverträgliche Blutkonserven (▶ 25.5).

25.6.1 Autoimmunhämolytische Anämien vom Wärmeautoantikörpertyp

Der überwiegende Teil klinisch fassbarer AIHA wird durch IgG-Wärme-AK verursacht. Diese AK haben manchmal eine „Pseudospezifität" („relative Spezifität") gegen Rh-Antigene, am häufigsten gegen das AG e.

Indikationen
- V.a. AIHA.
- Ungeklärte hämolytische Anämien.

Untersuchungsmaterial
- 10 ml venöses Blut ohne Zusätze oder EDTA-Blut für die AK-Spezifizierung.
- 5–10 ml EDTA-Blut für den dir. Coombs-Test und Elutionsversuche.

Bestimmungsmethode, Bewertung
- Versuch der **ABO- und Rhesus-Blutgruppenbestimmung.** Die Bestimmung der Rhesus-Blutgruppe kann bei pos. dir. Coombs-Test kompromittiert sein und darf bei pos. Rhesus-Kontrolle nur als Anhalt, nicht jedoch als definitive Bestimmung gelten.
- **Indir. Coombs-Test** und Versuch der **Spezifizierung des Auto-AK.** Typischerweise sind alle Testerythrozyten einschließlich der Eigenprobe positiv. Die AK-Differenzierung ergibt kein Muster oder nur eine relative Spezifität (alle Testerythrozyten positiv, einige jedoch stärker agglutiniert). Evtl. zusätzlich vorhandene Allo-AK können entweder – bei ausreichend hohem Titer, der über dem Titerendpunkt des Auto-AK liegt – mittels Serumverdünnung im Suchpanel oder erst nach Autoabsorption des Auto-AK an den zuvor eluierten Patientenerythrozyten nachgewiesen werden.
- **Dir. Coombs-Test** mit polyspezifischem AHG sowie monospezifischem Anti-IgG und Anti-C3d mit Erythrozyten aus dem EDTA-Blut. AIHA vom Wärmeauto-AK-Typ zeigen positive Reaktionen mit AHG und Anti-IgG. Anti-C3d ist in etwa 30 % zusätzlich positiv.
- **Absprengung (Elution) des gebundenen Auto-AK** mittels Chloroform oder Säure von den EDTA-Patientenerythrozyten und erneute Testung im AK-Suchpanel. Die Elution ist besonders dann wichtig, wenn im Patientenserum kaum freie AK nachweisbar waren und der überwiegende Teil an den Erythrozyten absorbiert ist.
- **Kosten:** AK-Elution, AK-Absorption: $$.

Wärmeauto-AK gelten erst als bestätigt, wenn ein positives Eluat vorliegt. Bei neg. Eluat muss eine medikamenteninduzierte Immunhämolyse in Betracht gezogen werden (Abklärung im Speziallabor).

25

Störungen und Besonderheiten
Die AG-Bestimmung der Patientenerythrozyten ist durch die gebundenen Auto-AK erschwert. Die Verträglichkeitsproben sind oft positiv.

Transfusionsmedizinische Versorgung

Wenn möglich, Transfusionen vermeiden. Stattdessen Kortikoidtherapie. In lebensbedrohlichen Situationen (sehr niedriges Hb, Massenblutung) Transfusion unter Kortikoidschutz und mit biologischer Vorprobe in vivo (Gabe von etwa 20 ml Blut i.v., Beobachtung der klinischen Reaktion des Patienten auf diese Vorprobe). Rh-kompatibel transfundieren, um zusätzliche Alloimmunisierung zu vermeiden.

25.6.2 Autoimmunhämolytische Anämien vom Kälteautoantikörpertyp

20 % aller AIHA werden durch Kälteauto-AK (IgM-AK) verursacht, die ein Reaktionsoptimum bei 0 °C haben. Fast alle Menschen haben Auto-AK der Spezifität Anti-I, seltener Anti-i oder Anti-Pr. Entscheidend für die klinische Relevanz der AK sind ihr Titer und ihre Wärmeamplitude.

Indikationen
- V.a. AIHA vom Kälteauto-AK-Typ.
- Ungeklärte hämolytische Anämien.
- Auffälliges Reaktionsverhalten von Kreuzprobe und AK-Suchtest betroffener Patienten bei Abarbeitung in Raumtemperatur.

Untersuchungsmaterial
- 10 ml venöses Blut ohne Zusätze für die AK-Spezifizierung. **Transport und Serumabtrennung bei 37 °C!** (Blutbank vorher informieren, um unmittelbare Weiterverarbeitung zu garantieren!).
- 10 ml venöses Blut ohne Zusätze für die Serumgegenprobe. **Transport und Serumabtrennung bei Raumtemperatur.**
- 10 ml EDTA-Blut für dir. Coombs-Test und Elutionsversuche.

Bestimmungsmethode
- **Blutgruppen- und Rhesus-Mosaikbestimmung** aus der warm transportierten Blutprobe. Es empfiehlt sich, die Erythrozyten vor der Testung 3 × warm zu waschen, um alle evtl. noch gebundenen AK abzusprengen.
- **Serumgegenprobe** (Nachweis von Isoagglutininen) besser mit Serum, das in der Kälte vom Blutkuchen getrennt wurde, da hier ein Teil der bei Raumtemperatur noch störenden Kälteauto-AK i.d.R. wegabsorbiert wurde.
- **Dir. Coombs-Test** mit AHG, Anti-IgG und Anti-C3d mit 5 × warm gewaschenen Erythrozyten aus dem EDTA-Blut. AIHA vom Kälteauto-AK-Typ zeigen positive Reaktionen mit AHG und Anti-C3d.
- **Kältetiter:** Spezifität, Konzentration und Wärmeamplitude der Kälteauto-AK werden mit geeigneten Testzellen und warm gewaschenen Patientenerythrozyten anhand einer Titration bei 0 °C, Raumtemperatur und 37 °C überprüft.

Bewertung
Kälteauto-AK-Titer > 1 : 32 und Wärmeamplitude ≥ 30 °C oder höher sind klinisch relevant.

Störungen und Besonderheiten

Wenn die Blutprobe unter 37 °C transportiert oder gelagert wurde, wird ein zu niedriger Kälteauto-AK-Titer gemessen, da die AK im Blutkuchen absorbiert sind.

Transfusionsmedizinische Versorgung

Hämolytische Episoden werden oft durch Kälteexposition der Patienten (z. B. Winterspaziergang) ausgelöst. AIHA vom Kälteauto-AK-Typ werden selten transfusionsbedürftig.

Bei Transfusionsnotwendigkeit Kreuzprobe streng bei 37 °C durchführen, um ein einwandfreies Ergebnis zu erzielen. Es gelingt aber oft nicht, völlig einwandfreie Verträglichkeitsproben zu erhalten. Die Blutkonserven müssen als langsame Tropftransfusion verabreicht oder auf 37 °C erwärmt werden (**Cave:** Wasserbad oder Heizungsrippen! Hierfür stehen spezielle, TÜV-geprüfte Blutkonservenwärmer bereit!).

25.6.3 Paroxysmale Kältehämoglobinurie

Die paroxysmale Kältehämoglobinurie (Kältehämoglobinurie vom Donath-Landsteiner-Typ) wird durch bithermische IgG-Kälte-AK (Donath-Landsteiner-Antikörper = DL-AK) verursacht. Sie binden sich bei Abkühlen des Blutes in der Körperperipherie an die Erythrozyten (Spezifität: Anti-P) und lösen nach Erwärmung im Körperzentrum mittels Komplementaktivierung eine Hämolyse aus. Früher wurden solche Hämolysen vor allem bei Patienten mit chronischer Lues-Infektion gesehen. Heute fallen vor allem Kleinkinder mit Varizellen-, Masern-, Mumps-, CMV- oder EBV-Infektionen auf. Idiopathische Fälle bei Erwachsenen wurden beschrieben. Trotz der schweren Hämolyse gibt es selten Todesfälle, da das Geschehen meist passager (post- oder parainfektiös) auftritt.

Indikationen

- Hämoglobinurie unbekannter Genese.
- Pos. dir. Coombs-Test mit Anti-C3d, aber neg. Kälteauto-AK-Titer.

Untersuchungsmaterial

- 10 ml venöses Blut ohne Zusätze für die AK-Spezifizierung. **Transport und Serumabtrennung bei 37 °C!** (Blutbank vorher informieren, um unmittelbare Weiterverarbeitung zu garantieren!).
- 10 ml EDTA-Blut für dir. Coombs-Test und Elutionsversuche.

Bestimmungsmethode, Bewertung

Kälteauto-AK, ▶ 25.6.2. Der dir. Coombs-Test ist pos. mit AHG und mit Anti-C3d, jedoch nur schwach pos. mit Anti-IgG, da sich die DL-AK bei höheren Temperaturen im Körperzentrum wieder von den Erythrozyten lösen.

Spezifischer ist der Donath-Landsteiner-Test: Nachweis von Hämolyse in einem Gemisch aus Patientenserum und Testerythrozytensuspension, das erst bei 0 °C und nach Zusatz von komplementaktivem AB-Serum auf 37 °C erwärmt wurde.

25

Transfusionsmedizinische Versorgung
Heilung der Grunderkrankung beseitigt die paroxysmale Kältehämoglobinurie. Transfusionsbedarf besteht selten. Die Patienten sollten dann mit angewärmtem, P-neg. Blut versorgt werden. Da solche Spender aber äußerst selten sind, muss im Notfall auch mit erwärmtem P-pos. Blut versorgt werden.

25.6.4 Medikamenteninduzierte immunhämolytische Anämien

Diese Form der Anämie macht 12–18 % aller Immunhämolysen aus.

Indikationen
- Negatives Eluat bei positivem direkten Coombs-Test.
- Zeitlicher Zusammenhang zwischen dem Auftreten einer hämolytischen Anämie und einer medikamentösen Therapie.
- DD einer hämolytischen Anämie.

Untersuchungsmaterial
Serologische Abklärung in Speziallaboratorien. Mit diesen sind die einzusendenden Proben und der Zeitpunkt der Einsendung abzusprechen (z.T. sehr aufwändige Untersuchungsmethoden!). Genaue anamnestische Angaben auf dem Untersuchungsantrag sowie eine enge kommunikative Kooperation zwischen behandelnden Ärzten und Labor sind für den diagnostischen Erfolg unabdingbar.

Bestimmungsmethode, Bewertung
Drei Typen der medikamenteninduzierten immunhämolytischen Anämie:
- **α-Methyldopa -Typ:** Induktion von Auto-AK gegen Erythrozyten wie bei einer klassischen AIHA → Hämolyse unterschiedlicher Stärkegrade.
    - Pos. dir. Coombs-Test mit AHG und Anti-IgG (bei 15 % aller Patienten mit einer α-Methyldopa -Therapie, nur 0,8 % dieser Patienten entwickeln eine hämolytische Anämie).
    - (Nicht immer) freie AK ohne erkennbare Spezifität im Serum des Patienten wie bei einer AIHA (reagieren am besten mit enzymbehandelten Indikatorerythrozyten).
    - Eluat: Auto-AK ohne erkennbare Spezifität.
    - Serologisch nicht unterscheidbar von AIHA vom Wärmeautoantikörper-Typ. Entscheidend: Anamnese!
- **Penicillintyp:** Absorption der Medikamente oder ihrer Metaboliten an der Erythrozytenmembran → subakute extravasale Hämolyse.
    - Pos. dir. Coombs-Test mit AHG und Anti-IgG (bei 3 % aller Patienten unter hoch dosierter Penicillin-Therapie, nur einige davon entwickeln eine hämolytische Anämie).
    - Freie AK und Eluat reagieren nur mit Penicillin-beladenen Indikatorerythrozyten.
- **Phenazetintyp:** Ablagerung von Immunkomplexen aus Medikament/Metabolit und AK auf den Erythrozyten: Akute intravasale Hämolyse und Hämoglobinurie, häufig begleitende Thrombozytopenie.

- Pos. dir. Coombs-Test mit AHG und Anti-C3d (AK vom IgM-Typ, die wegen der lockeren Assoziation zur Erythrozytenmembran wieder absprengen).
- Freie AK sind nur nach Vorinkubation des Patientenserums mit dem Medikament nachweisbar (verschiedene Verdünnungen versuchen!), da erst die sich dabei bildenden Immunkomplexe antigenwirksam sind und sich auf den Indikatorerythrozyten binden.
- Eluate sind i.d.R. negativ.

Transfusionsmedizinische Versorgung

Absetzen der Medikamente beendet i.d.R. den hämolytischen Prozess. Bei α-Methyldopa kann die Hämolyse noch einige Wochen oder sogar Monate nach Beendigung der medikamentösen Therapie anhalten.

Wenn das Medikament lebensnotwendig ist und unter Inkaufnahme einer Hämolyse weiter eingenommen werden muss, erhalten die Patienten regelmäßig EK.

25.6.5 Differenzialdiagnosen der hämolytischen Anämien

- **Korpuskuläre hämolytische Anämien durch Membranproteindefekte oder -veränderungen:** Kugelzellanämie (hereditäre Sphärozytose), hereditäre Elliptozytose, Stomatozytose, Akanthozytose, Echinozytose, paroxysmale nächtliche Hämoglobinurie, HEMPAS (hereditary erythroblastic multinuclearity with a positive acidified serum test).
- **Korpuskuläre hämolytische Anämien durch Stoffwechseldefekte:** Glukose-6-Phosphat-Dehydrogenase-Mangel (Favismus), Pyruvatkinasemangel, Mangel an Met-Hb-Reduktase.
- **Korpuskuläre hämolytische Anämien infolge von Hämoglobinopathien:** Thalassämien, Sichelzellanämie, andere seltene Hämoglobinopathien.
- Hämolysen durch **mechanische oder toxische Einwirkung** auf die Erythrozyten.

Diagnostik

▶ 24, Hämatologie.

25.7 Morbus haemolyticus neonatorum (Mhn)

25

Nicht nur Rh-, sondern auch AB0-Inkompatibilität kann zum Morbus haemolyticus neonatorum (Mhn) führen. Diese Konstellation tritt bedeutend häufiger als die Rh-Unverträglichkeit auf, ist aber im Verlauf und in der Prognose bedeutend gutartiger. Andere Mutter-Kind-Inkompatibilitäten, für die (relativ selten) ein Mhn beschrieben wurde, liegen in den Antigenen **c, E, e, C, S, K, Fy^a** und **JK^a**. Sehr selten sind Inkompatibilitäten für **s, k, Fy^b** und **JK^b**. P$_1$ und Lewis-Antigene (Le^a, Le^b) verursachen keinen Mhn, da entweder die korrespondierenden AK überwiegend der Immunglobulinklasse M angehören und somit nicht plazentagängig sind oder die Antigene auf den kindlichen Erythrozyten noch nicht ausreichend exprimiert sind.

25.7.1 Morbus haemolyticus neonatorum bei Rhesus-Inkompatibilität

Irreguläre AK (IgG) gegen das Rh-Merkmal D entstehen, wenn bei der Geburt oder einem Abort kindliche Rh-pos. Erythrozyten in den Kreislauf der Mutter gelangen. Somit verläuft die erste Schwangerschaft einer Rh-negativen Mutter, die ein Rh-pos. Kind erwartet, meist komplikationslos. In der zweiten Schwangerschaft mit einem Rh-pos. Kind werden die kindlichen Erythrozyten durch die plazentagängigen IgG-AK, die die Mutter bei der ersten Schwangerschaft gebildet hat, vorzeitig hämolysiert.

Das vermehrt entstehende indir. Bilirubin wird von der Mutter über die Plazenta ausgeschieden. Erst nach der Geburt steigt das Bilirubin im kindlichen Körper, und ein Mhn entsteht. Klinisch auffällig ist der Ikterus, der bei hohen Werten (etwa über 20 mg%) einen Kernikterus verursacht, d.h. das Bilirubin wird in den Stammganglien des Gehirns abgelagert → schwere neurologische Symptome. Weitere Symptome sind Anämie, Leber- und Milzvergrößerung, Ödeme und Hypervolämie bis hin zum Hydrops universalis.

Therapie
Austauschtransfusionen (möglichst bereits in utero) und Fototherapie (wandelt indirektes in direktes, wasserlösliches Bilirubin um, das über Nieren und Galle ausgeschieden werden kann).

Prävention
Anti-D-Prophylaxe. Rh-neg. Müttern werden in der 28.–29. Schwangerschaftswoche (nach vorherigem AK-Suchtest) sowie direkt nach der Entbindung eines Rh-pos. Kindes Rhesus-AK verabreicht. Diese zerstören sofort die kindlichen Rh-pos. Erythrozyten im mütterlichen Kreislauf und verhindern so eine Sensibilisierung der Mutter.

Untersuchungsmaterial

Mutterschaftsvorsorge (4.–8. und 24.–27. Schwangerschaftswoche)
10 ml venöses Blut ohne Zusätze oder EDTA-Blut (automatisierte Testung) für Blutgruppe, AK-Suchtest und gegebenenfalls AK-Spezifizierung.

Bei V.a. Morbus haemolyticus neonatorum
Mutter:
- 10 ml venöses Blut ohne Zusätze oder EDTA-Blut (automatisierte Testung) zum Nachweis der irregulären Anti-D-AK im indir. Coombs-Test (▶ 25.3.2).
- Wenn während der Mutterschaftsvorsorge die o.g. Untersuchungen bei der Mutter nicht durchgeführt wurden, müssen sie nachgeholt werden.

Kind:
- Mindestens 1 ml venöses oder Nabelschnurblut ohne Zusätze oder EDTA-Blut (automatisierte Testung) für die vollständige Blutgruppe und das Rhesus-Mosaik.
- Mindestens 1 ml EDTA-Blut (venös oder Nabelschnur) für dir. Coombs-Test und Elutionsversuche.

Bestimmungsmethode, Bewertung

Bei Nachweis von Mhn-relevanten Allo-AK im Rahmen der Schwangerschafts-
vorsorge:
- Verfolgung des AK-Titers (**Cave:** Titer > 16!).
- Bestimmung des korrespondierenden Antigens auf den väterlichen Erythrozyten (fakultativ, ist fehlerträchtig bei unklarer Vaterschaft).
- Fruchtwasseruntersuchung zwischen der 24. und 28. SSW (anhand von Bili-
  rubinkonzentration und Blutgruppenantigenen des Kindes Entscheidung
  über Notwendigkeit einer intrauterinen Transfusion und/oder Kaiserschnitt-
  entbindung).

Störungen und Besonderheiten

Die Anti-D-Prophylaxe ist bei Durchführung des AK-Suchtests im Serum der
Mutter nachweisbar und sollte auf dem Untersuchungsantrag dem Labor in jedem Fall mitgeteilt werden.

25.7.2 Morbus haemolyticus neonatorum bei AB0-Inkompatibilität

Ein Mhn infolge AB0-Inkompatibilität zwischen Mutter und Kind tritt fast nur
bei der Konstellation Mutter 0, Kind A_1 oder B auf. Andere Konstellationen führen nur sehr selten zu einer klinisch bemerkbaren Unverträglichkeit. Die meist
extravasale Hämolyse beim Kind beginnt aufgrund der zum Zeitpunkt der Geburt
noch gering ausgeprägten AB0-Antigene auf den kindlichen Erythrozyten oft erst
verzögert postnatal. Eine Austauschtransfusion ist i.d.R. nicht notwendig. Typisch
ist, dass diese (meist milde) Form des Mhn oft schon das erste Kind betrifft, da
immune Anti-A- oder Anti-B-AK auch unabhängig von einer Schwangerschaft
induziert werden. Die Diagnostik eines Mhn bei AB0-Inkompatibilität ist oft
schwierig.

Indikationen

Serologische Untersuchungen bei Neugeborenen mit V.a. Mhn infolge AB0-In-
kompatibilität.

Untersuchungsmaterial

25

- Mutter: 10 ml venöses Blut ohne Zusätze oder EDTA-Blut (automatisierte
  Testung) für Blutgruppe, AK-Suchtest und Isohämolysintest.
- Kind:
  - Mindestens 1 ml venöses oder Nabelschnurblut ohne Zusätze für die Blut-
    gruppe.
  - Mindestens 1 ml EDTA-Blut (venös oder Nabelschnur) für den dir.
    Coombs-Test und Elutionsversuche.

Bestimmungsmethode

- Bestimmung der AB0-Konstellation von Mutter und Kind.
- Dir. Coombs-Test mit den kindlichen Erythrozyten: Bei Mhn infolge AB0-In-
  kompatibilität nur schwach pos. oder neg.

- Nachweis freier Anti-A/B-AK im kindlichen Serum oder Elution der Anti-A/B-AK von den kindlichen Erythrozyten.
- Neg. AK-Suchtest im Serum der Mutter, aber stark pos. Hämolysintest (Titer > 16) gegen die kindlichen Blutgruppenantigene A oder B.
- Nachweis von IgG-Hämolysinen: Zunächst Inaktivierung der IgM-Hämolysine im Serum der Mutter mittels Dithiothreitol oder 2-Mercaptoäthanol, dann Titration der immunen Anti-A/B-AK im indir. Coombs-Test (Titerendpunkt mehr als 3 Titerstufen über einer mitgeführten Kontrolle).

Bewertung

Die serologische Diagnostik eines Mhn kann bei entsprechender AB0-Konstellation einen Mhn durch AB0-Inkompatibilität sicher ausschließen. Einen sicheren Positivnachweis gibt es nicht. Die therapeutische Entscheidung bis hin zur Austauschtransfusion (EK der Blutgruppe 0, zusätzlich evtl. Plasma der Blutgruppe des Kindes – also A oder B) wird nach klinischen Erwägungen gefällt.

25.8 Histokompatibilitätsdiagnostik

Die Antigene des Haupt-Histokompatibilitätskomplexes sind für Abstoßungsreaktionen bei Transplantationen zwischen HLA-unterschiedlichen Individuen verantwortlich und haben eine große Bedeutung in der Regulation der Immunantwort.

Der Haupt-Histokompatibilitätskomplex umfasst eine Gruppe von eng gekoppelten Genloci auf dem kurzen Arm des Chromosoms 6 (β_2-Mikroglobulin auf Chromosom 15), die durch einen ausgeprägten genetischen Polymorphismus charakterisiert ist. Die durch diesen Genkomplex kodierten „humanen Leukozyten-Antigene" (HLA) sind Mitglieder der Immunglobulin-Superfamilie und werden in Klasse-I-Antigene (HLA-Loci A, B und C) sowie Klasse-II-Antigene (HLA-D-Locus) eingeteilt. Die Vererbung der HLA-Antigene geschieht autosomal-kodominant.

Aufbau und Vorkommen der Antigene der beiden Klassen sind unterschiedlich

- **Klasse I:**
  - Membranverankerte α-Kette mit einer daran gebundenen β_2-Mikroglobulinkette.
  - Auf fast allen Körperzellen nachweisbar.
- **Klasse II:**
  - Zwei nahezu gleich große, membranverankerte Glykoproteinketten (α und β).
  - Werden nur auf Zellen exprimiert, die eine Rolle in der Immunregulation spielen (B-Lymphozyten, einige T-Lymphozyten, Makrophagen).

Die Klasse-I-AG (HLA A, B und C) sowie die Klasse-II-Antigene wurden bisher serologisch, zunehmend aber auch molekularbiologisch charakterisiert und erfahren durch die molekularbiologische Analyse weitere Aufsplittung.

Host-versus-Graft-Reaktion

Die Transplantatabstoßung wird in erster Linie durch zytotoxische T-Zellen verursacht, die das fremde HLA-AG erkennen. Aber auch zytotoxische AK können

25

bei der Abstoßung beteiligt sein. Je identischer die HLA-Antigene bei Empfänger und Transplantat sind, desto geringer fällt die Abstoßungsreaktion aus.

HLA-AK können physiologisch im Rahmen einer Schwangerschaft gebildet werden. AG ist in diesem Fall der väterliche HLA-Haplotyp des Kindes.

Transfusionsmedizinische Bedeutung

HLA-AK verursachen nicht selten Probleme bei der transfusionsmedizinischen Versorgung von polytransfundierten und/oder transplantierten Patienten. So kann es bei Gabe von Thrombozytenkonzentraten zu nicht-hämolytischen Transfusionszwischenfällen kommen.

Bei sensibilisierten Patienten steigt nach Gabe von Pool-TK (▶ 25.4.2) die Thrombozytenzahl nicht an, da die in den Präparaten befindlichen Thrombozyten durch zytotoxische AK gegen die HLA-Antigene auf ihrer Oberfläche sofort zerstört werden. In einem solchen Fall helfen nur HLA-identische, maschinell gewonnene Thrombozytenkonzentrate (▶ 25.4.2) eines typisierten Spenders.

Graft-versus-Host-Reaktion

Die Transplantation immunkompetenter Lymphozyten von einem Spender auf einen genetisch unterschiedlichen Empfänger, dessen Immunsystem aus verschiedenen Gründen nicht in der Lage ist, auf das Transplantat zu reagieren (z. B. Knochenmarksempfänger nach vorheriger Zerstörung seines eigenen Markes durch Bestrahlung), kann zur GvH führen. Die Spenderlymphozyten reagieren mit den Gewebeantigenen des Empfängers. Dies ist umso ausgeprägter, je verschiedener die Antigene sind.

Symptome sind Fieber, Exanthem, Splenomegalie, hämolytische Anämie, Diarrhöen. Tödliche Verläufe kommen vor.

Transfusionsmedizinische Bedeutung

Die Gabe von Blutkonserven kann eine GvH induzieren → immunsupprimierte Patienten erhalten ausschließlich gefilterte und bestrahlte Blutprodukte (▶ 25.4). Durch die Bestrahlung werden die restlichen, nach Filtration verbliebenen Lymphozyten inaktiviert und sind damit nicht mehr in der Lage, eine GvH auszulösen.

Assoziation zwischen HLA und Krankheitsdisposition

Es besteht eine deutliche Assoziation mancher HLA-Typen mit bestimmten Erkrankungen. Diagnostisch genutzt wird z. B. die Assoziation von HLA-B27 und Bechterew-Krankheit.

25.8.1 HLA-Typisierung $$$

Indikationen

- Bestimmung der HLA-AG von Spender und Empfänger im Rahmen einer Transplantation oder Transfusion.
- Bestimmung einzelner HLA-AG, die mit bestimmten Erkrankungen assoziiert sind.

25

Untersuchungsmaterial

20–40 ml frisches Heparinblut für die serologische AG-Bestimmung und MLC (für PCR je nach Testvorschrift).

Bestimmungsmethode

Bisher hauptsächlich serologische HLA-Typisierung, zunehmend jedoch von molekularbiologischen Methoden abgelöst. Durch diese Analysen werden immer mehr Subloci offenbar, die mit serologischen Methoden nicht erkennbar, aber im Rahmen von Transplantationen klinisch wichtig sind.

- **Serologische HLA-Typisierung $$$: Mononukleäre Blutzellen** werden mittels Magnetkügelchen, die mit AK beschichtet sind, isoliert.
  Die serologische Bestimmung der **HLA-Antigene** eines Individuums geschieht durch Typisierung isolierter Lymphozyten mit einem Zytotoxizitätstest. Er basiert auf spezifischen, Komplement bindenden AK und der zytolytischen Eigenschaft von Komplement:
  - Die isolierten Zellen werden mit Antiseren inkubiert, die HLA-AK bekannter Spezifität enthalten (Schwangerenseren, zunehmend auch monoklonale AK). Unter Zugabe von frischem Komplement kommt es zur Zytolyse der das korrespondierende AG tragenden Zellen, die über die defekte Zellmembran Eosinrot inkorporieren und sich so von nicht lysierten Zellen im Mikroskop unterscheiden lassen. Eine Zweifarben-Fluoreszenz-Variante dieser Methode (Acridinorange und Ethidiumbromid) ist ebenfalls etabliert.
  - Aus dem Muster der Reaktionen der einzelnen Antiseren und aus der Überprüfung häufiger Kreuzreaktionen und Assoziationen innerhalb des HLA-Systems wird der HLA-Typ ermittelt.
- **Polymerase-Kettenreaktion (PCR) $$$:**
  - Hybridisierung genortspezifischer PCR-Amplifikate mit sequenzspezifischen Oligonukleotiden (SSOP).
  - Sequenzspezifische Amplifikation mit nachfolgender Elektrophorese (SSP).
  - Sequenzbasierte Typisierung (SBT) mit fluoreszenzmarkierten Nukleotiden und einer Sequenzermaschine.
- **MLC $$$:** Als letzte Untersuchung vor einer Transplantation wurde in der Vergangenheit die gemischte Lymphozytenkultur (MLC) eingesetzt. Sie ist das In-vitro-Korrelat der allogenen Transplantation und wird hauptsächlich durch die Antigene des HLA-Locus D beeinflusst. Hierbei werden die Lymphozyten des Spenders und des Empfängers für mehrere Tage zusammen in Kultur gehalten und die Zellproliferation (^{3}H-Thymidin-Einbau) gemessen. In letzter Zeit wird die MLC vor der Transplantation zugunsten der molekularbiologischen HLA-Typisierung weitgehend verlassen, wird aber zum Teil noch zur Charakterisierung des Anti-Donor-Immunstatus nach der Transplantation beim Empfänger eingesetzt.

Störungen und Besonderheiten

- Die serologische HLA-Typisierung ist bei Verwendung ausreichend vielfältiger Sera problemlos, innerhalb von ca. 6 h durchführbar und wird heute zunehmend durch die molekularbiologische Analytik begleitet oder ersetzt.

- Die MLC als Zellkultur dauert über eine Woche und ist störanfällig gegenüber Kontamination.

25.8.2 Nachweis von Anti-HLA-Antikörpern $$–$$$

Indikationen
Nachweis einer Sensibilisierung gegen einzelne oder mehrere HLA-AG bei polytransfundierten und/oder transplantierten Patienten, die auf Gabe von randomisierten TK refraktär sind.

Untersuchungsmaterial
5–10 ml venöses Blut ohne Zusätze oder 2–5 ml Serum.

Bestimmungsmethode
Mononukleäre Testzellen mit bekanntem HLA-Typ werden unter Zugabe des Patientenserums und frischen Komplements inkubiert. Das Zytolysemuster innerhalb der betroffenen Testzellen ergibt die Spezifität der AK. Der Test ist also eine „umgekehrte" HLA-Typisierung.

Bewertung
Patienten mit nachgewiesenen und definierten HLA-AK sind bei Bedarf mit HLA-typisierten Thrombozytenkonzentraten (▶ 25.4.2) zu versorgen. Immuninkompetente Personen sollten zur Vermeidung einer GvH zusätzlich bestrahlte Blutpräparate (▶ 25.4) erhalten.

25.8.3 HLA-B27 $$

Histokompatibilitäts-AG, wie das humane Lymphozyten-AG (HLA) B27 kodieren Proteinstrukturen, die an der Oberfläche von Körperzellen exprimiert werden. Sie beeinflussen u.a. die Ausprägung spezifischer immunologischer Abwehrvorgänge. Träger des HLA-B27 zeigen gegenüber Nichtträgern ein erhöhtes relatives Risiko für die ankylosierende Spondylitis (Bechterew-Krankheit, 85- bis 90-fach), für die Trias Urethritis-Konjunktivitis-Arthritis (Reiter-Syndrom, 35- bis 40-fach), akute Uveitis (etwa zehnfach) und postinfektiöse Arthritiden bei Darminfektionen (Yersiniose, Salmonellose, Shigellose u.a., 15- bis 20-fach) oder Genitalinfektionen (z. B. Gonorrhö, Chlamydieninfektion).

25

Indikationen
V.a. reaktive Arthritis, seronegative Spondyloarthritiden.

Untersuchungsmaterial
2 ml Heparin- oder EDTA-Blut.

Bestimmungsmethode
- Durchflusszytometrie.
- Mikrozytotoxizitätstest.

Bewertung

HLA-B27 ist bei Patienten mit Bechterew-Krankheit in etwa 90 % der Fälle, bei klinisch Gesunden hingegen in nur etwa 8 % nachweisbar.

Störungen und Besonderheiten

Die Sensitivität der durchflusszytometrischen Untersuchung reicht nicht an die des klassischen Mikrozytotoxizitätstests heran, der in jedem HLA-Labor kompetent durchgeführt wird.

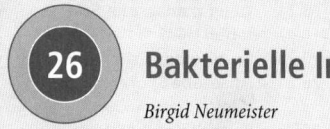

26 Bakterielle Infektionen

Birgid Neumeister

26.1 Diagnosestrategien

Nationale Referenzzentren ▶ 26.29.

26.1.1 Normale Bakterienflora des Menschen

Zur Beurteilung der Ergebnisse einer bakteriologischen Kultur ist die Kenntnis der normalen Bakterienflora des Menschen in den verschiedenen Körperarealen Voraussetzung:

- **Haut:** Koagulasenegative Staphylokokken (Säureschutzmantel der Haut), Corynebakterien, Propionibakterien und vergrünende Streptokokken.
- **Mundhöhle** („Rachenflora") und **oberer Respirationstrakt:** Vergrünende Streptokokken, Aktinomyzeten, Bacteroides, apathogene Neisserienarten, Laktobazillen, Fusobakterien und anaerobe Treponemen (einige dieser Bakterien werden als Verursacher von Karies und Parodontitis angeschuldigt).
- **Intestinaltrakt:** Der Magen ist keimarm. Im Darm obligate Anaerobier (Bacteroides, Eubakterien und Clostridien), Enterokokken und Enterobakterien, die dann auch den Großteil der mikrobiellen Zusammensetzung der Fäzes ausmachen.
- **Vagina:** Aerobe Laktobazillen („Döderlein"-Stäbchen).

26.1.2 Erreger der häufigsten bakteriellen Infektionen

Die Bakterien bei den einzelnen Erkrankungen stehen in der Reihenfolge ihrer Häufigkeit.

Tab. 26.1 Erreger der häufigsten bakteriellen Infektionen

Sepsis	**Gramnegative Bakterien:** E. coli, Klebsiella ssp., Pseudomonas aeruginosa, andere Enterobacteriaceae, Salmonella ssp., Bacteroides ssp. **Grampositive Bakterien:** S. aureus, koagulasenegative Staphylokokken, Enterokokken, nicht-hämolysierende Streptokokken, Pneumokokken
Bakterielle Endokarditis	**Akute Endokarditis:** S. aureus, Enterobacteriaceae **Subakute Endokarditis:** Nicht-hämolysierende Streptokokken, Enterokokken, koagulasenegative Staphylokokken (besonders bei künstlicher Herzklappe)
Bakterielle Infektionen des ZNS	
Meningitis	**Akut-eitrig:** Pneumokokken, N. meningitidis, Haemophilus influenzae, E. coli, B-Streptokokken, S. aureus, S. epidermidis, A-Streptokokken **Chronisch lymphozytär:** M. tuberculosis, Listerien **DD:** Leptospiren, Cryptococcus neoformans (HIV-Pat.!), T. gondii, Amöben (Naegleria ssp.)
Subdurales Empyem	Streptokokken, Staphylokokken, Pneumokokken, Haemophilus influenzae, Enterobacteriaceae, Pseudomonas ssp.
Hirnabszess	S. aureus, Enterobacteriaceae, Pneumokokken, Haemophilus influenzae, Bacteroides ssp. **DD:** Zunehmend auch Candida ssp., Aspergillus ssp., Mucor ssp., Cryptococcus neoformans bei immunsupprimierten Pat.

26

Tab. 26.1 Erreger der häufigsten bakteriellen Infektionen *(Forts.)*

Bakterielle Infektionen des ZNS

Konjunktivitis	**Pneumokokken**, *S. aureus, Haemophilus influenzae*, **seltener** *Enterobacteriaceae*, **Gonokokken**
Otitis media	**Pneumokokken**, *Haemophilus influenzae, Moraxella catarrhalis, Pseudomonas* ssp.

Bakterielle Infektionen des Respirationstraktes

Sinusitis	**Pneumokokken**, *Haemophilus influenzae, S. aureus*, **A-Streptokokken**, *Moraxella catarrhalis, Pseudomonas* ssp., *Enterobacteriaceae*, **Anaerobier** (odontogen)
Pharyngitis	**A-Streptokokken**, **selten** *Corynebacterium diphtheriae*, **Gonokokken**
Akute Laryngotracheobronchitis (Croup)	*Haemophilus influenzae*, **selten** *Corynebacterium diphtheriae, Mycoplasma pneumoniae*
Akute Bronchitis	*Mycoplasma pneumoniae, Bordetella pertussis, Chlamydia psittaci, Chlamydia pneumoniae*
Pneumonien	• **Lobär- oder Bronchopneumonie:** **Pneumokokken**, *S. aureus, Haemophilus influenzae, Enterobacteriaceae, Pseudomonas* ssp. • **Interstitielle Pneumonie:** *Mycoplasma pneumoniae*, **Legionellen**, *Chlamydia pneumoniae*; **DD:** *Pneumocystis carinii* **bei Immunsupprimierten** • **Nach Aspiration auch Anaerobier**
Harnwegsinfektionen	*E. coli*, **andere** *Enterobacteriaceae, Pseudomonas* ssp., **Enterokokken**, *S. saprophyticus, Chlamydia trachomatis*, **Mykoplasmen**, **selten** **Gonokokken**, **Mykobakterien**
Gastroenteritis und Enterokolitis	**Shigellen**, **Salmonellen**, **enteropathogene** *E. coli*, **Yersinien**, *Campylobacter jejuni, Clostridium difficile, Vibrio cholerae*, **Toxinwirkung von** *S. aureus, Clostridium botulinum* **und** *Bacillus cereus*
Haut- und Wundinfektionen	*S. aureus*, **A-Streptokokken**, *Pseudomonas aeruginosa, Enterobacteriaceae*, **nach Tierbissen auch** *Pasteurella multocida*
Osteomyelitis	*S. aureus*, **seltener** *Haemophilus influenzae*, **A-Streptokokken**, *Pseudomonas aeruginosa, Enterobacteriaceae* **und** **Salmonellen**, **Mykobakterien**

26.2 Nachweis von Bakterien

Direkt durch den Nachweis des Erregers, seiner Bestandteile oder seiner Produkte, z. B. Exotoxine.
Indirekt durch den Nachweis von Antikörpern, die im Lauf einer Infektionskrankheit gegen den Erreger und seine antigenen Determinanten gebildet werden.

26.2.1 Direkte Nachweisverfahren

- **Klassische Verfahren:** Die klassischen Verfahren des direkten Erregernachweises umfassen:
  - Mikroskopie des frischen Materials (Direktpräparat und Färbung).
  - Kulturelle Anzucht des Erregers mit nachfolgender Identifizierung. Die Kultur gilt nach wie vor als der „Goldstandard" der mikrobiologischen Diagnostik. Sie erfordert jedoch einen hohen methodischen und zeitlichen Aufwand. Zudem sind eine Reihe wichtiger Erreger kulturell nicht oder nur schwer anzüchtbar, z. B. Mykobakterien, Chlamydien, Viren.
  - Antibiogramm zur Bestimmung der Antibiotikaresistenz.
- **Neuere Verfahren:** Nachweis erregerspezifischer Bestandteile im Untersuchungsmaterial bei nicht oder schwer anzüchtbaren Erregern.
  - Immunologischer Antigennachweis. Die Antigen-Antikörper-Reaktion kann durch Agglutination, Präzipitation, Lumineszenz oder Immunfluoreszenz sichtbar gemacht werden.
  - Gen-Sonden.
  - Nukleinsäureamplifikationsmethoden.

26.2.2 Indirekte Nachweisverfahren

Serologischer AK-Nachweis durch Immunpräzipitation, Agglutination, KBR, RIA, ELISA-Test, μ-capture-Assay, Immunfluoreszenz, HAHT und Neutralisationstest.

Angabe der quantitativen Bestimmung als Titer in Form einer Serumverdünnungsreihe (1 : 2, : 4, : 8, usw.). Die letzte Verdünnung des Patientenserums, die noch eine positive Reaktion mit dem Antigen zeigt, wird als Titer angegeben. Die Titerhöhen schwanken je nach Phase der ablaufenden bzw. abgelaufenen Infektion.

AK-Nachweise sind indiziert, wenn der direkte Erregernachweis nicht oder nur sehr schwer möglich ist, eine Infektion länger zurückliegt oder ein Erregernachweis allein keine pathogenetische Beweiskraft besitzt.

Nachteil: Erst eine Serokonversion (Titeranstieg vierfach in 1–2 Wo.) oder aber ein hoher IgM-Titer (methodisch aufwändig) ist beweisend.

26.3 Materialgewinnung

AWMF-Leitlinie: http://Leitlinien.net
→ AWMF Leitlinien-Register Nr. 029/018.

Entnahme

- **Entnahmeort:** Material zur mikrobiologischen Diagnostik sollte immer vom Ort des Geschehens stammen:
  - Oberfläche Wunden → Abstriche von den Wundrändern.
  - Tiefe Abszesse → Biopsien oder Punktate.
  - Pneumonie → tiefes Sputum, Trachealsekret oder bronchoalveoläre Lavage.
- **Entnahmezeitpunkt:** Möglichst früh, **vor Beginn einer antiinfektiösen Chemotherapie,** weil sich unter Antibiotikatherapie Erreger oft nicht mehr anzüchten lassen. Die Entnahme muss mit dem Krankheitsverlauf zeitlich abge-

26

stimmt werden. Z. B. Blutkulturen bei septischen Erkrankungen während des Fieberanstiegs entnehmen.

 Auf Sterilität bei der Probenentnahme achten! Anderenfalls können fremde Keime mit angezüchtet werden → Fehldiagnose.

Transportmedien

Einige Erreger sind gegenüber Temperaturschwankungen (z. B. Neisserien, Hämophilus) oder anderen Umwelteinflüssen (Sauerstoffzufuhr, Austrocknung; z. B. Anaerobier, Mykoplasmen) sehr empfindlich → Untersuchungsmaterial entweder sofort nach Entnahme in das Labor bringen oder in speziellen Transportmedien versenden.

Man unterscheidet:

- **Flüssige Transportmedien** für normalerweise sterile Materialien (Blut, Liquor, Punktate aus geschlossenen Körperhöhlen). Sie enthalten eine die weitere Bakterienvermehrung gewährleistende Nährlösung (z. B. Blutkulturflaschen). In Deutschland gibt es von verschiedenen Herstellern geeignete Blutkultursysteme – sowohl für die manuelle als auch für die automatische Bebrütung und Auswertung.
- **Halbfeste, gepufferte Universalmedien** für Materialien mit zu erwartenden Mischkulturen (Abstriche, Eiter, Stuhl): Transwab®, Culturette® etc. Alle Abstriche sollten in diesen Medien transportiert werden. Trockene Abstrichtupfer gewährleisten keine Überlebensfähigkeit der Erreger! Keine Abstrichtupfer aus Watte (toxisch für viele Bakterien!), sondern aus Dacron oder Kalziumalginat verwenden!
- **Halbfeste, gepufferte Medien mit reduzierenden Substanzen** für Materialien mit zu erwartenden Anaerobiern: Z. B. Port-A-Cul® und Anaerobic Culturette®.
- **CO_2-generierende Medien** zum Versand von Gonokokken (Transgrow-Medium, Versand möglichst mit CO_2-Katalysator).
- **Spezialmedien** zum Transport von Mykoplasmen und Chlamydien (PPLO-Bouillon, Chlamydien-Transportmedium).

Verpackung und Transport

Im Jahr 2007 wurden wichtige **Klassifizierungsregeln und Beförderungsbestimmungen** für medizinisches Untersuchungsmaterial neu gefasst:

- **Freigestellte medizinische Proben:** Proben, bei denen nur eine **minimale Wahrscheinlichkeit besteht, dass sie Krankheitserreger enthalten** (typischerweise Proben für die klinische Chemie, die Hämatologie, die Hämostaseologie und die Transfusionsmedizin, die von Pat. ohne Anhalt für eine Infektion stammen → im Zweifel immer nach P 650 verpacken). Verpackung: Wasserdichte Primär- und Sekundärverpackung, ausreichend feste Außenverpackung von mind. 100 x 100 mm (**P 650 light**). Kennzeichnung: „Freigestellte medizinische Probe". Keine Beförderungsbeschränkungen.
- **Proben mit Erregern der Kategorie B:** Diagnostische Proben mit dem Verdacht auf Erreger der **Risikogruppen 2 und 3** (potenziell infektiöse Proben für die Mikrobiologie) und mikrobiologische Kulturen mit Erregern der Risikogruppen 2 und 3) unterliegen der Transportvorschrift nach **UN 3373** und der Verpackungsvorschrift **P 650** (Spezialverpackung mit flüssigkeitsdichter Primär-

und Sekundärverpackung, feste Außenverpackung mit den Abmessungen 100 × 100 mm, die einer Druckdifferenz von 95 kPa und einem Fall aus einer Höhe von 1,2 m standhält). Kennzeichnung: **„Biologischer Stoff, Kategorie B"** und **rautenförmiges Symbol** der UN-Nr. 3373. Postversand möglich (nur bis einschließlich Risikogruppe 2).

- **Proben mit Erregern der Kategorie A:** Diagnostische Proben mit Verdacht auf Erreger der **Risikogruppe 4** (hämorrhagische Fieberviren) und eine Reihe von Kulturen bakterieller und viraler Erreger der Risikogruppe 3 müssen als **Gefahrgut** nach **UN 2814** und Verpackungsvorschrift **P 620** transportiert werden: Die Verpackung entspricht der Vorschrift P 650, hat jedoch noch strengere Anforderungen an die Sekundär- und Tertiärverpackung, die Abmessungen und die Stabilität. Sie muss bauartgeprüft sowie zugelassen sein. Kennzeichnung: **„Ansteckungsgefährlicher Stoff, gefährlich für Menschen"**, Biohazard-**Symbol** und **UN Nr. 2814.** Dem Transporteur sind Beförderungspapier mit mikrobiologischer Benennung des Erregers, Absenderadresse und Telefon-Nr. sowie Unfallmerkblätter für den Havariefall mitzugeben. Kein Postversand. Geschultes Transportpersonal.

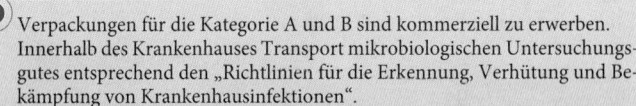

Verpackungen für die Kategorie A und B sind kommerziell zu erwerben. Innerhalb des Krankenhauses Transport mikrobiologischen Untersuchungsgutes entsprechend den „Richtlinien für die Erkennung, Verhütung und Bekämpfung von Krankenhausinfektionen".
Bei Unklarheiten hinsichtlich Materialabnahme und -transport **Rücksprache** mit dem klinischen Mikrobiologen im Labor! Details zum Versand diagnostischer Proben unter www.rki.de.

Angaben fürs Labor
Ausreichende Angaben auf dem Begleitschein: Name und Vorname des Pat., Geburtsdatum, Art des Untersuchungsmaterials, Entnahmezeitpunkt, gewünschte Untersuchung, klinische Symptomatik, Verdachtsdiagnose, Lokalisation der Erkrankung, Art und Dauer einer evtl. bereits begonnenen Antibiotikatherapie, einsendender Arzt.

26.3.1 Serologische Untersuchungen
I.d.R. reichen 2–5 ml venöses Blut ohne Zusätze aus (ergibt 1–3 ml Serum). Das Serum sollte möglichst bald nach vollständiger Gerinnung mittels Zentrifugation vom Blutkuchen getrennt werden. Immunglobuline sind im Serum bei 4 °C etwa 1 Wo. haltbar. Postversand ist möglich.

26.3.2 Blutkultur

Indikationen
Sepsis, Schüttelfrost, Fieber unklarer Genese, Meningitis und Pneumonie, Endokarditis, Pyelonephritis, Wundinfektion.

26

Häufigkeit und Zeitpunkt

Mehrmalige Blutabnahmen im Abstand von 1–6 h erhöhen die Wahrscheinlichkeit einer Keimausbeute und erhärten bei positivem Keimnachweis die Diagnose.

- Erste Blutentnahme vor Therapiebeginn und im Fieberanstieg.
  - Sepsis mit intermittierendem Fieber: 2 Entnahmen von verschiedenen Punktionsorten innerhalb von 1 h, je 3 aerobe und 1 anaerobe.
  - Endokarditis: 3 Entnahmen, je 4 aerobe und 2 anaerobe.
  - Bei V.a. Fungämie: Am 1. und 2. Tag je 2 Entnahmen, verbesserte Ausbeute bei arterieller Entnahme.
- Nach Therapiebeginn am Ende der Antibiotika-Intervalle.

Durchführung

- Blutkulturflaschen beschriften.
- Sorgfältige Desinfektion der Punktionsstelle.
- 10–20 ml Blut in Einmalspritze durch Venenpunktion entnehmen.
- Vor Umfüllen in Blutkulturflaschen neue sterile Nadeln aufsetzen.
- Desinfektion der Gummipfropfen, Injektion von je 5–10 ml in die Blutkulturflasche.
- In aerober Flasche Kanüle zur Belüftung kurz stecken lassen.
- ! Steril arbeiten!

Transport, Lagerung
! So rasch wie möglich ins Labor.

Bewertung
Bei Nachweis von Mikroorganismen im Blut kann es sich um:
- Eine Verunreinigung (3–4 %), häufig durch *S. epidermidis,* Corynebakterien, Proprionibakterien, Bazillusarten.
- Eine transitorische Bakteriämie.
- Eine Sepsis handeln.

Daher spielt die nachgewiesene Erregerart, die Übereinstimmung zwischen isoliertem Erreger und klinischem Bild und der wiederholte Nachweis ein und desselben Erregers eine wichtige Rolle. Meist relevant ist der (möglichst mehrfache) Nachweis von *Enterobacteriaceae, Pseudomonas* ssp., *S. aureus, S. pneumoniae, Haemophilus* ssp. und *Bacteroides* ssp.

26.3.3 Lumbalpunktion

Indikationen
Rasche, frühzeitige und genaue Diagnose einer Meningitis. Unterscheidung einer akuten eitrigen, bakteriellen Meningitis von einer nicht eitrigen ist von besonderer Wichtigkeit!

Tab. 26.2 Bakterielle Meningitis der einzelnen Lebensabschnitte	
Neugeborene	*E. coli,* B-Streptokokken, Listerien, Gonokokken
Kleinkinder	*Haemophilus influenzae*
Jugendliche	Meningokokken, Pneumokokken
Erwachsene	Pneumokokken, Meningokokken
HIV-Pat.	*Cryptococcus neoformans*

Durchführung

Punktionsstelle gründlich desinfizieren, Punktion mit sterilen Handschuhen durchführen. 5–10 ml Liquor in 2–3 Schraubröhrchen auffangen. Röhrchen sofort verschließen und umgehend ins Labor bringen. Blutzuckerbestimmung kurz vor Lumbalpunktion!

Transport, Lagerung

Lässt sich ein Transport nicht vermeiden, empfehlen sich Micrognost®-Liquorkulturflaschen.

Bewertung

- Mikroskopische Untersuchung des zentrifugierten Liquors: Bakterien ja/nein? Die Morphologie ermöglicht eine orientierende Einordnung, die Kultur sichert die Diagnose.
- Zellzahl im Liquor:
  - Akute bakterielle, eitrige Meningitis: Leukozyten (500–20 000 Zellen/µl).
  - Nicht eitrige (aseptische) Meningitis: Zellzahl niedrig, Lymphozyten herrschen vor. Charakteristisch für virale Meningoenzephalitiden, Tuberkulose und Leptospirosen.
- Glukosegehalt im Liquor: Bei bakterieller Infektion erniedrigt (normal 60 % des Blutzuckers, Blutzuckerbestimmung kurz vor Lumbalpunktion!).
- Laktatkonzentration im Liquor: Besonders bei bakteriellen Meningitiden erhöht (normal < 2,1 mmol/l). Gegenüber dem Glukosegehalt verlässlicherer Parameter.
- Eiweißgehalt im Liquor: Bei Schrankenstörung und intrathekaler Immunglobulinproduktion erhöht (normal < 45 mg/dl). Zur Differenzierung Liquorelektrophorese sowie Bestimmung des Albuminquotienten und der Immunglobulinklassenindices Liquor/Serum. Der Nachweis erregerspezifischer Immunglobulinklassenindices unterstützt die Diagnosestellung, insbes. bei fehlendem Erregernachweis ▶ 15.5.7.

26

26.3.4 Rachen- und Tonsillenabstriche

Indikationen

V.a. eitrige Angina, Angina Plaut-Vincenti, Diphtherie, Scharlach, Syphilis, akute Epiglottitis *(H. influenzae),* Trägerstatus für *N. meningitidis, C. diphtheriae* und *S. pyogenes.*

Durchführung

! Der Pat. darf vorher keine Schleimhautdesinfektion durchführen!

- Kräftiger Abstrich mit Abstrichtupfer von entzündeten oder sekretbedeckten Arealen bei mit dem Spatel heruntergedrückter Zunge.
- In Universaltransportmedium einbringen.

 Bei V.a. Syphilis Läsion vorsichtig mit Tupfer ausdrücken. Austretende Flüssigkeit mit einer Öse oder Kapillarpipette aufnehmen, auf einen Objektträger aufbringen und mit einem Deckglas abdecken. Sofort mikroskopieren (Dunkelfeld!).

Transport, Lagerung

Umgehender Transport in Universaltransportmedien (▶ 26.3, ▶ 26.4) ins Labor.

Bewertung

- Die häufigsten Erreger sind β-hämolysierende Streptokokken der serologischen Gruppe A (bis etwa 30 %).
- Etwa 40 % der Rachenentzündungen sind viral bedingt.
- Potenzielle Pathogene wie *S. aureus, H. influenzae, S. pneumoniae, P. aeruginosa, Enterobacteriaceae* und Hefen können auch ohne Verursachung einer Erkrankung im Oropharynx nachweisbar sein → klinische Informationen sind für die Bewertung der Kulturergebnisse entscheidend!

26.3.5 Sekret aus Nebenhöhlen und Mittelohr

Indikationen

Sinusitis, Otitis externa et media, Entzündungen der Tuba eustachii.

Durchführung

- Nasennebenhöhlensekret: Punktion.
- Sekret des Gehörganges, Exsudat aus Trommelfelldefekten: Tupferabstriche oder intraoperatives Material.

Transport, Lagerung

Umgehender Transport in Universaltransportmedien (▶ 26.3, ▶ 26.4) ins Labor.
Bei V.a. Anaerobier reduzierende Transportmedien (▶ 26.3, ▶ 26.4)!

Bewertung

Relevante Keime sind *Streptococcus pneumoniae, Haemophilus influenzae, Streptococcus pyogenes, Moraxella catarrhalis, Pseudomonas aeruginosa, Escherichia coli, Klebsiella pneumoniae, Staphylococcus aureus* sowie *Aspergillus* ssp.

26.3.6 Sputum

Indikationen
Erregernachweis bei akuter Tracheobronchitis, chronischer Bronchitis, Entzündungen bei Bronchiektasie und Mukoviszidose, Pneumonie, Lungenabszess, Pleuritis, Pleuraempyem.

Durchführung
- Möglichst Morgensputum, d.h. Sekret aus den tiefen Atemwegen, das sich während der Nacht angesammelt hat und nach dem Erwachen abgehustet wird (keine „Spucke"!).
- Kurz vor erster Expektoration Mund mit frischem Leitungswasser spülen.
- Sekret in sterilen Sputumbecher abhusten. Gefäß verschließen, ohne Innenrand oder Verschlusskappeninnenfläche zu berühren.
! Ist spontane Sputumgewinnung nicht möglich, Provokationsversuch durch Inhalation eines hypertonen Aerosols oder Gabe von Mukolytika.

Transport, Lagerung
Sputumportionen sofort ins Labor bringen. Lagerung bei 4 °C maximal 6–8 h.

Bewertung
Sputum ist häufig durch Bakterien der Oropharyngealflora kontaminiert und deshalb schwer beurteilbar.
- Bei Nachweis in hoher Keimzahl und entsprechender klinischer Symptomatik haben Bedeutung: *Haemophilus influenzae, Streptococcus pneumoniae, Neisseria meningitidis, Staphylococcus aureus,* Enterobakterien, Pseudomonaden, *Moraxella catarrhalis, Legionella pneumophila, Candida albicans* (Mundsoor).
- *Mycoplasma pneumoniae* und *Chlamydia pneumoniae* haben zunehmende Bedeutung; sie lassen sich jedoch bisher nur schwer bzw. kaum anzüchten und sind sicherlich zu einem hohen Prozentsatz für die Infektionen ohne Erregernachweis verantwortlich.
- Obligat pathogene Keime, die sich nur unter Zuhilfenahme spezieller Nährstoffmedien isolieren lassen, sind Diphtheriebakterien *(Corynebacterium diphtheriae),* Keuchhustenerreger *(Bordetella pertussis)* und Tuberkelbakterien *(Mycobacterium tuberculosis).*

26.3.7 Transtracheale Aspiration und bronchoalveoläre Lavage

26

Indikationen
- V.a. Anaerobierinfektion (Aspirationspneumonie, abszedierende Pneumonie, Aktinomykose).
- Schwerer oder atypischer Verlauf einer Pneumonie.
- Abwehrgeschwächte Pat. mit Pneumonie.

Transport, Lagerung

Untersuchungsmaterial sofort ins Labor bringen. Bei Verzögerung Lagerung bzw. Transport in Stuart-Medium. Bei V.a. Anaerobierinfektion reduzierende Transportmedien (▶ 26.3, ▶ 26.4) verwenden.

Bewertung

Geringere Kontamination durch oropharyngeale Flora, besserer Nachweis von Mykobakterien, *Candida* ssp. und Legionellen.

26.3.8 Lungenpunktion

Indikationen

Teure Untersuchung mit relativem Risiko für den Pat. → erst nach Versagen einfacherer Techniken bei V.a. Infektion mit *Pneumocystis carinii, Legionella* ssp., Schimmelpilze.

Transport, Lagerung

Sofortiger Transport ins Labor (am besten durch Boten, da es sich um wertvolles und oft unwiderbringliches Material handelt!).

Bewertung

CT-gesteuerte Lungenbiopsien können im Fall lokalisierter Infektionen ohne Anschluss an den Bronchialbaum diagnostisch weiterführend sein.

26.3.9 Sekretgewinnung bei Tracheostoma und Trachealtubus

Indikationen

Sputum ▶ 26.3.6 bei beatmeten Pat.

Durchführung

- Bei Tubus- bzw. Kanülenwechsel sterilen Absaugkatheter einführen.
- Sekret aspirieren und in ein steriles Röhrchen einbringen.
- Alternative: Katheterspitze mit steriler Schere abschneiden und in Röhrchen mit Transportmedium einsenden.

Transport, Lagerung

Sputum ▶ 26.3.6.

Bewertung

Nach intratrachealer Intubation bzw. Anlegen eines Tracheostomas erfolgt innerhalb von Stunden eine Besiedelung der tiefen Atemwege („Kolonisation") mit Oropharyngealflora → bei der Ergebnisinterpretation berücksichtigen!

26.3.10 Mittelstrahlurin

Die Untersuchung umfasst die mikroskopische Beurteilung und die semiquantitative Urinkultur einschließlich Keimdifferenzierung und Antibiogramm.

Ein einfacheres Verfahren zur Abschätzung der Keimzahl stellt die Eintauchmethode dar. Dabei wird ein mit Nährmedium beschichteter Objektträger, z. B. Uricult®, in den Mittelstrahlurin getaucht, bebrütet und die Koloniezahl durch Vergleich mit Standardbildern geschätzt.

Indikationen
V.a. Harnwegsinfektion oder Pyelonephritis.

Durchführung
Im ersten Morgenurin sind die höchsten Keimzahlen.
- Urinabnahme möglichst vor Beginn der Antibiotikatherapie.
- Sorgfältige vorherige Reinigung des Genitalbereiches.
- Abnahme während der Miktion (erste Urinportion in die Toilette entleeren, dann ohne Unterbrechung des Harnstrahles ca. 5 ml in ein steriles Transportgefäß auffangen).

Transport, Lagerung
- Bis zur Weiterleitung ins Labor im Kühlschrank aufbewahren.
- Eintauchobjektträger bei Raumtemperatur oder 35 °C aufbewahren.

Bewertung
Mittelstrahlurin (MSU) ist meist durch Normalflora der distalen Harnröhre (*Staphylococcus epidermidis, Streptococcus faecalis, Corynebakterien, Enterobacteriaceae*) kontaminiert. Bei optimalen Entnahme- und Transportbedingungen erlaubt die Bestimmung der Keimzahl eine Unterscheidung von „Kontamination" und „Infektion". Reichlich Leukozyten im mikroskopischen Direktpräparat deuten auf eine Harnwegsinfektion hin.

In 80 % der Fälle von Harnwegsinfektionen liegt eine Monoinfektion vor, in 20 % eine Mischinfektion (z. B. bei Dauerkatheterträgern, Harnabflussstörungen oder nach operativen Eingriffen am Harntrakt).

Die häufigsten Erreger von Harnwegsinfektionen sind: *E. coli,* andere Enterobakterien *(Proteus, Klebsiella, Enterobacter, Serratia),* Enterokokken *(Streptococcus faecalis), Pseudomonas aeruginosa, Staphylococcus saprophyticus.*

26.3.11 Katheterurin

Indikationen
Selten indiziert! Nur bei Pat., die zur Mittelstrahltechnik nicht in der Lage sind und/oder bei denen eine Blasenpunktion nicht erwünscht ist (Risiko der Keimverschleppung!).

Durchführung
- Urinabnahme möglichst vor Beginn der Antibiotikatherapie.
- Sorgfältige vorherige Reinigung des Genitalbereiches.
- Urinentnahme nach sorgfältiger Desinfektion per Katheterpunktion im proximalen Abschnitt oder mit Einwegkatheter.
- ! Kein Urin aus dem Katheterbeutel!

26

Transport, Lagerung
Bis zur Weiterleitung ins Labor im Kühlschrank aufbewahren.

Bewertung
Wie bei Mittelstrahlurin (▶ 26.3.10).

26.3.12 Blasenpunktionsurin

Indikationen
- Keine einwandfreie Gewinnung von Mittelstrahlurin (z. B. Phimose).
- Wiederholt uneinheitliche bakteriologische Befunde, Mischinfektionen.

Kontraindikationen
- Bereits steriler Mittelstrahlurin gewonnen.
- Operations- oder Bestrahlungsnarben im Punktionsbereich.
- Nicht tast- oder perkutierbare Blase.
- Hämorrhagische Diathese (erhöhte Blutungsgefahr!).

Durchführung
- Entfernung der Schamhaare und Hautdesinfektion.
- Punktion mit einer etwa 4 cm langen Nadel und aufgesetzter 20-ml-Spritze 1–2 Querfinger oberhalb der Symphyse senkrecht zur Hautoberfläche.
- Nach der Punktion Komprimierung der Punktionsstelle für einige Minuten mit einem Tupfer.

Transport, Lagerung
Bis zur Weiterleitung ins Labor im Kühlschrank aufbewahren.

Bewertung
Jede Keimbesiedlung ist Hinweis auf eine Infektion.

26.3.13 Urethralabstrich

Indikationen
V.a. Gonorrhö, Chlamydieninfektion, Mykoplasmeninfektion, Trichomonadeninfektion (bei Männern), genitale Herpes-simplex-Infektion.

Durchführung
- Vor Entnahme des Abstrichs Transportmedium auf Raumtemperatur bringen.
- Probengewinnung frühestens eine Stunde nach der letzten Miktion.
- **Männer:** Entnahmestelle darf nicht desinfiziert werden. Ausfluss, falls vorhanden, mit Abstrichtupfer aufnehmen; ggf. Eiter aus der Harnröhre von proximal nach distal ausstreichen. Andernfalls dünnen Abstrichtupfer einige Zentimeter in die Urethra einführen und vorsichtig drehen.
- **Frauen:** Nach Abwischen der äußeren Harnröhre diese mit sterilem Tupfer von vaginal komprimieren und ggf. austretendes Sekret mit dem Tupfer auf-

nehmen. Lässt sich kein Sekret gewinnen, dünnen Abstrichtupfer etwa 2 cm tief in die Urethra einführen und vorsichtig drehen.

Transport, Lagerung

- Abstrich in Universaltransportmedium sofort oder innerhalb von 4 h an das Labor weiterleiten.
- Bei V.a. Chlamydien-, Mykoplasmen- oder Virusinfektion Spezialtransportmedien (▶ 26.3, ▶ 26.4) verwenden. Bei Gonorrhö Selektivtransportmedium (z. B. Transgrow-Medium) benutzen.
- Zum Nachweis von Trichomonaden sofort Feuchtpräparat anfertigen.
- ! Gonokokken sind hochempfindlich → unter Warmhaltung unverzüglich ins Labor bringen!

Bewertung

Purulenter Ausfluss aus der Urethra ist häufig bei Gonorrhö, tritt jedoch in 11–13 % durch andere Erreger (Chlamydien, Mykoplasmen, Trichomonaden) auf. Diagnostische Sensitivität von Grampräparaten bei Gonorrhö 95 %. Die Sensitivität der Kultur kann durch die Empfindlichkeit mancher Gonokokkenstämme gegenüber Vancomycin in den Selektivmedien sowie durch das Absterben der Erreger bei zu langen Transportwegen beeinträchtigt sein.

26.3.14 Prostataexprimat

Indikationen

Akute Prostatitis, sehr schmerzhaft.

Durchführung

- Vorhaut vollständig zurückziehen, Glans penis und Meatus urethrae mit einem milden Desinfiziens reinigen und mit feuchtem Tupfer nachreinigen.
- Nach digital-rektaler Prostatamassage Exprimat in einem sterilen Röhrchen auffangen oder mit einem sterilen Tupfer aufnehmen.

Transport, Lagerung

Austretendes Exprimat oder Abstrichtupfer in Universaltransportmedium einbringen und ins Labor schicken.

Bewertung

Bei Pat. mit Prostatitis häufig Nachweis von *Klebsiella* ssp., *Enterobacter* ssp., *Proteus mirabilis*, Enterokokken. Gonokokken sind heute nur selten Ursache einer Prostatitis.

26.3.15 Vaginalabstrich

Indikationen

V.a. Gonorrhö, Syphilis, Infektionen durch *Gardnerella vaginalis* oder *Mobiluncus* ssp., Chlamydieninfektion, Mykoplasmeninfektion, genitale Herpes-simplex-Infektion, Papillomavirusinfektion, Trichomonadeninfektion.

26

Durchführung

Vaginalsekret wird unter Sichtkontrolle (Spekulum ohne Gleitmittel, da diese bakterizid sein können!) mit einem Tupfer entnommen.

Transport, Lagerung

- Anfertigung von Präparaten (besonders wichtig zum Nachweis von Trichomonaden, *Treponema pallidum,* Gonokokken- und *Gardnerella-vaginalis*-Infektionen).
- Abstrichtupfer in Transportmedium entsprechend der Erregerkonstellation (Universaltransportmedium, bei V.a. Gonorrhö Transgrow-Medium, bei V.a. Chlamydien-, Mykoplasmen- oder Virusinfektion Spezialtransportmedien) einbringen und ins Labor schicken.
- ! Bei Frauen mit Intrauterinpessar oder nach Pessarentfernung immer an mögliche Anaerobierinfektion denken (→ Anaerobier-Transportmedium!).

Bewertung

- **Feuchtpräparat:** Sofortnachweis von Trichomonaden, im Dunkelfeld auch von *Treponema pallidum.* Der Nachweis von Trichomonaden oder *Treponema pallidum* in verschickten Proben gelingt fast nie.
- **Methylenblau- oder Gramfärbung:** Nachweis von Gonokokken (**Cave:** Verwechslung mit apathogenen Neisserien – Kultur muss den Verdacht bestätigen!), Nachweis von „clue cells" (Infektion mit *Gardnerella vaginalis* oder *Mobiluncus* ssp.).
- **Anzucht bzw. molekularbiologischer Nachweis** der anderen Erreger ist entsprechend der geäußerten Verdachtsdiagnose und der Eignung des Transportmaterials für den entsprechenden Erreger möglich.

26.3.16　Stuhlprobe

Indikationen

Akute Diarrhö, V.a. Parasitenbefall.

Durchführung

- Vor der Defäkation völlige Blasenentleerung.
- Keine Verwendung von Toilettenpapier (Imprägnierung mit Wismutsalzen ist bakterizid!).
- An 3 aufeinanderfolgenden Tagen ca. haselnussgroßes Stück Stuhl (bei flüssigem Stuhl 1–2 ml) mit Blut- und Schleimbeimengungen, falls vorhanden, entnehmen.
- ! Bei V.a. Typhus und Paratyphus parallel Blutkulturen abnehmen.

Transport, Lagerung

Sehr schnell ins Labor. Nicht sammeln! Bei längerem Transport pH-stabilisierte Medien (Glyzerin-Kochsalzlösung, Cary-Blair-Medium), bei V.a. Cholera alkalisches Peptonwasser für Transport verwenden.

Bewertung

In Mitteleuropa umfasst das Untersuchungsspektrum auf pathogene Darmbakterien die Suche nach *Salmonella, Shigella, Yersinia* und *Campylobacter* ssp. Der Verdacht auf enteropathogene *E. coli, Clostridium difficile, Clostridium perfringens, Vibrio cholerae* sowie Parasitenbefall muss auf dem Anforderungsbogen mitgeteilt werden. Ebenfalls Antibiotikatherapie und Auslandsaufenthalte angeben. Der Nachweis von *Helicobacter pylori* gelingt nur in Magenschleimhaut, die gastroskopisch aus Magen-Duodenal-Ulzera entnommen wurde.

26.3.17 Analabklatsch

Indikationen
Nachweis von *Enterobius-vermicularis*(Oxyuren)-Eiern.

Durchführung
- Materialgewinnung frühmorgens.
- Nach Spreizen der Perianalfalten Tesafilm über die Analöffnung und die flach gezogenen Perianalfalten kleben.
- Tesafilm entfernen und auf Objektträger aufkleben.

Transport, Lagerung
Objektträger mit Patientendaten beschriften und in Transporthülse zur mikroskopischen Untersuchung ins Labor einsenden.

Bewertung
Leichtere Infektionen können mehrmalige Abklatschpräparate an verschiedenen Tagen erfordern.

26.3.18 Wundsekrete

Wundabstrich, Wundsekret, Wundbiopsie.

Indikationen
Mikrobiologische Abklärung nicht heilender Wunden und Abszesse mit eitriger oder seröser Exsudation.

Durchführung
- Bei flächenhaften und eitrigen Entzündungen: Sekret vom Wundrand mit sterilem Abstrichtupfer entnehmen und in Universaltransportmedium einbringen.
- Bei tiefen und geschlossenen Wunden/Abszessen: Flüssiges Material (z. B. Eiter) mit der Spritze entnehmen. Möglichst einmal in Universaltransportmedium und einmal in Anaerobier-Transportmedium ins Labor senden.
- Bläscheninhalt bei V.a. Virusinfektion in Virustransportmedium einbringen.

Transport, Lagerung
Rascher Transport ins Labor.

26

Bewertung

- **Akute Entzündungen** werden durch *Staphylococcus aureus*, *Streptococcus pyogenes* (**Cave:** Meist nur seröse Exsudation!), *Enterobacteriaceae* und *Pseudomonas* ssp. verursacht. Selten werden *Aeromonas* ssp., *Vibrio* ssp. (meist als importierte Erkrankung) und *Pasteurella* ssp. (nach Tierbissen) nachgewiesen.
- **Chronische Entzündungen** werden durch Aktinomyzeten, *Brucella* ssp., *Mycobacterium* ssp. und Pilzinfektionen verursacht.

26.3.19 Intravasale Katheter

Indikationen
V.a. Kathetersepsis oder Entzündung im Bereich der Insertionsstelle.

Durchführung
Entfernung des Katheters.
- Katheter bis 10 cm Länge: Etwas unterhalb der Insertionsstelle mit steriler Schere abschneiden und Spitze steril in Röhrchen einbringen.
- Katheter über 10 cm Länge: Zusätzlich zur Katheterspitze ein ca. 5 cm langes Stück distal der Insertionsstelle herausschneiden und ebenfalls steril einsenden.

Transport, Lagerung
In sterilem Gefäß umgehend ins Labor bringen.

Bewertung
Katheterspitzen werden im bakteriologischen Labor semiquantitativ untersucht. Die Anzahl sowie die Art der Bakterien lässt Rückschlüsse auf die klinische Bedeutung der Isolate zu.

26.3.20 Materialgewinnung für Spezialuntersuchungen

- **Chlamydien:** Chlamydien sind auf üblichen Nährböden nicht kultivierbar. Sie befinden sich i.d.R. nur innerhalb infizierter Epithelzellen; das Untersuchungsmaterial muss zellreich sein. Versand in Chlamydien-Transportmedium, z. B. SP2-Medium. Das Labor stellt dieses zur Verfügung oder gibt Informationen über die Bezugsquelle für das zu bevorzugende Transportmedium.
- **Gonokokken:** Neben dem Abstrichtupfer im Transportmedium immer zwei luftgetrocknete Ausstriche auf Objektträger einsenden. Transport der Probe in Transgrow-Medium.
- **Mykoplasmen und Ureaplasmen:**
  - Urogenitalabstriche, Urin sowie Sekrete des Respirationstraktes in Spezialtransportmedium einbringen, z. B. PPLO-Medium für Proben aus dem Respirationstrakt und SP-2-Medium für Urogenitalmykoplasmen.
  - Parallele Untersuchung hinsichtlich anderer pathogener Erreger ist unbedingt notwendig. Hierzu Material in gewöhnlichen Transportbehältern zusätzlich einsenden.
  - ! Antigen-ELISA und molekularbiologische Verfahren zum Nachweis einer Infektion mit *Mycoplasma pneumoniae* Methode der Wahl.
- **Mykobakterien** ▶ 26.9.

26.4 AWMF-Leitlinien Hygiene und Mikrobiologie

Internetadresse
http://leitlinien.net
→ Reg.-Gruppe 029 + 067 (Mikrobiologie), 029 + 075 (Hygiene).

Weiteres empfehlenswertes Nachschlagewerk mit Richtliniencharakter sind die MiQ-Qualitätsstandards in der mikrobiologisch-infektiologischen Diagnostik. Dieses ständig aktualisierte Lose-Blatt-Werk der Deutschen Gesellschaft für Mikrobiologie und Hygiene erscheint im Urban & Fischer Verlag.

26.5 Grampositive Kokken

26.5.1 Staphylokokken

Staphylokokken (S.) werden in zwei große Gruppen eingeteilt:
- Koagulase-positive Staphylokokken: *Staphylococcus aureus.*
- Koagulase-negative Staphylokokken (KNS): ~26 verschiedene Spezies. Am häufigsten sind *S. epidermidis* und *S. saprophyticus. S. epidermidis* verursacht 70–80 % der KNS-Infektionen.

Klinik
- **Staphylococcus aureus:**
  - **Eitrige Staphylokokkenerkrankungen:** Furunkel, Karbunkel, Abszess, Wundinfektionen, Otitis media, Sinusitis, Mastitis puerperalis, Impetigo contagiosa, Osteomyelitis. Chronische Erkrankungen durch Small-Colony-Varianten, die intrazellulär persistieren.
  - **Septikämie:** 25 % aller Septikämien bei hospitalisierten Pat. Häufige Folgen: Hirnabszesse und ulzeröse akute Endokarditis.
  - **Erkrankungen durch Toxine:** Akute Gastroenteritis, Dermatitis exfoliativa (Ritter-Erkrankung), Toxic-Shock-Syndrom, Pemphigus neonatorum (Dermatitis exfoliativa des Neugeborenen), Impetigo bullosa (generalisierte Form: Staphylococcal Scalded Skin Syndrome).
- **Koagulase-negative Staphylokokken:**
  - **Schwere Septikämien** bei Immunabwehrschwäche des Pat. (Früh- oder Neugeborene, Transplantatempfänger, hochgradig immunsupprimierte Pat.).
  - **Funktionsverlust,** z.T. lokale Prozesse und Septikämien bei implantierten Plastikfremdkörpern (künstliche Herzklappen, Endoprothesen, Osteosynthesen, intravasale Katheter, Shunts), an denen die Erreger adhärieren.
  - **Harnwegsinfektionen:** *S. saprophyticus* verursacht 10–20 % aller Harnwegsinfektionen bei jungen Frauen.

26

Untersuchungsmaterial

- **Kultur und Antibiogramm:** Eiter, Rachenabstrich, Wundsekret, Blut, Sputum, Liquor, explantierte Katheter oder Endoprothesen.
- **Serologie:** 1–2 ml Serum (selten indiziert!).

Mikrobiologische Diagnostik

Mikroskopie: Grampositive Haufenkokken.

Kultur: Blutagar → konvexe, glatte, feucht glänzende Kolonien (katalasepositiv):

- *S. aureus:* Häufig gelb pigmentiert (Name!), deutliche β-Hämolyse auf Blutagar. Small-Colony-Varianten (kleine, langsam wachsende weißliche Kolonien, die durch anaerobes Wachstum auf Schädler-Platten oder im Diffusionshof von Supplementplättchen revertiert werden können).
- Koagulase-negative Staphylokokken: Weißlich.

Als fakultative Anaerobier wachsen Staphylokokken mit und ohne Sauerstoff. **Selektivnährböden** sind Mannit-Kochsalz-Agar nach Chapman und Phenyläthanolagar (Isolation aus Stuhl, Mischkultur mit schwärmenden Bakterien wie Proteus ssp.). **Indikatormedien** sind Baird-Parker- oder Vogel-Johnson-Agar (Telluritreduktion durch Staphylokokken, Hemmung der Begleitflora durch Tellurit) oder moderne chromogene Agarmedien (Anfärbung von *S.-aureus*-Kolonien).

Differenzierung Staphylococcus aureus

- Plasmakoagulase-Reaktion: *S. aureus* bildet das Exoenzym Plasmakoagulase (thrombinähnliches Enzym), das Plasma sichtbar im Röhrchen koaguliert (Röhrchentest = Referenzmethode).
- Clumping-Faktor: Nachweis der zellwandgebundenen Koagulase (Fibrinogenrezeptor) im Objektträgertest.
- Protein-A-Nachweis: *S. aureus* enthält in seiner Zellwand Protein A, das IgG-Moleküle durch Interaktion mit dem F_c-Teil bindet (Agglutinationsreaktion mit IgG-beladenen Erythrozyten). Moderne Agglutinationstestsysteme verwenden Trägerpartikel, die neben IgG zum Nachweis von Protein A auch Komponenten zum Nachweis des Fibrinogen-Rezeptors und von Kapselpolysacchariden von *S. aureus* tragen.
- DNAse: Nachweis der DNAse von *S. aureus* nach 24-stündig. Wachstum auf DNAse-Agar.
- In Speziallabors:
  - Serologischer Nachweis von Enterotoxinen in Stuhl, Lebensmitteln oder Erbrochenem, Toxic-Shock-Syndrom-Toxin 1 (TSST-1) oder Exfoliatin A und B im Kulturüberstand, Nachweis von Toxingenen mittels PCR.
  - Epidemiologische Untersuchungen bei V.a. nosokomiale Infektionsketten (DNA-Puls-Feld-Gel-Elektrophorese).

Differenzierung Koagulase-negativer Staphylokokken

- Novobiocinresistenz: *S. saprophyticus* (selten: *S. xylosus, S. cohnii),* weitere Differenzierung biochemisch.
- Biochemische Differenzierung: Trehalosespaltung, Ureaseaktivität u.a.m.

Serologischer Antikörpernachweis

- Antistaphylolysintest unzuverlässig.
- Nachweis von Anti-TSST-1-Antikörpern in Speziallabors.

Antibiotikaempfindlichkeit

- Isoazolylpenicilline (Oxacillin, Dicloxacillin, Flucloxacillin) und Cephalosporine (Cefazolin). Staphylokokken aber häufig resistent gegen Penicillin und Aminoglykoside (besonders im Krankenhausbereich). Leitsubstanz der β-Laktam-Antibiotikaresistenz ist Methicillin (Oxacillin). Die Mehrzahl der KNS und nosokomiale *S.-aureus*-Stämme sind Methicillin-/Oxacillin-resistent (**MRSA**) und damit auch resistent gegen Staphylokokkenpenicilline, Cephalosporine und Imipenem. Seit 2003 Auftreten von c-MRSA (community-acquired MRSA ohne Bezug zu vorherigen Krankenhausaufenthalten). Stämme, die das Panton-Valentine-Leukocidin exprimieren, werden häufig aus tiefen Hautinfektionen und nekrotisierender Pneumonie isoliert.
- Antibiotika der Wahl bei MRSA und bei schweren Staphylokokkeninfektionen: Glykopeptide (Vancomycin, Teicoplanin), z.T. kombiniert mit Rifampicin.
! Erythromycin und Gyrasehemmer verursachen schnell Resistenz → vermeiden.

Seit 1997 Auftreten von Vancomycin-intermediär-sensiblen *S.-aureus*-Isolaten (**VISA**, Syn. GISA = Glykopeptid-intermediär-sensible *S. aureus*), in den USA und Japan auch Vancomycin-Resistenzen (VRSA). Therapeutische Alternativen: Quinupristin/Dalfopristin, Linezolid, Daptomycin, Tigecyclin. VISA können auch gegen Quinupristin/Dalfopristin resistent sein. Deshalb VISA immer auf Resistenz gegen dieses Antibiotikum testen.

Nachweis von MRSA und VISA/VRSA

- **MRSA:** MHK im Reihenverdünnungstest mit 2 % NaCl oder Agglutinationstest zum Nachweis des Penicillinbindeproteins PBP2a = Screening, chromogene Medien: Kombinierter Nachweis von *S. aureus* und Methicillin-Resistenz, mecA-PCR = Referenzmethode.
- **c-MRSA:** Nachweis des Panton-Valentine-Leukocidin-Gens (lukF/lukS-Gen) mittels PCR und anschließender reverser Hybridisierung.
- **VISA/VRSA:** MHK, E-Test oder Nachweis der Grenzwertkonzentration (Wachstum auf Herz-Hirn-Bouillon-Agar mit Zusatz von 6 mg/l Vancomycin), van-A-PCR.

MRSA- sowie VISA/VRSA-infizierte Pat. sind zu isolieren (Krankenhaushygieniker einschalten!).
Screening auf MRSA bei folgenden Pat.: Vor Organtransplantationen, vor großen operativen Eingriffen, nach Verlegung aus anderer Akutklinik, VRE(Vancomycin-resistente Enterokokken)-Anamnese, Herkunft aus VRE-Endemieländern (EU, USA, Japan, Schweiz), Dialysepatienten, infektiologische und hämolytisch-onkologische Stationen.

26

> **C** Krankenhäuser und ambulante Operationseinrichtungen müssen nosoko-
> miale Infektionen und Multiresistenzen schriftlich dokumentieren. 10 J. Auf-
> bewahrungsfrist!

26.5.2 Streptokokken

Einteilung auf der Basis zweier Charakteristika:
- Hämolyseverhalten (α-, β- oder γ-Hämolyse).
- Antigenstruktur der Zellwand (Lancefield-Antigen = Polysaccharid-Antigen
  in der Zellwand). Alle Stämme mit gleichem Gruppen-Antigen werden in einer Serogruppe zusammengefasst.

Zur Gattung *Streptococcaceae* gehören alle β-**hämolytischen Streptokokken,** die oralen **vergrünenden Streptokokken,** die **Pneumokokken** und die **Laktokokken.** Die
Enterokokken bilden taxonomisch eine eigene Gattung. Die Gattungen *Aerococcus*
und *Leuconostoc* sind von geringerer klinischer Wertigkeit, es existieren Berichte
über Infektionen bei stark immunsupprimierten Pat.

Klinik

β-hämolytische Streptokokken der Lancefield-Serogruppe A *(S. pyogenes)*
- Invasive Infektionen:
  - Lokale, sich rasch ausbreitende diffuse Entzündung im Gewebe: Tonsilli-
    tis, Erysipel, Phlegmone, Wundinfektion, Impetigo, Otitis media, Sinusi-
    tis, nekrotisierende Fasziitis.
  - Septikämie (z. B. Puerperalsepsis) und hämatogene Streuung (z. B. häma-
    togene Osteomyelitis, Endokarditis).
- Toxinvermittelte Erkrankungen: Scharlach (Voraussetzung: Bildung des Bak-
  teriophagen-kodierten erythrogenen Toxins), Streptokokken-assoziiertes to-
  xisches Schocksyndrom (Superantigenfunktion).
- Folgekrankheiten: Poststreptokokkennephritis, rheumatisches Fieber.

β-hämolytische Streptokokken der Lancefield-Serogruppe B *(S. agalactiae)*
- Harnwegsinfektionen.
- Wundinfektionen.
- Meningitiden und Sepsis als Early- oder Late-onset-Erkrankung von Neuge-
  borenen.
- Puerperalsepsis (Gebärende).

β-hämolytische Streptokokken der Lancefield-Serogruppen C, F, G
Eitrige Prozesse in Mund- und Zahnbereich, Gehirn, Leber und Knochen
(selten).

Orale Streptokokken (= „Viridans"-Streptokokken)
- Bestandteil der physiologischen Rachenflora.
- Endocarditis lenta.
- Zahnkaries.

26

Enterokokken *[Enterococcus (E.) faecalis, E. faecium u.a.]* **= Lancefield-Serogruppe D**
• Standortflora: Darm.
• Bei Dislokation: Harnwegs-, Wund- und intraabdominelle Infektionen.
• Endokarditis (etwa 10 % der bakteriellen Endokarditiden).

Pneumokokken *(S. pneumoniae)*
• Lobärpneumonie (70–80 % der außerhalb des Krankenhauses erworbenen Pneumonien).
• Bronchopneumonie.
• Sinusitis, Otitis media, Konjunktivitis.
• Meningitis (kontinuierliche Fortleitung oder hämatogene Streuung), Sepsis, septische Arthritis, Osteomyelitis.

Prädisponierende Faktoren (durch Resistenzminderung) für Pneumokokkeninfektionen sind Alkoholintoxikationen (→ Verminderung der Phagozytoseaktivität, Lähmung des Hustenreflexes und Förderung der Aspiration von Fremdstoffen), Lungenerkrankungen, Herzinsuffizienz (Stauungslunge), Unterernährung und Tumorkachexie, Sichelzellanämie, Hyposplenismus, Splenektomie, Nierenerkrankungen (nephrotisches Syndrom).

Untersuchungsmaterial
• Kultur und Antibiogramm: Rachenabstrich, Blut, Liquor, Urin, Eiter (**Cave:** Infektionen mit A-Streptokokken verursachen oft nur serösen, dünnflüssigen Eiter!), Sputum, Biopsien, Punktate, Abstriche, Sekrete, Exsudate.
• Serologie: 1–2 ml Serum für serologischen AK-Nachweis (AST, Anti-DNAse B).

Mikrobiologische Diagnostik
Mikroskopie
• Grampositive Kettenkokken.
• Pneumokokken: Paarig gelagert, oval oder lanzettförmig, meist mit sichtbarer Kapsel, die im Grampräparat manchmal als helle Zone erscheint.
Antigen-Direktnachweis
• Antigennachweis aus dem Rachenabstrich *(S. pyogenes),* meist als POC-Diagnostik (geringe Sensitivität).
• Pneumokokken-Direktagglutination im Liquor.
Kultur
• Blutagar: Diskusförmige bis konvexe Kolonien mit α-, β- oder γ-Hämolyse. Fakultativ anaerob. Katalasenegativ.
• Enterokokken wachsen auch auf einfachem Nähragar.
• Selektivmedien sind Blutagar mit Antibiotika- oder Farbstoffzusatz, der z. B. gramnegative Stäbchen in ihrem Wachstum hemmt (Nalidixinsäure, Neomycin, Polymyxin, Cotrimoxazol, Kristallviolett) oder Nähragar mit 6,5 % NaCl zur selektiven Anreicherung von Enterokokken.
Differenzierung
• Hämolyseverhalten:
  – α-Hämolyse: Pneumokokken, orale Streptokokken, manche Enterokokken.
  – β-Hämolyse: Hämolytische Streptokokken der Lancefield-Serogruppen A, B, C, E, F und G.
  – γ-Hämolyse: Enterokokken, manche orale Streptokokken.

26

- Koloniemorphologie.
- Katalasereaktion: Fehlt.
- Latexagglutination: Nachweis des Gruppen-Antigens von β-hämolytischen Streptokokken und Enterokokken.
- Empfindlichkeit gegenüber dem Antibiotikum Optochin und/oder gegenüber Galle bzw. Natriumdesoxycholatlösung: Pneumokokken sind im Gegensatz zu anderen vergrünenden Streptokokken empfindlich.
- Kapselquellungsreaktion (Reaktion des Kapselantigens mit spezifischen Anti-seren): Nachweis und Identifizierung des Kapseltyps von Pneumokokken.
- Biochemische Differenzierung: Überprüfung der Stoffwechseleigenschaften bei nicht-hämolysierenden Streptokokken.

Serologischer Antikörpernachweis

Bei V.a. Streptokokken-Folgeerkrankungen durchführen. Immer AK gegen mind. 2 Antigene untersuchen (↑ Sensitivität).

- AK-Titer gegen Streptolysin O (Antistreptolysin-O-Titer, ASL) oder gegen DNAse B (Streptodornase). Wegen hoher Durchseuchung der Bevölkerung mit A-Streptokokken ist erst ein ASL-Titer von > 1 : 300 bzw. ein vierfacher Titeranstieg als Ausdruck einer akuten Infektion zu werten. Sinnvoller ist die Titerbestimmung bei Verdacht auf Folgeerkrankungen zum Nachweis einer vorangegangenen *S. pyogenes*-Infektion.
- Nachweis von Anti-Hyaluronidase oder Anti-Streptokinase (selten durchgeführt).

Antibiotikaempfindlichkeit

- **β-hämolytische Streptokokken der Gruppe A:**
  - **Mittel der Wahl:** Penicillin G.
  - Alternativ Makrolide (**Cave:** Erythromycin-resistente *S. pyogenes* nehmen zu!) oder Cephalosporine bei Penicillinallergie.
- **β-hämolytische Streptokokken der serologischen Gruppen B bis G:**
  - **Mittel der Wahl:** Penicillin G, gute synergistische Wirkung in Kombination mit Gentamicin. Alternativ Cephalosporine, Makrolide.
- **Vergrünende Streptokokken:**
  - **Mittel der Wahl:** Penicillin G.
  - Bei bakteriellen Endokarditiden Resistenzprüfungen, da häufig Streptokokkenstämme mit verminderter Antibiotikasensibilität isoliert werden!
- **Pneumokokken:**
  - **Mittel der Wahl:** Penicillin G, bei Meningitis Ceftriaxon + Vancomycin.
  - Allerdings traten zu Beginn der 1990er-Jahre in Südeuropa Penicillin-resistente Pneumokokken auf. In Deutschland liegt deren Häufigkeit bei 8–12 %. Bei intermediär-resistenten Pneumokokken alternativ Cephalosporine. Bei völliger β-Laktamresistenz Kombinationstherapie mit Vancomycin und Rifampicin.
  - Bei Infektionen der oberen Atemwege und leichter Pneumonie auch Moxifloxacin, das als neuer Gyrasehemmer eine gute Pneumokokkenwirksamkeit hat.
- **Enterokokken:**
  - ! Antibiose immer nur nach Antibiogramm!
  - **Mittel der Wahl:** *E. faecalis:* Ampicillin, das einen synergistischen Effekt in der Kombination mit Gentamicin entwickelt. *E. faecium* ist zu 80 % Ampicillin-resistent. Hier Glykopeptide einsetzen.

– Gegen eine Vielzahl von Antibiotika sind Enterokokken nur mäßig sensibel oder sogar resistent, z. B. gegen Penicillin G, Cephalosporine und Aminoglykoside.

Glykopeptidantibiotika-Resistenz kommt zunehmend vor. Diese Stämme sind nur noch mit Quinupristin/Dalfopristin, bei Streptogaminresistenz *(E. faecalis)* nur noch mit Linezolid, Tigecyclin oder Daptomycin behandelbar.

Nachweis Glycopeptid-resistenter Enterokokken (GRE), Syn. Vancomycin-resistente Enterokokken (VRE): Wachstum auf Vancomycin-haltigen Nährmedien (Screening), MHK, van-A–E-PCR (Bestätigung).
! GRE-infizierte Pat. sind zu isolieren (Krankenhaushygieniker einschalten!).

Krankenhäuser und ambulante Operationseinrichtungen müssen nosokomiale Infektionen und Multiresistenzen schriftlich dokumentieren. 10 J. Aufbewahrungsfrist!

Immunisierungsmöglichkeit
Eine Immunisierungsprophylaxe gegen **Pneumokokken** wird für alle Kinder ab dem 2. Lebensmon. bis zum vollendeten 2. Lj. empfohlen. Außerdem ist die Impfung bei Personen mit prädisponierenden Faktoren (s.o.) sowie bei Menschen > 60 J. indiziert. → 80- bis 90%iger Schutz.

26.6 Gramnegative Kokken

Zu den gramnegativen humanmedizinisch bedeutsamen Kokken gehören:
- Gonokokken *(Neisseria gonorrhoeae).*
- Meningokokken *(Neisseria meningitidis).*
- *Moraxella* (M.) *catarrhalis* (syn.: *Branhamella catarrhalis), M. lacunata, M. nonliquefaciens, M. osloensis, M. phenylpyruvica, M. atlantae, M. urethralis* (syn.: *Oligella urethralis).*
- Veillonellen (anaerobe gramnegative Kokken).
- Apathogene Neisserienarten (physiologische Flora des oberen Atemtraktes).

26.6.1 Neisseria gonorrhoeae

Klinik
Gonorrhö
- Männer: Urethritis, Prostatitis, Epididymitis.
- Frauen: Zervizitis, Adnexitis, „pelvic inflammatory disease", Infertilität.
- Abhängig von den Sexualpraktiken können auch Pharynx- und Rektalschleimhäute infiziert werden.
- Bei hämatogener Aussaat: Arthritis gonorrhoica, Gonokokkensepsis oder Endocarditis gonorrhoica.
- Neugeborene: Ophthalmia neonatorum.

26

Untersuchungsmaterial

PCR, Kultur und Antibiogramm: Abstrich aus Zervix, Urethra, Rektum, Pharynx, Konjunktiven. Bei hämatogener Aussaat: Gelenkpunktate, Blutkultur, 1–2 ml Liquor.

! Hochempfindliche Bakterien! Materialtransport schnell oder in Spezialtransportmedien (Transgrow-Medium). Neben dem Abstrichtupfer im Transportmedium immer zwei luftgetrocknete Ausstriche auf Objektträger einsenden! Bei längerem Transport spezielle Bedingungen (angereicherter Selektivkochblutagar in CO_2-Atmosphäre).

Mikrobiologische Diagnostik

- **Mikroskopie:** Gramnegative, häufig intrazellulär (in Granulozyten) gelagerte semmelförmig-paarige Kokken (Diplokokken).
- **Direktnachweis:** Gonokokken-Antigen bzw. -DNA (EIA, DNA-Sonde, PCR).
- **Kultur:** Tautropfenähnliche bis opak-gelbliche Kolonien, die katalase- und oxidasepositiv sind. Gonokokken sind anspruchsvolle Erreger, die außerhalb des menschlichen Körpers rasch absterben. Sie benötigen mit Eiweiß angereicherte Nährmedien (Kochblutagar) und einen erhöhten CO_2-Gehalt der Atmosphäre. Um Überwucherungen mit anderen Keimen zu vermeiden, werden dem Kulturmedium entsprechende Antibiotika zugesetzt (Thayer-Martin-Agar, Martin-Lewis-Medium, New-York-City-Medium).
- **Differenzierung:** Speziesdifferenzierung mittels biochemischer Merkmale (Zuckerfermentationstest).
- **Serologischer AK-Nachweis:** Bei Gonorrhö von untergeordneter Rolle, da AK nur bei systemischen Infektionen gebildet werden. Für die anderen gramnegativen Kokken stehen keine serologischen Testsysteme zur Verfügung.

Antibiotikaempfindlichkeit

- Mittel der Wahl: Ceftriaxon oder Cefotaxim (zunehmende Zahl Penicillin-resistenter Gonokokken!). Auch Fluorochinone sind wirksam (**Cave:** Stämme aus Südostasien in 10 % Resistenz).
- Wegen der häufig gleichzeitig bestehenden Chlamydieninfektion immer zusätzlich Doxycyclingabe!

26.6.2 Neisseria meningitidis

Bis zu 30 % der Bevölkerung sind gesunde Meningokokkenträger (Rachen) → Nachweis der Keime im Rachenabstrich ohne klinische Bedeutung! Die Isolierung aus tieferen respiratorischen Sekreten kann jedoch Hinweis auf eine Beteiligung von *Neisseria meningitidis* an einer Bronchitis oder Pneumonie sein.

26

Klinik

- Meningokokkenmeningitis.
- Meningokokkensepsis.
- Waterhouse-Friderichsen-Syndrom: Meningokokkensepsis mit massiver Endotoxinfreisetzung.
- ! Pat. mit Defekten der späten Komplementfaktoren (C 6–9) und mit IgM-Mangel haben ein erhöhtes Risiko, an schweren Meningokokkeninfektionen zu erkranken.

C Namentlich bei V.a. Erkrankung und Tod an Meningokokkenmeningitis oder -sepsis, Nachweis von *N. meningitidis* aus Liquor, Blut, hämorrhagischen Hautinfiltraten und anderen, normalerweise sterilen Substraten.

Untersuchungsmaterial
PCR, Kultur und Antibiogramm:
- 1–2 ml Liquor, Blutkultur, Trachealsekret, BAL – sofortige Verarbeitung!
- Zur Erkennung von Meningokokkenträgern Rachenabstrich.

Mikrobiologische Diagnostik
- **Mikroskopie:** Gramnegative, häufig intrazellulär (in Granulozyten) gelagerte semmelförmig-paarige Kokken (Diplokokken).
- **Direktnachweis:** Eine schnelle Methode zur Diagnostik einer Meningokokkenmeningitis ist der Direktnachweis von Antigen (Kapselantigene A, B, C, Y, W 135) im Liquor mit der Latexagglutination (in Deutschland werden 70 % der Meningokokkenmeningitiden durch den Serotyp B, weitere 25% durch A und C verursacht). Ist auch bei anbehandelten Pat. möglich. Die PCR ist der Agglutination in Sensitivität und Schnelligkeit deutlich überlegen.
- **Kultur:** Meningokokken wachsen gut auf angereichertem Blutagar und Kochblutagar.
- **Differenzierung**
  - Speziesdifferenzierung mittels biochemischer Merkmale (Zuckerfermentationstest).
  - Die Korrelation von typischer Koloniemorphologie und Colistinresistenz (Hemmhof um ein Colistinplättchen auf Columbia-Blutagar) erlaubt die Verdachtsdiagnose „Meningokokken".

Antibiotikaempfindlichkeit
- Mittel der Wahl: Penicillin G, bei Penicillinallergie oder Penicillinresistenz (noch selten) Cefotaxim oder Ceftriaxon.
- Penicillinresistenz wurde in Spanien und Großbritannien beobachtet.
- Zur Verhinderung von Spätschäden frühzeitig therapieren. Unbehandelt beträgt die Letalität der Meningokokkenmeningitis 85 %, behandelt 1 %.
- Kontaktpersonen von an Meningokokkeninfektionen Erkrankten prophylaktisch mit Rifampicin oder Ciprofloxacin behandeln.

Immunisierungsmöglichkeit
Bei Reiseindikation steht gegen Meningokokken der Serotypen A, C, Y und W 135 (Polysaccharid-Impfstoff) eine Impfung (aktive Immunisierung) mit gutem Schutzeffekt, nicht jedoch gegen Serotyp B, zur Verfügung. Alle Kinder erhalten im 2. Lj. eine Impfung gegen Meningokokken der Serogruppe C (konjugierter Meningokokken-Impfstoff). Dieser kann zusammen mit dem siebenvalenten Pneumokokken-Konjugationsimpfstoff auch im 1. Lj. verabreicht werden.

26

26.6.3 Moraxellen

- *Moraxella catarrhalis:* Vor allem bei Kindern Bronchitis, Otitis media, Konjunktivitis. Bei Erwachsenen mit Vorschädigung der Lungen Bronchitis und Pneumonie.
- Andere Moraxella-Arten: Kommensalen des Respirationstraktes, der Konjunktiva und der Genitalschleimhaut. Bei Konjunktivitis und Hornhautinfektionen in größerer Keimzahl und im Rahmen schwerer Infektionen bei Pat. mit hochgradigem Immundefekt nachgewiesen.

Untersuchungsmaterial
Kultur und Antibiogramm: Abstrich, Trachealsekret, BAL.

Mikrobiologische Diagnostik
- **Mikroskopie:** Gramnegative, semmelförmig-paarige Kokken (Diplokokken).
- **Kultur:** Moraxellen wachsen gut auf angereichertem Blutagar und Kochblutagar, manche Moraxellaarten auch auf MacConkey-Agar.
- **Differenzierung:** Speziesdifferenzierung mittels biochemischer Merkmale.

Antibiotikaempfindlichkeit
Über 90 % der Isolate sind β-Lactamase-Bildner $\rightarrow$ Therapie mit β-Laktamase-festen Penicillinen. β-Laktam in Kombination mit Laktamaseinhibitor, Breitspektrum-Cephalosporin und Makrolid.

26.6.4 Veillonella

Zusammen mit anderen Anaerobiern in Mischkulturen bei Infektionen im Mund, Darm und Genitalbereich.

Untersuchungsmaterial
Kultur und Antibiogramm: Abstrich, Punktate. Anaerobier-Transportmedium!

Mikrobiologische Diagnostik
- **Mikroskopie:** Sehr kleine gramnegative Diplokokken.
- **Kultur:** Isolierung in anaerober Kultur auf Schaedler-Agar.
- **Differenzierung:** Unüblich, nur mittels DNA-Hybridisierung möglich.
- **Antibiotikaempfindlichkeit:** β-Laktam-Antibiotikum + β-Laktamase-Inhibitor oder Penem. Metronidazol ist ebenfalls wirksam.

26.7 Sporenlose grampositive Stäbchen

26

26.7.1 Corynebakterien

Obligat pathogen ist (bei Lysogenie mit dem tox$^+$-Phagen) *Corynebacterium diphtheriae* $\rightarrow$ Diphtherie. *C. ulcerans* kann das tox-Gen ebenfalls erwerben und einen Krankheitsverlauf wie klassische Diphtherie verursachen. Andere Corynebakterien gehören zur Normalflora von Haut und Schleimhaut. Einige können bei abwehrgeschwächten Pat. endogene Infektionen in Form von Sinusitis, Wundinfektionen, Pneumonie, Sepsis und Lymphadenitis hervorrufen: *C. jeikeium, C. striatum, C. pseudodiphthericum, C. pseudotuberculosis.*

Klinik

Diphtherie: Lokalinfektion, die eine systemische Intoxikation nach sich ziehen kann.

- Lokalinfektion: Pseudomembranen auf Tonsillen, weichem Gaumen und z.T. auch auf der Larynxschleimhaut → Atembehinderung mit Stridor.
- Diphtherietoxin-Wirkung: Parenchymdegeneration in Herzmuskel, Leber, Niere, Nebenniere und motorischen Hirnnerven → Lähmung des Gaumensegels, häufig reversibel.
- Haut- bzw. Wunddiphtherie: Sonderform bei Neugeborenen (Nabelschnur-Diphtherie) und bei Erwachsenen an Vagina, Wunden (in tropischen Gebieten), Konjunktiven und Gehörgang.

> Namentlich bei V.a., Erkrankung oder Tod an Diphtherie, Nachweis von Toxin bildenden *C. diphtheriae.* Fälle von Diphtherie durch *C. ulcerans* sollten ebenfalls gemeldet werden.

Untersuchungsmaterial

Kultur: Abstrich (**unterhalb** einer Pseudomembran entnehmen!) von Tonsillen, Rachen, Nasenschleimhaut oder sonstigen Lokalisationen der Infektion. **Cave:** V.a. Diphtherie dem Labor mitteilen, um selektive Anzucht zu gewährleisten!

Mikrobiologische Diagnostik

- **Mikroskopie:** Grampositive, unregelmäßig geformte, keulenförmige Stäbchen, die im Grampräparat typischerweise V- und Y-förmig gelagert sind. Die endständig gelagerten Polyphosphate, sog. Polkörperchen, können mikroskopisch durch die Spezialfärbung nach Neisser sichtbar gemacht werden.
- **Kultur:** Corynebakterien sind anspruchsvoll und können nur auf eiweißhaltigen Nährböden unter aeroben Bedingungen mit 5 % CO_2 angezüchtet werden (angereicherter Blutagar, Löffler-Serum). Als Selektivmedien für *C. diphtheriae* werden Telluritmedien nach Clauberg oder Tinsdale verwendet. *C. diphtheriae* vermag das in diesen Medien enthaltene Tellursalz zu metallischem Tellur zu reduzieren → Schwarzfärbung der Kolonien. Corynebakterien wachsen auch im Hof eines auf den Agar gelegten Fosfomycin-Plättchens.
- Mitführung eines nicht selektiven Agars auch für Isolierung von *C. diphtheriae,* da es telluritsensible Stämme gibt und nicht alle Stämme Tellurit reduzieren können.
- **Differenzierung:**
  - Identifizierung von *C. diphtheriae* nach morphologischen, biochemischen und physiologischen Merkmalen.
  - Toxinnachweis ist für eine komplette Diagnose notwendig. Immundiffusionstest nach Elek-Ouchterlony. Molekularbiologischer Nachweis des Toxingens (PCR).
- **Serologischer AK-Nachweis:** Zur Überprüfung der Immunitätslage (indirekte Hämagglutination, Neutralisationstest auf Zellkulturen). Schutz ab 0,1 IE/ml Serum → für epidemiologische Fragestellungen.

26

Antibiotikaempfindlichkeit und Antitoxintherapie
Eine antibiotische Therapie allein genügt nicht! An erster Stelle steht die **antitoxische Therapie** mit einem Pferdeimmunserum. Bereits bei V.a. Diphtherieerkrankung mit der Therapie beginnen. Ergänzend Penicillin oder (bei Penicillinallergie) Clarithromycin verabreichen. Kontaktpersonen und gesunde Keimträger in der Umgebung des Pat. ebenfalls antibiotisch behandeln. Resistenztestung mittels Mikrodilutionsverfahren oder E-Test.

Immunisierungsmöglichkeit
Schutzimpfung bewirkt antitoxische Immunität. Die Infektion durch den Erreger wird nicht verhindert, verläuft jedoch asymptomatisch. Auffrischungsimpfung alle 10 J.

26.7.2 Listerien
Humanpathogene Spezies ist *Listeria (L.) monocytogenes,* seltener *L. ivanovii.*

Klinik
- **Immunkompetente Personen:** Die orale Aufnahme einer hohen Keimzahl von *L. monocytogenes* (rohes Fleisch, rohe Milch, Käse und andere Produkte aus roher Milch, Salat, Pilze) führt zu einem grippeähnlichen Krankheitsbild, das meist nicht als Listerieninfektion diagnostiziert wird.
- **Immunsupprimierte Pat.:**
  - Listeriose des ZNS: Meningoenzephalitis.
  - Septisch typhöse Form: Sepsis, z.T. mit Endokarditis.
  - Okulo-glanduläre Form: Konjunktivitis.
- **Intrauterine Infektion:** Entweder Fruchttod oder schwere Schäden (konnatale Listeriose).

Namentlich: Direkter Nachweis von *L. monocytogenes* aus Blut, Liquor und anderen, normalerweise sterilen Substraten sowie aus Abstrichen von Neugeborenen.

Untersuchungsmaterial
- **Kultur und Antibiogramm:** Blut, Liquor, Stuhl, Eiter, Mekonium, Fruchtwasser, Leber- und Milzgewebe (Sektionsmaterial), im Verdacht stehende Lebensmittel.
- **Serologie:** 1–2 ml Serum.

Mikrobiologische Diagnostik
- **Mikroskopie:** Grampositive, sporenlose Stäbchenbakterien von kokkoidem Aussehen. Bei 20 °C bilden sie Geißeln und sind somit beweglich. Bei 37 °C bilden sie keine Geißeln und sind somit unbeweglich.
- **Direktnachweis:** Mittels PCR in Blut und Liquor oder nach Anreicherungskultur im Speziallabor.
- **Kultur:** *L. monocytogenes* lässt sich aerob und fakultativ anaerob auf fast allen Nährmedien anzüchten. Durch das Listeriolysin O auf Blutagarplatten leichte β-Hämolyse. Listerien sind katalasepositiv. Anreicherung aus kontaminier-

tem Material durch Verwendung von Selektivmedien wie UVM- oder PALCAM-Bouillon bzw. LPM- oder Oxford-Agar oder mittels Kälteanreicherung bei 4 °C ist möglich. Indikatornährböden (Chromagar) werden kommerziell angeboten.

- **Differenzierung durch:**
  - Unterschiedliche Beweglichkeit bei 20 °C und 37 °C.
  - Positive Katalase.
  - Fähigkeit zur Aesculinspaltung.
  - Positiver CAMP-Test: Hämolyseverstärkung in der Nähe eines *S.-aureus*-Impfstriches.
  - Biochemische Leistungsprüfung („bunte Reihe").
- **Serologischer AK-Nachweis:** WIDAL-Agglutination oder KBR, jedoch geringe diagnostische Wertigkeit.

Antibiotikaempfindlichkeit
Mittel der Wahl: Ampicillin zusammen mit einem Aminoglykosid (synergistische Wirkung). Bei Penicillinallergie Cotrimoxazol, Tetrazyklin, Makrolide oder Vancomycin. **Cave:** Cephalosporine sind unwirksam!

26.7.3 Erysipelothrix
Erysipelothrix rhusiopathiae ist der Erreger des Schweinerotlaufs. Erregerreservoir sind Schweine, z.T. auch andere Tiere.

Klinik
Die Infektion wird über kleinste Verletzungen erworben. Es entsteht eine lokal begrenzte Hautinfektion: **Erysipeloid.** In seltenen Fällen generalisiert die Erkrankung → Sepsis, Endokarditis, Arthritis.

Untersuchungsmaterial
Kultur: Gewebesaft aus dem Erysipeloid, Punktions- und Biopsiematerial bei Arthritis, Blutkultur bei septischem Verlauf und Endokarditis.

Mikrobiologische Diagnostik
- **Mikroskopie:** Schlankes, grampositives Stäbchen.
- **Kultur:** Gutes Wachstum auf Blutagar: Kleine, grauweiße Kolonien.
- **Differenzierung:** Biochemisch durch „bunte Reihe": Leitreaktionen sind die positive H_2S-Bildung und die Unbeweglichkeit des Erregers. Katalase-negativ.

Antibiotikaempfindlichkeit
Mittel der Wahl: Penicillin G, bei Penicillinallergie Doxycyclin. **Cave:** Resistenz gegen Vancomycin.

26.8 Aerobe Sporenbildner
Die Gattung *Bacillus* (B.) umfasst mehr als 50 Arten Sporen bildender, aerob wachsender, grampositiver Stäbchen, die ubiquitär vorkommen.

Obligat pathogen sind *B. anthracis* und *B. cereus*. Fakultativ pathogen können alle anderen Bazillusarten bei massiver Immundefizienz sein. Die Abgrenzung zwischen Kontamination, Kolonisation und Infektion ist durch das ubiquitäre Vorkommen von Bazillen schwierig.

Klinik

Bacillus anthracis

Infektion: Über kranke Tiere oder durch kontaminierte tierische Produkte (Berufskrankheit von Landwirten, Schlachtern und Veterinären, v.a. in Südeuropa und Südamerika):

- Hautmilzbrand (95 % aller Infektionen).
- Darmmilzbrand.
- Primärer Lungenmilzbrand.
- Septikämie.

Hautmilzbrand hat eine günstige Prognose, während Darm- und Lungenmilzbrand häufig (zu 50 % bzw. fast 100 %) letal verlaufen.

> *B. anthracis* ist ein potenzieller Keim bei bioterroristischen Anschlägen (▶ 1.6, Bioterrorismus).

> Namentlich bei Verdacht, Erkrankung und Tod an Milzbrand, Nachweis von *B. anthracis*.

Bacillus cereus

- Lebensmittelvergiftung mit Diarrhö und Erbrechen durch die Bildung eines hitzesensiblen Toxins. Die Erkrankung ist selbstlimitierend.
- Augeninfektionen (Konjunktivitis, Endophthalmitis).
- Systemische Infektionen bei Immunsuppression, Alkohol- und Drogenmissbrauch.

> Verdacht, Erkrankung und Tod an mikrobiell bedingter Lebensmittelintoxikation!

Untersuchungsmaterial

Kultur: Wundmaterial, Sputum, Blut, Stuhl, Sektionsmaterial, Abstriche, Nahrungsmittelreste, Erbrochenes.

> Die Arbeit mit *B. anthracis* ist hochgefährlich → besondere Sicherheitsmaßnahmen (Risikogruppe III)! Vermerk des Verdachtes auf Milzbrand auf der Anforderung!

Mikrobiologische Diagnostik

- **Mikroskopie**
  - Grampositive, aerobe Stäbchen. *B. anthracis* und *B. cereus* bilden mittelständige Sporen (Sporenfärbung mit Malachitgrün-Safranin oder Karbolfuchsin-Methylenblau).

- Im Unterschied zu anderen Bazillusarten ist *B. anthracis* unbeweglich.
- Kapselnachweis in der Immunfluoreszenzmikroskopie.
- **Kultur**
  - *B. anthracis:* Aerobe Kultivierung auf Blut- und Nähragar („Medusenhaupt-Form" der Kolonien, minimale Hämolyse). Selektivagar (PLET, TSBP) oder Erhitzung der Probe auf 80 °C vor dem Ausimpfen (Sporenselektion).
  - *B. cereus:* Aerobe Kultivierung auf Blut- und Nähragar (starke Hämolyse). Cereus-Selektivagar enthält Polymyxin zur Unterdrückung der Begleitflora und als Indikatoren Mannit (Mannitspaltung) und Lecithin (Lecithinasenachweis). *B. cereus* wächst als blaugrüne Kolonie.
- **Differenzierung**
  - Beweglichkeit (*B. anthracis* unbeweglich, *B. cereus* beweglich) und Penicillinempfindlichkeit (*B. anthracis* empfindlich, *B. cereus* resistent) → nicht 100 % zuverlässig.
  - Biochemische Leistungsparameter („bunte Reihe").
  - Mikroskopische Eigenschaften: Sporenlokalisation, Gestalt der Stäbchen.
- **PCR** zum Nachweis von *B. anthracis* ist noch nicht in allen Labors etabliert.
- **Toxinnachweis** aus Nahrungsmitteln oder Anreicherungskulturen mittels ELISA.

Antibiotikaempfindlichkeit

- *B. anthracis:* Penicillin G, Tetrazykline, Ciprofloxacin. Bei Biowaffenanschlag wegen V.a. Penicillin- und Tetrazyklinresistenz Ciprofloxacin.
- *B. cereus:* Keine Antibiotika bei Gastroenteritis. Bei Infektionen nach Antibiogramm. Meist empfindlich gegenüber Glykopeptiden in Kombination mit Aminoglykosid, auch Clindamycin oder Erythromycin sowie Gyrasehemmer.

Immunisierungsmöglichkeit

Aktive Immunisierung mit einer zellfreien Vakzine von *B. anthracis* bei exponierten Personen.

26.9 Mykobakterien

Zur Gattung *Mycobacterium* (M.) gehören *M. tuberculosis, M. africanum* und *M. bovis,* Erreger der Tuberkulose, *M. leprae,* Erreger der Lepra, und zahlreiche andere, sog. atypische Mykobakterien, die zunehmend häufiger opportunistische Infektionen verursachen.

26.9.1 M. tuberculosis, M. africanum und M. bovis

Klinik

Übertragung: Aerogen durch Tröpfcheninfektion, (*M. bovis* auch durch Trinken infizierter Milch).

- **Primärstadium:** Am Infektionsort (meist in der Lunge) entsteht der Primäraffekt. Zusammen mit befallenen regionalen Lymphknoten Bildung des Primärkomplexes. Von hier aus Streuung in verschiedene innere Organe und in die Knochen. Die häufigsten so entstehenden Herde (apikale Lungenabschnitte) werden Simon'sche Spitzenherde genannt. Zu 90 % vernarben und verkalken Primärkomplex und evtl. noch entstandene Simon'sche Spitzenherde → kein Ausbruch der Erkrankung.

- **Postprimär-Tuberkulose:** Bei Störung des Gleichgewichtes zwischen Immunsystem und den in den verkalkten Primärkomplexen und Simon'schen Spitzenherden noch vorhandenen Keimen. Dies kann Jahre nach der Erstinfektion geschehen → weiterer granulomatöser Befall der Lunge mit Kavernenbildung und z.T. Befall anderer Organsysteme durch hämatogene Aussaat.

Namentlich (einschl. Geburtsland und Staatsangehörigkeit): Erkrankung oder Tod an Tuberkulose (auch ohne bakteriologischen Nachweis), Nachweis von säurefesten Stäbchen im Sputum, direkter Nachweis von *M. tuberculosis*, *M. africanum* und *M. bovis*. Ergebnis der Resistenzbestimmung. Therapieverweigerer.

Mycobacterium tuberculosis und *Mycobacterium bovis* gehören zu den Bakterien der Risikogruppe III und erfordern eine besondere Vorsicht beim Umgang mit dem Untersuchungsmaterial!

Untersuchungsmaterial
PCR, Kultur und Antibiogramm: Tiefes Morgensputum, Bronchialsekret, Trachealsekret, Magenspülwasser, Pleuraexsudat, Liquor, Morgenurin, Lymphknotenpunktat. Abstriche sind weniger geeignet. Bei noch nicht gesicherter Diagnose 3 Proben an 3 verschied. Tagen. Nach Diagnosesicherung Kontrolle alle 2–4 Wo.

Mikrobiologische Diagnostik
- **Mikroskopie:** Stäbchenbakterien. Die Zellwand ist dem Aufbau nach grampositiv (dicke Mureinschicht), lässt sich aber in der Gramfärbung nicht darstellen. Grund ist der hohe Lipidgehalt der Zellwand, der ein Eindringen der Farbstoffe verhindert. Gute Anfärbbarkeit durch Ziehl-Neelsen-Färbung („säurefeste Stäbchen") oder Auraminfluoreszenzfärbung.
- **PCR:** Direktnachweis von Tuberkulosebakterien im Untersuchungsmaterial, kein Screeningverfahren! Indiziert bei begründetem Krankheitsverdacht, bei schwer gewinnbaren Materialien und bei Liquor. Mindestens zweimal durchführen (Bestätigung). Immer parallel Kultur versuchen, denn es muss ein Isolat für die Resistenztestung vorliegen.
- **Kultur:** *M. tuberculosis* und *M. bovis* lassen sich nach Dekontamination des Materials zum Ausschalten der Begleitflora und dabei gleichzeitig erfolgter Anreicherung auf lipidhaltigen Nährböden in aerober Atmosphäre mit 5–10 % CO_2 kultivieren.
  - **Selektivnährmedien:** Glycerin-Eiernährmedium nach **Löwenstein-Jensen,** dem Malachitgrün zur Wachstumshemmung anderer Keime zugesetzt ist. Andere geeignete Medien sind Nährboden nach **Gottsacker, Middlebrook 7 H 10-** und **7 H 11 Agar** und Medium nach **Stonebrink.**
  - **Flüssignährmedien:** Dienen der Bakterienanreicherung und werden insbes. in der automatisierten Diagnostik verwendet.

- Die **Generationszeit** ist mit etwa 15 h extrem lang. Kolonien sind frühestens nach 3-wöchiger Bebrütung bei 37 °C makroskopisch sichtbar. Bei Einsatz automatisierter Verfahren können Mykobakterien nach 1–2 Wo. nachgewiesen werden.

Molekularbiologische Differenzierung
Nachweis von spezifischen DNA- bzw. RNA-Sequenzen (Gen-Sonden, PCR, DNA-Sequenzierung). **Cave:** PCR eignet sich nicht für Verlaufskontrollen oder zum Nachweis von Rezidiven (Nukleinsäuren von toten Bakterien bis 1 J. nach Therapiebeginn nachweisbar).

Biochemische/morphologische Differenzierung
- Koloniemorphologie.
- Biochemische Leistungsparameter (z. B. Nikotinsäureproduktion, Nitratreduktion, Katalasebildung, Ureaseaktivität, Pyrazinamidaseaktivität, Produktion einer sauren Phosphatase, Arylsulfataseaktivität, Tweenhydrolyse, Telluritreduktion, Eisenaufnahme, Toleranz gegen 5 % NaCl).
- Wachstumsverhalten und Pigmentbildung bei verschiedenen Temperaturen (25 °C, 31 °C, 36 °C und 45 °C).
- Wachstumsfähigkeit auf MacConkey-Agar.

Antibiotikaempfindlichkeit
Von jedem Erstisolat Resistenztestung (Bestimmung der kritischen Konzentration im Agardilutionsverfahren) vornehmen! Wiederholung nach etwa 2 Mon., wenn trotz Therapie weiterhin positive Kulturen isoliert werden. Molekularbiologischer Nachweis von bekannten Resistenzmutationen mittels PCR oder Sequenzierung.
- **Mittel der ersten Wahl:** Isoniazid (INH), Rifampicin (RMP), Pyrazinamid (PZA), Ethambutol (EMB), Streptomycin.
- **Mittel der zweiten Wahl:** Prothionamid, Capreomycin.
- Ausschließlich **Kombinationstherapie:** Viererkombinationen mit INH, PZA, RMP und Ethambutol oder Streptomycin, um die Resistenzentwicklung zu verzögern. **Standardschema:** INH, RMP, PZA und EMB (oder Streptomycin) für 2 Mon., danach INH + RMP für 4 Mon. Werden die Kulturen später als 3 Mon. nach Therapiebeginn negativ oder liegt ein ausgedehnter Befund vor, weitere 6 Mon. Therapie nach kultureller Negativierung. Bei tuberkulöser Meningitis zweite Behandlungsphase auf 10 Mon. ausdehnen.
- ! Neuerdings Nachweis multiresistenter *M.-tuberculosis*-Stämme, insbes. bei AIDS-Pat. in den USA, in Deutschland bei Pat. aus GUS-Staaten häufig.

Immunitätsnachweis
- **Tuberkulintest:** Der **Tuberkulintest (Tine-Test)** wird 6–8 Wo. nach Infektion oder Impfung positiv (Überempfindlichkeitsreaktion vom verzögerten Typ). Dabei werden gereinigte Tuberkuloproteine (= Tuberkulin) intrakutan appliziert und die entzündliche Hautreaktion nachgewiesen. Eine positive Tuberkulinreaktion bedeutet, dass die Person mit Tuberkulose-Erregern Kontakt hatte oder mit BCG aktiv geimpft wurde. Heute weitgehend zugunsten von In-vitro-Methoden verlassen.

26

- **T-Zell-SPOT-Test:** Nachweis Inferon-γ-sezernierender Tuberkulose-spezifischer T-Zellen nach Inkubation mit Tuberkulosebakterien-Proteinen. Eine positive Reaktion weist auf eine Exposition gegenüber pathogenen Tb-Bakterien hin.
  Untersuchungsmaterial: Heparinblut. Absprache mit dem Labor empfehlenswert → Test muss am gleichen Tag durchgeführt werden.

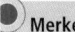
Merke
- Der positive Ausfall des Testes ist keinesfalls gleichbedeutend mit einer Erkrankung an Tuberkulose.
- Bei schwerer Immunsuppression kann der Test ein falsch negatives Ergebnis zeigen.

Immunisierungsmöglichkeit

Die aktive Schutzimpfung mit dem Lebendimpfstoff BCG wird von der Ständigen Impfkommission am Robert-Koch-Institut wegen nicht sicher belegbarer Wirksamkeit und nicht seltenen Nebenwirkungen nicht mehr empfohlen. Ein BCG-Impfstoff ist in Deutschland derzeit nicht zugelassen.

26.9.2 Nicht-tuberkulöse (ubiquitäre) Mykobakterien

Mykobakterien, die keine Erreger der klassischen Tuberkulose oder der Lepra sind, werden als nicht-tuberkulöse Mykobakterien (NTM) oder MOTT (engl.: mycobacteria other than tuberculosis) bezeichnet. Sie sind ubiquitär vorhanden und besiedeln häufig die Haut und Schleimhaut von Mensch und Tier.

Klinik

Niedrige Pathogenität. Begünstigt durch eine verminderte zelluläre Immunabwehr (z. B. Immunsuppression nach Transplantation, Karzinomerkrankung, AIDS) entstehen invasive, meist chronisch verlaufende Infektionen der Haut. Bei fehlender T-Zell-Reaktion (z. B. bei AIDS) auch disseminierte Infektionen (Befall von Lunge, Leber, Milz, Lymphknoten, Knochenmark).

Untersuchungsmaterial

Kultur und Antibiogramm: Tiefes Morgensputum, Magenspülwasser, Pleuraexsudat, Liquor, Morgenurin, Abstriche, Lymphknotenpunktat.

Mikrobiologische Diagnostik

Kultur und Differenzierung: Unterscheidung von *M. tuberculosis* und *M. bovis* nur nach kultureller Anzucht.
- Gensonden zur Differenzierung von M.-tuberculosis-Komplex, *M. avium intracellulare, M. gordonae* und *M. kansasii.*
- PCR mit anschließender Spezies-spezifischer Streifenhybridisierung.
- 16S-DNA-Sequenzierung.
- Chromatografiemethoden zur Analyse zellulärer Fettsäuren.
- Morphologische/biochemische Parameter (▶ 26.9.1).

26

Antibiotikaempfindlichkeit

NTM sind häufig primär resistent gegen eine Vielzahl von Tuberkulostatika. Dies erfordert im Einzelfall die Anwendung von bis zu 5 Substanzen in Kombination. Manche NTM sind gegenüber Clarithromycin, Gyrasehemmern, Amikacin oder Azithromycin empfindlich.

26.9.3 M. leprae

Klinik

Inkubationszeit von 6 Mon. bis 5 J (!). Schleichender Erkrankungsbeginn, zunächst in kühleren Gewebeabschnitten des Körpers wie Haut, oberflächlich gelegenen Nerven, Nase und Pharynx. Abhängig vom Zustand des T-Zell-Systems zwei Formen:

- **Tuberkuloide Lepra** bei relativ intaktem T-Zell-System: Auf der Haut bis zu 10 cm große, blasse, unempfindliche Flecken und diffus verteilte erythematöse, infiltrierte Knoten von etwa 3 cm Durchmesser. Bei Befall peripherer Nerven kommt es zu Neuritis, Parästhesien und trophischen Ulzera. Zerstörung der Nerven → Atrophie von Muskeln und Knochen. Wegen bestehender Anästhesie häufig unbemerkt Verletzungen hohen Grades mit entsprechender Narbenbildung und Deformationen. Im Gewebe sind nur wenige Bakterien nachweisbar.
- **Lepromatöse Lepra** mit schlechter Prognose bei reduzierter oder fehlender T-Zell-Antwort (= Anergie): Fortschreitender Befall von Haut, Schleimhaut und Nervenzellen. In den Läsionen im Gegensatz zur tuberkuloiden Form massenhaft Erreger. Befall der Kornea kann zur Erblindung führen. Nervenbefall nur im Spätstadium.

Als Übergangsformen gelten die **intermediäre Lepra** (auch **Borderline-Lepra** genannt) mit variierenden Merkmalen der tuberkuloiden und der lepromatösen Lepra sowie die **unbestimmte Form** zu Krankheitsbeginn, die in die tuberkuloide oder die lepromatöse Lepra übergehen kann.

Namentlich: Nachweis von *M. leprae.*

Untersuchungsmaterial

- Lepromatöse Form: Nasenabstrich, Gewebsflüssigkeit von skarifizierten Hautstellen.
- Tuberkuloide Form: Gewebsflüssigkeit von skarifizierten Hautstellen oder Hauteinschnitten.

Mikrobiologische Diagnostik

- **Mikroskopie:** Die Bakterien verhalten sich in der Ziehl-Neelsen-Färbung säurefest. Morphologisch lässt sich *M. leprae* von den Erregern der Tuberkulose nicht unterscheiden.
- **PCR:** Nachweis erregerspezifischer Nukleinsäuren (gelingt bei der lepromatösen Form besser als bei der keimarmen tuberkuloiden Lepra).
- **Kultur:** Kultivierung von *M. leprae* auf unbelebten Nährböden ist nicht möglich. Vermehrung lediglich in der Pfote von Mäusen und im Gürteltier (Speziallabor!).

26

Antibiotikaempfindlichkeit

Mittel der Wahl: Dapson (4,4-Diaminodiphenylsulfon), Rifampicin und Clofazimin. Bei Resistenz auch Prothionamid, Clarithromycin, Minocyclin oder Gyrasehemmer (Levofloxacin). Zur Vermeidung sekundärer Resistenzentwicklung Kombinationstherapie über mindestens 2 J durchführen.

Immunitätsnachweis

Der **Lepromintest** ist ein Hauttest analog zum Tuberkulintest (▶ 26.9.1). Er ist charakteristischerweise bei der tuberkuloiden Form positiv; bei der lepromatösen Form negativ.

26.10 Aktinomyzeten

26.10.1 Aerobe und anaerobe Aktinomyzeten

Heterogene Gruppe mit Verwandtschaft zu Corynebakterien und Mykobakterien. Humanpathogene Aktinomyzeten werden unterschieden in:

- Fakultativ anaerobe Aktinomyzeten (A.): *Actinomyces israelii, A. gerencseriae, A. naeslundii, A. viscosus, A. meyeri, A. odontolyticus, A. pyogenes.*
- Obligat aerobe Aktinomyzeten-Gattungen: *Nocardia, Actinomadura, Nocardiopsis, Streptomyces, Dermatophilus, Rhodococcus, Gordonia, Tsukamurella, Williamsia.*

Klinik

- **Fakultativ anaerobe Aktinomyzeten:** Normale Flora der Mundschleimhaut. Meist endogene Infektionen nach Geweberverletzungen. Häufigste Manifestation: Mundhöhlen-Aktinomykose (Strahlenpilzkrankheit). Beginn mit einer derben, roten, ziemlich unempfindlichen Schwellung, die sich allmählich entwickelt und zunehmend weicher wird. Der Inhalt beginnt zu fluktuieren und fistelt schließlich → chronisch entzündliches Höhlensystem mit relativ schlechter Heilungstendenz. Weitere Formen sind:
  - Lungenaktinomykose (20 %).
  - Abdominalaktinomykose (20 %).
  - Tränensackkanalikulitis.
  - IUP-assoziierte Genitalinfektionen.
  - Parodontitis und Karies.
  - *A. pyogenes* verursacht akute Pharyngitis und Urethritis sowie kutane und subkutane Infektionen.
- **Aerobe Aktinomyzeten:** Das normale Habitat ist die Umwelt (Wasser, Boden). Über Hautwunden oder aerogene Infektion können sie verursachen:
  - Myzetome („Madurafuß") und andere kutane bzw. subkutane Abszesse.
  - Schwere eitrige oder kavitäre pulmonale Infektionen.
  - Septikämien mit sekundärer Organmanifestation in Meningen, Hirn und Nieren.

Untersuchungsmaterial

Kultur: Abszesseiter, Bronchialsekret, Tränensekret, Zervikalabstriche, Rachenabstriche, Harnröhrenabstriche, Wundsekret, Blut, Abszesspunktate.

! Drusenhaltiger Eiter erbringt die besten Kulturergebnisse.

Proben möglichst schnell verarbeiten.

Mikrobiologische Diagnostik

- **Mikroskopie:** Grampositive, verzweigte, pleomorphe Stäbchen, in Ketten und Nestern angeordnet. Aktinomyzeten sind partiell säurefest und lassen sich mit einer verkürzten Ziehl-Neelsen-Färbung darstellen.
- **Kultur:**
  - **Fakultativ anaerobe Aktinomyzeten:** Mindestens 14-tägige mikroaerophile Bebrütung von hochangereicherter Nährbouillon und -agar, Schaedler-Agar, Brucella-Agar → auf festen Nährböden erhabene, mehrfach gefältelte, weiße Kolonien.
  - **Obligat aerobe Aktinomyzeten:** Mindestens 14-tägige aerobe Bebrütung von Nährbouillon, Blutagar und/oder Sabouraud-Glukose-Agar → auf festen Nährböden konvexe, oft gefältelte Kolonien, z.T. mit Luftmyzel.
  - Grobeinteilung in die verschiedenen Gattungen mittels Koloniemorphologie und Pigmentierung.
- **Differenzierung aerober und anaerober Aktinomyzeten (Referenzlabor):**
  - Biochemische Leistungen: Hydrolysereaktionen, Verwertung von Kohlenstoff- und Stickstoffquellen.
  - Biochemische Zellwandanalyse mittels Dünnschichtchromatografie von Ganzzelllysaten: Nachweis und Isomerbestimmung von 2,6-Diaminopimelinsäure (DAP), Nachweis und Differenzierung von Mykolsäuren.
  - Gaschromatografie zur Detektion der von den Bakterien produzierten Fettsäuren → charakteristische Verteilungsmuster.
  - Nachweis charakteristischer zellulärer Zucker (z. B. Arabinose, Madurose, Galaktose, Xylose etc.).
  - Sequenzierung des 16S-rRNA-Gens.

Antibiotikaempfindlichkeit

- Fakultativ anaerobe Aktinomyzeten: Penicillin G; alternativ: Doxycyclin. Berücksichtigung des Resistenzverhaltens der immer vorhandenen Begleitbakterien.
- Obligat aerobe Aktinomyzeten: β-Laktam-Antibiotika, Sulfonamide, Cotrimoxazol, Imipenem (bei schweren Infektionen in Kombination mit Amikacin).

26.10.2 Tropheryma whipplei

Tropheryma whipplei ist der Erreger der Whipple-Krankheit. Erregerreservoir, Infektionsweg und Pathogenese sind noch unklar. Die Verdopplungszeit des Erregers soll 18 d betragen. Es gibt erste Hinweise auf eine Störung der zellvermittelten Immunität (reduzierte Produktion von IL-2 und IL-12, vermehrte Synthese von IL-4, die zu einer reduzierten Aktivierung der Makrophagen und damit zu einer intrazellulären Persistenz der Erreger in diesen Wirtszellen führen).

Da 75 % aller untersuchten Normalpersonen IgG-Antikörper gegen *Tropheryma whipplei* zeigen, muss von einer großen Durchseuchung mit diesem Erreger bei seltener individuell (genetisch?) determinierter Krankheitsbereitschaft ausgegangen werden.

26

Klinik

Systemische Infektion, die hauptsächlich Männer (seltener auch Frauen) im mittleren Alter betrifft und durch Symptome wie Arthralgie, Durchfälle, Bauchschmerzen und Gewichtsverlust charakterisiert ist. Manchmal sind auch Lymphknotenschwellungen, Ödeme und Aszites, Fieber, Hyperpigmentierung und ZNS-Befall nachweisbar. In etwa einem Drittel der Fälle besteht eine Assoziation zu HLA B27.

Untersuchungsmaterial

Dünndarmbiopsien (kleine weißliche Lymphzysten in der Duodenoskopie, möglichst weit distal entnommen), Gewebeproben aus Lymphknoten, Synovialis und Herzklappengewebe, Liquor bei Verdacht auf ZNS-Manifestation.

Mikrobiologische Diagnostik

- **Mikroskopie der Gewebeproben:** PAS-Färbung: Große Makrophagen mit rot leuchtenden Einschlüssen (DD: *Mycobacterium avium*, daher immer parallel Ziehl-Neelsen-Färbung durchführen). *T. whipplei* ist im Gegensatz zu Mykobakterien nicht säurefest). Im Liquorsediment gelingt der Nachweis PAS-positiver Makrophagen selten, daher immer PCR durchführen.
- **Kultur:** Kultivierung des Erregers nur in Speziallaboratorien, unzuverlässig (Zellkultur mit Zusatz von IL-4).
- **PCR:** Obligat aus Liquor, Lymphknotenbiopsien, Synovialis und Herzklappengewebe. Fakultativ parallel zur Mikroskopie von Gewebeproben aus dem distalen Duodenum. 16S-rRNA-Sequenzierung zur Spezifitätssicherung. Eine positive PCR ist nur zusammen mit eindeutiger Klinik verwertbar, da bisher nicht ausgeschlossen werden kann, dass es auch einen gesunden Trägerstatus mit *T. whipplei* gibt.

Antibiotikaempfindlichkeit

Die Erkrankung führt unbehandelt zum Tod. Daher möglichst früher Therapiebeginn mit einer Kombinationstherapie von Penicillin und Streptomycin, bei Enzephalitis auch Ceftriaxon oder Chloramphenicol (gute Liquorgängigkeit). Rezidivprophylaxe für mindestens 1 J mit Cotrimoxazol, dabei regelmäßige endoskopische Rezidivkontrolle. Bei Therapieresistenz wird innerhalb von Studienprotokollen IFN-γ gegeben.

26.11 Enterobacteriaceae

Die Familie der *Enterobacteriaceae* (fakultativ anaerobe gramnegative Stäbchen) umfasst:

- Fakultativ pathogene Gattungen gramnegativer Stäbchenbakterien, die zur physiologischen Darmflora gehören und nur bei Verschleppung in andere Körperregionen opportunistische Infektionen auslösen.
- Obligat pathogene Gattungen wie Shigellen, Salmonellen und pathogene *E.-coli*-Stämme, die Enteritis und schwere Allgemeininfektionen verursachen.

26.11.1 Salmonellen

Obligat pathogene Enterobakterien. Die humanpathogene Subspezies *S. enteritica* wird nach zwei unterschiedlichen Krankheitsbildern (Salmonellosen) eingeteilt:
- Typhöse Salmonellose: *S. Typhi, S. Paratyphi* A, B und C.
- Enteritische Salmonellose: *S. Enteritidis, S. Typhimurium* und etwa 2000 weitere Serovare.

Klinik

- **Typhus (Paratyphus) abdominalis:** Zyklische Allgemeininfektion, Komplikationen können Darmbluten, Perforation der Darmgeschwüre, Sepsis mit Kreislaufversagen, Thrombosen, Hirnödem mit meningitischen Symptomen und die typhöse Myokarditis sein. Die Letalität beträgt bei frühzeitig einsetzender Antibiotikatherapie unter 1 %. **DD:** Influenza, Malaria bei Tropenrückkehrern (ausschließen!).
- **Enteritische Salmonellosen:** Entzündliche Gastroenteritis, geringe Letalität (nur bei sehr alten oder immunsupprimierten Menschen). Komplikationen: Sepsis und Salmonellen-Meningitis (Neugeborene, Säuglinge, immunsupprimierte Pat.).

C Namentlich bei V.a., Erkrankung und Tod an Typhus/Paratyphus, Direktnachweis v. *S. Typhi/S. Paratyphi* und allen anderen *Salmonella* ssp.

Untersuchungsmaterial

- **Typhöse Salmonellen:**
  Kultur:
  - Inkubationszeit und in der 1. Krankheitswo. Urin, Duodenalsaft, Knochenmarkpunktate.
  - Stuhl: Erregernachweis ab Ende der 2. Krankheitswo.
  Serologie: 1–2 ml Serum. AK-Nachweis ab Anfang der 2. Krankheitswo. möglich.
- **Enteritische Salmonellen:**
  Kultur: Stuhl und, wenn möglich, Speisereste (mangelhaft erhitzte Eier- und Geflügelspeisen!).

Mikrobiologische Diagnostik

- **Mikroskopie:** Gramnegative Stäbchen.
- **Kultur:** Flüssige und feste Nährmedien mit Hemmstoffzusatz (Selenit, Tetrathionat, Kristallviolett, Brillantgrün-Phenolrot, Desoxycholat oder Wismutsulfit), um das Wachstum der normalen Darmflora zu unterdrücken. Die meisten Medien besitzen außerdem Indikatoreigenschaften (charakteristische – meist schwarze – Färbung der verdächtigen Kolonien). Zunehmend Einsatz von chromogenen Salmonella-Medien.
- **Differenzierung**
  - Identifizierung als *Salmonella* ssp: „Bunte Reihe".
  - Bestimmung des Serovars mittels spezifischer O- und H-Antiseren als Objektträgeragglutination. Im **Kauffmann-White-Schema** (diagnostische

26

Antigentabelle) werden die Serovare geordnet und durch bestimmte O-Antigene zu Serogruppen zusammengefasst.

- **Serologischer AK-Nachweis:** AK-Nachweis gegen *S. Typhi/S. Paratyphi* ab Anfang der 2. Krankheitswo. (Gruber-Widal-Agglutination).

Antibiotikaempfindlichkeit

- **Typhöse Salmonellosen:**
  Mittel der Wahl: Gyrasehemmer (Ciprofloxacin, Levofloxacin, Fleroxacin) oder ein Breitspektrum-Cephalosporin (Ceftriaxon). Bei systemischen Salmonella-Infektionen immer Sensibilitätstestung aufgrund zunehmender Resistenzen.
  Bei symptomlosen Dauerausscheidern (Salmonellen persistieren in 2–5 % der Fälle in der Gallenblase (2/3) oder im Dünndarm (1/3) mehr als 10 Wo. nach Heilung): Eradikation mit hohen Dosen, notfalls Cholezystektomie.
- **Enteritische Salmonellosen:** Symptomatische Therapie: Ersatz von Flüssigkeit und Elektrolyten. Antibiotikatherapie (Ciprofloxacin, Ceftriaxon) nur bei Kleinkindern und abwehrgeschwächten Pat.

Immunisierungsmöglichkeit

Sowohl oraler Lebendimpfstoff als auch parenteral zu verabreichender Totimpfstoff aus gereinigtem Vi-Antigen v.a. vor Reisen in typhusgefährdete Länder. Impfschutz für bis zu 60 % der geimpften Personen für mindestens 1 J (parenteraler Impfstoff für 3–5 J). **Cave:** Tätigkeitsverbot nach § 42 Abs. 1 IfSG für Ausscheider von Salmonellen!

26.11.2 Shigellen

Die Gattung *Shigella* (S.) umfasst 4 serologisch differenzierbare Spezies:
- *S. dysenteriae* (Serogruppe A) – Tropen und Subtropen.
- *S. flexneri* (Serogruppe B) – weltweit.
- *S. boydii* (Serogruppe C) – Vorderasien und Nordafrika.
- *S. sonnei* (Serogruppe D) – weltweit.

Klinik

Bakterielle Ruhr (Dysenterie):
- Lokalinfektion des Dickdarms. Orale Aufnahme der Erreger, die in die Darmmukosa eindringen → Nekrosen. Nach einer Inkubationszeit von 2–5 d massive Durchfälle, die zunächst wässrig und später mit Schleim, Blut und Eiter vermischt sind. Typisch sind schmerzhafte Stuhlentleerungen (Tenesmen).
- **Komplikationen:** Hochgradige Dehydratationszustände, starke Darmblutungen und Perforationsperitonitis (Ulzerationen!), hämolytisch urämisches Syndrom. Krankheitsdauer unbehandelt 1–2 Wo., bei früh einsetzender Therapie rasche Besserung. *Shigella dysenteriae* besitzt das Shiga-Toxin 1 und verursacht schwerere Verläufe als z. B. *Shigella sonnei.* Nach überstandener Krankheit keine Immunität.

Namentlich bei Nachweis von *Shigella* sp.

Untersuchungsmaterial
- Kultur und Antibiogramm: Stuhl oder Rektalabstrich, der genügend Schleimflocken enthält. **Cave:** Shigellen sind empfindlich → schnell ins Labor.
- Serologie: 1–3 ml Serum für den AK-Nachweis.

Mikrobiologische Diagnostik
- **Mikroskopie:** Gramnegative, sporenlose, unbewegliche Stäbchen.
- **Kultur und Antibiogramm:** Salmonella-Medien. Nicht alle Medien eignen sich für die Anzucht von Shigellen, die empfindlich gegen bestimmte Farbstoffzusätze sind. Besonders geeignet sind Leifson- und XLD-Agar, MacConkey-Agar sowie das chromogene Xylose-Galaktose-Shigella-Kulturmedium.
- **Differenzierung:** Gattungsidentifizierung mithilfe eines polyvalenten Antiserums (Agglutination) sowie in der „bunten Reihe". Die Einteilung in die 4 Spezies beruht auf einer Kombination biochemischer und antigener Eigenschaften (nur O-Antigene; Shigellen besitzen weder Geißeln noch Kapseln und sind unbeweglich).
- **Serologischer AK-Nachweis:** Antikörper gegen Shigellen mittels WIDAL-Agglutination nachweisbar. Jedoch wenig aussagekräftig, da Kreuzreaktivität zu *E. coli.*

Antibiotikaempfindlichkeit
- Erst Antibiogramm, da Mehrfachresistenzen durch Resistenzplasmide möglich!
- Mittel der Wahl: Erwachsene Ciprofloxacin, Kinder Cotrimoxazol.
- Zusätzlich: Ersatz von Elektrolyten und Flüssigkeit.

> **Merke**
> - Dauerausscheider sind selten.
> - Tätigkeitsverbot nach § 42 Abs. 1 IfSG für Shigellenausscheider!

26.11.3 Escherichia coli

Bestandteile der normalen Darmflora. Außerhalb des Darms (Translokation) ist *E. coli* fakultativ pathogen (opportunistische Infektionen). Darüber hinaus existieren darmpathogene *E.-coli*-Stämme.

Klinik
Opportunistische Infektionen durch *E. coli:* Harnwegsinfektionen (Zystitis, Pyelonephritis), Gallenblasen- und Gallenwegsentzündungen, Wundinfektionen, Peritonitis, Appendizitis, Pneumonie, Sepsis sowie Meningitis bei Früh- und Neugeborenen. Häufig nosokomiale Infektionen.

26

Enteropathogene *E. coli:*
- **Enteropathogene** *E. coli* **(EPEC):** Adhärenz- und toxinbedingte Zerstörung der Mikrovilli im Dünndarm → Säuglingsdiarrhö. In Europa selten, weltweit jedoch bedeutsam (Letalität 50 %).
- **Enterotoxische** *E. coli* **(ETEC):** Durch choleraähnliche Enterotoxine (ST = hitzestabil, LT = hitzelabil) ausgelöste massive choleraähnliche Durchfälle. Häufiger Erreger der Reisediarrhö.
- **Enteroinvasive** *E. coli* **(EIEC):** Invasion der Dickdarmepithelzellen ähnlich wie Shigellen (Virulenzplasmid mit hoher Homologie zum Shigellen-Virulenzplasmid). Geschwürige Entzündungen des Kolons → ruhrähnliches Krankheitsbild.
- **Enterohämorrhagische** *E. coli* **(EHEC),** Syn. Shigatoxinbildende E. coli (STEC): Toxin verursacht hämorrhagische Kolitis, hämolytisch urämisches Syndrom (HUS) mit akutem Nierenversagen, thrombotisch thrombozytopenischer Purpura (▶ 24.2.5), Anämie. Zunehmende Bedeutung (2–3 % der Durchfallerkrankungen).
- **Enteroaggregative** *E. coli* **(EAEC-I):** ↑ Adhärenz durch aggregative Fibrien → ↑ Mukusbildung, persistierende Durchfälle, besonders bei Kindern.

> Namentlich: V.a. und Erkrankung an *Enteritis infectiosa* bei Personen mit Tätigkeit nach § 42 Abs. 1 IfSG oder bei Häufung von Fällen, Nachweis von EHEC oder anderen darmpathogenen Stämmen.
> Namentliche Meldung von V.a. Erkrankung und Tod an enteropathischem HUS.
> Meldepflicht für nosokomiale Infektionen mit epidemischem Zusammenhang. Aufzeichnungspflicht für Multiresistenzen.

Untersuchungsmaterial
Kultur und Antibiogramm: Urin, Wundabstrich, Punktate, Sputum, Blut, Liquor, Gallenflüssigkeit, Stuhl.

Indikationen zur gezielten EHEC-/STEC-Diagnostik (DGHM-Empfehlungen)
- Hämolytisch urämisches Syndrom oder thrombotisch thrombozytopenische Purpura.
- Durchfall und eine der folgenden Bedingungen:
  - Wegen Diarrhö hospitalisierte Kinder bis zum 6. Lj.
  - Blutig wässrige Stühle.
  - Endoskopisch nachgewiesene hämorrhagische Kolitis.
  - Nekrotisierende Enterokolitis.
- Durchfall innerhalb der letzten Wo. und hämolytische Anämie oder akutes Nierenversagen.
- Ausbrüche bei Gemeinschaftsverpflegung.
- Kontaktperson von EHEC-Pat.

Mikrobiologische Diagnostik
Mikroskopie: Gramnegative Stäbchen.

Direktnachweis:
- Voranreicherung in Flüssigmedium unter Zusatz von Mitomycin C und anschließender Toxinnachweis mittels ELISA bzw. Toxingen-Detektion mittels PCR zum Screening auf STEC/EHEC.
- Nachweis von hitzelabilem choleraähnlichem Enterotoxin im Stuhl mittels ELISA oder Latexagglutination bei V.a. ETEC.

Kultur: Anzucht auf Blutagar und entsprechenden Indikatormedien (z. B. MacConkey- oder Endo-Agar, Enterohämolysinagar, MacConkey-Sorbitol-Agar, chromogener *E.-coli*-O157-Agar).

Differenzierung
- Biochemisch durch „bunte Reihe".
- Serologische Typisierung nach O-Gruppen-Zugehörigkeit: Orientierend für EHEC Serovar O157:H 7. Ausführliche Serotypie im Referenzlabor.
- PCR-gestützter Nachweis von Virulenzfaktor-kodierenden Genen.
- Darmpathogene Stämme:
  - Toxinproduktion: ELISA.
  - PCR zum Nachweis von Virulenzgenen.
  - STEK/EHEC: Auch Kolonieblothybridisierung und Immunblotverfahren.

Merke
- In Routinelabors können EHEC als Sorbitol-negative Kolonien auf Sorbitol-MacConkey-Agar isoliert und anschließend agglutiniert werden (O157:H 7).
- Der Toxinnachweis in Anreicherungskulturen und nachfolgend auch in Isolaten bzw. der PCR-gestützte Nachweis der Virulenzfaktoren sollte in jedem Fall folgen (ggf. an das nationale Referenzzentrum schicken).
- Keine 100%ige Assoziation zwischen Ausprägung bestimmter Virulenzfaktoren/Toxinproduktion und Serogruppe. Deshalb immer Nachweis von Toxinproduktion/Toxingenen als Bestätigungstest!

Serologischer Antikörpernachweis
Bei Verdacht auf enteropathisches HUS und fehlender Erregerisolierung:
- Anti-LPS-IgM-AK (ELISA, Westernblot).
- Anti-LPS-IgG-AK (4-facher Titeranstieg im ELISA).

Antibiotikaempfindlichkeit
- Extraintestinale Infektion: Entsprechend Resistenzbestimmung (ESBL ▶ 26.11.4). Für leichtere Infektionen Amoxycillin oder Cotrimoxazol, für schwerere Fälle Ceftriaxon, Cefotaxim, Meropenem, Imipenem oder Gyrasehemmer. **Cave:** Resistenzen im Krankenhausbereich häufig.
- Durchfallerkrankung: Symptomatische Maßnahmen (Ersatz von Flüssigkeit und Elektrolyten). Bei Therapiebedarf: Cotrimoxazol, Chinolone bzw. nach Antibiogramm (EPEC, EIEC). **Cave:** Antibiotikagabe bei HUS (erhöhte Shiga-Toxin-Produktion).
- ! Tätigkeitsverbot nach § 42 Abs. 1 IfSG für EHEC-Ausscheider.

26.11.4 Sonstige Enterobacteriaceae

Zu den sonstigen Enterobacteriaceae zählen: *Cedecea* ssp., *Citrobacter* ssp., *Edwardsiella tarda, Enterobacter* ssp., *Ewingella americana, Hafnia alvei, Klebsiella* ssp., *Kluyvera* ssp., *Leminorella* ssp., *Moellerella wisconsensis, Morganella morganii, Proteus* ssp., *Providencia* ssp., *Serratia* ssp., *Tatumella ptyseos.*

Klinik
Keinem Keim kann ein spezifisches klinisches Bild zugeordnet werden → fakultativ pathogene Keime der Darmflora, die unter bestimmten Bedingungen praktisch alle Organe und Körperhöhlen infizieren können (als endogene Infektionen). Häufig an der Ausbildung von nosokomialen Sekundärinfektionen beteiligt.
- Harnwegsinfektionen: 40 %.
- Pneumonie: ~20 %.
- Wundinfektionen: ~17 %.
- Septikämie: ~8 % aller nosokomialen Infektionen.

Untersuchungsmaterial
Kultur und Antibiogramm: Urin, Wundabstrich, Punktate, Sputum, Blut, Liquor.

Mikrobiologische Diagnostik
- **Mikroskopie:** Gramnegative Stäbchen.
- **Kultur:** Anzucht auf Blutagar und entsprechenden Indikatormedien (z. B. MacConkey- oder Endo-Agar).
- **Differenzierung:** Biochemisch mittels „bunter Reihe".

Antibiotikaempfindlichkeit
- **Intrinsische Resistenzen** beachten:
  - *Klebsiella* ssp.: Benzylpenicilline, Aminopenicilline.
  - *Enterobacter* ssp.: Wie Klebsiella ssp., zusätzlich noch 1. und 2. Generations-Cephalosporine.
  - *Serratia* ssp.: Penicillin G, viele Cephalosporine.
  - *Proteus vulgaris:* Ampicillin, Cefazolin, Tetrazykline.
- **Unkomplizierte ambulante Harnwegsinfektionen:** Cotrimoxazol oder Gyrasehemmer.
- **Nosokomiale Erreger:** Da häufig multiresistent nach Antibiogramm. Ceftriaxon, Cefotaxim, Meropenem, Imipenem oder Gyrasehemmer sind meist wirksam.
- **Extended-Spectrum-β-Laktamasen** (ESBL): Entstehen durch Punktmutationen aus klassischen β-Laktamasen → Resistenz gegen Breitspektrum-Cephalosporine und Aztreonam. Plasmide durch Konjugation auf andere gramnegative Bakterien übertragbar (→ Pat. isolieren, Hygienemaßnahmen wie bei MRSA). Betroffene *Enterobacteriaceae* sind *Klebsiella pneumoniae, Escherichia coli, Enterobacter* ssp., *Citrobacter* ssp., *Proteus* ssp. Häufig koresistent gegen Aminoglykoside und Cotrimoxazol. ESBL-positive *E.-coli*-Stämme sind meist auch resistent gegen Ciprofloxacin (86,6 %). β-Laktamase-stabile Carbapeneme (Imipenem, Meropenem) meist noch wirksam, ebenso Tigecyclin (**Cave:** Lücke bei *Proteus* ssp. und *Pseudomonas aeruginosa*).

26

C Für nosokomiale Infektionen mit epidemischem Zusammenhang. Aufzeichnungspflicht für Multiresistenzen.

26.11.5 Yersinia

Drei Vertreter der Gattung *Yersinia (Y.)* sind humanpathogen: *Y. pestis, Y. enterocolitica, Y. pseudotuberculosis.*

Klinik
- **Y. pestis:** Erreger der **Pest (Beulen oder Bubonenpest,** > 90 % der Fälle). Im weiteren Krankheitsverlauf Entwicklung von Septikämie mit Pneumonie (sekundäre **Lungenpest).** Die ausgehusteten Tröpfchen sind hochinfektiös → nach Inhalation primäre menschliche Lungenpest, ohne Chemotherapie fast immer letal. Endemiegebiete: Zentralasien (Indien!), Süd- und Südostafrika, Süden der USA, Südamerika. **Cave:** Potenzieller Keim für Bioterrorismus.
- **Y. enterocolitica, Y. pseudotuberculosis:** In Abhängigkeit vom Lebensalter Enterokolitis oder Lymphadenitis mesenterica (Appendizitis-ähnliche Erkrankung). Bei Immunsupprimierten Generalisation der Infektion mit Sepsis, Lymphadenopathie und Abszessbildung möglich. Folgekrankheiten sind häufig: 1–3 Wo. nach dem akuten Krankheitsgeschehen können eine reaktive Arthritis, ein Reiter-Syndrom oder ein Erythema nodosum auftreten (Assoziation mit HLA B 27!). Aufgrund der noch bei 4 °C erhaltenen Vermehrungsfähigkeit sind Yersinien gefürchtete Kontaminanten von Erythrozytenkonzentraten in der Transfusionsmedizin (▶ 25.5).

D Achtung: Pestbakterien sind hochgefährlich und dürfen nur mit Sondergenehmigung in Sicherheitslaboratorien der Sicherheitsklasse III und unter strengsten Sicherheitsvorkehrungen für die Mitarbeiter bearbeitet werden!

C Namentlich bei V.a. Erkrankung und Tod an Pest, Nachweis von *Y. pestis.* Meldepflicht ebenfalls bei V.a., Erkrankung und Tod an *Enteritis infectiosa* durch Yersinien für Personen (namentlich!) mit Tätigkeit nach § 42 Abs. 1 IfSG oder bei Fallhäufung. Namentliche Meldung bei Nachweis von darmpathogenen *Y. enterocolitica.*

Untersuchungsmaterial
- **Kultur:**
  - *Y. pestis:* Bubonenaspirat (Eiter), Blut, Sputum, Sektionsmaterial.
  - *Y. enterocolitica, Y. pseudotuberculosis:* Stuhl, Resektionsmaterial aus Lymphknoten oder Appendix, Blut bei Sepsisverdacht.
- **Serologie:** 1–2 ml Serum für den AK-Nachweis.

26

Mikrobiologische Diagnostik

Direktnachweis

- **Mikroskopie:** Gramnegative Stäbchen. Typische „Sicherheitsnadel"-Form mit abgerundeten, betonten Enden nach Giemsa-Färbung.
- **Immunfluoreszenz oder AG-ELISA** zum Direktnachweis von *Y. pestis* in Bubonenaspirat.
- **PCR** zum Genomnachweis.

Kultur

Yersinien haben ein Temperaturoptimum von 30 °C (Wachstum, biochemische Differenzierung).

Y. pestis:
- Wachstum auf Blut- und (z.T.) auf Desoxycholat-Zitrat-Agar sowie in Nährbouillon.
- Anreicherung aus kontaminierten Materialien im Tierversuch (Meerschweinchen, weiße Maus).

Y. enterocolitica, Y. pseudotuberculosis: Nach 48 h Inkubation Wachstum auf Blut- oder MacConkey-Agar sowie auf CIN-Selektivagar (*Yersinia*-Agar mit Zusatz von Cefsulodin, Irgasan und Novobiocin nach Schiemann). Gutes Keimwachstum auf einigen *Salmonella-/Shigella*-Selektivmedien. *Y. pseudotuberculosis* wächst manchmal nicht auf *Yersinia*-Agar und selektiven Enterobacteriaceae-Medien. Erstanzucht daher am besten auf Blutagar.

Vermehrungsfähigkeit ist bis 4 °C erhalten, daher ist eine Kälteanreicherung aus kontaminiertem Material möglich.

Differenzierung

- Biochemische Differenzierung: Charakteristische Reaktionen in der „bunten Reihe".
- Beweglichkeit: *Y. pestis* → stets unbeweglich, *Y. enterocolitica, Y. pseudotuberculosis* → bei 37 °C unbeweglich, bei 22 °C beweglich (Auswanderung aus Stichkanal in einem halbfesten Agar).
- Serogruppentypisierung durch Agglutinationsreaktion.
  - *Y. enterocolitica:* Bisher 60 O- und 44 H-Antigene, in Europa häufig O3, O9, seltener O5, in den USA O8, O13, O20, O21, zunehmend auch O3.
  - *Y. pseudotuberculosis:* Bisher 7 O- und 5 H-Antigene, in Europa häufig O I, O II, O III und O IV.
- PCR-gestützter Nachweis von Virulenzgenen.

Serologischer Antikörpernachweis

- AK gegen *Y. enterocolitica:* WIDAL-Agglutination (Titer), ELISA (IgG, IgM, IgA), Immunoblot (YopE, YopD, YopH, YopM).
- AK gegen *Y. pseudotuberculosis:* WIDAL-Agglutination.
- ! Nachteil: Häufige Kreuzreaktionen mit anderen gramnegativen Stäbchen (Brucellen, Salmonellen).
- ! *Yersinia*-Begleiterkrankungen oft mit IgA-Persistenz assoziiert.

Antibiotikaempfindlichkeit

- *Y. pestis:* Streptomycin, Doxycyclin, Chloramphenicol bei Meningitis.
- *Y. enterocolitica und Y. pseudotuberculosis:* Cotrimoxazol, Tetrazykline, Gyrasehemmer, bei Sepsis in Kombination mit Gentamicin.

26.12 Vibrionaceae

Natürliches Habitat sind Oberflächen- und Küstengewässer sowie Meerestiere (Muscheln!). Humanpathogene Vertreter der Gattung *Vibrio* (V.) sind:

- **V. cholerae:** Zwei Biotypen (serologisch nicht unterscheidbar, aber differierendes Verhalten bezüglich Hämolyse, Agglutination von Hühnererythrozyten, Acetoinproduktion, Empfindlichkeit gegenüber Polymyxin B und für den Choleraphagen IV bzw. den Eltor-Phagen V):
  - *V. cholerae* Serovar O1, Biovar *cholerae:* Klassischer Cholera-Erreger.
  - *V. cholerae* Serovar O1, Biovar *eltor:* Seit 1961 dominierender Cholera-Erreger.
  - *V. cholerae* Serovar O139: Seit 1992 in Südostasien.
- **Non-cholera-Vibrionen:** Siehe unten, „Klinik".
- **Aeromonas und Plesiomonas:** Wurden früher zu den Vibrionen gezählt. Aufgrund genetischer Untersuchungen bildet *Aeromonas* eine eigene Gattung, *Plesiomonas* gehört in die Familie der *Enterobacteriaceae.*

Klinik

- **V. cholerae:** Orale Infektion → akuter Brechdurchfall durch Bildung eines Exotoxins, das eine Funktionsstörung der Darmepithelzellen auslöst (Enterotoxin): Aktivierung der intrazellulären Adenylatzyklase → aktive Sekretion von Elektrolyten und nachfolgend passiver Wasseraustritt ins Darmlumen. Die reiswasserähnlichen Stühle sind mit einem immensen Flüssigkeitsverlust (bis zu 20 l/d) verbunden → Symptome der zweiten Krankheitsphase (Exsikkose): Blutdruckabfall, Tachykardie, Hypothermie, Anurie, Apathie.
- **Non-cholera-Vibrionen:**
  - *V. mimicus, V. parahaemolyticus, V. fluivalis, V. furnissii* und *V. hollisae:* Nach oraler Infektion (Wasser, Meeresfrüchte) leichtere, choleraähnliche Durchfälle.
  - *V. alginolyticus, V. vulnificus* und *V. damselae:* Verursacher von Wundinfektionen nach Baden in kontaminiertem Wasser.
- **Aeromonas und Plesiomonas:** Beide Keime können Durchfallerkrankungen verursachen (*Plesiomonas* vor allem in tropischen Ländern). *Aeromonas* verursacht vor allem bei Immunsupprimierten Septikämien, Haut- und Wundinfektionen mit nachfolgender Myonekrose, Harnwegsinfektionen, Osteomyelitis, Meningitis und Pneumonien.

C Namentlich bei V.a. Erkrankung und Tod an Cholera sowie bei Nachweis von *Vibrio cholerae* O1 und O139.

Untersuchungsmaterial

PCR, Kultur und Antibiogramm: Stuhlproben, Erbrochenes, Rektalabstriche, Wundabstriche.

> **Merke**
> - Verdacht auf Cholera dem Labor mitteilen (Spezialmedien zur Anzucht!).
> - Bei längerem Transport Gefahr der Austrocknung: Probenmaterial in Cary-Blair-Medium versenden.

Mikrobiologische Diagnostik

Mikroskopie: Kommaförmig gekrümmte, gramnegative Stäbchenbakterien mit einer oder mehreren polar angeordneten Geißeln. In frischem Untersuchungsmaterial, z. B. Stuhl, sind die Bakterien typischerweise fischzugartig angeordnet und außerordentlich beweglich („Sternschnuppen", „Mückenschwarm").
Zusatz von Cholera-Antiserum hemmt Beweglichkeit von *V. cholerae* O1 (Verdachtsdiagnose!). Heute weitgehend zugunsten der direkten Immunfluoreszenz mit einem markierten Anti-O1/O139-Antiserum verlassen.
PCR zum Nachweis des Choleratoxingens **ctx** als Schnelltest verfügbar.

Kultur
- Aerobe Kultivierung auf einfachen Nährmedien innerhalb von 24 h (auf Blutagar oft mit β-Hämolyse). Gutes Wachstum auf MacConkey-Agar (non-fermentativ, oxidasepositiv).
- Vorliebe für hohe Salzkonzentration (Halophilie) und ausgeprägte Alkalitoleranz (pH 9) ermöglichen selektive Anzucht von *V. cholerae* aus dem Keimgemisch der Stuhlflora:
  - Anreicherung in alkalischem Peptonwasser.
  - Selektivagar: TCBS-(Thiosulfat-Zitrat-Galle-Sucrose-Agar) → gelbgrüne Kolonien, durch Choleraantiserum agglutinierbar.
  - ! Non-cholera-Vibrionen, Aeromonas und Plesiomonas werden auf TCBS-Agar z.T. in ihrem Wachstum gehemmt.

Differenzierung
- Morphologisch (Kommaform), positive Oxidasereaktion, serologisch (Agglutination mit Anti-O1- und Anti-O139-Serum) und biochemisch („bunte Reihe" für Non-cholera-Vibrionen).
- *Aeromonas* und *Plesiomonas*: „bunte Reihe".
- PCR-gestützter Nachweis von Virulenzfaktoren.

Serologischer AK-Nachweis: Mittels WIDAL-Agglutination oder Vibriocidie-Test, aber nicht zuverlässig.

Antibiotikaempfindlichkeit

- **Vibrionen:** Tetrazykline und Cotrimoxazol verkürzen die Ausscheidung der Erreger. Bei Resistenz Ciprofloxacin. Wichtigste Sofortmaßnahme ist Flüssigkeits- und Elektrolytersatz.
- **Aeromonas** und **Plesiomonas:** Nach Antibiogramm (Cephalosporine, Cotrimoxazol, Aminoglykoside, Chinolone, Carbapeneme).

Immunisierungsmöglichkeit

Impfung mit abgetöteten Choleravibrionen oder oralen attenuierten Lebendimpfstoffen verleiht nur in 50 % Schutz, der antibakteriell, aber nicht antitoxisch ist und maximal 6 Mon. anhält. Durch Krankheit jahrelange, IgA-vermittelte Immunität.

Tätigkeitsverbot nach § 42 Abs. 1 IfSG für Ausscheider von Choleravibrionen.

26.13 Campylobacter, Arcobacter und Helicobacter pylori

Humanpathogene Vertreter der Gattung *Campylobacter (C.)* sind: *C. jejuni, C. fetus* und *C. coli*. Der einzige obligat humanpathogene Vertreter der Gattung *Helicobacter* (H.) ist *H. pylori*. Potenziell humanpathogen sind *Arcobacter (A.) butzleri, A. cryaerophilus* und *A. skirrowii*.

Klinik
- **C. jejuni, C. coli:** Entzündliche Enteritis: Nach einer Inkubationszeit von 2–5 d fieberhafte Erkrankung mit wässrigen, oft blutigen Durchfällen. Selbstlimitierend nach etwa 1 Wo.; 5–15 % aller Diarrhöen, oft reiseassoziiert. Postinfektiöse reaktive Arthritis oder Guillain-Barré-Syndrom (selten). Selten werden Enteritiden auch durch *C. lari, C. upsaliensis, C. helveticus, C. hyointestinalis, C. concisus* ausgelöst.
- **C. fetus:** Gastroenteritis, v.a. bei Kleinkindern. Gelegentlich bei abwehrgeschwächten Pat. als Erreger einer Meningitis, Endokarditis, Peritonitis, Arthritis, Cholezystitis, Salpingitis oder Sepsis.
- **A. butzleri, A. cryaerophilus, A. skirrowii:** Wässrige Diarrhö, z.T. persistierend, bei Immundefizienz Bakteriämien.
- **H. pylori:** Chronische Typ-B-Gastritis und Ulcus ventriculi/duodeni, Adenokarzinome des Magens, MALT-Lymphome.

Untersuchungsmaterial
Kultur:
- *C. jejuni, C. coli:* Stuhl.
- *C. fetus:* Stuhl, Blut, Eiter, Liquor, Punktat aus Gelenkerguss.
- *Arcobacter* ssp.: Stuhl.
- *H. pylori:* Magenschleimhautbiopsien (Abstriche sind nicht ausreichend!), Stuhl.

Namentlich: Enteritis infectiosa bei Personen mit Tätigkeit nach § 42 Abs. 1 IfSG und bei Fallhäufung, Nachweis von *C. jejuni*.

Mikrobiologische Diagnostik
Mikroskopie: Gram- oder Karbolfuchsinfärbung: Spiralig gewundene, schlanke Stäbchen, die an einem oder beiden Polen eine Geißel aufweisen können.
Direktnachweis:
- Ein *C.-jejuni*-Antigentest (Probenmaterial Stuhl) ist als Schnelltest verfügbar, ebenso ein Stuhl-Antigentest für *H. pylori* (ELISA).
- FISH-Nachweis von *H. pylori* in Biopsiematerial.
- PCR aus Biopsien oder Stuhl zum Nachweis von *H. pylori*.
- Urease-Schnelltest aus Magenbiopsien.

26

- Histologie aus Magenbiopsaten (HE- oder Silberfärbung) zum Nachweis von *H. pylori.*
- Indirekter Nachweis der starken Ureaseaktivität mit dem ^{13}C-Atemtest (radioaktives CO_2 wird in der Atemluft nach Gabe von radioaktiv markiertem Harnstoff gemessen).

Kultur:
- *Campylobacter* ssp. und *Arcobacter* ssp.
    - Kultivierung für 48 h auf Blutagarplatten unter mikroaerophilen Bedingungen (5 % O_2, 10 % CO_2 und 85 % N_2).
    - Antibiotika-supplementierte Selektivmedien (nach Skirrow, Blaser und Wang oder Butzler) zur Isolierung aus Stuhlproben. Medien zum Nachweis von Arcobacter dürfen kein Cephalothin enthalten!
- *H. pylori:* Kulturelle Anzucht aus Magenbiopsaten und Antibiogramm oder FISH-Resistenztestung für Clarithromycin.

Differenzierung: Durch Morphologie, Nachweis von Katalase und Oxidase, Temperaturabhängigkeit des Wachstums, biochemische Leistungsparameter wie Nitratreduktion, Ureaseaktivität, Hippurathydrolyse, H_2S-Bildung sowie Empfindlichkeit gegenüber Nalidixinsäure, Cephalothin und Penicillin.

Serologischer Antikörpernachweis
Campylobacter: Geringe diagnostische Wertigkeit wegen Antigenheterogenität der Erreger.

Helicobacter pylori:
- AK-Nachweis im ELISA als prätherapeutischer Screeningtest (unterscheidet nicht zwischen asymptomatischer Kolonisation und symptomatischer Infektion).
- Immunoblot: Nachweis von AK gegen virulenzassoziierte Proteine (Vac A = vakuolisierendes Zytotoxin, Cag A = Zytotoxin-assoziiertes Antigen) korreliert mit symptomatischer Infektion durch pathogene Stämme.

Antibiotikaempfindlichkeit
- **Schwerere Campylobacter-Enteriden:** Clarithromycin oder Erythromycin. Alternativen sind Chinolone und Tetrazykline. Resistenz gegen Makrolide und Chinolone ist nicht selten. *Arcobacter* ssp. sind resistent gegen Makrolide, Ampicillin und die meisten Cephalosporine. Hier Chinolone, Aminoglykoside und Tetrazykline einsetzen.
- **Helicobacter-Infektionen:** Triple-Therapie aus zwei Antibiotika (Clarithromycin + Metronidazol) plus Omeprazol (Protonenpumpeninhibitor). Resistenzsituation in Deutschland: 21–42 % Metronidazolresistenz (Alternative: Amoxicillin), 2–3 % Makrolidresistenz (Alternative: Quadrupel-Therapie mit Omeprazol, Wismut, Tetrazyklin und Metronidazol oder Dualtherapie mit Omeprazol und Amoxicillin). Reservetherapeutika sind Chinolone. Resistenztestung (FISH) für Clarithromycin ist empfehlenswert.

26

26.14 Brucella

Die beiden wichtigsten Vertreter der Gattung *Brucella* (B.) sind *B. abortus* (Bang-Krankheit) und *B. melitensis* (Maltafieber). Die Brucellose ist eine weltweit verbreitete Zoonose. Reservoir für *Brucella melitensis* sind kranke Ziegen und Schafe, für *Brucella abortus* Rinder. Die Infektion erfolgt über Hautläsionen oder über die Schleimhäute (Milch). Die Inkubationszeit beträgt 1–3 Wo.

Klinik
- **Subklinische Brucellose:** Symptomlose Infektion, AK-Nachweis positiv.
- **Akute Brucellose:** Akute, septikämische Allgemeininfektion mit Fieber, Lymphknotenschwellung, Hepatosplenomegalie, Organmanifestation in Form von Osteomyelitis, Spondylitis, Arthritis, Meningitis, Enzephalitis, Hepatitis, Orchitis, interstitieller Nephritis, Bronchitis und Endokarditis.
- **Chronisches Stadium:** Eine Brucellose kann über mehrere Jahre hinweg mit den unterschiedlichsten Symptomen persistieren, u.a. Thrombophlebitis, Parotitis, Orchitis, Spondylitis, Myoendokarditis, psychiatrische und neurologische Symptome.

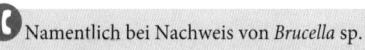 Namentlich bei Nachweis von *Brucella* sp.

Untersuchungsmaterial
Kultur: Blut, Knochenmark, Lymphknoten, Abszess- oder Knocheneiter, Liquor, Urin, Gewebebiopsien.

Mikrobiologische Diagnostik
Mikroskopie: Gramnegative, kokkoide Stäbchen.
Kultur: Kultivierung auf speziellen, komplexen Nährmedien. Kulturen müssen **bis zu 4 Wo. bebrütet werden** (Verdachtsdiagnose auf dem Begleitschein!):
- Blutagar oder angereicherter *Brucella*-Agar.
- Bei kontaminierten Proben: Einsatz eines antibiotikahaltigen Selektivmediums.

Differenzierung
- Identifizierung der Gattung: Agglutinationsreaktion der Bakterien mit polyvalentem Brucellenantiserum, Biochemie (oxidasepositiv, ureasepositiv, Nitratreduktion, unbeweglich, H_2S-Produktion).
- Speziesidentifizierung (ausschließlich in Speziallabors):
  - Agglutination mit monospezifischen Seren.
  - Bakteriophagenempfindlichkeit.
- Zukünftig: Detektion und Differenzierung mittels PCR (noch experimentell).

Serologischer AK-Nachweis: Wegen der langwierigen, schwierigen Anzucht wichtig. Nachweis von Antikörpern im Patientenserum durch: WIDAL-Agglutinationsreaktion, Komplementbindungsreaktion und ELISA.

Antibiotikaempfindlichkeit
Mittel der Wahl: Tetrazykline in Kombination mit Rifampicin oder Gentamicin über 3–4 Wo.
Kinder erhalten alternativ Cotrimoxazol in Kombination mit Rifampicin.

26

Immunisierungsmöglichkeit

Eine Lebendvakzine existiert, wird aber in Deutschland wegen beschriebener Nebenwirkungen nicht angewandt.

26.15 Legionella

Humanpathogene Arten der Gattung *Legionella* (L.) sind hauptsächlich *L. pneumophila* (15 Serogruppen), *L. micdadei* und *L. bozemanii*. Es existieren weitere 48 Arten, die nur bei Pat. mit erheblichem Immundefekt zu Erkrankungen geführt haben.

Klinik

*   **Legionärskrankheit:** Primär sehr alte oder abwehrgeschwächte Pat.: Nach Inkubationszeit von 2–10 d Fieber und Kopfschmerzen, bei etwa 50 % der Erkrankten zusätzlich Diarrhöen. Anschließend respiratorische Symptome: Pneumonie und Pleuritis. Oft als nosokomiale Infektion.
*   **Pontiac-Fieber:** Bei immunkompetenten Personen: „Grippaler Infekt", häufig epidemisch.

C Namentlich bei Nachweis von *Legionella* sp.

Untersuchungsmaterial

*   **Kultur:** Trachealsekret, bronchoalveoläre Lavage, Pleurapunktat und Biopsiematerial. Urin für den Antigennachweis. Im Rahmen krankenhaushygienischer Untersuchungen Wasserproben aus Klima- und Kühlanlagen, Wasserleitungen und Wasserbehältern.
*   **Serologie:** 1–2 ml Serum. **Cave:** Antikörper sind frühestens ab der 2. Krankheitswo. nachweisbar. Bei einigen Pat. keine Serokonversion!

Mikrobiologische Diagnostik

*   **Mikroskopie:** Zarte, gramnegative Stäbchen.
*   **Kultur:** Wachstum nur auf Spezialnährböden (z. B. Aktivkohle-Hefeextrakt-Agar = BCYEα-Agar) bei einer Temperatur von 35 °C und einer Atmosphäre von 3–5 % CO_2 nach 3–10 d: Milchglasweiße bis graue Kolonien, manchmal mit einem gelblichen oder blauvioletten Schimmer (Anzuchtrate 20–40 %).
*   **Differenzierung:** Die Zuordnung zu den einzelnen Spezies oder Serogruppen gelingt mittels direkter Immunfluoreszenz (fluoreszeinmarkierte spezifische AK oder Latexagglutination mit monoklonalen AK). Zunehmend auch Sequenzanalyse zur Differenzierung.
*   **Serologischer Antigen- und AK-Nachweis**
    *   Nachweis der Erreger in **Sekreten des Respiratorstraktes:** Dir. IFT mit FITC-markierten Antikörpern.
    *   AG-Nachweis **im Urin** mittels ELISA, Latexagglutination oder immunchromatografischem Schnelltest (hohe Sensitivität und Spezifität) – weist aber nur AG von *L.-pneumophila*-SG 1 nach. Antigenkonzentration im Urin kann stark schwanken → Urinproben an 2 aufeinanderfolgenden Tagen untersuchen!

26

- **Schnellnachweis mittels Gensonde oder PCR** aus BAL oder Bronchialsekret wird zunehmend etabliert.
- **AK-Nachweis:** Indir. IFT, ELISA.

Antibiotikaempfindlichkeit

- Mittel der Wahl: Azithromycin od. andere moderne Makrolidantibiotika, bei schwerer Erkrankung und Immunsupprimierten in Kombination mit Rifampicin.
- Alternative: Chinolonantibiotika.

26.16 Hämophilus

Humanpathogene Arten der Gattung *Hämophilus* (H.) sind *H. influenzae, H. parainfluenzae, H. haemolyticus, H. parahaemolyticus, H. ducreyi* und *H. aegypticus.*

Klinik

H. influenzae:

- Kinder bis zum 10. Lj.:
    - Nicht-invasive, häufig chronische Infektionen (Otitis, Sinusitis, Bronchitis) durch unbekapselte Stämme.
    - Eitrige Meningitis, Sepsis und akute Epiglottitis durch bekapselte Formen.
- Erwachsene: Respiratorische Infektion bei Abwehrschwäche oder als Superinfektion nach einer Virusgrippe durch das Influenza-Virus (irrtümliche Namensgebung für *H. influenzae*!). Häufig wird *H. influenzae* bei der Exazerbation einer chronischen Bronchitis isoliert.

Von den Kapsel-Serovaren a–f verursacht Serovar „b" die meisten Infektionen.

H. parainfluenzae, H. haemolyticus, H. parahaemolyticus: Physiologische Flora des Respirationstraktes. Selten an bakteriellen Endokarditiden und topischen, eitrigen Entzündungsprozessen beteiligt.

H. ducreyi: Ulcus molle, weicher Schanker: Geschlechtserkrankung in den Tropen mit schmerzhaften Ulzerationen der Genitalien und Vergrößerung regionaler Lymphknoten.

H. aegypticus: Epidemische eitrige Konjunktivitis bei Kindern in tropischen Ländern.

 Namentlich bei Direktnachweis von *H. influenzae* aus Liquor oder Blut.

Untersuchungsmaterial

Kultur und Antibiogramm: Liquor, Blut, Eiter, Sputum, Rachenabstrich, Sekrete oder Abstriche von Konjunktiva oder Ulkusrand. Umgehender Transport ins Labor, geeignete Transp.-Medien für mikroaerophile oder anaerobe Bakterien verwenden.

26

Mikrobiologische Diagnostik

- **Mikroskopie:** Zartes, oft bekapseltes gramnegatives Stäbchen.
- **Serologischer Antigennachweis**
    - Latexagglutination für *H. influenzae* b (Liquor). **Cave:** Kann bis zu 3 Wo. nach Impfung positiv sein.
    - ELISA zum Nachweis von *H. ducreyi.*

- **Kultur:** Hämophilus-Bakterien benötigen für ihre Anzucht besondere Wirkstoffe (X- und V-Faktoren):
  - X-Faktor = Hämin.
  - V-Faktor = NAD bzw. NADP (Nikotinamid-Adenin-Dinukleotid).
- **Satelliten oder Ammenphänomen:** Ein auf eine Blutagarplatte geimpfter *Staphylococcus aureus* produziert NAD, das in Agar diffundiert. Durch Hämolyse entsteht Hämin → Hämophilus-Bakterien wachsen im Hämolysebereich des *S. aureus*. Alternatives Nährmedium ist durch Vitamine angereicherter Kochblut-("Schokoladen"-)Agar. Hier werden durch Erhitzen X- und V-Faktoren aus denaturierten Erythrozyten freigesetzt. Durch Auflegen eines Bacitracin-Plättchens auf Kochblutagar kann Begleitflora unterdrückt werden. **Cave:** *H. ducreyi* ist schwer anzüchtbar (Spezialnährmedien).
- **Differenzierung:** Abgrenzung von *H. influenzae* gegenüber anderen Spezies durch:
  - Prüfung von Stoffwechseleigenschaften (z. B. Ammentest, Porphyrinproduktion, Katalase u. Oxidase pos., breitere biochem. Leistungsprüfungen).
  - Identifizierung des Kapsel-Serovars mithilfe einer Agglutinationsreaktion.

Antibiotikaempfindlichkeit
- *H. influenzae:* Bis vor wenigen Jahren war Ampicillin/Amoxicillin das Mittel der Wahl. Die zunehmende Zahl β-Laktamase bildender *H.-influenzae*-Stämme (derzeit etwa 10 %) macht häufig den Einsatz von 3.-Generations-Cephalosporinen notwendig. Alternativen sind Gyrasehemmer (jedoch nicht für Kinder!), Imipenem und Meropenem. Rifampicin-Chemoprophylaxe für Umgebung.
- *H. ducreyi:* 3.-Generations-Cephalosporine, Ciprofloxacin, oder Spectinomycin (Einmalbehandlung).

Immunisierungsmöglichkeit
Aktive Immunisierung von Kindern ab 3 Mon. ggü. *H. influenzae* mit einer speziell entwickelten Kapselvakzine.

26.17 Bordetella

Die Gattung *Bordetella* teilt sich in drei humanpathogene Spezies:
- *Bordetella pertussis:* Keuchhusten.
- *Bordetella parapertussis:* Milde Form des Keuchhustens.
- *Bordetella bronchiseptica:* Milde Form des Keuchhustens, auch bei Pneumonien nachgewiesen.

Klinik
Tröpfcheninfektion. Die Bakterien heften sich an Flimmerepithelzellen der Bronchien und lösen dort durch Toxinwirkung eine Oberflächeninfektion aus. 3 Stadien:
- **Stadium catarrhale:** Nach einer Inkubationszeit von 2 Wo. leichter Husten und Niesen für 1–2 Wo. Der Pat. ist hochinfektiös, aber noch nicht krank!
- **Stadium convulsivum:** Anschließend für weitere 2–3 Wo. explosive Hustenanfälle und das charakteristische Keuchen bei Inspiration (= Keuchhusten!).

- **Stadium decrementi:** Mehrere Wo. mit abnehmender Hustenfrequenz.
- **DD:** Pertussis-ähnliches Krankheitsbild bei Infektionen mit *C. trachomatis,* Adenoviren und RSV, besonders bei kleinen Kindern.

Untersuchungsmaterial

- **PCR, Kultur und Antibiogramm:** Nasopharyngealabstrich, Bronchialsekret.
  - ! Sofortige Verimpfung auf Agar, evtl. auch Transport in Kohleblutagar-Medium (Hustenplatte unnötig!).
  - ! Bei **frühzeitigem** Verdacht im Stadium catarrhale Erregernachweis in Nasopharyngealabstrichen mittels dir. IFT. Dacron-Tupfer verwenden. Kalzium-Alginat-Tupfer sind nicht geeignet!
- **Serologie:** 1–2 ml Serum (AK-Nachweis frühestens 2–3 Wo. nach Beginn der klinischen Symptomatik).

Mikrobiologische Diagnostik

- **Mikroskopie:** Kleine, gramnegative Stäbchen.
- **PCR** parallel zur Anzucht und/oder Serologie.
- **Kultur:** Auch nach sofortiger Verimpfung gelingt die Anzucht selten. Als Nährboden eignet sich Holzkohle-Pferdeblut-Medium nach Regan-Lowe oder Bordet-Gengou-Agar (Kartoffel-Glycerin-Blutagar), der 3–7 d bebrütet werden muss.
- **Differenzierung:** Mittels biochemischer und serologischer Merkmale (dir. IFT).
- **Serologischer AK-Nachweis:** Maximum der Antikörperproduktion nach 8–10 Wo. Nachweis mittels ELISA. Differenzierung zwischen natürlicher Infektion und Impfung durch Nachweis von spezifischem IgM und IgA nach Infektion.

Antibiotikaempfindlichkeit

Im Stadium catarrhale: Clarithromycin oder Roxythromycin.
Bei Makrolidunverträglichkeit Cotrimoxazol.
! Später kann die Toxinwirkung mit Antibiotika nicht mehr beeinflusst werden.

Immunisierungsmöglichkeit

Impfung durch aktive Immunisierung im Kindesalter. Ganzkeimimpfstoffe und azelluläre Impfstoffe (weniger Lokal- und Fieberreaktionen).

26.18 Pasteurella

Pasteurellen besiedeln als Normalflora den Oropharynx vieler Säugetiere. Der häufigste humanpathogene Vertreter ist *Pasteurella multocida.*

26

Klinik

Meist lokal begrenzte Infektionen nach Biss- oder Kratzwunden durch Haustiere. Inkubationszeit wenige Stunden bis zu 1 d. Selten abszedierende oder phlegmonöse Erkrankungen (Tendovaginitis, Periostitis, Osteomyelitis). Sinusitis/Pneumonie durch Inhalation. Meningitisfälle mit und ohne Hirnabszess wurden beschrieben.

Untersuchungsmaterial
Kultur und Antibiogramm: Wundabstriche, Eiter, Sputum, Blut, Liquor. Empfindliche Erreger → schneller Transport in Anaerobiertransportmedien.

Mikrobiologische Diagnostik
- **Mikroskopie:** Gramnegative kokkoide Stäbchen, mit Giemsa-Färbung bipolar anfärbbar.
- **Kultur:** Grauweiße, z.T. gelblich getönte, konvexe, oxidasepositive Kolonien auf Blut- und Kochblutagar.
- **Differenzierung:** Biochemisch durch „bunte Reihe".

Antibiotikaempfindlichkeit
Penicillin, Tetrazykline und Cephalosporine.

26.19 Francisella

Erregerreservoir sind Hasen, Kaninchen, Ratten, Mäuse, Eichhörnchen und Hamster. Als Vektoren können Zecken, Flöhe, Läuse, Milben und Fliegen fungieren. Eintrittspforten können Haut, Schleimhäute des Mundes und der Augen sowie die Atemwege sein. Die Inkubationszeit beträgt 3–5 d.
Die Gattung *Francisella tularensis* unterteilt sich in:
- Subspecies *tularensis* (Typ A): USA, Kanada.
- Subspecies *holarctica* (Typ B): Nordasien, Europa, Nordamerika.
- Subspecies *mediaasiatica*: Kasachstan, Usbekistan.
- Subspecies *novicida*: Australien, Spanien, USA.

D Francisellen sind Organismen der Risikogruppe 3 und dürfen nur in entsprechenden Sicherheitslabors untersucht werden!

C Namentlich bei Nachweis von *Francisella tularensis*.

Klinik
Die Tularämie ist eine pestähnliche Erkrankung. Beginn meist mit hohem Fieber und schwerem Krankheitsgefühl, Entzündung und Ulkusbildung an der Eintrittspforte des Erregers, Schwellung und Einschmelzung der regionalen Lymphknoten. In 10 % der Fälle septischer Verlauf (Letalität 1 %). Die generalisierte Tularämie zeigt verschiedene Verlaufsformen: Ulzeroglandulär, glandulär, okkuloglandulär, oropharyngeal, thorakopulmonal, typhoidal-septisch.

Untersuchungsmaterial
- Kultur und Antibiogramm: Eiter, Gewebebiopsien, Sputum, Blut.
- Serologie: 1–2 ml Serum für AK-Nachweis, der ab der 2. Wo. nach Infektion positiv wird.

Mikrobiologische Diagnostik
- **Mikroskopie:** Gramfärbung: Schlecht anfärbbare, blasse Stäbchen.

- **Kultur:**
  - ! Anspruchsvoller Keim – hochangereicherte Spezialmedien nötig.
  - – Anreicherung aus kontaminiertem Material über Antibiotikazusatz oder im Tierversuch (wegen der Übertragbarkeit durch Vektoren sehr gefährlich! → Sondergenehmigung notwendig!).
  - – Keimnachweis im Material mittels dir. IFT sollte versucht werden.
  - – Schnelltests in Referenzlaboratorien: Immunchromatografie, ELISA, Realtime-PCR.
- **Differenzierung:** Durch Agglutination mit spezifischen Antiseren od. mittels PCR.
- **Serologischer AK-Nachweis:** Mittels Mikroagglutination, indir. Immunfluoreszenz oder ELISA. Die Erkrankung hinterlässt eine lebenslange Immunität. Titer ab $\geq 1 : 40$ geben Hinweis auf akute Infektion, sicher sind steigende Titer (3–4 Titerstufen) oder der Nachweis von IgM-AK im ELISA.

Antibiotikaempfindlichkeit

Streptomycin (**Cave:** Rasche Resistenzentwicklung), Aminoglykoside, Tetrazykline, Ciprofloxacin.

Immunisierungsmöglichkeit

Schutzimpfung mit attenuierten Lebendbakterien, die aber keinen vollständigen Schutz garantiert.

26.20 Gramnegative fermentative Stäbchen

Zu den gramnegativen fermentativen Stäbchen zählen neben *Francisella* ssp. (▶ 26.19) und *Pasteurella* ssp. (▶ 26.18) Bakterien, die zur Normalflora der Nasopharyngealschleimhaut von Mensch und Tier gehören oder in der Umwelt leben und nur selten und bei bestimmten Voraussetzungen (Störung der lokalen oder systemischen Immunabwehr) Krankheiten verursachen können.

Klinik

- *Actinobacillus:* Exogene oder endogene Wundinfektionen nach Tierbissen.
- *Aggregatibacter actinomycetemcomitans:* Gingivitis, Parodontitis, Sepsis bei Immunsuppression, Endokarditis, Weichteilinfektionen.
- *Capnocytophaga:* Periodontose, bei Pat. mit Immundefekt selten Septikämien, Osteomyelitis und Meningitis, Infektionen nach Tierbissen.
- *Cardiobacterium hominis:* Normalflora des menschlichen Nasopharynx. Bei Pat. mit Immundefekten selten Endokarditis.
- *Chromobacterium violaceum:* Boden- und Wasserkeim in tropischen bis subtropischen Ländern. Harnwegsinfektionen, Abszesse mit und ohne folgende systemische Generalisierung und Diarrhö.
- *Kingella:* Normalflora des menschlichen Nasopharynx. Bei Pat. mit Immundefekten selten Septikämien, Endokarditis und septische Arthritis.

Untersuchungsmaterial

Kultur und Antibiogramm: Je nach Lokalisation des Infektionsprozesses. Hochempfindliche Erreger → schneller Transport in Anaerobiermedien.

26

Mikrobiologische Diagnostik
- **Mikroskopie:** Gramnegative Stäbchen, z.T. kokkoid.
- **Kultur:** Wachstum auf angereichertem Blutagar in CO_2-Atmosphäre.
- **Differenzierung:** Überprüfung folgender Charakteristika: Fähigkeit zum Wachstum auf MacConkey-Agar, Oxidase, Beweglichkeit, Fähigkeit zur Harnstoffspaltung, Fähigkeit zur Indolbildung aus Tryptophan u.a. biochemische Leistungsprüfungen.
- **PCR** zum Nachweis von *A. actinomycetemcomitans* in der Zahnheilkunde.

Antibiotikaempfindlichkeit
Sehr unterschiedlich → Antibiogramm!

26.21 Pseudomonas und Taxa

Pseudomonaden (Ps.) und verwandte Taxa gehören nicht zur typischen physiologischen Bakterienflora des Menschen! Sie kommen ubiquitär vor.

Der Klinik entsprechend werden *Pseudomonas* und verwandte Taxa zusammen beschrieben. Die sich in den letzten Jahren aufgrund neuerer molekularbiologischer Erkenntnisse ergebenden Änderungen der Gattungszugehörigkeit bleiben unberücksichtigt.

Fakultativ pathogen sind *Ps. aeruginosa, fluorescens, putida, stutzeri, alcaligenes, pseudoalcaligenes, oryzihabitans, luteola, monteilii, veronii, mendocina, Shewanella putrefaciens, Brevundimonas vesicularis, diminuta, Sphingomonas paucimobilis, Burkholderia cepacia, Ralstonia pickettii, Delftia acidovorans, Comamonas testosteroni, Stenotrophomonas maltophilia.*

! *Ps. aeruginosa* ist für 95 % der nosokomialen Infektionen verantwortlich! In diesem Fall Aufzeichnungspflicht nach § 23 IfSG.

Obligat pathogen sind *Burkholderia* mallei und *pseudomallei.*

D *Burkholderia mallei* gehört zu den Organismen der Risikogruppe 3 und darf nur in entsprechenden Sicherheitslabors untersucht werden!

Klinik
- **Fakultativ pathogene Arten:**
  - Gesunde: Selten Infektionen.
  - Abwehrgeschwächte (v.a. mit Neutropenie): Infektionen mit hoher Letalität → eitrige Wundinfektionen, Sepsis, Atem- und Harnwegsinfektionen, Osteomyelitis, Meningitis. *P. aeruginosa* und *B. cepacia* sind Problemkeime bei CF-Pat.!
- **Obligat pathogene Arten:**
  - *Burkholderia mallei:* Rotz (Zoonose, sehr selten). Infektion durch das Bronchialsekret von Huftieren → Eindringen des Erregers über die Atemwege, Hautwunden oder den Magen-Darm-Kanal. Nach einer Inkubationszeit von 3–7 d Bildung von Geschwüren an der Eintrittspforte, lymphogene Metastasierung, Sepsis, Pneumonie, Lungenabszess, Absiedelungen in Leber, Milz, Muskulatur und Prostata. Bei Kindern eitrige Parotitis.
  - *Burkholderia pseudomallei:* Melioidose. In Südostasien und Nordaustralien heimische rotzähnliche Erkrankung.

26

Untersuchungsmaterial
Kultur und Antibiogramm: Eiter, Blut, Trachealsekret, Abstriche von Haut, Gehörgang und Augen.

Mikrobiologische Diagnostik
- **Mikroskopie:** Gramnegative Stäbchen.
- **Kultur:**
  - Strikte Aerobier. Kahmhautbildung auf Nährbouillon. Gutes Wachstum auf Blut- und MacConkey-Agar.
  - *Ps.-aeruginosa*-Kolonien: Metallisch glänzend (lat. aes = Erz) und pigmentiert. Unter geeigneten Bedingungen Bildung von grünlichem Fluoreszein und blaugrünem Pyocyanin. Süßlicher, aromatischer Geruch, ähnlich dem Lindenblütenduft. Selektivagar: Zusatz von Cetrimid.
  - Andere *Pseudomonas*-Arten und Taxa bilden unpigmentierte oder verschiedenartig gefärbte Kolonien und unterschiedliche, z.T. in den Agar diffundierende Pigmente.
- **Differenzierung:**
  - Pseudomonaden sind oxidasepositiv (Ausnahme: *Stenotrophomonas maltophilia*). Sie können Glukose nicht fermentativ abbauen (vergären). Deswegen werden sie auch als Gruppe der Glukose-Nonfermenter bezeichnet.
  - *Ps. aeruginosa* wird von anderen Non-Fermentern durch Pyocyaninbildung, Cetrimidresistenz und Wachstum bei 42 °C abgegrenzt. Die sichere Differenzierung gelingt wie bei den anderen Pseudomonaden durch eine Art „bunte Reihe", welche die oxidativen Stoffwechselleistungen prüft.
  - **Molekularbiolog. Differenzierungsmethoden:** Realtime-PCR, FISH, 16S-rRNA-Sequenzierung.

Antibiotikaempfindlichkeit
Häufig hochresistent → Antibiogramm!
Mittel der Wahl: Kombination eines zellwandwirksamen Betalaktams (z. B. Pseudomonas-Cephalosporine Ceftazidim oder Cefsulodin, aber auch Azlocillin, Piperacillin, Aztreonam, Meropenem und Imipenem) und eines Aminoglykosid (z. B. Amikacin, Tobramycin). Ciprofloxacin ist ebenfalls meist gut wirksam, bei schweren Erkrankungen in Dreierkombination (Betalaktam + Aminoglykosid + Ciprofloxacin). *B. pseudomallei* ist immer resistent gegen Aminoglykoside! Hier Initialtherapie mit Meropenem od. Ceftazidim, gefolgt von oraler Erhaltungstherapie mit Doxycyclin, Cotrimoxazol u. Chloramphenicol in Kombination.

26.22 Gramnegative nicht fermentierende Stäbchen

26

Außer Pseudomonaden und Taxa (▶ 26.21) werden nicht fermentierende gramnegative Stäbchen selten isoliert.

Klinik
- **Eikenella corrodens:** Normale Rachenflora, selten Erreger von:
  - Parodontopathien, Gingivalabszessen.
  - Infektionen menschlicher Bisswunden.

- Bei hämatogener Streuung: Arthritis, Pneumonie, Pleuritis, intraabdominelle Abszesse, Endokarditis, Meningitis, Hirnabszesse.
- Häufig Mischinfektionen mit fakultativen und obligaten Anaerobiern.
- **Acinetobacter ssp.:** *Acinetobacter* ssp. gehört taxonomisch zur Familie der *Moraxellaceae*. Normales Habitat sind Boden, Wasser und Haut. Bei Immunsupprimierten nosokomiale Infektionen: Pneumonien, Sepsis, Meningitis, Abszesse, Wund- und Harnwegsinfektionen. Häufig Auslöser nosokomialer Infektionsketten.
- **Rhizobium radiobacter:** Erdbodenkeim, selten Endokarditis nach Implantation künstlicher Herzklappen, Peritonitis, Septikämie.
- **Elisabethkingae:**
  E. meningosepticum ist öfters Erreger einer nosokomialen Meningitis bei:
  - Neugeborenen.
  - Erwachsenen mit Leukämie, Niereninsuffizienz oder fortgeschrittenen Tumoren.

Untersuchungsmaterial
Kultur und Antibiogramm: Gingivalflüssigkeit, Wundabstriche, Abszess- und Pleurapunktate, Gelenkpunktate, Eiter, Blut, Liquor, Trachealsekret, bronchoalveoläre Lavageflüssigkeit, Urin.

Mikrobiologische Diagnostik
- **Mikroskopie:** Gramnegative Stäbchen, z.T. kokkoid.
- **Kultur:** Wachstum innerhalb von 1–2 d auf angereichertem Blutagar in CO_2-Atmosphäre.
- **Differenzierung:**
  - Fähigkeit zum Wachstum auf MacConkey-Agar.
  - Biochemische Leistungsprüfungen: Oxidase, Fähigkeit zur Glukoseoxidation, Katalase, Beweglichkeit, 16S-rRNA-Sequenzierung.

Antibiotikaempfindlichkeit
Sehr unterschiedlich → Antibiogramm!

26.23 Gardnerella vaginalis

Gardnerella vaginalis besitzt einen Zellwandaufbau, der zwischen gramnegativ und grampositiv anzusiedeln ist und stellt die einzige Art des Genus dar. Das Bakterium ist fakultativ anaerob und besitzt einen fermentativen Stoffwechsel.

Klinik
Bakterielle Vaginose mit stark nach Aminen riechendem Fluor. Nachweis häufig in Mischkultur mit Bacteroides- und Mobiluncus-Spezies. Selten bei postpartalem Fieber, Neugeborenensepsis und Endometritis (Blutkultur).

Untersuchungsmaterial
Direktpräparat, Kultur und Antibiogramm:
- Vaginalsekret (Tupfer in Universaltransportmedium) plus 1 Objektträger für das Direktpräparat.
- Messung des pH-Wertes im Vaginalsekret (typischerweise > 4,5).

- KOH-Test: Zugabe von 10%iger KOH zum Vaginalsekret verstärkt den Amingeruch.
- DNA-Sonden-Test, der gleichzeitig auch noch *Trichomonas vaginalis* und *Candida* ssp. nachweist.

Mikrobiologische Diagnostik
- **Mikroskopie:** Nachweis von „clue"-Zellen (Epithelzellen mit aufgelagerten gramnegativen bis gramlabilen, kurzen stäbchenförmigen *Gardnerella vaginalis*-Bakterien im Grampräparat). Im Gegensatz zum normalen Vaginalsekret meist nur wenige oder gar keine grampositiven, größeren Laktobazillen.
- **Kultur:** Anzucht auf Humanblutagar (bessere Hämolyse) mit Zusatz von Selektivsupplement (Gentamicin, Nalidixinsäure, Amphotericin B) zur Unterdrückung der vaginalen Begleitflora bei erhöhter CO_2-Spannung.
- **Differenzierung:**
  - Negative Katalase- und Oxidasereaktion.
  - Sensibilität gegenüber Metronidazol und Trimethoprim (Antibiotikaplättchen auf dem Agar).
  - Biochemische Leistungsparameter (bunte Reihe).

Antibiotikaempfindlichkeit
Mittel der Wahl: Metronidazol. Wirksam sowohl gegen *Gardnerella vaginalis* als auch gegen die an einer Vaginose beteiligten Anaerobier.

26.24 Obligat anaerobe Bakterien

26.24.1 Bacteroides-Gruppe
Die Familie der *Bacteroidaceae* umfasst 20 Gattungen, von denen 4 humanpathogene Bedeutung haben:
- *Bacteroides.*
- *Prevotella.*
- *Porphyromonas.*
- *Fusobacterium.*

Klinik
Physiologische, fakultativ pathogene Schleimhautflora. Beim Eindringen in primär-sterile Körperbereiche unspezifische, z.T. schwere, eitrig septische Infektionen, insbes. nach Verletzungen, Operationen in primär sterilen Körperarealen oder bei Abwehrschwäche:
- Nekrotische Abszesse mit anaerober und aerober Mischflora, u.a. Zahnabszesse, Parodontitis, Hirnabszesse, Lungenabszesse, Pleuraempyem, Aspirationspneumonie, Urogenitalabszesse, intraabdominelle Abszesse.
- Peritonitis, Appendizitis, Weichteilinfektionen und Septikämie.

26

Untersuchungsmaterial
Kultur und Antibiogramm: Tiefe Punktionen, intraoperative Abstriche, Eiter, Wundabstriche, Exsudate, Blut, Abszessmaterial. Anaerobes Transportmedium!

Mikrobiologische Diagnostik

- **Mikroskopie:** Sehr pleomorphe, schlanke oder kokkoide gramnegative, nicht sporenbildende Stäbchen. *Fusobacterium* faden- oder spindelförmig mit angespitzten Enden.
- **Kultur:** Kulturelle Anzüchtung von Erregern der Bacteroides-Gruppe auf Schaedler-Agar oder Selektivmedium (Zusatz von Kanamycin und Vancomycin zur Unterdrückung von fakultativ anaerober Begleitflora) nur unter anaeroben Verhältnissen. Wegen der oft langen Generationszeiten 48 h bebrüten.
- **Differenzierung:** Speziesidentifizierung aufwändig und nur selten erforderlich. Sie berücksichtigt biochemische Stoffwechselleistungen und die gaschromatografische Analyse der Fermentationsprodukte.

Antibiotikaempfindlichkeit

- *Prevotella, Porphyromonas* und *Fusobacterium:* Penicilline und Cephalosporine, am besten in Kombination mit β-Laktamase-Inhibitor. Carbapeneme sind meist auch gut wirksam.
- *Bacteroides* bilden häufig β-Laktamase unterschiedlicher Aktivität → Mittel der Wahl: Clindamycin, Meropenem, Imipenem, Rifampicin, Cefoxitin, Cefotetan, Metronidazol, Antibiogramm zur Bestimmung der MHK!

26.24.2 Anaerobe Sporenbildner (Clostridien)

Die Gattung *Clostridium* (C.) umfasst zahlreiche Spezies, von denen 4 humanpathogen relevant sind: *C. tetani, C. botulinum, C. perfringens, C. difficile.*

Klinik

- **C. tetani (Tetanus):** Bei anaeroben Verhältnissen (Wundnekrose) bildet *C. tetani* Tetanospasmin, das inhibitorische Synapsen der spinalen Motoneurone blockiert → Lähmung mit erhöhtem Muskeltonus und tonisch klonischen Krämpfen (Trismus, Risus sardonicus, Opisthotonus, Tod infolge Asphyxie durch Atemlähmung). Das Bewusstsein des Pat. ist ungetrübt!
- **C. botulinum (Botulismus):** Sporen von *C. botulinum* keimen in kontaminierten Lebensmitteln (Konserven!) unter anaeroben Bedingungen aus und bilden ein hitzelabiles Neurotoxin. Das Botulinustoxin hemmt die Reizübertragung an den motorischen Endplatten → schlaffe Paralyse der quer gestreiften Skelettmuskulatur (Doppeltsehen, Schlucklähmung, Dysphonie, Obstipation, Miktionsbeschwerden und extreme Schwäche). Unbehandelt versterben die Pat. innerhalb weniger Tage an Atemlähmung. **Säuglingsbotulismus:** Botulinustoxin wird im Darm von intestinal infizierten Säuglingen gebildet. Die nachfolgende Intoxikation ist meist mild und verläuft selten letal. **Wundbotulismus:** Äußerst selten, tetanusähnliche Pathogenese. Folge einer Wundinfektion mit *C. botulinum.* Das klinische Bild entspricht dem Botulismus.

26

Botulinustoxin ist das stärkste bakterielle Gift, das bekannt ist: Tödliche perorale Dosis 50–100 ng. Das Toxin wird durch Kochen zerstört (Inaktivierung innerhalb von 15 Min. bei 100 °C). Beim Umgang mit verdächtigen Proben besondere Vorsicht (**Cave:** Aerosolbildung → Sicherheitswerkbank)!

- **C. perfringens (Gasbrand):** Unter den anaeroben Verhältnissen einer tiefen Wunde bildet *C. perfringens* Exotoxine mit nekrotisierender, hämolytischer und/oder letaler Aktivität → plötzlich verstärkter Wundschmerz, auffallendes Ödem mit livider Verfärbung und trübbraun bis hämorrhagische, stinkende Absonderung. Außerdem charakteristische Gasentwicklung → „Crepitatio". Zwei in ihrer Schwere differierende Wundinfektionen:
  - **Anaerobe Zellulitis** (häufig): Infektion bleibt auf nekrotisches Gewebe innerhalb der Faszienloge beschränkt. Gesunde Muskulatur ist nicht beteiligt.
  - **Gasbrand/Gasödem** (sehr selten): Aggressive Infektion der Muskulatur mit Myonekrose und Toxinämie. Hohe Ausbreitungstendenz in ursprünglich gesundes Gewebe. Zerfallende Muskelmassen → schokoladenartiger, übel riechender Brei. Der Pat. hat starke Schmerzen, Fieber und erhöhten Puls. Tod durch toxisches Herz-Kreislauf-Versagen. Inkubationszeit von Stunden bis Tagen.

    Das Krankheitsbild kann auch durch andere, verwandte Erreger hervorgerufen werden, wie z. B. *C. septicum, C. novyi, C. histolyticum.* **Lebensmittelvergiftung:** Einige Stämme setzen im Darm Exotoxine frei. Klinik ähnlich einer Staphylokokken-Lebensmittelvergiftung, jedoch meist weniger akut.
- **C. difficile (Pseudomembranöse Enterokolitis, CDAD):** *C. difficile* ist in der Fäkalflora von 2–8 % gesunder Personen nachweisbar. Im Krankenhaus steigt dieser Anteil auf 10–25 %. Häufige Ausbrüche können nur durch konsequente Hygienemaßnahmen vermieden werden → Krankenhaushygieniker einschalten! *C. difficile* ist resistent gegen viele Antibiotika. Unter Antibiotikatherapie (v.a. Clindamycin, Aminopenicilline, Makrolide, Chinolone und Cephalosporine) kann es sich relativ stark vermehren und durch Bildung zweier hitzelabiler Exotoxine (Toxin A und Toxin B) die antibiotikaassoziierte pseudomembranöse Kolitis verursachen → Fieber, Diarrhö und krampfartige Bauchschmerzen. Die Schleimhaut des Kolons ist ödematös geschwollen und mit gelblichweißen Belägen (Leukozyten und Fibrin) überzogen (= Pseudomembranen).

C Namentlich bei V.a. Erkrankung oder Tod an Botulismus, bei Nachweis von *C. botulinum* oder Toxinnachweis, bei epidemisch auftretender, mikrobiell bedingter Lebensmittelvergiftung. Meldepflicht für schwer verlaufende **CDAD**, gehäuftes Auftreten akuter infektiöser Gastroenteritis und gehäufte nosokomiale Infektionen.

Allgemeine mikrobiologische Diagnostik
- **Mikroskopie:** Gramfärbung: Plumpe, grampositive Stäbchen mit Sporen, die je nach Spezies zentral, subterminal oder terminal liegen. Außer *C. perfringens* sind alle Clostridien begeißelt und somit beweglich. Als Direktpräparat ist die Mikroskopie besonders bei V.a. Gasbrand unentbehrlich.
- **Kultur:** Clostridien sind strikte Anaerobier. Sie wachsen bei 37 °C unter Sauerstoffausschluss auf angereichertem Blutagar (z. B. Schaedler-Agar). Nach 24–48 h imponieren konvex gewölbte, glasige Kolonien, z.T. mit Schwärmsaum und Hämolyse. Der Agar kann für den Einsatz als Selektivmedium bei kontaminierten Proben mit Antibiotika versetzt werden.

26

- **Differenzierung:** Die isolierten Clostridien werden nach morphologischen (Gestalt und Länge der Stäbchen, Lokalisation der Sporen) und biochemischen Kriterien („bunte Reihe") differenziert. Molekularbiologische Differenzierung durch PCR und Sequenzierung → Nachweis von Toxingenen.

Untersuchungsmaterial und spezielle mikrobiologische Diagnostik

- **Tetanus:** Diagnose primär durch das klinische Bild und die Impfanamnese.
  Toxinnachweis: 2–5 ml Serum, Wundbiopsie.
  - Methode der Wahl ist der Toxinnachweis aus Wundexzisat oder Patientenserum im Tierversuch → inokulierte Mäuse ohne Antitoxinschutz versterben in „Robbenstellung", durch Antitoxin geschützte Mäuse überleben = Spezifitätsnachweis.
  - Der kulturelle Erregernachweis aus Wundmaterial gelingt nur selten.
- **Botulismus:**
  Toxinnachweis: 2 ml Serum, Erbrochenes, Mageninhalt, Speisereste.
  - Maus ohne Antitoxinschutz verstirbt mit „Wespentaille", durch Antitoxin geschützte Maus überlebt (= Spezifitätsnachweis).
  - ELISA zum Nachweis von Botulinumtoxin ist weniger sensitiv. PCR zum Nachweis von Toxingenen korreliert nicht mit der Toxinmenge im Untersuchungsmaterial.
  ! Säuglingsbotulismus: Stuhl für Kultur.
  ! Wundbotulismus: Wundsekret für Kultur.
- **Gasbrand:**
  Kultur und Mikroskopie: Wundabstrich, Wundsekret und nekrotisches Muskelgewebe, Stuhl.
  - Sofortiges Gram-Direktpräparat aus dem Wundgebiet: Große Stäbchen mit abgerundeten Enden, z.T. von Kapsel umgeben. Nur wenige, subterminal gelegene Sporen ohne Auftreibung des Stäbchenleibes → dringender Verdacht, sofortige telefonische Mitteilung an den behandelnden Arzt erforderlich!
  - Anzucht und Differenzierung.
  - Toxinbestimmung nur in Speziallaboratorien.
- **Lebensmittelvergiftung durch C. perfringens:**
  - Quantitative Anzucht von *C. perfringens* aus Lebensmittel- oder Stuhlproben nach Sporenselektion durch Alkohol → Sporenzahlen $\geq 10^5$/ml in Lebensmitteln oder $\geq 10^6$/ml aus Stuhlproben sind signifikant.
  - Nachweis des Enterotoxins in Erbrochenem, Mageninhalt, Speiseresten, Stuhl durch ELISA.
- **Pseudomembranöse Enterokolitis:** Diagnose durch koloskopischen Nachweis einer pseudomembranösen Kolitis. Der kulturelle Nachweis von *C. difficile* und der Toxinnachweis bestätigen die Diagnose, sind jedoch für sich allein genommen nicht pathognomonisch.
  Seit Sept. 2007 auch in Deutschland Nachweis des hochvirulenten *C.-difficile*-Stammes **Ribotyp O27 (Toxinotyp 3, PFGE NAP 1)** → schwer verlaufende CDAD, ↑ Rezidivraten, ↓ Ansprechen auf Antibiotika.
  Stuhl:
  - Schnelltest: Nachweis von *C.-difficile*-Antigen im Stuhl mittels Latexagglutination (keine Differenzierung zwischen toxischen und atoxischen Stämmen).

- Kultureller Nachweis von *C. difficile:* Kultur auf Selektivagar (Cycloserin-Cefoxitin-Fruktose-Agar).
- In Stuhl oder Kulturüberstand: Nachweis von Toxin A und/oder B mittels ELISA oder Latexagglutinationstest. Nachweis der Toxingene in der PCR (Speziallabor). Nur die parallele Durchführung von Kultur und Toxinnachweis führt zu einer guten Sensitivität des Nachweises von *C. difficile.*

Antibiotikaempfindlichkeit und Antitoxintherapie

- **C. tetani:** Symptomatische Behandlung → Applikation von Muskelrelaxanzien und künstliche Langzeitbeatmung. Gleichzeitig Tetanus-Antitoxin verabreichen. Dieses kann das Toxin jedoch nur dann neutralisieren, wenn es noch nicht an Nervengewebe gebunden ist. Es kann also nur diejenige Toxinmenge vom Antitoxin gebunden werden, die noch gebildet wird. Um eine weitere Erregervermehrung zu verhindern, ist eine chirurgische und antibiotische Sanierung der Wunde (Penicillin G, Metronidazol + Mezlocillin) nötig.
- **C. botulinum:** Rasche Verabreichung von polyvalentem Botulismus-Antitoxin. Magenspülung, ggf. Hämodialyse und künstliche Beatmung zur Vermeidung einer Asphyxie. Außer bei Wundbotulismus (Penicillin G, Metronidazol und Mezlocillin) sind Antibiotika nicht indiziert.
- **C. perfringens:** Gründliche Wundtoilette (evtl. Amputation), hoch dosiert Penicillin G, hyperbare Sauerstofftherapie.
- **C. difficile:** Bereits bei Verdacht verursachendes Antibiotikum absetzen. Bei leichten Fällen Metronidazol, bei schweren Verläufen Vancomycin oral (**Cave:** Selektionierung von VRE!). In Regionen mit hyperendemischem Auftreten von *C. difficile* Ribotyp O27 zurückhaltende Verwendung von Cephalosporinen u. Chinolonen, um den Keim nicht pos. zu selektionieren!

Immunisierungsmöglichkeit

Aktive Tetanusimpfung mit Toxoid alle 10 J. Bei Verletzungen je nach Impfstatus:

- Letzte Impfung ≤ 5 J.: Impfschutz ausreichend.
- Letzte Impfung ≥ 5 J., ≤ 10 J.: Aktive Immunisierung.
- Letzte Impfung ≥ 10 J., Impfstatus unklar: Aktive und passive Immunisierung (Simultanimpfung).

26.25 Spirochäten

26.25.1 Leptospiren

Leptospirosen sind Anthropozoonosen. Haustiere, Ratten und Mäuse scheiden die Erreger mit dem Urin aus. Risikogruppen sind Landwirte, Metzger, Kanalisationsarbeiter. Die wichtigsten, in unseren Breiten humanpathogenen Genospezies u. Serogruppen der Spezies *L. interrogans sensu lato* ▶ Tab. 26.3.

26

Tab. 26.3 Genospezies und Serogruppen der Spezies *L. interrogans s. l.*

Genospezies	Serogruppen
L. interrogans sensu stricto	*Australis, Autumnalis, Bataviae, Canicola, Icterohaemorrhagiae, Hebdomadis, Pomona, Pyrogenes*
L. borgpetersenii	*Ballum, Javanica, Sejroe, Tarassovi*
L. kirschneri	*Grippotyphosa, Autumnalis, Icterohaemorrhagiae*

Klinik

Inkubationszeit 7–14 d. Zwei Krankheitsphasen:

- **Präkterische oder septikämische Phase** von 5 d Dauer: Schüttelfrost, Fieber, Pulsakzeleration, Gelenk- und Muskelschmerzen (besonders in den Waden), trockener Husten, Konjunktivitis, Hepatosplenomegalie und fleckiges Erythem. Es folgt ein kurzes fieberfreies Intervall.
- **Ikterische Phase** mit Organmanifestationen: Hepatogener Ikterus, Nephritis, Meningitis, erneuter Fieberanstieg um den 15. Krankheitstag.

Die schwerste Form ist die Weil-Krankheit mit einer Letalität bis zu 10 %.

 Namentlich bei Nachweis von *Leptospira interrogans*.

Untersuchungsmaterial

- **Kultur und Antibiogramm.**
  - 1. Krankheitswo.: Blut und Liquor.
  - 2. Krankheitswo.: Urin und Punktionsmaterial.
- **Serologie:** 1–2 ml Serum für AK-Nachweis. AK-Produktion beginnt 6–10 d nach Krankheitsbeginn, max. AK-Spiegel nach 3–5 Wo.

Mikrobiologische Diagnostik

- **Mikroskopie:** Dünnfädige, spiralförmige und sehr bewegliche Bakterien. Wegen schlechter Anfärbbarkeit Dunkelfeldmikroskopie („Kleiderbügel") oder direkte Immunfluoreszenz. Direktnachweis im Blut oft schwierig und wenig aussichtsreich. Am sensitivsten ist zentrifugierter Urin.
- **Kultur** (keine Routinediagnostik!): Anreicherung in:
  - Korthof-Bouillon oder Fletcher-Medium. Bei stark verunreinigten Proben Zusatz von Antibiotika zum Medium oder Anreicherung.
  - Tierversuch (Meerschweinchen, Goldhamster).
- **Differenzierung:** Nur durch Referenzlaboratorien mittels Absorptionstests. PCR zum Nachweis von Leptospira-DNA in Blut, Liquor und Urin, am besten in den ersten 10–14 d.
- **Serologischer AK-Nachweis:** Mittels Mikroagglutination, ELISA oder Objektträger-Agglutination. Aufgrund der geringen Sensitivität des Direktnachweises Methode der Wahl bei der Diagnostik von Leptospirosen.

Antibiotikaempfindlichkeit

Mittel der Wahl: Penicillin G, Ampicillin und Tetrazykline.

Immunisierungsmöglichkeit
Für exponierte Personen aktive Schutzimpfung.

26.25.2 Treponemen

Vier humanpathogene Spezies bzw. Subspezies der Gattung der *Treponema*, die sich durch Übertragungsweg und Klinik unterscheiden.

Klinik

- **Sexueller Übertragungsweg:** *Treponema pallidum subsp. pallidum* → **Syphilis (Lues).** Seit Ende der 1990er-Jahre Zunahme der Syphilisfälle, insbes. bei homosexuellen Männern. Nicht selten als Koinfektion mit HIV. Die weltweit vorkommende Erkrankung hat 3 charakteristische Stadien:
  - **Primärstadium:** Primäraffekt mit regionalen Lymphknotenschwellungen, Ulkus an Präputium oder Klitoris und Labien; seltener sind extragenitale Primäraffekte. Nach 8 Wo. ab Beginn der Infektion Übergang in das
  - **Sekundärstadium:** Hämatogene Aussaat, d.h. Generalisierung der Infektion, zunächst erkennbar am Syphilis-Exanthem; Auftreten der klinischen Symptome an Haut und Schleimhäuten. Diesem Stadium folgt das
  - **Tertiärstadium:** Zerstörung von Geweben in den verschiedensten Organen (ZNS, Lunge, Augen, Gefäße, usw.). Häufiger Befall des ZNS (Neurolues, progressive Paralyse, Tabes dorsalis).
- **Lues connata:** Bei diaplazentarer Übertragung von der Mutter auf das Kind (angeborene Lues). Frühsymptome sind syphilitischer Schnupfen (Koryza), Ikterus, Hepatosplenomegalie und ein Pemphigoid der Haut. Spätsymptome manifestieren sich als Fehlbildungen: Säbelscheidentibia, Sattelnase und Trias von Innenohrschwerhörigkeit, Tonnenzähnen und Keratitis parenchymatosa, die zur Erblindung führen kann.
- **Nicht-sexueller Übertragungsweg:** Durch Schmierinfektion, Speichel.
  - *Treponema pallidum subsp. pertenue* → **Frambösie:** Papillomatöse Hauterkrankung, die hauptsächlich Kinder in den Tropen befällt. Kann durch die Bildung von Hyperkeratosen und Gummata zu Gelenkversteifungen führen.
  - *Treponema pallidum subsp. endemicum* → **Bejel:** Syphilisähnliche Erkrankung der Schleimhäute, die Kinder in Afrika und im vorderen Orient befällt. Gummenbildung → Schleimhautstrikturen und Verstümmelungen (Dysphagie, respiratorische Obstruktion).
  - *Treponema carateum* → **Pinta:** Hauterkrankung in Südamerika, die depigmentierte Hautareale (Leukoderma) hinterlässt.

C Nicht namentliche Meldung des Nachweises von *T. pallidum.*

26

Untersuchungsmaterial

- **Direktnachweis:** Reizserum von Primäraffekten oder nässenden Papeln.
- **Serologie:** 1–2 ml Serum für AK-Nachweis.

Mikrobiologische Diagnostik

Keine Möglichkeit einer morphologischen oder antigenetischen Unterscheidung der 4 Spezies bzw. Subspezies.

- **Mikroskopie:** Dunkelfeldmikroskopie oder direkte Immunfluoreszenz.
- **Kultur:** Treponemen sind in vitro nicht anzüchtbar.
- **Differenzierung:** Nur molekularbiologisch möglich (ausschließlich wissenschaftliche Fragestellungen!). Entscheidend für die Differenzialdiagnose ist das klinische Bild und der geografische Ort des Auftretens.
- **Serologischer AK-Nachweis:**
  - Als Suchtest TPHA-(Treponema-pallidum-Hämagglutinations-)Test: Die AK gegen *T. pallidum* im Serum eines erkrankten Pat. agglutinieren mit Antigenfragmenten des Erregers beschichtete Schaferythrozyten (indirekte Hämagglutination). Der Test bleibt auch nach Ausheilung lange positiv („Serumnarbe"). Äquivalent zum TPHA-Test: TPPA-Test (Agglutination beschichteter Gelatinepartikel) oder ELISA.
  - Zur Therapiekontrolle VDRL-Kardiolipin-Flockungstest: Nachweis antilipoidaler AK (IgM), die eine Reaktion auf den entzündlichen Zellzerfall bei einer **akuten** Syphilis darstellen. Wird bei erfolgreicher Therapie negativ. Alternativ: IgM-ELISA.
  - Bei zweifelhaftem oder positivem TPHA-Test → FTA-Abs-Test: AK-Nachweis durch indirekte Immunfluoreszenz. Parallel dazu IgM-Fraktionierung zur Differenzierung zwischen ausgeheilter, chronischer oder akuter (IgM-positiv) Syphilis. Alternativ Immunoblot oder IgM-ELISA.
- **Diagnostik bei Neurosyphilis:**
  ITPA-Index. Ein ITPA-Index > 2 weist auf spezifische AK-Synthese im ZNS hin.
  Formel:

$$\text{ITPA-Index} = \frac{\text{TPHA-Titer im Liquor : IgG im Liquor}}{\text{TPHA-Titer im Serum : IgG im Serum}}$$

Antibiotikaempfindlichkeit

Mittel der Wahl: Penicillin, bei Penicillinallergie Ceftriaxon. Bei gleichzeitiger Cephalosporin-Allergie Doxycyclin oder Minocyclin. Vierteljährl. Kontrolluntersuchungen mittels VDRL- und TPHA-Titer, während einer Schwangerschaft monatl.

26.25.3 Borrelien

Die 3 humanpathogen bedeutsamsten Spezies sind:

- *B. burgdorferi* → Lyme-Borreliose. *B. burgdorferi sensu latu* umfasst 4 humanpathogene Spezies:
  - *B. burgdorferi sensu stricto* (USA, Europa).
  - *B. afzelii* (Europa).
  - *B. garinii* (Europa).
  - *B. spielmanii* (Europa).
- *B. recurrentis* → Rückfallfieber.
- *B. duttonii* → Rückfallfieber.

Klinik

- **B. burgdorferi:** Vektoren sind Zecken und Holzböcke. 3–6 % der Zeckenbisse führen zu Infektionen, 0,3–1,4 % zur manifesten Erkrankung. Meist 3 Stadien:
  - **1. Stadium** (Frühstadium): Tage bis wenige Wo. nach dem Zeckenbiss → Erythema migrans um die Einstichstelle (**Cave:** Nur bei 40–60 % der Pat.), evtl. uncharakteristische Allgemeinbeschwerden mit Fieber, Kopfschmerzen, Myalgie, Lymphknotenschwellungen.
  - **2. Stadium:** Wo. bis Mon. nach der Infektion → lymphozytäre Meningoradikulitis = Bannwarth-Syndrom (bei Kindern auch Meningitis), Fazialisparesen, seltener Lymphozytom (Lymphadenosis cutis benigna) oder Myokarditis (Reizleitungsstörungen!).
  - **3. Stadium:** Mon. bis J nach der Infektion → Acrodermatitis chronica atrophicans, chronisch rezidivierende Arthritiden („Lyme Arthritis", die 10–15 J andauern kann), chronische Enzephalomyelitis mit Para- und Tetraparesen (selten).
- **B. recurrentis und B. duttonii:** Vektoren sind Läuse, für *B. duttonii* auch Zecken. Wiederkehrende Fieberattacken aufgrund ständigen Antigenwandels der Erreger, die so der Immunabwehr entgehen und durch ihr Zellwandendotoxin pyrogen wirken. Tod häufig durch Myokarditis.

Namentlich bei Nachweis von *B. recurrentis.*

Untersuchungsmaterial

PCR, Direktpräparat und Kultur:
- *B. burgdorferi:*
  - 1. Stadium: Blut und Hautbiopsien.
  - 2. Stadium: Liquor, Blut, Hautbiopsien.
  - 3. Stadium: Liquor, Blut, Hautbiopsien, Gelenkpunktate bzw. Synovialbioptat (höhere Ausbeute).
  - **Serologie:** 1–2 ml Serum für AK-Nachweis.
- *B. recurrentis* und *B. duttonii:* Blut, Liquor für Direktpräparat und Kultur. Serologie nicht möglich.

Mikrobiologische Diagnostik

- **Mikroskopie** (Nur für Rückfallfieber-Diagnostik geeignet):
  - Vitalpräparat im Dunkelfeld- oder Phasenkontrastmikroskop: Große, sehr bewegliche, schraubenförmige Bakterien.
  - Giemsa-Färbung: Besonders zum Nachweis von Rückfallfieberborrelien im Blut erkrankter Pat. geeignet.
- **Erregernachweis** (nur in Speziallaboratorien):
  - PCR (Hautbiopsie, Liquor, Gelenk-, besser Synovialbioptate).
  - Kultur: In modifiziertem Kelley-Medium im Speziallabor, Kulturzeit 1–5 Wo., von den Rückfallfieber-Borrelien sind nicht alle Spezies kulturell anzüchtbar. Diese können nach Anreicherung im Versuchstier (Meerschweinchen, Ratte, Hamster oder Maus) nachgewiesen werden.

26

Nachweisempfindlichkeit:
- Haut (E. migrans, Akrodermatitis): 50–70 % (Kultur + PCR).
- Liquor (Neuroborreliose II): 10–30 % (Kultur + PCR).
- Gelenkpunktat, besser Synovialbiopsie (Lyme-Arthritis): 50–70 % PCR (Kultur extrem selten positiv).

Differenzierung (Speziallabor):
- Speziesidentifikation: OspA-PCR, 16S-rDNA-PCR od. 5S-23S-rDNA-PCR, jeweils anschließende Sequenzierung od. RFLP, Pulsfeld-Elektrophorese nach MLU 1-Verdau.
- Subtypisierung: OspA-Serotypisierung, OspA-PCR.

Serologischer Antikörpernachweis: Entscheidend für die Diagnose einer Lyme-Borreliose ist der **AK-Nachweis** mittels indirekter Immunfluoreszenz oder ELISA.
- **IgM-Titer:** Bei Frühinfektionen erhöht und/oder steigend (ab 2–4 Wo. nach E. migrans). IgM-Anstieg kann fehlen (Frühinfektion, Reinfektion), andererseits kann IgM jahrelang persistieren, ohne dass dies mit der Krankheitsaktivität korreliert.
- **IgG-Titer:** Wird erst spät positiv (maximale Titer erst nach Mon.!)
- Nachweis intrathekal gebildeter Antikörper bei neurologischer Manifestation im ELISA mittels **Liquor-Serum-Index** (▶ 15.5.5).
! Kreuzreaktionen zu Treponemenantigenen, aber TPHA- und VRDL-Test bleiben negativ.

Tab. 26.4 Wahrscheinlichkeit eines positiven Antikörpertests bei Borrelieninfektion

Stadium	Seropositivität	Ig-Klasse
I	20–50%	IgM
II	70–90%	IgG
III	90–100%	IgG

Bestätigungstest: **Immunoblot,** vorzugsweise mit rekombinanten Antigenen.
- IgM: Mind. 2 Banden von p41, p39, OspC, Osp17, VLsE oder OspC allein in starker Ausprägung.
- IgG: Mind. 2 Banden von p83/100, p58, p39, p41, OspC, Osp17; VLsE.
Frühe Immunantwort (IgM) gegen p41 und OspC, VLsE (IgM u. IgG). Im Verlauf IgG-AK gegen p58, p39, Osp17 und vor allem VLsE. Im späten Stadium AK gegen VLsE, p58, Osp17 und p83/100.

26

Eine negative Serologie schließt – besonders in Frühstadien – eine Borreliose nicht aus!
Einige wichtige AG wie OspA, OspC oder VLsE sind z.T. genotypspezifisch → falsch-neg. Befunde, wenn Antigen-Spektrum des Infektionsstammes nicht im Testsystem enthalten ist; mögliche differente Ergebnisse in verschiedenen Labors durch Verwendung unterschiedl. Testsysteme.

Nicht für die mikrobiologische Diagnostik empfohlene Borreliose-Tests (wissenschaftl. Validierung ungenügend):
- Abfall von CD57$^+$/CD3$^+$-NK-Zellen bei chronischer Lyme-Borreliose.
- Lymphozyten-Transformationstest nach Stimulation mit Borrelienantigenen.
- EUSPOT (Nachweis Zytokin-sezernierender Lymphozyten).

Antibiotikaempfindlichkeit
Mittel der Wahl:
- Lyme-Borreliose:
  - Im Frühstadium Penicillin, Amoxicillin, Cefuroxim, Doxycyclin oder Makrolidantibiotika.
  - In schweren Fällen (Neuroborreliose) Ceftriaxon, Cefotaxim, Penicillin i.v. (**Cave:** Jarisch-Herxheimer-Reaktion).
  - ! Bei Zeckenbiss keine Prophylaxe!
- Rückfallfieber: Tetrazykline, Penicilline, Cephalosporine.

26.26 Mykoplasmen

Mykoplasmen und Ureaplasmen sind zellwandlose Bakterien, die sich außerhalb von Zellen vermehren können. Drei Arten sind humanpathogen oder potenziell humanpathogen.

Klinik
- *Mycoplasma pneumoniae:* Obligat pathogen → Tracheobronchitiden und Pneumonien (14 % aller Pneumonien).
- *Mycoplasma hominis:* Fakultativ pathogen.
  - Frauen: Vaginitis, Adnexitis, z.T. Abszesse und Septikämien.
  - Männer: Prostatitis.
- *Ureaplasma urealyticum:* Fakultativ pathogen.
  - Männer: Prostatitis und Urethritis.
  - Frauen: Vaginitis, Adnexitis.
  - Neugeborene: Pneumonien.

Untersuchungsmaterial
- **Direktnachweis und Kultur:** Sputum, Trachealsekret, Nasopharyngealabstrich, Rachenabstrich, Pleurapunktat; Urin, Urethral-, Zervikal-, Vaginalabstriche. **Cave:** Transport in flüssigem oder halbstarrem Transportmedium. Mykoplasmen-Bouillon oder Chlamydia-Transportmedium ohne Antibiotikazusatz verhindert schnelles Absterben.
- **Serologie:** Bei V.a. *Mycoplasma pneumoniae* 1–2 ml Serum für AK-Nachweis.

Mikrobiologische Diagnostik
- **Mikroskopie:** Da Mykoplasmen keine Zellwand besitzen, können sie mit den üblichen Färbemethoden nicht dargestellt werden. Der Direktnachweis im Material gelingt mittels PCR, Gensonde oder AG-ELISA und ersetzt zunehmend die Kultur.
- **Kultur:** Nach Flüssigkeitsanreicherung und Indikatorumschlag anaerobe Anzucht auf eiweiß- und cholesterinhaltigen Nährböden. Nach längerer Bebrü-

26

tung bei Lupenvergrößerung sehr kleine, häufig spiegeleiförmige, in den Nährboden hineinwachsende Kolonien mit dichtem Zentrum und heller, flacher Peripherie. Eine Keimzahl von > 10^3/ml bzw. eine um 1-log-Stufe höhere Keimzahl im Prostatasekret gegenüber Urinprobe deutet auf eine Infektion durch Urogenitalmykoplasmen hin (Prostatitis, Urethritis).

- **Differenzierung:** Mittels morphologischer, biochemischer und serologischer Kriterien.
- **Serologischer Nachweis von Antikörpern** gegen *Mycoplasma pneumoniae:* AK-Nachweis durch indirekte Hämagglutination, Komplementbindungsreaktion, ELISA und Immunoblot.

Antibiotikaempfindlichkeit
Mittel der Wahl: Tetrazykline, Makrolidantibiotika *(M. pneumoniae)* bzw. Tetrazykline, Fluorchinolone (Urogenitalmykoplasmen).
! Resistenzen gegen auf die Zellwand wirkende Chemotherapeutika (Penicillin, Cephalosporine).

26.27 Obligate Zellparasiten

26.27.1 Rickettsien, Coxiellen, Bartonellen und Ehrlichien

Humanpathogene Erreger der Gattung *Rickettsia*
- **Fleckfiebergruppe:**
  - *Rickettsia prowazekii* → klassisches, epidemisches Fleckfieber.
  - *Rickettsia typhi* → murines, endemisches Fleckfieber.
- **Zeckenbissfiebergruppe:**
  - *Rickettsia rickettsii* → „Rocky mountain spotted fever".
  - *Rickettsia conorii* → Mittelmeerfieber und südafrikanisches Zeckenbissfieber.
  - *Rickettsia sibirica* → nordasiatische Rickettsiose.
  - *Rickettsia akari* → Rickettsienpocken.
  - *Rickettsia (Orientia) tsutsugamushi* → Tsutsugamushi-Fieber.

Humanpathogener Erreger der Gattung *Coxiella*
Coxiella burnetii → Q-Fieber.

Humanpathogene Erreger der Gattung *Bartonella*
- Oroya-Fieber und peruanische Warzen → *B. bacilliformis.*
- Endokarditis, Bakteriämie → *B. quintana, B. henselae (B. elizabethae, B. vinsonii).*
- Bazilläre Angiomatose und Peliose → *B. quintana, B. henselae.*
- Katzenkratzkrankheit → *B. henselae, B. clarridgeiae, Afipia felis.*
- Fünftagefieber, Wolhynisches Fieber → *B. quintana.*

Humanpathogene Erreger der Gattungen *Ehrlichia, Anaplasma und Neorickettsia*

- **Monozytär:**
  - *Ehrlichia chaffeensis* (USA) → humane monozytäre Ehrlichiose.
  - *Neorickettsia sennetsu* (Japan, Malaysia) → Sennetsu-Fieber, Sennetsu-Ehrlichiose.
- **Granulozytär:**
  - *Anaplasma phagocytophilum* (Europe, USA) → humane granulozytäre Anaplasmose.
  - *Ehrlichia ewingii* (USA) → humane Ewingii-Ehrlichiose.

Klinik

- **Rickettsien:** Weltweites Vorkommen mit typischer regionaler Verteilung der einzelnen Rickettsienarten. Nach Insektenbissen (Läuse, Flöhe, Milben, Zecken) Fleckfieber und fleckfieberähnliche Erkrankungen: Hochfieberhafte Krankheitsbilder. Durch die intrazelluläre Vermehrung der Keime in den Gefäßendothelien generalisierte Vaskulitis → zerebrale Blutungen, Thrombosen, Koma und schließlich Tod durch Atem- und Kreislaufversagen. Letalität abhängig vom Lebensalter 5–50 %.
- **Coxiella burnetii:** Gehäuft in Mitteleuropa. Wird von Paarhufern inhalativ auf den Menschen übertragen → systemische fieberhafte Infektion mit oder ohne Pneumonie. Endokarditis mit Schädigung der Aortenklappe.
- **Bartonellen:** Vorkommen: *B. quintana, B. henselae, B. elizabethae, B. vinsonii* und *Afipia felis* in Europa, Afrika und Nordamerika. *B. bacilliformis* in den Hochlagen der Anden.
  - **Wolhynisches Fieber:** Durch die Kleiderlaus von Mensch zu Mensch übertragene fieberhafte Erkrankung. Heute selten (Ausbrüche unter schwer alkoholkranken und wohnsitzlosen Menschen - nicht selten auch Endokarditis).
  - **Katzenkratzkrankheit:** Etwa 1 Wo. nach Katzenbissen oder Kratzverletzungen durch Katzen. Meist bei Kindern und jungen Erwachsenen. Entwicklung einer erythematösen Inokulationspapel, gefolgt von Schwellung und schmerzhafter Einschmelzung der regionalen Lymphknoten. Sonderform: Konjunktivo-glanduläres Syndrom mit konjunktivalen Granulomen, Konjunktivitis und präaurikulärer Lymphadenitis. Systemische Komplikationen (nicht selten bei AIDS-Pat.) sind Enzephalopathie, Lähmungen, Neuroretinitis, Radikulitis, Polyneuritis, systemische Ausbreitung der Hautpapeln, Osteomyelitis, Pneumonie, Hämolyse, Thrombopenie.
  - **Bazilläre Angiomatose:** Nach Katzenkontakt. Meist bei immunsupprimierten Pat. und HIV-Infizierten (DD: Kaposi-Sarkom!). Dunkelrote noduläre Läsionen durch Gefäßproliferation und Infiltration von Entzündungszellen.
  - **Peliosis hepatis:** Nach Katzenkontakt. Vorrangig bei Immunkompromittierten. Entwicklung blutgefüllter zystischer Räume in Leber und Milz.
  - **Oroya-Fieber:** Nach Mückenstichen (Sandfliegen) schwere fieberhafte Erkrankung mit Hämolyse (Coombs-Test-negativ, ▶ 25.3.3), Kreislaufkol-

26

laps und Enzephalitis. Komplikation durch Superinfektion mit Salmonel-
len, Amöben, Malariaplasmodien oder Mykobakterien.
- **Peruanische Warzen:** Überlebende Pat. oder Pat. mit Zweitinfektion ent-
  wickeln kutane oder parenchymale vaskulo-proliferative Knötchen (peru-
  anische Warzen).
- **Ehrlichien, Anaplasmen und Neorickettsien:**
  - **Neorickettsia sennetsu:** Erreger des **Sennetsu-Fiebers** (Fieber, Schwellung
    der Hals- und Nackenlymphknoten, Leukopenie). Übertragungsweg un-
    bekannt (Zecken oder Fischparasiten).
  - **Humane monozytäre und granulozytäre Ehrlichiosen, Anaplasmose:** Durch
    Zecken übertragene Erkrankungen. Inkubationszeit von 1–3 Wo. Grippe-
    ähnliches Krankheitsbild mit Fieber, Schüttelfrost und Kopfschmerzen,
    oft auch Übelkeit, Myalgien und Erbrechen. Etwa 30 % der Pat. haben ei-
    nen an Fleckfieber erinnernden kurzzeitigen Hautausschlag. Häufig Se-
    kundärinfektion (Pneumonie, Candidiasis). Komplikationen: Septischer
    Schock, ARDS, Nierenfunktionsstörungen, Blutungsneigung, ZNS-Betei-
    ligung. Nach etwa 1 Wo. Restitutio ad integrum. Bei alten und immun-
    supprimierten Pat. Letalität 2–4 %.

C Namentlich bei Nachweis von *R. prowazekii* sowie von *C. burnetii*.

Untersuchungsmaterial
- **Kultur:** Erreger sind auf keinem Nährmedium anzüchtbar (Zellkultur nur in
  Referenzlaboratorien). Ausnahme: *Bartonella* wächst in Blutkulturen und auf
  Blutagar.
- ! Verdachtsdiagnose auf dem Begleitschein, um Anzucht von Bartonellen zu
  gewährleisten. Material: Blut, Gewebebiopsien.
- **Serologie:** 1–2 ml Serum für AK-Nachweis.

Mikrobiologische Diagnostik
Direktnachweis:
- Rickettsien, *Coxiella burnetii* und Bartonellen: Polymerase-Kettenreaktion
  (PCR) mit anschließender Sequenzierung aus Blut oder Gewebebiopsien.
- Ehrlichien, Anaplasmen und Neorickettsien:
  - Befall der Leukozyten (Morula-ähnliche Strukturen) im Giemsa-gefärbten
    Blutausstrich nachweisbar (nur in 20 % der Fälle positiv).
  - Nachweis mittels dir. IFT.
  - PCR aus peripherem Blut, Sequenzierung des Amplifikates.

Kultur: Nur Bartonellen lassen sich in Blutkulturen (bis zu 8 Wo. Bebrütungszeit)
und auf Blutagar (Columbia-Blutagar, Brucella-Agar, Kaninchenblutagar, 2–4
Wo. Bebrütungszeit) anziehen. **Cave** bei automatisierten Blutkultursystemen
(▶ 26.3.2): Langsames Wachstum, oft kein CO_2-Signal → wöchentliche Kontrolle
der Kulturflaschen mittels Acridinorange- oder Gramfärbung und Agarsub-
kulturen!
Differenzierung: Bartonellenisolate können anhand biochemischer Leistungsparameter von *A. felis* unterschieden und mittels PCR, zellulärem Fettsäureprofil oder
dir. IFT differenziert werden.

Serologischer Antikörpernachweis:
- **Rickettsien:**
  - ELISA, Immunoblot.
  - Indir. IFT an mit Rickettsien beschichteten Objektträgern.
  - Agglutinationsreaktion mit Proteusstämmen, die kreuzreaktive Antigene tragen = **Weil-Felix-Reaktion.**
- **Coxiellen:** Bei negativen Blutkulturen und Endokarditisverdacht zum Ausschluss einer *Coxiella-burnetii*-Infektion KBR, ELISA, indir. IFT.
  - Akute Infektionen: ↑ IgM-Titer gegen *Coxiella*-LPS Phase II.
  - Chronische Infektionen: ↑ IgG-Titer gegen *Coxiella*-LPS Phase I.
- **Bartonellen:** AK-Nachweis mittels ELISA oder indir. IFT. Kreuzreaktivität zwischen den Spezies!
- **Ehrlichien, Anaplasmen und Neorickettsien:** AK-Nachweis mittels indir. IFT oder ELISA (Serokonversion aber oft erst 4 Wo. nach Krankheitsbeginn!) → vierfacher Titeranstieg oder Einzeltiter ≥ 1 : 128. Kreuzreaktivität zu Rickettsien, Coxiellen und Brucellen! → Westernblot ist spezifischer.

Antibiotikaempfindlichkeit
- Infektionen mit Rickettsien, *Coxiella burnetii*, Ehrlichien, Anaplasmen und Neorickettsien: Doxycyclin.
- Infektionen mit Bartonellen: Azithromycin (alternativ: Roxithromycin oder Doxycyclin), evtl. in Kombination mit Rifampicin.

26.27.2 Chlamydien

Innerhalb der Gattung *Chlamydia* unterscheidet man 3 Spezies.

Klinik
Chlamydia trachomatis:
- Serotypen A, B, C → **Trachom:** Durch Schmierinfektion übertragene chronische Keratokonjunktivitis, die häufig zur Erblindung führt.
- Serotypen D bis K:
  - Entzündungen von männlichen und weiblichen Urogenitalorganen (nicht gonorrhoische Urethritis, Zervizitis, Salpingitis).
  - Einschlusskörperchen-Konjunktivitis bei Neugeborenen nach Infektion im Geburtskanal, bei Erwachsenen nach Schmierinfektion oder als „Schwimmbadkonjunktivitis".
  - Pneumonie bei Neugeborenen und Säuglingen nach Infektion im Geburtskanal.
- Serotypen L 1, 2, 3 → **Lymphogranuloma inguinale:** Geschlechtskrankheit mit Ulzerationen im Genitalbereich und schmerzhafter Lymphknotenschwellung.

Chlamydia (Chlamydophila) psittaci: Ornithose („Papageienkrankheit"): Interstitielle Pneumonie, fast ausschließlich durch inhalierten Vogelkot übertragen.

Chlamydia (Chlamydophila) pneumoniae: Erreger von interstitieller Pneumonie, Bronchitis und Pharyngitis. Fragliche Assoziation zu ischämischer Herzkrankheit und Herzinfarkt (häufiger Nachweis von Antikörpern gegen *Chlamydia pneumoniae*, immunfluoreszenzoptischer Nachweis der Erreger in stenosierten Herzkranzgefäßen).

26

> 🅲 Namentlich bei Nachweis von *C. psittaci*.

> 🅳 *Chlamydia psittaci* gehört zu den Organismen der Risikogruppe 3 und darf nur in entsprechenden Sicherheitslabors untersucht werden!

Untersuchungsmaterial

- **Direktnachweis und Kultur:**
  - *C. psittaci:* Sputum.
  - *C. trachomatis:* Intensive Abstriche der befallenen Region, Urin.
  - *C. pneumoniae:* Tiefes Sputum und Trachealsekrete/bronchoalveoläre Lavagen.
  - ! Material so schnell wie möglich ins Labor bringen oder in Chlamydien-Transportmedium (z. B. SP 2) verschicken!
- **Serologie:** 1–2 ml Serum für den AK-Nachweis.

Mikrobiologische Diagnostik

- **Direktnachweis:** Direktpräparate (dir. IFT oder Jodfärbung) sind wenig sensitiv und nur bei ausreichenden Erregerzahlen erfolgreich. ELISA-Methoden zum AG-Nachweis häufig falsch positiv, selten auch einmal falsch negativ. DNA-Hybridisierung und PCR zum direkten Antigennachweis zuverlässiger.
- **Kultur:** Chlamydienanzucht ausschließlich in Zellkulturen (Speziallabor).
- **Differenzierung:** Differenzierung mittels dir. IFT od. MOMP-PCR und anschließ. RFLP nach Restriktionsverdau.
- **Serologischer Antikörpernachweis:**
  - Nachweis von genussspezifischen AK (ELISA, KBR).
  - Nachweis von AK gegen die einzelner Chlamydienarten im Mikroimmunfluoreszenztest mit speziespezif. ELISA od. Immunoblot. **Cave:** Nur bei systemischen Erkrankungen zuverlässig, nicht bei lokalen Infektionen.

Antibiotikaempfindlichkeit

Mittel der Wahl: Doxycyclin, Makrolidantibiotika, neuere Gyrasehemmer.

26.28 Melde- und Erfassungspflicht nach IfSG

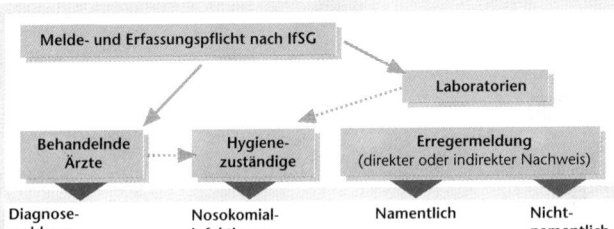

Behandelnde Ärzte	Hygienezuständige	Erregermeldung (direkter oder indirekter Nachweis)	
Diagnosemeldung	**Nosokomialinfektionen**	**Namentlich**	**Nichtnamentlich**

Behandelnde Ärzte — Diagnosemeldung

Verdacht, Erkrankung, Tod
- Botulismus
- Cholera
- Diphterie
- HSE (humane spongiforme Encephalopathie)
- Akute Virushepatitis
- HUS (enteropathisches hämolytisches Fieber)
- Virusbedingtes hämorrhagisches Fieber
- Masern
- Meningokokken-Meningitis/-Sepsis
- Milzbrand
- Poliomyelitis (Verdacht: jede nichttraumat. schlaffe Lähmung)
- Pest
- Tollwut, auch bei Tierkörperkontakt mit Tollwutverdacht
- Tuberkulose:
  - behandlungsbed. TBC (kein Verd.) unabhäng. von bakt. Nachweis
  - Zusätzl. zu melden: Therapieverweigerung oder -abbruch
- Typhus/Paratyphus

Verdacht, Erkrankung
Gastroenteritis oder Lebensmittelintoxik., akut infektiös/mikrobiell bedingt
- Wenn Beschäftigung im Lebensmittelverkehr bzw. in Küchen für Gemeinschaftseinrichtung (§ 42),
- Wenn ≥ 2 Erkrankungen mit anzunehmendem epidemischen Zusammenhang

Hygienezuständige — Nosokomialinfektionen

1. **Meldung**
Häufung bei anzunehmendem epidemischen Zusammenhang
2. **Erfassung in fortlaufender Liste** (Gesundheitsamt erhält nur Einsicht)
1. Postop. Wundinfektionen der häufigsten mit nosokomialem Infektionsrisiko behafteten OP nach CDC-Kriterien
2. Katheterassoziierte Septikämien nach CDC-Kriterien
3. Beatmungsassoziierte Pneumonien nach CDC-Kriterien
4. Katheterassoziierte Harnwegsinfektionen nach CDC-Kriterien
5. Patientenbezogenes Auftreten folgender Erreger mit den zugehörigen Resistenzen (Leitresistenz unterstrichen)
- **S. aureus** Vancomycin, <u>Oxacillin</u>, Gentamicin, Chinolon Gr. IV (z. B. Moxifloxacin), Teicoplanin, Quinupristin/ Dalfopristin
- **S. pneumoniae** Vancomycin, <u>Penicillin</u> (Oxacillin 1µg), Cefotaxim, Erythromycin, Chinolon Gr. IV (z.B. Moxifloxacin)

Erregermeldung — Namentlich
- Adenoviren (nur direkter Nachweis aus Konjunktiven)
- *Bacillus anthracis*
- *Borrelia recurrentis*
- *Brucella* sp.
- *Camphylobacter* sp., darmpathogen
- *Chlamydia psittaci*
- *Clostridium botulinum* oder Toxinnachweis
- *Corynebacterium diphtheriae* toxinbildend
- *Coxiella burnetii*
- *Cryptosporidium parvum*
- Ebolavirus
- *E. coli:* nur EHEC oder sonstige darmpathogene Stämme
- *Francisella tularensis*
- FSME-Virus
- Gelbfiebervirus
- *Giardia lamblia*
- *Haemophilus influenzae* (nur direkter Nachweis aus Blut/Liquor)
- Hantavirus
- Hepatitis-A/-B/-D/ -E-Virus
- Hepatitis-C-Virus (alle Nachweise, sofern nicht bekannte chron. Infektion)
- Influenzavirus (nur dir. Nachweis)
- Lassavirus
- *Legionella* sp.
- *Leptospira interroganz*

Erregermeldung — Nichtnamentlich
- *Treponema pallidum*
- HIV
- *Echinococcus* sp.
- *Plasmodium* sp.
- Rubellavirus (nur bei konnataler Inf.)
- *Toxoplasma gondii* (nur bei konnataler Inf.)

Abb. 26.1a Melde- und Erfassungspflicht nach IfSG. [Aus J. Lab. Med. 2000, 24:551–552 mit freundlicher Genehmigung der Blackwell Wissenschafts-Verlags-GmbH]

26

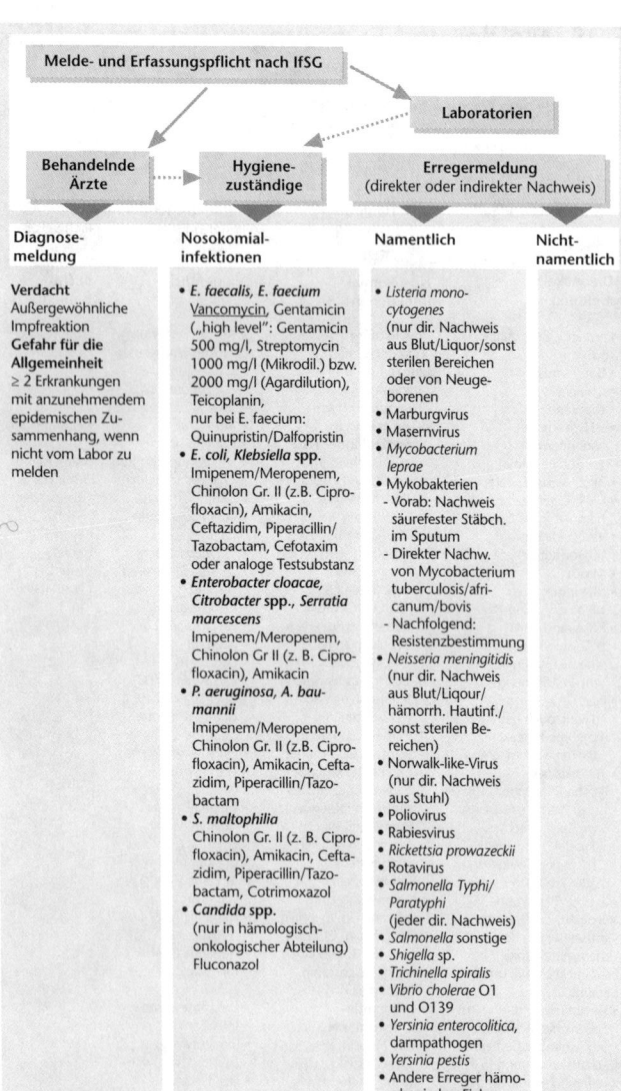

Melde- und Erfassungspflicht nach IfSG

Laboratorien

Behandelnde Ärzte → Hygiene-zuständige → Erregermeldung (direkter oder indirekter Nachweis)

Diagnose-meldung

Verdacht
Außergewöhnliche Impfreaktion
Gefahr für die Allgemeinheit
≥ 2 Erkrankungen mit anzunehmendem epidemischen Zusammenhang, wenn nicht vom Labor zu melden

Nosokomial-infektionen

- *E. faecalis, E. faecium* Vancomycin, Gentamicin („high level": Gentamicin 500 mg/l, Streptomycin 1000 mg/l (Mikrodil.) bzw. 2000 mg/l (Agardilution), Teicoplanin, nur bei E. faecium: Quinupristin/Dalfopristin
- *E. coli, Klebsiella* spp. Imipenem/Meropenem, Chinolon Gr. II (z.B. Ciprofloxacin), Amikacin, Ceftazidim, Piperacillin/Tazobactam, Cefotaxim oder analoge Testsubstanz
- *Enterobacter cloacae, Citrobacter* spp., *Serratia marcescens* Imipenem/Meropenem, Chinolon Gr II (z. B. Ciprofloxacin), Amikacin
- *P. aeruginosa, A. baumannii* Imipenem/Meropenem, Chinolon Gr. II (z.B. Ciprofloxacin), Amikacin, Ceftazidim, Piperacillin/Tazobactam
- *S. maltophilia* Chinolon Gr. II (z. B. Ciprofloxacin), Amikacin, Ceftazidim, Piperacillin/Tazobactam, Cotrimoxazol
- *Candida* spp. (nur in hämologisch-onkologischer Abteilung) Fluconazol

Namentlich

- *Listeria mono-cytogenes* (nur dir. Nachweis aus Blut/Liquor/sonst sterilen Bereichen oder von Neugeborenen
- Marburgvirus
- Masernvirus
- *Mycobacterium leprae*
- Mykobakterien
  - Vorab: Nachweis säurefester Stäbch. im Sputum
  - Direkter Nachw. von Mycobacterium tuberculosis/africanum/bovis
  - Nachfolgend: Resistenzbestimmung
- *Neisseria meningitidis* (nur dir. Nachweis aus Blut/Liquor/ hämorrh. Hautinf./ sonst sterilen Bereichen)
- Norwalk-like-Virus (nur dir. Nachweis aus Stuhl)
- Poliovirus
- Rabiesvirus
- *Rickettsia prowazeckii*
- Rotavirus
- *Salmonella Typhi/ Paratyphi* (jeder dir. Nachweis)
- *Salmonella* sonstige
- *Shigella* sp.
- *Trichinella spiralis*
- *Vibrio cholerae* O1 und O139
- *Yersinia enterocolitica,* darmpathogen
- *Yersinia pestis*
- Andere Erreger hämorrhagischer Fieber

Nicht-namentlich

26

Abb. 26.1b **Melde- und Erfassungspflicht nach IfSG.**[Aus J. Lab. Med. 2000, 24:551–552 mit freundlicher Genehmigung der Blackwell Wissenschafts-Verlags-GmbH]

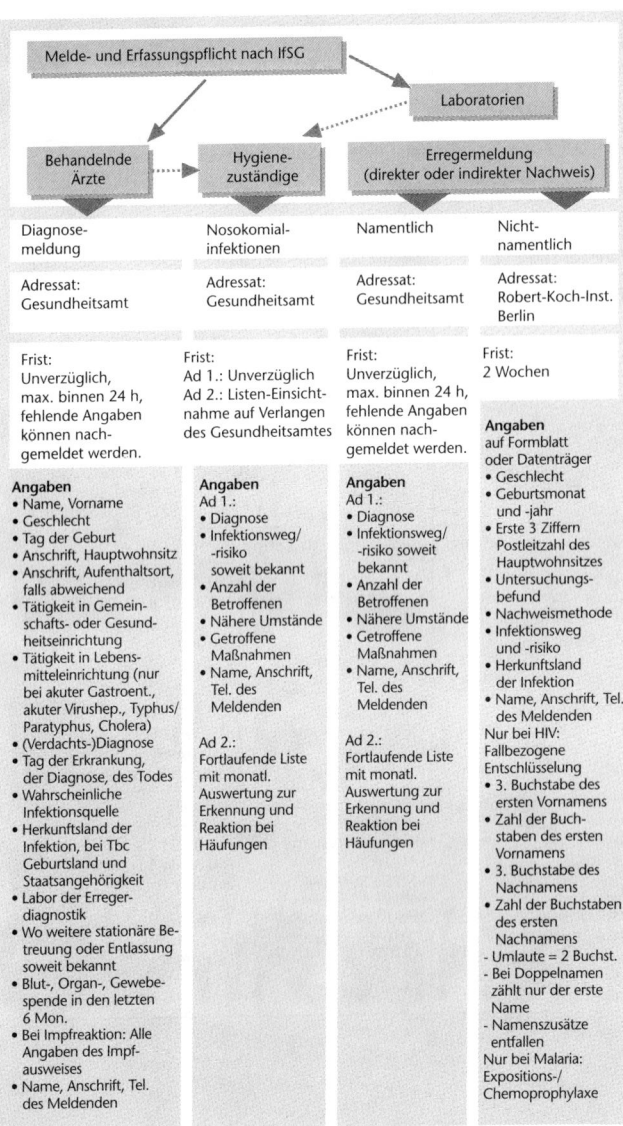

Abb. 26.1c **Melde- und Erfassungspflicht nach IfSG.** [Aus J. Lab. Med. 2000, 24:551–552 mit freundlicher Genehmigung der Blackwell Wissenschafts-Verlags-GmbH]

26.29 Nationale Referenzzentren

Komplette Liste der nationalen Referenzzentren und Konsiliarlabors unter www.rki.de

Tab. 26.5 Auswahl nationaler Referenzzentren (NRZ)

Institution	Anschrift	Telefon, Fax, E-Mail
NRZ für Masern, Mumps, Röteln		
Robert Koch-Institut NRZ Masern, Mumps, Röteln	Nordufer 20 13353 Berlin	T: 0 30/1 87 54-25 16 oder -23 08 F: 0 30/1 87 54-25 98 E: mankertza@rki.de Leitung: Frau PD Dr. A. Mankertz
NRZ für Poliomyelitis- u.a. Enteroviren		
Robert-Koch-Institut NRZ für Poliomyelitis- und Enteroviren	Nordufer 20 13353 Berlin	T: 0 30/1 87 54-23 79 oder -23 78 F: 0 30/1 87 54-26 17 E: schreiere@rki.de Leitung: PD Dr. E. Schreier
NRZ für Salmonellen und andere bakterielle Enteritiserreger		
Robert-Koch-Institut (Bereich Wernigerode) FG 11 – Bakterielle Infektionen	Burgstraße 37 38855 Wernigerode	T: 0 39 43/6 79–2 06 F: 0 39 43/6 79–2 07 E: TietzeE@rki.de Leitung: Dr. E. Tietze
NRZ für Staphylokokken		
Robert Koch-Institut (Bereich Wernigerode) FB Bakteriologie, Mykologie, Parasitologie	Burgstraße 37 38855 Wernigerode	T: 0 39 43/6 79–2 46 F: 0 39 43/6 79–2 07 E: wittew@rki.de Leitung: Dr. W. Witte
NRZ für Krankenhaushygiene		
Institut für Hygiene der Freien Universität Berlin	Hindenburgdamm 27 12203 Berlin	T: 0 30/84 45–36 80 oder -36 81 F: 0 30/84 45–36 82/44 86 Leitung: Prof. Dr. H. Rüden
Institut für Umweltmedizin und Krankenhaushygiene der Albert-Ludwigs-Universität Freiburg	Hugstetter Straße 55 79106 Freiburg	T: 07 61/2 70–54 70 oder -54 71 F: 07 61/2 70–54 85 Leitung: Prof. Dr. F. D. Daschner

26

Tab. 26.5 Auswahl nationaler Referenzzentren (NRZ) (Forts.)		
Institution	Anschrift	Telefon, Fax, E-Mail
NRZ für Hepatitis-C-Viren		
Universitätsklinikum Essen Institut für Virologie	Robert-Koch-Haus 45122 Essen	T: 02 01/7 23-35 50 F: 02 01/7 23-59 29 E: roggendorf@uni-essen.de Stefan.ross@uni-due.de H: http://www.uni-essen.de/virologie Leitung: Prof. Dr. M. Roggendorf, PD Dr. R. S. Roß
NRZ für Humane Papillomaviren		
Deutsches Krebsforschungszentrum	Im Neuenheimer Feld 242 69120 Heidelberg	T: 0 62 21/42-46 55 oder -46 14 F: 0 62 21/42-48 22 Leitung: Frau Dr. E.-M. de Villiers
NRZ für Meningokokken		
Institut für Hygiene und MikrobiologieUniversität Würzburg	Josef-Schneider-Straße 2 97080 Würzburg	T: 09 31/2 01-4 61 60 F: 09 31/2 01-4 64 45 E: mfrosch@hygiene.uni-wuerzburg.de uvogel@hygiene.uni.wuerzburg.de H: http://www.meningococcus.de Leitung: Prof. Dr. M. Frosch, Prof. Dr. U. Vogel
NRZ für Streptokokken		
Institut für Medizinische Mikrobiologie Universitätsklinikum Aachen	Pauwelstraße 30 52057 Aachen	T: 02 41/80-8 95 10 oder -8 95 11 oder -8 84 41 F: 02 41/80 8 24 83 E: webmaster@streptococcus.de reinert@rwth-aachen.de H: http://www.streptococcus.de http://www.pneumokokkus.de Leitung: Prof. Dr. R. R. Reinert, Prof. Dr. R. Lütticken
Robert-Koch-Institut FG 12 – Virale Infektionen	Nordufer 2013353 Berlin	T: 0 30/1 87 52-24 56 oder -24 64F: 0 30/1 87 54-26 05E: schweigerb@rki.deLeitung: Frau Dr. B. Schweiger

26

Tab. 26.5 Auswahl nationaler Referenzzentren (NRZ) *(Forts.)*

Institution	Anschrift	Telefon, Fax, E-Mail
NRZ für Borrelien		
Max von Pettenkofer-Institut für Hygiene und Medizinische Mikrobiologie Lehrstuhl für Bakteriologie, LMU München	Pettenkoferstraße 9a 80336 München	T: 0 89/51 60-52 42 oder -52 31 F: 0 89/51 60-47 57 E: bettina.wilske@mvp-bak. med.uni-muenchen.de H: http://nrz-borrelien.lmu.de Leitung: Frau Prof. Dr. B.Wilske
NRZ für Helicobacter pylori		
Institut für Medizinische Mikrobiologie und Hygiene Universitätsklinikum Freiburg	Hermann-Herder-Straße 11 79104 Freiburg	T: 07 61/2 03-65 90 oder -65 14 F: 07 61/2 03-65 62 E: manfred.kist@uniklinik-freiburg.de H: http://www.nrz-helicobacter. de Leitung: Prof. Dr. M. Kist
NRZ für Mykobakterien		
Forschungszentrum Borstel	Parkallee 18 23845 Borstel	T: 0 45 37/1 88-2 13 oder -2 11 F: 0 45 37/1 88-3 11 E: srueschg@fz-borstel.de H: http//www.fz-borstel.de/de/ mycoref Leitung: Frau Dr. S. Rüsch-Gerdes
NRZ für Systemische Mykosen		
Institut für Medizinische Mikrobiologie Universitätskliniken Göttingen	Kreuzbergring 57 37075 Göttingen	T: 05 51/39-58 01 F: 05 51/39-58 61 E: ugross@gwdg.de H: http://www.nrz-mykosen.de Leitung: Prof. Dr. U. Groß
NRZ für Retroviren		
Institut für Klinische und Molekulare Virologie Universität Erlangen-Nürnberg	Schlossgarten 4 91054 Erlangen	T: 0 91 31/8 52-27 62 (Sekretariat Diagnostik) oder 0 91 31/8 52-40 10 (Dr. Walter, Dr. Kern) oder 0 91 31/8 52-35 63 (Sekretariat Prof. Fleckenstein) F: 0 91 31/8 52-64 85 E: nrzretro@viro.med.uni-erlangen.de H: http://www.virology.uni-erlangen.de Leitung: Prof. Dr. B. Fleckenstein Koordination: Dr. H. Walter

26

Tab. 26.5 Auswahl nationaler Referenzzentren (NRZ) *(Forts.)*

Institution	Anschrift	Telefon, Fax, E-Mail
NRZ für tropische Infektionserreger		
Bernhard-Nocht-Institut für Tropenmedizin	Bernhard-Nocht-Straße 74 20359 Hamburg	T: 0 40/4 28 18-4 01 F: 0 40/4 28 18-4 00 E: MZD@bni-hamburg.de H: http://www.bni-hamburg.de Leitung: Prof. Dr. B. Fleischer
NRZ für Surveillance von nosokomialen Infektionen		
Institut für Hygiene und Umweltmedizin Charité Universitätsmedizin Berlin Gemeinsame Einrichtung von Freier Universität Berlin und Humboldt-Universität zu Berlin	Hindenburgdamm 27 12203 Berlin	T: 0 30/84 45-36 80 oder -36 81 F: 0 30/84 45-44 86 E: hygfub@zedat.fu-berlin.de
Institut für Hygiene und Umweltmedizin Charité Universitätsmedizin Berlin Gemeinsame Einrichtung von Freier Universität Berlin und Humboldt-Universität zu Berlin	Heubnerweg 6 14059 Berlin	T: 0 30/4 50-57 00 22 F: 030/4 50-57 09 04 E: nrz@charité.de H: http://www.nrz-hygiene.de Leitung: Prof. Dr. H. Rüden
NRZ für die Surveillance Transmissibler Spongiformer Enzephalopathien		
Zentrum für Neuropathologie und Prionforschung (ZNP) LMU München	Feodor-Lynen-Straße 23 81377 München	T: 0 89/21 80-780 00 F: 0 89/21 80-780 37 E: Hans.Kretschmar@med.uni-muenchen.de H: http://www.nrz-creutzfeldt-jakob.de http://www.znp-muenchen.de Leitung: Prof. Dr. H. A. Kretschmar
Neurologische Klinik Universitätsklinikum Göttingen	Robert-Koch-Straße 40 37075 Göttingen	T: 05 51/39-66 36 oder -84 54 oder -84 01 F: 05 51/39-70 20 E: epicjd@med.uni-goettingen.de H: http://www.cjd-goettingen.de Leitung: Frau Prof. Dr. I. Zerr

26

27 Virale Infektionen

Birgid Neumeister

27.1 Diagnosestrategie

Nationale Referenzzentren ▶ 26.29. Melde- und Erfassungspflicht nach IfSG ▶ 26.28.

27.1.1 Erreger viraler Syndrome

Die Reihenfolge der Viren entspricht ihrer Häufigkeit.

Tab. 27.1 Virale Syndrome	
Klinik	**Erreger**
Atemtrakt	
Rhinitis	Rhinoviren, Coronaviren, Enteroviren und Coxsackieviren. Kinder auch häufig RSV, Parainfluenzaviren, Adenoviren
Pharyngitis	Influenzaviren, Parainfluenzaviren und Rhinoviren. Kinder auch häufig RSV, Adenoviren und Herpesviren
Kindliche Laryngotracheobronchitis (Croup)	Influenzaviren, Parainfluenzaviren (Typ 1 und 2), RSV
Bronchitis	Influenzaviren, Parainfluenzaviren, RSV
Kindliche Bronchiolitis	RSV, Influenzaviren, Parainfluenzaviren
Pneumonie	• Kinder: RSV, Parainfluenzaviren (Typ 3), Influenzaviren, Adenoviren, perinatale CMV-Infektion • Immunsupprimierte: CMV, Masern, VZV, Adenoviren • Ältere Menschen mit pulmonaler oder kardialer Grunderkrankung: Influenzaviren • SARS
Gastrointestinaltrakt	
Gastroenteritis	• Säuglinge: Rotaviren Gruppe A und C • Kleinkinder: Adenoviren • Kinder und Erwachsene: Rotaviren Gruppe B und C, Caliciviren und Astroviren
ZNS	
Meningitis	Enteroviren, Mumpsviren, LCM-Viren, HSV
Lähmungen	Polioviren, Enterovirus 70/71, Coxsackievirus A7
Enzephalitis	HSV, Mumpsviren, Togaviren, Flaviviren, Bunyaviren, Arenaviren, Tollwutvirus, Enteroviren, Adenoviren, andere Herpesviren (selten)
• Postinfektiöse Enzephalitis	Nach Masern, Windpocken, Röteln, Mumps
• Subakut sklerosierende Panenzephalitis	Nach Masern, Röteln

27

Tab. 27.1 Virale Syndrome *(Forts.)*

Klinik	Erreger
• Progressive multifokale Leukoenzephalopathie	JC-Viren
• Reye-Syndrom	Influenzaviren, VZV
• AIDS-Enzephalopathie	HIV
• Guillain-Barré-Syndrom	CMV, EBV, HIV
Haut	
Makulopapulöse Hautausschläge	Masern, Röteln, Parvovirus B 19, HHV 6 und 7, Echo- und Coxsackieviren, EBV, CMV, Dengue, Hepatitis B
Vesikuläre Hautausschläge	VZV, HSV, Coxsackie- und Enteroviren
Pustulöse Hautausschläge	Pockenviren
Noduläre Hautausschläge	Papillomaviren, Molluscum contagiosum, Melkerknoten, Orf, Tanapox
Urogenitaltrakt	
Genitale Infektionen	HSV, Papillomaviren, Adenovirus 37, Molluscum contagiosum
Urethritis	HSV, Adenovirus 37
Akute hämorrhagische Zystitis	Adenovirus 11
Glomerulonephritis	HBV
Nephropathie	CMV, Hantaanvirus
Herz	
Myokarditis	Coxsackieviren B und andere Enteroviren, angeb. Röteln, Mumps

- **Angeborene und perinatal erworbene Virusinfektionen:**
    - Pränatal: Röteln, CMV, VZV.
    - Perinatal: HSV, Coxsackievirus B, VZV, CMV.
    - Postnatal: HBV, HCV, HIV.
- **Virale hämorrhagische Fieber:**
    - Flaviviren: Gelbfieber-, Dengue-, Omsk-Fieber-, Kyasanur-Waldkrankheit-Viren.
    - Arenaviren: Lassa-, Junin-, Machupo-Viren.
    - Filoviren: Marburg-, Ebola-Viren.
    - Bunyaviren: Krim-Kongo-Fieber, Hantaan-, Rift-Valley-Viren.

27

27.1.2 Diagnostik viraler Syndrome

Klinik

Viele Viruserkrankungen sind klinisch zu diagnostizieren (z. B. Herpes-simplex-Effloreszenz der Lippe, Windpocken bei Kindern) oder verlaufen ohne größere Beeinträchtigung des Allgemeinbefindens. Trotzdem ist es wichtig, die Verdachtsdiagnose mikrobiologisch bestätigen zu lassen, da:

- Antivirale Chemotherapie zur Verfügung steht, die eingesetzt werden sollte (z. B. Infektionen durch VZV oder Influenzaviren).
- Gefahr für Allgemeinheit oder bestimmte Bevölkerungsgruppen vermieden werden soll (z. B. Screening auf HIV und Hepatitisviren bei Blutspendern).
- Über die Meldepflicht eine epidemiologische Überwachung möglich wird und Epidemien früh erkannt werden können.
- Bei einigen Infektionen (z. B. Röteln oder genitalem Herpes in der Schwangerschaft) durch eine exakte Diagnose Behandlung und Prognose bestimmt werden.

! Wichtig ist die Anamnese (Infektionsquelle?). Häufig Prodromalstadien vor Ausbruch der Erkrankung, schlechtes Ansprechen auf Antipyretika.

Labor

Im Gegensatz zu bakteriellen Infektionen:

- BSG: Häufig nicht oder nur gering beschleunigt.
- Leukozyten:
    - Anfänglich Leukozytopenie mit Lymphozytopenie.
    - Später Lymphozytose und Monozytose.
- CRP: Nur geringer Anstieg.

Entscheidend ist der Nachweis virusspezifischer AK und/oder der Erregernachweis.

- **Akute Primärinfektionen:**
    - AK-Nachweis/Serologie → Nachweis einer Serokonversion (4-facher Titeranstieg und/oder spezifischer IgM-Nachweis).
    - Antigennachweis mittels ELISA oder dir. IFT.
    - Virusgenomnachweis mittels DNA-Hybridisierung oder PCR.
    - Erregernachweis durch Virusisolierung.
- **Rekurrente Infektionen:**
    - AG-Nachweis mittels ELISA oder dir. IFT.
    - Virusgenomnachweis mittels DNA-Hybridisierung oder PCR.
    - Erregernachweis durch Virusisolierung kann bei produktiver Virusreplikation erfolgreich sein.
    ! AK-Nachweis/Serologie meist wenig hilfreich, da Titeranstieg oder IgM-Antikörper meist nicht detektierbar sind. Bei einzelnen Virusarten ist der differenzierte AK-Nachweis gegen isolierte virale Antigene weiterführend (EBV, HIV).
- **Feststellung des Immunstatus:**
    - Nach Hepatitisimpfung (Anti-HB$_s$).
    - Bei Blutspendern: CMV-Status.
    - Schwangerschaftsvorsorge: Rötelnimmunität.

27

Merke
Auch bei klinisch („Kinderkrankheiten") oder aufgrund einer gegebenen epidemiologischen Situation (z. B. Grippe) zu diagnostizierenden Virusinfektionen Material zur virologischen Diagnostik abnehmen, wenn:
- Infektion atypisch oder mit Komplikationen verläuft.
- Pat. einer Risikogruppe angehört: Immunsupprimierte, Grunderkrankungen.
- Erkrankung nicht im typischen Alter auftritt: Zum Beispiel Mumps bei Erwachsenen.

27.1.3 Ansprechpartner bei Verdacht auf virales hämorrhagisches Fieber

Tab. 27.2 Klinische Ansprechpartner bei Verdacht auf virales hämorrhagisches Fieber*

Institution	Anschrift	Telefon, Fax, E-Mail
Bernhard-Nocht-Institut für Tropenmedizin	Bernhard-Nocht-Straße 74 20359 **Hamburg**	T: 0 40/42 81 80 (24 h) F: 0 40/42 81 83 78 E: bni@bni.uni-hamburg.de
Medizinische Klinik mit Schwerpunkt Infektiologie, Campus Virchow-Klinikum	Augustenburger Platz 1 13353 **Berlin**	T: 0 30/4 50 55 30 52 (7–16 Uhr) 0 30/4 50 50 (ab 16 Uhr) F: 0 30/4 50 55 39 06 E: infekt@charite.de
Städtisches Klinikum St. Georg, 2. Klinik für Innere Medizin	Delitzscher Straße 141 04129 **Leipzig**	T: 03 41/9 09 40 05 F: 03 41/9 09 26 35 E: innere2@sanktgeorg.de
Städtisches Krankenhaus Schwabing	Kölner Platz 1 80804 **München**	T: 0 89/30 68 26 20 (24 h) F: 0 89/30 68 38 68
Kompetenzzentrum Gesundheitsamt Frankfurt und Universitätsklinikum Frankfurt	Theodor Stern Kai 7 60596 **Frankfurt**	T: 0 69/44 10 33 (24 h) T: 0 69/63 01 74 10 F: 0 69/63 01 74 71
Tropenmedizinische Abteilung Missionsärztliche Klinik	Salvatorstraße 7 97074 **Würzburg**	T: 09 31/7 91 28 21 (8–16 Uhr) 09 31/79 10 (nach 16 Uhr) F: 09 31/7 91 28 26

* Aufgelistet sind nur Institutionen mit Isolierräumen für hochinfektiöse Pat. Auskünfte geben auch verschiedene tropenmedizinische Einrichtungen und Gesundheitsämter.
Aus: Deutsches Ärzteblatt 98, Heft 41, Oktober 2001. Prof. Dr. Herbert Schmitz, Hamburg.

27.2 Nachweis von Viren

27.2.1 Direkte Nachweisverfahren

Indikationen
- Nachweis von Virusinfektionen, bei denen die Serologie versagt oder nicht aussagekräftig ist (immunsupprimierte Pat., Infektionen durch Herpes- oder Adenoviren, seltener auch durch Picornaviren, Togaviren, Influenzaviren oder Parainfluenzaviren).
- Beurteilung einer epidemiologischen Situation, z. B. Influenza.

Prinzip, Verfahren
- Direkter IFT, z. B. an Bläscheninhalt bei Herpes zoster.
- Serologische Detektion von Virusantigenen (ELISA), z. B. HB_sAG.
- Molekulargenetische Diagnostik mit DNA-Sonden → zunehmend angewendet.
- PCR: Zunehmend angewendet.
- Virusanzucht: Teuer und zeitaufwändig! Wird zunehmend durch molekularbiologische Methoden ersetzt.
  - In Zellkulturen und im befruchteten Hühnerei.
  - Im Versuchstier: Der Tierversuch (neugeborene Mäuse) ist die aufwändigste und Zeit raubendste Methode und findet deshalb nur dann Anwendung, wenn andere Nachweismöglichkeiten versagen.
- Elektronenmikroskopie: Der elektronenmikroskopische Virusnachweis ist für die Routinediagnostik wenig geeignet und bleibt wissenschaftlichen Fragestellungen und Speziallabors vorbehalten.

27.2.2 Indirekte Nachweisverfahren

Indikationen
Nachweis spezifischer, gegen Viren gerichteter AK (IgG, IgM, IgA) im Pat.-Serum.

Prinzip, Verfahren
Die wichtigsten Verfahren zur AK-Titerbestimmung sind ELISA und IFT. Diese erlauben auch eine Differenzierung in die Immunglobulinklassen IgG, IgM und IgA. Neutralisationsteste und Hämagglutinations-Hemmteste verlieren an Bedeutung. Dafür werden immer häufiger Immunoblots u. Aviditätsbestimmungen angewandt.

Bewertung
Ergebnisse kritisch beurteilen. Ein positiver Befund (insbes. für IgG) erlaubt keine Aussage darüber, wie lange AK gegen das Virus bereits im Blut vorhanden sind. Zur Beurteilung immer sog. gepaarte Seren prüfen. Untersuchung zweier Serumproben, von denen die eine zu Krankheitsbeginn und die andere etwa 14 d später entnommen wurde. Die Titerdifferenz gibt Auskunft über die Immunantwort des Organismus auf das geprüfte Virus.

27

Eine Viruserkrankung ist sicher bei:
- Mindestens 4-fachem Titeranstieg in den ersten 10–14 d.
- Mindestens 4-fachem Titerabfall im späteren Krankheitsverlauf.

Wichtig ist die parallele Untersuchung des spezifischen IgM als Indikator einer frühen Infektion! Deshalb bereits im frühen Erkrankungsbeginn Serum abnehmen!

Störungen und Besonderheiten
- **Falsch positive Ergebnisse bei:**
  - Kreuzreaktionen mit Antigenen eines anderen, nicht ursächlichen Erregers.
  - Vorhandenen Impftitern.
- **Falsch negative Ergebnisse bei:**
  - Zu früher Serumentnahme: AK-Produktion hat noch nicht eingesetzt.
  - Unterdrückter AK-Produktion durch Immunsuppression.

27.2.3 Materialgewinnung

Entnahme
- **Entnahmeort:** Untersuchungsmaterial dort entnehmen, wo das Virus vermutet bzw. ausgeschieden wird. Übliche Proben sind Rachenspülwasser, Nasenspülwasser, Nasen-, Rachenabstriche und Körperflüssigkeiten wie Liquor, Urin, Tränenflüssigkeit, Sputum, Inhalt von Hautbläschen oder Stuhl.
- **Entnahmezeitpunkt:**
  - Für den direkten Virusnachweis: So früh wie möglich entnehmen! Virussynthese und Virämie eilen oft den klinischen Symptomen voraus. Außerdem kann der Wirtsorganismus rasch Virus neutralisierende AK bilden, die zu einer Bindung der Viruspartikel führen und somit die Diagnostik beeinträchtigen.
  - Für den indirekten Erregernachweis (AK-Diagnostik): 2 Serumproben (→ Titerdifferenz) einsenden.
  - Erste Serumprobe sofort bei Krankheitsbeginn.
  - Zweite Serumprobe etwa 1–2 Wo. später entnehmen.
  - Für die Bestimmung von virusspezifischem IgM: Nur eine Serumprobe früh zu Krankheitsbeginn. Das Ergebnis wird durch den IgG-Titeranstieg in gepaarten Serumproben erhärtet.

Aufbewahrung, Transport
- Der Transport von Untersuchungsmaterial für die Virusisolierung muss rasch und immer in Flüssigkeit (Gewebekulturmedium mit Breitspektrumantibiotika zur Unterdrückung von Bakterien- und Pilzwachstum sowie Proteinzusatz) bei 2–6 °C erfolgen. Untersuchungsmaterial zur Isolierung von Influenzaviren darf kein Protein zugesetzt werden. Die Proben dürfen außerdem nicht eingefroren werden (Ausnahmen!). Im Zweifelsfall erteilt das mikrobiologische Labor Auskunft über geeignete Transportmedien oder stellt diese zur Verfügung.
- ! Wenn gleichzeitig eine bakteriologische Diagnostik erfolgen soll, müssen für diese andere Medien benützt werden.

27

- Verpackung und Angaben fürs Labor (▶ 1.2).
- Virologische Diagnostik, insbes. die Virusisolierung, wird oft nur in wenigen Speziallaboratorien durchgeführt; vor Abnahme des Untersuchungsmaterials mit dem eigenen mikrobiologischen Labor oder Speziallabor in Verbindung setzen und Details des Procedere erfragen.

27.2.4 Blut

Indikationen
- Direktnachweis (evtl. auch Anzucht) von Viren bei V.a. CMV-Infektion bei immunsupprimierten Pat., Infektion durch HIV, lymphozytäre Choriomeningitis, Eastern encephalitis, Western encephalitis, venezolanische Enzephalitis, Gelbfieber, Dengue-Fieber, Colorado-tick-Fieber, hämorrhagisches Fieber und Enzephalitis.
- Gewinnung von Serum für die Virusserologie.

Durchführung
- Virusisolierung: 10 ml Heparinblut.
- Virusserologie: 1–2 ml Serum.
- **Transport, Lagerung:** Kühl halten (2–6 °C) und schnell ins Labor bringen. Proben für Virusanzucht besonders schnell und schonend transportieren.

Bewertung
Mit Ausnahme der Anzucht von CMV in der Zellkultur ist die Anzucht aller anderen o.g. Viren aus Blut nur in Speziallaboratorien möglich (z.T. Hochsicherheitslaboratorien für virale Infektionserreger der Risikogruppen 3 und 4 nötig!).

27.2.5 Rachenspülwasser, Rachenabstrich

Indikationen
Direktnachweis von Viren bei V.a. Infektionen durch Adenoviren, Influenza- und Parainfluenzaviren, Entero- und Coxsackieviren, Masernviren, Mumpsviren, Rötelnviren, hämorragische Fieberviren.

Durchführung
- Pat. mit 10 ml physiologischer Kochsalzlösung etwa 20 Sek. gurgeln lassen. Rachenabstrich mit sterilem Tupfer von Tonsillen und Rachenhinterwand.
- **Transport, Lagerung:** Gurgelflüssigkeit in einem Becherglas auffangen und in ein Röhrchen mit Transportmedium umfüllen, Tupfer in Röhrchen mit Transportmedium einbringen.

Bewertung
Anzucht von Adenoviren und die Kultur von Influenza- und Parainfluenzaviren sowie von Entero- und Coxsackieviren ist oft nur in Speziallaboratorien möglich, die Diagnostik erfolgt primär serologisch sowie mittels AG-Nachweis oder PCR. Für hämorrhagische Fieberviren sind Hochsicherheitslaboratorien (Risikogruppe 3 und 4) erforderlich.

27

27.2.6 Nasenspülwasser

Indikationen
Nachweis von Rhinoviren und RSV.

Durchführung
- Bei rückwärts geneigtem Kopf ca. 1 ml physiologische Kochsalzlösung in jedes Nasenloch tropfen, Pat. nach vorn neigen lassen, aus der Nase auslaufende Flüssigkeit in einem Becherglas auffangen.
- **Transport, Lagerung:** In ein Röhrchen mit Transportmedium umfüllen und umgehend ins Labor bringen.

Bewertung
Anzucht von Rhinoviren meist nur zu epidemiologischen Zwecken (Speziallabor). RSV-Nachweis bei Pneumonie und Bronchiolitis von Säuglingen.

27.2.7 Nasopharyngealsekret

Indikationen
V.a. Infektion durch Influenza- oder Parainfluenzaviren, RSV oder Adenoviren.

Durchführung
- Absaugen von Nasopharyngealsekret durch einen dünnen, in den unteren Nasengang eingelegten Schlauch (Absaugset).
- **Transport, Lagerung:** Überführen der Absaugflüssigkeit in ein Röhrchen mit Transportmedium.

Bewertung
Siehe Rachenspülwasser (▶ 27.2.5), Nasenspülwasser (▶ 27.2.6).

27.2.8 Liquor

Indikationen
Nachweis von Enzephalitis oder Meningitis durch Mumpsviren, Enteroviren, lymphozytäre Choriomeningitisviren, Viren der Eastern encephalitis, Western encephalitis, venezolanische Enzephalitis.

Durchführung, Transport, Lagerung
Lumbalpunktion ▶ (26.3.3). Etwa 2 ml ohne Zusätze, bei verzögertem Transport bei −70 °C (nicht −20 °C!) einfrieren!

Bewertung
Anzucht meist nur in Speziallaboratorien.

27

27.2.9 Mittelstrahlurin

Indikationen
- Nachweis von Embryopathien durch CMV oder Rubellaviren.
- Nachweis einer produktiven CMV-Infektion bei immunsupprimierten Pat.
- Virusnachweis bei hämorrhagischem Fieber.

Durchführung, Transport, Lagerung
Mittelstrahlurin ▶ (26.3.10). Urin direkt versenden (Lagerung möglichst bei 2–6 °C), nur bei verzögertem Transport 1 : 1 mit Transportmedium versetzen.

Bewertung
Bei V.a. CMV-Infektion mehrmals Urinproben einsenden (intermittierende Ausscheidung!). Anzucht von Rötelnviren nur in Speziallabors. Bei V.a. hämorrhagisches Fieber Hochsicherheitslaboratorien notwendig!

27.2.10 Tränenflüssigkeit

Indikationen
V.a. Keratitis oder Konjunktivitis durch HSV, Adenoviren oder Coxsackie- und Enteroviren.

Durchführung
- Abstrich von der unteren Konjunktiva mit einem sterilen Wattetupfer.
- **Transport, Lagerung:** Wattetupfer in ein Röhrchen mit Transportmedium einbringen und ins Labor bringen.

Bewertung
Direktnachweis mittels dir. IFT und PCR; Kultur nur in Speziallaboratorien (Ausnahme: HSV, z.T. auch Adenoviren).

27.2.11 Inhalt von Hautbläschen

Indikationen
Virusnachweis bei V.a. Infektion durch VZV oder HSV.

Durchführung
- Sekret aus geschlossenen Bläschen aspirieren, aus offenen Bläschen mit Tupfer abstreichen.
- **Transport, Lagerung:** In ein Röhrchen mit Transportmedium überführen und möglichst schnell ins Labor bringen.

Bewertung
Eine einfache HSV-Infektion an der Lippe ist meist klinisch zu diagnostizieren. Bei V.a. VZV-Infektion werden aus Bläscheninhalt sowohl der Direktnachweis mittels dir. IFT als auch PCR und evtl. Kultur durchgeführt.

27

27.2.12 Stuhl

Indikationen
Virusnachweis bei V.a. Infektion durch Rotaviren, Adenoviren, Hepatitis-A-Viren, Enteroviren, Coxsackieviren.

Durchführung
- Stuhl ▶ 26.3.16.
- **Transport, Lagerung:** Stuhl ohne Zusatz, bei längerer Transportzeit in Röhrchen mit Transportmedium versenden.

Bewertung
Nachweis von Rotaviren und Hepatitis-A-Viren (ELISA) sowie Adenoviren, Entero und Coxsackieviren (dir. IFT, PCR) ist in fast allen virologischen Laboratorien etabliert.

27.2.13 Biopsie- und Autopsie-Untersuchungsmaterial

Indikationen
Virusnachweis bei:
- V.a. Enzephalitis durch HSV, Masernvirus einschließlich SSPE, HIV, Rabiesvirus, JC-Virus.
- Zervixpolypen durch Papillomavirusinfektion (→ DNA-Nachweis).

Durchführung
- Abstrich, Biopsie- oder Autopsiematerial (1–2 g) steril entnehmen.
- **Transport, Lagerung:** In Virustransportmedium aufnehmen und ins Labor bringen. Bei Transportdauer über 2 d bei –70 °C einfrieren.

Bewertung
Virusnachweis durch Virusisolierung aus dem Biopsiematerial mittels Zellkultur oder Virus-DNA-Nachweis mittels In-situ-Hybridisierung am Gewebe.

27.3 Pockenviren

Klinik
Vier Untergruppen mit unterschiedlicher Klinik:
- **Orthopoxviren:**
  - Menschenpocken: Variola major und Variola minor (Alastrim) sind seit 1977 weltweit ausgerottet! Potenzielles bioterroristisches Agens.
  - Vaccinia-Virus: Virus des Pocken-Impfstoffes, kann bei immunsupprimierten Impflingen generalisieren.
  - Tierpockenerreger (Affen-, Kuh-, Mäusepocken): Geringe Übertragungsrate auf den Menschen, Affenpocken-Verlauf ähnlich wie echte Pocken, Letalität 15 %, andere Tierpockenarten weniger ausgeprägt und meist auf Hände und Arme beschränkt. Kuhpocken in Europa häufig durch Katzen übertragen.

27

- **Parapoxviren:**
  - Melkerknotenvirus: Beim Melken auf den Menschen übertragen, lokalisierte Bläschenefflöreszenz an der Hand.
  - Orfvirus: Lokalisierte pustulöse Hauterkrankung, die durch Schafe und Ziegen übertragen wird.
- **Tanapockenvirus:** Lokalisierte Hautveränderung, Übertragung durch afrikanische Affen.
- **Molluscum contagiosum:** Benigne Hauttumoren, Infektion durch engen Kontakt oder indirekt (z. B. Schwimmbäder). Meist Kinder betroffen. Multiple, bis zu 100 gutartige Knötchen besonders im Genital- und Analbereich.

> Affen-Pockenviren gehören zur Risikogruppe 3 → Sicherheitslabor! Die ausgerotteten Menschenpocken gehörten der Risikogruppe 4 an.

Untersuchungsmaterial
- **Kultur und Direktnachweis:**
  - Bei frühem klinischem Verdacht: Rachenspülwasser, 10 ml Zitratblut.
  - Später: Bläschen- und Pustelinhalt, Krusten.
- **Serologie:** 1–2 ml Serum.

Mikrobiologische Diagnostik
In Deutschland nur im Bernhard-Nocht-Institut Hamburg und im Institut für Mikrobiologie der Bundeswehr in München.
- **Direktnachweis:**
  - Nachweis von Einschlusskörperchen in epidermalen Zellen mittels Giemsa-Färbung.
  - Elektronenmikroskopie (charakteristische Morphologie).
  - Direktpräparat (IFT): Hohe Kreuzreaktivität unter den Poxviridae!
  - PCR zur Detektion von Orthopoxvirus ssp.
- **Kultur:** Anzucht auf vorbebrüteten Hühnereiern oder in Gewebekultur (Vero-, HeLa-Zellen) → Speziallabor! Identifizierung des Isolats durch Agargeldiffusion, HAHT, IFT, Neutralisation (hohe Kreuzreaktivität unter den Poxviridae!), PCR.
- **Serologischer Antikörpernachweis:** Nachweis spezifischer AK mittels HAHT, IFT, ELISA, Westernblot, NT. Nach durchgeführter Schutzimpfung lange hoher AK-Titer → nur ein 4-facher Titeranstieg ist beweisend.

Immunisierungsmöglichkeit
Die Pocken-Schutzimpfung wird nach Ausrottung der Menschenpocken nicht mehr empfohlen. Aktuell Bevorratung für Impfungen der Bevölkerung im Fall bioterroristischer Anschläge mit Menschenpocken.

27.4 Herpesviren

Die wichtigsten humanpathogenen Vertreter sind:
- Herpes-simplex-Virus (HSV) 1 und 2 = Humanes Herpesvirus 1 und 2.
- Varicella-Zoster-Virus (VZV) = Humanes Herpesvirus 3.
- Epstein-Barr-Virus (EBV) = Humanes Herpesvirus 4.

27

- Zytomegalie-Virus (CMV) = Humanes Herpesvirus 5.
- Humanes Herpesvirus Typ 6 (HHV 6).
- Humanes Herpesvirus Typ 7 (HHV 7).
- Humanes Herpesvirus Typ 8 (HHV 8).
- Herpes-B-Virus.

Herpesviren persistieren lebenslang nach der Primärinfektion im Körper: HSV und VZV in den sensorischen Ganglien, CMV wahrscheinlich in den Epithelzellen von Speicheldrüsen und in den Tubuluszellen der Nieren, EBV in den Epithelzellen der Mundschleimhaut. Bei einer Störung des Gleichgewichtes zwischen latenter Virusinfektion und Abwehrlage können Rezidive bzw. Reaktivierungen entstehen. Solche Störungen sind z. B. Sonnenbestrahlung, hormonelle Veränderungen, Infektionen mit anderen Erregern und allgemeine Stressfaktoren.

27.4.1 Herpes-simplex-Virus

Zwei Serotypen (1 u. 2) sind humanpathogen.

Klinik

- **HSV 1:** Meist in der Kindheit durch Schmierinfektion erworben (50–100 % der erwachsenen Bevölkerung sind durchseucht): Bläschenförmige Hautveränderungen im Orofazialbereich, selten Keratitis oder lebensbedrohliche, nekrotisierende Enzephalitis.
- **HSV 2:**
  - Sexuell übertragbare Infektion des Erwachsenenalters, Durchseuchungsrate je nach sexueller Promiskuität 20–80 %. Bläschenbildung auf der Schleimhaut des Genitalbereichs, Fieber und regionale Lymphknotenschwellung.
  - **Herpes neonatorum** durch Infektion im Geburtskanal: Herpessepsis mit generalisierter Haut-, Milz-, Leber- und Hirnbeteiligung.

Untersuchungsmaterial

- **Kultur und Direktnachweis:**
  - HSV 1: Rachenspülwasser, Bläschenflüssigkeit und zellhaltige Abstriche von Haut-/Schleimhautläsionen.
  - HSV 2: Bläschenflüssigkeit und zellhaltige Abstriche von Haut-/Schleimhautläsionen. Wenn typ. Läsionen fehlen, sind auch Speichel, Genitalsekrete und Urin geeignete Untersuchungsmaterialen. Trachealsekret und BAL bei V.a. Infektion der Atemwege, Liquor bei ZNS-Infektionen.
- **Serologie:** 1–2 ml Serum.

Herpesenzephalitis
Therapie bereits bei Verdacht! Zur Bestätigung etwa 2 ml Liquor ohne Zusätze direkt ins Labor. Bei verzögertem Transport bei –70 °C (nicht –20 °C!) einfrieren!
- Differenzialzellbild im Liquor (Lymphozytose).
- Nachweis von spezifischen IgG- und IgM-AK im Liquor unter Ausschluss einer Schrankenstörung.
- HSV-1-PCR im Liquor → **Methode der Wahl!**
- Virusisolierung aus dem Liquor kaum möglich.

Mikrobiologische Diagnostik
- **Direktnachweis:** Erregernachweis mittels PCR, dir. IFT, ELISA, DNA-Hybridisierung.
- **Kultur:** Virusanzucht in Zellkulturen (humane embryonale Fibroblasten oder Vero-Zellen) und AG-Nachweis nach Kurzzeitkultur (1–2 d) bzw. nach Auftreten des typischen CPEs. Isolatidentifizierung durch dir. IFT oder mittels ELISA mit typenspezifischen monoklonalen Antiseren.
- **Serologischer AK-Nachweis:** Aufgrund des hohen Durchseuchungsgrades der Bevölkerung ist nur ein Anstieg des spezifischen IgM oder ein mindestens 4-facher IgG-Titeranstieg verwertbar. Dies geschieht aber meist nur in Fällen schwerer, generalisierter Erkrankungen. Starke Kreuzreaktivität zwischen HSV 1 und 2. Mit Western-Blot-Methode Differenzierung besser möglich.

Antibiotikaempfindlichkeit
- Leichte Effloreszenzen: Lokal Aciclovir.
- Schwere Infektionen: Systemisch Aciclovir, Valaciclovir, Penciclovir, Famciclovir, Brivudin (nur gegen HSV 1 wirksam). Foscarnet bei resistenten HSV.

27.4.2 Varicella-Zoster-Virus

Klinik
Bei Erstinfektion Manifestation als Windpocken. Die Viren persistieren lebenslang. Bei Rezidiv Zweitmanifestation als Herpes Zoster.
- **Windpocken:** Hochkontagiöse Tröpfcheninfektion → bei Kindern mild verlaufend, typisches zentripedales papulöses Exanthem auf Haut und Schleimhaut. Komplikationen bei Erwachsenen und Immunsupprimierten: Bakterielle Superinfektionen, Enzephalitis, Varizellenpneumonie. Bei schweren Immundefekten hämorrhagische Verlaufsformen (sowohl bei Primärinfektion als auch bei Reaktivierung).
  Präpartale Infektionen der Mutter sind selten und können in Ausnahmefällen Fehlbildungen des Kindes zur Folge haben (keine Interruptioindikation!). Perinatale Infektionen können beim Neugeborenen generalisierte Windpocken verursachen, die durch die Gabe von spezifischen Immunglobulinen und Acycloguanosin behandelt werden müssen.
- **Herpes Zoster (Gürtelrose):** Zweitmanifestation des VZV: Effloreszenzen ähneln denen der Windpocken, jedoch folgen sie streng dem Innervationsgebiet der jeweils betroffenen Nervenwurzel, in dessen Spinalganglion das Herpesvi-

27

rus persistiert. Der Zoster beginnt mit allgemeinem Krankheitsgefühl und mit Schmerzen im Dermatom durch Entzündung der sensiblen Nervenwurzeln und Spinalganglien. Wichtigste Komplikation sind v.a. bei älteren Pat. persistierende Zosterschmerzen, die oft sehr hartnäckig sind. Gefürchtet ist ein Ausbreiten des Zosters auf den gesamten Körper (Zoster generalisatus) bei Immunschwäche oder schwerer Grunderkrankung.

Untersuchungsmaterial
- **Kultur und Direktnachweis:** Bläschenflüssigkeit und zellhaltige Abstriche von den Hautläsionen, Liquor, EDTA-Blut, BAL, Fruchtwasser, Gewebeproben für Virusanzucht in Virustransportmedium transportieren.
- **Serologie:** 1–2 ml Serum.

Mikrobiologische Diagnostik
- **Direktnachweis:** Direkter Erregernachweis mittels PCR, dir. IFT, ELISA, DNA-Hybridisierung.
- **Kultur:** In geeigneten Zellkulturen (humane embryonale Fibroblasten, primäre Affennierenzellen) verzögerter CPE mit typischer Morphologie nach 3–8 d. Isolatidentifizierung durch dir. IFT mit monoklonalen Antiseren. Indiziert f. Resistenzbestimmung u. molekulare Charakterisierung von Virusisolaten.
- **Serologischer Antikörpernachweis:**
  - Nachweis einer Primärinfektion: Mindestens 4-facher Titeranstieg der spezifischen AK (KBR, ELISA) oder Nachweis eines spezifischen IgM (ELISA).
  - Bei Zostererkrankungen Serokonversion in der VZV-KBR (KBR wird nach Primärinfektion im Kindesalter mit der Zeit oft negativ, deshalb wird beim Zoster eine KBR-Serokonversion beobachtet, wenn früh genug eine erste Serumprobe untersucht wird). Titeranstieg im indir. IFT und im IgG-ELISA, meist auch Anstieg des spezifischen IgA (zuverlässig) und IgM (unregelmäßig).
  - Varizellenembryopathie: Persistenz des VZV-IgG beim Kind > 6 Mon. Selten IgM oder IgA nachweisbar.
  - Immunstatus: Durch IgG-ELISA (KBR zu unempfindlich) oder Fluoreszenz-Antikörper-Membran-Antigen-Test (FAMA) → nur in Speziallabors.

Antibiotikaempfindlichkeit
- Schwere Verläufe von Windpocken (immunsupprimierte Pat., perinatale Varizellen): Kombination von Virustatikum und Varicella-Zoster-Immunglobulin.
- Zoster: Frühzeitige systemische Therapie mit Aciclovir, Brivudin, Famciclovir oder Valaciclovir.
- ! Das Reye-Syndrom (fettige Leberzelldegeneration mit akuter Enzephalopathie) bei Kindern mit Varizellen wird mit der Einnahme von Acetylsalicylsäure assoziiert.

27

Immunisierungsmöglichkeit
Aktive Immunisierung mit Lebendimpfstoff als Indikationsimpfung nach den aktuellen STIKO-Empfehlungen.

27.4.3 Zytomegalie-Virus

Klinik

Das Zytomegalie-Virus (CMV) persistiert nach Infektion lebenslänglich (Endo-thel, Knochenmark, Speicheldrüsen, Nierentubuluszellen → Virusausscheidung in Speichel und Urin). Etwa 50 % der Bevölkerung sind durchseucht. Man unter-scheidet:

- **Intrauterin erworbene Infektionen (Embryopathien):** Bei mütterlicher Primär-infektion oder Reaktivierung.
  - Primärinfektionen im 1. und 2. Trimenon der Schwangerschaft → schwerste Schädigungen des Kindes: Mikrozephalie, intrazerebrale Ver-kalkungen, Hörschäden, Optikusatrophie, Chorioretinitis, Ikterus, Hämo-lysen, Thrombozytopenie, Hepatosplenomegalie.
  - Spätere oder durch Reaktivierung erworbene intrauterine Infektionen → keine oder nur geringgradige Schäden.
- **Perinatale Infektionen:** Infektion durch Kontakt mit dem Virus in Geburtska-nal, Muttermilch, Transfusionen. Meist asymptomatische Klinik, aber lang-jährige CMV-Ausscheidung.
  ! Ausnahme: Frühgeborene mit unreifem Immunsystem (Pneumonitis).
- **Postnatal erworbene Infektionen:** Tröpfchen- oder Schmierinfektionen, selte-ner durch Transfusion übertragen. Krankheitsausprägung nach Immunsta-tus:
  - Immunkompetente Personen: Asymptomatisch oder „grippaler Infekt" oder „Mononukleose" mit Fieber, leichter Hepatitis und Lymphozytose (EBV-Serologie negativ). Selten interstitielle Viruspneumonie.
  - Immunsupprimierte Pat.: Fieber, Leuko- und Thrombozytopenie, Enteri-tis durch Ulzerationen im Magen-Darm-Trakt, interstitielle Pneumonie, Hepatitis, Retinitis und Enzephalitis.
  ! Die CMV-Infektion verstärkt die Immunsuppression → die Pat. verster-ben z.T. an Superinfektionen mit Pilzen oder Bakterien.

Untersuchungsmaterial

- **Kultur und Direktnachweis:**
  - **Neugeborene: Urin** und **Speichel.** Nur bei Neugeborenen Material der ers-ten Wahl, da das Virus auch bei asymptomatischen Trägern intermittie-rend in Speichel und Urin ausgeschieden wird.
  - **Alle anderen Pat.: Leukozyten** zum Nachweis einer zellassoziierten Vir-ämie, die mit einem invasiven Krankheitsverlauf korreliert. Auch brauch-bar sind bronchoalveoläre Lavageflüssigkeit und Autopsieproben, Urin, Rachenspülungen, Liquor.
  - **Schwangere: Leukozyten,** aber auch Zervixabstrich und Fruchtwasser, nach der Geburt auch Muttermilch.
- **Serologischer Antikörpernachweis:** 1–2 ml Serum.

Mikrobiologische Diagnostik

- **Direktnachweis:** Direkter Erregernachweis mittels dir. IFT (z. B. pp65-Anti-gennachweis in peripheren Leukozyten), DNA-Hybridisierung oder PCR.
- **Kultur:**
  - Anzüchtung in humanen Fibroblasten oder MRC-5-Zellen.

27

- Kurzzeitkultur: 24–48 h mit anschließendem Nachweis des „early anti-gen" durch IFT oder Immunperoxidasetechnik.
- Langzeitkultur: 2–10 Wo. mit anschließender Beurteilung des CPE. Iden-tifizierung des Isolats durch dir. IFT mit monoklonalen Antiseren.

- **Serologischer Antikörpernachweis:**
  - Lebenslange Erregerpersistenz → ständige, spezifische AK-Produktion → serologischer IgG-Nachweis nur bei Blutspendern von Relevanz (▶ 25.5, Transfusionsmedizin).
  - Nachweis einer Primärinfektion: IgG-Serokonversion, IgM-/IgA-Nach-weis. Nachweis niedrigavider IgG-AK bei Primärinfektion (zuverlässiger als Nachweis von IgM-AK), rekombinanter Immunoblot.
  - Reaktivierung: IgM-/IgA-Nachweis.

 Bei 60 % der betroffenen Neugeborenen, die Virus ausscheiden, bleibt der IgM-Nachweis negativ → PCR u./od. Virusanzucht erforderlich!

Antibiotikaempfindlichkeit

Bei schweren Krankheitsverläufen (CMV-Pneumonie, Retinitis, Gastroenteritis, Hepatitis) Anti-CMV-Immunglobulin und Ganciclovir – allein oder als Kombi-nationstherapie. Erfolg gering. Bei Ganciclovir-Resistenz: Foscarnet oder Cidofo-vir. Therapiemonitoring: pp65-AG, PCR.

27.4.4 Epstein-Barr-Virus

Das Epstein-Barr-Virus (EBV) persistiert lebenslang in B-Lymphozyten.

Klinik

Infektiöse Mononukleose: Fieber, Angina, Milz- und Lymphknotenschwellung, charakteristische Lymphozytose, teilweise morbilliformes Exanthem am gesam-ten Körper. Selten Beteiligung anderer Organe (u.a. Leber, Herz, Lunge, Hirn, Nerven oder Niere). Reaktivierungen verlaufen bei Immungesunden asymptoma-tisch.

Chronisch aktive EBV-Infektionen kommen bei Immungesunden vor. Infektio-nen vor Pat. mit zellulären Immundefekten führen zum **„B-lymphoproliferativen Syndrom"**, einer malignen Proliferation immortaler, EBV-transformierter B-Lymphozyten mit Lymphombildung.

EBV-assoziierte Malignome sind auch das **Burkitt-Lymphom** in holoendemischen Malariagebieten Afrikas sowie das **Nasopharyngealkarzinom** in China.

Untersuchungsmaterial und mikrobiologische Diagnostik

- **Serologie:** 1–2 ml Serum. Nachweis unterschiedlicher Reaktionsmuster ein-zelner AK-Klassen gegen verschiedene EBV-Antigene:
  - Virus-Capsid-AG (VCA): Strukturproteine von Viruskapsid und -hülle, Bildung in der lytischen Phase nach Beginn der DNA-Replikation.
  - Frühantigen (EA): Regulatorische Proteine, Bildung vor der DNA-Repli-kation von EBV. EA-D (diffuses EA-AG), EA-R (restringiertes AG).

27

- Epstein-Barr-Virus-spezifisches nukleäres Antigen (EBNA): Bildung in latent mit EBV infizierten Zellen, dient der Differenzierung frischer, stattgehabter oder reaktivierter Infektionen.
- Nachweis heterophiler AK (gegen Schafserythrozyten) im Paul-Bunnell-Test.
- Alternatives Testkonzept mit Bestimmung der Avidität von IgG-AK gegen VCA und EBNA (Blot).

Tab. 27.3 Antikörperspektrum von EBV-assoziierten Erkrankungen

Erkrankung	VCA-IgM	VCA-IgA	VCA-IgG	EA-D-IgA	EA-D-IgG	EA-R-IgG	Anti-EBNA	Het. AK
Akute infektiöse Mononukleose	+	(+)	+	–	+	–	–	+
Kürzlich durchgemachte infektiöse Mononukleose	–	–	+	–	+	+/–	+/–	+/–
Vor längerer Zeit durchgemachte infektiöse Mononukleose	–	–	+	–	–	–	+	–
Burkitt-Lymphom	–	–	+	–	–	+	+	–
Nasopharyngealkarzinom	–	+	+	+	+	–	+	–

- **Direktnachweis** (Speziallabor → nur bei Immunsupprimierten u. Tumorpatienten):
  - EDTA-Blut, respirator. Sekrete, Liquor, Gewebe von Nasopharyngealkarzinomen und Burkitt-Lymphomen zum Nachweis von Virus-DNA (PCR, IFT u. Hybridisierung nur noch selten angewandt).
  - Nachweis EBV-transformierter Lymphozyten in Heparinblut (DNA, EBNA-Nachweis).
  - ! Anzucht im lytischen Zellkultursystem ist nicht möglich! EBV kann in Nabelschnurlymphozyten angezüchtet und die Transformation der B-Lymphozyten mittels dir. IFT (EBNA-AG) nachgewiesen werden (Speziallabor).
- **Ergänzende Laborparameter:**
  - Blutbild: Lymphozytose.
  - Leberenzyme (ALAT, ASAT): Häufig erhöht.

Antibiotikaempfindlichkeit
Eine effektive Therapie von EBV-Infektionen ist bisher nicht bekannt.

27.4.5 Humane Herpesviren 6, 7 und 8, Herpes-B-Virus

Klinik
- **Humanes Herpesvirus Typ 6 und 7:**
  - Erreger des Exanthema subitum, syn. Roseola infantum (folgenloses Drei-Tage-Fieber bei Kindern). Im Alter von 6 Mon. bis 1½ J durch HHV-**6**, im

Alter von 1–3 J durch HHV-7. Mononukleose-ähnliche Krankheitsbilder bei älteren Kindern wurden beschrieben. Durchseuchung 60–80 %. Komplikationen: Fieberkrämpfe, Enzephalitis, Thrombozytopenie, Hepatitis.

! Nach Knochenmarktransplantation können HHV-6- oder HHV-7-Infektionen letal enden!

– Bei Immunsuppression (Knochenmark- oder Organtransplantation, AIDS) Reaktivierung: Fieber, Mononukleose-ähnliches Krankheitsbild mit Exanthem, Hepatitis, Lymphadenopathie, Panzytopenie, auch Pneumonitis und Retinitis sowie Enzephalitis.

– Verursachung des chronischen Müdigkeitssyndroms, Induktion maligner lymphoproliferativer Erkrankungen bei Erwachsenen mit zellulärer Immundefizienz sowie Bahnung von Autoaggressionserkrankungen werden derzeit diskutiert.

• **Humanes Herpesvirus Typ 8:** HHV-8 steht in enger Assoziation zum Kaposi-Sarkom und zu B-Zell-Lymphomen des Bauchraumes (primäre Erguss-Lymphome) bei AIDS-Pat. Durchseuchung der gesunden Bevölkerung in Nicht-Endemiegebieten 1–20 %, in Endemiegebieten (Mittelmeerraum, Zentralafrika) u. in Risikogruppen (HIV-Pos., Transplantierte, homosex. Männer) über 50 %.

• **Herpes-B-Virus:** Das Herpes-B-Virus (syn.: *Herpesvirus simiae*) ist das Herpessimplex-Virus der Affen. Übertragungen durch Bisse, Kratzwunden, Zellkulturarbeiten führen zu schwerer Meningoenzephalomyelitis. AG-Verwandtschaft zu HSV.

Untersuchungsmaterial

• **Kultur und Direktnachweis:**
  – HHV-6- und -7-Isolierung: EDTA-Blut, Liquor, Biopsiematerial.
  – HHV-8-Nachweis: Gewebebiopsien von Kaposi-Sarkomen oder Lymphomen, Speichel, EDTA-Blut.
  – Herpes-B-Virus-Nachweis: Bläschenflüssigkeit und Biopsiematerial, Liquor, Tränenflüssigkeit, respirator. Sekrete, Urin, Stuhl.

B Herpes-B-Virus gehört zur Risikogruppe 3 → Sicherheitslabor!

• **Serologie:** 1–2 ml Serum.

Mikrobiologische Diagnostik

• **Direktnachweis:**
  – HHV-6, -7 und Herpes-B-Virus: PCR aus Blut oder Liquor (bei ZNS-Beteiligung).
  – HHV-8: PCR aus Gewebebiopsien von Kaposi-Sarkomen od. Lymphomen, Speichel, EDTA-Blut. Differenzierung zw. Latenz u. aktiver Replikation mittels Viruslast-Bestimmung, Nachweis freier Viren im Plasma u. mRNA-Nachweis mittels RT-PCR.

! Ein positiver Nachweis von HHV-8-DNA im Blut von AIDS- und Transplantationspatienten impliziert ein hohes Risiko für die Entwicklung eines Kaposi-Sarkoms.

- **Kultur** (Speziallabor!):
  - **HHV-6 und -7:** Isolierung peripherer mononukleärer Zellen nach Sedimentation und Dichtegradientenzentrifugation mit nachfolgender Langzeitkultur unter PHA- und IL 2-Stimulation (z.T. in Kokultur mit Nabelschnurzellen). Nach 4–5 Wo. Auftreten eines CPE. Identifizierung des Isolats mittels dir. IFT.
  - **Herpes-B-Virus:** Anzucht in Vero-Zellen oder primären Affennierenzellen → CPE nach 7–10 d. Identifizierung mittels NT unter Verwendung von Antiseren gegen Herpes-B-Virus (gute Neutralisation) und HSV (schlechte Neutralisation).
- **Serologischer Antikörpernachweis:**
  - HHV-6, -7 und -8: Indir. IFT, ELISA (IgM, IgG), Immunoblot, Aviditätsbestimmungen. Kreuzreaktivität zu CMV und EBV (HHV-6 und HHV-7).
  - Herpes-B-Virus: KBR → mindestens 4-facher Titeranstieg nötig. Ausgeprägte Kreuzreaktion zu HSV! Auch ELISA, IFT u. Immunoblot eingesetzt (hauptsächl. Forschung).
  - ! HHV-6-Infektionen sind für 12 % der EBV-negativen Fälle von heterophilen Antikörpernachweisen verantwortlich!
  - ! Serokonversion gegenüber HHV-8-Kapsidproteinen (ELISA) geht der klinischen Manifestation eines Kaposi-Sarkoms bis zu 1 J voraus!

Antibiotikaempfindlichkeit
HHV-6 ist gegen Ganciclovir, Cidofovir und Foscarnet sensibel, aber relativ resistent gegenüber Aciclovir. Für HHV-7 und HHV-8 sind bisher keine spezifischen Therapiemaßnahmen bekannt. Eine antiretrovirale Therapie bei AIDS führt häufig zur Regression von Kaposi-Sarkomen (Verbesserung des Immunstatus). Herpes-B-Virus: Wundreinigung, Valaciclovir für 14 d (Postexpositions-Prophylaxe). Bei manifester Erkrankung Ganciclovir.

27.5 Hepatitis-Viren

27.5.1 Hepatitis A

Klinik
RNA-Virus. Übertragung fäkal-oral durch kontaminiertes Wasser oder verunreinigte Lebensmittel. Erkrankungen in Deutschland fast ausnahmslos durch Einschleppung aus Entwicklungsländern. Inkubationszeit 2–6 Wo.
Infektiöse Hepatitis: Bei Erwachsenen z.T. ikterische Verläufe, bei Kindern oft asymptomatisch. Selten fulminante Verläufe mit tödlichem Ausgang (0,1 %). Keine Spätschäden. Lebenslange Immunität.

Namentlich bei V.a. Erkrankung und Tod an akuter Virushepatitis, Nachweis des Hepatitis-A-Virus!

27

Untersuchungsmaterial

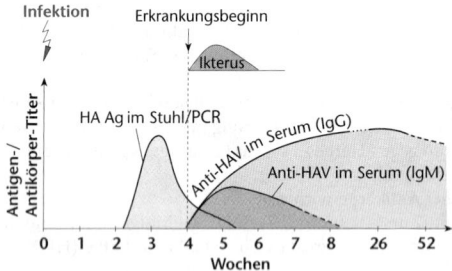

Abb. 27.1 Hepatitis A – serologischer Verlauf

- **Direktnachweis:** Stuhl → Virusausscheidung hauptsächlich in der Inkubationszeit! Erregernachweis in Stuhl und Serum im Krankheitsverlauf mit hochempfindlicher PCR-Technik lange möglich.
- **Serologie:** 1–2 ml Serum.

Mikrobiologische Diagnostik
- **Direktnachweis:**
  - PCR: Nachweis der Virus-RNA in Stuhl, EDTA-Blut oder Serum.
  - ELISA: AG-Nachweis im Stuhl (verliert zugunsten der PCR an Bedeutung).
- **Kultur:** Schwierig, niemals routinemäßig!
- **Serologischer Antikörpernachweis:** Nachweis von:
  - Anti-HAV-IgM beweist eine frische Infektion (IgM vom Beginn der ersten Symptome an 3–6 Mon. lang nachweisbar).
  - Anti-HAV-IgG ist ebenfalls ab Beginn der Krankheitssymptome nachweisbar und persistiert lebenslang. Später sichert es bestehende Immunität (ab 20 IU/l Anti-HAV).

Ergänzende Laborparameter
Leberenzyme (GPT > GOT) ↑, Bilirubin ↑, AP und γ-GT nur initial und bei Cholestase ↑, Serumeisen ↑, γ-Globuline ↑, Lebersyntheseparameter (CHE, Albumin, Quickwert) nur bei fulminantem Verlauf ↓.

Immunisierungsmöglichkeit
- Indikationsimpfung für medizinisches Personal, Kanalisations- und Klärwerksarbeiter, homosexuelle Männer u. Heterosexuelle mit promiskuitivem Verhalten, Hämophiliepatienten und Pat. mit chron. Lebererkrankungen.
- Reiseimpfung in Regionen mit hoher Hepatitis-A-Prävalenz. Empfehlenswert: Kombinationsimpfstoff mit Hepatitis B.

27.5.2 Hepatitis B

Klinik

DNA-Virus, weltweites Vorkommen. Übertragung durch Blut oder Blutprodukte (Risiko: 1 : 500 000), menschliche Sekrete wie Samen, Zervixsekret, Speichel, Tränenflüssigkeit, nicht ausreichend sterilisierte medizinische Instrumente. Inkubationszeit 2–6 Mon. Hepatitis, häufig ikterisch.

- Akuter Verlauf mit Ausheilung: 90–99 % der Fälle bei Kindern und Erwachsenen, 5–20 % der Fälle bei Neugeborenen und Säuglingen. Letalität infolge fulminanter Hepatitis ≤ 1 %.
- Chronisch aktive bzw. chronisch persistierende Hepatitis: 1–10 % aller Fälle bei Kindern und Erwachsenen, 80–95 % aller Fälle bei Neugeborenen und Säuglingen. Folge kann eine Leberzirrhose oder ein primäres Leberzellkarzinom sein.

Namentlich bei V.a. Erkrankung und Tod an akuter Virushepatitis, Nachweis des Hepatitis-B-Virus.

Die **Hepatitis-B-Genotypen** (▶ Tab. 27.4) determinieren die Ansprechbarkeit auf eine Interferontherapie. Die Genotypen A u. B sprechen besser auf Interferon-α an als die Genotypen C u. D. Genotypbestimmung mittels Genotyp-spezif. DNA-Sonde od. Sequenzanalyse.

Tab. 27.4 Vorkommen der Hepatitis-B-Genotypen

Genotyp	Vorkommen
A 1	Afrika, Südasien
A 2	Mitteleuropa, Weiße in den USA
B 1–B 4	Ostasien
C 1–C 3	
C 4	Australien
D 1–D 4	Weltweit
E	Westafrika
G	Weltweit
F 1–F 2	Indianische Bevölkerung Süd- und Mittelamerika
H	

Untersuchungsmaterial

Serologie und PCR: 1–2 ml Serum. Nichtfixierte Leberbiopsie zum Nachweis intrahepatischer Virus-DNA.

Mikrobiologische Diagnostik

- **Direktnachweis: HB_s-AG** (Virushüllen-AG)-Nachweis mittels ELISA.
  - Nachweisbarkeit: Wo. vor bis Wo. nach der akuten Erkrankung.

27

> ! 5–10 % aller Infektionen sind HB$_s$-AG-negativ. Deshalb gehört zur vollständigen Hepatitis-Diagnostik immer die Bestimmung des Anti-HB$_c$-IgM, das zu Beginn der Infektion (vor dem Auftreten von Anti-HB$_s$ und Anti-HB$_c$) hochpositiv ausfällt.

- – Parameter für Verlauf: Bei HB$_s$-AG-Persistenz ≥ 6 Mon. chronische Hepatitis.
- **HBV-DNA:** Nachweis mittels Realtime-PCR aus dem Blut des Pat. zur Verlaufskontrolle bei antiviraler Therapie.
- **Kultur:** Entfällt.

Serologischer Antikörpernachweis

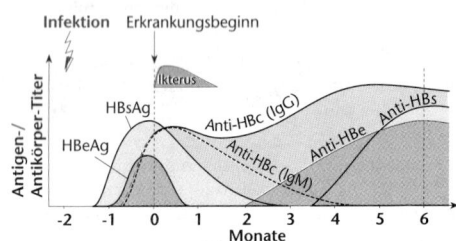

Abb. 27.2 Hepatitis B – serologischer Verlauf

Anti-HB$_s$-AK (Antikörper gegen das HB$_s$-AG)
- Nachweisbarkeit:
  - – Nach ausgeheilter Infektion zusammen mit Anti-HB$_c$.
  - – Nach Impfung gegen Hepatitis B ohne Anti-HB$_c$.
- Parameter für Immunität: Schutz ab einem Titer von 10 U/l.

Anti-HB$_c$-AK (Antikörper gegen das Core-Antigen des Virus)
- Nachweisbarkeit 3–5 Wo. nach dem Auftreten des HB$_s$-AG und vor der klinischen Manifestation. Persistenz:
  - – Anti-HB$_c$-IgM bis zu 12 Mon.
  - – Anti-HB$_c$-IgG lebenslang.
- Parameter für DD: Beweis für Infektion, nach Impfung nicht nachweisbar.

HB$_e$-AG (Abbauprodukt des HB$_c$-AG)
- Nachweisbarkeit zu Beginn der Erkrankung.
- Parameter für:
  - – Verlauf: Bei Persistenz ≥ 11 Wo. chronisch aktive Hepatitis.
  - – Infektiosität, da Marker für die aktive Virusreplikation.

Anti-HB$_e$-AK (Antikörper gegen das HB$_e$-AG)
- Nachweisbarkeit nach Verschwinden des HB$_e$-AG.
- Parameter für Ausmaß der Virämie bei chronischen HB$_s$AG-Trägern: Bei Nachweis geringe Virämie.

> ! Unsicherer Parameter → besser den HBV-DNA-Nachweis (Hybridisierung, PCR) einsetzen.

27

Tab. 27.5 Serologische Marker der Hepatitis-B-Infektion

Krankheitsstadium	HB$_s$AG	Anti-HB$_s$	Anti-HB$_c$-IgG	Anti-HB$_c$-IgM	HB$_e$AG	Anti-HB$_e$	Virus-DNA (PCR)
Inkubationszeit	+	–	–	–	+/–	–	(+)
Akute Hepatitis → Rekonvaleszenz	+ → –	– → +	– → +	+ → –	+ → –	– → +	+ → –
Chronisch aktive Hepatitis	+ +	–	+	+	+	–	+
Chronisch persistierende Hepatitis	+	–	+	–	–	+/–	(+)
Asymptomatische Träger	+	–	+	–	–	(+)/–	(+)
Immunität nach Infektion	–	+	+	–	–	+ → –	–
Immunität nach Impfung	–	+	–	–	–	–	–

+ positiv, ++ stark positiv, (+) schwach positiv, +/– nicht immer positiv,
→ – wird im Verlauf (Rekonvaleszenz) negativ, → + wird im Verlauf (Rekonvaleszenz) positiv, – negativ

Bei folgenden Konstellationen besteht V.a. Escape-Mutanten:
- HBV-DNA (PCR) positiv, HB$_S$-AG negativ.
- HB$_S$-AG positiv, Anti-HB$_S$ positiv.

Diese werden manchmal von Immunoassays nicht erkannt. Nachweis mittels Amplifikation und Sequenzierung des S-Gens.

Ergänzende Laborparameter
Hepatitis A ▶ 27.5.1.

Antibiotikaempfindlichkeit
Bei chronischer Hepatitis A sind die Polymerase-Inhibitoren Lamivudin, Adefovir u. Entecavir wirksam. Pegyliertes Interferon-α ist besonders bei Pat. mit hoher Entzündungsaktivität (↑↑ Transaminasen) nützlich u. wirksamer als Polymerase-Inhibitoren, hat aber auch schwerwiegende Nebenwirkungen. Therapieindikation ab 10 000 Kopien/ml (≙ 2000 IU/ml). Bei Lamivudin-Resistenz Telbivudin.

Immunisierungsmöglichkeit
- Aktivimpfung mit gentechnisch hergestelltem Hepatitis-B-Adsorbatimpfstoff. Impfschema: 0–1–6 Mon. Sehr unterschiedliche Immunantwort → Beurteilung des Impfschutzes mittels Antikörpertiterkontrolle. Schutz ab 10 U/l.
- Empfohlen für alle Säuglinge und Kleinkinder (Bestandteil des regulären Impfkalenders). Im Erwachsenenalter Indikationsimpfung für bisher nicht immunisiertes medizinisches Personal, Dialysepatienten, Pat. mit häufigem Blutbedarf oder vor größeren Operationen, HB$_s$AG-negative Pat. mit chroni-

27

schen Lebererkrankungen, Menschen mit Kontakt zu HB$_s$AG-Trägern, Risikogruppen (homosexuelle Männer, Drogenabhängige, Prostituierte).

Tab. 27.6 Hepatitis-B-Prophylaxe nach Exposition (STIKO-Empfehlungen)

Aktueller Anti-HBs-Wert	Erforderlich ist die Gabe von	
	HB-Impfstoff	HB-Immunglobulin
> 100 U/l	Nein	Nein
≥ 10 – < 100 U/l	Ja	Nein
< 10 U/l	Ja	Ja
Nicht innerhalb der nächsten 48 h zu bestimmen	Ja	Ja

27.5.3 Hepatitis C

Das Hepatitis-C-Virus (HCV) ist ein RNA-Virus mit Hülle und gehört taxonomisch zu den Flaviviren. Es werden sechs Genotypen und mehr als 80 Subtypen unterschieden:
- Genotyp 1a und 1b: USA und Westeuropa.
- Genotyp 1b, 2a und 2b: Japan und Taiwan.
- Genotyp 3: Thailand, Nordeuropa, Australien.
- Genotyp 4: Mittlerer Osten, Afrika.
- Genotyp 5: Südafrika.
- Genotyp 6: Südostasien.

Klinik
Vorkommen weltweit. Prävalenz unter Blutspendern in Deutschland 0,4–0,7 %. Leberzellzerstörung durch CD8-T-Zell-vermittelte Apoptose.
- **Übertragung:**
  - In der Vergangenheit vorwiegend durch Bluttransfusionen (10–30 % aller posttransfusionellen Hepatitiden). In Deutschland wird jede Blutkonserve auf AK gegen HCV und mittels HCV-PCR getestet! Das Risiko einer HCV-Übertragung durch Transfusionen wird heute auf 1 : 15 Mio. Blutkonserven geschätzt.
  - Erhöhte Prävalenz bei i.v.-Drogenabhängigen, homosexuellen Männern (↑ Viruslast bei HIV-Koinfektion), nach Organtransplantationen, bei Hämodialysepatienten und nach Tätowierungen und Nadelstichverletzungen.
  - Vertikale Transmission von Mutter auf Kind (Risiko bei HCV-positiven Müttern: ≤ 10 %).
  - Infektionsrisiko bei Stichverletzung durch HIV-kontaminierte Kanülen: 2–3 %.
- **Inkubationszeit:** Im Mittel 5–12 Wo. Inkubationszeiten bis zu mehreren Mon. wurden beschrieben.
- **Krankheitsverlauf:** 75 % der akuten Infektionen verlaufen subklinisch. Zu 50–80 % chronische Verlaufsform, 20–30 % mit Zirrhoseentstehung. Teilweise Übergang in ein primäres Leberzellkarzinom.

27

- **Häufige Krankheitsassoziationen:** Gemischte Kryoglobulinämie, membrano-proliferative Glomerulonephritis, Porphyria cutanea tarda, Sjögren-Syndrom, Polyarteriitis nodosa, transiente aplastische Anämien und Agranulozytosen, dermatologische Erkrankungen (Lichen ruber planus, Erythema exsudativum multiforme).

Genotypen bestimmen Krankheitsverlauf und Ansprechen auf Interferon-α-Therapie, z. B.
- Genotyp 1b: Höhere Prävalenz von zirrhotischem Leberumbau und hepatozellulärem Karzinom, schlechtes Ansprechen auf Interferon-α.
- Genotyp 2a: Minimale histologische Veränderungen.
- Genotyp 1a, 2 oder 3: Gutes Ansprechen auf Interferon-α.

☪ Namentlich bei V.a. Erkrankung und Tod an akuter Virushepatitis, Erstnachweis des Hepatitis-C-Virus!

Untersuchungsmaterial
Serologie: 1–2 ml Serum.

Mikrobiologische Diagnostik
- **Direktnachweis:**
  - PCR zur Amplifikation von HCV-cDNA nach vorheriger reverser Transkription der HCV-RNA. Beweist aktive HCV-Infektion, wird etwa 20 d nach Infektion positiv. Kann jedoch bei geringer Virusreplikation oder Viruspersistenz außerhalb des Blutkompartiments falsch negativ ausfallen.
  - **Quantifizierung der HCV-RNA** mittels PCR zur Beurteilung eines Therapieeffektes und Festlegung der Therapiedauer.
  - **HCV-Genotyp-Bestimmung** (serologisch oder mittels PCR) zur Prognose eines Therapieeffektes und Festlegung der Therapiedauer.
- **Serologischer Antikörpernachweis:**
  - **IgG-AK** können ab 4–6 Wo. nach Infektion mittels ELISA nachgewiesen werden (diagnostisches Fenster!). Lebenslange Persistenz bei chronischer Hepatitis C (Korrelation mit persistierender Virämie), bei Ausheilung nach Jahren keine IgG-AK mehr nachweisbar. Cave: Bei Pat. mit niedriger HCV-Virämie können Anti-HCV-AK im Serum fehlen!
  - Nachweis von **spezifischem IgM** engt das diagnostische Fenster nur unwesentlich ein. Außerdem entwickeln Pat. mit mildem Verlauf einer akuten Hepatitis C nur selten IgM-AK, bei akuten Schüben einer chronischen Hepatitis C sind nur bei 50 % der Pat. IgM-AK nachweisbar.
  - **Bestätigungtest bei positivem ELISA** mittels rekombinantem Immunoblot-Assay (RIBA): AK-Nachweis gegen Antigensequenzen des Coreproteins sowie der Nichtstrukturproteine (NS) 3, 4 und 5: Mindestens 2 der AG-Bereiche müssen durch die AK im Patientenserum erkannt werden. Alternativ HCV-PCR.

27

Ergänzende Laborparameter
Hepatitis A, ▶ 27.5.1.

Antibiotikaempfindlichkeit
Pegyliertes Interferon-α, möglichst in Kombination mit Ribavirin, führt bei etwa 40 % der Pat. zur anhaltenden Viruselimination. Proteaseinhibitoren und Consensus-IFN-α werden in Studien aktuell evaluiert.

27.5.4 Hepatitis D

Das Hepatitis-D-Virus (HDV) ist ein defektes Einzelstrang-RNA-Virus, das keine eigene Hülle besitzt. Es bekommt diese durch ein Helfervirus (HBV) zur Verfügung gestellt. Es tritt somit nur als **Koinfektion** mit Hepatitis B oder als **Superinfektion** eines HBV-Trägers auf.

Klinik
Das Virus ist in Süditalien, Nordafrika und in den arabischen Ländern häufig. Bei Koinfektion Inkubationszeit und Klinik wie HBV. Bei Superinfektion eines HBV-Trägers mit HDV fulminante Hepatitis durch direkte Zytotoxizität des HDV.

> Namentlich bei V.a. Erkrankung und Tod an akuter Virushepatitis, Nachweis von Hepatitis-D-Virus!

Untersuchungsmaterial
Serologie: 1–2 ml Serum.

Mikrobiologische Diagnostik
Diagnostik mittels serologischem AG- und AK-Nachweis durch ELISA, HDV-RNA mittels RT-PCR. Ein immunhistologischer Nachweis in Leberbiopsiegewebe (Speziallabor!) ist möglich.
- Akutphase:
  - HD-AG: Bei Superinfektion oft besser nachweisbar als bei Koinfektion, persistiert nur kurz! HDV-RNA-Nachweis ist zuverlässiger!
  - Anti-HD-IgM: Oft einziger Marker während des späten Akutstadiums, wenn HD-AG schon nicht mehr nachweisbar ist.
- Chronische Verläufe: Anti-HD-IgG. HDV-RNA.
- Ausheilung: Anti-HD-IgG persistiert nur kurz!
! Zusätzlich vollständige serologische Diagnostik einer Hepatitis B.

Tab. 27.7 Serologische Marker der Hepatitis D-Infektion

Krankheitsstadium	HBV		HDV			
	HBₛAG	Anti-HB_c-IgM	HDV-RNA	HDAG	Anti-HD-IgM	Anti-HD-IgG
Akute Hepatitis (HDV-/HBV-Koinfektion)	(+)	+	+	(+)	+	(+)

27

Tab. 27.7 Serologische Marker der Hepatitis D-Infektion *(Forts.)*

Krankheitsstadium	HBV		HDV			
	HB$_s$AG	Anti-HB$_c$-IgM	HDV-RNA	HDAG	Anti-HD-IgM	Anti-HD-IgG
Akute Hepatitis (HDV-/HBV-Super-infektion)	+	–	+	(+)	+	(+)
Chronische Hepati-tis (HDV/HBV)	+	–	+	–	(+)/–	+

+ positiv, (+) schwach positiv, – negativ

Ergänzende Laborparameter
Hepatitis A, ▶ 27.5.1.

Immunisierungsmöglichkeit
Die Hepatitis-B-Impfung schützt aufgrund der Pathogenese auch vor Hepatitis D.

27.5.5 Hepatitis E

Klinik
Bisher hauptsächlich in Indien, Asien und Afrika sowie Mittelamerika beobachtetes RNA-Virus. Übertragung fäkal-oral durch kontaminiertes Trinkwasser. Inkubationszeit 5–6 Wo.
Verlauf gleicht einer Hepatitis A → subklinische Verläufe bei Kindern, Cholestase bei Erwachsenen. Letalität 0,5–3 %. Ausnahme: Bei schwangeren Frauen oft fulminanter und tödlicher Verlauf (Letalität 10–20 % – ungeklärte Ursache).
Genotypen:
1. Asien, Afrika.
2. Mexiko.
3. USA.
4. China, Taiwan

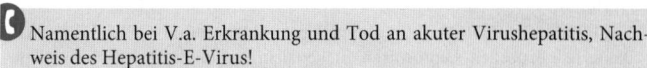 Namentlich bei V.a. Erkrankung und Tod an akuter Virushepatitis, Nachweis des Hepatitis-E-Virus!

Untersuchungsmaterial
- **Serologie:** 1–2 ml Serum.
- **Direktnachweis:** Stuhl.

Mikrobiologische Diagnostik
- Ausschluss einer Hepatitis A mittels IgM-Serologie sowie einer Hepatitis B (HB$_s$AG, Anti-HB$_c$-IgM).
- Immunelektronenmikroskopie mit polyklonalen Antiseren zum Nachweis aggregierter Calicivirus-Partikel im Stuhl (Speziallabor!).

27

- AK-Nachweis im indir. IFT an virushaltigen Leberschnitten (Speziallabor!) → differenziert nicht zwischen einer akuten oder einer durchgemachten Hepatitis E.
- PCR- und ELISA- sowie Immunoblot-Tests wurden entwickelt, in Deutschland aber wegen der geringen epidemiologischen Bedeutung von Hepatitis E nicht routinemäßig eingesetzt.
- POCT: Für den Einsatz in Entwicklungsländern als immunchromatografischer Test.

Ergänzende Laborparameter
Hepatitis A, ▶ 27.5.1.

27.5.6 Hepatitis G

Die Hepatitis-G-Viren (HGV) wurden erstmals 1995 als weitere Non-A-/Non-B-Hepatitisviren beschrieben. Diese Flaviviren besitzen eine Einzelstrang-RNA und weisen eine große Ähnlichkeit mit dem Hepatitis-C-Virus auf. Beweise für eindeutige Erkrankungsassoziation zwischen HGV-Infektion und Hepatitis stehen jedoch aus!

Etwa 1,5 % der Bevölkerung in Deutschland sind PCR-positiv für HGV. Der Übertragungsmodus entspricht dem von HBV bzw. HCV. Ein ELISA zum AK-Nachweis wurde kürzlich entwickelt → AK-Produktion setzt erst ein, wenn HGV-RNA nicht mehr nachweisbar ist. Bisher kein routinemäßiger Einsatz!

27.5.7 TT-Virus

DNA-Virus mit möglicher Verwandtschaft zu Parvoviren, das in Japan gehäuft bei posttransfusionellen Hepatitiden gefunden wurde. Aber auch fäkal-orale Übertragungsmechanismen werden diskutiert. 1–10 % der Population sind TTV-positiv (PCR). Die klinische Signifikanz ist fraglich.

27.5.8 Andere Hepatitisformen

Akute Virus-Hepatitiden sind abzugrenzen von anderen Formen der infektiösen Hepatitis.
- Viral: EBV, CMV, HSV, VZV, Coxsackieviren, Polioviren, Gelbfieberviren.
- Bakteriell: Brucellen, Leptospiren, Rickettsien, Pneumokokken, Salmonellen.
- Selten: Tbc, Lues, Aktinomyzeten, Amöbiasis, Schistosomiasis, Leishmaniose, Toxoplasmose, Malaria.

27.6 Adenoviren

Klinik

DNA-Viren (6 humanpathogene Spezies A–F mit 51 Serotypen), die durch Tröpfchen- oder Schmierinfektion übertragen werden. Hohe Kontagiosität, Persistenz in Tonsillengewebe. Folgende Erkrankungen sind möglich:
- Infektionen des oberen Respirationstraktes bei Kindern: Schnupfen, Pharyngitis, Tonsillitis.

- Infektionen des unteren Respirationstraktes bei Kindern und Erwachsenen mit Immundefekten: Bronchitis, Pneumonie. Husten kann pertussisähnlich sein. Vereinzelt Komplikationen: Meningoenzephalitis oder Hepatitis.
- Pharyngo-konjunktivales Fieber bei Kindern im Kindergarten- und Schulalter: „Schwimmbadfieber" im Sommer → follikuläre Konjunktivitis mit Fieber, Pharyngitis und Lymphknotenschwellungen.
- Epidemische Konjunktivitis: Nosokomiale Infektion in Augenkliniken und -praxen mit milder Beteiligung des oberen Respirationstraktes.
- Akute hämorrhagische Infektionen der unteren Harnwege.
- Gastroenteritis bei Kindern.

C Namentlich bei Direktnachweis von Adenoviren im Konjunktivalabstrich!

Untersuchungsmaterial
- **Kultur und Direktnachweis:** Rachenspülwasser, Nasopharyngealsekret, Trachealaspirat oder bronchoalveoläre Lavage, Konjunktivalsekret, Liquor, Stuhl, Urin.
- **Serologie:** 1–2 ml Serum.
  - ! **Cave:** Adenoviruserkrankungen sind hochkontagiös! Besondere Vorsicht im Umgang mit dem Untersuchungsmaterial!

Mikrobiologische Diagnostik
- **Direktnachweis:**
  - Nachweis von Adenoviren im Stuhl oder im Nasopharyngealsekret mittels PCR, ELISA, dir. IFT, Latexagglutination. Quantitative PCR zur Ermittlung der Viruslast.
  - Elektronenmikroskopischer Nachweis von Viruspartikeln im Stuhl bei Gastroenteritis (Speziallabor!).
- **Kultur:** Humane embryonale Nierenzellen (HEK), aber auch HeLa oder HEp-2-Zellen:
  - CPE nach 1–4 Wo.
  - Genussspezifische Typisierung mittels dir. IFT, ELISA oder Elektronenmikroskopie.
  - Typenbestimmung durch HAHT oder Neutralisation mit typenspezifischen Antiseren, zunehmend auch durch DNA-Restriktionsanalyse oder PCR.
- **Serologischer Antikörpernachweis:** 4-facher Titeranstieg in der KBR, im NT, HAHT oder im ELISA mit gepaarten Proben ist für eine Infektion beweisend.

27.7 Papillomaviren und Polyomaviren

Klinik

Papillomaviren (HPV)
DNA-Viren, die durch direkten Hautkontakt und Geschlechtsverkehr übertragen werden. Inkubationszeit 3 Mon. bis zu 2 J. Hautwarzen, anogenitale Warzen (Condyloma acuminata), orale Papillome, Atemwegspapillome, Haut-, Zervix-, Penis- und Blasenkarzinome, Tonsillenkarzinome.

27

> Die Typisierung der HPV dient der Einteilung in Risikogruppen für die Entstehung von Karzinomen bei infizierten Pat.

Polyomaviren
Die Namen stehen für die Initialen der Pat., bei denen sie zum ersten Mal isoliert wurden:

- **JC-Virus:** Verursacht bei schweren Immundefekten (AIDS, Hodgkin-Lymphom, Leukosen) progressive, multifokale Leukenzephalopathie (PML) mit folgenden Symptomen:
    - Früh → multifokal neurologisch, ähnlich einer multiplen Sklerose mit Mono- oder Hemiparese, Ataxie, Dysarthrie, Gedächtnisstörungen, Sprachstörungen, Rindenblindheit.
    - Spät → oft Quadroplegie, schwere Demenz, komatöser Zustand. Rasch progredienter Verlauf, nach Auftreten erster Symptome innerhalb von 2–4 Mon. tödlich.
    - ! 60–75 % der gesunden Weltbevölkerung sind seropositiv (Infektion im Kindesalter, Viruspersistenz in der Niere) → Krankheitsausbruch vermutlich durch Reaktivierung des latenten Virus.
- **BK-Virus:** Infektion im Kindesalter, Viruspersistenz in der Niere. Hämorrhagische Zystitiden nach Nieren- und Knochenmarktransplantation. **Cave:** 75 % der Weltbevölkerung sind seropositiv, vermutlich ebenfalls Reaktivierung bei Immunsuppression.

Untersuchungsmaterial
- **Papillomaviren:** Biopsie oder zellhaltige Abstriche von verdächtigen Arealen, hauptsächlich des Genitaltraktes.
- **Polyomaviren:**
    - JCV: Liquor, Hirnbiopsien, Urin, Autopsie-Untersuchungsmaterial.
    - BKV: Urin.

Mikrobiologische Diagnostik
- **Direktnachweis Papillomaviren:** Virus-DNA-Nachweis mittels PCR (Consensus Primer) mit anschließ. DNA- Hybridisierung (typenspezifische Sonden). Alternativ Hybridisierung ohne vorherige Amplifikation, direkte In-situ-Hybridisierung. Synchrone Detektion der 17 relevantesten HPV-Typen durch neuen DNA-Chip. HPV-Viruslast durch Realtime-PCR.
- **Direktnachweis Polyomaviren:**
    - JCV: PCR im Liquor (im Frühstadium z.T. noch negativ!), Virusnachweis in den Zellkernen der betroffenen Oligodendrozyten immunhistochemisch, durch IFT, mittels DNA-Hybridisierung, PCR oder direkt elektronenmikroskopisch.
    - BKV: Im Urinsediment durch PCR oder Elektronenmikroskopie.
- **Kultur** (nur Speziallabor!):
    - JCV: Aus Urin oder Hirnbiopsie in humanen fetalen Gliazellen.
    - BKV: Aus Urin in humanen diploiden Fibroblasten.
- **Differenzierung** mittels HAHT.
- **Serologie:** Entfällt.

Nachweis von BKV im Urin auch bei Immunsupprimierten ohne Erkrankung!

Immunisierung
Empfohlene Impfung (HPV 16, 18) für Mädchen zw. dem 12. u. 17. Lj. seit März 2007.

27.8 Parvoviren

Der einzige humanpathogene Vertreter dieser kleinen DNA-Viren ist Parvovirus B19.

Klinik
Tröpfcheninfektion mit Erstinfektion meist schon im Kindesalter → Ringelröteln (Erythema infectiosum): Röteln-ähnlicher Ausschlag, zuerst im Gesicht, dann an Extremitäten und Rumpf. Erstinfektionen Erwachsener variieren zwischen unspezifischem Fieber („grippaler Infekt") und Arthropathien ähnlich einer rheumatischen Erkrankung (häufig junge Frauen). Parvovirus B19 kann gelegentlich auch über Blutkonserven und Blutprodukte übertragen werden.
- **Komplikationen:**
  - Transiente aplastische Krisen bei Sichelzellanämie, Thalassämie oder hereditärer Sphärozytose. Häufig kein begleitender Hautausschlag! Kann lebensgefährlich sein → Transfusionen notwendig!
  - Hämolytische Anämien besonders bei Immundefekten.
- **Embryopathie:** Bei intrauteriner Infektion in 20 % Fruchttod oder Hydrops fetalis.

Untersuchungsmaterial
- **Serologie:** 1–2 ml Serum.
- **Direktnachweis:** Rachensekret, EDTA-Blut, Liquor, Gelenkpunktat, fetales Gewebe, Fruchtwasser, Nabelschnurblut bei V.a. Embryopathie.

Mikrobiologische Diagnostik
- **Direktnachweis** (Speziallabor!): Virusnachweis in Serum und Rachensekret mittels PCR.
- **Kultur:** Parvovirus B19 kann in humanen Knochenmarkzellen oder fetalen Leberzellen in Anwesenheit von Interleukin 3 und Erythropoetin oder in MB-02-Zellen (immortale Megakaryozyten-Leukämiezellen) unter Zusatz von GM-CSF und Erythropoetin kultiviert werden. Diese aufwändige Methode bleibt aber meist nur wissenschaftlichen Fragestellungen vorbehalten.
- **Serologischer AK-Nachweis:** Die Diagnose beruht auf IgM-Nachweis (IgG nur bei Serokonversion innerhalb von zwei Blutabnahmen beweisend!) mittels ELISA. Zusätzl. IgG-Aviditätsbestimmung. Bestätigung mittels Western-Blot. **Cave:** Bei Schwangeren nicht auf negativen IgM-Nachweis verlassen → PCR aus mütterlichem (und kindlichem) Material!

27

Ergänzende Laborparameter

Hämoglobin → bis ↓, Retikulozyten ↓↓, (erythrozytäre Vorläuferzellen im Knochenmark ↓↓).

 Die Verwendung von Parvovirus-B19-PCR-getesteten Blutkonserven verhindert die transfusionsassoziierte Übertragung des Virus.

27.9 Reoviren

Die Bezeichnung Reoviren stellt eine Abkürzung für **R**espiratory **E**nteric **O**rphan Viruses dar. Die wichtigsten Gattungen sind die Orbiviren, Reoviren und Rotaviren.

27.9.1 Orbiviren

Klinik

Colorado tick fever: Im Südwesten der USA, durch Zecken übertragen, Inkubationszeit 3–6 d, meist milder Verlauf mit biphasischem Fieberanstieg, Myalgien, Abgeschlagenheit, Zephalgien, Konjunktivitis, abdominellen Beschwerden. Krankheitserscheinungen für 7–10 d. In 5 % der Fälle Komplikationen durch Meningoenzephalitis oder hämorrhagisches Fieber.

In Osteuropa verursachen die durch Holzböcke übertragenen **Kemerow-** und **Tribecy-Viren** ähnliche Krankheitserscheinungen.

 Namentlich bei V.a. Erkrankung und Tod an virusbedingtem hämorrhagischen Fieber, Nachweis von Erregern hämorrhagischen Fiebers!

Untersuchungsmaterial

- **Serologie:** 1–2 ml Serum.
- **Kultur und Direktnachweis:** 10 ml Heparin- oder Zitratblut.

Mikrobiologische Diagnostik

- **Direktnachweis:**
  - RT-PCR als Goldstandard.
  - AG-Nachweis in Erythrozyten mittels dir. IFT (Sensitivität geringer als Kultur oder PCR).
- **Kultur:** Virusisolierung in der Zellkultur (Speziallabor!) besonders zur Frühdiagnose geeignet (erste Krankheitstage).
- **Serologischer AK-Nachweis:** ELISA, Westernblot, indir. IFT. Nachweis von spezifischem IgM für akute Infektion beweisend. AK-Anstieg oft erst sehr spät.

27

27.9.2 Rotaviren

7 AG-Gruppen (A–G). Gruppe A am häufigsten im klinischen Untersuchungsgut.

Klinik

Schmierinfektion (Virusausscheidung weitgehend über den Darm), seltener auch Tröpfcheninfektion. Bevorzugt Kinder zwischen 6 Mon. bis 2. Lj. Infektion der Enterozyten des Dünndarms → osmotische Diarrhö mit Elektrolyt- und Wasserverlust, teilweise Erbrechen. Subklinische Infektionen (etwa 50 % gesunde Ausscheider bei Kleinkindern) bis zur tödlichen Exsikkose möglich.

> Gestillte Babys sind durch das spezifische IgA in der Muttermilch (besonders hohe Konzentration im Kolostrum!) in den ersten Lebenstagen gegen Rotavirusinfektionen geschützt!

> Namentlich bei Nachweis von Rotaviren!

Untersuchungsmaterial
Kultur und Direktnachweis: Stuhl.

Mikrobiologische Diagnostik

- **Direktnachweis:**
  - AG-Nachweis relativ einfach mittels ELISA oder Latexagglutinationstest mit mono- oder polyklonalen AK (Gruppe-A-Rotaviren), Dot-Hybridisierung oder RT-PCR.
  - Membran-ELISA als POC-Diagnostikum verfügbar, etwa 20 Min. bis zum Ablesen erforderlich.
- **Kultur:** In primären Affennierenzellen (MA104) oder humanen Kolonkarzinomzellen (CaCo-2) → kein CPE! Differenzierung der Isolate mittels dir. IFT und Serotypisierung mittels NT. Nicht routinemäßig durchgeführt (Speziallabor!).
- **Serologie:** Entfällt, da fast 100 % Durchseuchung.

Differenzialdiagnostisch abgegrenzt werden müssen **Astroviren,** die nach den Rotaviren zu den häufigsten Verursachern von Gastroenteritiden bei kleinen Kindern zählen (Anteil: 3–9 %). Die Schwere der Erkrankung ist jedoch geringer als bei Rotaviren. Nachweis im Stuhl mittels RT-PCR, Antigen-ELISA oder Anzucht in CaCO-2- oder LLC-MK$_2$-Zellen (nicht routinemäßig). In Speziallabor auch Elektronenmikroskopie.

27.10 Togaviren

Die Gruppe der Togaviren unterteilt sich in Rubella-Viren und Alphaviren (ehemals Arboviren Gruppe A). RNA-Einzelstrang-Viren mit Hülle. Die ehemalige Gruppe B der Arboviren wurde in der neuen Nomenklatur zu Flaviviren umbenannt (▶ 27.11). Die Erreger der übrigen, durch Arthropoden übertragenen Virusinfektionen wurden der Familie der Bunyaviren (▶ 27.12) zugeordnet.

27

27.10.1 Rubellavirus

Klinik

Rötelnerkrankung. Die RNA-Viren werden sowohl durch Tröpfchen- als auch durch Schmierinfektionen übertragen.

- **Postnatale Infektion:** Nach Inkubationszeit von 2–3 Wo. leichte Infektion des oberen Respirationstraktes, gefolgt von einem makulopapulösen Exanthem und zervikal-nuchalen Lymphknotenschwellungen. Seltene Komplikationen: Arthritis, Otitis, Enzephalitis, Endomyokarditis. 50 % der Infektionen verlaufen subklinisch und ohne Exanthem! Lebenslange Immunität.
- **Intrauterine Infektion** bei Infektion der Mutter:
  - In den ersten drei bis vier Schwangerschaftsmon. → Abort oder schwere Embryopathie mit Mikrozephalie, Kataraktbildung, Mikrophthalmie, angeborenen Herzfehlern, Taubheit, Hepatosplenomegalie mit Ikterus, Thrombozytopenie und hämolytischer Anämie.
  - In den späteren Schwangerschaftsmon. → diskrete, oft erst später bemerkte Sprach- und Hörstörung möglich.

 Nicht namentliche Meldung konnataler Infektionen durch Rubellavirus!

Untersuchungsmaterial

- **Serologie:** 1–2 ml Serum.
- **Kultur und Direktnachweis:** Nur für pränatale Diagnostik und bei Kindern mit V.a. Rötelnembryopathie → Speziallabor!
  - Pränatal: Zervikalsekret der Mutter, Chorionzottenbiopsiematerial, Fruchtwasser, Nabelschnurblut.
  - Postnatal: Rachensekret, Heparinblut, Liquor, Urin vom Kind.

Mikrobiologische Diagnostik

Bei akuter Infektion

Serologie: Zwei Serumproben im Abstand von 10 d im HAHT oder im IgG- und im IgM-ELISA (μ-capture-Assay): 4-facher Titeranstieg oder der Nachweis spezifischer IgM-AK sind für eine akute Infektion beweisend. IgM-AK persistieren 4–8 Wo. nach der Infektion. Bewährt hat sich die Verwendung von mindestens 2 verschiedenen ELISA-Testkits zum Nachweis des spezifischen IgM sowie die Bestimmung der Avidität von IgG-AK (niedrige Avidität = frische Infektion). Im IgG-Immunoblot wird die Kinetik der IgG-AK verfolgt. AK gegen Glykoprotein E 1 u. C-Protein werden in der Frühphase der Infektion, AK gegen Glykoprotein E 2 ab 4. Mon. nach Infektion gebildet.

Bei V.a. Rötelnembryopathie

- **Pränatal:**
  - Serologie mit dem mütterlichen Serum wie bei akuter Infektion. Im Zweifelsfall Nachweis rötelnspezifischer IgM-AK im Fetalblut (Nabelschnurvene) zwischen der 22. und 23. SSW.
  - Direktnachweis: Virusnachweis aus Chorionzottenbiopsie (8.–16. SSW) oder Fruchtwasser (ab 23. SSW) → Nested-RT-PCR.

–   Kultur: Anzucht in Zellkultur und Identifizierung des Isolates (dir. IFT, Nested-RT-PCR).
- **Postnatal:**
  –   Serologie: Untersuchung von zwei kindlichen Serumproben im Abstand von 10 d in der Hämagglutinationshemmung sowie im IgG- und im IgM-ELISA (µ-capture-Assay): In den ersten 6 Lebensmon. ist der alleinige IgG-Nachweis kein Beweis. IgG sind plazentagängig und können von der Mutter stammen. Nachweis von Röteln-spezifischem IgM ist für eine stattgehabte intrauterine Infektion verdächtig.
  –   Virusnachweis zur Diagnosesicherung aus Rachensekret, Urin, Liquor und Buffy-coat des Kindes → Nested-RT-PCR, Zellkultur.

Bestimmung des Immunstatus bei Frauen
Serologie: IgG-Nachweis mittels HAHT. Schutz bei Titer über 1 : 32.

Immunisierungsmöglichkeit
- **Aktive Rötelnimpfung:** Empfohlen im Alter von 12–15 Mon. in Kombination mit der Masern- und Mumpsimpfung. Wiederholung im 5.–6. Lj.
  !   Impfschutzprüfung vor jeder Schwangerschaft.
- **Passive Impfung:** Rötelnimmunglobulin (nur IgG, kaum IgM) bei rötelnexponierten, seronegativen Schwangeren in der Frühgravidität bis zu sieben d nach Exposition. Diese Therapie stört serologisch kaum. Weiterhin serologische Überwachung, um den Erfolg der Gammaglobulingabe zu kontrollieren.

27.10.2 Alphaviren

Klinik
Verursachen fieberhafte, z.T. mit Meningoenzephalitis oder Polyarthritis einhergehende Erkrankungen von Mensch und Tier. Übertragung durch Moskitos.
Hauptverbreitungsgebiete:
- USA: Eastern encephalitis, Western encephalitis.
- Südamerika: Venezolanische Enzephalitis, Mayarofieber.
- Afrika: O'nyong-nyong-Fieber, Chikungunya-Fieber, Semliki-Forest-Fieber.
- Südostasien: Chikungunya-Fieber, Semliki-Forest-Fieber.
- Australien: Ross-River-Fieber, Barmah-Forest-Fieber.
- In Afrika, Australien, Asien und Nordosteuropa kommen Sindbisvirusinfektionen vor (Fieber, Arthralgien, Myalgien, Exantheme).

Chikungunya-Fieber ist im Sommer 2007 erstmalig in Norditalien (Emilia-Romagna, Provinz Ravenna) aufgetreten. Es erkrankten 151 Personen.

❗ Diagnostik ist Speziallaboratorien vorbehalten (Sicherheitsstufe 3–4!).

Untersuchungsmaterial, mikrobiologische Diagnostik
- **Serologie:** 1–2 ml Serum, 1 ml Liquor → AK-Nachweis (ELISA IgG, IgM).
- **Direktnachweis** mittels PCR oder serologische AG-Detektion (dir. IFT).
- **Kultur:** Virusnachweis aus Blut, Liquor oder Hirngewebe (Anzucht in Vero- oder Moskitozellen → Differenzierung mittels dir. IFT, HAHT, KBR oder ELISA).

27

27.11 Flaviviren

Ehemals Gruppe B der Arboviren. RNA-Einzelstrangviren mit Hülle.

Klinik
Folgende Erkrankungen werden durch Flaviviren ausgelöst:
- **Dengue-Fieber:** Vorkommen: Europa (Mittelmeerländer), Ostasien (v.a. Thailand), Nordafrika, Süd- und Mittelamerika und Indien. Übertragung durch Stechmücken. Inkubationszeit 2–7 d. Starke Zunahme der Fallzahlen in den letzten Jahren.
  - Bei Erstinfektion: Fieber, Schüttelfrost, Kopfschmerzen, erythematöse Schwellung im Gesicht und Gelenkschmerzen, gefolgt von makulopapulärem Exanthem.
  - Bei Zweitinfektion mit einem anderen Serotyp: Schock, da die bereits bestehenden Antikörper kreuzreaktiv, aber nicht neutralisierend sind. → Immunkomplexe aktivieren das Komplement- und Kininsytem.
- **Gelbfieber:** Vorkommen: Tropisches Mittel- und Südamerika, in Afrika südlich der Sahara. Übertragung durch Stechmücken der Gattungen *Aedes* spec. und *Haemagogus* spec. Inkubationszeit 3–6 d. Zweiphasiger Krankheitsverlauf:
  - Virämie → allgemeine Symptome wie Fieber, Kopfschmerzen, Schüttelfrost und Übelkeit.
  - Organmanifestation sehr vielschichtig, da das Virus viszerotrop ist: Gelbsucht, Albuminurie, Oligurie, Koma, Blutungen, Muskel- und Gelenkschmerzen.
  - ! Letalität bei Organmanifestation: ~50 %.
- **FSME (europäische Frühsommer-Meningoenzephalitis):** Vorkommen: Vor allem in Osteuropa, Süddeutschland und Österreich. Übertragung durch den Biss der Zecke *Ixodes ricinus* („Holzbock"). Inkubationszeit 1–2 Wo.
  - Primär uncharakteristische grippeähnliche Prodromi, denen ein symptomloses Intervall von 1–20 d folgt.
  - Danach erneuter Fieberanstieg mit variablen meningitischen oder meningoenzephalitischen Symptomen (Kopfschmerzen, Bewusstseinsstörungen, psychische Alteration, Paresen insbes. der oberen Extremitäten und des Schultergürtels, Sensibilitätsstörungen). Die Lähmungserscheinungen sind klinisch nicht von einer Poliomyelitis zu unterscheiden. Letalität in Europa etwa 1 %. Bleibende Folgen in Form von Lähmungen oder psychischen Veränderungen sind möglich.
- **Hämorrhagisches Fieber und Enzephalitis:** In Afrika, Asien und Amerika wurden weitere Flaviviren beschrieben, die von Moskitos oder Zecken übertragen werden und hämorrhagisches Fieber oder Enzephalitis auslösen können: West-Nil-Fieber (seit 1999 in Nordamerika nachweisbar), Japanische Enzephalitis, St.-Louis-Enzephalitis, Murray-Valley-Enzephalitis, Rocio-Enzephalitis, Omsker hämorrhagisches Fieber, Kyasanur-Waldkrankheit.

C Namentlich bei V.a. Erkrankung und Tod an virusbedingtem hämorrhagischem Fieber, Nachweis von FSME-Virus, Nachweis von Gelbfiebervirus, Nachweis von anderen Erregern hämorrhagischen Fiebers!

Untersuchungsmaterial, mikrobiologische Diagnostik

- **Dengue-Fieber:**
  - **Serologie:** 1–2 ml Serum. AK-Nachweis (mindestens 4-facher Titeranstieg in KBR, HAHT oder NT). Westernblot zum Nachweis von AK gegen Nichtstrukturproteine bei Zweitinfektion.
  - **Kultur:** 10 ml Heparin- oder Vollblut in der ersten Fieberphase. Virusanzucht (Mückenzellen, Verozellen) und anschließende Identifizierung des Isolates mittels dir. IFT.
  - **PCR** zum Virusnachweis im Serum (nur Speziallabors).
- **Gelbfieber:**
  - **Serologie:** 1–2 ml Serum. **AK-Nachweis** mittels HAHT, ELISA oder NT (mindestens 4-facher Titeranstieg). IgM-AK persistieren nach Erkrankung und Impfung sehr lange. Kreuzreaktionen mit anderen Flaviviren! **AG-Nachweis** im Serum mittels ELISA oder dir. IFT.
  - **Kultur:** 10 ml Heparin- oder Vollblut in den ersten Krankheitstagen → Virusisolation in Zellkultur (Vero- oder Mückenzellkultur, oft kein CPE) mit anschließender Identifizierung des Isolates mittels dir. IFT oder PCR.
  - **PCR** zum Nachweis von Gelbfiebervirus im Serum (Methode der Wahl).
- **FSME:**
  - **Serologie:** 1–2 ml Serum. Nachweis von IgM-AK mittels eines µ-capture-ELISA oder mindestens 4-facher Titeranstieg im indir. IFT bzw. im IgG-ELISA. Nach aktiver Immunisierung persistieren IgM-AK oft länger.
  - **Liquoruntersuchung:** 1–2 ml Liquor → **Pleozytose** bis zu 5000/3 Zellen bei geringer Eiweißerhöhung, spezifische **Immunglobulinsynthese** im Liquor (▶ 15.5.5).
  - **Kultur:** Virusisolation aus Blut (nur im uncharakteristischen Prodromalstadium möglich), Liquor (unzuverlässig) und postmortal aus Hirnautopsieproben. Anzucht in Verozellen, embryonierten Hühnereiern oder Babymäusen → Typisierung mittels dir. IFT, NT oder HAHT.
  - **PCR** zum Virusnachweis im Serum oder Liquor (Speziallabor).
- **Andere Flavivirusinfektionen:** Analog, nur in Speziallaboratorien.

> **❗** Isolation von Flaviviren nur in Labors der Sicherheitsstufe 3!

Immunisierungsmöglichkeit

- **Gelbfieber:** Die für Reisen in Endemiegebiete empfohlene, teils vorgeschriebene Schutzimpfung mit einem Lebendimpfstoff ist 10 J wirksam.
- **FSME:** Risikopersonen (Waldarbeiter, Förster) sowie die Bevölkerung in Endemiegebieten sollten mit einem Totimpfstoff immunisiert werden, dessen Schutz 2–3 J anhält. In Endemiegebieten (Auskunft im Gesundheitsamt) sollten alle von Zecken gebissenen nicht immunisierten Personen (Touristen aus unbelasteten Gebieten) innerhalb von 4 d nach dem Zeckenbiss eine passive Immuntherapie erhalten.

27.12 Bunyaviren

27.12.1 Hantaviren

Einzelstrang-RNA-Viren. Klinisch am wichtigsten sind das **Hantaan-Virus** und das **Puumala-Virus**. Das Erregerreservoir bilden Mäuse und Ratten. Der Mensch infiziert sich durch Inhalation getrockneter Mäuseexkremente, die die Viren enthalten.

Klinik

- **Hämorrhagisches Fieber mit renalem Syndrom (HFRS):** Schwere Erkrankung mit hohem Fieber, Hypotension, Nierenversagen und Blutungen. Die Mortalitätsrate liegt bei 3–15 %. Verursacht durch:
  - Puumala-Virus: Europa.
  - Tula-Virus: Europa.
  - Hantaan-Virus: Südostasien, China, Griechenland und Frankreich.
  - Dobrava-Virus: Balkan, Südrussland, Mittel- u. Osteuropa.
  - Seoul-Virus: Weltweite Verbreitung.
- In Deutschland sind Puumala- u. Dobrava-Virus am häufigsten. Eher milde Verläufe (Nephropathia epidemica).
- **Cardiopulmonales Hantavirus-Syndrom (HCPS):** Interstitielle Pneumonie, in 60 % der Fälle durch Entwicklung eines Schocks und kardiale Arrhythmie, seltener durch ARDS tödlich. Verursacht durch SinNombre-Virus, Black-Creek-Canal-Virus, New-York-Virus, Bayou-Virus in den USA, Andes-Virus und weitere Viren in Zentral- und Südamerika.

> Namentlich bei V.a. Erkrankung und Tod an virusbedingtem hämorrhagischem Fieber, Nachweis von Hantaviren!

Untersuchungsmaterial und mikrobiologische Diagnostik

1–2 ml Serum:
- AK-Nachweis (IgM, 4-facher IgG-Titeranstieg) im ELISA. Starke Kreuzreaktivität unter den Hantaviren, daher sind unter Verwendung Puumala- u. Dobrava-AG fast alle Hantavirusinfektionen detektierbar. Western-Blot für IgG- und IgM-AK Nachweis.
- PCR inkl. molekulargenetischer Typisierung zum Virusnachweis (nur in der frühen, virämischen Krankheitsphase Erfolg versprechend).

Antibiotikaempfindlichkeit

Frühe Gabe von Ribavirin kann den Krankheitsverlauf lindern, aber nicht unterbrechen.

27.12.2 Bunyaviren

Epidemiologisch bedeutsame Bunyaviruserkrankungen sind die **kalifornische Enzephalitis** (USA) sowie das **Rift-Valley-Fieber** (Ost- und Südafrika) und das **hämorrhagische Krim-Kongo-Fieber** (Südrussland, Balkan, Westafrika), die hauptsächlich durch Moskitos oder Zecken übertragen werden. Diagnostik: AK-Nachweis mittels

ELISA, NT, KBR oder HAHT. Virusanzucht aus Blut oder Serum in Verozellen ist möglich. Für Krim-Kongo-Fieber wurde eine zuverlässige RT-PCR entwickelt.

> **C** Namentlich bei V.a. Erkrankung und Tod an hämorrhagischem Fieber, Nachweis von Erregern hämorrhagischen Fiebers!

27.12.3 Sandfliegenfiebervirus

Das Sandfliegenfiebervirus gehört zur Gattung Phlebovirus der *Bunyaviridae*. Drei Serotypen sind im Mittelmeerraum von humanmedizinischer Bedeutung. Serotyp Toscana, Serotyp Sicilian und Serotyp Naples. Weitere Verbreitungsgebiete sind der vordere Orient und Bangladesh.

Klinik
Übertragung durch den Stich der Sandfliege, Inkubationszeit 2–6 d. Die Krankheit beginnt mit hohem Fieber bis 41 °C, Kopfschmerzen mit Sehstörungen, Übelkeit, Erbrechen, Diarrhöen, Gelenk- und Gliederschmerzen. Typisch ist eine bilaterale Konjunktivitis (Pick-Zeichen). Nach einer Remissionsphase können neurologische Symptome (Meningitis, Enzephalitis, epileptische Anfälle, Aphasien, transiente Hirnnervenparesen, Hörsturz) auftreten (v.a. bei Serotyp Toscana), die sich aber alle wieder zurückbilden. Todesfälle wurden bisher nicht berichtet.

Untersuchungsmaterial
- **Direktnachweis:** 1–2 ml Liquor.
- **Serologie:** Venöses Blut ohne Zusätze (mindestens 5 ml).

Mikrobiologische Diagnostik
- **Direktnachweis:** PCR zum Nachweis des Serotyps Toscana im Liquor.
- **Kultur:** Virusanzucht aus Liquor auf Verozellkulturen → CPE nach 3–6 d. Aufgrund der kurzen Virämiephase ist die Virusanzucht aus Blut selten erfolgreich.
- **Serologische Antikörpernachweis:** Mittels ind. IFT, ELISA, HAHT, NT sowie im Immunoblot.

Antibiotikaempfindlichkeit
Bisher steht keine spezifische antivirale Substanz zur Verfügung. Ribavirin ist partiell wirksam.

Immunisierungsmöglichkeit
Bisher nicht vorhanden.

27.13 Paramyxoviren

27.13.1 Parainfluenza-Virus

27

4 serologische Typen sind bekannt. Sie sind mit anderen Mitgliedern der Paramyxoviren zum Teil antigenverwandt, was zu kreuzreagierender AK-Bildung führen kann.

Klinik

Wichtigstes Virus im Säuglings- und Kindesalter. Erwachsene entwickeln nach Infektion nur leichte Katarrhe des oberen Respirationstraktes. Paramyxoviren verursachen vor allem Infekte der oberen Luftwege:

- Typ 1 und 2: Bei Kindern zwischen dem 2. und 4. Lj. Laryngotracheobronchitiden. Der Gipfel der Erkrankungshäufigkeit ist bei zyklischem Auftreten alle 2 J im Herbst und Winter.
- Typ 3: Bei Kindern unter 1 J endemisches Auftreten von Bronchiolitis und Pneumonie.
- Typ 4: Milde Erkrankungen der oberen Luftwege im gesamten Kindesalter.

Untersuchungsmaterial

- **Direktnachweis und Kultur:** Nasenrachen-Absaugsekret, Rachenspülwasser, Rachenabstriche.
- **Serologie:** 1–2 ml Serum.

Mikrobiologische Diagnostik

- **Direktnachweis:** AG-Nachweis im Nasopharyngealsekret mittels dir. IFT, ELISA oder RT-PCR.
- **Kultur:** Virusanzucht in primären oder sekundären Affennierenzellen, Verozellen (häufig Synzytien-CPE, tritt aber nicht in jeder erfolgreichen Kultur ein). Virusnachweis durch Prüfung verschiedener Eigenschaften wie Hämadsorption, Hämagglutination, Hämolyse. Identifizierung des Isolates mittels Hämabsorptionshemmung, HAHT, dir. IFT oder ELISA.
- **Serologischer Antikörpernachweis:** AK-Nachweis mittels HAHT, NT oder ELISA (mindestens 4-facher Titeranstieg). Die AK-Nachweismethoden werden durch die AG-Verwandtschaft der verschiedenen Paramyxoviren beeinträchtigt!

27.13.2 Mumps-Virus

Klinik

Übertragung: Tröpfcheninfektion. Inkubationszeit 14–21 d → „Ziegenpeter": Typische Kinderkrankheit mit beidseitiger Parotitis und leichtem Fieber. Komplikationen bei Mumpsinfektionen nach Beginn der Pubertät: Befall des Pankreas (in sehr seltenen Fällen Entwicklung eines Diabetes mellitus), der Meningen (seröse Meningitis) oder des Hodens (Hodenatrophie und Sterilität). Seltener wird eine Meningoenzephalitis (meist gutartiger Verlauf, sehr selten Taubheit bei Infektion im Erwachsenenalter) beobachtet.

Untersuchungsmaterial

Meist klinische Diagnose → mikrobiologische Diagnostik bei atypischen Verläufen und Meningoenzephalitis.

- **Serologie:** 1–2 ml Serum.
- **Direktnachweis und Kultur:** Virusnachweis in Speichel, Rachenabstrich bzw. -spülwasser, Blut, Urin und Liquor.

Mikrobiologische Diagnostik

- **Direktnachweis:** AG-Nachweis im Untersuchungsmaterial mittels dir. IFT, ELISA oder RT-PCR.
- **Kultur:** Virusanzucht in Zellkultur → Synzytien-CPE. Virusnachweis durch Hämabsorption mit Meerschweinchenerythrozyten. Identifizierung mittels dir. IFT, HAHT, NT.
- **Serologischer Antikörpernachweis:** AK-Nachweis in KBR, HAHT, NT, Hämolyse-in-Gel (mindestens 4-facher Titeranstieg!), ind. IFT oder IgM-Nachweis im µ-capture-Assay.

Immunisierungsmöglichkeit

Impfung mit attenuierten Lebendvakzinen → langfristiger Schutz (mind. 20 J., evtl. lebenslang). Meist zusammen mit Masern- und Röteln-Impfstoff im 15. Lebensmon. verabreicht und im 6. Lj. wiederholt.

27.13.3 Masernvirus

Klinik

Übertragung aerogen durch Tröpfcheninfektion. Inkubationszeit 9–12 d.

- Prodromalstadium: Bild einer respiratorischen Infektion durch Virusvermehrung in den Mukosazellen des oberen Respirationstraktes.
- Virämie → nach 14 d makulopapulöses Exanthem auf dem gesamten Körper, Konjunktivitis und mäßiges Fieber.
- Vorübergehende Abwehrschwäche durch Virusvermehrung in T-Lymphozyten kann Sekundärinfektionen bahnen.

50 % der Pat. zeigen EEG-Veränderungen, die sich aber nur selten in Form einer Postinfektionsenzephalomyelitis (Inzidenz: 1 : 1000–2000 Masernfälle) oder einer subakuten sklerosierenden Panenzephalitis (SSPE – Latenz bis zu 10 J. nach der Infektion, Inzidenz: 1–5 Fälle pro 1 Mio. Erkrankte) manifestieren. Mögliche Komplikation, besonders bei Pat. mit zellulären Immundefekten, sind Bronchitis oder Bronchopneumonie.

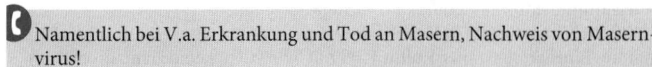
Namentlich bei V.a. Erkrankung und Tod an Masern, Nachweis von Masernvirus!

Untersuchungsmaterial

- **Serologie:** 1–2 ml Serum.
- **Direktnachweis:** Nasen-Rachen-Sekret, Konjunktivalflüssigkeit, Urin und Blut.

Mikrobiologische Diagnostik

- **Direktnachweis:**
  - AG-Nachweis mittels dir. IFT (auch im Urinsediment).
  - PCR in allen genannten Materialien (auch Differenzierung zwischen Wild- und Impfstämmen möglich).
- **Kultur:** Virusanzucht in primären Kulturen aus menschlichen oder Affen-Nierenzellen, auch Verozellen sind geeignet. CPE mit multinukleärer Riesenzellbildung nach 2–14 d. Identifizierung des Isolates durch dir. IFT.

27

- **Serologischer Antikörpernachweis:** AK-Nachweis in KBR (geringe Sensitivität), HAHT, NT oder ELISA (mindestens 4-facher Titeranstieg!). IgM-Nachweis im μ-capture-Assay (Persistenz bis zu 6 Wo.). Pat. mit SSPE zeigen abnorm erhöhte IgG-Titer!

Immunisierungsmöglichkeit

- **Aktive Immunisierung:** Attenuierter Lebendimpfstoff. Vermutlich lebenslange Immunität. Impfung meist zusammen mit Röteln und Mumps im Alter von 15 Mon. und im 6. Lj.
- **Passive Immunisierung** für Schwangere, Kleinkinder unter 3 J, Tuberkulosekranke, immungeschwächte Personen: Bis 6 d nach Exposition können Masern verhindert oder zumindest ein abgeschwächter Verlauf erreicht werden.

27.13.4 Respiratory Syncytial-Virus

Klinik

RSV ist die häufigste Ursache für Pneumonien und Bronchiolitiden im Säuglingsalter. Erwachsene erkranken an Schnupfen, bei Immunsuppression u. in hohem Alter aber auch an schweren Infektionen des Atemtraktes. Der Erkrankungsgipfel ist jährlich im Winter zu beobachten. RSV-Infektionen hinterlassen keinen vollständigen Immunschutz. Serotypen A (höhere Pathogenität) u. B.

Untersuchungsmaterial

- **Serologie:** 1–2 ml Serum.
- **Direktnachweis:** Nasopharyngealaspirat, Nasen-Rachen-Sekret oder Bürstenabstriche der Nasenschleimhaut.

Mikrobiologische Diagnostik

Methode der Wahl: Virusdirektnachweis.

- **Direktnachweis:** AG-Nachweis im Untersuchungsmaterial mittels dir. IFT, ELISA oder RT-PCR (hohe Sensitivität und Spezifität). Schnellnachweise mittels Immunchromatografie sind verfügbar.
- **Kultur:** Virusanzucht in HeLa- oder HEp-2-Zellen (schwierig, gelingt nicht immer, bei erfolgreicher Kultur CPE mit Synzytien, keine Hämadsorption). Identifizierung des Isolates mittels dir. IFT oder ELISA.
- **Serologischer Antikörpernachweis:** AK-Nachweis durch KBR, NT oder ELISA (IgG, IgA). IgM-AK werden kaum gebildet, nicht immer findet sich ein signifikanter Titeranstieg in den anderen serologischen Tests. AK gegen spezielle RSV-Proteine können mittels Westernblot detektiert werden.

Im Jahr 2001 wurde das **humane Metapneumovirus** (Paramyxoviridae) neu entdeckt. Es verursacht Atemwegsinfektionen, v.a. bei Kindern (ähnlich RSV). Nachweismöglichkeiten nur mittels RT-PCR.

27.14 Orthomyxoviren – Influenzavirus

Influenzaviren besitzen eine Lipidhülle, in der sich Hämagglutinin- und Neura-minidase-Glykoproteine befinden. Hämagglutinin dient zur Bindung an die Wirtszelle. Die Neuraminidaseaktivität ist nötig, damit die neu gebildeten Viren die Zelle verlassen können. AK gegen Hämagglutinin (H-AG) sind der entschei-dende Faktor der Immunität gegenüber Influenzaviren. AK gegen Neuraminidase (N-AG) beeinträchtigen die Ausbreitung des Virus von Zelle zu Zelle.

Einteilung der Influenzaviren

Zuordnung zu den Typen A, B und C aufgrund der antigenen Eigenschaften des Nukleoproteins (NP).

- **Influenza-A-Viren** werden nach ihrem H- und N-AG in **Subtypen** klassifiziert. Zurzeit kennt man 3 verschiedene humanpathogene H-(H1-H3, wobei H1 aus 3 Untergruppen besteht) und 2 humanpathogene N-(N1, N2)Antigene. Einzelne Stämme der Subtypen werden zusätzlich mit dem Ort, der Isolie-rungsnummer und dem Jahr der ersten Isolierung bezeichnet, z. B. A/Te-xas/1/77/H3N2. Die Isolierungsnummer wird zum Teil weggelassen.
- Bei **Influenza B und C** werden keine Subtypen gebildet, weil sich bei ihnen kei-ne so ausgeprägten Antigenvariationen finden. Von manchen Autoren wer-den sie in **Gruppen**, die sich nach dem Zeitpunkt der ersten Isolierung glie-dern, eingeteilt. Beispiel: B/HongKong/68.

Aviäre Influenza („Vogelgrippe")

Seit 1997 humane Infektionen durch aviäre Influenzaviren („Vogelgrippe") mit den Subtypen H5N1, H7N3 u. H7N7.
Falldefinition (alle 3 Kriterien müssen erfüllt sein):
1. Fieber > 38 °C.
2. Akuter Krankheitsbeginn.
3. Husten bzw. Dyspnoe.
   oder
4. Pat. muss an akuter respiratorischer Infektion verstorben sein.

Zusätzlich muss eine epidemiologische Exposition (mind. 1 der folgenden Krite-rien) in den letzten 7 d vor Krankheitsbeginn gegeben sein:
1. Kontakt mit Tieren, ihren Ausscheidungen oder aus ihnen hergestellten Pro-dukten in betroffenen Gebieten.
2. Direkter Kontakt zu einem an aviärer Influenza erkrankten Pat.
3. Laborexposition gegenüber aviären Influenzaviren.

Vorgehen bei Verdacht auf aviäre Influenza beim Menschen ▶ Abb. 27.3.

27

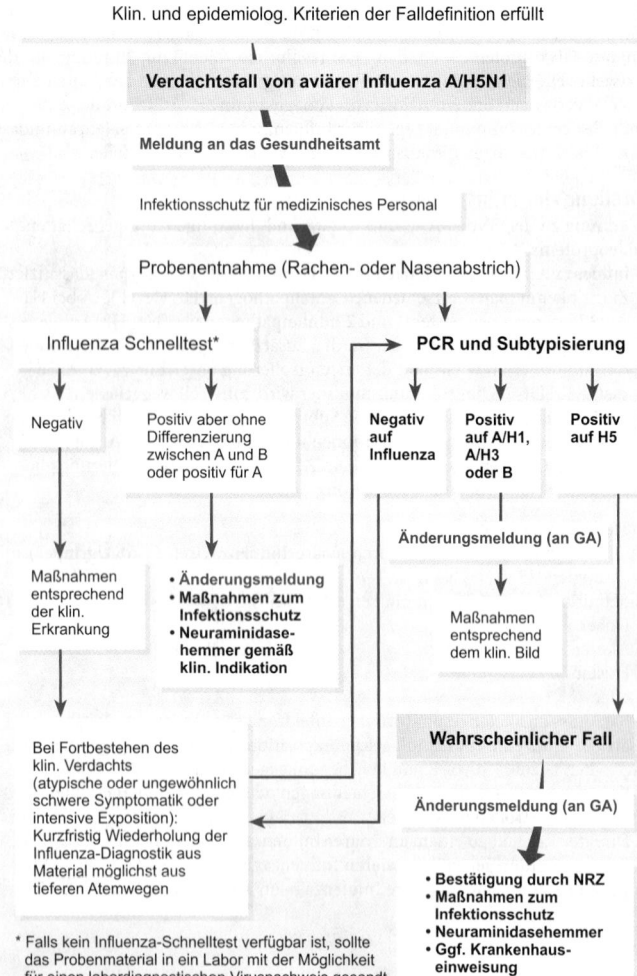

Abb. 27.3 Flussdiagramm: Vorgehen bei Verdacht auf aviäre Influenza beim Menschen (Influenzavirus A/H5N1). Mit freundlicher Genehmigung des Robert-Koch-Instituts Berlin

Epidemiologie

- **Influenza-Episoden:** Jährlich in unterschiedlichem Ausmaß und Schwere in den Wintermonaten.
- **Größere Epidemien** mit schwereren Krankheitsverläufen durch Punktmutationen im Gen für Hämagglutinin bzw. für Neuraminidase (Antigendrift):
  - Influenza-A-Virus in 2- bis 3-jährigen Intervallen.
  - Influenza-B-Virus alle 3–6 J. Eine Influenza-A-Epidemie beginnt plötzlich, erreicht ihren Höhepunkt nach 2–3 Wo., dauert 2–3 Mon. und verschwindet dann plötzlich. Die Erkrankungswahrscheinlichkeit der betroffenen Population beträgt zwischen 10 und 50 %.
- **Pandemien:** In 10- bis 20-jährigen Abständen mit hoher Letalität. Durch homologe Rekombination von korrespondierenden RNA-Segmenten bei Koinfektion mit humanen und tierischen Influenzaviren im Schwein. Es entsteht ein neues Virus, gegen das noch keine AK in einer Population gebildet wurden (Antigenshift).

Klinik

Nach aerogener Infektion plötzlich schweres Krankheitsgefühl, Fieber, Kopf- und Gliederschmerzen, Tracheitis/Bronchitis/Pneumonie. Komplikationen: Myokarditis, Meningitis, Enzephalitis, bakterielle Superinfektionen.

Namentlich bei Direktnachweis von Influenzaviren! Namentlich bei V.a. Erkrankung u. Tod aviäre Influenza.

Untersuchungsmaterial

- **Serologie:** 1–2 ml Serum.
- **Direktnachweis:** Nasopharyngealaspirat, Rachenabstrich, Rachenspülwasser.

Mikrobiologische Diagnostik

- **Direktnachweis:** AG-Nachweis im Untersuchungsmaterial mittels dir. IFT oder ELISA, PCR, neu entwickelten Schnelltests zur Therapieindikation mit Neuraminidasehemmern (Neuraminidasenachweis, Sensitivität geringer als AG-Nachweis).
- **Kultur:** Virusanzucht in MDCK-Zellen (permanente Hundenierenzellen) oder im bebrüteten Hühnerei. Virusdetektion durch Hämadsorption. Identifizierung des Isolates mittels Hämabsorptionshemmung, dir. IFT oder ELISA.
- **Serologischer Antikörpernachweis:** AK-Nachweis mittels KBR, indir. IFT, ELISA, HAHT (IgM- oder IgA-Nachweis bzw. 4-facher Titeranstieg in gepaarten Seren oder Einzeltiter > 64 in der KBR sprechen für eine akute Infektion). Serologischer AK-Nachweis insgesamt problematisch, da häufig Reinfektionen bzw. verzögerter AK-Anstieg.
- **Aviäre Influenza:** Labordiagnostische Sicherung durch:
  - Virusisolierung u. Typisierung (PCR, serologisch).
  - H5-PCR.
  - Antikörpernachweis (NT, Plaque-NT).
- ! Ergebnis im NRZ bestätigen lassen! Pandemieplan und Informationen zum infektionshygienischen Management unter www.rki.de.

27

Immunisierungsmöglichkeit
Totimpfstoff mit antigenen Bestandteilen der in der Vorsaison zirkulierenden Influenza-A- und -B-Viren.

Antibiotikaempfindlichkeit
- Amantadinhydrochlorid: Prophylaktisch und therapeutisch (nur gegen Influenza A wirksam, schnelle Resistenzentwicklung).
- Zanamivir, Oseltamivir: Inhibitoren der Virus-Neuraminidase, prophylaktisch und therapeutisch gegen Influenza A und B.
- Bei bakteriellen Superinfektionen: Antibiotika nach Antibiogramm.

27.15 Rhabdoviren

Bekanntester humanpathogener Vertreter ist das **Tollwutvirus (Rabiesvirus).**

Klinik
Infektion meist durch Biss eines infizierten Säugetieres (Fuchs, Hund, Katze, Marder, Dachs, Reh, Haus- und Nutztiere, Fledermäuse). Bei verletzter Haut oder Schleimhaut auch nur durch infektiösen Speichel.
- Primäre Virusvermehrung in Muskelzellen → Brennen und Jucken der Bisswunde, uncharakteristische Allgemeinsymptome, leichtes Fieber.
- Eindringen entlang der peripheren Nerven in Hirn und Rückenmark. Dort nochmalige Vermehrung. Anschließend Befall von Pankreas und Speicheldrüsen → Viren werden massiv mit dem Speichel ausgeschieden.
- Nach 20–90 d Zerstörung von ZNS-Strukturen → Krämpfe der Schluckmuskulatur (Hydrophobie), motorische Unruhe und psychische Veränderungen (Aggression, Depression). Präfinal Lähmungen der gesamten Muskulatur.
! Tollwuterkrankungen sind immer tödlich!

Pflegepersonal von an Tollwut erkrankten Pat. muss wegen der starken Virusausscheidung mit dem Speichel Mund-/Nasen- und Augenschutz sowie Handschuhe tragen. Die Pat. müssen isoliert und alle Ausscheidungen desinfiziert werden. Laborarbeiten dürfen nur in Sicherheitslabors unter strengsten Schutzvorkehrungen von geimpftem Personal durchgeführt werden.

Namentlich bei V.a. Erkrankung und Tod an Tollwut, Nachweis von Rabiesvirus! Jede Verletzung durch tollwütiges oder tollwutverdächtiges Tier und selbst die Berührung solcher Tiere oder Tierkadaver muss gemeldet werden!

Untersuchungsmaterial
- **Virusnachweis beim Beißtier:** Wenn möglich Beißtier 7–10 d lang auf Anzeichen von Tollwut beobachten. Bei Tötung Virusnachweis im Hirngewebe, In-vivo-Virusnachweis in Korneaabdruck, Speichel und nuchalen Hautbiopsien des Tieres.
- **Virusnachweis beim Pat.:** Speichel, Liquor, Trachealsekret, Korneaabdruck (Objektträger), nuchale Hautbiopsien.

- **Serologie:** 1–2 ml Serum. Nachweis spezifischer AK meist erst mit Beginn der Krankheitssymptome → für die Diagnose nach Tierbissen ungeeignet. AK-Nachweis deshalb nur für Effektivitätsüberprüfung einer präexpositionellen Impfung nützlich.

 Immer Rücksprache mit der örtlichen Tollwutschutzstelle!

Mikrobiologische Diagnostik

- **Direktnachweis:** AG-Nachweis im Abdruckpräparat oder in Gewebeschnitten durch dir. IFT. RT-PCR aus Hirngewebe, Hautbiopsien, Kornealabdruck oder Speichel. **Cave:** Die alleinige Untersuchung auf Negri-Einschlusskörperchen ist nicht ausreichend sensitiv.
- **Kultur:** Virusanzucht in Mausneuroblastomzellen, Hühnerembryo- oder Hamsternierenzellen → tägliche Kontrolle mittels dir. IFT.
- **Serologischer Antikörpernachweis:** Nachweis spezifischer AK mittels Rapid Fluorescent Focus Inhibition Test (RFFIT) od. EIA (geringere Sensitivität als RFFIT).

Immunisierungsmöglichkeit

- **Präexpositionell (Prophylaxe):** Aktive Impfung für Risikopersonen (Förster, Tierärzte, Jäger, Reisende in Risikogebiete). 4 Impfungen an den d 0, 7, 21 od. 28 (oder nach Angaben des Herstellers) erzielen einen vollständigen Impfschutz. Wiederholung bei weiter bestehendem Expositionsrisiko jährlich.
- **Postexpositionell:** Innerhalb von 4 d nach dem Biss ist eine parallele passiv-aktive Immunisierung möglich.
  - Passive Immunisierung: 20 IE/kg KG in und um die Wunde spritzen.
  - Aktive Immunisierung (siehe oben, präexpositionelle Impfung). Auch wenn der Biss länger als 4 d her ist, wird noch versucht, den Krankheitsverlauf durch passiv-aktive Immunisierung zu beeinflussen, leider im Infektionsfall meist nicht erfolgreich.

Tab. 27.8 Richtlinien zur postexpositionellen Tollwutprophylaxe [Quelle: Aktuelle Impfempfehlungen der STIKO]

Grad der Exposition	Art der Exposition		Immunprophylaxe
	Tollwutverdächtiges oder tollwütiges Wild- oder Haustier	Tollwut-Impfstoffköder	
I	Berühren/Füttern von Tieren, Belecken der intakten Haut	Berühren des Impfstoffköders bei intakter Haut	Keine Impfung
II	Knabbern an unbedeckter Haut, oberflächliche, nicht blutende Kratzer durch ein Tier, Belecken nicht intakter Haut	Kontakt mit der Impfflüssigkeit eines beschädigten Impfstoffköders mit nicht intakter Haut	Impfung

27

Tab. 27.8 Richtlinien zur postexpositionellen Tollwutprophylaxe [Quelle: Aktuelle Impfempfehlungen der STIKO] *(Forts.)*

Grad der Exposition	Art der Exposition		Immunprophylaxe
	Tollwutverdächtiges oder tollwütiges Wild- oder Haustier	Tollwut-Impf-stoffköder	
III	Jegliche Bissverletzung oder Kratzwunden, Kontamination von Schleimhäuten mit Speichel (z. B. durch Lecken, Spritzer)	Kontamination von Schleimhäuten und frischen Hautverletzungen mit der Impfflüssigkeit eines beschädigten Impfstoffköders	Impfung und simultan mit der 1. Impfung passive Immunisierung mit Tollwutimmunglobulin (20 IE/kg KG)

27.16 Filoviren

Zur Familie der Filoviren gehören das Marburg- und das Ebola-Virus. Sie sind morphologisch identisch, zeigen jedoch keine Antigenverwandtschaft. Das Genom besteht aus RNA. Das **Marburg-Virus** wurde 1967 bei Erkrankungen von Laborpersonal in Marburg, Frankfurt und Belgrad, die Organe von Affen aus Uganda experimentell verarbeitet hatten, identifiziert. Das **Ebola-Virus,** nach einem Fluss in der Demokratischen Republik Kongo (ehemals Zaire) benannt, löst regelmäßig Epidemien in Nordzaire, Gabun, Kongo, Uganda und Sudan aus. Das Marburg-Virus wird nachgewiesen in Uganda, Kongo, Nordangola. Ebola-Viren aus den Philippinen scheinen weniger virulent zu sein als afrikanische Stämme.

Klinik

Identische Klinik für beide Viren: **Hämorrhagisches Fieber.**
Inkubationszeit 3–9 d. Beginn mit Fieber um 40 °C, Kopf- und Halsschmerzen, Konjunktivitis, Myalgien. Später Durchfall und Erbrechen. Danach makulopapulöses Exanthem und Blutungen aus Magen-Darm-Trakt, Nase, Konjunktiven und Vagina. Bei Blutungen → meist DIC, Schock, teilweise Enzephalitis. Tod nach 7–10 d. Letalität beim **Marburg-Virus** 20–30 %, beim **Ebola-Virus** 50–90 %.
! Pat. strikt isolieren und die Ausscheidungen entsprechend entsorgen. Das betreuende Personal muss Schutzkleidung tragen.

C Namentlich bei V.a. Erkrankung und Tod an virusbedingtem hämorrhagischen Fieber, Nachweis von Ebola-Virus, Nachweis von Marburg-Virus!

Untersuchungsmaterial

- **Direktnachweis und Kultur:** Rachen- und Rektalabstriche, Konjunktivalabstriche, Urin, Heparin- oder Zitratblut, Gewebebiopsien.
- **Serologie:** 1–2 ml Serum.

Mikrobiologische Diagnostik

- **Direktnachweis:** AG-Direktnachweis mittels dir. IFT, Antigen-capture-ELISA oder PCR. Dir. IFT im Vergleich zu ELISA und PCR nicht sensitiv.
- **Kultur:** Virusanzucht in Verozellen oder primären Affennierenzellen → Virusdetektion mittels dir. IFT.

> **!** Die mikrobiologische Diagnostik bei V.a. Marburg- oder Ebola-Virusinfektion darf nur in Hochsicherheitslaboratorien für Erreger der Risikogruppe 4 durchgeführt werden!

- **Serologischer Antikörpernachweis:** Mittels ELISA und IFT. Ein Immunoblot-Verfahren steht zur Verfügung.

27.17 Arenaviren

Arenaviren sind RNA-Einzelstrangviren mit Hülle. Humanpathogene Bedeutung haben das LCM-Virus (lymphozytäre Choriomeningitis) und das Lassa-Virus (Lassa-Fieber). Andere sind Erreger von südamerikanischen hämorrhagischen Fiebern: Juninvirus (argentinisches hämorrhagisches Fieber), Guanaritovirus (venezuelanisches hämorrhagisches Fieber), Sabia-Virus (brasilianisches hämorrhagisches Fieber) und Machupovirus (bolivianisches hämorrhagisches Fieber).

Klinik

- **Lymphozytäre Choriomeningitis:** Vorkommen weltweit. Infektionsweg: Inhalation eingetrockneter Exkremente infizierter Mäuse und Hamster oder direkter Kontakt mit den Tieren. Inkubationszeit 5–10 d.
  Grippeähnliche Symptomatik mit Fieber (38–40 °C), Kopf- und Gliederschmerzen, Schüttelfrost. Selten zusätzlich Fotophobie, Nausea, Dysästhesien. Manchmal biphasischer Verlauf mit aseptischer Meningitis oder Enzephalitis. 1–3 Wo. nach Beginn können Arthralgien, einseitige Orchitis, Parotitis und Alopezie auftreten. Die Erkrankung heilt meist folgenlos ab, nur im Fall einer Enzephalitis in etwa 30 % neurologische Residuen.
- **Lassa-Fieber:** Vorkommen: Westafrika. Infektionsweg: Inhalation oder Schmierinfektion des Urins infizierter Mäuse bzw. direkter Kontakt mit den Tieren. In wenigen Fällen scheinen auch Tröpfchen- oder Schmierinfektion von Mensch zu Mensch möglich zu sein. Inkubationszeit 1–24 d.
  - Beginn mit Fieber, Schüttelfrost, Kopfschmerzen, allgemeinem Krankheitsgefühl und Myalgien. Später Gesichtsrötung und Pharyngitis, z.T. mit Exsudationen und Pseudomembranbildung. In 50 % der Fälle Mundschleimhautulzerationen und generalisierte, nicht schmerzhafte Lymphknotenschwellungen, Gesichtsödem.
  - In der 2. Wo. schweres, unstillbares Erbrechen und Abdominalschmerzen (Nephritis, Hepatitis). Pat., die überleben, entfiebern. Bei den anderen kommt es zu Bewusstseinseintrübung, Krampfanfällen, capillary-leak-syndrome und Schock. Die Letalität beträgt etwa 20 %.
  - **!** Beim Lassa-Fieber auf strikte Isolierung achten. Kontaktpersonen überwachen.

27

> ⓒ Namentlich bei V.a. Erkrankung und Tod an virusbedingtem hämorrhagischem Fieber, Nachweis von Lassa-Virus, Nachweis von Erregern hämorrhagischen Fiebers!

Untersuchungsmaterial
- **Kultur:** 10 ml Heparinblut/-plasma (Zitrat- oder Oxalatblut toxisch für die Viren!), Rachenabstriche, Liquor, Urin.
- **Serologie:** 1–2 ml Serum.
- **Andere Laborparameter:** Die Höhe der GOT im Serum zu Beginn der Symptome korreliert mit der Schwere der Erkrankung im weiteren Verlauf!

> ⓘ Arenaviren gehören zu den Krankheitserregern der Risikogruppe 4 und dürfen nur in Hochsicherheitslaboratorien untersucht werden. Ausnahme: LCM-Virus gehört zur Risikoklasse 3 → Sicherheitslabor!

Mikrobiologische Diagnostik
- **Direktnachweis:** RT-PCR aus allen Materialien.
- **Kultur:** Virusanzucht in geeigneten Zellkulturen oder Anreicherung im Mäuseversuch (intrazerebrale Injektion homogenisierten Untersuchungsmaterials in junge Mäuse).
- **Serologischer Antikörpernachweis:** IgM- und IgG-Nachweis mittels ELISA sowie Dotblot-Verfahren mit rekombinanten Nukleopeptidantigen.

Antibiotikaempfindlichkeit
Lassa-Fieber: Ribavirin.

27.18 Retroviren

Bisher bekannte humanpathogene Retroviren sind die Erreger von **AIDS** (Human Immunodeficiency Virus 1 und 2) sowie die Leukämieviren **HTLV** (Human T-cell Leukemia Virus 1 und 2). HTLV 1 kommt vor allem in Japan und Afrika vor, wird parenteral übertragen und verursacht T-Zell-Leukämien und -Lymphome sowie Demyelinisierungen motorischer Neurone im Rückenmark, die in spastische Parese münden. HTLV 2 ist in Süd-, weniger in Nordamerika und Teilen Afrikas verbreitet. Ob es als Auslöser der Haarzell-Leukämie angesehen werden kann, ist noch fraglich. Es mehren sich jedoch Hinweise auf eine Assoziation zu spastischen Paresen, jedoch mit einem geringeren Risiko als bei HTLV-1-Infektionen.

Human Immunodeficiency Virus
Die beiden Serotypen HIV 1 und HIV 2 unterscheiden sich v.a. in ihrer Verbreitung. HIV 1 kommt weltweit vor und ist bei uns für die Mehrzahl der Infektionen verantwortlich. HIV 2 findet man hauptsächlich in Westafrika, jedoch in Westeuropa und Nordamerika mit zunehmender Häufigkeit.

Klinik
Infektion durch Blut und Blutprodukte, unsterile intravenöse Kanülen (Drogenabhängige) sowie durch ungeschützten Geschlechtsverkehr. Target der Viren sind

das CD4-Molekül und die Chemokinrezeptoren 4 und 5 von Helferlymphozyten und Makrophagen:

- Zeitpunkt der Infektion: Asymptomatisch oder unspezifische „grippale" Beschwerden (akutes retrovirales Syndrom).
- Nach 6 Mon. bis zu 10 J **Lymphadenopathiestadium:** Abfall der CD4-Lymphozyten, generalisierte Lymphknotenschwellungen. Fieberschübe, Nachtschweiß, Durchfälle, Gewichtsabnahme, Haarausfall und Soor.
- Übergang in das Vollbild **AIDS:** Opportunistische Infektionen und/oder Kaposi-Sarkom.

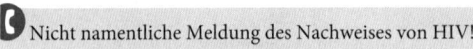

Nicht namentliche Meldung des Nachweises von HIV!

Untersuchungsmaterial und mikrobiologische Diagnostik
- **Serologischer Antikörpernachweis:** Die AK-Produktion beginnt 4–6 Wo. nach der Infektion.
  - Suchtest: ELISA. Ein positives Testergebnis sollte reproduzierbar sein.
  - Bestätigungstest bei positiven Ergebnissen im Western-Blot. Die gleichzeitige Erkennung von mindestens zwei der folgenden Banden durch die patienteneigenen AK wird als spezifisch angesehen: gp 160, p120 = Hüllenglykoprotein, gp 41 = Transmembrankomponente, p55, p24, p17 = inneres Core-Protein, p66, p51 = reverse Transkriptase, p32 = Endonuklease.
  - ! Unbedingt Einverständnis des Pat. einholen.
- **Direktnachweis:**
  - PCR und andere Nukleinsäure-Amplifikationsverfahren.
  - AG-Direktnachweis (p24) im Serum oder Liquor mittels ELISA. Positive Ergebnisse werden durch einen NT bestätigt (Aufhebung des positiven Testergebnisses durch Zugabe spezifischen Antiserums). Zunehmend durch PCR abgelöst.
  - Bestimmung der Viruslast für die Therapieüberwachung: Anzahl der Virus-RNA-Kopien pro Milliliter Plasma mittels PCR.
- **Kultur:** Stimulierte Lymphozytenkokulturen (aufwändig, schwierig, insbes. bei Frühstadien der Infektion nicht immer erfolgreich – experimentelle Fragestellung). Nachweis des Isolates im Kulturüberstand durch Antigen-ELISA. In der Routinediagnostik heute besser durch PCR ersetzt.
- **Resistenztestung:** Bei Anstieg der Viruslast und/oder Sinken der CD4-T-Zellzahl unter Therapie. Genotypisch nach PCR mittels Hybridisierung oder Sequenzierung (Mutationsnachweis) oder phänotypisch nach Virusisolation oder im rekombinanten Virusassay (Inkubation mit Virustatika in verschiedenen Konzentrationen).

Ergänzende Laborparameter
Überwachung der CD4-Lymphozytenzahl (Normwert: 950 ± 300/μl) und Infektionskontrolle hinsichtlich opportunistischer Erreger.

Antibiotikaempfindlichkeit
Durchführung einer HAART (highly active antiretroviral therapy) unter Einbeziehung von Nukleosidanaloga, nicht-nukleosidischen reversen Transkriptase-Inhibitoren, Nukleotid reverse Transkriptase-Inhibitoren u. Proteaseinhibitoren. Die Therapie gehört in die Hand von Spezialisten (HIV-Schwerpunktpraxen). Ziel ist eine Virus-Last von 20–50 Kopien/ml.

27

Empfehlungen der Deutschen AIDS-Gesellschaft: Antiretrovirale Therapie bei symptomatischer HIV-Infektion, bei asymptomatischer HIV-Infektion ab 50 000–100 000 Viruskopien/ml Plasma und/oder CD4-Zellzahl < 200–350/µl.

In der Entwicklung sind Integraseinhibitoren u. Maturationsinhibitoren sowie Entry-Inhibitoren (Hemmung von Virusattachment, Korezeptoren wie CCR5 od. CXCR4 und Fusion).

Postexpositionelle Prophylaxe nach HIV-Exposition

Berufliche Exposition, ungeschützter Geschlechtsverkehr mit einer HIV-infizierten Person, Gebrauch von HIV-kontaminiertem Injektionsbesteck:

* Stichwunde ausbluten lassen.
* Desinfizieren mit alkoholischem Desinfektionsmittel.
* 3-fach Kombinationstherapie für 4 Wo. (2 Nukleosidanaloga u. 1 Proteaseinhibitor).
* HIV-AK-Testung nach 3 u. 6 Mon.

Risiko der HIV-Übertragung durch Transfusion

1 : 5 Mio. (bezogen auf zelluläre Blutpräparate).

27.19 Picornaviren

Außerordentlich kleine RNA-Viren. Die Bezeichnung „Picorna" setzt sich zusammen aus den beiden Worten **Pico** (= sehr klein) und **RNA.** Drei Gruppen:

* Enteroviren: Poliomyelitisviren, Coxsackie-Viren, ECHO-Viren, Enteroviren.
* Rhinoviren.
* Hepatitis-A-Virus (▶ 27.5.1).

27.19.1 Poliomyelitisviren

Von den menschlichen Poliomyelitisviren sind 3 verschiedene Serotypen bekannt:

* Typ 1 = Stamm Brunhilde (höchste Pathogenität, 85 % der Epidemien).
* Typ 2 = Stamm Lansing (sporadische Fälle).
* Typ 3 = Stamm Leon (lokale Epidemien in 3 %).

Sie hinterlassen nach überstandener Infektion keine Kreuzimmunität.

Klinik

Übertragungsweg fäkal-oral von Mensch zu Mensch oder durch Tröpfcheninfektion (seltener). Inkubationszeit 1–2, max. 4 Wo. Das Virus vermehrt sich in der Rachen- und Darmschleimhaut, später auch in Darmlymphknoten und Peyer-Plaques. Nach einer virämischen Phase infiziert es die motorischen Vorderhornzellen des Rückenmarks und vermehrt sich dort. Dies kann zur Zerstörung dieser Zellen führen. Sehr unterschiedliche Verläufe.

* 90–95 %: Völlig inapparent.
* 4–8 % minor illness: Katarrhalische Erkrankung.
* 0,5–1 % meningitische Verlaufsform: Lymphozytäre Meningitis ohne Lähmungen.
* 0,1 % paralytische Verlaufsformen.
  * Spinale Form: Schlaffe Lähmungen vorwiegend der Extremitäten-, Stamm- und Interkostalmuskulatur sowie des Zwerchfells (periphere Atemlähmung!).

27

- Bulbopontine Form: Hirnnervenlähmungen, evtl. Lähmung des Atem- und Kreislaufzentrums, schwere Meningoenzephalomyelitis mit schwerer ZNS-Schädigung.
- Kombination beider Formen.

! Erkrankungen durch Polio-Wildviren gegenwärtig nur noch in Afrika und Südostasien (Indien!).

C Namentlich bei V. a. Erkrankung und Tod an Poliomyelitis (als Verdacht gilt jede akute schlaffe Lähmung, außer traumatisch bedingt), Nachweis von Poliovirus.

Untersuchungsmaterial

- **Direktnachweis und Kultur:**
  - In der 1. Wo. Rachenabstriche und -spülwasser.
  - Später aus Stuhl und Rektalabstrichen.
  - ! Der Virusnachweis aus Blut und Liquor gelingt selten, PCR zuverlässiger.
- **Serologie:** 1–2 ml Serum.

Mikrobiologische Diagnostik

- **Direktnachweis:** AG-Direktnachweis mittels PCR oder dir. IFT (Speziallabor).
- **Kultur:** Virusanzucht in permanenten Fibroblastenzelllinien (MRC-5), HeLa- oder HEp-2-Zellen, aber auch in primären humanen embryonalen Haut- und Lungenfibroblasten oder in Verozellen → 2–21 d bis zur Ausbildung eines charakteristischen CPEs. Identifizierung des Isolates mittels NT oder PCR.
- **Serologischer Antikörpernachweis:** Mittels NT, KBR oder ELISA (gepaarte Seren, 4-facher Titeranstieg oder Einzeltiter > 64 oder Nachweis von spezifischen IgM).
- **Identifikation als Impf- oder Wildvirus** (Speziallabor) mittels intratypischer Serodifferenzierung oder PCR + Hybridisierung oder Sequenzierung.

Immunisierungsmöglichkeit

Bis 1997 Schluckimpfung mit attenuiertem Lebendimpfstoff. Nebenwirkungen: Selten Entwicklung vakzineassoziierter paralytischer Poliomyelitiden (12 Fälle seit 1991, nur 2 Fälle von Polioinfektionen durch den Wildstamm, die importiert waren). Seit 1998 deshalb Impfung mit Totimpfstoff → identische Wirksamkeit, keine vakzineassoziierte paralytische Poliomyelitis, keine Ausscheidung mit dem Stuhl und damit keine Gefährdung immunsupprimierter Menschen in der Umgebung der Impflinge, auch Personen mit Immunschwäche können geimpft werden.

27.19.2 Enteroviren

Vorkommen weltweit. Epidemiologie und Pathogenese ähnlich wie beim Poliovirus, jedoch viel höhere Affinität zu den Meningen.

Die Enteroviren teilt man in die Gruppen A, B, C und D ein. Gruppe A besteht aus 12, Gruppe B aus 36, Gruppe C aus 11 und Gruppe D aus 2 Serotypen.

- **Humanes Enterovirus A:**
  - Coxsackievirus A2, A3, A5, A7, A8, A10, A12, A14, A16.
  - Enterovirus 71.

27

- **Humanes Enterovirus B:**
  - Coxsackievirus A9, B1–B6.
  - Echovirus 1–7, 9, 11–21, 24–27 u. 29–33.
  - Enterovirus 69.
- **Humanes Enterovirus C:** Coxsackievirus A1, A11, A13, A15, A17–22, A24.
- **Humanes Enterovirus D:** Enterovirus 68 u. 70.
- **Serotypen ohne Speziesbezug:** Coxsackievirus A4 u. A6.

Klinik

Infektionsweg fäkal-oral sowie Tröpfcheninfektion. Inkubationszeit 1–2 Wo.
- Etwa 60 % der Infektionen verlaufen inapparent.
- Fieberhafte Infekte: Rachenentzündungen, Schnupfen, Pharyngitis, Konjunktivitis, Sommergrippe, Herpangina.
- Pleurodynie (Bornholm-Krankheit), Meningitiden, Enzephalitis, Myokarditis und vesikuläre Exantheme (Hand-Fuß-Mund-Erkrankung).

Erkrankung und Tod an virusbedingter Meningoenzephalitis.

Untersuchungsmaterial

- **Direktnachweis und Kultur:** In Frühphase Rachenabstriche und -spülwasser, später Stuhl und Rektalabstriche, Liquor, Urin.
- **Serologie:** 1–2 ml Serum.

Mikrobiologische Diagnostik

- **Direktnachweis:** AG-Direktnachweis mittels PCR. Universelle u. speziesspezif. PCR für klin. Fragestellungen, Stamm- bzw. Serotypen-PCR für epidemiolog. Fragestellungen.
- **Kultur:** Virusanzucht in permanenten Fibroblastenzelllinien (MRC-5), HeLa- oder HEp-2-Zellen, aber auch in primären humanen embryonalen Haut- und Lungenfibroblasten oder in Verozellen → 2–21 d bis zur Ausbildung eines charakteristischen CPEs. Identifizierung des Isolates mittels NT, PCR, dir. IFT oder HAHT (nur bei Isolaten möglich, die Hämagglutinationseigenschaft besitzen). In der Zellkultur nicht anzüchtbare Coxsackievirus-Typen (A1, A19, A22) lassen sich in jungen Mäusen isolieren (Speziallabor).
- **Serologischer Antikörpernachweis:** NT und KBR (gepaarte Seren, 4-facher Titeranstieg oder Einzeltiter > 64). Ein ELISA mit Gruppenspezifität für IgG- und IgM-AK existiert. Die serologischen Methoden verlieren gegenüber der PCR an Bedeutung.

Antibiotikaempfindlichkeit

In Phase-3-Studien effektiv: Pleconaril (Canyon-Blocker, hemmt Rezeptorbindung des Virus und Freisetzung der viralen Nukleinsäure).

27.19.3 Rhinoviren

Rhinoviren sind die **häufigsten Erreger des Schnupfens.** Von ihnen sind mehr als 110 Serotypen bekannt und die humanen Typen sind in der Bevölkerung weltweit verbreitet.

Klinik
Infektionsweg: Tröpfcheninfektion. Inkubationszeit um 24 h. Die Viren vermehren sich im Epithel des oberen Respirationstrakts → Rhinorrhö, Stockschnupfen, Heiserkeit, z.T. Husten. Eine Rhinovirusinfektion kann Wegbereiter einer bakteriellen Besiedlung sein (Sinusitis, Otitis media) oder die Exazerbation einer chronischen Bronchitis bzw. eines Asthma bronchiale verursachen. Unkomplizierte Verläufe klingen meist in < 1 Wo. ab.

Untersuchungsmaterial und mikrobiologische Diagnostik
Aufgrund der Banalität der Erkrankung meist keine Diagnostik. AG-Direktnachweis mittels dir. IFT an Ausstrichen von Nasopharyngealsekret, EIA und PCR-Methode existiert. Das Virus kann aus Nasensekret auf humanen embryonalen Fibroblasten angezüchtet werden. Serologische Nachweismethoden sind epidemiologischen Untersuchungen vorbehalten.

Antibiotikaempfindlichkeit
Lösliches ICAM-1 intranasal → Hemmung der Virusbindung an die Wirtszellen. Präparat: Tremacamra. In Phase-3-Studien effektiv: Pleconaril. In der Entwicklung: Inhibitoren der Rhinovirus-Protease 3C.

27.20 Coronaviren

Klinik
Man unterscheidet humanpathogene Coronaviren, die ausschließlich respiratorische Erkrankungen verursachen (zweithäufigste Ursache des Schnupfens nach den Rhinoviren) von solchen, die Enteritis verursachen.

Untersuchungsmaterial und mikrobiologische Diagnostik
Keine Routinediagnostik, nur bei epidemiologischer Fragestellung.
- **Direktnachweis:** AG-Direktnachweis mittels Elektronenmikroskopie, RIVA-RNA-Hybridisierung, RT-PCR oder dir. IFT (Speziallabor) aus Rachenabstrichen und -spülwasser, Stuhl- und Rektalabstrichen.
- **Serologischer Antikörpernachweis:** KBR, indir. IFT, passive Hämagglutination und IgG-ELISA (gepaarte Seren, 4-facher Titeranstieg oder Einzeltiter > 64). Durchseuchung > 90 % ab 5. Lj.

Schweres akutes respiratorisches Syndrom (SARS)

Klinik
Anfang 2003 neu aufgetretenes, durch Coronaviren ausgelöstes Krankheitsbild mit hohem Fieber (> 38 °C), Husten, Atemnot und Kurzatmigkeit, später Entwicklung von Pneumonie und ARDS. Übertragung vermutlich durch Tröpfcheninfektion, Inkubationszeit etwa 2–7 d.
Hauptsächlich betroffene Länder: Kanada (Toronto), China, Singapur, Vietnam.

Falldefinition
(WHO/Robert-Koch-Institut. Stand Jan. 2004, gilt nur bei Ausbrüchen).
- **Klinischer SARS-Fall:**
  - Fieber ≥ 38 °C **und**

27

- mind. 1 Symptom einer Atemwegserkrankung (Husten, Atembeschwerden, Kurzatmigkeit) **und**
- Radiolog. Zeichen von Lungeninfiltraten vereinbar mit Pneumonie od. Atemnotsyndrom **oder** Autopsiebefund vereinbar mit Pneumonie od. Atemnotsyndrom.

- **Klinisch-laborbestätigter SARS-Fall:**
  - Mind. eines der 3 o.g. Kriterien eines klin. SARS-Falles erfüllt **und**
  - Vorliegen eines SARS-Coronavirus-Nachweises.
- **SARS-Coronavirus-Nachweis:**
  - PCR positiv für SARS-CoV aus 2 verschiedenen klin. Materialien **oder** zu unterschiedlichen Entnahmezeitpunkten **oder** mind. 2 Nukleinsäureextraktionen aus demselben Material.
  - Serokonversion im ELISA oder IFT bzw. 4-facher Titeranstieg.
  - Virusisolierung mit PCR-Bestätigung od. Sequenzierung.

Diagnose

- **Ausschluss anderer Ursachen der Pneumonie:** Neben Thoraxröntgen und Blutgasanalyse Ausschluss anderer Pneumonieerreger mittels Blutkulturen, Sputum-Direktpräparaten, bakteriologischer Sputumkultur, Virusnachweis (vor allem Influenza A und B, RSV), Legionella-AG-Nachweis (Urin).
- **Direkter oder indirekter Nachweis der SARS-Coronavirusinfektion (Referenzlaboratorien):** PCR, Virusanzucht in Zellkultur, Elektronenmikroskopie, direkte Immunfluoreszenz, AK-Nachweis mittels ELISA und IFT.

Untersuchungsmaterial

- **Virusnachweis:** Nasopharyngealaspirate oder -abstriche, Sputum, Trachealsekret, BAL, Pleuraflüssigkeit, Urin, Stuhl, Konjunktivalabstriche, EDTA-Blut, Gewebeproben (Biopsie, Autopsie).
- **Serologie:** 1–2 ml Serum.

Alle Materialien sollten bis zur endgültigen Festlegung der Diagnose sowie für epidemiologische Untersuchungen (RKI) aufgehoben werden. Von jedem Pat., der die SARS-Falldefinition (s.o.) erfüllt, sollten Serumproben im Akutstadium und im Rekonvaleszenzstadium (mehr als 21 d nach Beginn der Symptome) abgenommen werden (Nachweis eines Titeranstieges).

Mikrobiologische Diagnostik

Virusdirektnachweis mittels PCR: Primer für den PCR-Nachweis von SARS-assoziierten Coronaviren sind publiziert (http://www.who.int/csr/sars/primers/en/), PCR-Kits bereits kommerziell erhältlich. Es wird aber trotzdem empfohlen, die Proben parallel an ein WHO-Netzwerklaboratorium (http://www.who.int/csr/sars/project/en/) zu versenden.

Ansprechpartner für SARS-Fälle und Diagnostik:
- Prof. Dr. H. Schmitz
  Bernhard-Nocht-Institut für Tropenmedizin
  Abt. Virologie
  Bernhard-Nocht-Straße 74
  20359 **Hamburg**
  T: 0 40/4 28 18-4 60
  F: 0 40/4 28 18-3 78

- Prof. Dr. H.-D. Klenk
  Philipps-Universität Marburg
  Institut für Virologie
  Robert-Koch-Straße 17
  35037 **Marburg**
  T: 0 64 21/2 86 62-53 od. -54
  F: 0 64 21/28 89 62
- Frau Dr. B. Schweiger, Prof. Dr. G. Pauli
  Robert-Koch-Institut
  Nordufer 20
  13353 **Berlin**
  T: 0 30/1 87 54-24 56 od. -22 05 od. -23 10
  F: 0 30/1 87 54-26 05
  E: schweigerb@rki.de
- Prof. Dr. H. W. Doerr
  Universität Frankfurt am Main
  Institut für Medizinische Virologie
  Paul-Ehrlich-Straße 40
  60596 **Frankfurt am Main**
  T: 0 69/63 01-52 19
  F: 0 69/63 01-64 77

Die bisher etablierte PCR zeigt eine hohe Spezifität, aber noch mangelnde Sensitivität. Das heißt, dass eine positive PCR die Diagnose SARS sehr wahrscheinlich macht, eine negative PCR die Diagnose SARS aber keineswegs ausschließt. Die PCR sollte aus zwei unabhängig voneinander abgenommenen Proben durchgeführt werden und reproduzierbar sein.

Zellkultur: Anzucht lebender Viren auf Zellkulturen und Virusnachweis mittels direkter Immunfluoreszenz oder PCR. Ein negatives Ergebnis schließt die Diagnose SARS nicht aus, da der Test nur intakte, vermehrungsfähige Viren nachweisen kann.

Serologischer Antikörpernachweis: ELISA-Test zum Nachweis von AK gegen SARS-Coronaviren, bisher nicht kommerziell verfügbar, wird ca. 21 d nach Beginn der Symptome positiv.

IFT zum Nachweis von IgM- und IgG-AK gegen SARS-Coronaviren, wird ca. 10 d nach Beginn der Symptome positiv.

Antibiotikaempfindlichkeit
Bisher keine wirksamen Antibiotika bekannt, Therapie rein symptomatisch.

Quarantäne
http://www.who.int/csr/sars/infectioncontrol/en/
Strikte Isolierung in Infektionspflegeeinheiten mit Unterdruck und eigener Belüftungsanlage, kein Kontakt zu anderen Pat., Schutz für medizinisches Personal (Atemschutzmasken, Augenschutz, Handschuhe, Kittel, Kopfhauben, dekontaminierbares Schuhwerk).

27

27.21 Noroviren

Noroviren gehören zur Fam. der Caliciviren. Sie sind für einen Großteil der nicht bakteriell verursachten Gastroenteritiden von Kindern u. Erw. verantwortlich. Genogruppen: I (7 Genotypen) u. II (8 Genotypen). Seit 2002 in Deutschland erhebl. Zunahme der Norovirusausbrüche (Gipfel Okt.–März). Besonders betroffen: Krankenhäuser, Alten- u. Pflegeheime u.a. Gemeinschaftseinrichtungen. Besonders gefährdet: Kinder < 5 J. u. alte Menschen. Übertragung erfolgt durch fäkal-orale Schmierinfektion od. durch orale Aufnahme von virushaltigen Aerosolen während des Erbrechens. Auch kontamin. Wasser od. kontamin. Lebensmittel haben Bedeutung. Die minimale Infektionsdosis beträgt 10–100 Viruspartikel, die Inkubationszeit 6–50 h. Das Virus wird 7–14 d, z.T. aber auch noch Wo. nach der Infektion ausgeschieden.

Klinik

Akut beginnende Gastroenteritiden mit schwallartigem Erbrechen u. starker Diarrhö, in seltenen Fällen auch nur Erbrechen od. nur Diarrhö. Schnelle Entwicklung eines Flüssigkeitsdefizits (**Cave** kleine Kinder u. sehr alte Menschen!). Ausgeprägtes Krankheitsgefühl mit Bauch- u. Kopfschmerzen, Myalgien u. Erschöpfungsgefühl. Mäßiges Fieber. Sistieren der Symptomatik nach 12–48 h.

 Verdacht u. Erkrankung akute infektiöse Gastroenteritis bei Pers., die im Lebensmittelbereich tätig sind od. bei Erkrankungshäufung im epidemischen Zusammenhang, Nachweis von Novoviren.

Untersuchungsmaterial

Direktnachweis: Ca. 1 ml möglichst flüssiger Stuhl, alternativ Rektalabstriche (geringere Sensitivität).

Mikrobiologische Diagnostik

- **Direktnachweis:** RT-PCR zum Virusnachweis, Antigen-ELISA (geringere Sensitivität u. Spezifität). In Referenzlaboratorien auch Elektronenmikroskopie od. Immunelektronenmikroskopie. Bei größeren Ausbrüchen genügt Virusnachweis bei max. 5 Betroffenen im gleichen Umfeld.
- **Kultur** und **serologischer Antikörpernachweis** sind für die Routinediagnostik nicht etabliert.

Hygienemaßnahmen

Betroffene Pat. isolieren (Kohortenisolierung ist möglich). Handschuhe, Schutzkittel, Atemschutz, Hände- und Flächendesinfektion mit viroziden Desinfektionsmitteln. Sperre für den Kindergartenbesuch sowie für im Lebensmittelbereich tätige Pers. bis 2 d nach Abklingen der klin. Symptome. In den folgenden 4–6 Wo. intensive Händehygiene. Details im Epidemiologischen Bulletin Nr. 46 vom 16.11.2007 (www.rki.de).

27.22 Prionerkrankungen

Prionerkrankungen sind übertragbare neurodegenerative Krankheiten, die zu einer spongiformen Enzephalopathie führen. Bekannteste Vertreter dieser Erkrankungen sind:

- Beim Schaf: Scrapie.
- Beim Rind: BSE.
- Beim Menschen:
  - Kuru-Krankheit.
  - Creutzfeldt-Jakob-Krankheit (CJK), sowohl sporadische als auch hereditäre Formen.
  - Neue Variante der Creutzfeldt-Jakob-Krankheit (vCJK).

Pathogenese

„Infektionen" durch Eiweißmoleküle, Prionen (PrP^{Sc} für Scrapie-Prion-Protein = Amyloid). In der Folge denaturiert und aggregiert ein körpereigenes Protein der Nervenzellmembran (PrP^c für normales zelluläre Prionprotein = Präamyloid) im Hirn und ändert seine Konformation: Das lösliche Präamyloid mit 43 % α-Helix und nur 3 % β-Faltblattstruktur denaturiert zu unlöslichem Amyloid mit 43 % β-Faltblattstruktur und kann seinerseits nun weitere Konformationsänderungen hervorrufen. Das Vorhandensein des PrP^c im Hirn ist für die Infektiosität essenziell: Knock-out-Mäuse, denen das Präamyloidgen entfernt wurde, werden im Gegensatz zu den Präamyloidgen-besitzenden Mäusen des gleichen Stammes nach Infektion mit PrP^{Sc} nicht krank. Die Struktur des PrP^c bestimmt auch die Speziesbarriere für den Erreger: Je ähnlicher sich das Präamyloid des Wirtes und das Amyloid des Erregers sind, desto niedriger ist die Speziesbarriere. Für die Erstinfektion einer neuen Spezies werden höhere Erregermengen als für den alten Wirt benötigt. In der neuen Spezies erfolgt dann die Anpassung des Erregers, in deren Folge sich für die neue Spezies die Inkubationszeit verkürzt, die erforderliche Infektionsdosis verringert und auch das vom alten Wirt bekannte Krankheitsbild verändert. Die Aufdeckung dieses Mechanismus hat Befürchtungen geweckt, dass z. B. BSE durch Rindfleischkonsum auch auf den Menschen übertragbar sein könnte (neue Variante der CJK).

Klinik

Klinische Verdachtszeichen sind eine schnell fortschreitende Demenz und typische EEG-Veränderungen (periodic sharp wave complexes), Myoklonien, zerebelläre und visuelle Störungen, pyramidale und extrapyramidale Dysfunktionen und akinetischer Mutismus.

> Namentlich bei humaner spongiformer Enzephalopathie (außer familiär-hereditäre Formen)!

Diagnostik

Die Diagnose von Prionerkrankungen ist schwierig. Neben einer verdächtigen Klinik, der Durchführung eines EEGs und einer gezielten Familienanamnese kann der Nachweis von Neuron-spezifischer Enolase (NSE > 35 ng/ml, ▶ 4.2.10), des Tau-Proteins (> 1400 pg/ml) sowie des Chaperon-ähnlichen 14-3-3-Proteins (Westernblot) aus dem Liquorpunktat weiterhelfen. Eine persistierende Erhöhung des Kalzium bindenden S-100-Proteins (> 4,2 ng/ml) im Serum bedeutet ebenfalls einen Anhaltspunkt für CJD. Alle diese Proteine sind aber auch bei anderen ZNS-Erkrankungen erhöht und daher nicht spezifisch.

Beim Schaf (Scrapie) kann das PrP^{Sc} in vivo in Tonsillengewebe nachgewiesen werden, bei Menschen sind ebenfalls immunhistochemische Nachweismethoden etabliert. Nur bei hereditären CJD-Fällen lassen sich Mutationen des PrP-Gens in der DNA peripherer Lymphozyten nachweisen.

Die postmortale histologische Untersuchung des Hirngewebes zeigt charakteristische schwammartige Veränderungen durch die Bildung von Mikrovesikeln, Vermehrung von Gliazellen und Astrozyten sowie apoptotische Degeneration von Nervenzellen. Nachweis von PrP^{sc} im Hirngewebe (Immunoblot, Immunhistochemie).

Therapie

Zurzeit keine Behandlungsmöglichkeit. Theoretische Ansatzpunkte sind eine Hemmung der Präamyloidsynthese durch Antisense-Oligonukleotide oder der medikamentöse Schutz der mit dem Amyloid reagierenden Aminosäuren des Präamyloids.

27.22.1 Kuru

Bisher nur bei Eingeborenen in Neuguinea, die sich durch Kannibalismus (ritueller Verzehr des Gehirns Verstorbener) infizierten. Inkubationszeit 1–20 J → subakute spongiöse Enzephalopathie mit Ataxie, Lähmung, Tremor und Demenz. Nach 3–12 Mon. tritt zumeist der Tod ein. Nachdem dieser Totenkult nicht oder kaum noch durchgeführt wird, haben sich die Kuru-Fälle in Neuguinea drastisch reduziert.

27.22.2 Creutzfeldt-Jakob-Krankheit (CJK) und neue Variante (vCJK)

Diese auch als Pseudosklerose bezeichnete ZNS-Erkrankung betrifft vorwiegend Erw. höheren, bei vCJK auch des jüngeren Lebensalters. Die meisten Pat. zeigen bereits nach 6 Mon. eine schwere Demenz u. sterben nach < 1 J, meist an interkurrenten Infektionen. Inzidenz in Europa ca. 0,5–1 Fall pro 1 Mio. Einwohner. Seit 1996 in England auch CJK-Fälle bei Pat. jüngeren Alters (durchschnittl. 28 J). mit protrahierterem Verlauf (2 J statt 6 Mon.), zu Beginn eher psychischen Veränderungen, ohne typischen EEG-Befund u. später als bei der klass. CJK eintretender Demenz (neue CJK-Variante). Das Muster des Amyloids im Westernblot bei der neuen CJK-Variante unterscheidet sich von dem bei klass. CJK, gleicht aber dem des BSE-Erregers → Zusammenhang mit BSE wurde postuliert.

Man unterscheidet diese sporadische von familiären Formen der CJK, die 5–15 % aller Fälle ausmachen und autosomal-dominant vererbt werden. Typisch für die familiären Formen sind Mutationen oder Insertionen im Amyloidgen. Auch die erblichen Formen sind übertragbar.

Der Übertragungsmodus ist nicht genau bekannt. Gesichert sind Infektionen über infizierte Hirnelektroden sowie durch gepooltes menschliches Wachstumshormon, das aus den Hypophysen von an Creutzfeldt-Jakob-Krankheit Verstorbenen gewonnen war. Die Erreger sind gegen UV-Strahlen, Formalin, Hitze und Röntgenstrahlen sehr resistent.

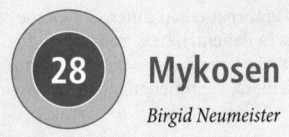

28 Mykosen

Birgid Neumeister

28

Sowohl oberflächliche als auch systemische Mykosen nehmen weltweit infolge des raschen medizinischen Fortschrittes zu. Risikopatienten sind vor allem Transplantatempfänger, Patienten mit Autoimmunerkrankungen unter kombinierter Immunsuppression bzw. Antikörpertherapie. Tumorpatienten unter Chemotherapie, Drogenabhängige und AIDS-Pat. Bei diesem Patientenkreis im Fall von Infektionszeichen und Fieber immer auch Material für die mykologische Diagnostik abnehmen. Bei Unwirksamkeit einer Antibiotikatherapie immer an mögliche Mykose denken!

28.1 Nachweis von Pilzen

Bei der Diagnostik von Pilzinfektionen finden folgende Verfahren Anwendung:

Mikroskopischer Nachweis
- Nativpräparat in 0,9%iger NaCl-Lösung. Bei undurchsichtigen keratinhaltigen Untersuchungsmaterialien (Haare, Nägel) vorher Aufhellung durch 10%ige Kali- oder Natronlauge bzw. Lactophenol-Lösung.
- Färbung mit Parker-Tinte: Kapselnachweis bei *Cryptococcus neoformans*.
- Gramfärbung: Bei der routinemäßigen Kontrolle von Sekreten und Eiter sind Pilze als grampos. (blaue) Strukturen zu erkennen.

Histologischer Nachweis
- Hämatoxylin-Eosin-Färbung.
- Spezialfärbungen: Z. B. Perjodsäure-Schiff-Färbung (PAS-Färbung) → Pilzstrukturen dunkelrosa bis purpur und Methenamin-Silbernitrattechnik nach Grocott-Gomori → Pilze schwarz gefärbt.

Immunfluoreszenz
Meist dir. IFT mithilfe monoklonaler Antiseren oder Fluoreszenzfärbung mit optischen Aufhellern. Höchster Genauigkeitsgrad!

Pilzkultur
Häufig auf Sabouraud-Agar mit Dextrose und Maltose; initial niedriger pH von 5,6; Zusatz von Antibiotika zur Hemmung des Bakterienwachstums und von Cycloheximid zur Hemmung von schnell wachsenden Schimmelpilzen. Chromogene Festmedien zur Grobdifferenzierung von *Candida* ssp.
Flüssige Anreicherungsmedien: Sabouraud-Bouillon, spezielle Blutkulturmedien.

Überprüfung biochemischer Leistungen
Assimilationstest: Vermehrungsfähigkeit von *Candida*-Spezies in Anwesenheit von bestimmten Kohlenhydraten als Kohlenstoffquelle und Stickstoffverbindungen als Stickstoffquelle → es wird Bouillontrübung oder Wachstum auf Agar um Nährstoffplättchen herum als Ausdruck der Vermehrungsfähigkeit beurteilt.

Mikroskopische Morphologie

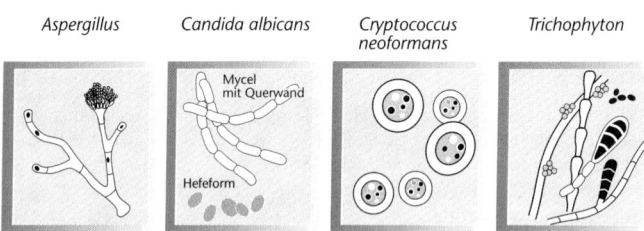

Aspergillus   Candida albicans   Cryptococcus neoformans   Trichophyton

28

Abb. 28.1 Pilze im schematischen Vergleich

Empfindlichkeit gegenüber Antimykotika
Beachtung intrinsischer Resistenzen: Fluconazol (C. krusei), Amphotericin B (*A. terreus, Fusarium* ssp., *Scedosporium* ssp.). Intermediär-sensibel gegenüber Fluconazol sind *C. glabrata, C. tropicalis* und *C. parapsilosis.*
Resistenztestung bei ausbleibendem Therapieerfolg bzw. absehbarer Resistenzentwicklung, bei eingeschränkten therapeutischen Möglichkeiten (Kontraindikation, Arzneim.-Interaktionen) und bei immunsupprimierten Pat. (Durchbruchinfektion). E-Test, Mikrodilution, Agardiffusion → häufig fehlende Breakpoints.

Spiegelbestimmung bei systemischer Antimykotikatherapie
- Flucytosin: > 125 mg/l → Knochenmarks- und Lebertoxizität, daher bei Pat. mit eingeschränkter Nierenfunktion bestimmen.
- Amphotericin-Gesamtdosis darf 4 g nicht überschreiten (Nephrotoxizität). Für liposomale Darreichungsform bisher keine Daten.
- Orales Itraconazol: Plasmaspiegel > 750 µg/l sollten erreicht werden (HPLC).

28.2 Dermatophyten

Dermatophyten werden nach kulturellen und morphologischen Merkmalen in 3 Gattungen untergliedert.

Klinik
- **Microsporum:** Infektionen betreffen vorzugsweise die freie Haut des Gesichtes, des Rumpfes sowie der angrenzenden Extremitätenanteile. Gehäuft bei Kindern und Jugendlichen.
- **Trichophyton:** Trichophyten infizieren bevorzugt Haut, Haare und Nägel **(Onychomykose).** Beim Hautbefall dringen die Erreger unterschiedlich tief in das Gewebe ein. Entsprechend der Eindringtiefe wird differenziert zwischen:
  - Tinea superficialis: Epidermisbefall. Meist kreisrunde und scharf abgegrenzte Infektionsherde mit entzündlicher Rötung sowie kleieförmige Schuppung.
  - Tinea profunda: Pilzbefall der Haarfollikel. Zuerst follikuläre Pusteln, die später zu massiven, abszedierenden Entzündungsherden konfluieren. Werden dabei die Haarwurzeln zerstört, kommt es nach Abheilung zur herdförmigen, narbigen Alopezie.

- **Epidermophyton:** Die Infektion beschränkt sich auf die Epidermis (Name!), v.a. auf Interdigitalräume von Händen und Füßen sowie Nägel. Haare werden nicht befallen. Die Sporen dieser Pilze sind äußerst widerstandsfähig und halten sich lange z. B. an Fußmatten von Badeanstalten.

> Von Art und Lokalisation der Hautpilzerkrankung kann nicht uneingeschränkt auf eine Erregerspezies geschlossen werden. Es gibt fließende Übergänge im klinischen Bild der einzelnen Arten.

Untersuchungsmaterial
Kultur: Hautgeschabsel aus dem befallenen Areal: Die Proben werden mit einem Skalpell oder scharfen Löffel vom Rand der Herde abgekratzt, Nägel mit der Schere abgeschnitten und versandt. In Röhrchen verpacktes Material möglichst schnell ins Labor befördern, damit evtl. Feuchtigkeitsbildung und damit einhergehende Vermehrung von Begleitkeimen die Diagnostik nicht erschwert.

Mikrobiologische Diagnostik
- **Mikroskopie:**
  - Nativpräparat von Hautgeschabsel in 10%iger Kali- oder Natronlauge: Nachweis von Myzel- und Sporenstrukturen.
  - Mikroskopische Untersuchung von Koloniematerial: Anordnung und Konturen des Myzels, Form und Struktur der Sporen.
- **Kultur:** Wachstum auf Sabouraud-Glukose-Agar und Dermatophyten-Test-Medium (oft längere Kulturzeit notwendig, Inkubation bei 25–30 °C). Abhängig von Gattung und Spezies flache, z.T. gefältelte weiße, gelbe, graue oder braune Kolonien, oft samtartig, z.T. mit watteartigen Myzelbüscheln.
- **Differenzierung:** Kriterien zur Eingruppierung sind:
  - Koloniemorphologie und -farbe.
  - Mikroskopische Morphologie der Makro- und der Mikrokonidien sowie des Myzels.
  - Biochemische Leistungsprüfung: Wuchsstoffbedarf, Ureaseaktivität etc.

Antibiotikaempfindlichkeit
Azole, Naftifin, Terbinafin, Tolnaftat lokal.

28.3 Hefen (Sprosspilze)

Normalflora der menschlichen Schleimhäute. Pathogen unter Bedingungen mit herabgesetzer Immunität. Medizinisch relevante Sprosspilzgattungen und -arten:
- **Candida:** *Candida albicans, Candida parapsilosis, Candida krusei, Candida glabrata, Candida tropicalis, Candida kefyr (pseudotropicalis), Candida guillermondii, Candida dubliniensis, Candida lusitaniae.*
- **Cryptococcus:** *Cryptococcus neoformans.*
- **Malassezia:** *Malassezia furfur.*
- **Trichosporon:** *Trichosporon ssp.*

Klinik

Candida

- **Neugeborenensoor:** Windeldermatitis, Mundsoor. Bei starken Hautmazerationen mit massiver Soorpilzvermehrung Gefahr einer generalisierten Infektion.
- **„Erwachsenensoor", Candida-albicans-Mykosen:** Sehr hoher Variationsreichtum bezüglich Lokalisation.
  - **Mukokutane Candidose:** Schleimhautinfektionen (Mundsoor, Vaginitis/ Vulvovaginitis, Balanitis, Angulus infectiosus der Lippen, Soorösophagitis), Hautsoor (Candidaintertrigo der Leistenbeugen, Submammärfalten, interdigitale Candidose), chronisch mukokutane Candidose (chronische Candidainfektion, bei der sowohl die Schleimhaut als auch die Haut verschiedener Körperregionen sowie Nägel befallen sind. Häufig besteht ein zugrunde liegender Immundefekt!), Infektionen der Hautanhangsgebilde (Candidaparonychie, Candidaonychomykose, Candidafollikulitis).
  - **Systemische Candidose:** Organmanifestation (Harnwegsinfektion insbes. bei Diabetikern, Pneumonie, intestinaler Soor u.a.), Candidasepsis (generalisierte Infektion, als Folge eines Organbefalls oder einer invasiven Hautinfektion). Gefürchtete Komplikationen sind Absiedelungen in Leber, Nieren, Nebennieren, Augen und vor allem an den Herzklappen (Soor-Endokarditis).

Cryptococcus

Weltweit verbreiteter Erreger, der vorzugsweise im Darm von Vögeln, im Erdreich sowie auf Getreide und Gräsern lebt. Der Mensch infiziert sich meist aerogen durch Inhalation von infiziertem Staub oder Vogelkot.

Cryptococcus-Meningitis/Meningoenzephalitis: Bei Individuen mit geschwächter Abwehrlage (häufig AIDS). Bedingt durch den aerogenen Infektionsweg zunächst Befall der Lunge (uncharakteristische Symptome), anschließend hämatogene und lymphogene Streuung der Erreger in das ZNS. Ohne spezifische Therapie schlechte Prognose. Bei AIDS auch Metastasierung in Nieren, Nebennieren, Haut und Knochenmark möglich.

Trichosporon

Weiße Piedra: Oberflächliche Hautmykose mit Knötchenbildung am Schaft von Bart-, Achsel- und Schamhaaren.

Malassezia

Pityriasis versicolor: Oberflächliche Hautmykose, bevorzugt in Regionen mit feuchtheißem Klima.

Untersuchungsmaterial

- **Candida, Malassezia furfur, Trichosporon ssp.: Kultur:** Hautschuppen, Nagelproben, Schleimhautabstriche (Rachen, Anus, Vagina), Sputum, Speichel, Tracheal- oder Bronchialsekret, Urin (Sprosspilze werden mit dem Urin ausgeschieden), Blut (für Blutkultur, kann auch in kommerzielle Blutkulturflaschen überführt werden), Eiter, Biopsiematerial.

28

- **Cryptococcus:**
  - **Kultur:** Liquor, Blut, Trachealsekret, Urin.
  - **Serologischer Antikörpernachweis** für *Candida* ssp. und *Cryptococcus neoformans:* 1–2 ml Serum.

Mikrobiologische Diagnostik

- **Direktnachweis** (▶ Abb. 28.1):
  - **Grampräparat:** Sprosspilze zeigen gutes Färbeverhalten → dunkelblaue, elliptoide Gebilde, die größer als Bakterien sind.
  - **Tuschepräparat** zum Nachweis von *Cryptococcus neoformans* im Liquor: Darstellung einer erregertypischen, dicken Schleimkapsel. Obligate Untersuchung bei der Meningitis von AIDS-Pat. und anderen hochgradig immunsupprimierten Pat.
  - **Latexagglutination** zum Direktnachweis von *Candida-* und *Cryptococcus-*Antigen ergänzend zur Kultur bei Verdacht auf Meningitis und/oder Septikämie. **Cave:** Erfasst nicht alle *Candida*-Spezies! Falsch positiv bei Niereninsuffizienz, falsch negativ bei maskierenden AK.
  - **ELISA** zum Nachweis von *C.-neoformans-*AG. Immunologische Tests zum Nachweis von *C.-albicans-*AG sind z.T. unsensitiv oder unspezifisch und haben daher keine breite Anwendung gefunden.
  - Speziesspezifische **PCR** in Speziallabors.
- **Kultur:** Gutes Wachstum auf Sabouraud-Glukose-Agar und angereichertem Blutagar sowie in den korrespondierenden Bouillons.
  - **Candida-Kolonien:** Weißlich, leicht gewölbt mit glatter Oberfläche.
  - **Cryptococcus-neoformans-Kolonien:** Braunfärbung bei Kultur auf Indikatornährboden (Guizotia-abyssinica-Kreatinin-Agar nach Staib).
  - **Malassezia furfur:** Kleine, unregelmäßig geformte, cremefarbene Kolonien auf Sabouraud-Glukose-Agar mit Olivenölfilm (*Malassezia* benötigt Fettsäuren).
  - **Trichosporon ssp.:** Weißgelbe Kolonien mit unregelmäßigem Rand auf Sabouraud-Agar.
- **Differenzierung:**
  Identifizierung von *C. albicans:*
  Indikatormedium → typische Koloniefärbung.
  - Keimschlauchtest (Inkubation in Humanserum bei 37 °C → mikroskopisch sichtbare „Keimschläuche" entstehen). Nicht absolut zuverlässig; Versager bei *C. albicans,* keimschlauchähnliche Struktur bei *C. tropicalis, C. dubliniensis* und *C. krusei.*
  - Bildung von Pseudomyzel und Chlamydosporen auf Reismehl-Tween-Agar.
  Differenzierung von Candida-Spezies:
  - Biochemische Leistungsprüfung („bunte Reihe"): Assimilation und Fermentation von Kohlenhydraten.
  - Urease und Phenoloxidase bei *Cryptococcus neoformans.*
  - Temperaturtoleranz (Wachstumshemmung von *C. dubliniensis* bei 42 °C nach 48 h).

- **Serologischer Antikörpernachweis:** Nachweis von Antikörpern gegen *Candida* mittels:
  - Indirekter Hämagglutination: Wird bei systemischen Infektionen früh positiv (Titer > 1 : 640).
  - Indirekter IFT: Wird später positiv, persistiert länger.
  - ELISA: Zum Nachweis von IgM- und IgG-AK.
  - Keine Unterscheidung zwischen Kolonisation, Schleimhautbefall und systemischer Infektion durch AK-Nachweis möglich. 4-facher Titeranstieg ist Hinweis auf invasive Erkrankung (**Cave:** Immunsupprimierte mit beeinträchtigter AK-Produktion!).

Bewertung
Dem Nachweis von *Candida* in Stuhlkulturen wird von klinischen Mykologen kein Krankheitswert und somit auch keine Therapiebedürftigkeit zugemessen.

Antibiotikaempfindlichkeit
- Lokal: Nystatin oder Azole.
- Systemisch: Amphotericin B + 5-Fluorcytosin, Fluconazol, Itraconazol. Alternativ Caspofungin + Voriconazol.
! Resistenztestung ist Speziallabors vorbehalten und muss als Reihenverdünnungstest oder E-Test erfolgen. Ausnahme: Plättchentest für 5-Fluorcytosin (häufige Resistenz!).

28.4 Schimmelpilze

Hyalohyphomyzeten: Schimmelpilze mit septiertem Myzel und farblosen Zellwänden. Hauptvertreter sind *Aspergillus* ssp., *Penicillium* ssp., *Fusarium* ssp.
Phäohyphomyzeten: Schimmelpilze mit septiertem Myzel, aber pigmentierten Zellwänden und Sporen. Hauptvertreter sind *Alternaria* ssp., *Wangiella* ssp., *Cladosporium* ssp., *Exophiala* ssp.
Zygomyzeten: Schimmelpilze, deren Myzel überwiegend keine Querwände hat und die zur Zygosporenproduktion befähigt sind. Hauptvertreter sind *Mucor* ssp., *Absidia* ssp.

Klinik
Herabgesetzte oder gestörte Immunität bietet Schimmelpilzen gute Möglichkeiten zur Infektion und damit zur Organmykose.
- **Pulmonale Erkrankungen:**
  - Allergische bronchopulmonale Aspergillose.
  - Invasive pulmonale Aspergillose, Aspergillus-Pneumonie.
  - Aspergillom der Lunge: I.d.R. auf dem Boden einer tuberkulösen Karverne.
- **Extrapulmonale Erkrankungen:**
  - Infektionen von Verbrennungswunden.
  - Chronisch granulomatöse Hautinfektionen („Eumycetome").
  - Otomykose: Meist sekundäre Besiedelung einer chronischen Otitis media.
  - Nasennebenhöhleninfektionen.
  - Hirnabszesse.

Untersuchungsmaterial

Kultur: Je nach Klinik Biopsien, Sputum, Trachealsekret, Bronchoskopiematerial, Abszesspunktat.

Mikrobiologische Diagnostik

Direktnachweis:

- Mikroskopie:
  - Nativpräparat in 10%iger Kali- oder Natronlauge.
  - Nativpräparat gefärbt mit optischen Aufhellern (z. B. Calcofluor Weiß) und Auswertung im Immunfluoreszenzmikroskop (Anregung 400 nm, Sperrfilter 420 nm Wellenlänge).
  - Histologisches Präparat in PAS-Färbung oder Silberfärbung nach Grocott-Gomori (überlegene Methode).
- AG-Nachweis mittels ELISA: Detektion eines zirkulierenden Galaktomannans aus der Zellwand von *A. fumigatus* im Serum (z.T. Kreuzreaktion mit anderen *Aspergillus* ssp. und mit *Penicillium* ssp.). Latexagglutination unsicher.
- PCR zum Nachweis von *Aspergillus* ssp. in Bronchialsekret oder Blut (Speziallabor).

Kultur: Langsames Wachstum auf Sabouraud-Glukose-Agar (ohne Cycloheximid!). Inkubationstemperatur sowohl bei Raumtemperatur als auch bei 37 °C (pathogene Isolate wachsen im Unterschied zu Kontaminanten oft besser bei 37 °C): In Abhängigkeit von der Spezies meist samtartige bis wollige Kolonien, z.T. gefältelt, unterschiedliche Färbung von weiß über gelb und grün bis zu rauchgrau und schwarz.

Differenzierung: Mittels makroskopischer Koloniemorphologie und -farbe, mikroskopischem Bild, Myzel, Pigmentierung, Größe, Form und Aufbau der Makro- und Mikrokonidien.

Serologischer Antikörpernachweis: Existiert für den AK-Nachweis gegen *Aspergillus* (indir. Hämagglutination = geringe Sensitivität, Präzipitationstest = nur in Speziallabors, zuverlässiger: ELISA). Nur sicher bei allergischer bronchopulmonaler Aspergillose und beim Aspergillom. Bei immundefizienten Pat. mit invasiver pulmonaler Aspergillose AK-Nachweis unzuverlässig.

Antibiotikaempfindlichkeit

Sehr unterschiedlich: Amphotericin B und 5-Fluorcytosin, bei Resistenz Voriconazol, Posaconazol oder Caspofungin.

! Resistenztestung im Speziallabor.

28.5 Erreger von Systemmykosen

Einige Pilze sind für den Menschen obligat pathogen und rufen generalisierte Mykosen hervor. Die meisten Erreger gehören zur Gruppe der dimorphen Pilze und sind in den Endemiegebieten Nord- und Südamerikas beheimatet, wo sie sich bevorzugt im Erdboden aufhalten. In unseren Breitengraden treten die entsprechenden Krankheitsbilder ausgesprochen selten auf. Infektionen erfolgen auf aerogenem Wege und sind gekennzeichnet durch Granulombildung in den befallenen Organen.

Klinik

- **Blastomyces dermatitidis:** Erreger der nordamerikanischen Blastomykose. Primärer Lungenbefall, verläuft oftmals klinisch unentdeckt; später herdförmiger Befall von Haut, Lunge, Knochen und Leber als chronisch granulomatöse Infektion.
- **Histoplasma capsulatum:** Bildung eines pulmonalen Primärkomplexes, oft asymptomatisch, der unter Verkalkung abheilt (röntgenologisch sichtbar). Sekundär entstehen metastasenartig gestreute Herde in Leber, Knochen, Milz und Meningen. Typisch ist der Befall von Makrophagen und submuköse ulzerierende Herde im Bereich von Mund und Pharynx.
- **Coccidioides immitis:** Oft akuter, aber meist selbst heilender Lungenbefall (Pneumonie). Bei ausbleibender Selbstheilung Dissemination über Blut und Lymphe → Befall von Haut, Knochen, Meningen und inneren Organen. Die für das Luftmyzel von *C. immitis* charakteristischen Arthrosporen sind hochinfektiös!
- **Paracoccidioides brasiliensis:** Erreger der südamerikanischen Blastomykose. Primärinfektion in der Lunge (meist asymptomatischer Verlauf) → Metastasierung → granulomatös eitrige Infektion von Haut und Schleimhäuten (bevorzugt im Mundbereich) sowie von Lymphknoten und inneren Organe (v.a. Lunge) mit chronisch progressivem Verlauf.

Untersuchungsmaterial

- **Kultur:** Sputum, Liquor, Abszesspunktate, Biopsien, exzidierte Lymphknoten, Knochenmark, Eiter.
- **Serologie:** 1–2 ml Serum (Speziallabor!).

Mikrobiologische Diagnostik

- **Direktnachweis:**
  - Mikroskopie: Nativpräparat (10%ige Kali- oder Natronlauge). *H. capsulatum* auch im Giemsa-Präparat (intrazellulärer Erreger): Einzelne oder sprossende runde Zellen mit starker Zellwand, keine Hyphen.
  - AG-Nachweis mittels ELISA oder RIA (nur *H. capsulatum*).
  - PCR (Speziallabor).
- **Kultur:** Langsames Wachstum auf Sabouraud-Glukose-Agar und auf Blutagar. Zum Nachweis des Dimorphismus Sabouraud-Agar bei Raumtemperatur (Myzelform: Weißliches, später bräunliches Luftmyzel) und bei 36 °C (Hefeform: Weißliche bis cremefarbene oder bräunliche, feingefurchte Kolonien) bebrüten.
- **Differenzierung:** Makroskopische und mikroskopische Koloniemorphologie. DNA-Sonden für den Nachweis der rRNA von *H. capsulatum, B. dermatitidis* und *C. immitis* stehen kommerziell zur Verfügung (Speziallabor).
- **Serologischer Antikörpernachweis:** AK-Nachweis gegen *B. dermatitidis, H. capsulatum* und *C. immitis* mittels KBR, Präzipitationstest oder ELISA. Die Kreuzreaktivität der systemischen Mykoseerreger untereinander erschwert die serologische Diagnostik erheblich. In Speziallabors auch selbst konfektionierte Westernblots, die sensitiver sind.
- **Hauttest:** Typ-IV-Reaktion für *B. dermatitidis, P. brasiliensis* und *C. immitis.* Durchführung und Ablesung wie Tuberkulinprobe. Weitgehend verlassen.

28

> ❗ Die Conidien der Myzelform von dimorphen Pilzen sind hochinfektiös und leicht in Aerosolen transportierbar. Bei Aerosolbildung ist auch die Hefeform infektiös. Daher Sicherheitslabor mit Werkbank, Vorsicht bei Probenentnahme beim Pat., Kulturen nur auf verschließbaren Schrägagarröhrchen!

Antibiotikaempfindlichkeit
Amphotericin B, Itraconazol, Voriconazol, Fluconazol.

28.6 Pneumocystis jiroveci

Die Infektion mit *P. jiroveci* erfolgt wahrscheinlich schon im Kindesalter durch Tröpfcheninfektion.

Klinik
Pneumocystis-carinii-Pneumonie (PCP): Interstitielle plasmazelluläre Pneumonie mit dem klinischen Verlauf einer atypischen Pneumonie. Vorkommen insbes. bei Personen mit angeborenen oder erworbenen Immundefekten. Typische Erstmanifestation einer opportunistischen Infektion bei HIV-infizierten Personen. 80 % aller HIV-Pat. entwickeln eine Pneumocystis carinii-Pneumonie. Klin. Signifikanz auch bei Personen mit vorgeschädigter Lunge, Autoimmunerkrankungen, hochdosierter Kortikoid-Therapie, dystrophen Kindern.

Untersuchungsmaterial
Kultur: Bronchiallavagen (Sputum oder Bronchialsekret ist nicht zuverlässig!). Alternativ transbronchiale oder offene Lungenbiopsie.

Mikrobiologische Diagnostik
- **Mikroskopie:**
  - Färbung von Zytozentrifugen-Präparaten nach Giemsa, Grocott-Gomori (Silberfärbung) oder mittels direkter Immunfluoreszenz: Nachweis von alveolären Zysten („Pneumozysten") und zahlreichen Plasmazellen.
  - Färbung von Zytozentrifugen-Präparaten mit optischen Aufhellern (z. B. Calcofluor Weiß) und Auswertung im Immunfluoreszenzmikroskop (Anregung 400 nm, Sperrfilter 420 nm Wellenlänge).
- **PCR:** Nachweis des *P.-jiroveci*-Genoms.

Antibiotikaempfindlichkeit
Hoch dosiert Cotrimoxazol p.o. über 3 Wo. Danach Rezidivprophylaxe mit Pentamidininhalationen.

29 Infektionen mit Parasiten

Birgid Neumeister

Es gibt weder klinische Manifestationen noch Laborbefunde, die typisch für Parasitosen sind. Eine Eosinophilie ist lediglich zum Zeitpunkt der immunologischen Auseinandersetzung mit Helminthen-Infektionen charakteristisch! Klinische Anhaltspunkte können Diarrhö (aber auch Obstipation), uncharakteristische Oberbauchbeschwerden, Hepatosplenomegalie, Obstruktion der Gallenwege, Rektalprolaps, Anämie, Granulombildung und Hydronephrose sein.

29

Wegweisend ist die detaillierte Anamnese zu allen Möglichkeiten des Erwerbs von Parasitosen (Reiseanamnese).

29.1 Nachweis von Parasiten

29.1.1 Methoden

Intestinale und Blutparasiten werden morphologisch (bestimmte Entwicklungsstadien), Gewebeparasiten i.d.R. durch immunologische Testverfahren nachgewiesen. Für einige Parasiten existieren auch Direktnachweisverfahren mittels Präparat:

- **Intestinale und biliäre Parasiten:**
  - Direktpräparate: Nativpräparate, SAF-Anreicherung (Natrium-Azetat, Eisessig, Formalin), Zinksulfatanreicherung.
  - Färbeverfahren: Jodpräparat, Giemsa-Färbung, Eisenhämatoxylin-Färbung nach Heidenhain.
  - Kulturverfahren.
- **Blutparasiten:**
  - Direktpräparat: Blut-Nativpräparat.
  - Färbeverfahren: Dicker Tropfen, Blutausstrich.
- **Gewebeparasiten:**
  - Direktnachweis mittels Nativ- oder gefärbtem Präparat: Leishmanien, Trichinen.
  - Ind. Nachweis durch AK-Detektion mittels ELISA, Hämagglutination, Latexagglutination.

29.1.2 Materialgewinnung und -transport

Untersuchungsmaterialien zum Nachweis von Parasiten sind

- Parasiten des Intestinal- und Urogenitaltraktes: Stuhlprobe (▶ 26.3.16), Analabklatsch (▶ 26.3.17), Urin (▶ 26.3.10), Urethral- oder Vaginalabstrich (▶ 26.3.13 und ▶ 26.3.15), Duodenalsaft und Galleflüssigkeit sowie Abszesspunktat.
- ! Urinkontamination vermeiden, da Urin für manche Parasiten toxisch ist!
- Blutparasiten: 2–5 ml EDTA-Blut.
- Gewebeparasiten:
  - Serologischer Nachweis: 1–2 ml Serum.
  - Direktnachweis: Biopsien (Leishmanien, Trichinen).
- ! Untersuchungsmaterial zum Direktnachweis von Parasiten (Blut, Stuhl, Urin, Punktate) möglichst direkt und schnell ins Labor überführen.

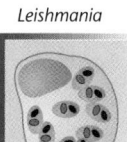 *Leishmania* 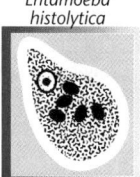 *Giardia lamblia* *Entamoeba histolytica* 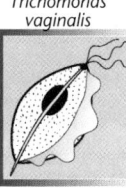 *Trichomonas vaginalis*

Abb. 29.1 Protozoen im schematischen Vergleich

29

Bei längerer Transportdauer
- Intestinale und biliäre Parasiten in Fixativlösungen versenden (SAF).
- Blut- und Gewebeparasiten als Objektträgerausstriche versenden.

29.2 Protozoen (Flagellaten)

29.2.1 Trichomonas vaginalis

Parasit von Schleimhäuten und Drüsengewebe des Urogenitaltraktes, der bei sexuellem Kontakt auf den Geschlechtspartner übertragen wird.

Klinik
- Männer: Urethritis, Prostatitis, Epididymitis.
- Frauen: Urethritis, Kolpitis.

Untersuchungsmaterial
- **Direktnachweis:**
  - Vaginalabstrich (▶ 26.3.15).
  - Prostataflüssigkeit (▶ 26.3.14).
  - 5–10 ml der ersten Portion des Morgenurins.
  - ! Da Trichomonaden sehr empfindlich sind und schnell absterben, sollten sofort Nativpräparate angefertigt und ausgewertet werden. Bei längeren Transportwegen sind in Methanol fixierte Präparate (Sekret oder Urinsediment auf einem Objektträger ausstreichen, 5 Min. lufttrocknen lassen, 5 Min. in Methanol fixieren) empfehlenswert, die im Labor später nach Giemsa gefärbt werden.
- **Kultur:** Beimpfung von vorgewärmtem, frischem Trichomonas-Medium mit dem Sediment einer Vaginalspülflüssigkeit → umgehender Transport unter Warmhaltung ins Labor!

Mikrobiologische Diagnostik
- **Direktnachweis:** (▶ Abb. 29.1).
  - Nativpräparat: Charakteristische Form und Bewegung („taumelnde Birnen").
  - Giemsa-Präparat: Trophozoiten mit bläulichem Zytoplasma und rotem Kern.
  - AG-Direktnachweis mittels Latexagglutination oder ELISA.

- DNA-Sonde.
- PCR (↑ Sensitivität).
- **Kultur:** Zuverlässiger als das Direktpräparat, gelingt aber nur mit frischen Medien und Untersuchungsmaterialien, in denen sich noch lebende Trichomonaden befinden.

Antibiotikaempfindlichkeit

Metronidazol oral oder als Vaginalsuppositorien. Die Behandlung sollte bei beiden Geschlechtspartnern erfolgen, um Reinfektionen (Ping-Pong-Effekt) zu vermeiden.

29.2.2 Giardia lamblia

Parasit des oberen Dünndarms. Er siedelt dort in seiner vegetativen Form als Trophozoit. Im Stuhl des Infizierten erscheinen meist Zysten. Letztere sind im feuchten Milieu über mehrere Mon. hinweg lebensfähig.

Klinik

Giardia lamblia ist erst bei Massenbefall des Dünndarms pathogen, wobei am häufigsten das Duodenum betroffen ist: Diarrhö, Meteorismus oder andere intestinale Beschwerden nach oraler Aufnahme von Zysten, meist nach 2–3 Mon. selbstlimitierend. Pat. mit Immundefekten sind überdurchschnittlich häufig von Lamblieninfektionen betroffen.

 Nachweis von *Giardia lamblia* (namentlich).

Untersuchungsmaterial

Mikroskopie und Kultur: Stuhlprobe, am besten 3 Stuhlproben im Abstand von wenigen Tagen. **Cave:** Bei negativem Befund und fortbestehendem Verdacht: Duodenalsekret (Sekretentnahme frühestens 8 h nach der letzten Nahrungsaufnahme) oder Jejunumbiopsien. Sofortiger Transport ins Labor. Bei Versand in Fixativen sind meist nur noch Zysten nachweisbar.

Mikrobiologische Diagnostik

- **Mikroskopie und Differenzierung:** (▶ Abb. 29.1).
  - Stuhl-Nativpräparat od. nach SAF-Anreicherung: Meist nur Nachweis von Zysten, Trophozoiten (vegetative Form) nur im dünnflüssigen Stuhl und Duodenalsaft-Nativpräparat → charakteristische Morphologie und Bewegung der Trophozoiten („fallende Blätter").
  - Gefärbtes Präparat: Färbung (Giemsa od. HE) → birnenförmige Parasiten.
  - Im Speziallabor auch molekularbiolog. Nachweis mittels In-House-PCR.
- **Kultur:** In Speziallabors auf gallehaltigen Spezialmedien.
- **Immunologische Methoden:** Antigennachweis im Stuhl mittels ELISA möglich und oft noch erfolgreich, wenn der morphologische Nachweis mittels Präparat versagt. Der Test wird aber nicht in allen Laboratorien vorgehalten. Immunchromatografische Schnellteste mit guter Sensitivität u. Spezifität sind verfügbar (gleichzeitiger Nachweis v. *Giardia lamblia*, *Cryptosporidium parvum* u. *Entamoeba histolytica/Entamoeba dispar*).

Antibiotikaempfindlichkeit
Tinidazol oder Metronidazol.

29.2.3 Trypanosomen

Trypanosomen sind Hämoflagellaten, von denen drei Arten humanpathogene Bedeutung haben.

Klinik

29

- *Trypanosoma brucei gambiense:* Schlafkrankheit, Zentral- und Westafrika.
- *Trypanosoma brucei rhodesiense:* Schlafkrankheit, vorwiegend Ostafrika.
- *Trypanosoma cruzi:* Chagas-Krankheit, Süd- und Mittelamerika, vereinzelt Südstaaten der USA.

Schlafkrankheit
Übertragung durch Tsetsefliegen. Drei verschiedene Stadien:
- Stadium 1 **„Trypanosomenschanker":** Innerhalb von 2–3 d Primäraffekt mit lokaler ödematöser Entzündung der Haut an der Einstichstelle der Tsetsefliege als Reaktion auf sich vermehrende Trypanosomen.
- Stadium 2 **Parasitämie:** Nach etwa 2–3 Wo. Generalisierung und Übergang in Blut- und Lymphsystem → Fieber (2–3 Wo. anhaltend, danach unregelmäßig wiederkehrend) und Lymphknotenschwellung (dort auch Erreger nachweisbar).
- Stadium 3 **Meningoenzephalitis:** Nach einigen Mon. (bis J) Durchbruch der Blut-Liquorschranke und Befall des ZNS → erhöhtes Schlafbedürfnis („Schlafkrankheit") und Parästhesien. Zusätzlich können Myokarditis, Anämie, generalisierte Ödeme und Nephritis auftreten.

Chagas-Krankheit
Übertragung durch den Kot blutsaugender Raubwanzen während des Stiches.
- Primäraffekt: Lokale Hautreaktion (Chagom) oder unilaterales Lidödem (bei transkonjunktivaler Infektion).
- Generalisierung: Fieber, Lymphadenitis, Hepatosplenomegalie, Myokarditis, generalisierte Ödeme.
- Schwere Organschäden, da die Erreger Körperzellen (v.a. retikulohistozytäres System, Skelett- und Herzmuskulatur) befallen und sich dort vermehren: Z. B. Megacor, Megaösophagus sowie Megabildungen von Magen und Kolon.

Untersuchungsmaterial
- **Trypanosoma brucei gambiense und Trypanosoma brucei rhodesiense:**
  - Kultur und Direktpräparat: 5 ml EDTA-Blut, Lymphknotenpunktat, Knochenmark oder 1–2 ml Liquor.
  - Antikörpernachweis: 1–2 ml Serum.
- **Trypanosoma cruzi:**
  - Kultur und Direktpräparat: 5 ml EDTA-Blut, Lymphknotenpunktat und Gewebebiopsie.
  - Antikörpernachweis: 1–2 ml Serum.
  - Wiederholte Blutabnahmen bei negativem Direktpräparat u. weiter bestehendem Verdacht (im Spätstadium oft stark variierende Parasitämie).

Mikrobiologische Diagnostik

Trypanosoma brucei gambiense und Trypanosoma brucei rhodesiense

- **Mikroskopie:**
  - **Frischpräparat** aus dem Randgebiet eines Trypanosomenschankers, aus Lymphknotenpunktat oder Liquor: Bewegliche Trypanosomen stoßen Erythrozyten an, die sich ziellos bewegen.
  - Gleichzeitig Anfertigung eines **Giemsa-Präparates** („dicker Tropfen" oder Ausstrich v. EDTA-Blut): Spindelförmige bläuliche Erreger mit rotem Kern. Wird bei Infektionen mit *Trypanosoma brucei rhodesiense* wegen der stärkeren Parasitämie häufiger positiv als bei Infektionen mit *Trypanosoma brucei gambiense*.
  - Bei negativem Befund im Direktpräparat und weiter bestehendem Verdacht **Konzentration** mittels Zentrifugation des Blutes: Die Parasiten reichern sich in der leukozytenhaltigen Schicht eines Zitratblutes („buffy-coat") an und können mittels **Giemsa-Färbung** sichtbar gemacht werden. Bei sehr geringer Parasitendichte auch Anreicherung über Anionenaustauschsäule (Referenzlabor).
- **Kultur** in NNN-Medium oder Mäuse-Tierversuch: Erregeranreicherung bei geringer Parasitämie und dadurch negativem mikroskopischem Befund (Referenzlabor).
- **PCR** in Referenzlaboratorien.
- **Serologischer Antikörpernachweis:** KBR, indir. IFT oder ELISA bei negativem Erregernachweis. Es besteht jedoch eine hohe Unspezifität.

Trypanosoma cruzi

- **Mikroskopie:** Giemsa-Präparat von Blut („dicker Tropfen" oder Blutausstrich), Lymphknotenpunktat oder Gewebebiopsie: Spindelförmige bläuliche Erreger mit rotem Kern, häufig in U- oder C-Form gelagert.
- **Kultur:** In NNN-Medium, intraperitoneale Anreicherung in Meerschweinchen oder Xenodiagnose (Anreicherung von Trypanosomen im Darm von Wanzen nach Blutsaugen beim Pat.) bei negativem Befund im Direktpräparat und weiter bestehendem Verdacht (selten durchgeführt → Referenzlabor).
- **Molekularbiologische Methoden:** PCR bei negativem Erreger-Direktnachweis.
- **Serologischer AK-Nachweis:** Indir. IFT, ELISA und indir. Hämagglutination (hohe Unspezifität) → Speziallabor.

❗ Trypanosomen sind hochinfektiös → Vorsicht vor Stichverletzungen!

Antibiotikaempfindlichkeit

- *Trypanosoma gambiense* und *Trypanosoma rhodesiense:* Pentamidin, Suramin, bei ZNS-Befall Eflornithin oder dreiwertige Arsenpräparate (Melarsoprol).
- *Trypanosoma cruzi:* Nifurtimox, Benznidazol.

29.2.4 Leishmanien

Man unterscheidet ca. 20 humanpathogene Arten. Hauptvertreter sind:
- *L. donovani:* Erreger der viszeralen Leishmaniase („Kala-Azar") mit den Untergruppen *L. donovani donovani, L. donovani chagasi, L. donovani infantum.*

- *L. major, L. tropica, L. mexicana, L. aethiopica:* Erreger von Hautleishmaniasen („Orientbeule").
- *L. brasiliensis:* Erreger der südamerikanischen Schleimhautleishmaniase („Espundia").

Klinik
Übertragung durch die Sandmücke Phlebotomus. Drei verschiedene Erkrankungen:

29

- **Viszerale Leishmaniase = Kala-Azar:** Hauptsächlich Organe mit großem Prozentsatz retikulo-endothelialer Zellen (Milz, Leber, Knochenmark, Lymphknoten) befallen. Bei fortschreitender Erkrankung wird die Haut dunkel pigmentiert (kala = schwarz; Azar = Krankheit) und es bilden sich Papeln. Unbehandelt führt Kala-Azar nach etwa 2 J zum Tod.
- **Kutane Leishmaniase = Orientbeule:** Lokale granulomatöse Entzündung an der Einstichstelle, die sich zu trockenen oder feuchten Geschwüren entwickelt. Häufig Spontanheilung unter Narbenbildung („Einjahresbeule"). Entwicklung einer soliden Immunität.
- **Mukokutane Leishmaniase = Espundia:** Polypöse Schleimhautwucherungen oder schwammige Destruktionsbezirke im Mund-Nasen-Rachen-Raum sowie papulo-ulzeröse Läsionen im Gesicht. Infolge massiver Geschwürbildung schließlich Destruktion von Haut, Muskulatur und Knorpel.

Tab. 29.1 Leishmaniasen

Erreger	Form der Leishmaniase
L. tropica	LCL, selten CRCL
L. major	LCL
L. aethiopica	LCL, DCL
L. mexicana	LCL, selten DCL, selten ML
L. brasiliensis	LCL oder ML
L. donovani	VL, selten LCL

LCL = lokalisierte cutane Leishmaniasis, DCL = diffuse cutane Leishmaniasis, CRCL = chronisch rezidivierende cutane Leishmaniasis, ML = mucocutane Leishmaniasis, VL = viscerale Leishmaniasis

Untersuchungsmaterial
- **Kultur, Mikroskopie:**
  - Viszerale Leishmaniase: Biopsie-Untersuchungsmaterial aus Lymphknoten, Milz, Leber und Knochenmarkaspiration, Buffy-coat aus EDTA-Blut.
  - Kutane Leishmaniase: Ulkusrandbiopsie.
- **Serologie** bei viszeraler Leishmaniasis und kutaner Leishmaniasis mit Beteiligung regionaler Lymphknoten: 1–2 ml Serum.

29

Mikrobiologische Diagnostik

- Mikroskopie (▶ Abb. 29.1): Giemsa-Präparat → intrazellulär in Phagozyten gelagerte rundliche Leishmanien. Buffy-coat auch fluoreszenzmikroskopisch bewerten.
- Genomnachweis mittels DNA-Hybridisierung oder PCR mit anschließender Sequenzierung, wenn Mikroskopie negativ.
- Kultur: Anreicherung in NNN-Medium (Speziallaboratorien).
- Serologischer Antikörpernachweis: Indir. IFT und ELISA – bei kleineren Läsionen aber nicht zuverlässig.
- Typisierung der Erreger (Isoenzyme, PCR, Hybridisierung) nur in Referenzlaboratorien.

Antibiotikaempfindlichkeit

Liposomales Amphotericin B, fünfwertige Antimone (Pentostam, Glucantime), IFN-γ. Kutane Formen lokal mit Antimoninfiltrationen oder Salben mit Ketoconazol oder Paromomycin.

29.3 Protozoen (Sporozoen)

29.3.1 Toxoplasma gondii

Infektion durch orale Aufnahme der infektiösen Oozysten (Katzenkot) oder von Zysten (rohes Fleisch).

Klinik

Die weitaus meisten Infektionen sind klinisch unauffällig. Als Restzustand verbleibende Gewebezysten sorgen für eine lebenslange Immunität. Bei HIV-Infektion oder zytostatischer Behandlung kann es zur Reaktivierung kommen, meist als Enzephalitis, seltener generalisiert. Bei wenigen Pat. tritt eine **akute** oder **subakute Toxoplasmose** auf. Formen sind:

- Toxoplasmosis exanthematica (makulo-papulöses Exanthem).
- Toxoplasmosis lymphonodosa (Lymphadenitis).
- Toxoplasmosis cerebrospinalis (Enzephalomyelitis).
- Toxoplasmosis ophthalmica (Chorioretinitis vom granulomatösen Typ).
- Interstitielle Pneumonie.
- Myokarditis.

Bedeutsam ist die **konnatale Toxoplasmose.** Bei einer Infektion der Schwangeren durch *Toxoplasma gondii* kommt es zur diaplazentaren Übertragung. Die Folge, insb. im 1. u. 2. Trimenon, ist eine schwere Embryopathie, die meist als Abort endet. Überlebende Kinder zeigen schwere ZNS- und Augenfehlbildungen (Hydrozephalus, intrazerebrale Verkalkungen, Chorioretinitis).

Die **chronische Toxoplasmose** kann sich aus der akuten, subakuten oder konnatalen Form entwickeln → epileptiforme Zustände (Kalzifikationsherde im Gehirn), Veränderungen des Augenhintergrundes.

C Nachweis von *Toxoplasma gondii* (konnatale Infektion) nicht namentlich.

Untersuchungsmaterial

! Besonderer Vermerk auf Anforderung, wenn es sich um Abklärung bei vor-
liegender Schwangerschaft handelt!

- **Serologie:** 1–2 ml Serum, Liquor bei Verdacht auf zerebrale Toxoplasmose.
- **Direkter Erregernachweis:**
  - Immundefizienz: EDTA-Blut, Liquor.
  - Schwangerschaft: Fruchtwasser, Plazentagewebe.
  - Neugeborene: EDTA-Blut, Liquor.

Mikrobiologische Diagnostik

- Immunkompetente: AK-Nachweis im Serum.
- Immunsupprimierte: Direktnachweis.

Empfohlene Stufendiagnostik

1. Suchtest: Nachweis von Toxoplasma-Gesamt-AK oder Toxoplasma-IgG-AK
(ELISA, ind. IFT). Bei neg. Gesamt-AK ist eine Infektion ausgeschlossen. Bei
neg. IgG-AK muss Toxoplasmose-IgM-AK angeschlossen werden.

2. Toxoplasma-IgM-AK (ELISA, µ-capture-Assay, Immunoblot), **IgA-AK** (ELISA):
  - IgM positiv → Bestimmung der AK-Konzentration.
  - IgM-/IgA-AK negativ, IgG-AK positiv: Infektionszeitpunkt in der Ver-
    gangenheit. Keine Therapie.

3. AK-Konzentration:
  - ↑ IgM und ↓ IgG: Akute Infektion. Therapieempfehlung.
  - ↑ IgM und ↑ IgG: Aktive Infektion. Therapieempfehlung.
  - ↓ IgM und ↑ IgG: Abklingende Infektion.
  - ↓ IgM und ↓ IgG: Latente, inaktive Infektion.
  - Alternativ Bestimmung der IgG-Avidität: Hohe Avidität: Ausschluss einer
    Infektion in den letzten 3–4 Mon.. Geringe Avidität: Frische Infektion.

4. Prä- und Postnataldiagnostik (Speziallabor): Bei akuter Toxoplasmainfektion in
der Schwangerschaft und sonografischem Verdacht auf kindliche Schädigung
oder zum Ausschluss einer intrauterinen Infektion. Vorbedingung für eine
Amniozentese: Schwangerschaft ist mindestens 16 Wo. alt und Infektion der
Mutter ist mindestens 4 Wo. her.
  - PCR aus Fruchtwasser, Nabelschnurblut oder Plazentagewebe.
  - Nachweis von IgM- oder IgA-AK in den ersten 6 Lebensmon. → ↑ bei
    konnataler Infektion.
  - Anstieg der spezifischen IgG-AK-Titer im 1. Lj. oder Persistenz nach dem
    1. Lj. → konnatale Toxoplasmose.
  - Vergleichen des IgG-Profils von Mutter und Kind: Unterschiedliches
    Bandenmuster im Immunoblot mit mütterlichem und kindlichem Serum
    → konnatale Toxoplasmose.

Merke

- Spezifisches IgM (auch IgA) kann mehrere Jahre persistieren. Deshalb
  IgG-/IgM-Konzentrationsbestimmung oder IgG-Avidität vor Therapie-
  entscheidung.
- Bei Immundefizienz AK-Analyse oft unzuverlässig → direkter AG-
  Nachweis (PCR, Zellkultur, Tierversuch).

Antibiotikaempfindlichkeit

Die einzige nachweislich effektive Therapie besteht in der Kombination aus Pyrimethamin und Sulfadiazin. Schwangere erhalten bis zur 16. SSW Spiramycin. AIDS-Pat. mit zerebraler Toxoplasmose können auch Clindamycin od. Atovaquon erhalten.

29.3.2 Plasmodien

Intrazelluläre Parasiten, die Malaria hervorrufen. Vier Plasmodienarten und drei Formen der Malaria werden unterschieden:

- *Plasmodium vivax und Plasmodium ovale:* **Malaria tertiana.**
- *Plasmodium malariae:* **Malaria quartana.**
- *Plasmodium falciparum:* **Malaria tropica** (gefährlichste Form).

Infektion bei Stich der Anopheles-Stechmücke.

Klinik

Die Inkubationszeit beträgt 8–30 d in Abhängigkeit von der Malariaart. Krankheitsbeginn mit allgemeinen Krankheitssymptomen, wie Kopf- und Gliederschmerzen, reduziertes Allgemeinbefinden.
Fieberanfälle bei:

- Malaria tertiana jeden 3. Tag.
- Malaria quartana jeden 4. Tag.
- Malaria tropica täglich.
- ! Die typischen Fieberzacken fehlen aber häufig und sind kein verlässliches Kriterium!

Im Krankheitsverlauf entwickeln die Pat. eine Splenomegalie und werden anämisch. Besonders gefürchtet sind die Komplikationen bei Malaria tropica.
Spätrezidive sind nur bei der Malaria tertiana (bis zu 5 J) möglich.

> Jedes Fieber, das nach einem Aufenthalt in den Tropen auftritt, gilt so lange als Malaria, bis das Gegenteil bewiesen ist!

> Nachweis von *Plasmodium* sp. (nicht namentlich).

Untersuchungsmaterial

Dicker Tropfen, Blutausstrich:

- Frischblut aus Fingerbeere oder Ohrläppchen mit sofortiger Anfertigung der Präparate.
- 2–5 ml Zitratblut.
- ! Blut möglichst während des Fieberanfalls entnehmen, da zu dieser Zeit am ehesten Plasmodien gefunden werden. Bei negativem Ergebnis und weiter bestehendem Malariaverdacht weitere Präparate im Abstand von 8–12 h.

Mikrobiologische Diagnostik

- **Mikroskopie:**
  - **„Dicker Tropfen":** Die kernhaltigen Blutbestandteile und die intraerythrozytär gelegenen Parasiten werden farbig dargestellt. Der „dicke Tropfen"

liefert besonders bei spärlichem Parasitenbefall gute Ergebnisse, ist jedoch schwerer zu beurteilen als der Blutausstrich.
- **Giemsa-gefärbter Blutausstrich:** Differenzierung der einzelnen Malariaformen anhand der Parasiten-Morphologie sowie des Aussehens der befallenen Erythrozyten (▶ Abb. 29.2).
- **Immunchromatografische Malaria-Schnelltests:** Nachweis von *P.-falciparum*-AG (HRP-2) oder -LDH, unzuverlässig: Falsch negativ im Frühstadium, aber auch bei hoher Parasitämie, falsch positiv bei Vorliegen von Rheumafaktoren. Weist nur *P. falciparum,* nicht jedoch andere Malariaplasmodien nach.
- Nachweis plasmodienspezifischer DNA mittels **PCR** (Speziallabor).
- **Serologischer AK-Nachweis:** Nicht für die Diagnose einer akuten Infektion geeignet. Kann für retrospektive Untersuchungen genutzt werden (Gutachten, Blutspenderscreening).

Antibiotikaempfindlichkeit
- *M. tropica:* Häufig Chloroquinresistenz → Mefloquin, Atovaquon/Proguanil od. Artemether/Lumefantrin. Komplizierte M. tropica: Chinin + Doxycyclin.
- *M. tertiana:* Chloroquin, Rezidivprophylaxe durch Primaquin (**Cave:** G-6-PDH-Mangel ausschließen ▶ 23.2.8).
- *M. quartana:* Chloroquin.

Parasitendichte unter Therapie täglich kontrollieren (sollte ab 3. Therapietag abnehmen).

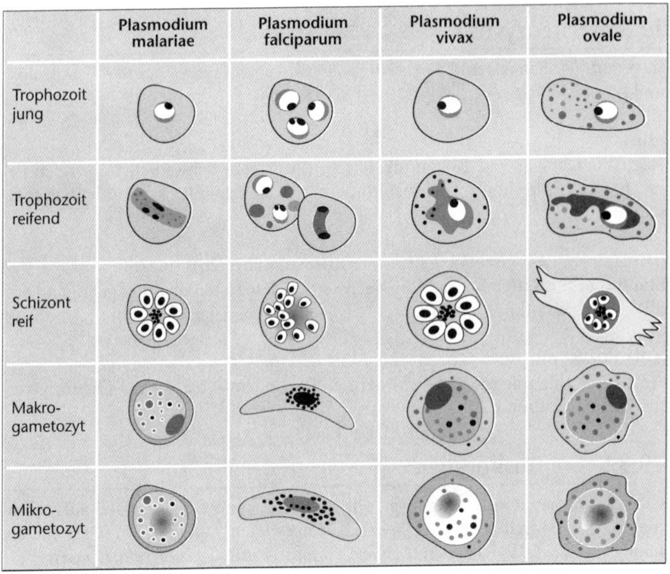

Abb. 29.2 **Plasmodien-Stadien**

Prophylaxe

Chloroquin, in Resistenzgebieten: Mefloquin, alternativ Atovaquon-Proguanil (Malarone®) od. Doxycyclin (Off-label-use bei Kontraindikation für andere Mittel).

29.3.3 Isospora belli

Erreger der Kokzidiose, vor allem im Mittelmeergebiet, in Asien und Südamerika vorkommend.

Klinik

Die orale Aufnahme von mit Sporozysten verunreinigtem Essen oder Trinkwasser führt zu meist selbstlimitierenden Durchfällen.

Untersuchungsmaterial und mikrobiologische Diagnostik

Stuhlprobe für Nativpräparat: Nachweis von Oozysten im Stuhl. Wegen intermittierender Ausscheidung nicht immer nachweisbar. Sensitiver ist ein Stuhlanreicherungsverfahren (SAF ▶ 29.1.1). Modifizierte säurefeste Färbung verbessert die Erkennbarkeit im Mikroskop.

Antibiotikaempfindlichkeit

Mittel der Wahl: Trimethoprim/Sulfamethoxazol.

29.3.4 Sarcocystis

Sarcocystis bovihominis und *Sarcocystis suihominis* sind Erreger der Sarkosporidiose und kommen weltweit vor.

Klinik

Nach Verzehr von mit Zysten infiziertem Rind- oder Schweinefleisch treten Erbrechen und Durchfall auf. Selbstlimitierend, wahrscheinlich hauptsächlich toxische Reaktion.

Untersuchungsmaterial und mikrobiologische Diagnostik

Stuhlprobe für Nativpräparat: Der Nachweis von Oozysten im Stuhl gelingt oft erst 2 Wo. nach Krankheitsbeginn!

Antibiotikaempfindlichkeit

Antibiotikatherapie ist nicht erforderlich. Bei hohem Wasser- und Elektrolytverlust ist Substitution nötig.

29.3.5 Cryptosporidien

Cryptosporidien kommen weltweit vor und werden als Oozysten oral aufgenommen. Beim Menschen bisher 7 Spezies nachgewiesen: *C. hominis* u. *C. parvum* am häufigsten. Bei HIV-Pat. auch *C. baileyi, C. canis, C. felis, C. meleagridis, C. muris.*

Klinik

- Immunkompetente Personen erkranken kurzfristig an einer profusen, wässrigen Diarrhö, die nach 10–15 d selbstlimitierend ist.
- Pat. mit Immundefekten (insbes. AIDS-Pat.) erkranken an unstillbaren Durchfällen mit hohem Wasser- und Elektrolytverlust.

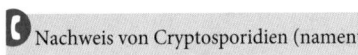 Nachweis von Cryptosporidien (namentlich).

Untersuchungsmaterial und mikrobiologische Diagnostik

- **Stuhlprobe für Direktpräparat** (modifizierte Ziehl-Neelsen-Färbung): Nachweis von Oozysten im Stuhl als rote Zysten mit „zwiebelschalenartiger" Hülle. Alternativ Färbung mit Calcofluor White.
- **Antigennachweis** mittels ELISA oder dir. IFT.
- **Immunochromatografischer Schnelltest** zum gleichzeitigen Nachweis v. *Giardia lamblia, Cryptosporidium parvum* u. *Entamoeba histolytica/Entamoeba dispar.*
- **PCR** als In-house-Methode in Referenzlaboratorien.

Antibiotikaempfindlichkeit

Ausgleich von Wasser- u. Elektrolytverlusten. Spezifische Antibiose bisher nicht etabliert.

29.3.6 Mikrosporidien

Mikrosporidien kommen weltweit vor und werden durch Schmierinfektion übertragen. Als Infektionserreger des Menschen sind sie erst in Zusammenhang mit HIV-Infektionen seit 1985 bekannt. Derzeit sind fünf Gattungen mit humanpathogener Bedeutung bekannt: *Enzephalitozoon, Enterozytozoon, Nosema, Pleistophora, Trachipleistophora* und *Mikrosporidium.*

Klinik

- **Immunkompetente Personen** erkranken an leichtem Durchfall, die Erreger persistieren danach wahrscheinlich latent.
- **AIDS-Pat.** (ab CD4-Zellzahl von 50–100/µl) erkranken an chronischer, z.T. auch intermittierender Diarrhö ohne Fieber und ohne Blutbeimischungen zum Stuhl, z.T. auch Erbrechen und Bauchschmerzen → Anorexie und Gewichtsverlust. Gallen- und Pankreasgänge können befallen werden → Cholangitis. Fälle von Keratokonjunktivitis, Myositis, Enzephalitis, Pneumonie, Peritonitis, Hepatitis, Nephritis, Zystitis und Prostatitis wurden beschrieben.

Untersuchungsmaterial und mikrobiologische Diagnostik

Stuhlprobe (je nach Lokalisation auch Duodenalaspirat, Urin, Konjunktivalabstrich, Keratokonjunktival-Biopsiematerial oder Nasopharyngealsekret) für Direktpräparat.

Modifizierte Trichromfärbung nach Weber: Pink bis rot gefärbte eiförmige Mikrosporidien-Sporen mit einem polar oder median lokalisiertem ungefärbtem Areal, das einer Vakuole ähnelt.

Färbung mit Fluoreszenzfarbstoff (Uvitex 2B oder Calcofluor): Anfärbung der Chitin-haltigen Zellwand der Mikrosporidien-Sporen.

Differenzierung nur mittels Elektronenmikroskopie, Antigenanalyse im Western-Blot oder PCR/RFLP (spezialisierte Forschungslabors).

Antibiotikaempfindlichkeit
Mit Ausnahme von *Enterocytozoon bieneusi* Wirksamkeit von Albendazol.

29

29.3.7 Cyclospora cayetanensis
Infektionen durch *Cyclospora cayetanensis* kommen gehäuft bei Touristen in der Karibik und Südamerika vor. Es werden aber zunehmend Fälle auch aus Afrika, Asien, Australien und Europa berichtet. Der Erreger wird durch kontaminiertes Trinkwasser übertragen.

Klinik
Nach einer Inkubationszeit von 1–7 d erkranken die betroffenen Pat. an massivem, wässrigem Durchfall mit Übelkeit und Tenesmen. Häufig Rezidive nach symptomfreien Intervallen. Bei AIDS-Pat. kann die Infektion chronisch verlaufen.

Untersuchungsmaterial und mikrobiologische Diagnostik
- **Stuhlprobe** für Direktpräparat.
  - Jod-Nativpräparat: Grünliche, runde Zellen mit einem Durchmesser von 8–10 µm, maulbeerähnliche Granula. Unter UV-Anregung grüne Autofluoreszenz.
  - Ziehl-Neelsen-Färbung: Unterschiedliche Anfärbbarkeit → buntes Bild (ungefärbt, rosa und tiefrot). DD: Cryptosporidien!
  - SAF-Anreicherung kann hilfreich sein (▶ 29.1.1).
- **PCR** in Referenzlabors.

Antibiotikaempfindlichkeit
Cotrimoxazol, bei Sulfonamidunverträglichkeit Ciprofloxacin.

29.4 Protozoen (Rhizopoden und Ziliaten)

29.4.1 Entamoeba histolytica
Bedeutendster Vertreter der humanpathogenen Rhizopoden und die für den Menschen wichtigste fakultativ pathogene Amöbe. *Entamoeba histolytica* kommt weltweit vor, insbes. bei problematischen Hygienebedingungen (typische Touristenkrankheit in den Tropen und Subtropen). *Entamoeba dispar, Entamoeba coli, Entamoeba hartmanni, Endolimax nana* und *Jodamoeba bütschlii* sind apathogene Darmbewohner. Insbes. *E. dispar* ist morphologisch nicht von *E. histolytica* zu unterscheiden, daher sichert nur der Nachweis von Trophozoiten (**Magnaform**) die Diagnose Amöbiasis, da Magnaformen nur bei *E. histolytica* vorkommen.

Die meisten Infektionen mit *E. histolytica* verlaufen symptomlos. Jedoch persistieren Parasiten als apathogene **Minutaformen** im Dickdarmlumen. Erfolgt eine Umwandlung in die Magnaform (Trophozoiten), kann diese in die Darmwand eindringen, indem sie Gewebe auflöst ("histolytica") und sich amöboid fortbewegt. In der Darmwand entstehen flächige Geschwüre.

Klinik

- **Amöbendysenterie** (Amöbenkolitis, Amöbenruhr): Stark schleimiger und manchmal blutiger Stuhl.
- **Leberamöbiose:** Etwa 5 Mon. nach Primärinfektion Fieber, Oberbauchschmerzen, Lebervergrößerung, allgemeine Schwäche und Einschränkung der Atemexkursion. Im Stuhl sind häufig keine Amöben mehr nachweisbar. Die Prognose der nicht rechtzeitig behandelten ausgedehnten Leberamöbiose ist schlecht. Die Krankheitserscheinungen können 2–4 Wo. nach Infektion, jedoch auch erst nach Monaten bis Jahren auftreten. Da während der Infektion kein ausreichender Immunschutz erworben wird, können Reinfektionen erfolgen.

29

Untersuchungsmaterial

- **Kultur und Direktpräparat:**
  - Zum Nachweis von Trophozoiten bei Amöbendysenterie: Frische Stuhlprobe (< 1 h alt, Labor vorinformieren).
  - Zum Nachweis von Zysten: Stuhl in SAF-Lösung.
  - 3 unabhängige Stuhlproben einsenden.
- Für **PCR-Diagnostik** nativen Stuhl einsenden (nicht in MIF od. SAF → Formalin zerstört DNA).
- **Serologie:** 1–2 ml Serum.

Mikrobiologische Diagnostik

Mikroskopie und Differenzierung:

- **Direktpräparat** (Sensitivität max. 70 %!).
  - **Trophozoiten:** Größe 15–30 μm, granuliertes Zytoplasma, kann Erythrozyten enthalten (wichtiges diagnostisches Merkmal!). Im frischen warmen Untersuchungsmaterial ist die Bewegung der Organismen relativ lebhaft und scheinbar zielgerichtet. Man erkennt fingerähnlich ausgebildete und verhältnismäßig breite Pseudopodien. Der Nachweis von Trophozoiten sichert die Diagnose. Bei fehlendem Nachweis und weiter bestehendem Verdacht Schleimhautproben (Koloskopie) untersuchen.
  - **Zysten:** Im Stuhl asymptomatischer Ausscheider, unbeweglich, enthalten zunächst nur einen Kern, der sich durch Teilung vervierfachen kann und die Zyste dadurch infektionsfähig macht. Der Nachweis von Zysten sichert die Diagnose **nicht** (keine Differenzierung zwischen pathogenen und apathogenen Spezies).
- **Antigennachweis:** Mittels ELISA (differenziert *E. histolytica* = pathogen von *E. dispar* = apathogen) aus Stuhl. In Speziallabors steht eine PCR für die Differenzierung zur Verfügung. PCR ist sensitivste u. zuverlässigste Methode zum Nachweis v. *E. histolytica*. Sie gewährleistet außerdem eine verlässl. Differenzierung, was mit mikroskop. Methoden nicht immer gelingt.

  ! Bei Amöbenleberabszess sind im Stuhl meist keine Amöben nachweisbar!

Kultur: *E. histolytica* kann aus **frischen** Stuhlproben in Robinson-, Balamuth- oder Dobell-Laidlaw-Medium angezogen werden. Indikation: Negativer mikroskopischer Direktnachweis bei klinischem Verdacht. Nur noch in wenigen Speziallabors durchgeführt.

Serologischer Antikörpernachweis: Nachweis spezifischer Antikörper bei invasiven (20–30 % der Fälle positiv) und extraintestinalen Verläufen (fast 100 % der Leberabszesse AK-positiv) mittels indir. IFT oder ELISA.

Antibiotikaempfindlichkeit

- Darmlumeninfektionen: Paromomycin.
- Amöbenruhr und Amöbenleberabszess: Metronidazol oder andere Nitroimidazole.

> Punktion eines Leberabszesses nur bei unmittelbarer Rupturgefahr.

29.4.2 Balantidium coli

Balantidium coli ist der einzige, weltweit vorkommende, humanpathogene Vertreter der Ziliaten. Er parasitiert normalerweise im Dickdarm des Schweins. Die Infektion erfolgt durch die orale Aufnahme von ausgeschiedenen Zysten. Der Erreger dringt in die Darmschleimhaut ein, vermehrt sich und führt dabei zur Bildung von Geschwüren.

Klinik

Die Infektion kann symptomlos verlaufen, teilweise treten Durchfälle auf, die denen bei Amöbenruhr (▶ 29.4.1) sehr ähnlich sind.

Untersuchungsmaterial und mikrobiologische Diagnostik

Stuhlprobe für Nativpräparat: Nachweis von Trophozoiten (meist bei Durchfall) oder Zysten (bei asymptomatischen oder leichten Fällen). Nach SAF-Anreicherung nur Nachweis von Zysten.

Antibiotikaempfindlichkeit

Tetrazykline, Metronidazol.

29.5 Helminthen (Trematoden)

29.5.1 Schistosomen

Humanpathogene Bedeutung haben:

- *Schistosoma mansoni* → **Darmbilharziose.** Vorkommen: Afrika, Naher Osten, Südamerika.
- *Schistosoma japonicum* → **Darmbilharziose.** Vorkommen: Ferner Osten.
- *Schistosoma haematobium* → **Blasenbilharziose.** Vorkommen: Afrika, Südwestasien.

Zur Infektion kommt es in mit menschlichen Fäkalien und Urin verunreinigtem stehendem Süßwasser, in dem Wasserschnecken leben. Als Zerkarien dringen die Schistosomen durch die Haut des Menschen in den Körper ein. Sie parasitieren in den Mesenterialgefäßen des Darmes und in den Lebervenen (Darmbilharziose) bzw. in den Gefäßen der Blase (Blasenbilharziose).

Klinik

- **Darmbilharziose:** Durchfälle, z.T. mit Hepatosplenomegalie, später Entwicklung von portaler Hypertension und Aszites durch zunehmende Leberfibrose.
- **Urogenitalbilharziose:** Hämaturie, Strikturen der ableitenden Harnwege (Hydronephrose), Spätkomplikation: Blasenkarzinom.

Untersuchungsmaterial

- Mikroskopie: Stuhl, Urin, Blasen- und Rektumschleimhautbiopsien.
- Serologie: 1–2 ml Serum.
- Blutbild: 2–5 ml EDTA-Blut, während des akuten Invasionsstadiums oft Bluteosinophilie.

29

Mikrobiologische Diagnostik

- **Mikroskopie und Differenzierung:**
  - Nativ-Untersuchungsmaterial oder nach Anreicherung (SAF) → Schistosoma-Eier: Typische Morphologie, artspezifische Größe und Form der Eier sowie Lage des Stachels.
  - Mirazidien-Schlüpfversuch im Stuhl- oder Urinsediment.
- **Serologischer Antikörpernachweis:** AK-Nachweis durch indir. IFT, indir. Hämagglutination und ELISA (ausgeprägte Kreuzreaktionen zwischen verschiedenen Schistosomenarten! Differenzierungsmöglichkeit mittels Immunoblot).

Antibiotikaempfindlichkeit

Praziquantel.

29.5.2 Fasciola hepatica und Clonorchis sinensis

Fasciola hepatica (großer Leberegel): Weltweit verbreitet, findet sich häufig bei Schafen und Rindern. Der Mensch infiziert sich durch den Genuss von Freilandgemüse.
Clonorchis sinensis (chinesischer Leberegel): In Ostasien beheimatet, durchläuft einen Entwicklungszyklus über Schnecken und Süßwasserfische bis zum Säugetier als Endwirt. Der Mensch infiziert sich durch den Genuss von rohen Süßwasserfischen.

Klinik

Meist diskret: Hepatitis, später meist symptomlos. Leberfibrose oder Obstruktion der Gallengänge mit Ikterus sowie Cholangiosarkom sind sehr selten.

Untersuchungsmaterial

- **Mikroskopie:**
  - Stuhl.
  - Duodenalsaft. Sekretentnahme frühestens 8 h nach der letzten Nahrungsaufnahme. Sofortiger Transport ins Labor.
- **Serologie:** 1–2 ml Serum.

Mikrobiologische Diagnostik

- **Mikroskopie und Differenzierung:** Nativ-Untersuchungsmaterial oder nach Anreicherung (SAF) → Nachweis von Eiern. Häufig wiederholte Stuhluntersuchungen notwendig. Bei negativem Befund und weiter bestehendem Verdacht → Duodenalsaft.
- **Serologischer Antikörpernachweis:** Antikörpernachweis durch indir. IFT oder indir. Hämagglutination. Kreuzreaktionen mit anderen Trematodeninfektionen → Immunoblot zur Differenzierung.

Antibiotikaempfindlichkeit

Praziquantel wirkt gut gegen *Clonorchis sinensis,* weniger gegen *Fasciola hepatica.* Hier ist Triclabendazol zu bevorzugen.

29.5.3 Fasciolopsis buski

Fasciolopsis buski (großer Darmegel) kommt in Ostasien vor. Der Mensch infiziert sich durch den Genuss von Wassernüssen, an denen die Zysten des Egels fixiert sind.

Klinik

Die erwachsenen Egel leben meist symptomlos im oberen Dünndarm. Bei schweren Infektionen verursachen sie Durchfälle, blutige Stühle mit sekundären Anämien und Gedeihstörungen bei Kindern.

Untersuchungsmaterial und mikrobiologische Diagnostik

Mikroskopie und Differenzierung: Nativ-Untersuchungsmaterial oder nach Anreicherung (SAF) → Nachweis von Eiern aus:
- Stuhl.
- Duodenalsaft. Sekretentnahme frühestens 8 h nach der letzten Nahrungsaufnahme. Sofortiger Transport ins Labor.

Antibiotikaempfindlichkeit

Praziquantel.

29.5.4 Paragonimus westermani

Paragonimus westermani (Lungenegel) ist in Ostasien, Afrika und Südamerika verbreitet. Der Mensch infiziert sich durch den Genuss roher Krebse bzw. Krabben, aber auch durch rohes Schweinefleisch.

Klinik

Chronische Bronchitis mit blutigem Sputum, Pleurainfiltraten und Pleuritis. Zerebrale Formen wurden beschrieben.

Untersuchungsmaterial

- **Mikroskopie:** Sputum, Stuhl (verschluckte Eier).
- **Serologie:** 1–2 ml Serum.

Mikrobiologische Diagnostik
- **Mikroskopie und Differenzierung:** Nativ-Untersuchungsmaterial oder nach Anreicherung (Mischung von Sputum mit 1–2 ml 5%iger NaOH, Auffüllen mit Aqua dest., 5 Min. bei 1500 × g zentrifugieren, Sediment mikroskopisch durchmustern) → Nachweis von Eiern.
- **Serologischer Antikörpernachweis:** AK-Nachweis durch ELISA. Kreuzreaktionen mit anderen Trematodeninfektionen → Immunoblot zur Differenzierung.

Antibiotikaempfindlichkeit
Praziquantel.

29

29.6 Helminthen (Zestoden)

29.6.1 Taenien

Taenia saginata (Rinderbandwurm) und *Taenia solium* (Schweinebandwurm) sind Dünndarmparasiten und die häufigsten menschlichen Bandwürmer. Sie kommen weltweit vor.

Klinik
Träger eines Bandwurmes (nach Genuss von finnenhaltigem rohem Rinder- oder Schweinefleisch) zeigen keine oder nur geringe klinische Symptome: Verdauungsbeschwerden, Bauchschmerzen, starkes Hungergefühl, Pruritus ani, Gewichtsverlust.
Die **Zystizerkose** entsteht durch die orale Aufnahme von Bandwurmeiern (kontaminiertes rohes Gemüse, Eigenverdauung von Proglottiden nach Erbrechen, mangelnde Hygiene beim Stuhlgang, von Fliegen verschleppte Eier). Die Finnen entwickeln sich im Menschen bevorzugt im Gehirn. Folge sind epileptische Anfälle, Meningitis, plötzlicher Tod infolge Ventrikelverschlusses.

Untersuchungsmaterial und mikrobiologische Diagnostik
- **Makroskopische Stuhlbegutachtung:** Sichtbare Bandwurmglieder (Proglottiden) im Stuhl. Artdifferenzierung durch Analyse von Proglottiden oder Scolex.
- **Serologie:** 1–2 ml Serum für AK-Nachweis durch ELISA mit Spezifitätskontrolle im Immunoblot → besonders nützlich bei Zystizerkose.

Antibiotikaempfindlichkeit
- Praziquantel, Albendazol: Wirken im Darmlumen und systemisch bei Zystizerkose.
- Niclosamid: Wirkt nur im Darmlumen.

29.6.2 Echinokokken

Echinococcus granulosus ist weltweit verbreitet und lebt im Darm des Hundes.
Echinococcus multilocularis lebt im Darm von Fuchs, aber auch Hund und Katze und ist in Süddeutschland, Ostdeutschland, Österreich, Schweiz, Ost- und Südfrankreich, Russland und Nordamerika verbreitet.

Der Mensch infiziert sich durch orale Aufnahme von Bandwurmeiern. Aus den Bandwurmeiern entwickeln sich Larven, die in die Darmwand eindringen und von hier aus in das Pfortadersystem gelangen. Deshalb erkrankt die Leber als erstes Organ, gefolgt von Nieren, Muskeln, Milz und anderen Organen.

29

Klinik
- **E. granulosus - Zystische Echinokokkose:** Inkubationszeit 2–5 J. Oft zunächst latenter Verlauf. Unilokuläre, sehr große Zysten (Hydatidenzysten), am häufigsten in der Leber, meist operabel. **Komplikation:** Perforation in Bauchhöhle (→ anaphylaktischer Schock) oder Gallenwege (→ bei deren Verlegung Kolik, Ikterus, Cholangitis).
- **E. multilocularis - Alveoläre Echinokokkose:** Inkubationszeit 10–15 J. Alveoläre, infiltrativ wachsende Zysten; Leber und Lunge am häufigsten befallen, in 3 % auch das ZNS. Komplikation: Metastasenartige Ausbreitung, die eine operative Entfernung oft unmöglich macht.

 Nachweis von *Echinococcus* sp. (nicht namentlich).

Untersuchungsmaterial und mikrobiologische Diagnostik
- **Serologie:** 1–2 ml Serum.
- **Stufendiagnostik:**
  - 1. Indir. IFT, indir. Hämagglutination, ELISA mit Gesamt-AG.
  - 2. Bei positivem Ausfall des Suchtests ELISA oder Westernblot mit aufgereinigten oder rekombinanten AG zur Differenzierung zwischen *E. granulosus* und *E. multilocularis.*
  - 3. Bei negativem Ausfall des Suchtestes: Nachweis von AG, mRNA oder DNA (PCR) in Hydatidenflüssigkeit (Feinnadelbiopsie).

 Die Serologie ist nur bei maximal 90 % der Infektionen positiv.

Antibiotikaempfindlichkeit
Operation (Zystektomie) oder Alkoholdesinfektion der Zysten unter sonografischer Kontrolle. Inoperable Fälle (bei multilokulärem Befall) werden hoch dosiert mit Mebendazol oder Albendazol behandelt (Wirkung bei *Echinococcus multilocularis* nur parasitostatisch, nicht kurativ, mindestens 2-jährige Therapie).

29.6.3 Diphyllobothrium latum

Diphyllobothrium latum (Fischbandwurm) hat sein natürliches Verbreitungsgebiet in kaltem, klarem Wasser Nordeuropas, Nordamerikas und Nordjapans. Infektion des Menschen durch Verzehr rohen Fisches. Im Darm entwickelt sich der Parasit zu einem 10–15 m langen Bandwurm. Er beginnt etwa 3 Wo. nach Infektion mit der Eiablage.

Klinik
Durch Entzug von Vitamin B_{12} entsteht eine perniziöse Anämie.

Untersuchungsmaterial und mikrobiologische Diagnostik
Stuhlprobe für Mikroskopie: Nativ-Untersuchungsmaterial oder nach Anreicherung (SAF) → Nachweis von Eiern und Proglottiden.

Antibiotikaempfindlichkeit
Praziquantel.

29.7 Helminthen (Nematoden)

29

29.7.1 Enterobius vermicularis

Enterobius vermicularis (Madenwurm) ist einer der häufigsten weltweit vorkommenden Parasiten des Menschen, besonders bei Kindern. Entsprechend dem Synonym „Oxyuren" spricht man bei Wurmbefall auch von **Oxyuriasis.** Der Entwicklungszyklus verläuft ohne Zwischenwirte: Die Eier der Erreger werden ausgeschieden und oral wieder aufgenommen. Aus den Eiern entwickeln sich dann erneut Würmer, die wiederum Eier ablegen.

Klinik
Pruritus ani.

Untersuchungsmaterial und mikrobiologische Diagnostik
Klebestreifen-Test (▶ 26.3.17) für Mikroskopie: Längsovale, etwa 25 × 50 µm große, helle Eier mit lamellenartig geschichteter Schale (▶ Abb. 29.3). Mindestens drei diagnostische Versuche bei Verdacht.

Antibiotikaempfindlichkeit
Mebendazol, Albendazol, Pyrantel oder Pyrviniumverbindungen. Während der medikamentösen Behandlung gehen die Würmer vor allem nachts ab.

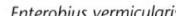

Enterobius vermicularis   Trichuris trichiura

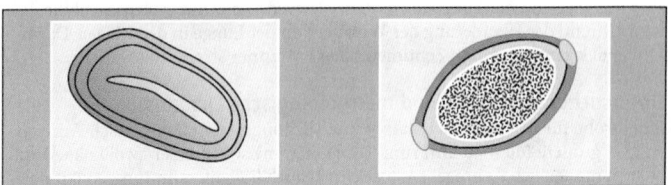

Abb. 29.3 **Wurmeier**

29.7.2 Trichuris trichiura

Trichuris trichiura (Peitschenwurm) ist nach dem Madenwurm der zweithäufigste Dickdarmparasit in tropischen und subtropischen Ländern. Die Entwicklung verläuft direkt ohne Zwischenwirte. Die Entwicklung der Larven findet allerdings nicht im Menschen, sondern im Freien statt. Die Larven werden dann durch kontaminierte Nahrungsmittel und Wasser übertragen.

Klinik

Die Trichuriasis verläuft im Allgemeinen unauffällig. Erst bei starkem Befall kommt es zu Verstopfung oder Diarrhö, Nausea, Gewichtsabnahme und Appetitlosigkeit, seltener auch zu Anämie.

Untersuchungsmaterial und mikrobiologische Diagnostik

Stuhlprobe für Mikroskopie, oft erst nach Anreicherung: Nachweis von Eiern → schmale, ovale Eier, etwa 50 × 20 µm groß, betonte Pole (charakteristisch), Schale doppelwandig (▶ Abb. 29.3). Präpatenzzeit von 90 d bis zum Erscheinen von Eiern im Stuhl.

Antibiotikaempfindlichkeit

Mebendazol, Albendazol.

29.7.3 Ascaris lumbricoides

A. lumbricoides (Spulwurm) kommt weltweit vor und ist der häufigste Dünndarmparasit unter den Würmern. Seine Eier werden über kontaminierten Salat und rohes Gemüse bei Düngung von Beeten/Äckern mit Fäkalien aufgenommen. Die Eier des Spulwurmes können im Erdboden bis zu 5 J überleben.

Im Dünndarm werden nach oraler Aufnahme der Eier die Larven frei und dringen in die Darmwand ein, von wo aus sie mit dem Blut zur Leber, weiter zum Herzen und von hier aus in die Lungen gelangen. Dort angekommen, verlassen die Würmer den Blutkreislauf und treten in die Alveolen über. Über Bronchien, Trachea und Ösophagus erreichen sie ein zweites Mal den Magen-Darmkanal, siedeln sich nunmehr im Jejunum an und werden nach etwa 6 Wo. geschlechtsreif. Die abgelegten Eier werden mit dem Kot ausgeschieden.

Klinik

Oft asymptomatisch, sonst Bauchschmerzen, Übelkeit, Erbrechen, Durchfall. Seltener Ileus und Blockade der Gallen- und Bauchspeicheldrüsengänge. Röntgenologischer Nachweis eines flüchtigen eosinophilen Lungeninfiltrates (Löffler-Syndrom), aber nur während der Lungenpassage der Larven, meist mit Bluteosinophilie.

! Während der Wanderung der Würmer von der Lunge in den Magen-Darmkanal können mehrere Zentimeter lange Würmer abgehustet werden!

Untersuchungsmaterial und mikrobiologische Diagnostik

Stuhlprobe für Mikroskopie: Nativ-Untersuchungsmaterial oder nach Anreicherung → größere (60 × 40 µm) rund-ovale Eier, meist von einer „wollknäuelähnlichen" braunen Schale umgeben, manchmal auch hüllenlos, im Inneren Granula.

Antibiotikaempfindlichkeit

Mebendazol, Albendazol.

29.7.4 Trichinella spiralis

Trichinella spiralis (Trichine) ist der Erreger der Trichinose. Die Infektion erfolgt oral durch Genuss von rohem oder ungenügend gekochtem Fleisch trichinenhaltiger Tiere. **Hauptinfektionsquelle** für den Menschen ist das Hausschwein. Trichinellenlarven finden sich aber auch bei frei lebenden Tieren, z. B. Bären, Dachs oder Fuchs.

Die Weibchen der in der Dünndarmschleimhaut lebenden Trichinen legen keine Eier, sondern lebendige Larven ab, die dann über den Lymph- und Blutstrom in die quer gestreifte Muskulatur (auch Herzmuskulatur) gelangen, **Trichinenwanderung**. Dort umgeben sie sich mit einer bindegewebigen Kapsel und können so mehrere Jahrzehnte lang invasionstüchtig bleiben oder verkalken.

Klinik

Im Allgemeinen geringe klinische Symptomatik; vereinzelt höchstens Brechdurchfall. Während der Larvenwanderung kommt es zu Muskelschmerzen, Exanthemen und Fieber. **Komplikationen:** Thrombosen, Blutungen, Myokarditis, Enzephalitis.

 Nachweis von *Trichinella spiralis* (namentlich).

Untersuchungsmaterial

- **Mikroskopie:**
  - In den ersten 4 Wo. nach Infektion → 10 ml antikoaguliertes Blut für Mikroskopie.
  - Später: Muskelbiopsien.
- **Serologie:** 1–2 ml Serum.

Mikrobiologische Diagnostik

- **Mikroskopie:**
  - Nativpräparat: Nachweis der Bluttrichinen → 10 ml Blut mit 100 ml 3%iger Essigsäure mischen und zentrifugieren, Nachweis der Larven im Sediment. Alternativ Membraninfiltration.
  - Nativpräparat: Nachweis von Muskeltrichinen im Muskelbiopsat.
- **Serologischer AK-Nachweis:** Entscheidende Bedeutung. Indir. IFT, ELISA, Immunoblot. Sicherer AK-Nachweis erst 3–6 Wo. nach Infektion.
- **DNA-Nachweis:** Nachweis trichinenspezifischer DNA mittels PCR in Speziallaboratorien.

 Häufig auch Bluteosinophilie sowie Kreatinkinase im Serum ↑↑!

Antibiotikaempfindlichkeit

Mebendazol, Albendazol, Tiabendazol: Unbefriedigende Wirkung!

29.7.5 Ancylostoma duodenale, Necator americanus

Ancylostoma duodenale (Hakenwurm) und *Necator americanus* sind Dünndarmparasiten des Menschen. Sie sind überwiegend in warmen und feuchten Bereichen der Erde anzutreffen. *A. duodenale* befällt aber auch Arbeiter im Tunnel- und Bergbau nichttropischer Gebiete.

Die Eier werden mit dem Kot ausgeschieden. In feuchtem Erdboden entwickeln sie sich zu Larven und können mehrere Wochen überleben. Die Infektion erfolgt perkutan (**Cave:** Laborinfektion!). Mit dem Blutstrom werden sie in die Kapillaren der Lunge getragen, treten in die Alveolen über und gelangen über die Atemwege wieder in die Speiseröhre und somit zurück in den Magen-Darmkanal. Im Jejunum erfolgt die Ansiedlung der Würmer.

Klinik
Juckreiz und Papelbildung an der Eintrittsstelle, Bronchitis während der Lungenpassage, später bei starkem Darmbefall Eisenmangelanämie, Abmagerung, dyspeptische Beschwerden. Vor allem Kinder können an der ausgeprägten Anämie sterben.

Untersuchungsmaterial und mikrobiologische Diagnostik
Stuhlprobe für Mikroskopie: Durchsichtige, dünnschalige Eier, etwa 60 × 40 µm groß, im Inneren oft schon mit Embryonalzellen oder Larven.

Antibiotikaempfindlichkeit
Mebendazol, Albendazol.

29.7.6 Strongyloides stercoralis

Strongyloides stercoralis (Zwergfadenwurm) ist ein Dünndarmparasit, der nur in den Tropen, Subtropen und in Bergwerken vorkommt. Infektion wie bei *Ancylostoma duodenale* (▶ 29.7.5). Der Entwicklungsverlauf von *S. stercoralis* ist sehr komplex. Bereits im Darm können invasionsfähige Larven entstehen, die zur Endoautoinvasion befähigt sind → insbes. bei immunsupprimierten Personen lebensbedrohlich schwere Infektion.

Klinik
Enterokolitis, Urtikaria, Dermatitis, flüchtige Lungeninfiltrate, Pneumonie.

Untersuchungsmaterial und mikrobiologische Diagnostik
Stuhlprobe für Mikroskopie: Eier sind nur selten zu finden (Ähnlichkeit zur Morphologie der Hakenwurmeier). Aussichtsreicher ist der Nachweis beweglicher Larven.

Antibiotikaempfindlichkeit
Albendazol, Thiabendazol.

29.7.7 Filarien

Filarien kommen ausschließlich in tropischen und subtropischen Gebieten vor. Die Filarienlarven, auch „Mikrofilarien" genannt, werden durch Insekten als Zwischenwirte auf den Menschen übertragen.

Klinik

- **Wuchereria bancrofti:** Parasit des Lymphsystems. Die manifeste Erkrankung tritt erst nach stärkerem Befall mit diesem Erreger auf und äußert sich akut in **Lymphangitis** oder **Lymphadenitis,** seltener in Orchitis und Epididymitis. Wird die Infektion chronisch, so entsteht eine **„Elephantiasis",** bei der ödematöse Schwellungen infolge von Lymphabflussstörungen auftreten.
- **Loa loa - Loiasis:** *Loa loa* ist ein Gewebeparasit, der im Bindegewebe und unter den Konjunktiven umherwandert → allergische Schwellungen, Konjunktivitis und Juckreiz.
- **Onchocerca volvulus:** Bindegewebsparasit und Erreger der **Flussblindheit,** einhergehend mit Dermatitis, Hautknoten und Sehbeeinträchtigung bis hin zur Erblindung.

Untersuchungsmaterial

- **Wuchereria bancrofti:** EDTA- od. Zitratblut sowie 1–2 ml Serum für den Antikörpernachweis.
  - Aufgrund des bevorzugten Ausschwärmens von Mikrofilarien in der Nacht gelingt der Nachweis häufig nur in Blutproben, die nachts zwischen 21 und 2 Uhr abgenommen wurden.
  - ! Die Mikrofilariämie kann durch orale Gabe von 100 mg Diäthylcarbamazin provoziert werden.
- **Loa loa:** EDTA- od. Zitratblut sowie 1–2 ml Serum für den Antikörpernachweis. Auch dieser Erreger tritt periodisch im Blut auf: Hier jedoch Tagesperiodizität.
- **Onchocerca volvulus:** Hautbiopsien. Eine speziesspezifische Serodiagnostik existiert nicht, ebenso keine Periodizität wie bei den anderen Erregern.

Mikrobiologische Diagnostik

- **Wuchereria bancrofti und Loa loa:**
  - Im Nativpräparat bewegliche, im nach Giemsa gefärbten Blutausstrich gefärbte Mikrofilarien von fadenförmiger Gestalt.
  - Anreicherungsmethoden erhöhen die Sensitivität: **„Dicker Tropfen", Membranfiltration** (3–5 ml Zitratblut werden mit Aqua dest. hämolysiert und mittels Spritze durch einen 3-μm-Filter gepresst. Der Filter wird mit 0,9%iger NaCl-Lösung mehrmals gespült, auf einen Objektträger aufgelegt und bei schwacher Vergrößerung durchgemustert) und **Knott-Anreicherung** (1–10 ml Blut werden mit 10–100 ml 2%iger Formaldehydlösung gemischt, 10 Min. bei 1500 × g zentrifugiert, das Sediment wird mikroskopisch durchgemustert).
  - **AK-Nachweis** mittels indir. IFT oder ELISA (Speziallabor!).
  - **Antigen-Nachweis** mittels ELISA od. immunchromatografischem Schnelltest.
  - **PCR** in Speziallaboratorien.
- **Onchocerca volvulus:** Mikroskopie → Mikrofilarien von fadenförmiger Gestalt.

Antibiotikaempfindlichkeit

- **Wucheria bancrofti** und **Loa loa:** Diäthylcarbamazin (DEC) + Doxycyclin.
- **Onchocerca volvulus:** Ivermectin + Doxycyclin. DEC ist wegen der Induktion von Augenschäden bei Onchozerkose nicht mehr einzusetzen.

Index

Index

Weitere Titel der Klinikleitfaden-Reihe

Titel	Auflage	ET	ISBN	€ (D)	€ (A)	sFr
Klinikleitfaden-Reihe						
Allgemeinmedizin	5.	2006	978-3-437-22444-7	69,95	72,-	108,-
Anästhesie	5.	2005	978-3-437-23890-1	39,95	41,10	62,-
Ärztlicher Bereit-schaftsdienst	2.	2004	978-3-437-22420-1	39,95	41,10	62,-
Arzneimitteltherapie	2.	2002	978-3-437-41151-9	19,95	20,60	31,-
Ästhetische Medizin	1.	2002	978-3-437-23090-5	9,95	10,30	16,-
Chirurgie	4.	2006	978-3-437-22451-5	44,95	46,30	69,-
Chirurgische Ambulanz	3.	2009	978-3-437-22941-1	39,95	41,10	62,-
Dermatologie	3.	2009	978-3-437-22301-3	44,95	46,30	69,-
Gynäkologie Geburtshilfe	7.	2008	978-3-437-22212-2	39,95	41,10	62,-
Innere Medizin mit CD-ROM	10.	2006	978-3-437-22292-4	39,95	41,10	62,-
Intensivmedizin	7.	2009	978-3-437-23761-4	39,95	41,10	62,-
Kardiologie	4.	2008	978-3-437-22281-8	44,95	46,30	69,-
Leitsymptome Differenzialdiagnosen	1.	2009	978-3-437-24890-0	39,95	41,10	62,-
Nachtdienst	3.	2007	978-3-437-41510-4	39,95	41,10	62,-
Neurologie	4.	2009	978-3-437-23142-1	39,95	41,10	62,-
Notarzt	5.	2007	978-3-437-22462-1	39,95	41,10	62,-
Orthopädie	5.	2006	978-3-437-22471-3	44,95	46,30	69,-
Pädiatrie	7.	2006	978-3-437-22252-8	39,95	41,10	62,-
Palliativmedizin	3.	2007	978-3-437-23311-1	39,95	41,10	62,-
Psychiatrie und Psychotherapie	4.	2009	978-3-437-23146-9	39,95	41,10	62,-
Schmerztherapie	1.	2005	978-3-437-23170-4	36,95	38,-	57,-
Sonographie	1.	2002	978-3-437-22430-0	19,95	20,60	31,-
Urologie	3.	2003	978-3-437-22790-5	29,95	30,80	46,-
Facharzt-Reihe						
Geburtsmedizin	1.	2006	978-3-437-23750-8	99,95	102,80	154,-
Gynäkologie	1.	2008	978-3-437-23915-1	99,95	102,80	154,-
Hämatologie Onkologie	1.	2007	978-3-437-23770-6	99,95	102,80	154,-
Nephrologie	1.	2008	978-3-437-23900-7	99,95	102,80	154,-

Prinzipien und Einsatz von Labormethoden

Messverfahren	Prinzip	Typischer Einsatzbereich
Klinisch-chemische Methoden		
Extinktionsfotometrie • Direkte Fotometrie • Substratmessung nach chemischer Reaktion • Enzymkatalysierte Reaktionen	Messung der Lichtschwächung (Extinktion) im Testansatz nach Indikator-Farbreaktion.	Substrat- u. Enzymmessungen, ELISA.
Ionenselektive Elektroden (ISE)	Messung eines elektrischen Potenzials, das an der elektrochemisch aktiven Grenzschicht einer Ionen-selektiven Membran entsteht.	Elektrolytmessungen.
Flammenemmissionsfotometrie	Messung der Spektrallinie einer Ionenart nach Anregung in der Flamme.	Messung von Na, K.
Atom-Absorptions-Spektrometrie (AAS)	Messung der Schwächung (Absorption) eines elementspezifischen Lichtstrahls durch das atomisierte zu messende Element.	Spurenelemente, Schwermetalle.
Elektrophorese • Celluloseacetat-Elektrophorese • Gel-Elektrophorese • SDS-Polyacrylamid-Gel-Elektrophorese (SDS-PAGE) • Isoelektrische Fokussierung • Immunfixationselektrophorese • Isotachophorese • Kapillar-Elektrophorese	Auftrennung geladener Makromoleküle im elektrischen Feld auf unterschiedlichem Trägermaterial.	Proteine, Lipoproteine, Hämoglobinvarianten.
Chromatografie • Säulenchromatografie • Hochdruck-Flüssigkeits-Chromatografie(HPLC) • Ausschlusschromatografie • Adsorptionschromatografie • Affinitätschromatografie • Ionenaustauschchromatografie • Verteilungschromatografie • Dünnschichtchromatografie • Gaschromatografie	Trennung von Molekülen in Flüssig-/Festphasen oder Gas-/Festphasen aufgrund ihrer Größe, ihrer chemischen Eigenschaften oder elektrischen Ladungen.	HbA1c, Porphyrine, Katecholamine, Toxine, Trennung komplexer Mischungen organischer Moleküle.
Massenspektrometrie (MS)	Messung und Identifizierung komplexer, oft unbekannter Stoffe aufgrund des typischen Musters der Bruchstücke nach Desintegration durch Ionisation. Meist in Kombination mit Gaschromatografie als GC-MS.	Referenzmethode (analytisch „absolut richtig" eingestuft), Identifizierung unbekannter Stoffe (z.B. Intoxikationen), Umweltanalytik.
Immunologische Methoden		
Direkter Antigen- oder Antikörpernachweis • Agglutination • Immunpräzipitation (Immundiffusion, Immunelektrophorese und Immunfixation, Immunturbidimetrie, Immunnephelometrie)	Nachweis der AG-AK-Bindung (**Agglutination:** korpuskuläre AG, **Präzipitation:** AG in Lösung) durch Bildung sichtbarer Agglutinate oder großer Immunkomplexe, die im Gel als Präzipitate zu sehen sind oder in Flüssigkeiten die Lichtabsorption bzw. die Lichtstreuung ändern.	Blutgruppenserologie, Infektionsserologie, Nachweis monoklonaler Gammopathien, quantitative Bestimmung von Serum- und Urinproteinen, Gerinnungsfaktoren, Apolipoproteinen und Medikamenten.

Prinzipien und Einsatz von Labormethoden

Immunologische Methoden *(Forts.)*		
Indirekter Antigen- oder Antikörpernachweis • Fixierung eines Reaktionspartners an Trägerpartikel • Latexagglutination und indirekte Hämagglutination • Komplementbindungsreaktion (KBR) • Direkte Hämagglutination (HAHT) • Antigen- und Antikörpernachweise mittels Markierung • Immunfluoreszenz (direkt, indirekt) • Liganden-Immunoassays (RIA, ELISA, FIA, LIA, Immunoblot)	Fixierung eines Reaktionspartners an Trägerpartikel (Erythrozyten, Latexpartikel) → visuell sichtbare AG-AK-Reaktion. **Markierung** von AG oder AK mit Fluorophoren, Isotopen, Enzymen oder Luminogenen. Nach der AG-AK-Bindung sind sie im Fluoreszenzmikroskop, durch Messung der Radioaktivität, der Enzymaktivität oder der Fluoreszenzaktivität nachweisbar.	Infektionsserologie, Autoantikörperdiagnostik, quantitative Bestimmung von Serumproteinen, Hormonen und Pharmaka.
Molekulargenetische Methoden		
Gensonden und Nukleinsäure-Hybridisierung • Dot-Blot • Southern-Blot • Northern-Blot • In-situ-Hybridisierung	Ein markiertes DNA- oder RNA-Fragment wird als Sonde eingesetzt, um nach seinen komplementären DNA- oder RNA-Sequenzen im Untersuchungsmaterial zu suchen.	Diagnostik von serologisch schwer fassbaren Infektionen durch nicht anzüchtbare Erreger.
Nukleinsäure-Amplifikationstechniken • Polymerasekettenreaktion (PCR; Realtime-, RT-, Nested-PCR) • Nukleinsäuresequenz-basierte Amplifikation (NASBA) • Ligase-Kettenreaktion (LCR)	Enzymabhängige Amplifikation (Vervielfältigung) definierter Gensequenzen einer DNA-Kette. Die beiden DNA-Stränge werden durch Hitzedenaturierung getrennt. Danach erfolgt die Bindung von komplementären Startermolekülen (Primer) und unter dem Einfluss einer DNA-Polymerase und Verwendung zugegebener Nukleosid-Triphosphatmoleküle werden komplementäre DNA-Stränge synthetisiert. Dieser Vorgang wird wiederholt, um eine ausreichende Amplifikation der Ausgangs-DNA-Sequenz zu erreichen. Diese kann dann mit Hilfe von Gelelektrophorese, Southern-Blot, enzymatischer Farbänderungen in Mikrotiterplatten bzw. Chemilumineszenz oder direkter DNA-Sequenzierung des Amplifikationsproduktes identifiziert werden.	Diagnostik von serologisch schwer fassbaren Infektionen durch nicht anzüchtbare Erreger. Molekularbiologische Genotypisierung zum Nachweis von krankheitsrelevanten Mutationen.
Genchip-Technologie (DNA-Array)	Fixierung von Gensonden auf einem Träger. Mit den trägergebundenen DNA-Sequenzen hybridisieren dann fluoreszenzmarkierte Komplementärsequenzen, die aus medizinischem Probematerial gewonnen wurden. Nach Wegwaschen nicht hybridisierter Moleküle kann der Chip ausgewertet werden. Sowohl DNA (Gen-Mapping) als auch RNA (Expressionsanalysen) können so analysiert werden. Mit Antikörpern beschichtete Träger eignen sich zur Proteinanalytik.	Analyse von Genexpressionsaktivität und Mutationen (z.B. in der Onkologie), Pharmakogenetik, aber auch zum Nachweis und zur Typisierung von schlecht anzüchtbaren Erregern oder von Resistenzgenen bei Mikroorganismen.
Mikrobiologische Arbeitstechniken		
Direktpräparate • Nativpräparate • Gefärbte Präparate	Direkte Darstellung des Erregers durch Untersuchung von Patientenmaterial auf einem Objektträger.	Domäne in der Mykologie und Parasitologie. In der Bakteriologie bei Gonorrhoe, Tuberkulose, Gasbrand.
Kultur • Angereicherte Nährmedien • Indikator- und Differenzierungsmedien • Selektivmedien • Spezialnährmedien • Blutnährböden u.a.	Kultivierung von Bakterien auf Nährmedien mit organischen Nährstoffen als Energiequelle. Die Nährmedien können flüssig (Bouillon → Anreicherung) oder fest (Agar) sein. Zusatz von Farbstoffen (Indikatornährböden) oder Wachstumsinhibitoren (Selektivnährböden) erlauben eine erste, orientierende Einordnung der Isolate.	Nachweis und Identifizierung von Bakterien durch Beurteilung von Wuchs und Aussehen der Kultur und Vermehrung des Keimmaterials zur weiteren Differenzierung.